AF817833

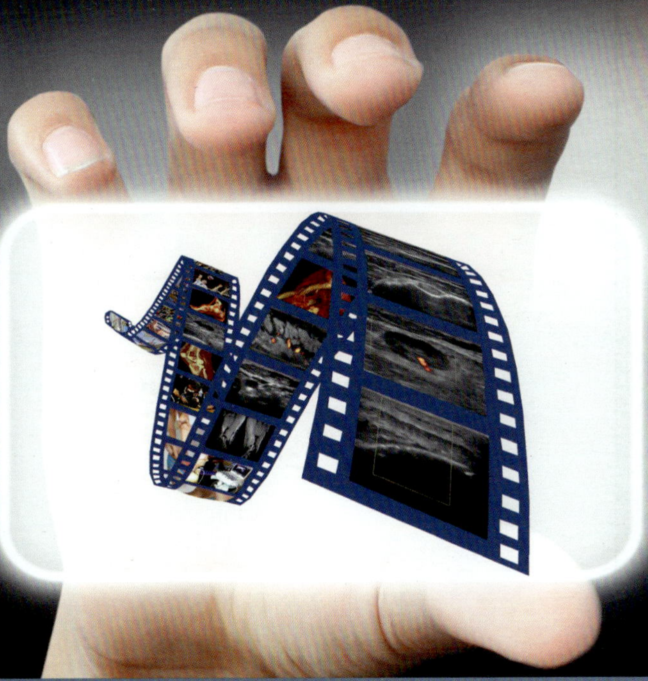

20 VIDEOS

ATLAS de ECOGRAFÍA

para Patologías Musculoesqueléticas Comunes

CUATRO PASOS PARA ACCEDER A LOS CONTENIDOS DIGITALES

1 **CONÉCTATE** — Entrar a la página web indicada en la etiqueta que contiene el código de acceso

2 **REGÍSTRATE** — Registrarse solo la primera vez para recibir el nombre de usuario y la contraseña

3 **ACCEDE** — Ingresar el nombre de usuario y contraseña para acceder a los contenidos reservados

4 **ESCRIBE EL CÓDIGO** — Escribir el código de acceso personal colocado bajo la protección de la etiqueta aplicada en esta página

Después del primer acceso, los contenidos estarán disponibles en la página web entrando su nombre de usuario y la contraseña

El **acceso en línea** prevé la aceptación de la **licencia personal** limitada a un **usuario único** para cada código.
El **acceso está permitido al usuario individual** y no permite el uso de licencias de acceso de biblioteca o de institución.

No está permitido el uso compartido de contraseña y/o código y cualquier intento de utilización impropia del código personal invalidará el mismo haciéndolo inutilizable.
El acceso no puede ser compartido y expirará según los plazos establecidos en el contrato de licencia de uso que se suscribe al primer acceso. Se proporcionarán más detalles a la aceptación del contrato de la licencia de uso.
El uso de los códigos está sujeto a la aceptación de las condiciones.
No se aceptará la devolución de un texto que presente una manipulación de la protección del código.

Quitar la protección raspando suavemente con una moneda o similar

EE5787000096

http://www.learningoncloud.eu/es

Requisitos del hardware y software:
computadora personal con Windows, Macintosh o Linux, última generación de navegador de internet como Internet Explorer (a partir de la versión 9), Firefox, Chrome, etc.; conexión a internet.

Servicio de asistencia técnica:
por correo electrónico a: asistencia@ediermes.com

LEARNING ON CLOUD
LoC
www.learningoncloud.eu

LEVENT ÖZÇAKAR
Editor

ATLAS de ECOGRAFÍA

para Patologías Musculoesqueléticas Comunes

MURAT KARA EDA GÜRÇAY
ŞULE ŞAHİN ONAT MARTINE DE MUYNCK
Editores Asociados

FRANCO FRANCHIGNONI
Gerente de Proyecto

LLUIS GUIRAO
MARIO ALFONSO GIRALDO-PRIETO
Editores de la Edición en Español

Bajo los auspicios de

edi·ermes

ergon

ATLAS de ECOGRAFÍA
para Patologías Musculoesqueléticas Comunes
por Levent Özçakar (Editor)
Murat Kara, Eda Gürçay, Şule Şahin Onat, Martine De Muynck (Editores Asociados)
Franco Franchignoni (Gerente de Proyecto)
Lluis Guirao, Mario Alfonso Giraldo-Prieto (Editores de la Edición en Español)

Edición Española distribuida por Ergon, Calle Arboleda 1. 28221 Majadahonda, Madrid (España)
www.ergon.es

ISBN 978-88-7051-578-7 - Edición en papel

ISBN 978-88-7051-579-4 - Edición digital

Avisos

El conocimiento y las mejores prácticas en este campo están cambiando constantemente. A medida que la investigación básica y la experiencia amplían nuestra comprensión, los cambios en los métodos de investigación, prácticas profesionales o el tratamiento médico pueden ser necesarios.

Los profesionales e investigadores siempre deben confiar en su propia experiencia y conocimiento en la evaluación y el uso de cualquier información, métodos, compuestos o experimentos aquí descritos. En el uso de dicha información o métodos, deben ser conscientes de su propia seguridad y la de los demás, incluidas las partes en las que tienen una responsabilidad profesional.

Con respecto a cualquier medicamento o productos farmacéuticos identificados, se aconseja a los lectores que consulten la información más actualizada proporcionada (i) sobre los procedimientos destacados o (ii) por el fabricante de cada producto que se va a suministrar, para verificar la dosis recomendada o fórmula, el método y la duración de la administración y las contraindicaciones.

Es responsabilidad de los profesionales, basándose en su propia experiencia y conocimiento de sus pacientes, hacer diagnósticos, determinar las dosis y el mejor tratamiento para cada paciente y tomar todas las precauciones de seguridad apropiadas. Con todo el peso de la ley, ni la editorial ni los autores, colaboradores, o editores, asumen ninguna responsabilidad por cualquier daño y/o daños a personas o bienes en concepto de responsabilidad de productos, o como resultado de una negligencia o cualquier otro concepto, o debido a cualquier uso o aplicación de cualquiera de los métodos, productos, instrucciones o ideas aquí contenidas.

La editorial está disponible para los propietarios de propiedad intelectual con los cuales no fue posible la comunicación, así como por las omisiones involuntarias e inexactitudes en las citas de las fuentes que se reproducen en el presente volumen.

Un libro es el producto final de una serie muy compleja de operaciones que requiere numerosas pruebas en los textos e imágenes. Es casi imposible publicar un libro sin errores. Agradeceremos a todos aquellos que identifiquen algún error y nos lo notifiquen. Para consultas o sugerencias acerca de este volumen, por favor utilice la siguiente dirección:

Relaciones Exteriores - Edi.Ermes s.r.l. - Viale Enrico Forlanini, 65 - 20134 Milán (Italia)
Teléfono: +39.02.70.21.121 - Fax: +39.02.70.21.12.83

Traducción: Manuel González Sánchez

Impreso en julio de 2019 por Faenza Printing Industries SpA
para Edi.Ermes - viale Enrico Forlanini, 65 - 20134 Milán, Italia
http://www.ediermes.com - Tel.: +39.02.70.21.121 - Fax: +39.02.70.21.12.83

Prólogos

Sociedad Internacional de Medicina Física y Rehabilitación

La Sociedad Internacional de Medicina Física y Rehabilitación (ISPRM, del inglés: *International Society of Physical and Rehabilitation Medicine*) se complace en apoyar la publicación del libro "Atlas de Ecografía para Patologías Musculoesqueléticas Comunes", editada por el profesor Levent Özçakar. Este es el segundo libro sobre este tema publicado por el autor, junto con el profesor Franco Franchignoni como gerente de proyecto.

El especialista en Medicina Física y Rehabilitación trata y rehabilita diariamente a personas con afecciones del sistema musculoesquelético. La ecografía se ha convertido en una herramienta diagnóstica y terapéutica importante para muchos especialistas en Medicina Física y Rehabilitación. Esta técnica se ha convertido en un complemento único a la historia clínica más tradicional y el examen físico, mejorando la calidad de los servicios clínicos prestados al paciente. La ecografía musculoesquelética es una opción precisa y rentable para el diagnóstico apropiado de los tejidos blandos y lesiones articulares y para la aplicación de agentes farmacológicos con inyecciones locales.

Para convertirse en un experto en la exploración ecográfica del sistema musculoesquelético se necesita un aprendizaje continuo y una tutoría constante. El especialista en Medicina Física y Rehabilitación debe entender la teoría de la ecografía y cómo aplicarla al sistema musculoesquelético. Recientemente, los autores publicaron un primer y muy exitoso libro sobre el uso de la *Ecografía Musculoesquelética en Medicina Física y Rehabilitación*. Esta segunda publicación, un Atlas, es de hecho un "curso práctico" con un gran número de imágenes, explicaciones detalladas de las figuras y "Notas del experto". El lector tendrá la impresión de que está discutiendo las imágenes con un experto en ecografía musculoesquelética.

La ISPRM desea continuar apoyando este proyecto y el desarrollo del uso de la ecografía musculoesquelética. Debido a nuestro compromiso con la formación y educación de los residentes y especialistas en Medicina Física y Rehabilitación en las diversas áreas de nuestra especialidad, creemos que este *Atlas de Ecografía para Patologías Musculoesqueléticas Comunes* representa una importante contribución para la Medicina Física y Rehabilitación.

Jorge Lains
Presidente

Walter Frontera
Presidente electo

Leonard Li
Vicepresidente

Comité de Medicina Física
y Rehabilitación
de la Unión Europea
de Médicos Especialistas

Sección de Medicina Física
y Rehabilitación
de la Unión Europea
de Médicos Especialistas

Hace poco más de un año, la revista *American Journal of Physical Medicine y Rehabilitation* publicó un artículo – *Nineteen reasons why physiatrists should do musculoskeletal ultrasound* – escrito por el *European Musculoskeletal Ultrasound Study Group* (EURO-MUSCULUS) y el *Ultrasound Study Group in Physical and Rehabilitation Medicine* (USPRM). Más allá de todos los aspectos generales que apoyan el uso de la ecografía como una herramienta diagnóstica no invasiva, portátil y rentable, capaz de describir alteraciones múltiples en las estructuras neuro-musculoesqueléticas y en vasos arteriovenosos periféricos, una declaración resulta especialmente interesante: "en manos de los clínicos, la ecografía se convierte en una gran herramienta inmediatamente después de realizar el examen físico". Sin duda es cierto que la fase diagnóstica que comienza con la evaluación clínica y funcional del comportamiento motor encuentra su complemento natural en la discriminación de las bases anatómicas de los signos y de los síntomas. Mediante el dominio de la toma de imágenes ecográficas, los médicos en Medicina Física y Rehabilitación pueden cumplir mejor su papel de líderes como clínicos, reuniendo toda la información necesaria para proporcionar un diagnóstico diferencial de las enfermedades musculoesqueléticas susceptibles de ser abordadas con un tratamiento conservador. Del mismo modo, algunas afecciones neuromusculares también pueden diagnosticarse rápidamente mediante la combinación de un ojo clínico experto y una ecografía no invasiva y costo-efectiva.

Por lo tanto, los médicos especialistas en Medicina Física y Rehabilitación deben reclamar la adquisición de habilidades avanzadas en el uso de la ecografía. En nombre del Comité y de la Sección de Medicina Física y Rehabilitación de la UEMS, estamos orgullosos de apoyar la difusión de este Atlas, que representa la continuación natural del libro anterior *Ecografía Musculoesquelética en Medicina Física y Rehabilitación* de Levent Özçakar y Martine De Muynck.

Con el presente Atlas, el Editor logra el difícil objetivo de llevar el laboratorio ecográfico al lector: el libro es una colección de imágenes ecográficas y videos de alta calidad, tomados durante la actividad clínica y diagnóstica cotidiana y que ejemplifican varios escenarios de hallazgos normales y anormales en la evaluación de las estructuras musculoesqueléticas corporales.

Esta es la fuente educativa recomendada no solo para aquellos que ya tienen cierta experiencia en el campo y que quieren poner a prueba su capacidad de diagnóstico, sino también para aquellos que realizan sus primeros pasos en el laboratorio ecográfico. Las leyendas detalladas y las notas del experto, que acompañan al material iconográfico, permitirán que incluso el lector menos experto pueda descifrar los hallazgos ecográficos.

Una vez más, queremos felicitar al Editor (Levent Özçakar) y al Gerente de Proyecto (Franco Franchignoni) por este excelente trabajo y, finalmente, agradecerles por darnos el honor y el privilegio de escribir este prólogo.

Maria Gabriella Ceravolo
Presidente del Comité UEMS PRM

Nicolas Christodoulou
Presidente de la Sección UEMS PRM

Prefacio

Después de nuestro primer libro *Ecografía Musculoesquelética en Medicina Física y Rehabilitación*, estamos complacidos y honrados de anunciar que un "nuevo producto" del mismo proyecto ha sido lanzado. Creemos firmemente que este segundo libro *Atlas de Ecografía para Patologías Musculoesqueléticas Comunes* ayudará a dar un paso adelante en el largo proceso de entrenamiento en imágenes ecográficas de las patologías musculoesqueleticas en nuestra disciplina de la Medicina Física y Rehabilitación.

Como ya se sabe, el primer libro (que ha sido distribuido en todo el mundo, tanto en inglés como en español) incluía los conceptos técnicos y clínicos básicos y algunos ejemplos de condiciones patológicas relativas a distintas articulaciones y grupos de enfermedades. En este campo, por tratarse de un entrenamiento que requiere fuertemente de un mentor, uno de los desafíos más importantes a los que los fisiatras deben hacer frente durante su experiencia clínica en la ecografía musculoesquelética es, en realidad, la actualización continua una vez que comienzan. En consecuencia, el objetivo principal de este segundo libro es proporcionar un extenso abanico de ejemplos sobre las patologías más comúnmente exploradas en rehabilitación y, por lo tanto, cubrir el vacío de una educación supervisada a largo plazo en nuestra especialidad.

Las secciones del libro están organizadas como regiones en un atlas de anatomía, es decir, a partir de la cabeza y cuello hasta el tobillo y pie. En cada sección, las subsecciones están organizadas de acuerdo con las estructuras anatómicas observadas. El texto se basa principalmente en las leyendas de las figuras, que incluyen también los resultados del examen físico/clínico.

En total, les mostraremos más de 500 imágenes y 20 videos relacionados. Además, en algunas páginas, encontrarán reconstrucciones tridimensionales de la anatomía local y diseños esquemáticos relacionados con la ubicación correcta de la sonda. Es importante destacar que, durante la lectura del libro, aparece la "Nota del experto" al final de muchas páginas. Estos comentarios son, seguramente, las partes más distinguidas del libro porque proporcionan explicaciones prácticas valiosas, haciendo sentir a los lectores como si ellos estuvieran revisando y discutiendo esa imagen ecográfica con un experto sentado al lado de ellos.

Para finalizar, expreso mi gratitud a los organismos internacionales de nuestra especialidad que una vez más apoyaron (ISPRM y Sección & Comité UEMS PRM) o respaldaron (ESPRM y la *European Academy of Rehabilitation Medicine*) nuestro libro, lo que lo hace indiscutiblemente más valioso. Por último, pero no menos importante, necesito resaltar el gran esfuerzo realizado por mis editores asociados y por el gerente de proyecto, sin los cuales este libro nunca se hubiera realizado.

Con mis mejores deseos de una lectura agradable y fructífera.

Septiembre 2017

Levent Özçakar
Ankara, Turkey

Lista de colaboradores
(en orden alfabético)

Giuseppe ANASTASI, MD, Professor
University of Messina, Medical School
Department of Biomedical Sciences
and Dental Sciences
and Morphological Imaging
Messina, Italy

Martine DE MUYNCK, Professor
Ghent University Medical School
Department of Physical
and Rehabilitation Medicine,
Ghent, Belgium

Mario Alfonso GIRALDO-PRIETO, MD
Physical and Rehabilitation Medicine
Health Rehabilitation Research Group
University of Antioquia, Colombia

Lluis GUIRAO, MD, PhD, Associate Professor
Department of Physical
and Rehabilitation Medicine
Hospital Asepeyo Sant Cugat
Barcelona, Spain

Eda GÜRÇAY, MD, Associate Professor
Gaziler Physical
and Rehabilitation Medicine
Education and Research Hospital,
Ankara, Turkey

Murat KARA, MD, Associate Professor
Hacettepe University Medical School
Department of Physical
and Rehabilitation Medicine,
Ankara, Turkey

Şule Şahin ONAT, MD, Associate Professor
Ankara Physical and Rehabilitation
Medicine Education
and Research Hospital,
Ankara, Turkey

Levent ÖZÇAKAR, MD, Professor
Hacettepe University Medical School
Department of Physical
and Rehabilitation Medicine,
Ankara, Turkcy

A mis padres

y

a mi esposa e hijas

Contenidos

SECCIÓN 4 Nervios

Sección 1
CABEZA Y CUELLO - TRONCO

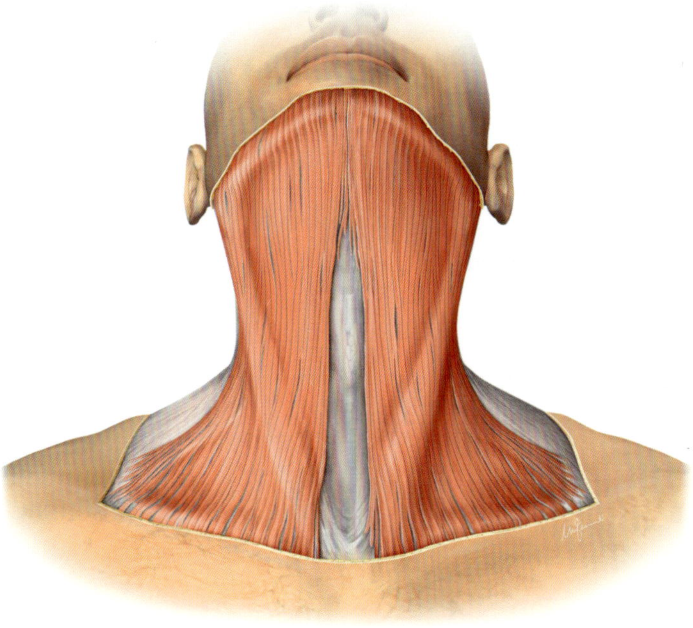

1

Cabeza y cuello
Tronco

- **Músculo esternocleidomastoideo**
- **Ganglio linfático**
- **Tejido subcutáneo** - Cara lateral del cuello
- **Costilla cervical**
- **Nervio** - Axila
- **Articulación esternoclavicular**
- **Esternón**
- **Nervio** - Toracodorsal
- **Tejido subcutáneo** - Toracodorsal
- **Tejido subcutáneo** - Lumbar
- **Músculo infraespinoso**
- **Músculo dorsal ancho**

1.1 Tortícolis en un niño de 3 años con una masa firme y palpable que se asemeja a una aceituna en la región lateral del cuello

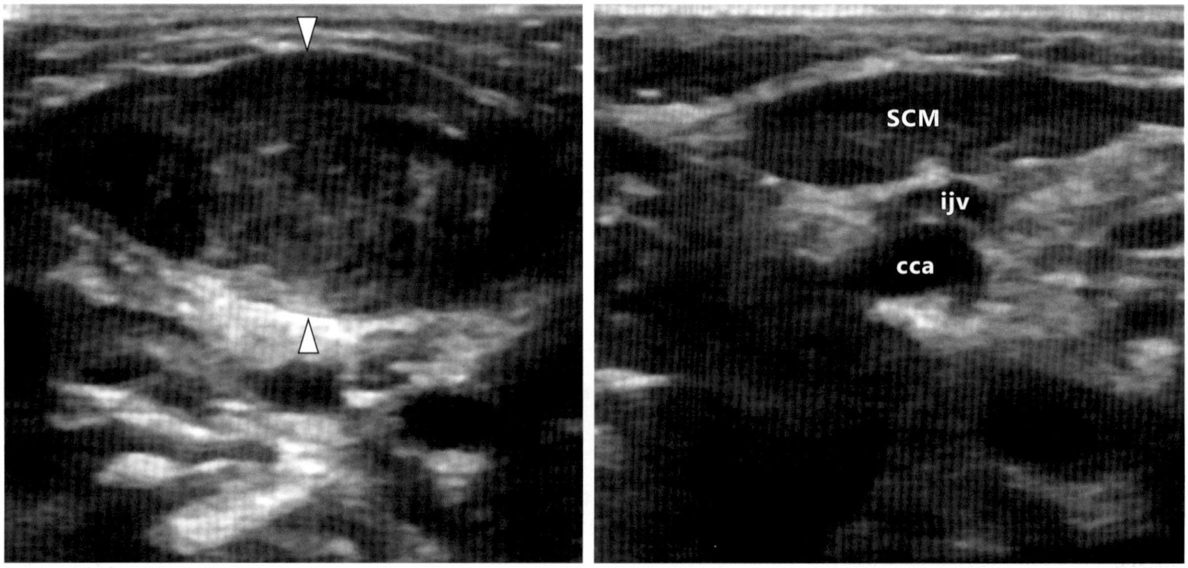

La imagen ecográfica axial revela un engrosamiento fusiforme (*puntas de flecha*) del músculo esternocleidomastoideo (**a**). Lado normal (**b**).

cca arteria carótida común
ijv vena yugular interna
SCM músculo esternocleidomastoideo

Nota del experto

El hematoma intramuscular puede ser visto como una pequeña masa o una ampliación difusa del músculo esternocleidomastoideo. Aparte de los casos individuales, la imagen ecográfica es de suma importancia en los niños en general [1]. Además, no contiene radiación y es bien soportado por el paciente. En cualquier momento/posición, la ecografía puede ser utilizada en un bebé/niño sin necesidad de una estricta inmovilización o sedación. Un ejemplo concreto es la imagen para la tortícolis en los recién nacidos mediante la cual "un simple/corto contacto" con la sonda sobre el bebé podría ser concluyente de inmediato.
Una sugerencia práctica sería dejar que la madre se siente en la mesa de examen y mantenga al bebé acostado o sentado en su regazo. El bebé estará mucho más tranquilo que cuando se coloca directamente sobre la mesa.

Tortícolis en una niña de 7 años con rotación limitada del cuello **1.2**

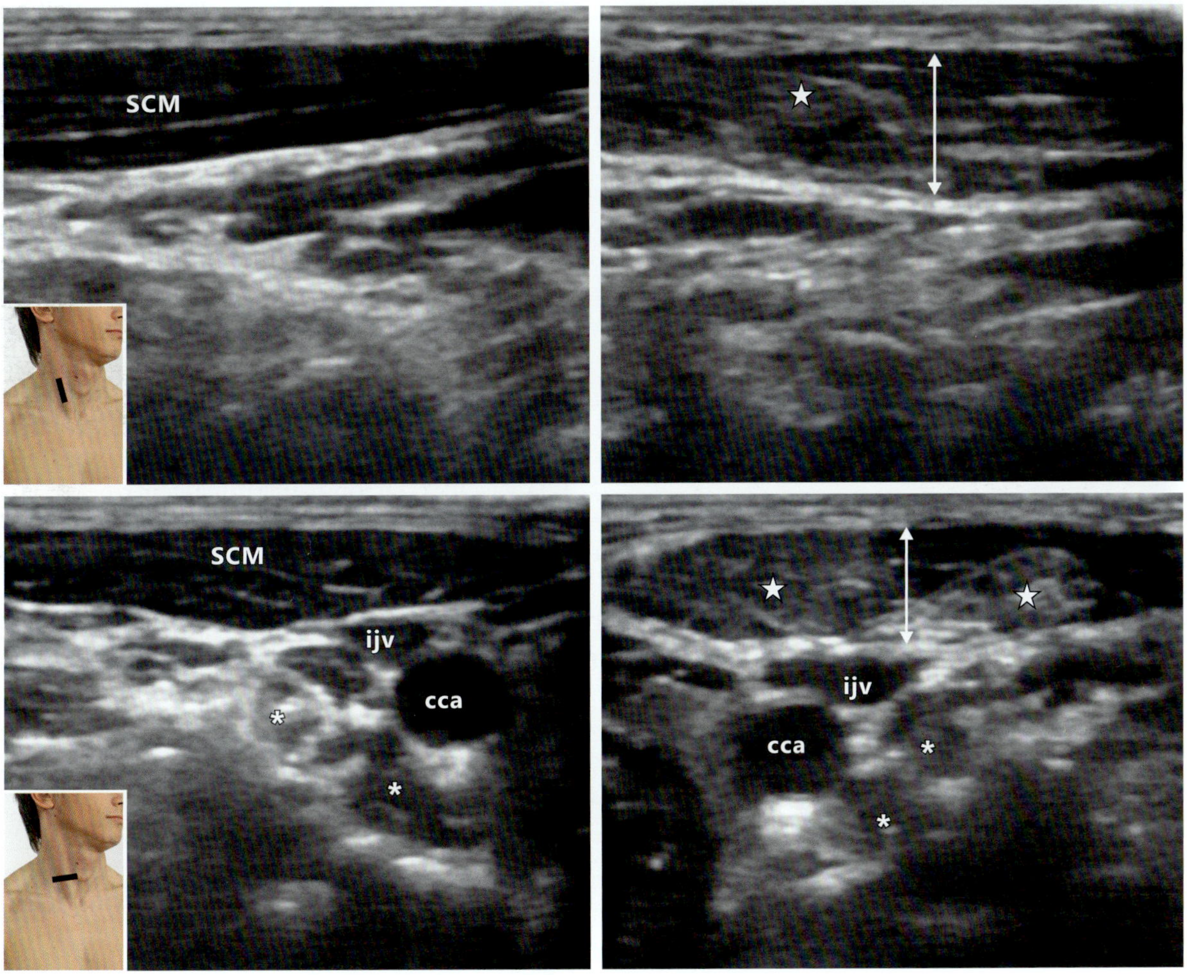

a b c d

Imágenes ecográficas longitudinales (**a** y **b**) y axiales (**c** y **d**). En comparación con el lado normal (**a**, **c**), las imágenes longitudinal (**b**) y axial (**d**) revelan un engrosamiento fusiforme (*flecha doble*) del músculo esternocleidomastoideo (**SCM**) con focos hiperecoicos intramusculares (*estrellas*). Obsérvese también la estrecha relación entre el SCM y las estructuras neurovasculares más profundas, es decir, el plexo braquial (*asteriscos*), la vena yugular interna (**ijv**) y la arteria carótida común (**cca**).

Nota del experto

La fibromatosis colli es la causa más frecuente de tortícolis neonatal que suele aparecer ecográficamente como una masa hiperecoica o un aumento difuso del músculo esternocleidomastoideo de ecogenicidad mixta [2].

GANGLIO LINFÁTICO

1.3 Linfadenopatía en un hombre de 30 años con una masa palpable en la cara anterolateral del cuello

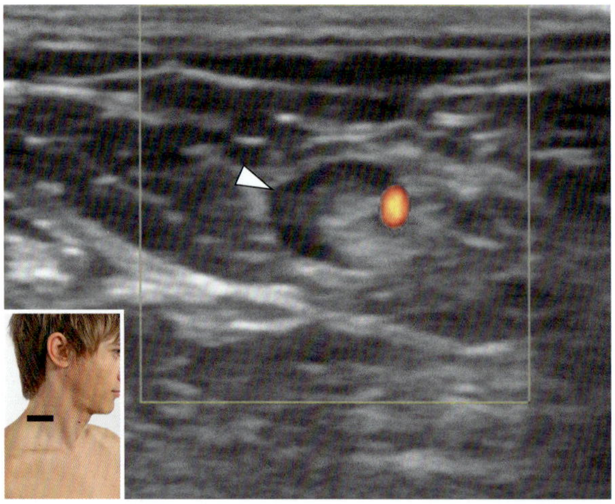

La imagen power Doppler revela un ganglio linfático agrandado reactivo (*punta de flecha*) con una zona periférica hipoecoica, un centro hiperecoico y un flujo lento de sangre.

Nota del experto

Esta es la apariencia típica de un ganglio linfático en ecogenicidad y vascularización. Seguramente, determinar que la masa palpable es un ganglio linfático o entender su naturaleza (benigno vs. maligno) es posible y muy importante con la ayuda de la imagen ecográfica. Se debe evaluar el número de ganglios linfáticos, su tamaño, forma (ovalada vs. redondeada), la proporción centro/periferia y la vascularización (centrífuga/centrípeta). Un solo examen no siempre permite diferenciar entre los ganglios linfáticos reactivos/benignos/malignos y los exámenes de seguimiento podrían ser útiles.

1.4 Linfadenopatía en una mujer de 35 años con un bulto palpable y doloroso en la cara lateral del cuello

a 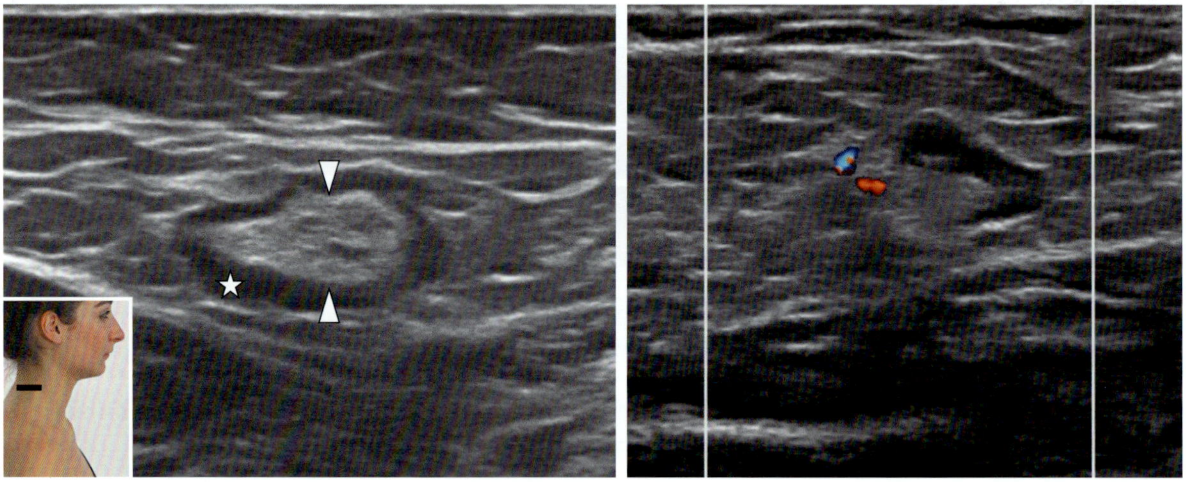 b

Las imágenes ecográficas axiales ilustran un ganglio linfático reactivo agrandado, con una zona periférica hipoecoica (*estrella*) y un centro hiperecoico (*puntas de flecha*) en modo B (**a**) y una señal de bajo flujo en la imagen power Doppler (**b**).

Nota del experto

La imagen ecográfica de un ganglio linfático reactivo contiene la corteza hipoecoica con un hilio hiperecoico, engrosado y frecuentemente con señales de flujo aumentadas [3].

Quiste sebáceo de inclusión epidérmica en un hombre de 48 años

1.5

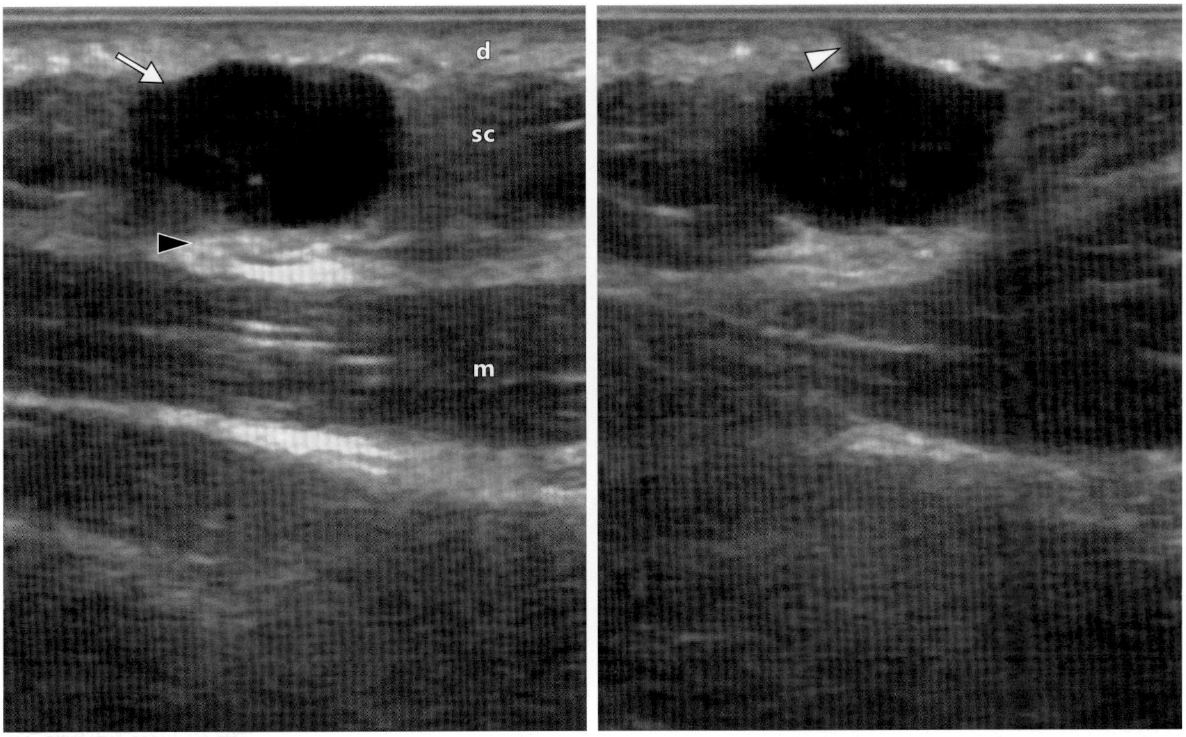

a b

El paciente tiene una hinchazón en la cara posterolateral del cuello desde hace dos meses.

La imagen ecográfica longitudinal muestra una masa redondeada, bien definida, hipoecoica (*flecha*) dentro del tejido subcutáneo (**sc**) que presenta un refuerzo acústico posterior (*punta de flecha*) (**a**). Nótese el tramo de drenaje (*punta de flecha*) hacia la piel en la vista axial (**b**).

d dermis
m músculo

Nota del experto

Usando frecuencias altas (12-20 MHz), las imágenes de los tejidos superficiales como la epidermis, la dermis y la grasa subcutánea se pueden realizar en detalle.
La sensibilidad y especificidad para el diagnóstico de quistes epidérmicos con ecografía son del 91.8% y 92.2%, respectivamente [4].

1.6 Síndrome del opérculo torácico en una mujer joven con sensación de hormigueo y entumecimiento en todo el miembro superior

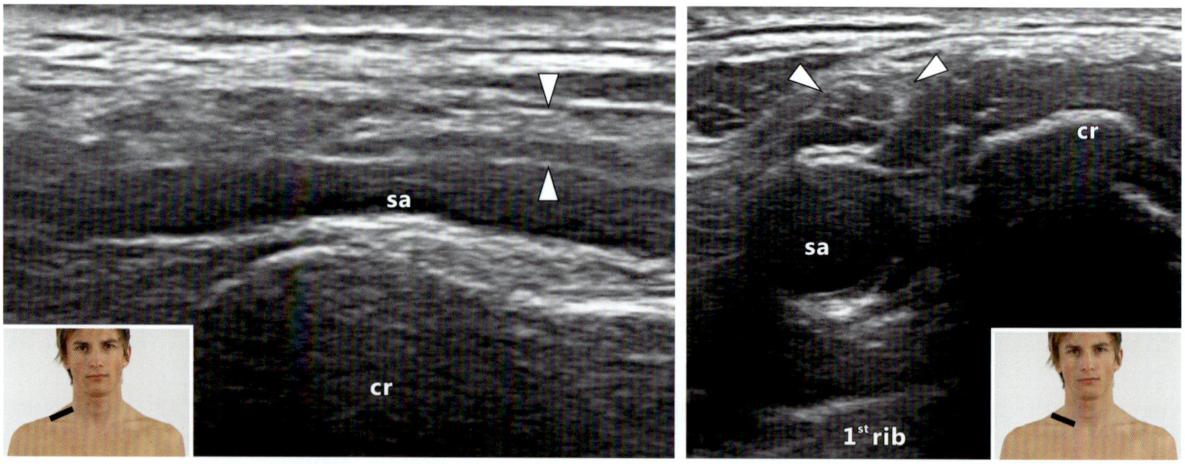

a b

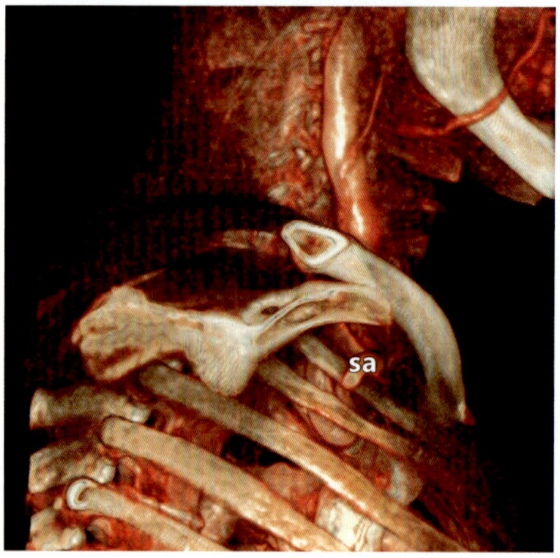

Las imágenes ecográficas longitudinal (**a**) y axial (**b**) obtenidas en la región supraclavicular ilustran la estrecha proximidad de la costilla cervical (**cr**; costilla supernumeraria que se origina de la séptima vértebra cervical) con la arteria subclavia (**sa**) y el plexo braquial (*puntas de flecha*).

1st rib primera costilla

Nota del experto

Si bien las radiografías pueden proporcionar una mejor vista de la arquitectura ósea, la relación entre las estructuras anómalas compresivas y el paquete neurovascular puede ser rápidamente/fácilmente demostrada con el uso de la ecografía en modo B y de la ecografía Doppler. El examen dinámico durante las maniobras inductivas del síndrome del opérculo torácico definitivamente ofrece también información adicional en cuanto al tipo de síndrome.

Schwannoma del nervio mediano en la axila de una mujer de 41 años con un bulto indoloro **1.7**

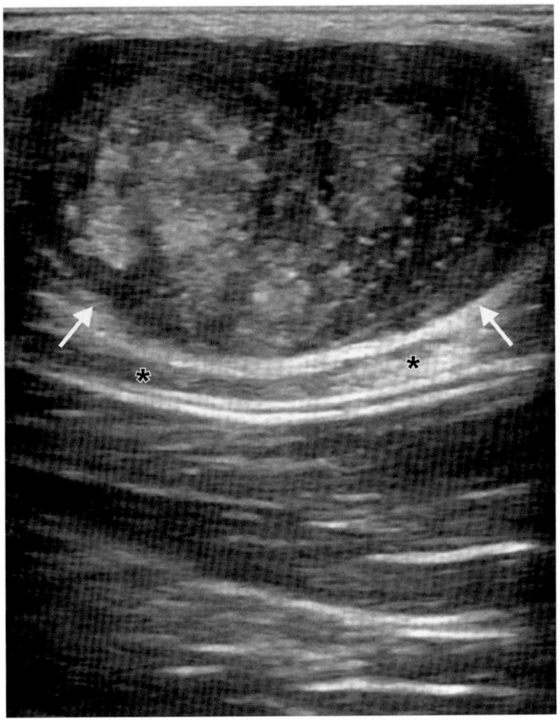

La imagen ecográfica longitudinal muestra una masa enorme, bien definida, globosa e hiperecoica (*flechas*) adyacente a otro tronco nervioso (*asteriscos*).

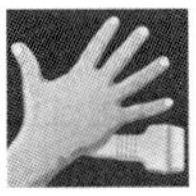

Nota del experto

Debido a la aglutinación de la región axilar, se necesita de una exploración proximal-distal para comprender mejor el origen del schwannoma.

1.8 Artritis de la articulación esternoclavicular en un hombre anciano con un diagnóstico de linfoma

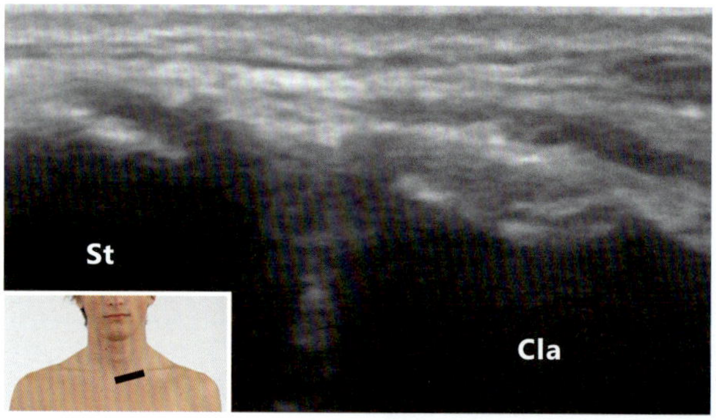

a

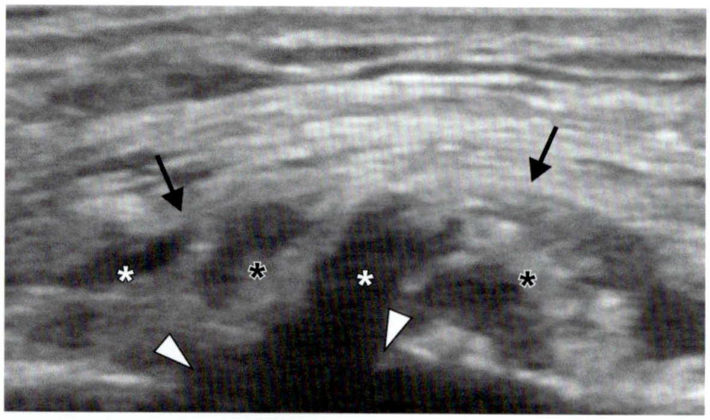

b

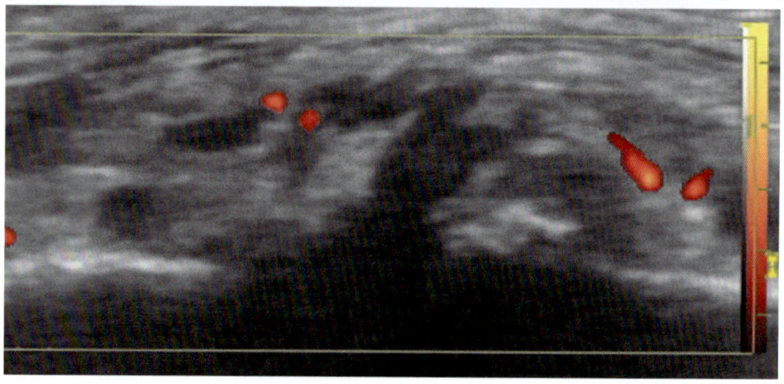

c

El paciente, con diagnóstico de linfoma, fue valorado con dolor en la parte anterior del tórax.

En comparación con el lado normal (**a**), la imagen ecográfica longitudinal sobre la articulación esternoclavicular muestra un ligero ensanchamiento del espacio articular (*puntas de flecha*), aumento de la cápsula articular (*flechas negras*), efusión sinovial (*asteriscos blancos*) e hipertrofia (*asteriscos negros*) (**b**). La hiperemia también se ha detectado con la imagen power Doppler (**c**).

Cla clavícula
St esternón

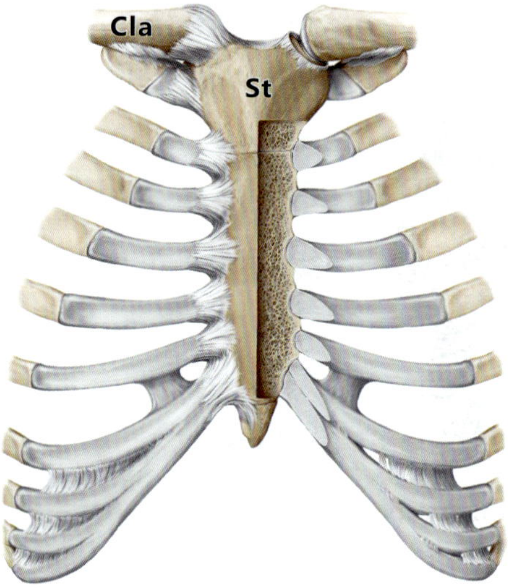

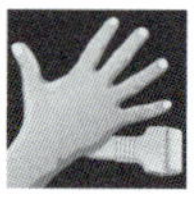

Nota del experto

Al igual que en la periferia, las articulaciones del esqueleto axial se pueden evaluar fácilmente con imágenes ecográficas. Esta posibilidad es de gran importancia para diversas enfermedades reumáticas u otra condición poco frecuente que pudiera implicar estas articulaciones, indiscutiblemente no solo para fines diagnósticos sino también para fines intervencionistas.

Osteoartritis degenerativa de las articulaciones esternoclaviculares en una mujer anciana con dolor en la zona anterosuperior del tórax 1.9

a

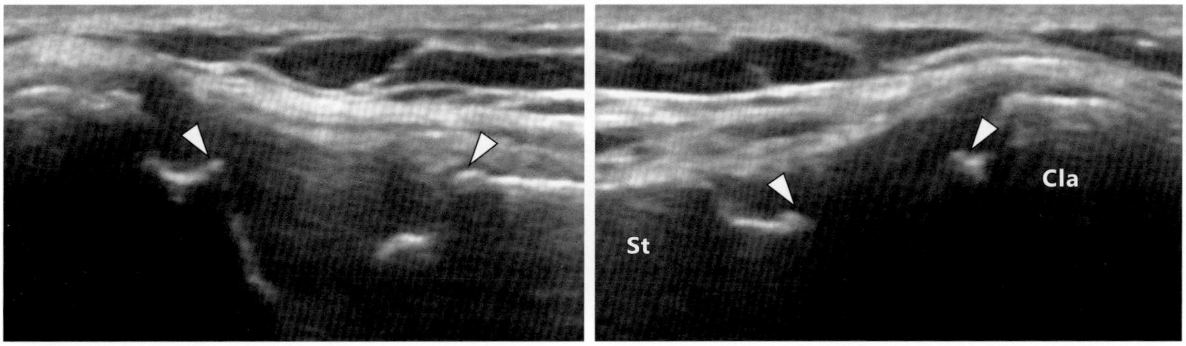

b

Las imágenes ecográficas longitudinales sobre las articulaciones esternoclaviculares muestran pequeñas irregularidades y osteofitos marginales (*puntas de flecha*) en las superficies articulares de la clavícula y el esternón bilateralmente.

Cla clavícula **St** esternón

Nota del experto

En los pacientes delgados, es necesaria una gran cantidad de gel para visualizar estas articulaciones.

Artritis de la articulación esternoclavicular en una mujer de 45 años con un bulto y dolor recalcitrante que limita sus actividades recreativas 1.10

a

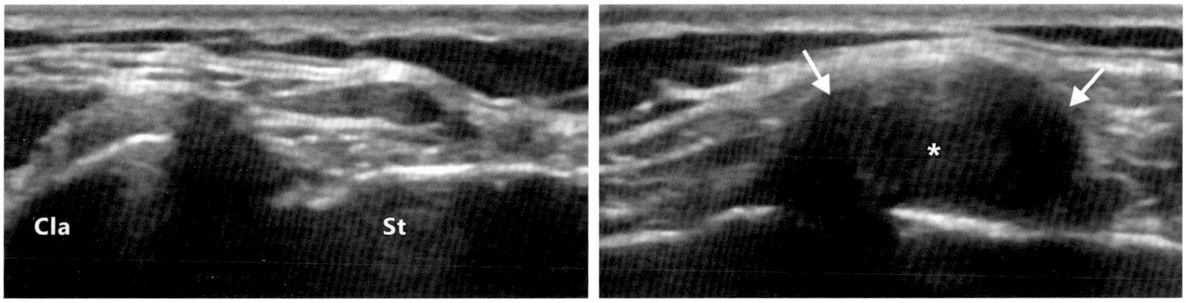

b

En comparación con el lado normal (**a**), la imagen ecográfica longitudinal muestra hiperplasia sinovial crónica (*asterisco*) que distiende la cápsula articular (*flechas*) (**b**).

Nota del experto

Durante la práctica clínica diaria, el examen ecográfico permite una evaluación inmediata de la masa y de su posible naturaleza y esto representa un valor adicional inestimable.

1.11 Mujer de 32 años que presentaba dolor torácico y sensibilidad aumentada después de un traumatismo contuso en el esternón hace tres semanas

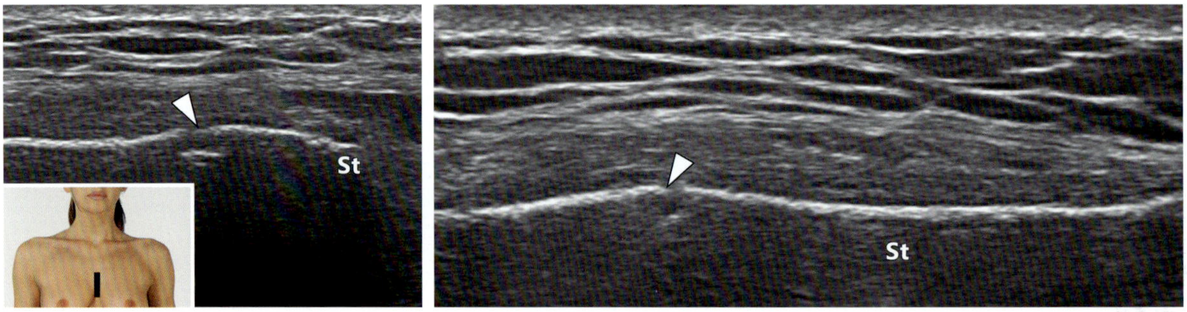

a b

Las imágenes ecográficas axial (**a**) y longitudinal (**b**) muestran un pequeño defecto cortical en el esternón (*puntas de flecha*).

St esternón

Nota del experto

La eco-palpación fue positiva en esta paciente y claramente guió la localización de esta lesión cortical tan pequeña. El diagnóstico podría haber sido difícil, sino imposible, con las radiografías convencionales.

Neurofibromas difusos en un niño de 7 años con un bulto indoloro subyacente a una de las manchas "café con leche" 1.12

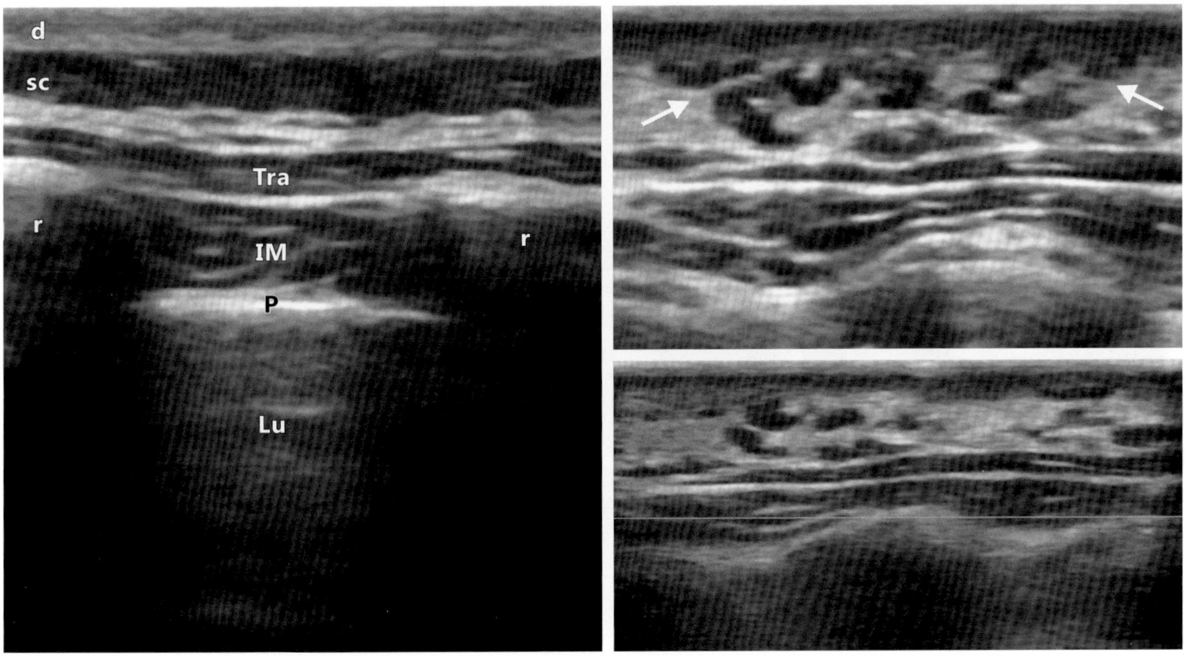

En comparación con el lado normal (**a**), la imagen ecográfica axial sobre el músculo trapecio (**Tra**) en la región dorsal muestra neurofibromas difusos (*flechas*) que se expanden en el interior del tejido subcutáneo (**b**). No se observa ninguna señal de flujo en la imagen power Doppler (**c**).

d	dermis	**P**	pleura
IM	músculo intercostal interno	**r**	costilla
Lu	pulmón	**sc**	tejido subcutáneo

Nota del experto

La imagen power Doppler es típicamente negativa en neurofibromas. Sin embargo, los tipos plexiformes a veces pueden ser bastante vascular [5]. Esta característica es muy importante para hacer un diagnóstico rápido, incluso para el cirujano.

1.13 Neurofibromas difusos en la parte inferior del tronco y de la espalda en una mujer de 41 años

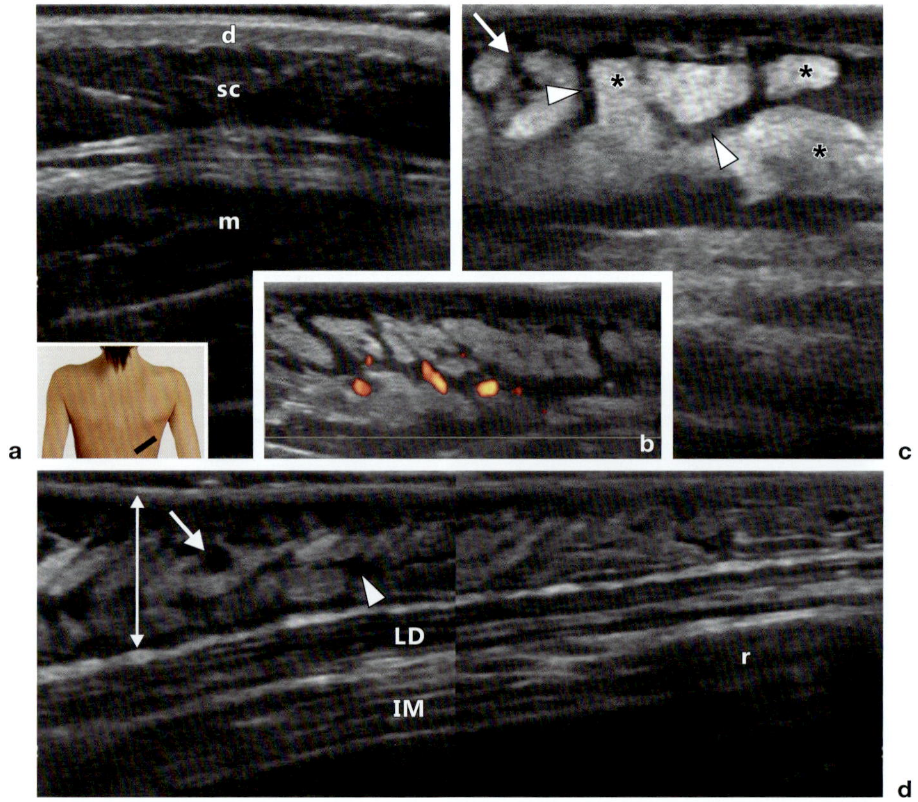

En comparación con el lado normal (**a**), la imagen ecográfica longitudinal obtenida sobre la región lateral del tronco muestra estructuras tubulares (*puntas de flecha*) y nodulares (*flechas*) hipoecoicas dentro de la lesión subcutánea hiperecoica (*asteriscos*) (**b**-**d**). Algunas señales vasculares estaban presentes en la imagen power Doppler (**b**). La imagen en pantalla dividida muestra el engrosamiento difuso del tejido subcutáneo (**sc**) (*flecha doble*) (**d**).

d	dermis	**LD**	músculo dorsal ancho	**r**	costilla
IM	músculo intercostal interno	**m**	músculo		

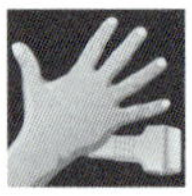

Nota del experto

Los neurofibromas se clasifican en tres formas: localizado (90%), difuso o plexiforme. Un neurofibroma localizado suele verse como la "imagen de piel de cebolla" o el "signo de la diana", con un aspecto de masa hiperecoica al centro e hipoecoica en la periferia. El tipo difuso involucra el tejido subcutáneo, en particular de la cabeza y el cuello. El neurofibroma plexiforme se define como "bolsa de gusanos" formada por engrosamientos nerviosos tortuosos difusos y es un signo patognomónico para los síndromes de neurofibromatosis que en dos tercios de los casos tienen potencial maligno [5]. Según el tipo de neurofibroma, las imágenes ecográficas pueden revelar varios hallazgos. La sensibilidad y especificidad reportadas para el diagnóstico de tumores de la vaina nerviosa han sido del 42.9% y 100%, respectivamente [4].

Lipoma subcutáneo en un hombre mayor con un bulto indoloro y difuso sobre la escápula **1.14**

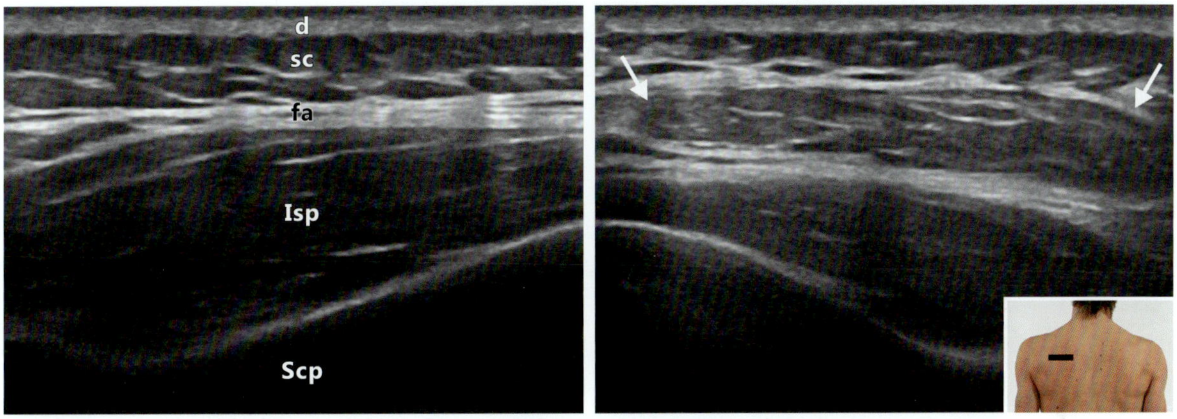

a b

En comparación con el lado normal (**a**), la imagen ecográfica longitudinal muestra una masa subcutánea alargada, bien definida (*flechas*), con ecogenicidad heterogénea (**b**).

d	dermis	**sc**	tejido subcutáneo
fa	fascia	**Scp**	escápula
Isp	músculo infraespinoso		

Lipoma en una mujer de 47 años con hinchazón indolora en la región dorsal **1.15**

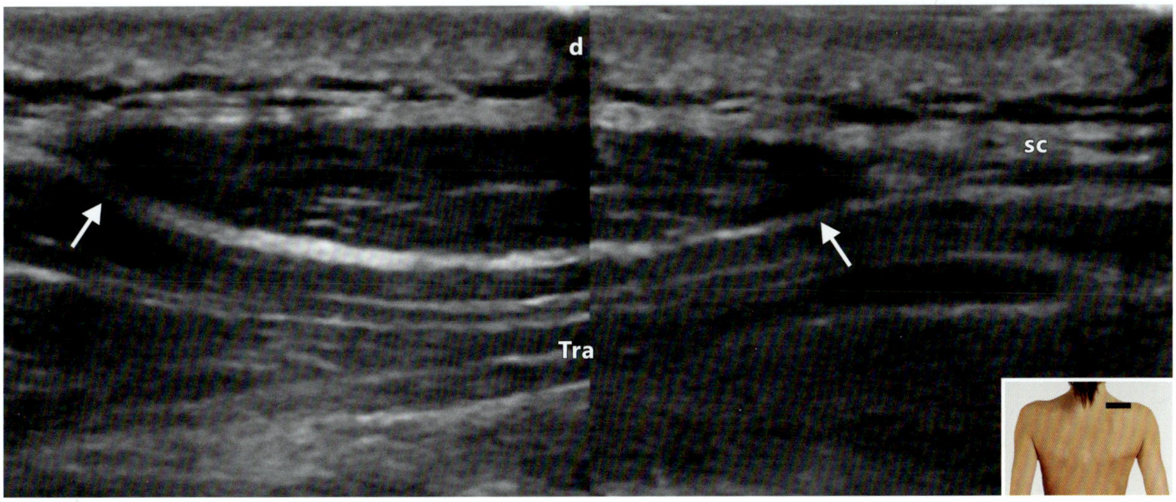

a b

La imagen ecográfica longitudinal en pantalla dividida ilustra una masa de tejido blando hipoecoica, ovalada (*flechas*), situada por encima del músculo trapecio (**Tra**). Nótese que el lipoma muestra engrosamiento hacia el compartimento muscular subyacente.

1.16 Lipoma episacroilíaco (nódulo de Copeman) en una mujer obesa de 44 años con dolor en la región lumbosacra

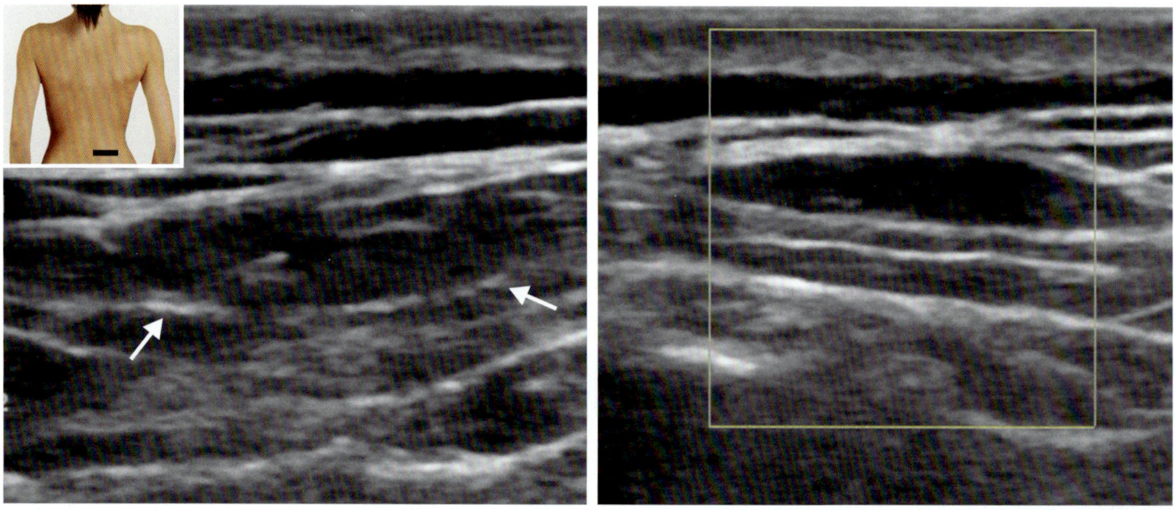

a b

La imagen ecográfica axial muestra una formación nodular subcutánea, hipoecoica y fusiforme (*flechas*) (**a**) sin ninguna señal de flujo en la imagen power Doppler (**b**).

Notas del experto

Los nódulos móviles que se encuentran comúnmente en las regiones sacroilíaca, ilíaca superior posterior y paravertebral lumbar pueden mostrar tejido graso que está herniado a través de las capas fasciales [6].

Distensión del músculo infraespinoso en un hombre de 34 años con un dolor de aparición gradual

1.17

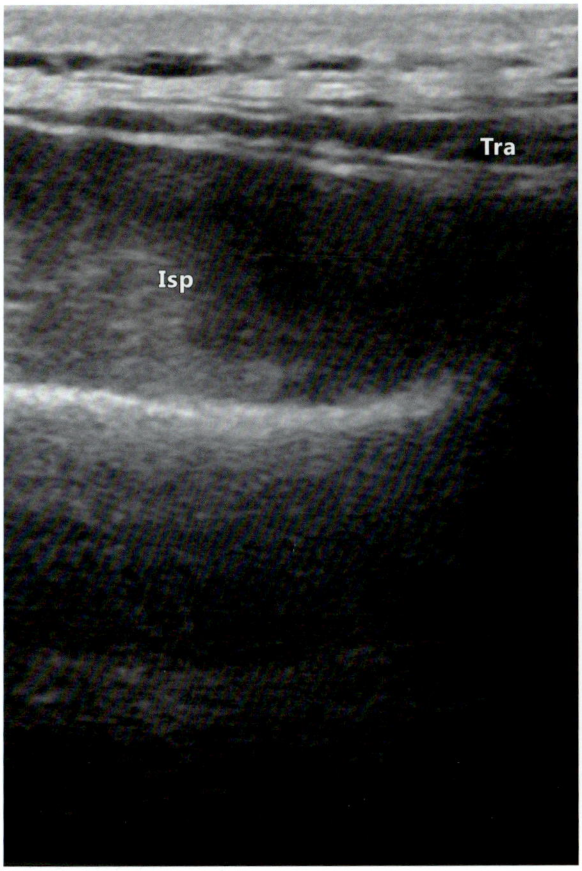

a

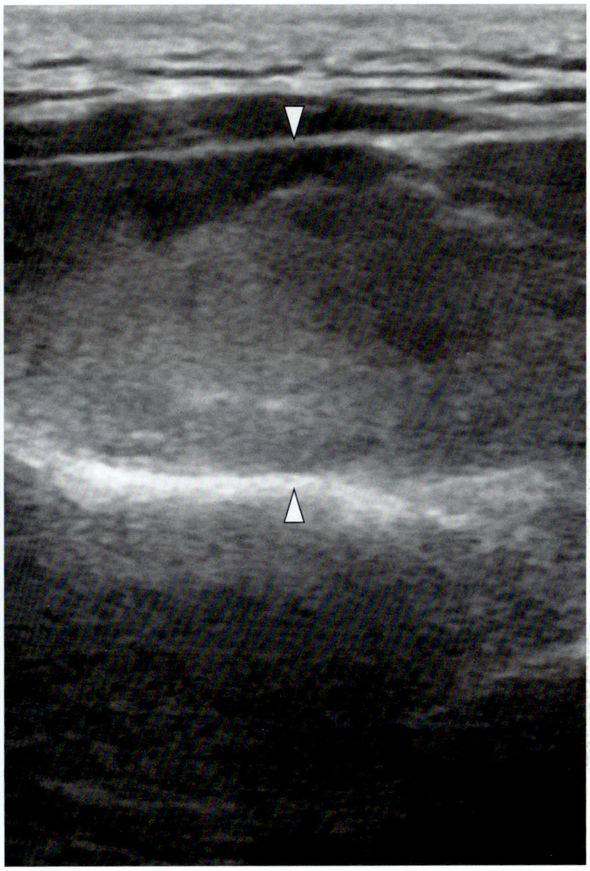

b

El dolor local empeoraba cuando el paciente intentaba alcanzar el bolsillo trasero del pantalón.

En comparación con el lado normal (**a**), la imagen ecográfica axial muestra un aumento hiperecoico difuso del músculo infraespinoso (*puntas de flecha*) consistente con el proceso de recuperación de la distensión (**b**).

Isp músculo infraespinoso
Tra músculo trapecio

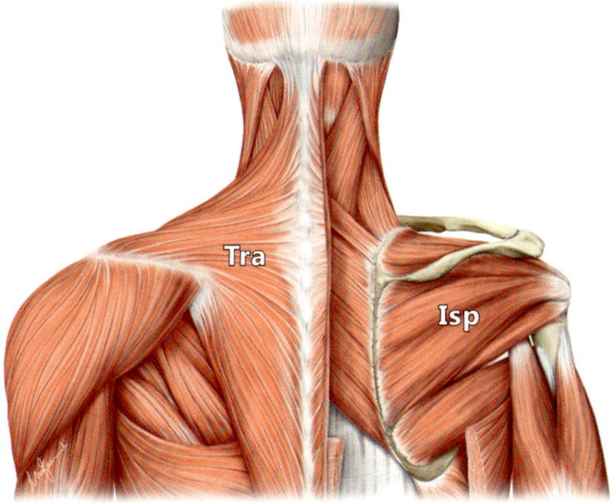

1.18 Distensión del músculo dorsal ancho en una mujer mayor después de levantar un objeto pesado

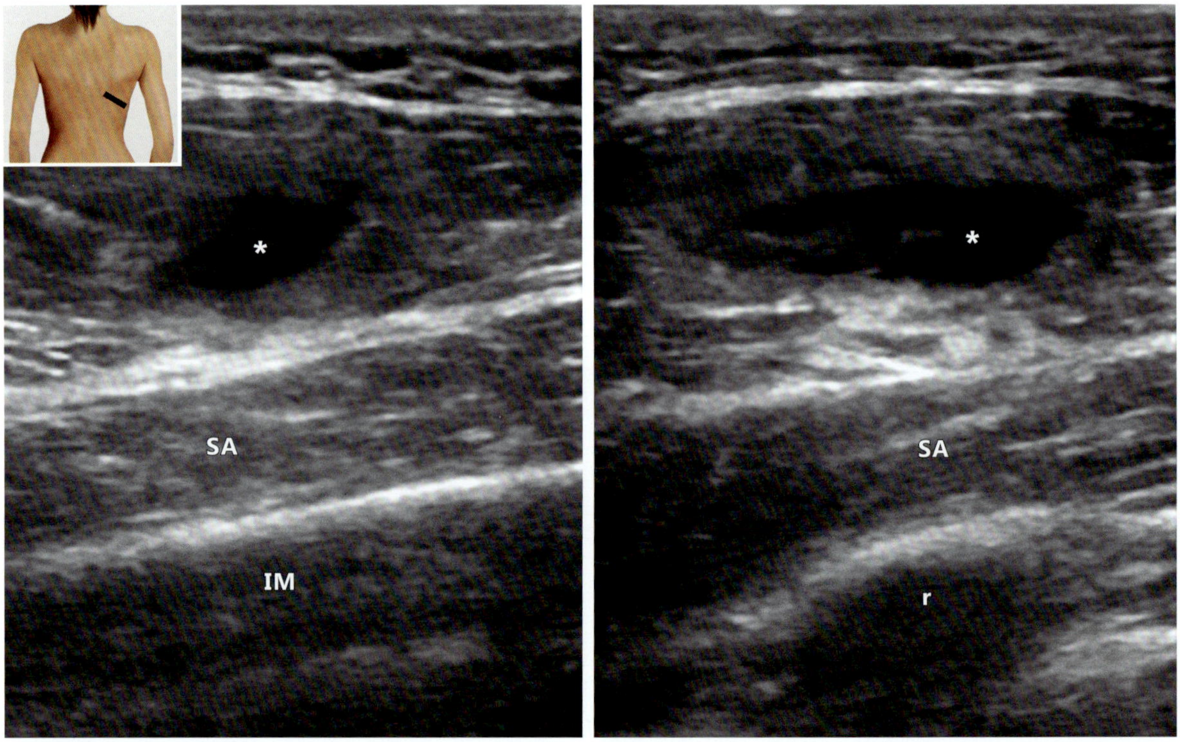

a b

Las imágenes ecográficas longitudinal (**a**) y axial (**b**) revelan una rotura hemorrágica de los fascículos del músculo dorsal ancho con aspecto hipoecoico/anecoico (*asteriscos*).

IM músculo intercostal interno
r costilla
SA músculo serrato anterior

Nota del experto

Las lesiones musculares constituyen uno de los grupos más importantes de patologías musculoesqueléticas que pueden ser examinadas con facilidad a través de las imágenes ecográficas. Además, se encuentran invariablemente sobre los huesos y la imagen dinámica es de gran importancia para su pronta evaluación. Especialmente para lesiones deportivas, el problema puede incluso ser examinado en el lugar, en el campo deportivo. Además, las evaluaciones repetidas se pueden realizar fácilmente con la frecuencia requerida. Por lo tanto, su uso en la decisión para volver al campo de juego debe ser equilibrada entre los hallazgos clínicos y ecográficos, es decir, no basarse únicamente en uno de ellos.
Un desgarro muscular tiene dos componentes: la rotura de las fibras y el hematoma (generalmente mayor que la anterior). En las imágenes ecográficas, lo que se suele evaluar es el hematoma y esto requiere algún tiempo para desarrollarse. Por lo tanto, si el primer examen es negativo, la repetición de las imágenes después de 12-24 horas sería razonable.

BIBLIOGRAFÍA

1. Chang KV, Şahin Onat Ş, Lee CW, Kara M, Hung CY, Özçakar L. EURO-MUSCULUS/USPRM basic scanning protocols revisited in children. Eur J Phys Rehabil Med. 2016; 52: 887-901.
2. Bedi DG, John SD, Swischuk LE. Fibromatosis colli of infancy: variability of sonographic appearance. J Clin Ultrasound. 1998; 26: 345-8.
3. Bianchi S, Martinoli C. Elbow. In: Bianchi S, Martinoli C, editors. Ultrasound of the musculoskeletal system. Berlin: Springer; 2007. p. 349-405.
4. Hwang EJ, Yoon HS, Cho S, Park HS. The diagnostic value of ultrasonography with 5-15-MHz probes in benign subcutaneous lesions. Int J Dermatol. 2015; 54: e469-75.
5. Kara M. Imágenes ecográficas para problemas de nervios periféricos. En: Özçakar L, De Muynck M, editores. Ecografía musculoesquelética en Medicina Física y Rehabilitación. Milán: Edi.Ermes; 2018. p. 143-63.
6. Bicket MC, Simmons C, Zheng Y. The best-laid plans of "back mice" and men: a case report and literature review of episacroiliac lipoma. Pain Physician. 2016; 19: 181-8.

Sección 2
MIEMBRO SUPERIOR

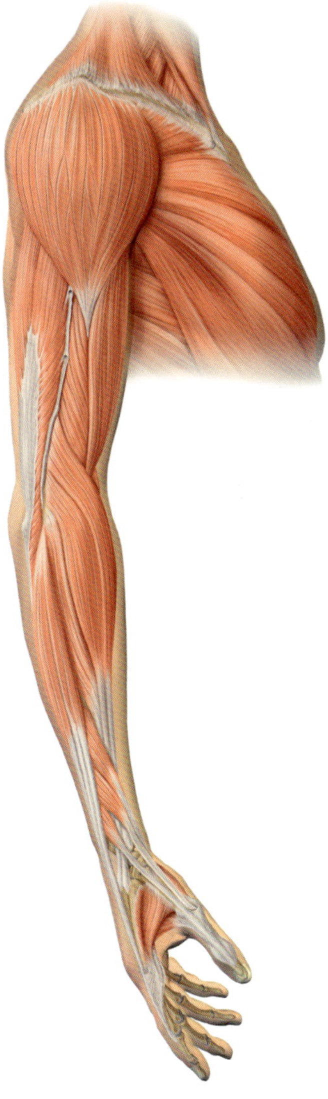

Hombro 2

- **Tendón del músculo bíceps braquial**
- **Bolsa subdeltoidea**
- **Tendón del músculo subescapular**
- **Tendón del músculo supraespinoso**
- **Articulación glenohumeral** - Posterior
- **Tendón del músculo infraespinoso**
- **Articulación acromioclavicular**

2.1 Tenosinovitis del músculo bíceps braquial en una mujer de 42 años con dolor en el hombro desde hace dos meses

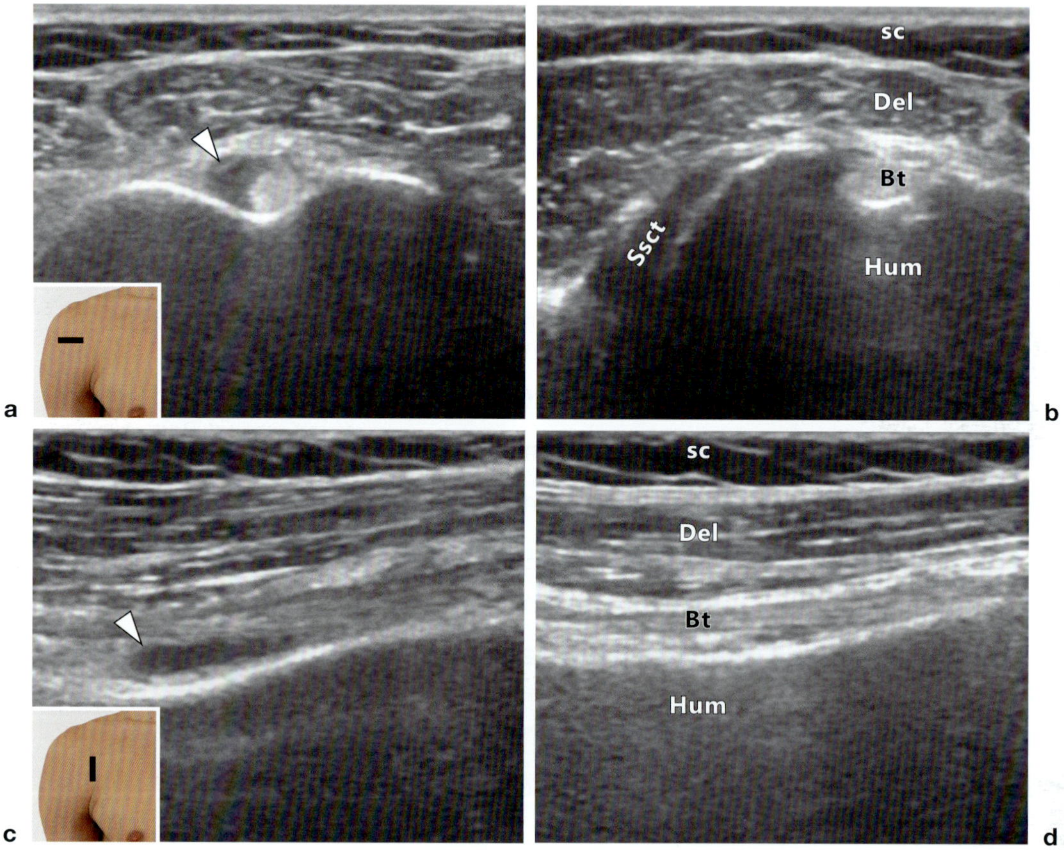

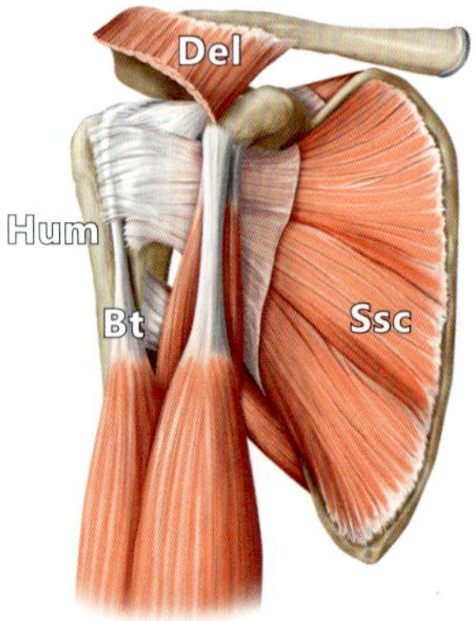

El dolor estaba asociado a cualquier movimiento del hombro y una prueba de Speed positiva.

Las imágenes axial (**a**) y longitudinal (**c**) revelan efusión (*puntas de flecha*) dentro de la vaina del tendón del músculo bíceps braquial (**Bt**). El tendón también parece estar un poco edematoso, especialmente en la vista del eje longitudinal. Lado normal (**b**, **d**).

Del	músculo deltoides
Hum	húmero
sc	tejido subcutáneo
Ssct	tendón del músculo subescapular

Nota del experto

A menos que haya cambios marcados en el tendón del músculo bíceps braquial, es más probable que el líquido en su vaina sea atribuido a la efusión articular [1, 2]. Una vez más, esto se puede confirmar mejor después de una imagen exhaustiva del hombro.

Efusión articular del hombro en una mujer de 43 años con dolor en la cara anterior del hombro

2.2

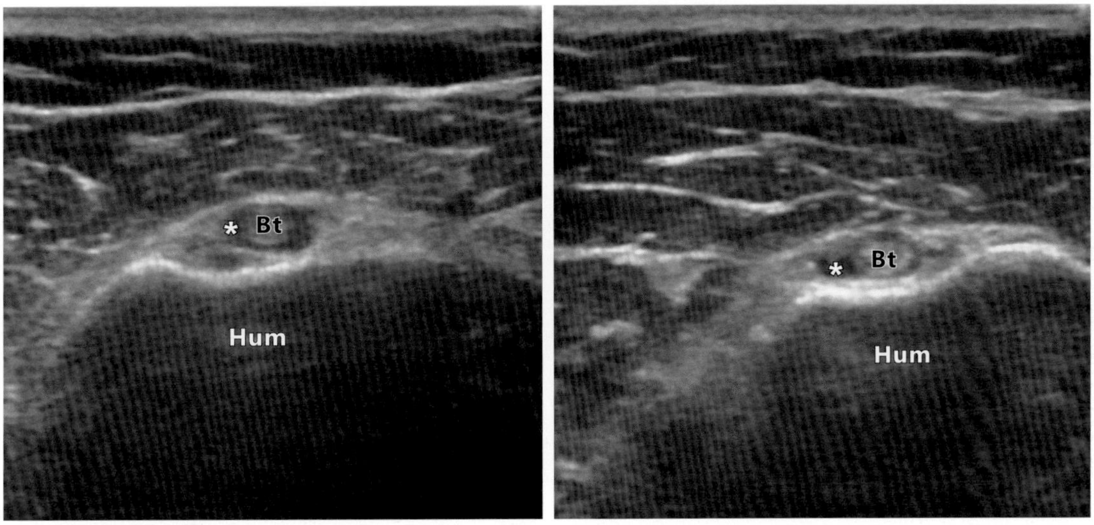

a b

Las imágenes axiales anteriores muestran la presencia de líquido bilateral (*asteriscos*) alrededor del tendón del músculo bíceps braquial (**Bt**).

Efusión articular crónica en un hombre de mediana edad con dolor en el hombro que se irradia hacia la cara anterior del brazo

2.3

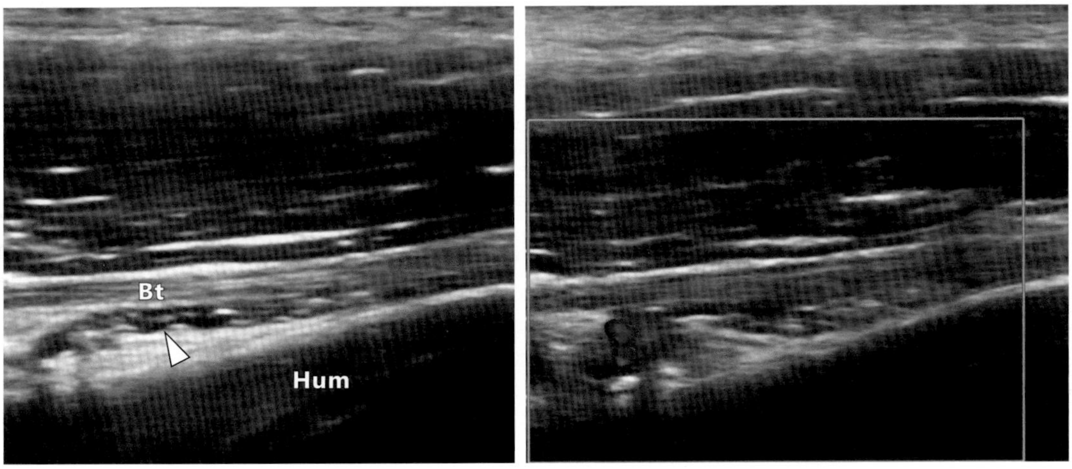

a b

La imagen ecográfica longitudinal muestra una efusión leve (*punta de flecha*) dentro de la vaina del tendón del músculo bíceps braquial (**Bt**) (**a**). La imagen power Doppler es positiva solo para la arteria circunfleja humeral anterior (**b**).

Hum húmero

2.4 Tendinitis leve del músculo bíceps braquial en un hombre de 50 años con dolor en la cara anterior del hombro, sobre todo durante los movimientos

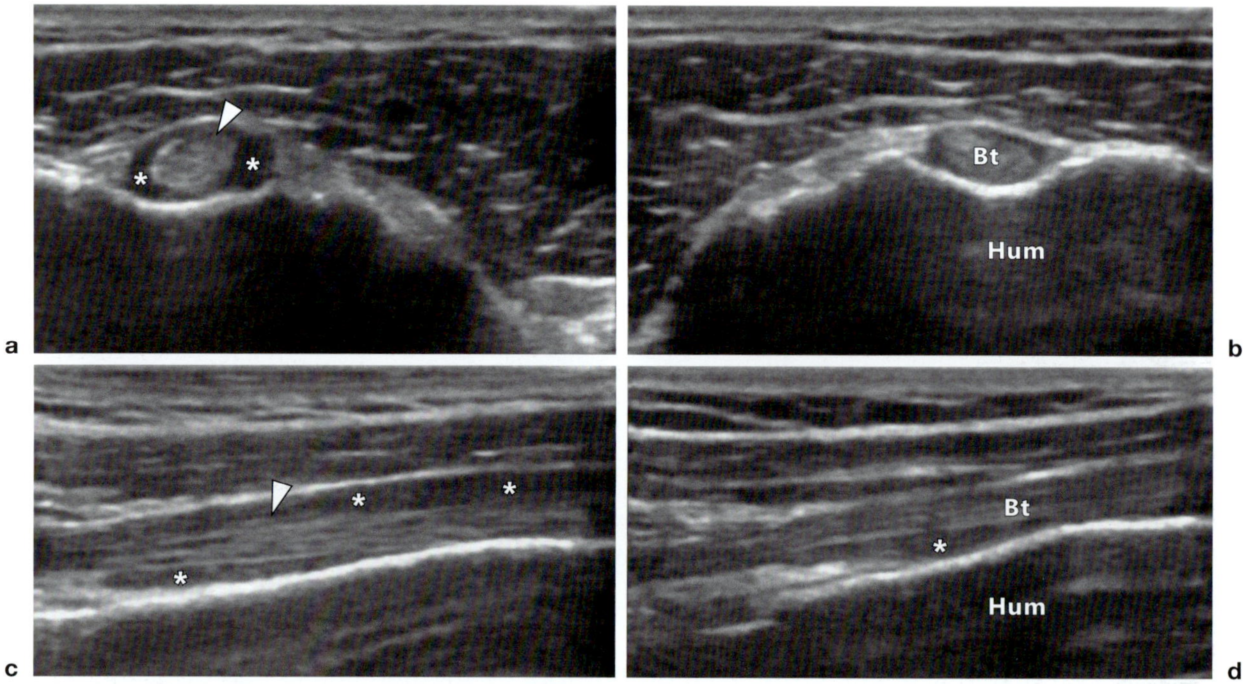

Las imágenes axial (**a**) y longitudinal (**c**) muestran una ligera hinchazón del tendón del músculo bíceps braquial (*puntas de flecha*) con una efusión a su alrededor (*asteriscos*). Tendón del músculo bíceps braquial normal (**Bt**) con una pequeña cantidad de líquido fisiológico dentro de su vaina (**b**, **d**).

Hum húmero

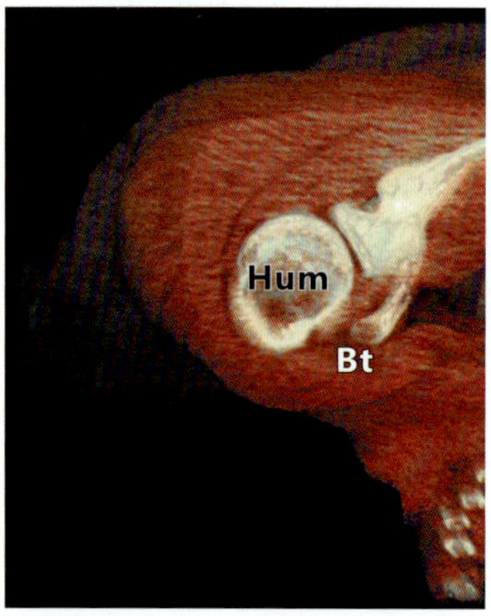

Nota del experto

La polimialgia reumática es una de las enfermedades inflamatorias por las cuales los hallazgos ecográficos (sinovitis en el hombro/cadera) se han incluido en los criterios diagnósticos recientes [3]. Además de los hallazgos relevantes en la cadera (efusión y/o bursitis trocantérea), la presencia de bursitis subdeltoidea, tenosinovitis del músculo bíceps braquial y sinovitis glenohumeral han sido aceptadas para mejorar la especificidad del diagnóstico en polimialgia reumática.

Efusión articular del hombro en una mujer de 73 años con polimialgia reumática 2.5

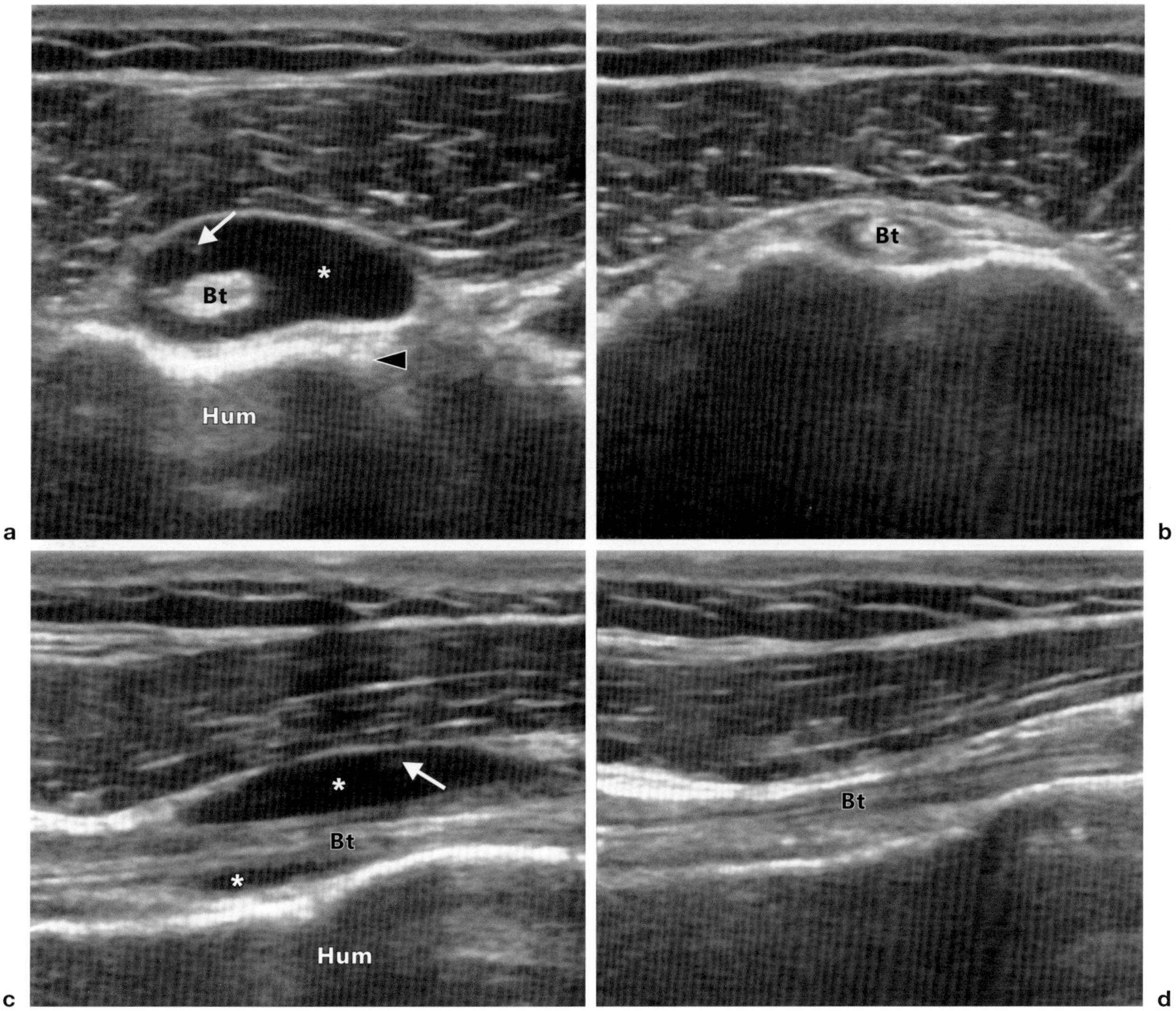

Las imágenes ecográficas axial anterior (**a**) y longitudinal (**c**) revelan líquido (*asteriscos*) y algunos pliegues sinoviales (*flechas*) alrededor del tendón del músculo bíceps braquial (**Bt**). El tendón en sí mismo aparece bastante normal y también hay un artefacto de refuerzo acústico posterior (*punta de flecha*) debido a la acumulación de líquido anecoico (**a**). Lado contralateral (**b**, **d**).

Hum húmero

2.6 Tenosinovitis del músculo bíceps braquial en una mujer de 66 años con dolor en la cara anterior del hombro al levantar un objeto

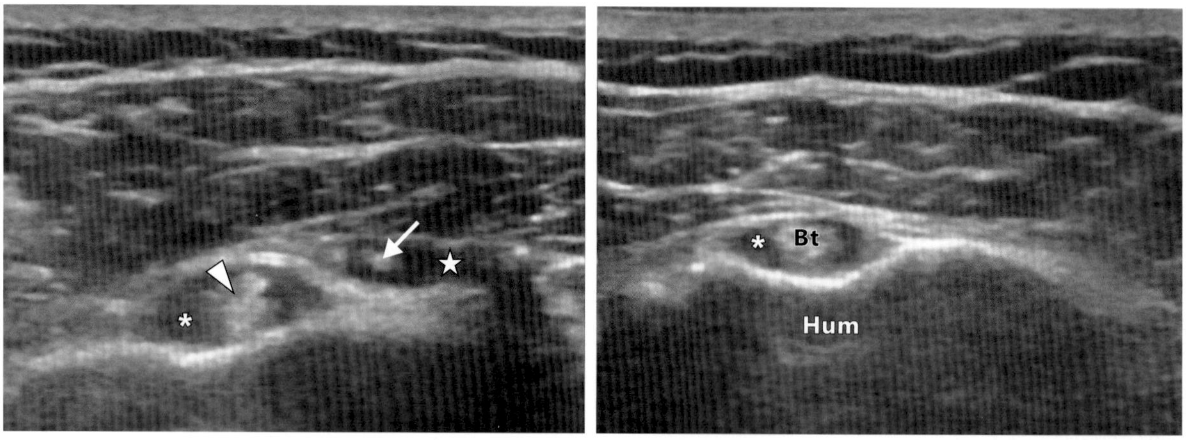

a b

La imagen ecográfica axial muestra líquido (*asteriscos*) alrededor del tendón del músculo bíceps braquial (**Bt**) engrosado (*punta de flecha*). La bursitis subacromial crónica que contiene líquido (*asterisco*) y el engrosamiento sinovial (*flecha*) también se observan medialmente (**a**). Lado contralateral asintomático con efusión leve (*asterisco*) (**b**).

Hum húmero

Nota del experto

La presencia de una pequeña cantidad de líquido puede ser fisiológica; por encima de la edad de 60 años, a menudo se encuentra líquido en las articulaciones asintomáticas.

Tenosinovitis del músculo bíceps braquial en un hombre de 40 años con dolor en la cara anterior del hombro con los movimientos del brazo desde hace dos meses **2.7**

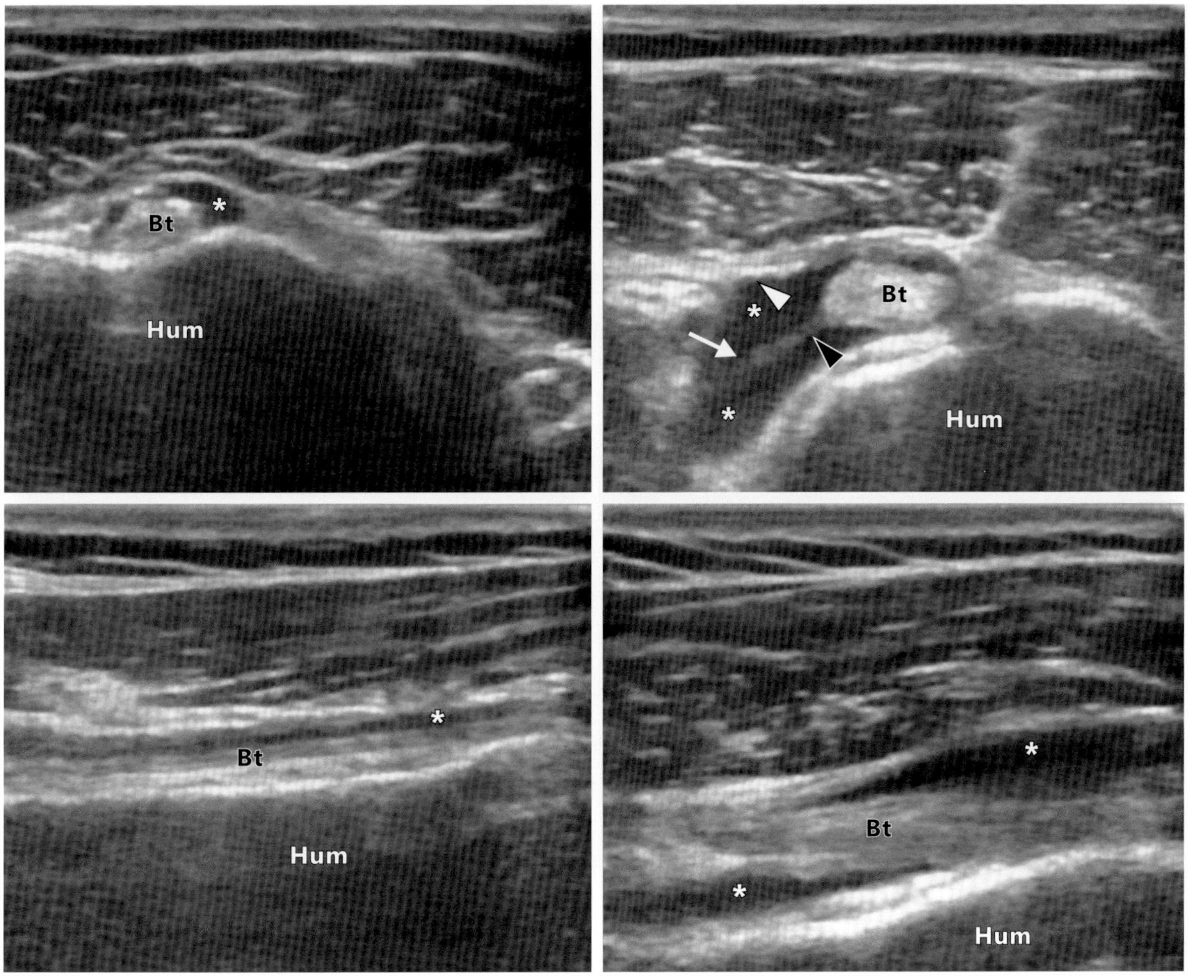

a b c d

En comparación con el tendón del músculo bíceps braquial normal (**Bt**), que muestra una pequeña cantidad de efusión (*asterisco*) (**a**, **c**), las imágenes ecográficas axial (**b**) y longitudinal (**d**) muestran un tendón del músculo bíceps braquial engrosado con líquido (*asteriscos*) a su alrededor. Obsérvese que la presencia de efusión sinovial permite la detección del mesotendón (*flecha*) que conecta las capas visceral (*punta de flecha negra*) y parietal (*punta de flecha blanca*) de la vaina sinovial y también da paso a los vasos que las alimentan.

Hum húmero

Nota del experto

El diámetro axial del tendón de la cabeza larga del músculo bíceps braquial es alrededor de 5.0 mm (menos de 7.1 mm) [4].

2.8 Tenosinovitis del músculo bíceps braquial en un hombre de 56 años con dolor en la cara anterior del hombro tras dos semanas de una intensa actividad de pintar

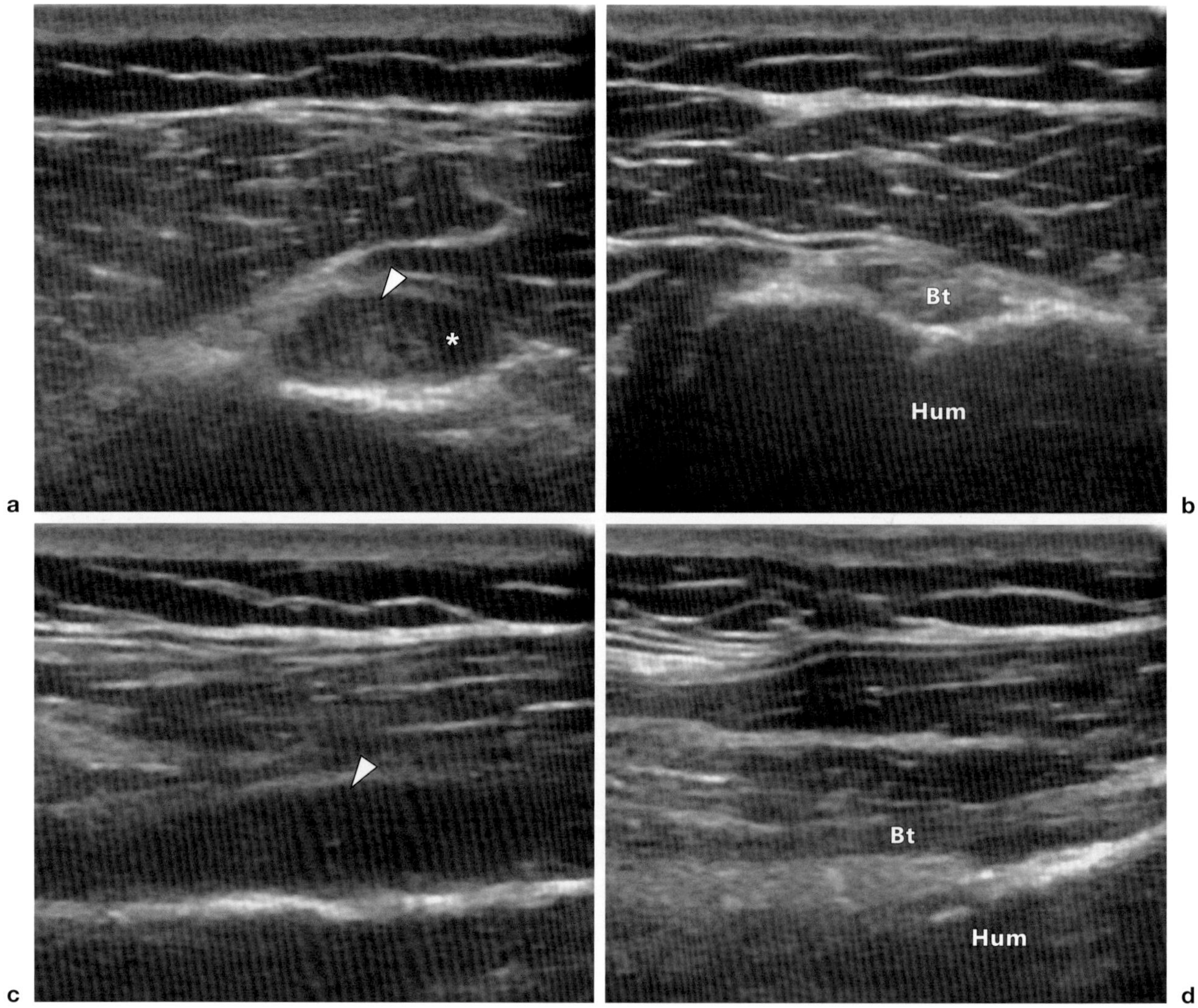

Las imágenes ecográficas axial (**a**) y longitudinal (**c**) muestran un tendón del músculo bíceps braquial (**Bt**) edematoso e hipoecoico (*puntas de flecha*) con líquido a su alrededor (*asterisco*). Lado normal (**b**, **d**).

Hum húmero

Nota del experto

Como en otras regiones, la imagen de los tendones también debe llevarse a cabo con la intención de responder a las siguientes preguntas: I. ¿Está el tendón presente (como se esperaba)? II. ¿Cómo es la forma (por ejemplo, hinchado, con adelgazamiento global o focal)? III. ¿Cómo es la ecogenicidad y la movilidad?

Tenosinovitis del músculo bíceps braquial en un hombre de 60 años con dolor crónico en el hombro y debilidad vaga

2.9

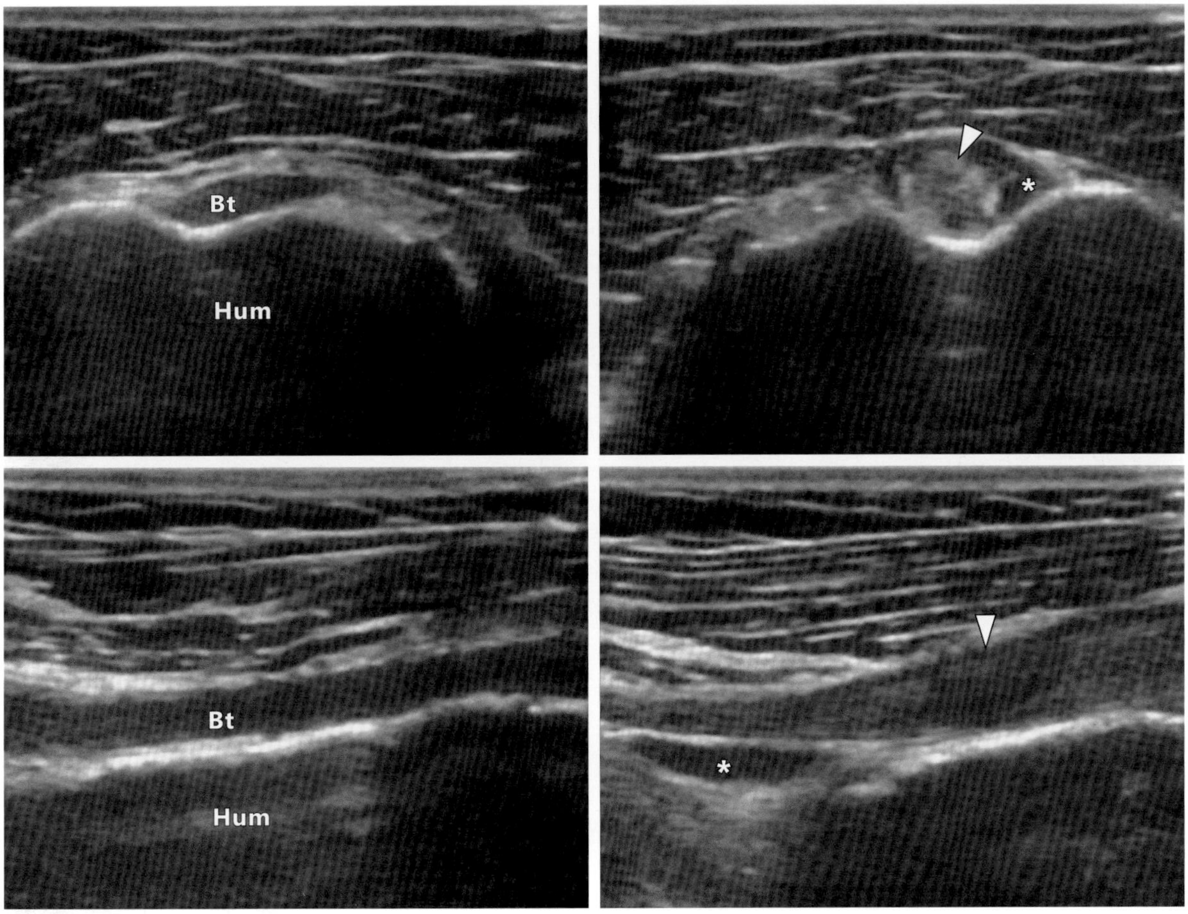

a b c d

En comparación con el lado normal (**a**, **c**), las imágenes ecográficas axial (**b**) y longitudinal (**d**) muestran una apariencia heterogénea y engrosada (*puntas de flecha*) del tendón del músculo bíceps braquial (**Bt**) que contiene líquido (*asteriscos*) en la vaina tendinosa.

Hum húmero

Nota del experto

Dependiendo del ángulo de la sonda (paralelo o no al tendón del músculo bíceps braquial), el artefacto de anisotropía puede visualizarse y no debe ser mal interpretado como líquido.

2.10 Tenosinovitis del músculo bíceps braquial en un hombre de 45 años que padece dolor crónico y sensibilidad aumentada en el hombro

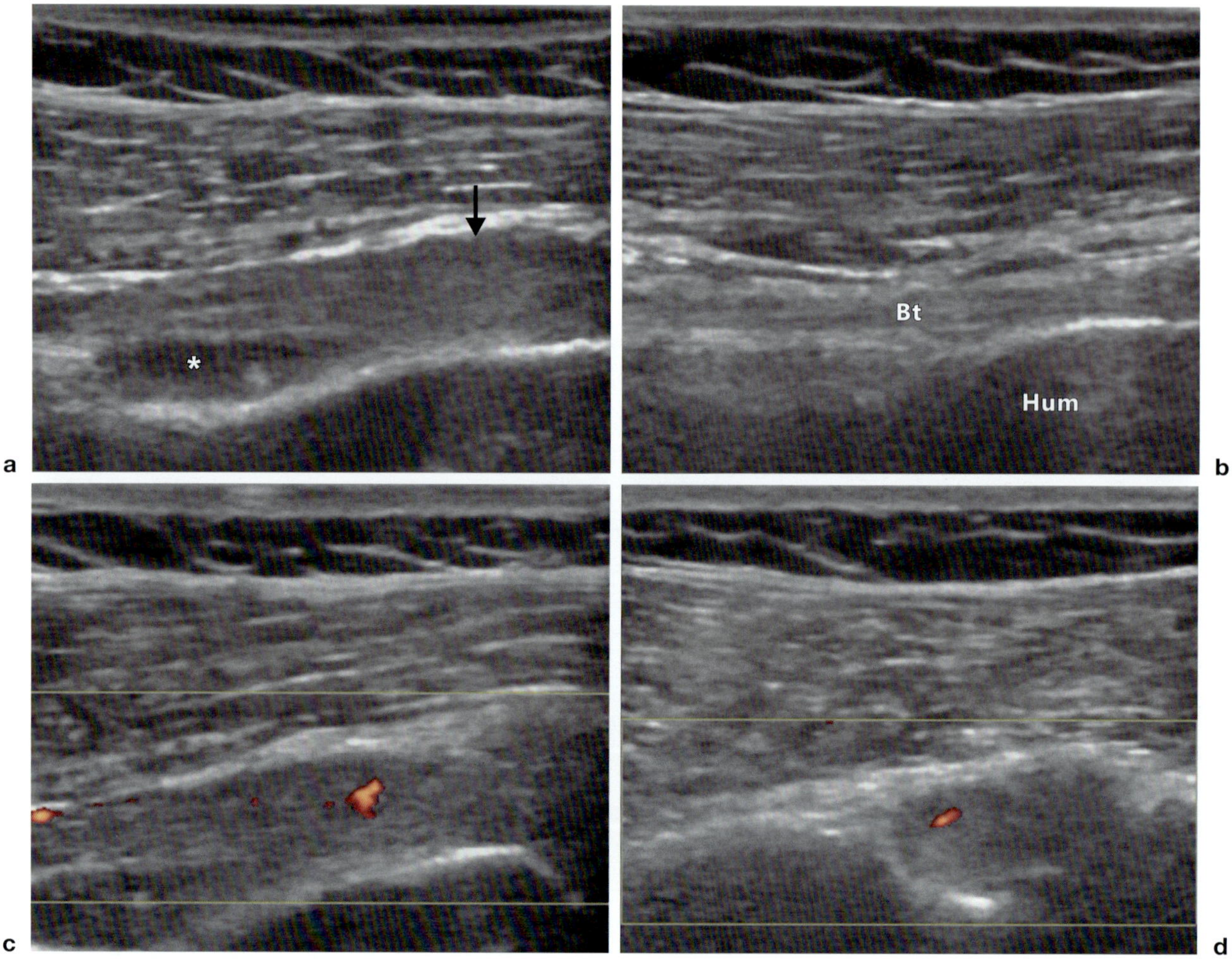

La imagen ecográfica longitudinal muestra líquido (*asterisco*) alrededor del tendón del músculo bíceps braquial (**Bt**) que aparece como hipoecoico e hinchado (*flecha*) (**a**). Lado contralateral normal (**b**).
Las imágenes power Doppler muestran hiperemia leve como signo de una inflamación local aguda dentro del tendón hinchado en las proyecciones longitudinal (**c**) y axial (**d**).

Hum húmero

Tenosinovitis del músculo bíceps braquial en una mujer de 38 años con sensibilidad aumentada en el surco bicipital proximal tras una lesión en el hombro 2.11

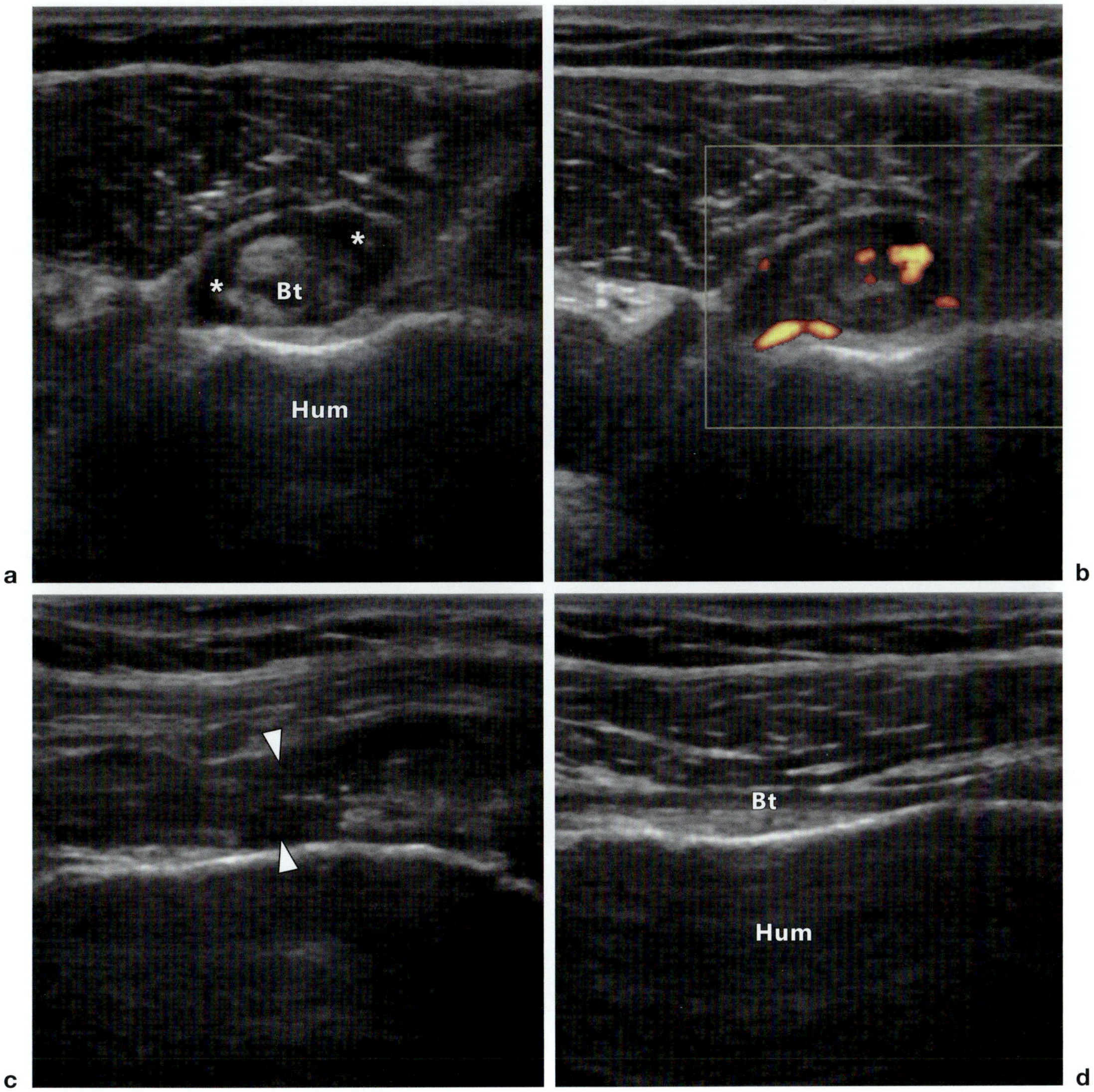

La prueba de Speed fue positiva en el examen físico.

Las imágenes ecográficas axiales revelan el tendón del músculo bíceps braquial (**Bt**) hinchado con efusión circundante (*asteriscos*) (**a**), y señales moderadas de flujo sanguíneo en la imagen power Doppler (**b**). Las imágenes ecográficas comparativas muestran tendones irregulares/hinchados (**c**) (*puntas de flecha*) y normales (**d**) en la vista longitudinal.

Hum húmero

2.12 Tendinopatía crónica bilateral del músculo bíceps braquial en una mujer de 47 años con dolor profundo y malestar en la cara anterior del hombro

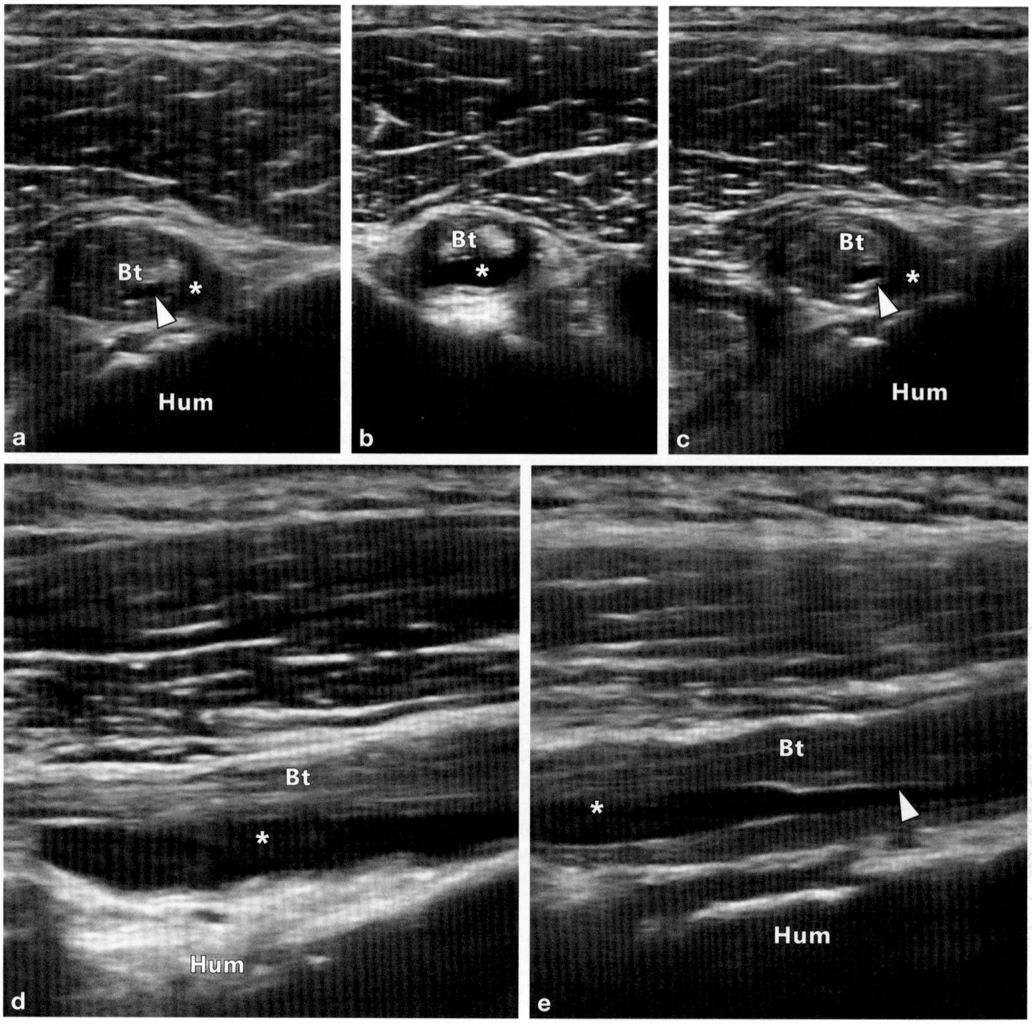

Las imágenes axiales de los tendones del músculo bíceps braquial (**Bt**) muestran cantidades de líquido pequeñas (**a**) y moderadas (**b**, **c**) a diferentes niveles (*asteriscos*) bilateralmente (**b**). Las imágenes ecográficas longitudinales correspondientes confirman las tendinopatías en ambos lados (**d**, **e**). Cabe señalar que las vistas longitudinales aclaran que las pequeñas áreas anecoicas (*puntas de flecha*) son las extensiones de la acumulación de líquido y no desgarros intratendinosos.

Hum húmero

Nota del experto

Una vez más, es muy importante realizar imágenes por lo menos en dos ejes y dinámicamente (de proximal a distal) para comprender mejor la patología desde una perspectiva tridimensional.

Tendinitis calcificante del músculo bíceps braquial en un paciente adulto con capsulitis adhesiva durante aproximadamente tres meses 2.13

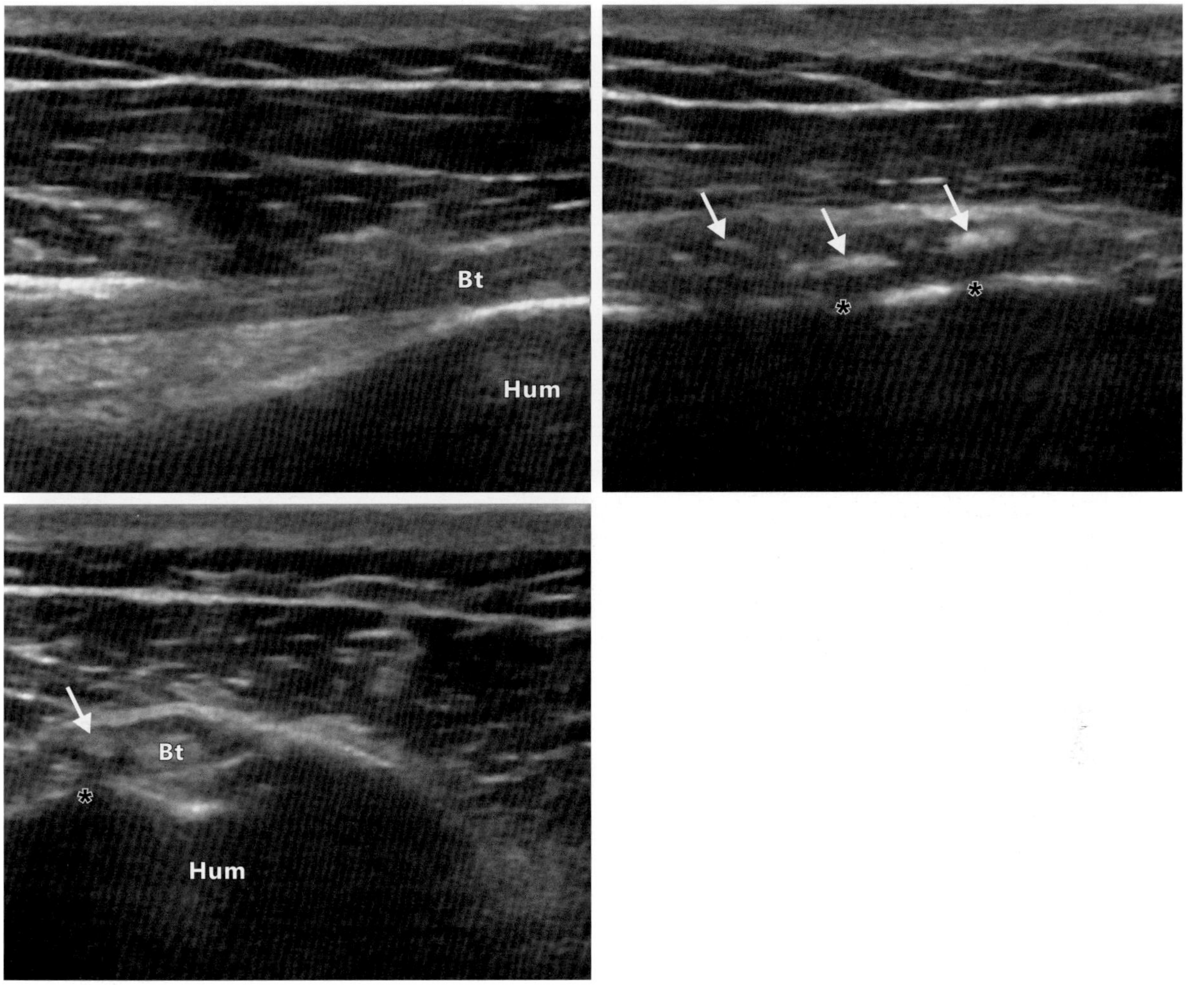

En comparación con el tendón del músculo bíceps braquial normal (**Bt**) (**a**), las imágenes longitudinal (**b**) y axial (**c**) ilustran un tendón hipoecoico y engrosado con calcificaciones hiperecoicas tipo II (*flechas*) que generan artefactos de sombras acústicas posteriores incompletos (*asteriscos*).

Hum húmero

2.14 Rotura parcial del tendón del músculo bíceps braquial en un hombre de 46 años con dolor y debilidad alrededor del hombro

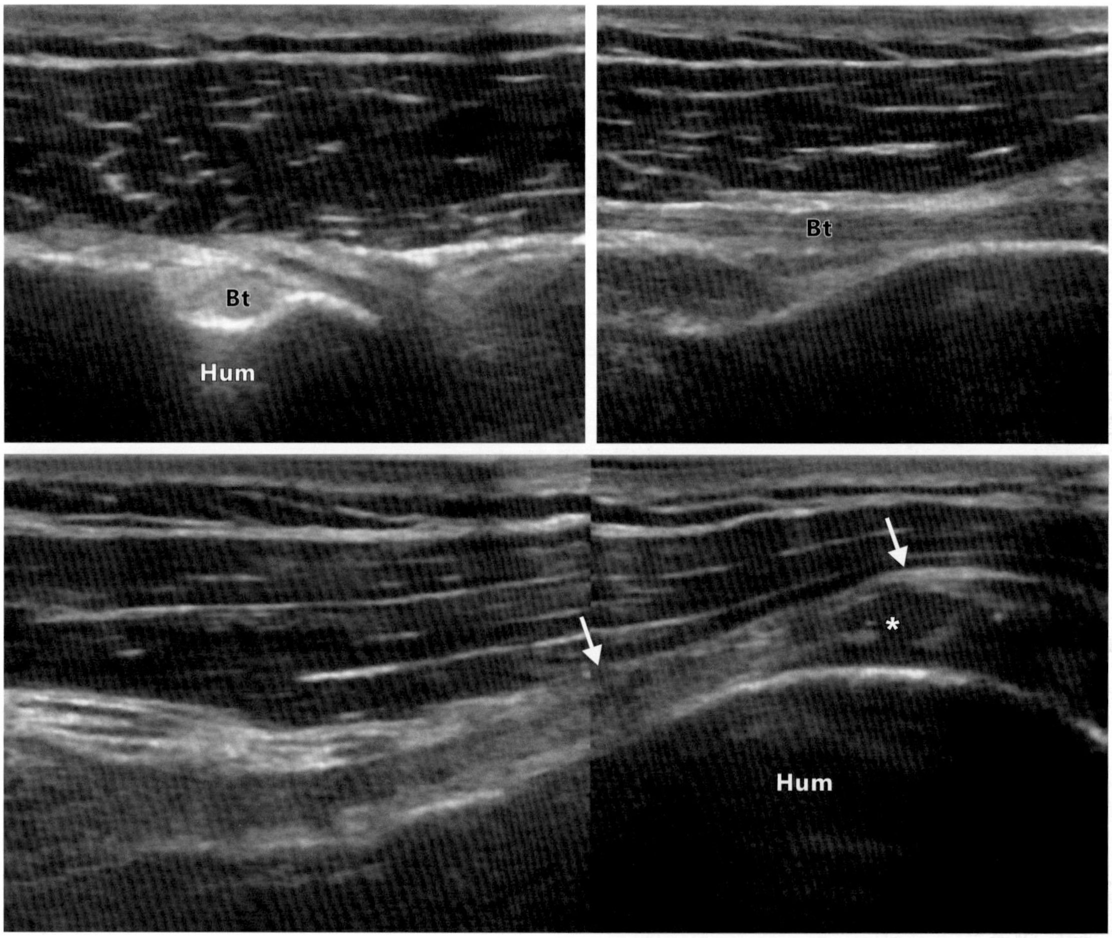

a b c

En comparación con las imágenes ecográficas normales axial (**a**) y longitudinal (**b**) del tendón del músculo bíceps braquial (**Bt**), la imagen longitudinal en pantalla dividida (**c**) ilustra un engrosamiento irregular de la porción proximal del tendón (*flechas*) incluyendo defectos hipoecoicos, consistentes con un desgarro crónico (*asterisco*).

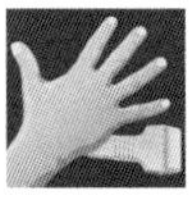

Nota del experto

La imagen dinámica (activa/pasiva) ciertamente daría hallazgos adicionales en lo que respecta a los extremos de la zona de rotura.

Desgarro agudo del tendón del músculo bíceps braquial en una mujer de 46 años con lesión en el brazo debido al levantamiento de pesos 2.15

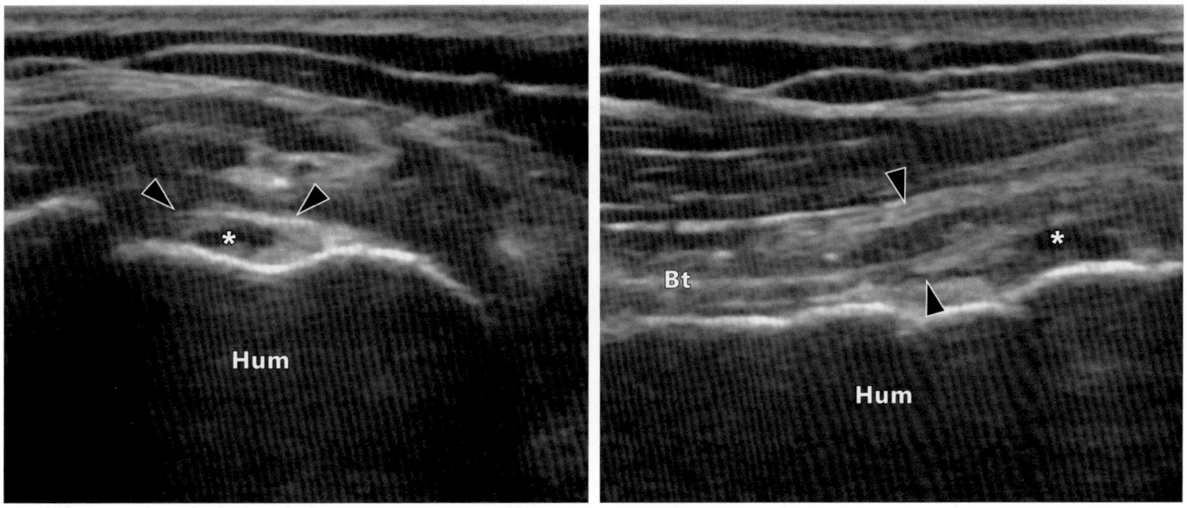

La mujer tenía sensibilidad aumentada y dolor sin clara debilidad.

Las imágenes axial anterior (**a**) y longitudinal (**b**) ilustran una pequeña zona anecoica (*asteriscos*) dentro del tendón del músculo bíceps braquial (**Bt**) que es heterogénea e irregular (*puntas de flecha*).

Hum húmero

Placas de crecimiento epifisaria proximal del húmero en un niño sano de 9 años 2.16

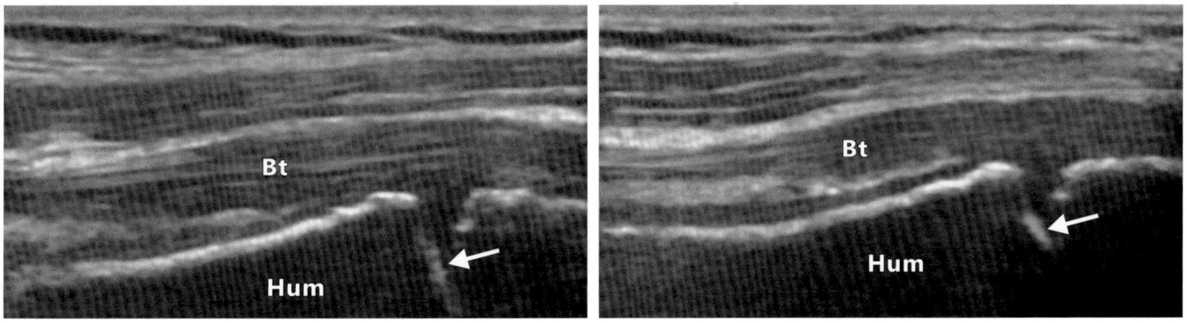

Las imágenes longitudinales anteriores muestran las epífisis normales (*flechas*) del húmero (**Hum**) y el tendón del músculo bíceps braquial suprayacente (**Bt**) (**a**, **b**).

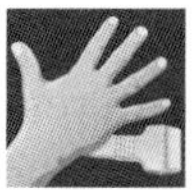

Nota del experto

Cuando se observan dos líneas blancas interrumpidas en la imagen ecográfica, ocurre una de las tres siguientes situaciones: fractura, cabeza articular y placa de crecimiento epifisaria.

2.17 Subluxación del tendón del músculo bíceps braquial en una mujer de 49 años con una sensación dolorosa de "clic" durante la rotación del brazo

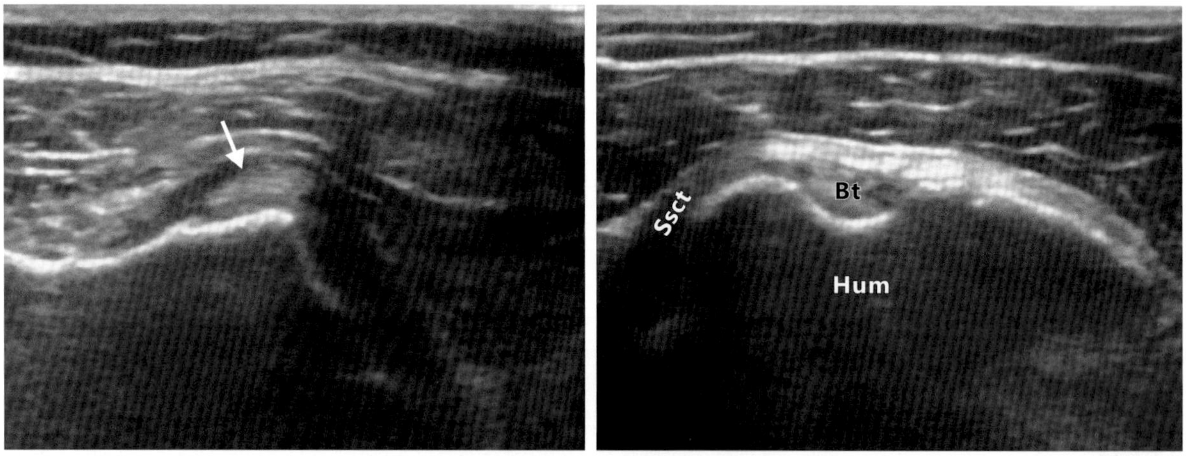

a b

La imagen ecográfica axial anterior revela la subluxación del tendón del músculo bíceps braquial (**Bt**) (*flecha*) medialmente (**a**). Lado contralateral normal (**b**).

Hum húmero
Ssct tendón del músculo subescapular

Subluxación del tendón del músculo bíceps braquial en un hombre de 57 años con dolor bilateral de hombros durante actividades por encima de la cabeza **2.18**

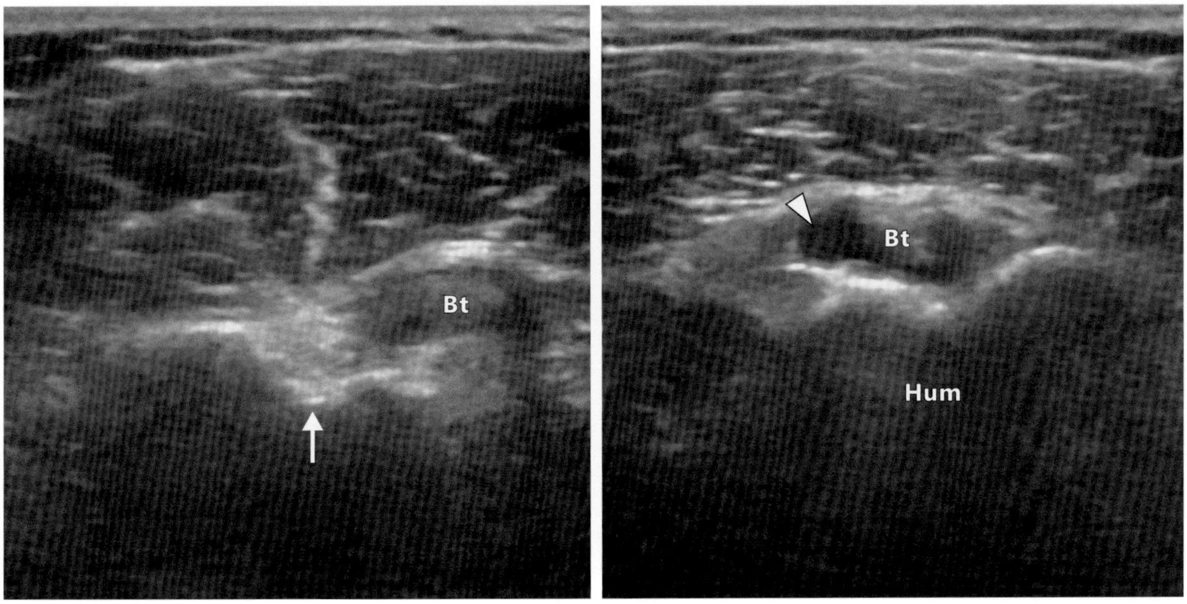

a b

Las imágenes ecográficas axiales anteriores muestran una subluxación medial del tendón del músculo bíceps braquial (**Bt**) en la corredera bicipital (*flecha*) en un lado (**a**), y una pequeña cantidad de líquido alrededor del tendón (*punta de flecha*) en el otro lado (**b**).

Hum húmero

Nota del experto

La subluxación del tendón del músculo bíceps braquial es generalmente hacia el lado medial, es decir, si el tendón no está presente en su localización anatómica normal, inicialmente se debe buscar cerca del tendón del músculo subescapular [5]. En el caso de (sub)luxación del músculo bíceps braquial, uno debe examinar cuidadosamente el tendón del músculo subescapular y buscar también una posible rotura del músculo subescapular.

2.19 Subluxación bilateral del tendón del músculo bíceps braquial en un hombre de 52 años con sensaciones dolorosas de chasquido

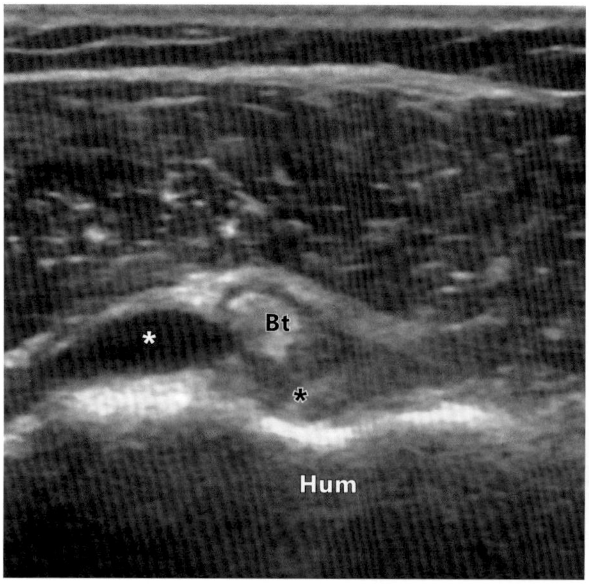

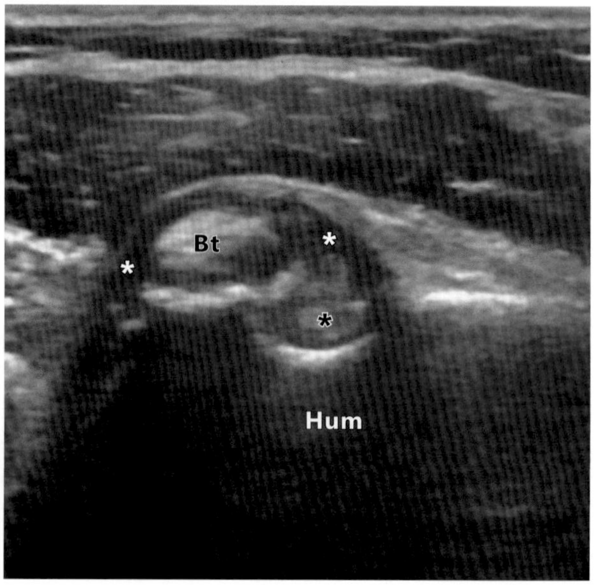

Las imágenes ecográficas axiales anteriores (**a**, **b**) ilustran la presencia anormal de líquido (*asteriscos blancos*) alrededor del tendón del músculo bíceps braquial subluxado (**Bt**). El tejido cicatricial fibroso hiperecoico (*asteriscos negros*) dentro de la corredera – conocido como tendón "pseudobicipital" – se puede ver en ambos lados.

Hum húmero

Rotura del tendón del músculo bíceps braquial en un hombre de 75 años después de un levantamiento repentino de una carga pesada **2.20**

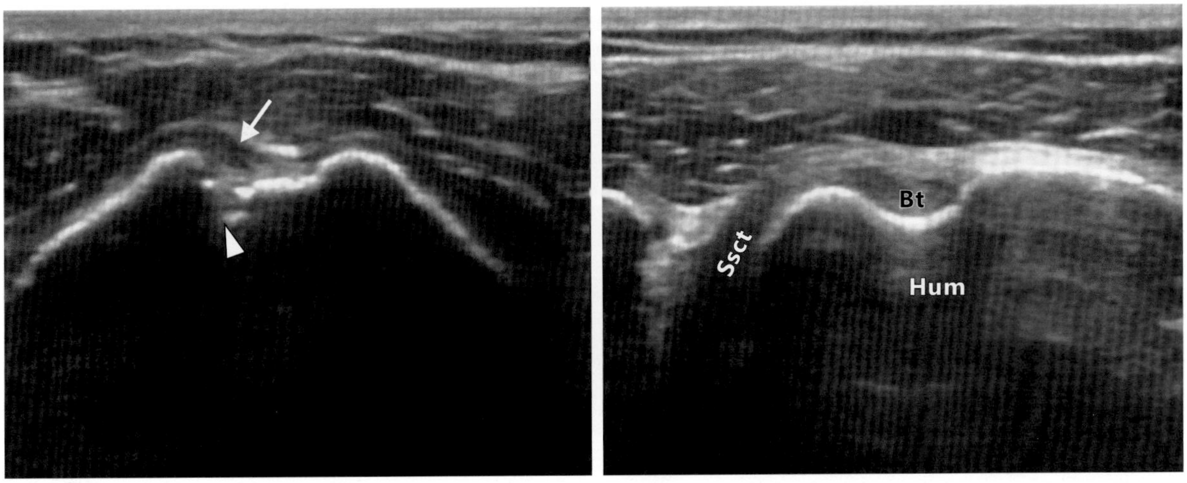

a b

La imagen ecográfica axial anterior (**a**) muestra la ausencia del tendón del músculo bíceps braquial (**Bt**) (*flecha*) en la corredera bicipital que tiene forma irregular (*punta de flecha*). Lado normal (**b**).

Hum húmero
Ssct tendón del músculo subescapular

Nota del experto

Al igual que en otras roturas del manguito de los rotadores, el hallazgo de tales irregularidades en la cortical ósea podría aumentar la sospecha en cuanto a la causa de la rotura del tendón suprayacente. Pero también podría ser el caso contario, es decir, después de una rotura, la cortical ósea puede volverse irregular después de algún tiempo, ya que no sigue protegida por el tendón suprayacente.

2.21 Bursitis subdeltoidea en un hombre de 55 años con dolor punzante profundo en la parte anterior del hombro

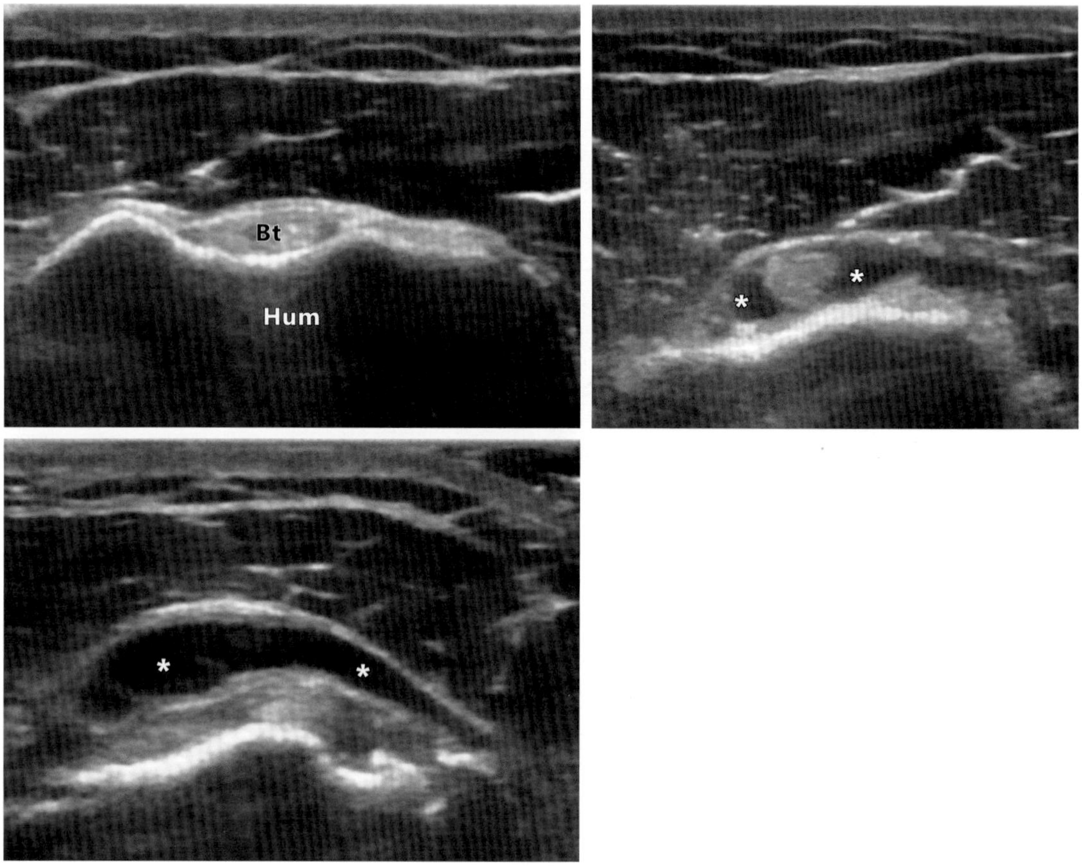

a b c

Las pruebas de Speed y de Neer fueron positivas en el examen físico.

En comparación con el lado normal (**a**), las imágenes ecográficas axiales a diferentes niveles en el mismo paciente revelaron efusión (*asteriscos*) alrededor del tendón del músculo bíceps braquial (**Bt**) (**b**) y dentro de la bolsa subdeltoidea (*asteriscos*) (**c**).

Hum húmero

Nota del experto

Los hallazgos de efusiones articulares y de la bolsa tienen baja sensibilidad (22%) y alta especificidad (99%) en el diagnóstico de roturas del manguito de los rotadores [6]. Por lo tanto, en caso de líquido en los dos compartimentos (articular y de la bolsa), se debe hacer un examen muy cuidadoso de los tendones del manguito de los rotadores para buscar la rotura de espesor total.

Bursitis subdeltoidea en un hombre de 50 años con dolor nocturno cuando se gira sobre el hombro afectado

2.22

a

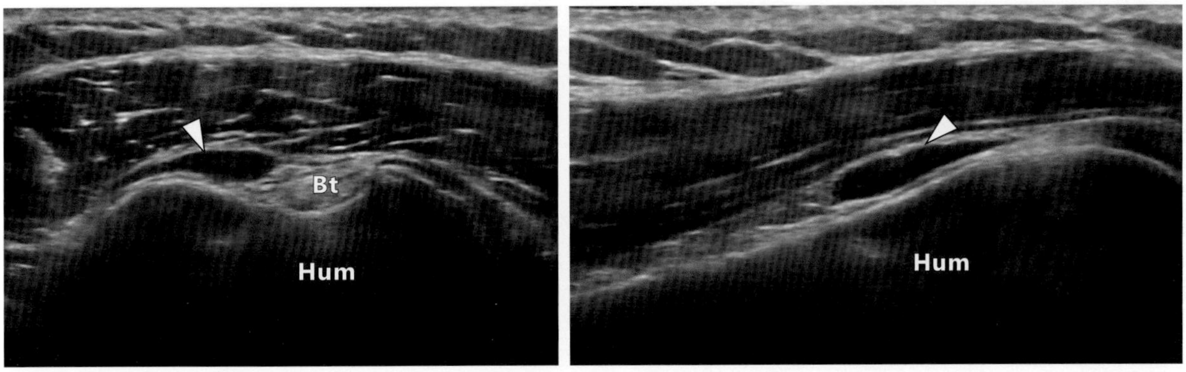

b

Las imágenes ecográficas axial (**a**) y longitudinal (**b**) muestran una cantidad moderada de líquido (*puntas de flecha*) dentro de la bolsa subdeltoidea que se extiende distalmente.

Bt tendón del músculo bíceps braquial
Hum húmero

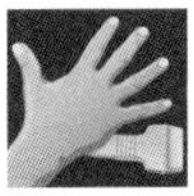

Nota del experto

Debido a su aspecto, la extensión distal de la bolsa subdeltoidea sobre la parte lateral del húmero en la vista longitudinal se conoce como signo de lágrima (*teardrop*).

BOLSA SUBDELTOIDEA

2.23 Bursitis subdeltoidea crónica en una mujer de 40 años con dolor sordo en el hombro, que perturba el sueño

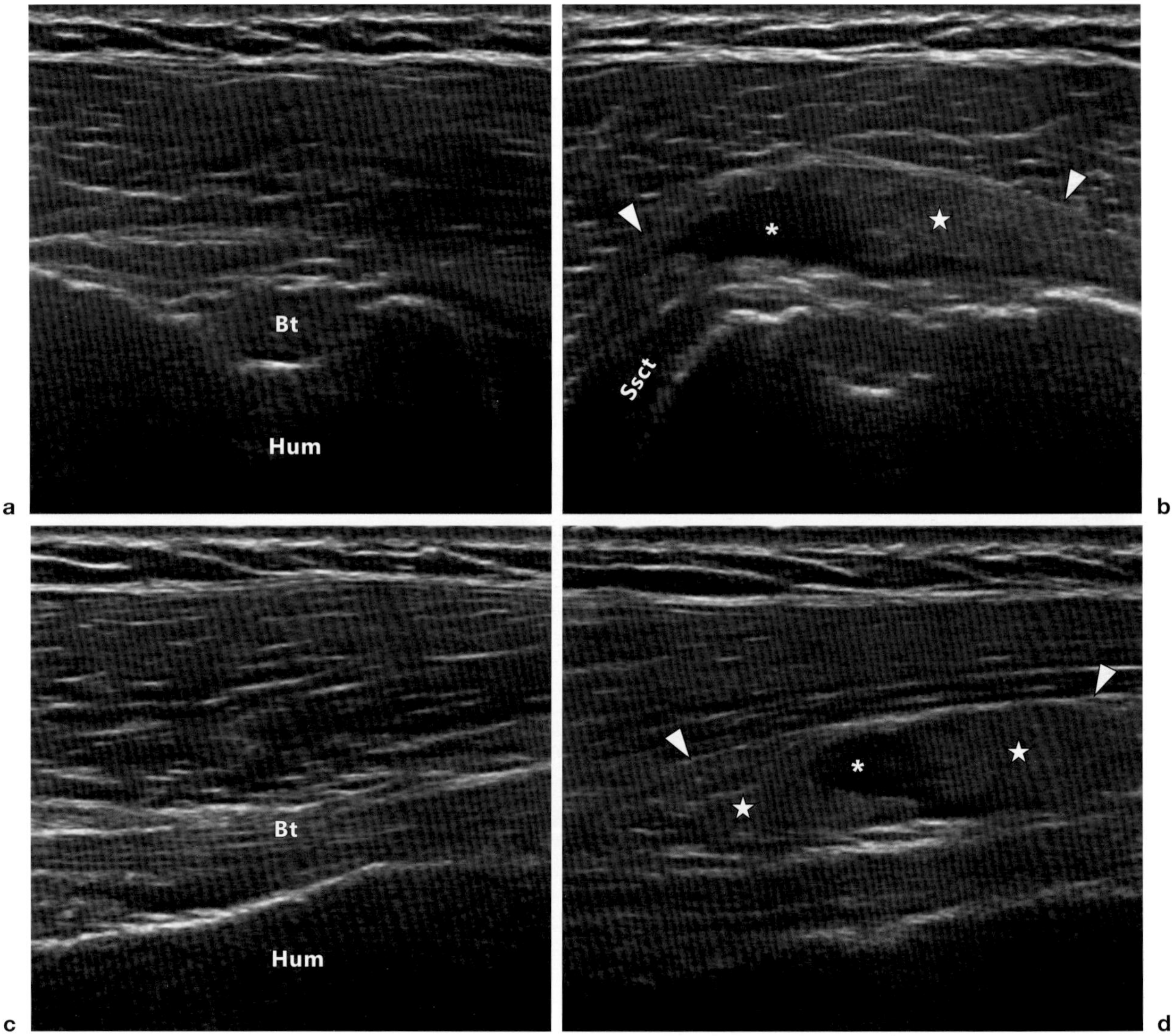

En comparación con el lado normal (**a**, **c**), las imágenes axial (**b**) y longitudinal (**d**) revelan líquido (*asteriscos*) e hipertrofia sinovial marcada (*estrellas*) dentro de la bolsa subdeltoidea (*puntas de flecha*).

Bt tendón del músculo bíceps braquial
Hum húmero
Ssct tendón del músculo subescapular

Bursitis subdeltoidea crónica en una mujer de 45 años con dolor nocturno severo **2.24**

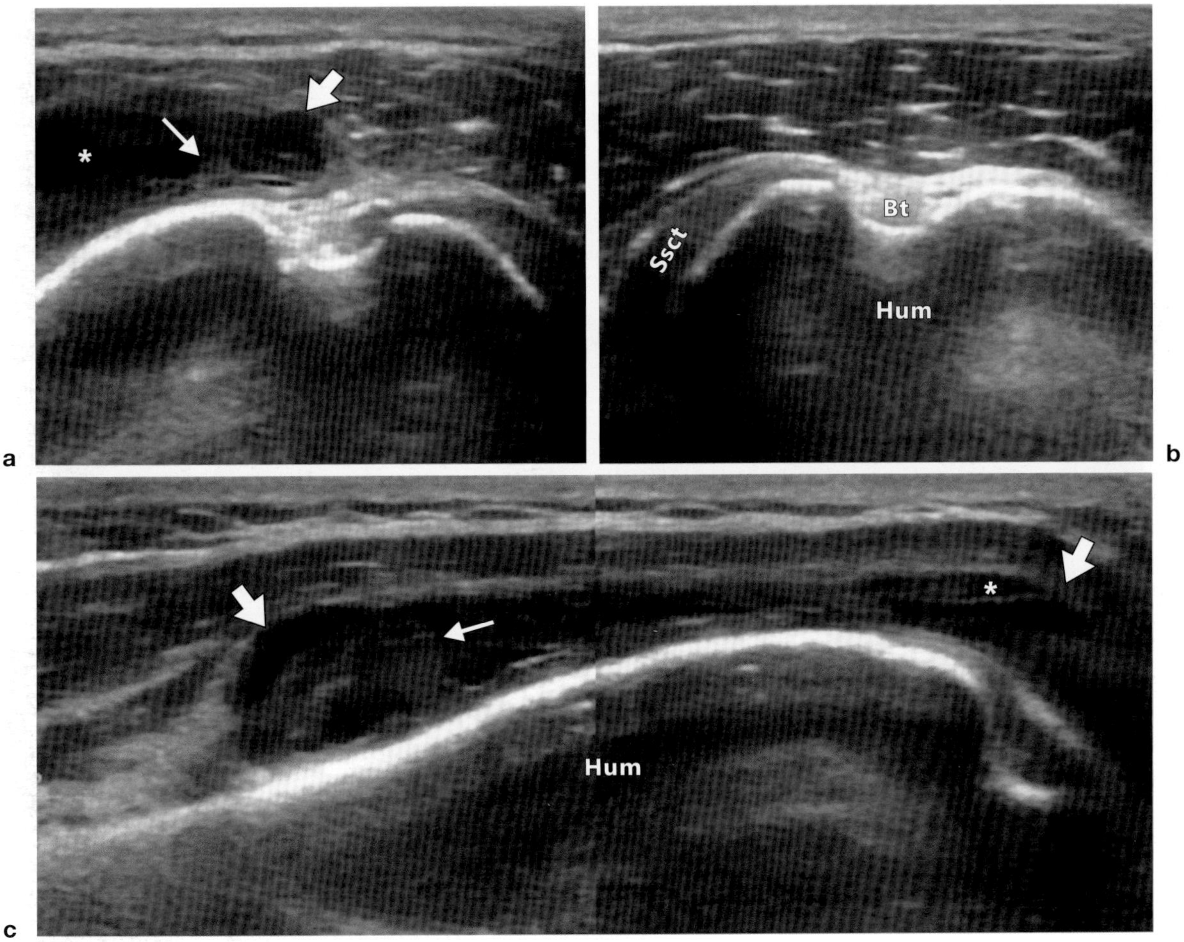

Las imágenes ecográficas axial anterior (**a**) y longitudinal (**c**) en pantalla dividida muestran bursitis subdeltoidea crónica (*flechas gruesas*). Lado contralateral normal en la vista axial (**b**). Obsérvese la presencia de hipertrofia sinovial (*flechas finas*) además de líquido (*asteriscos*), lo que sugiere cronicidad.

Bt tendón del músculo bíceps braquial
Hum húmero
Ssct tendón del músculo subescapular

Nota del experto

La detección de la hipertrofia sinovial es importante durante el examen por dos razones: en primer lugar, implica que es más probable que la efusión sea crónica y, en segundo lugar, si está prevista una intervención, la guía ecográfica seguramente ayudará para realizar un drenaje rápido/completo.

2.25 Bursitis subacromial crónica en una mujer de 66 años con dolor en el hombro desde hace 6 meses sin traumatismo

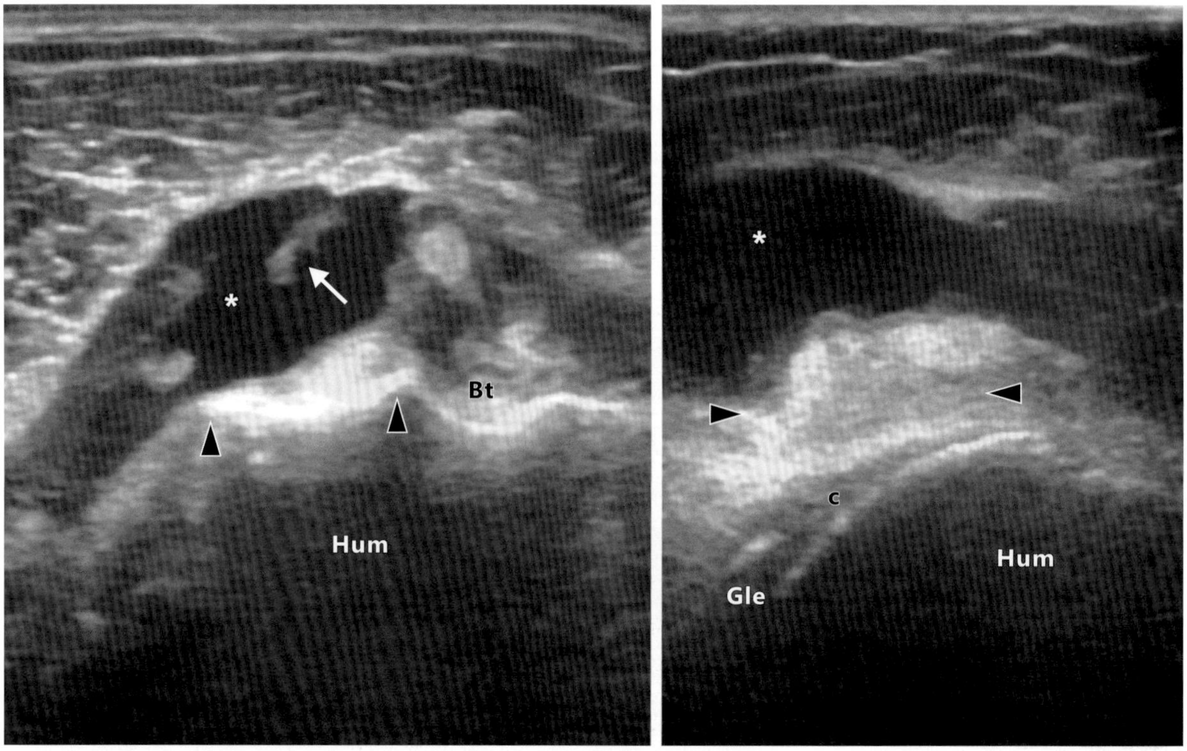

a b

Las imágenes ecográficas axiales anterior (**a**) y posterior (**b**) muestran claramente una acumulación significativa de líquido anecoico (*asteriscos*) y la hipertrofia sinovial (*flecha*) en la bolsa subdeltoidea. Obsérvese también los artefactos de refuerzo acústico posterior subyacentes (*puntas de flecha*).

Bt	tendón del músculo bíceps braquial	**Gle**	cavidad glenoidea
c	cartílago	**Hum**	húmero

Nota del experto

Dado que la bolsa subdeltoidea es un espacio potencial tridimensional de forma irregular, especialmente en acumulaciones agudas de líquido (como en otros lugares), las compresiones con la sonda podrían desplazar fácilmente el líquido dentro de la bolsa. Inicialmente, esto podría causar un diagnóstico erróneo y también podría guiar erróneamente a una intervención. Sin embargo, aparte de "ver para creer", otra regla general para las intervenciones eco-guiadas sería "si/donde se ve, puede tener acceso". En caso de bursitis crónica, también se deben examinar cuidadosamente los diferentes tendones del manguito de los rotadores. De hecho, a menudo la causa es un problema tendinoso.

Bursitis subdeltoidea crónica en un hombre de 52 años con dolor intenso en el hombro y sensibilidad aumentada en la cara anterior del hombro **2.26**

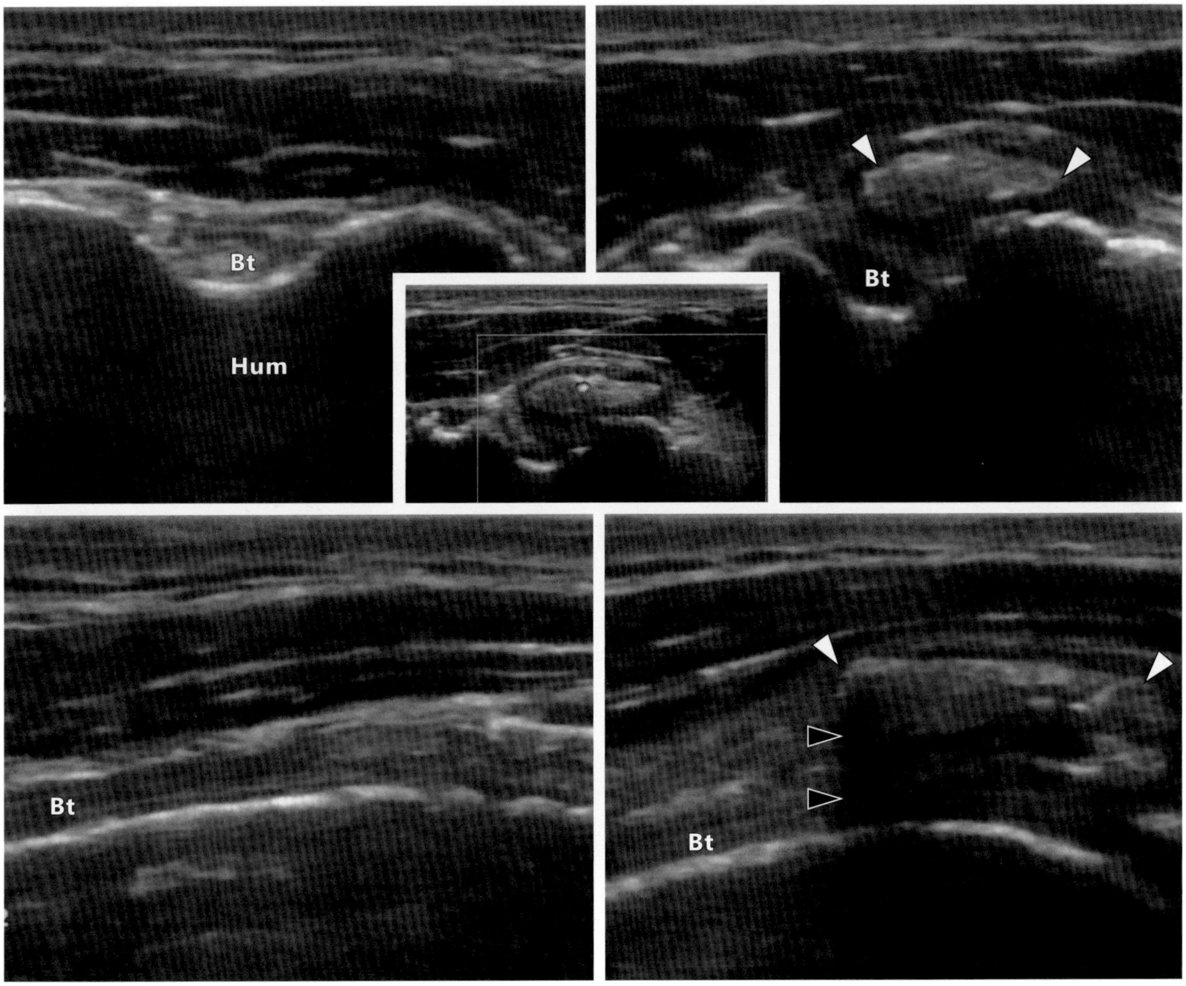

a b c d

En comparación con el lado normal (**a**, **c**), las imágenes ecográficas axial (**b**) y longitudinal (**d**) obtenidas a nivel de la parte anterior del hombro muestran calcificación tipo II (*puntas de flecha blancas*) dentro de la bolsa subdeltoidea con artefacto de sombra acústica posterior incompleto (*puntas de flecha negras*). La imagen power Doppler muestra una sola señal de flujo sanguíneo (*figura pequeña*).

Bt tendón del músculo bíceps braquial
Hum húmero

Nota del experto

Aunque esta calcificación puede ser inmadura, se debe tener en cuenta que la otra posibilidad sería una calcificación en fase de desintegración.

2.27 Bursitis subacromial crónica en una mujer de 50 años con artritis reumatoide

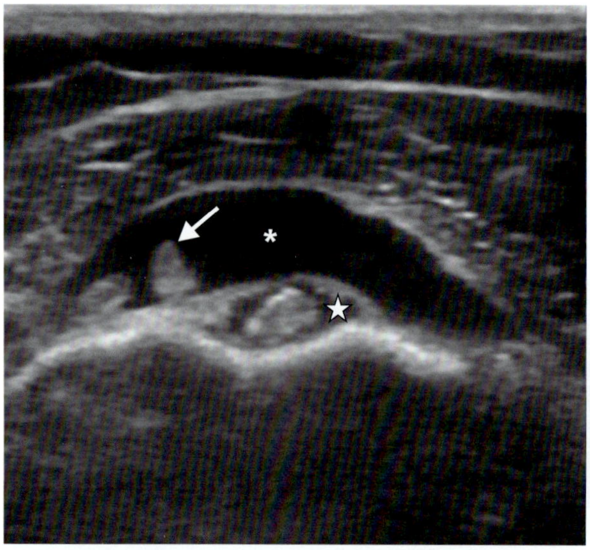

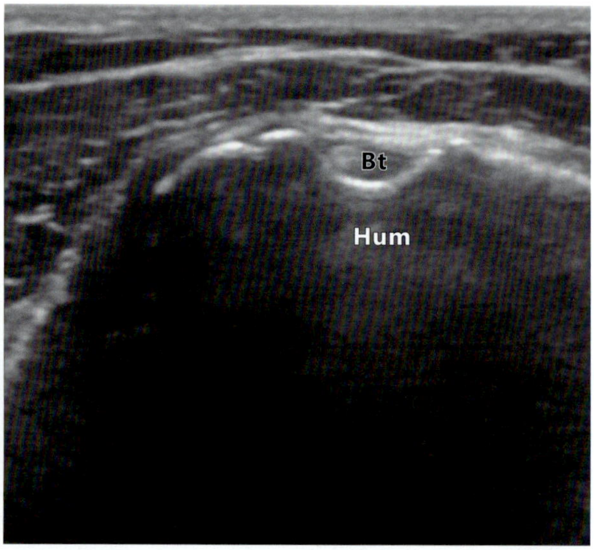

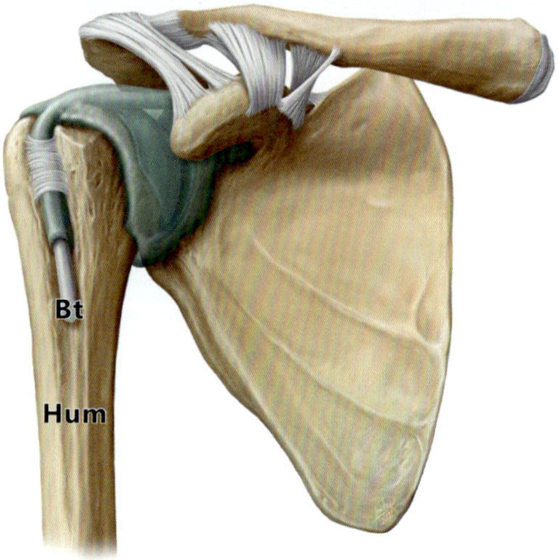

La mujer se quejaba de dolor en el hombro anterolateral, particularmente con abducción y flexión.

La imagen ecográfica axial anterior muestra la acumulación de líquido (*asterisco*) con pliegues sinoviales (*flecha*) en la bolsa subdeltoidea y una pequeña cantidad de líquido dentro de la vaina del tendón del músculo bíceps braquial (**Bt**) (*estrella*) (**a**). Lado contralateral normal (**b**).

Hum húmero

Nota del experto

Con el manguito de los rotadores intacto, las dos áreas (bolsa subdeltoidea y vaina del tendón del músculo bíceps braquial) no tienen comunicación. En consecuencia, si se planea tener acceso a ambos espacios, deben hacerse punciones separadas. Por otra parte, en el caso de una rotura de espesor total, la inyección/aspiración en cualquiera de los dos compartimentos es suficiente.

Bursitis subdeltoidea crónica en un hombre de 51 años que sufre de artritis reumatoide con dolor en la cara anterior del hombro

2.28

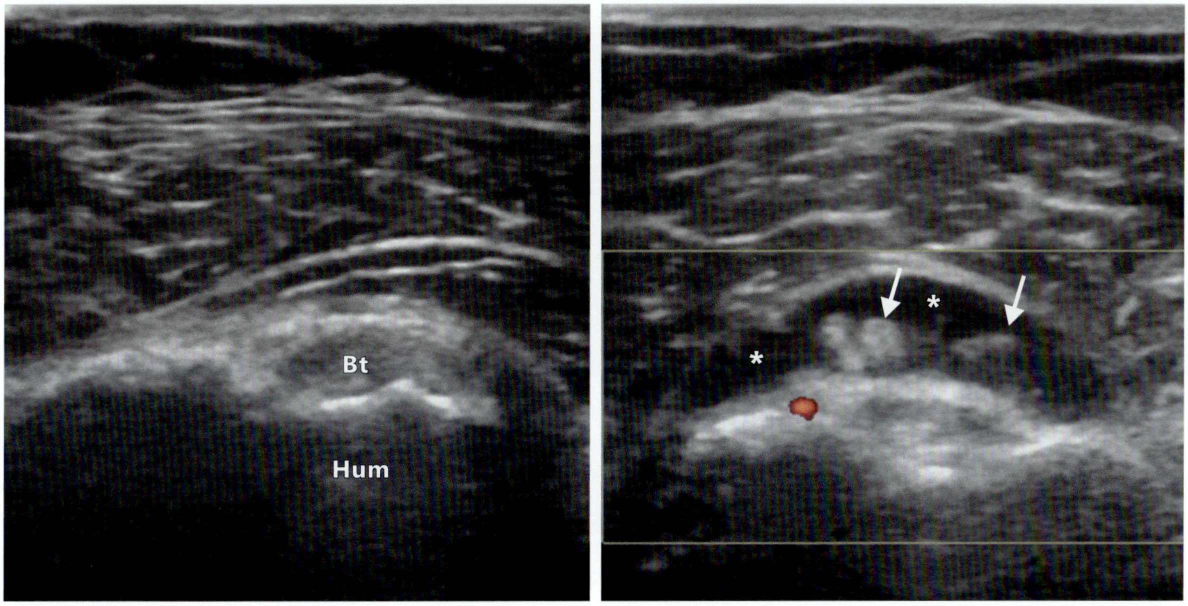

En comparación con el lado normal (**a**), la imagen ecográfica axial muestra efusión extensa (*asteriscos*) y pliegues sinoviales (*flechas*) dentro de la bolsa subdeltoidea (**b**). La imagen power Doppler no muestra señal de inflamación activa, solo la rama ascendente de la arteria circunfleja humeral anterior (**b**).

Bt tendón del músculo bíceps braquial
Hum húmero

2.29 Bursitis subdeltoidea y tenosinovitis del músculo bíceps braquial en un paciente anciano con enfermedad de Parkinson

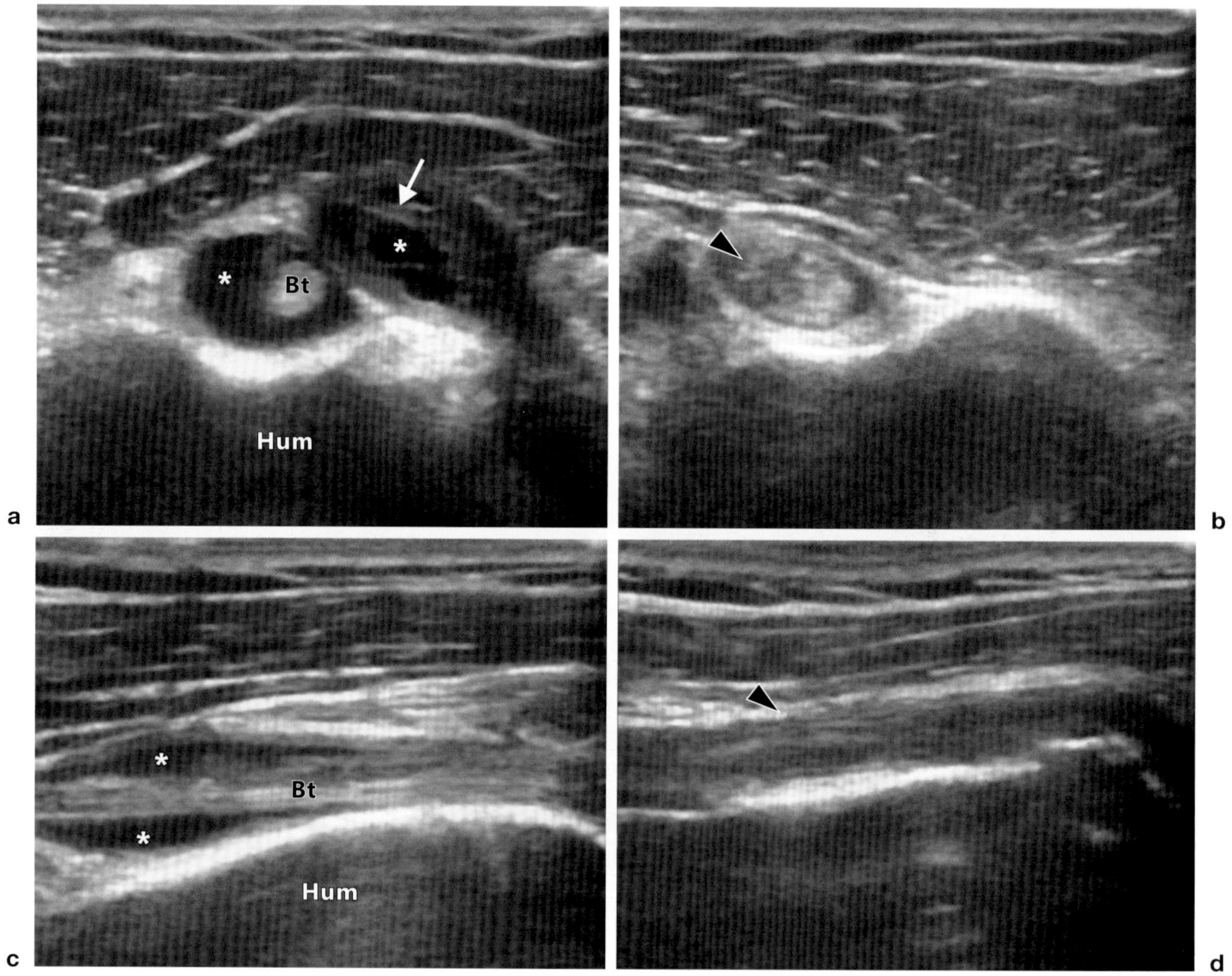

La imagen ecográfica axial muestra efusión (*asteriscos*) alrededor del tendón del músculo bíceps braquial (**Bt**) y dentro de la bolsa subdeltoidea que también contiene engrosamiento sinovial (*flecha*) (**a**). La tendinopatía del músculo bíceps braquial (*punta de flecha*) se debe más al edema del tendón que a la efusión en el lado contralateral (**b**). Las imágenes longitudinales correspondientes son confirmatorias (**c**, **d**).

Hum húmero

Bursitis subacromial y tenosinovitis del músculo bíceps braquial en una mujer de 55 años con dolor intenso en el hombro

2.30

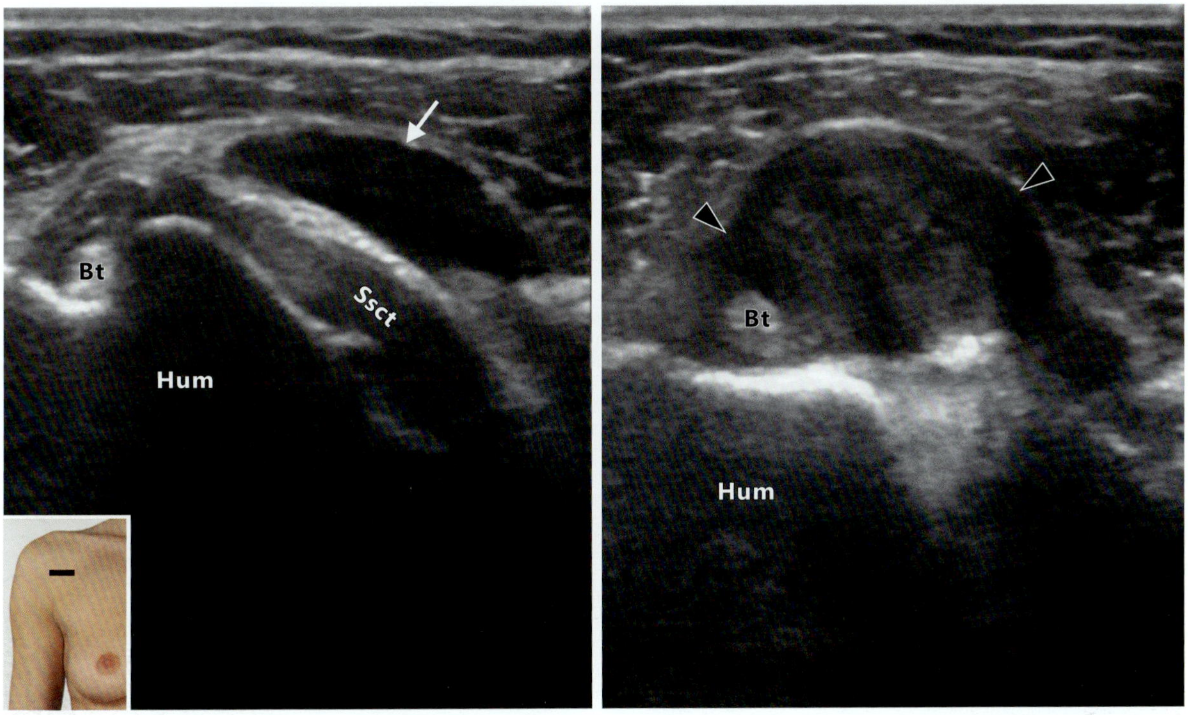

a b

La imagen ecográfica axial obtenida sobre la cara anterior del hombro muestra una gran cantidad de líquido (*flecha*) que distiende la bolsa subdeltoidea (**a**). El lado contralateral muestra un aumento significativo de la vaina del tendón del músculo bíceps braquial (**Bt**) que está casi completamente llena de una hipertrofia sinovial (*puntas de flecha*) (**b**).

Hum húmero
Ssct tendón del músculo subescapular

Nota del experto

El rol de la imagen ecográfica es fundamental para la toma de decisiones clínicas, es decir, en este paciente, dónde y cómo insertar la aguja [2]. Sin embargo, mientras que quien realiza la infiltración "a ciegas" a menudo prefiere utilizar un abordaje lateral, la forma apropiada de inyección sería más anterior y quizás también con una aguja más pequeña. Del mismo modo, para el lado contralateral, esta imagen solo podría sugerir una inyección de corticosteroides y evitaría intentos innecesarios de aspiración.

2.31 Bursitis crónica en un hombre de 51 años con dolor y malestar, particularmente por la noche

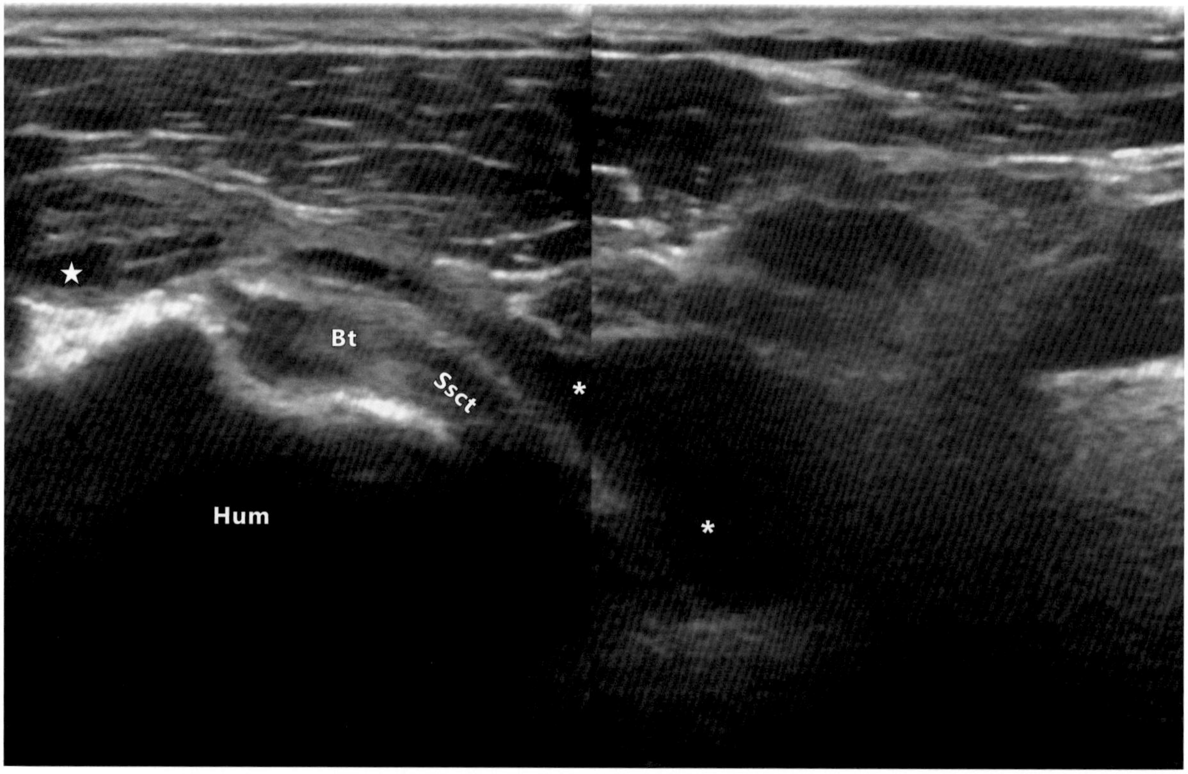

La imagen ecográfica axial en pantalla dividida muestra la efusión y el engrosamiento sinovial en la bolsa subdeltoidea (*estrella*), por lo que se ve que la acumulación se extiende y se acumula más medialmente (*asteriscos*) sobre el tendón del músculo subescapular (**Ssct**).

Bt tendón del músculo bíceps braquial
Hum húmero

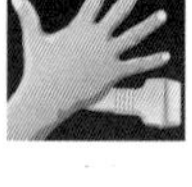

Nota del experto

Una vez más, esta localización atípica del líquido ejemplifica lo difícil que sería el drenaje de esta bolsa, a menos que sea guiado por ecografía.

Bursitis subacromial en una mujer diabética de 73 años con dolor intenso en el hombro (empeora por la noche)

2.32

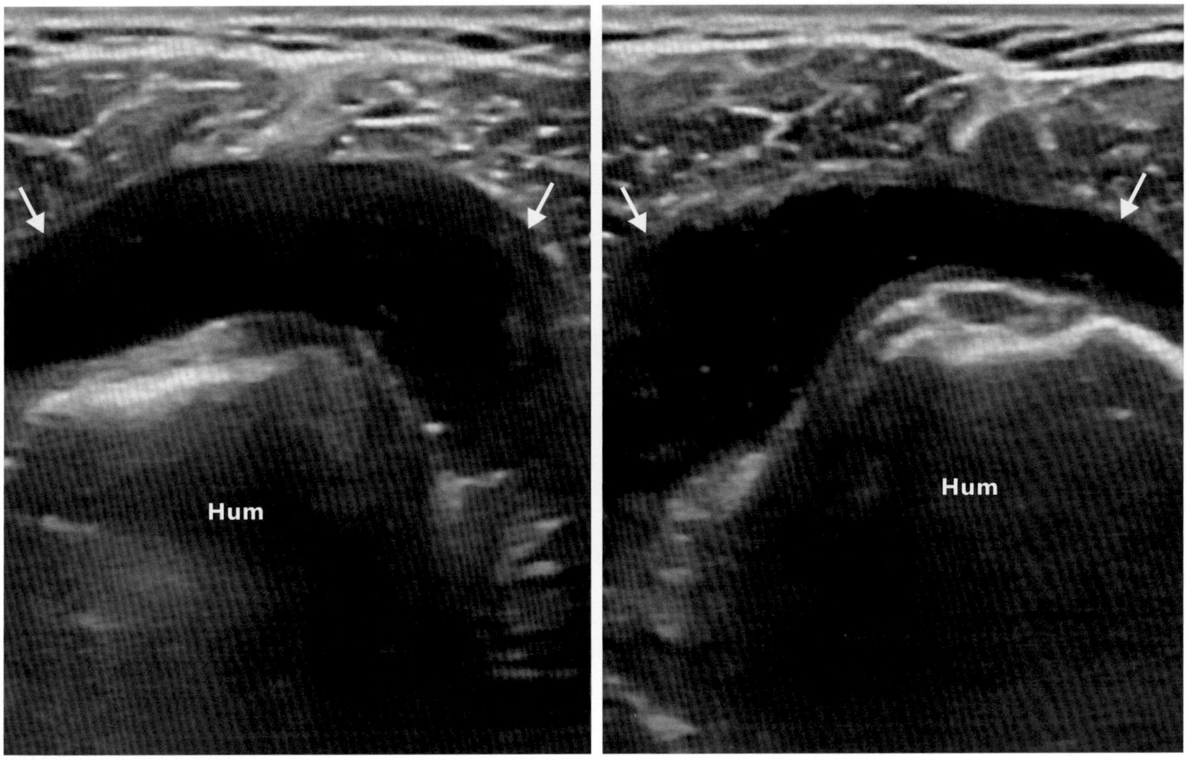

a b

Las imágenes ecográficas axiales sobre la cara anterior del hombro revelan bursitis subdeltoidea bilateral con abundante líquido (*flechas*) (**a**, **b**).

Hum húmero

Nota del experto

La simple detección/drenaje del líquido de la bolsa tendría un efecto positivo en la calidad de vida del paciente, especialmente en pacientes con dolor nocturno.

2.33 Bursitis subacromial crónica en un paciente de 45 años con artritis reumatoide y dolor en el hombro

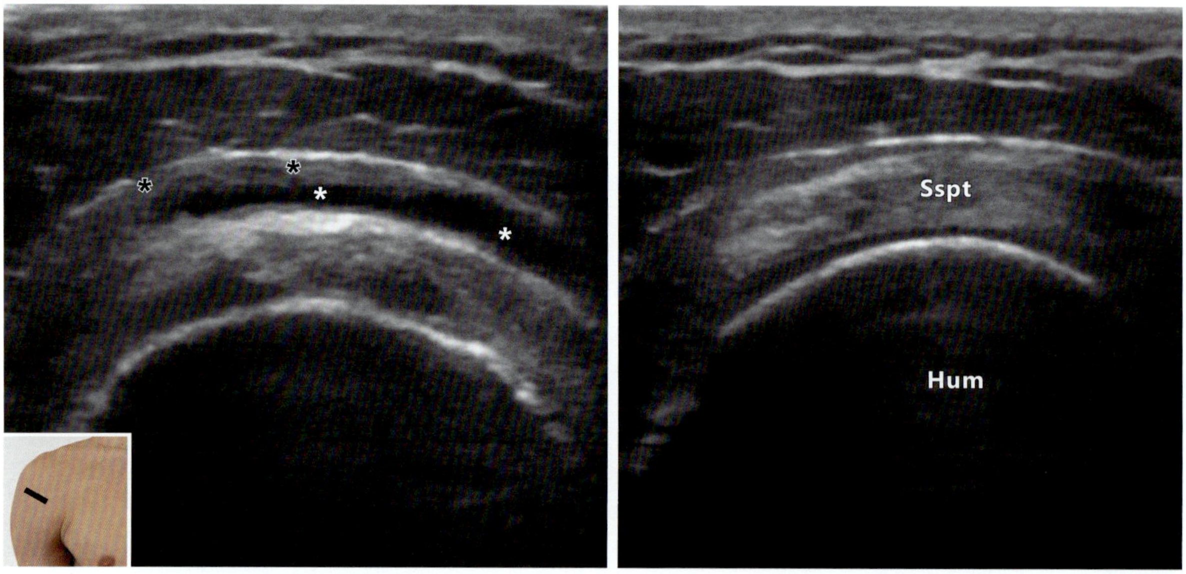

La imagen ecográfica axial en la posición de Crass muestra líquido (*asteriscos blancos*) y cambios sinoviales crónicos (*asteriscos negros*) en la bolsa subdeltoidea (**a**). Lado normal (**b**).

Hum húmero
Sspt tendón del músculo supraespinoso

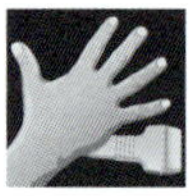

Nota del experto

Como en otros lugares, la naturaleza de la bursitis podría dar una idea en cuanto a la duración/naturaleza del proceso que seguramente podría proporcionar indicaciones para una intervención adecuada.

Bursitis subacromial en una mujer de 21 años con dolor y sensibilidad aumentada en los hombros desde hace 2 meses

2.34

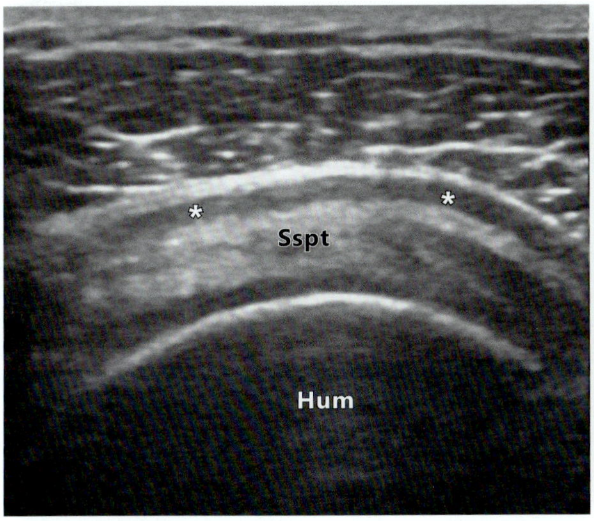

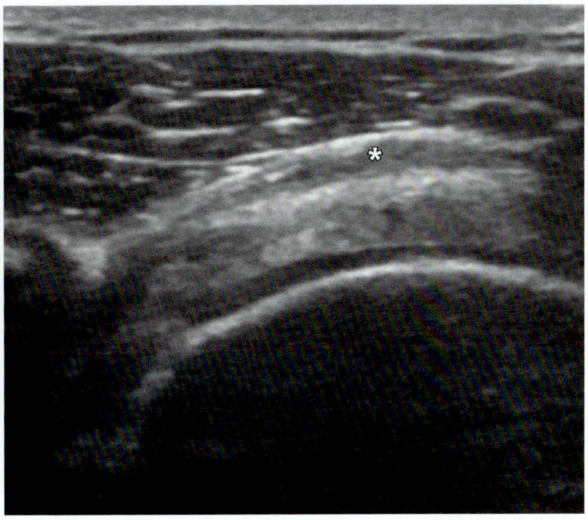

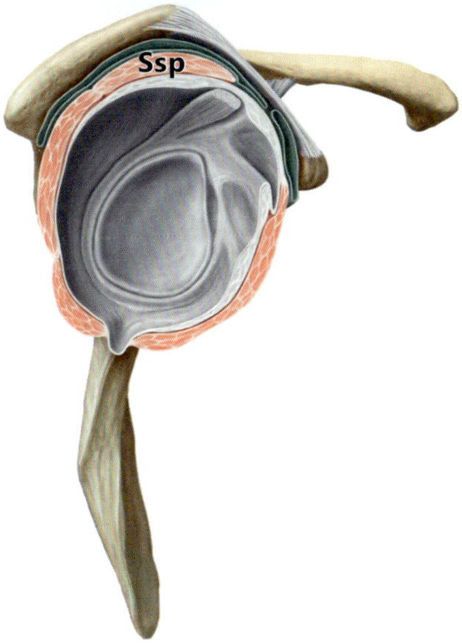

Las imágenes ecográficas axiales en posición de Crass muestran un engrosamiento leve bilateral de la bolsa subdeltoidea (*asteriscos*) con efusión hipoecoica. Los tendones del músculo supraespinoso (**Sspt**) parecen conservar un aspecto normal.

Hum húmero

Nota del experto

La bolsa subacromial-subdeltoidea normal puede ser vista como una línea anecoica/hipoecoica muy delgada (menos de 2 mm) entre el músculo deltoides y el tendón del músculo supraespinoso. Este espacio podría estar ligeramente aumentado (capas separadas) en posición de Crass. Como tal, antes de diagnosticarlo como bursitis, los ecografistas deben pensar dos veces (también de acuerdo con los resultados del examen clínico) y realizar la comparación entre los lados [2].

2.35 Bursitis subdeltoidea bilateral en una mujer de 59 años con dolor en el hombro desde hace tres semanas (empeora con el movimiento y por la noche)

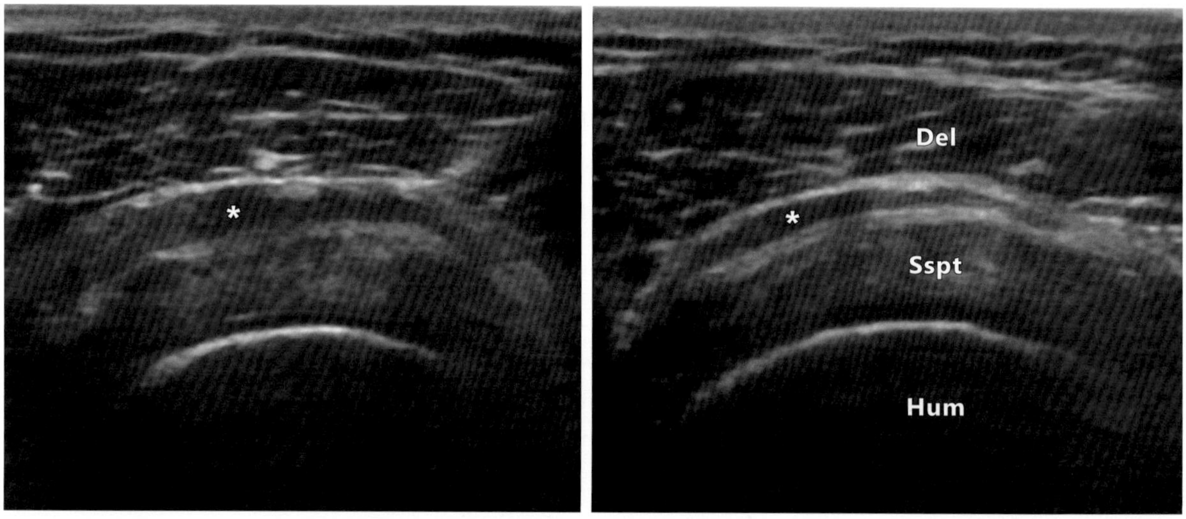

a b

Las imágenes ecográficas axiales sobre el manguito de los rotadores revelan líquido bilateral dentro del lumen de la bolsa (*asteriscos blancos*) (**a**, **b**). La cantidad de líquido es mayor en la imagen izquierda y la ecogenicidad del tendón del músculo supraespinoso (**Sspt**) parece ser más heterogénea (**a**).

Del músculo deltoides
Hum húmero

Bursitis subacromial crónica en un hombre de 31 años con dolor en los hombros desde hace un año

2.36

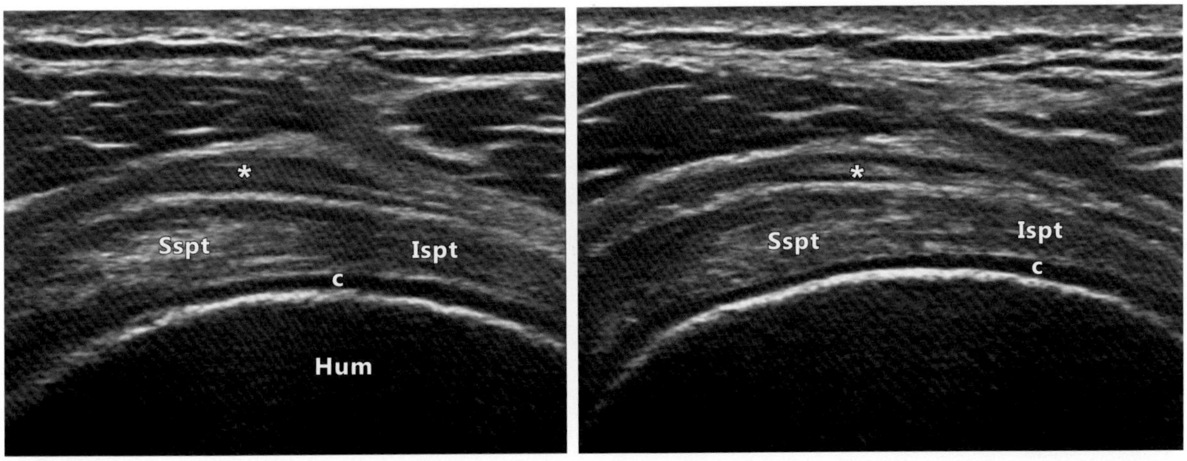

a b

Las imágenes ecográficas axiales obtenidas sobre el manguito de los rotadores (durante la posición de Crass) muestran engrosamientos hipoecoicos bilaterales (*asteriscos*) en la bolsa subdeltoidea (**a**, **b**).

c cartílago
Hum húmero
Ispt tendón del músculo infraespinoso
Sspt tendón del músculo supraespinoso

Nota del experto

Ocasionalmente, el aspecto de bursitis (crónica) podría limitarse solo al engrosamiento sinovial en vez de la acumulación de líquido. En estas imágenes, la zona de transición (fibras que se entremezclan) entre los tendones de los músculos supraespinoso e infraespinoso se visualizan perfectamente con la disminución gradual del grosor del manguito de los rotadores.

2.37 Bursitis subacromial crónica en una mujer de 42 años con dolor en el hombro desde hace más de tres meses

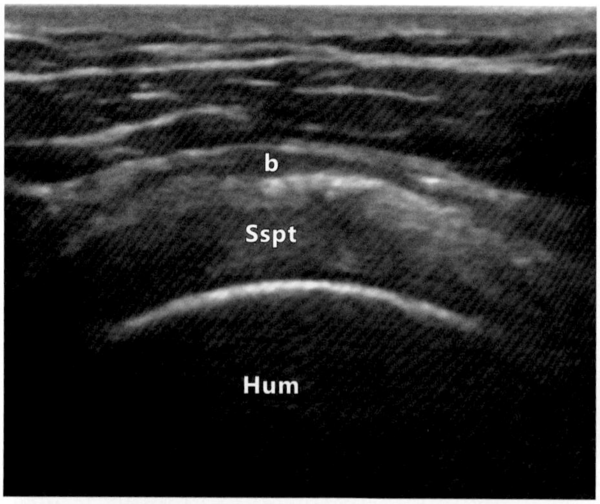

a

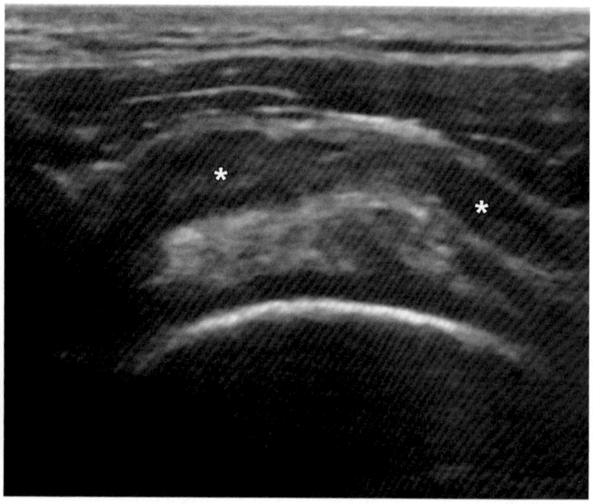

b

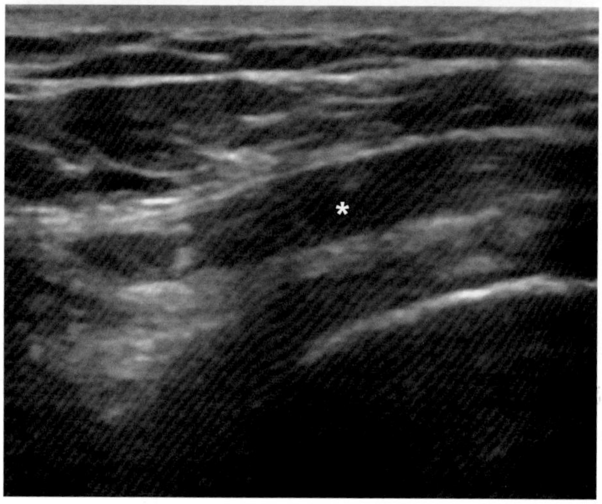

c

El dolor empeora por la noche, interrumpiendo el sueño y limitando sus movimientos.

En comparación con el lado normal (**a**), las imágenes ecográficas axial (**b**) y longitudinal (**c**) sobre el tendón del músculo supraespinoso (**Sspt**) ilustran que la bolsa subdeltoidea está notablemente distendida por la hipertrofia sinovial hipoecoica (*asteriscos*).

b bolsa subdeltoidea
Hum húmero

Nota del experto

El reconocimiento de las placas epifisarias en los niños es importante [8]; de lo contrario una superficie ósea interrumpida podría indicar una fractura (o una articulación). La otra zona no osificada en estas imágenes (acromion) también puede permitir que las ondas sonoras se transmitan en su interior. De esta manera, la ecografía del manguito proximal se puede realizar fácilmente en los niños, mientras que requiere técnicas adicionales y solo puede ser parcialmente visualizado en adultos. Especialmente en niños (y desde luego si el operador no tiene experiencia en la evaluación de sujetos en edad pediátrica), es importante comparar ambos lados. Lo mismo se aplica para los pacientes mayores de 65 años. A menudo se encuentran pequeñas cantidades bilaterales de líquido, calcificaciones o cambios degenerativos a nivel de los tendones en personas asintomáticas.

Bursitis subacromial en una niña de 9 años con dolor en la cara anterior del hombro después de una contusión **2.38**

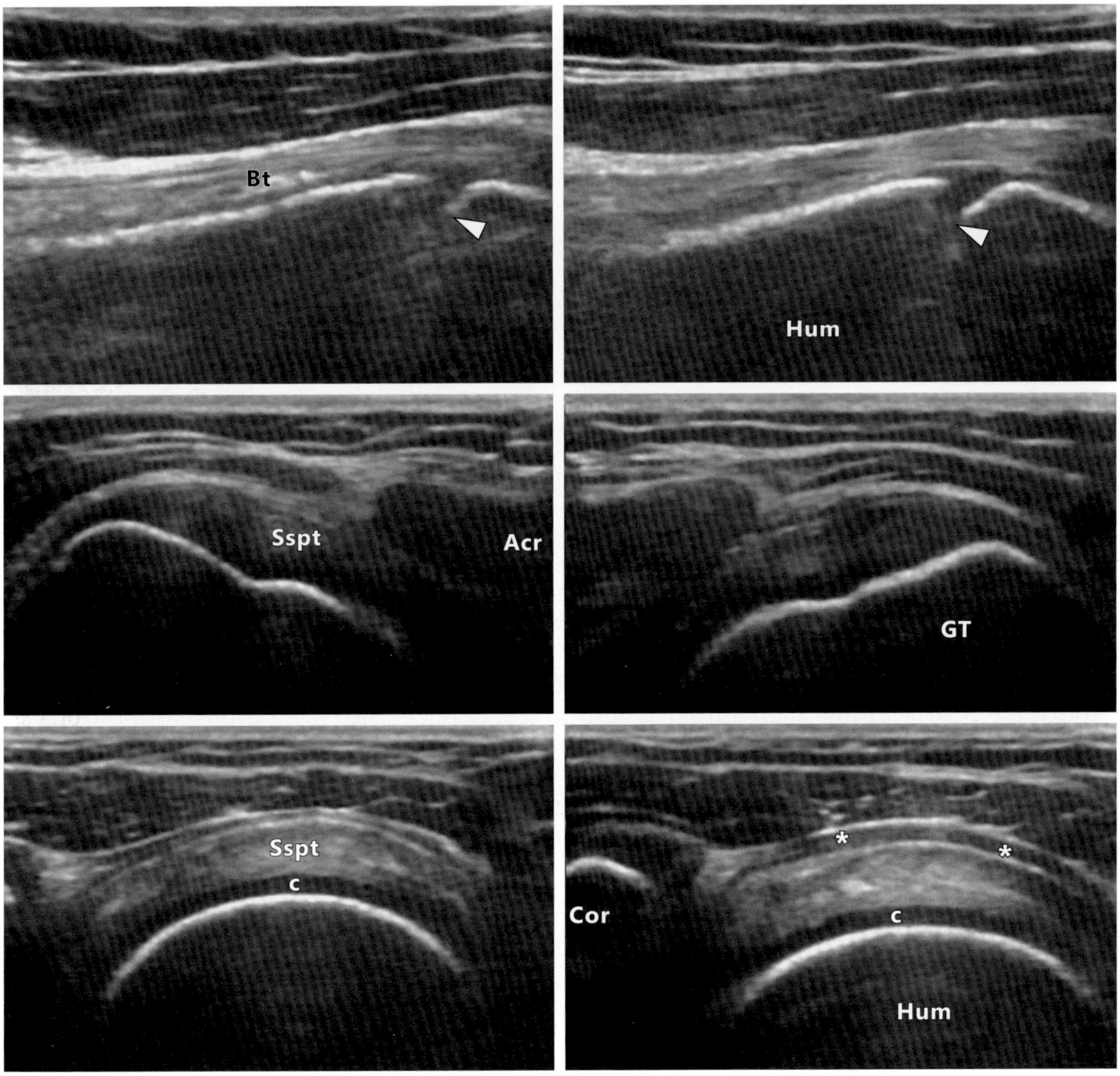

En comparación con el lado normal (**a**, **c**, **e**), la imagen longitudinal anterior (**b**) muestra el aspecto normal del tendón de la cabeza larga del músculo bíceps braquial (**Bt**) y la imagen longitudinal lateral (**d**) muestra la visión normal del tendón del músculo supraespinoso (**Sspt**). La vista axial durante la posición de Crass muestra una efusión leve en la bolsa subdeltoidea (*asteriscos*). Observar, en las figuras **a** y **b**, las placas epifisarias en el húmero (*puntas de flecha*) y, en las figuras **c** y **d**, el aspecto hipoecoico del acromion (**Acr**) no osificado.

c	cartílago	**GT**	tubérculo mayor
Cor	apófisis coracoides	**Hum**	húmero

2.39 Desgarro del tendón del músculo subescapular en un hombre de 45 años con dolor durante la rotación interna del brazo

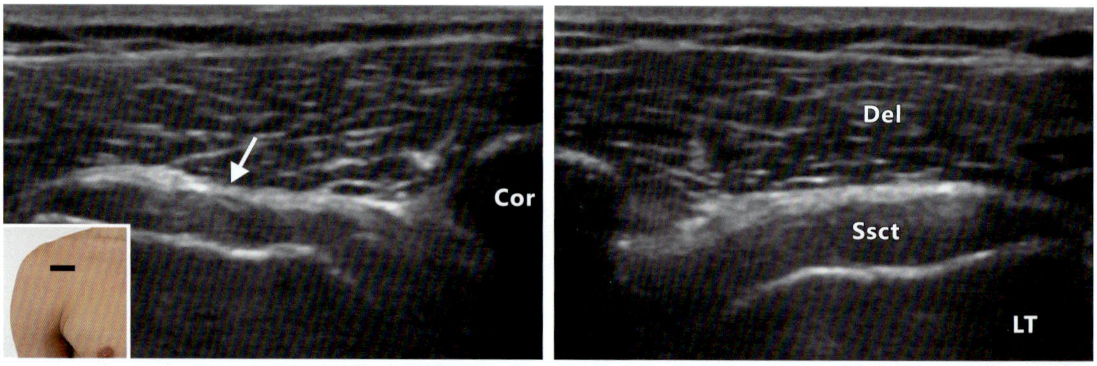

a b

La imagen ecográfica axial anterior revela aplanamiento o adelgazamiento difuso (*flecha*) en la porción superior del tendón del músculo subescapular (**Ssct**) (**a**). Lado normal (**b**).

Cor apófisis coracoides
Del músculo deltoides
LT tubérculo menor

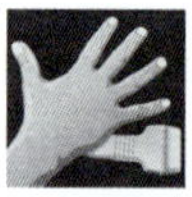

Nota del experto

Durante la imagen comparativa, la correlación de los hallazgos ecográficos con la historia clínica y el examen clínico es de suma importancia. Por ejemplo, en lugar del adelgazamiento difuso en un lado, el engrosamiento difuso (por ejemplo, por tendinitis del subescapular) en el otro lado podría ser una alternativa diagnóstica, si el examen físico fuera compatible.

2.40 Tendinopatía del músculo subescapular en una tenista de 43 años con dolor en el hombro desde hace tres meses

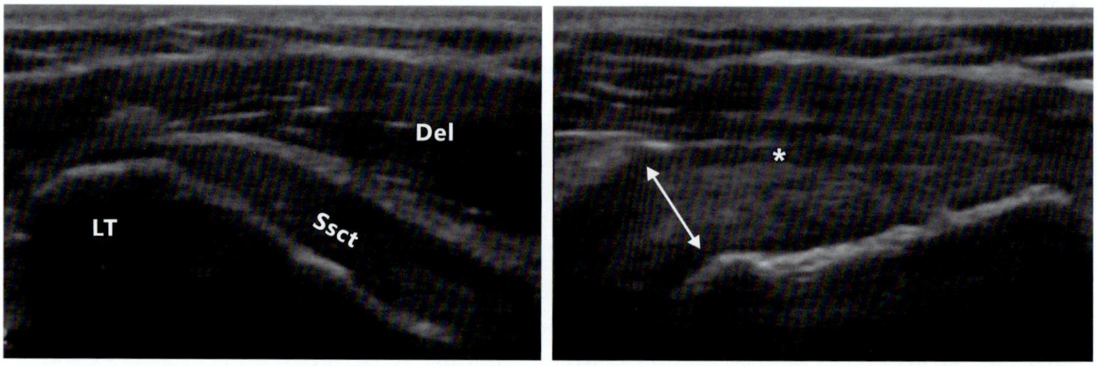

a b

En comparación con el tendón del músculo subescapular normal (**Ssct**) (**a**), la imagen ecográfica axial sobre el hombro anteromedial muestra engrosamiento difuso/regular del tendón (*doble flecha*) y ligero líquido en la bolsa subescapular (*asterisco*) (**b**).

Desgarro incompleto del tendón del músculo subescapular en un tenista de 53 años 2.41

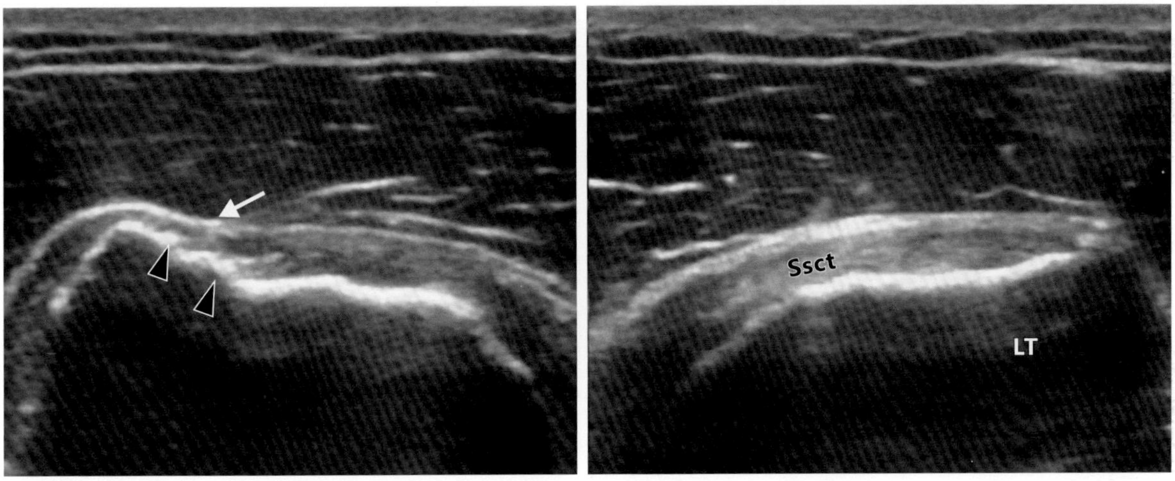

a b

El paciente padece desde hace tres meses dolor "profundo" en el hombro que fue provocado durante el golpe del saque (por encima de la cabeza).

La imagen ecográfica axial muestra desgarro parcial (*flecha*) del tendón del músculo subescapular (**Ssct**) e irregularidades corticales (*puntas de flecha*) del tubérculo menor (**LT**). Lado contralateral normal (**b**).

Nota del experto

Si bien el cambio en la apariencia convexa (adelgazamiento focal) del tendón del músculo subescapular podría indicar un signo directo de rotura, las irregularidades corticales subyacentes también podrían considerarse como prueba (indirecta) en apoyo de una rotura.

2.42 Desgarro del tendón del músculo subescapular en un hombre de 35 años tras un potente lanzamiento de balón con fuerte rotación externa del hombro

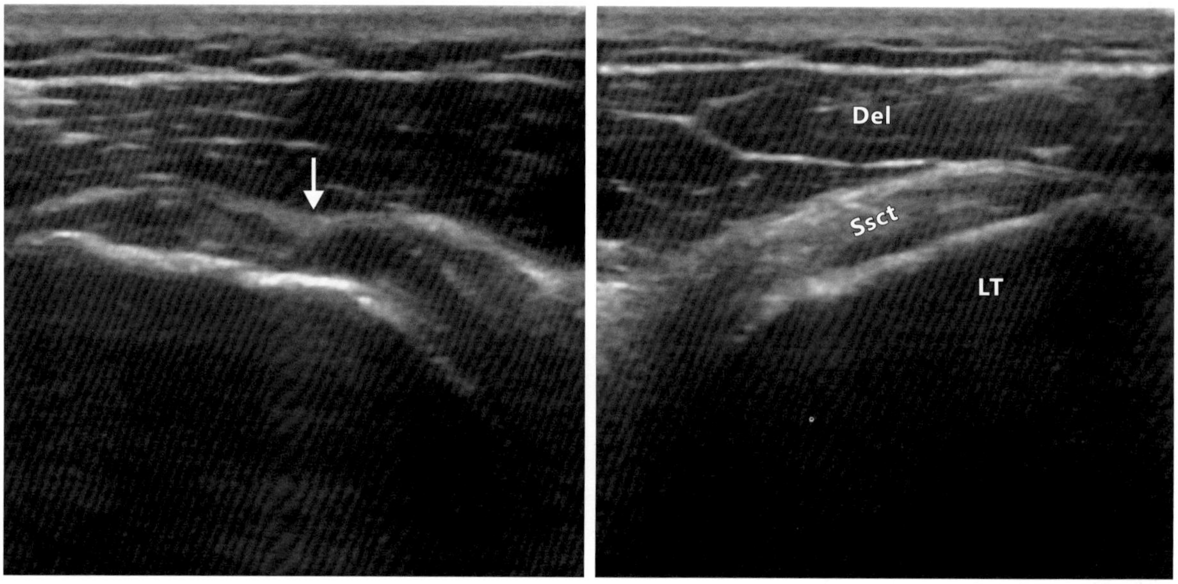

a b

La imagen ecográfica axial muestra un desgarro de espesor parcial (*flecha*) del tendón del músculo subescapular (**Ssct**) (**a**). Lado normal (**b**).

Del músculo deltoides
LT tubérculo menor

Nota del experto

Nótese el cambio de forma y la zona hipoecoica focal como signos directos de rotura y el artefacto de refuerzo acústico (imagen brillante de la cortical).
Es muy importante hacer siempre un examen completo del hombro [2]. La mayoría de las roturas del manguito de los rotadores son roturas del tendón del músculo supraespinoso. Aunque es raro, se pueden producir roturas aisladas de los tendones de los músculos subescapular e infraespinoso. También se pueden observar roturas extensas (combinadas) de los tendones de los músculos subescapular y supraespinoso o de los músculos supraespinoso e infraespinoso (y músculo redondo menor) [1].

Mujer de 41 años con dolor en la parte anterior del hombro (tras una lesión local) que ha empeorado gradualmente en los últimos seis meses **2.43**

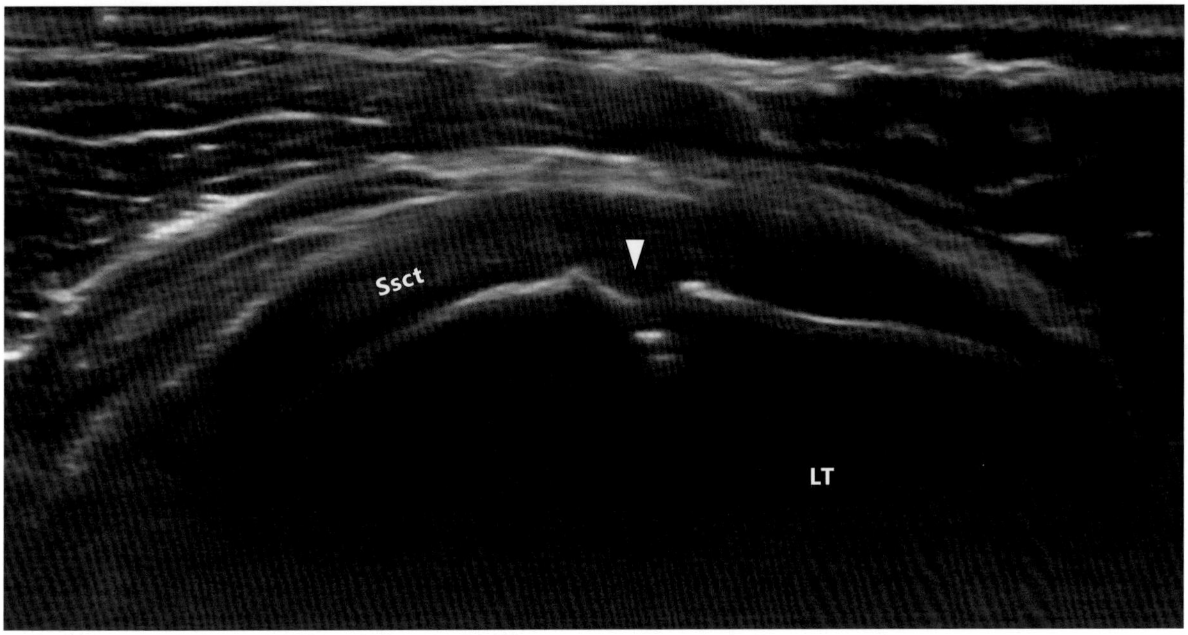

La imagen ecográfica axial sobre la parte anteromedial del hombro muestra un defecto cortical (*punta de flecha*) en profundidad al tendón del músculo subescapular (**Ssct**).

LT tubérculo menor

2.44 Hombre de 56 años con un historial de traumatismo en el hombro desde hace un año

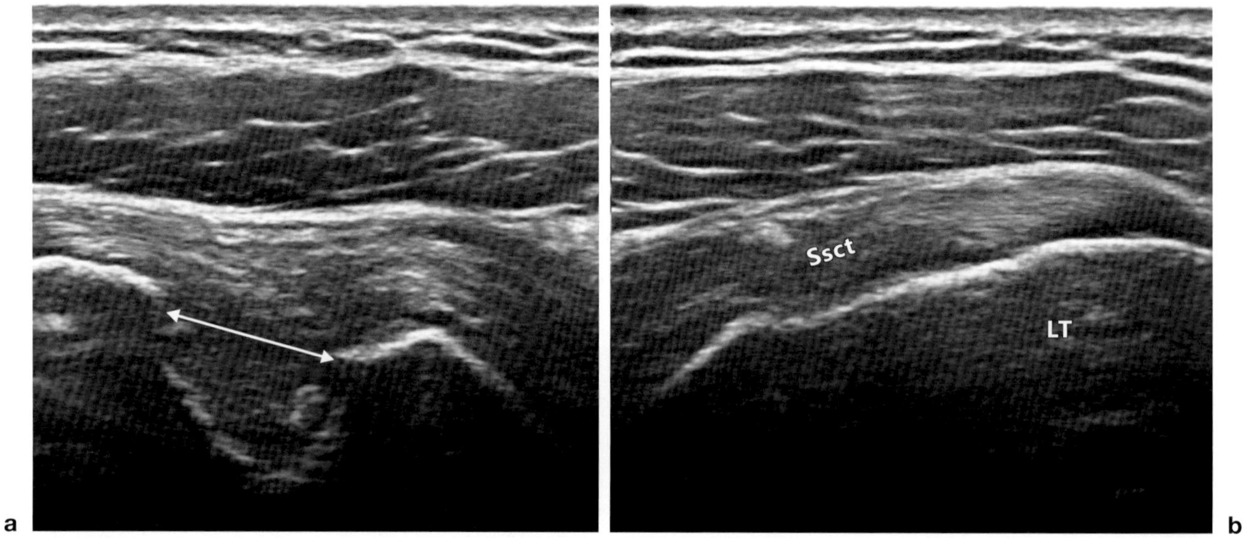

La imagen ecográfica axial obtenida sobre la parte anteromedial del húmero muestra un gran defecto cortical (*doble flecha*) en profundidad al tendón del músculo subescapular (**Ssct**) (**a**). Vista normal de las estructuras del otro lado (**b**).

LT tubérculo menor

Rotura del tendón del músculo subescapular en un hombre de 57 años con dolor en la cara anterior del hombro

2.45

a

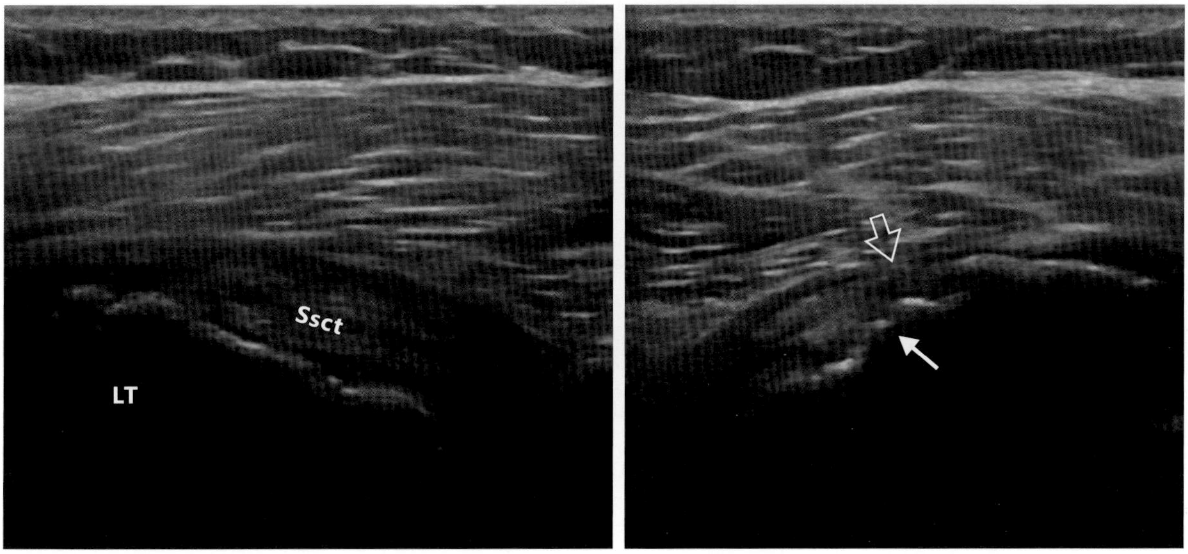

b

En comparación con el tendón del músculo subescapular relativamente normal (**Ssct**) (**a**), la imagen ecográfica axial muestra un desgarro de espesor parcial (*flecha gruesa*), posiblemente debida a las irregularidades corticales subyacentes (*flecha fina*) del húmero (**b**).

LT tubérculo menor

Nota del experto

Como se mencionó antes: "¿el huevo o la gallina?", es decir, no siempre se puede determinar con facilidad si el componente inicial es la rotura del tendón o la irregularidad cortical.

2.46 Rotura parcial del tendón del músculo subescapular en un hombre de 48 años con dolor anteromedial del hombro desde hace cinco meses

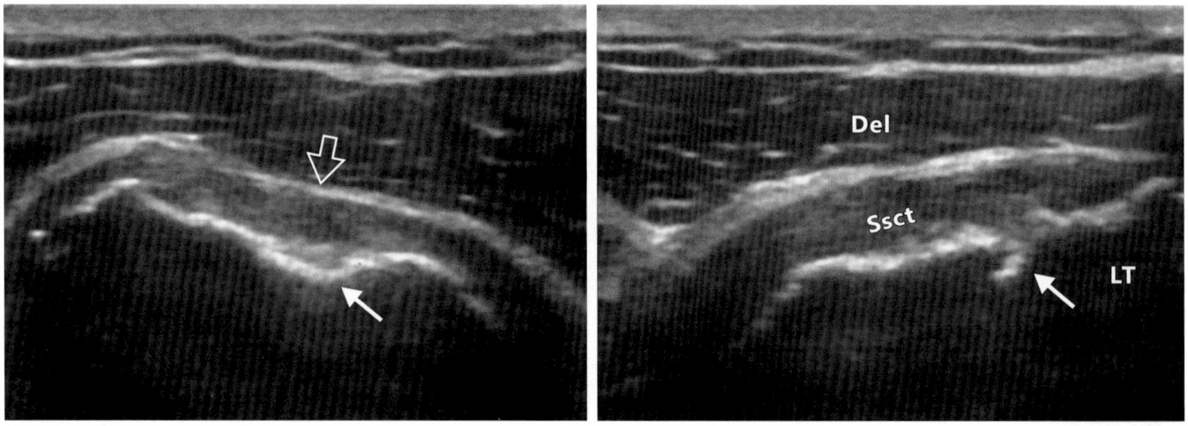

Las imágenes ecográficas axiales anteriores muestran irregularidades corticales (*flechas finas*) en ambos lados (**a**, **b**) con una rotura parcial (*flecha gruesa*) del tendón del músculo subescapular (**Ssct**) en el lado sintomático (**a**).

Del músculo deltoides
LT tubérculo menor

Nota del experto

El contorno del tendón adelgazado y alterado (convexo) es indicativo de una rotura que, de lo contrario, no muestra ningún defecto anecoico. Una vez más, la compresión del tendón puede contribuir al diagnóstico.

Calcificación del tendón del músculo subescapular en un hombre de 51 años con dolor en la cara anterior del hombro y con *lift-off test* positivo

2.47

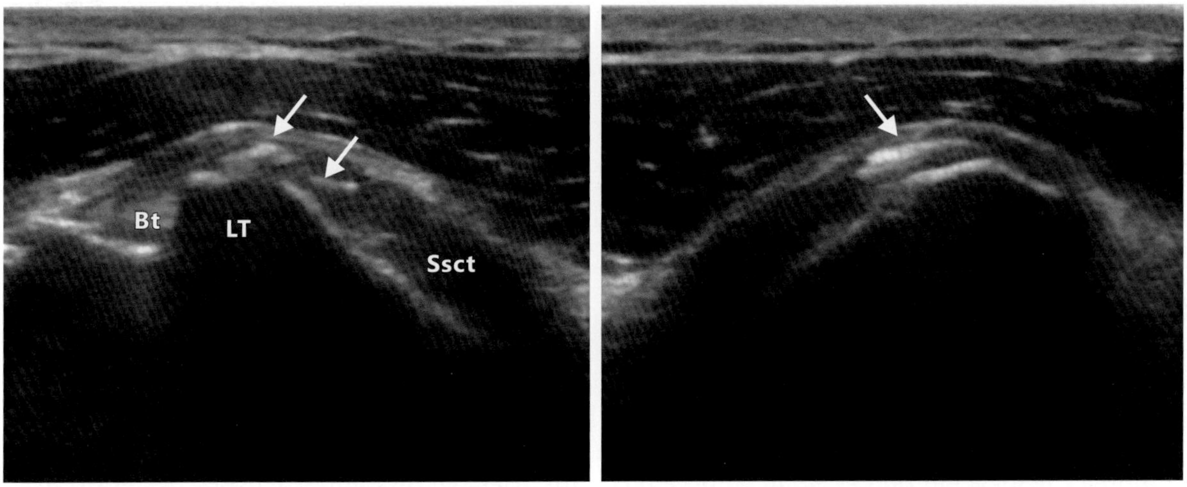

Las imágenes ecográficas axiales anteriores revelan calcificaciones intratendinosas tipo II bilaterales (*flechas*) en el sitio de inserción distal del tendón del músculo subescapular (**Ssct**).

Bt tendón del músculo bíceps braquial
LT tubérculo menor

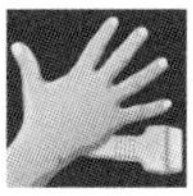

Nota del experto

Mientras que el artefacto de sombra acústica posterior hace que el reconocimiento de las calcificaciones sea muy fácil, los ecografistas no deben olvidar que, según su estadio y/o tamaño, las calcificaciones no siempre pueden producir un artefacto de sombra acústica posterior. Uno podría preguntarse si estas calcificaciones en la inserción son del mismo tipo de calcificaciones que las del tejido conectivo central del tendón (y, por lo tanto, pueden ser tratadas de la misma manera o no). Cabe señalar que las calcificaciones en la inserción del músculo subescapular son a menudo asintomáticas.

2.48 Calcificación del tendón del músculo subescapular en una mujer de 67 años con hombro congelado

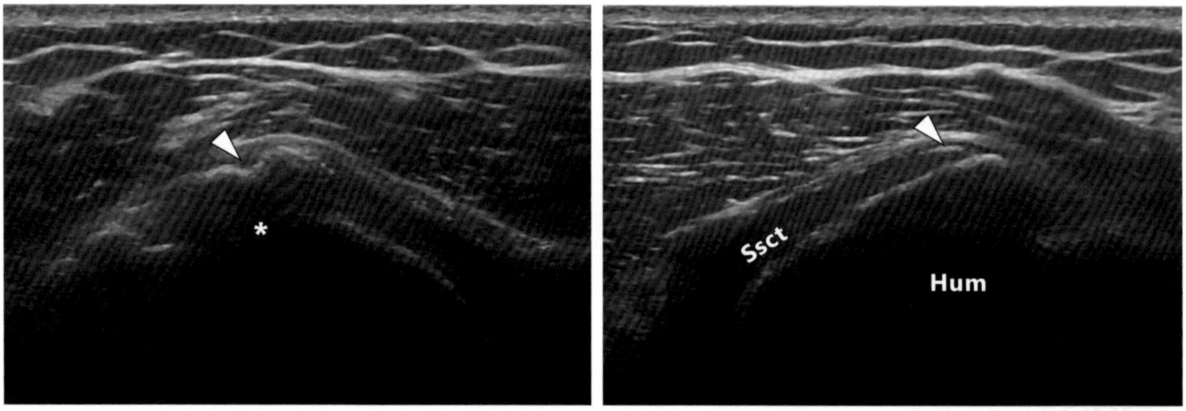

a b

Las imágenes ecográficas axiales anteriores sobre el tendón del músculo subescapular (**Ssct**) muestran una calcificación tipo I (*punta de flecha*) con un artefacto de sombra acústica posterior (*asterisco*) en el lado sintomático (**a**) y una pequeña calcificación tipo III (*punta de flecha*) en el lado asintomático (**b**).

Hum húmero

Nota del experto

En comparación con otras modalidades de imagen que solo se pueden realizar en el miembro sintomático, especialmente en sujetos con problemas degenerativos, la comparación entre los dos lados – que fácilmente se puede realizar por ecografía – es una ventaja importante que puede proporcionar información adicional.

Por otra parte, en el caso de hombro congelado, la limitación de la rotación externa pasiva puede dificultar el examen del tendón del músculo subescapular. Por lo tanto, considerando también el hecho de que la capsulitis adhesiva (hombro congelado) no tiene ningún hallazgo patognomónico ecográfico, la ecografía podría ser utilizada en estos casos solo para desenmascarar los posibles hallazgos concomitantes.

Calcificación del tendón del músculo subescapular en un agricultor de 49 años con dolor en la cara anterior del hombro, recurrente en los últimos 9 meses

2.49

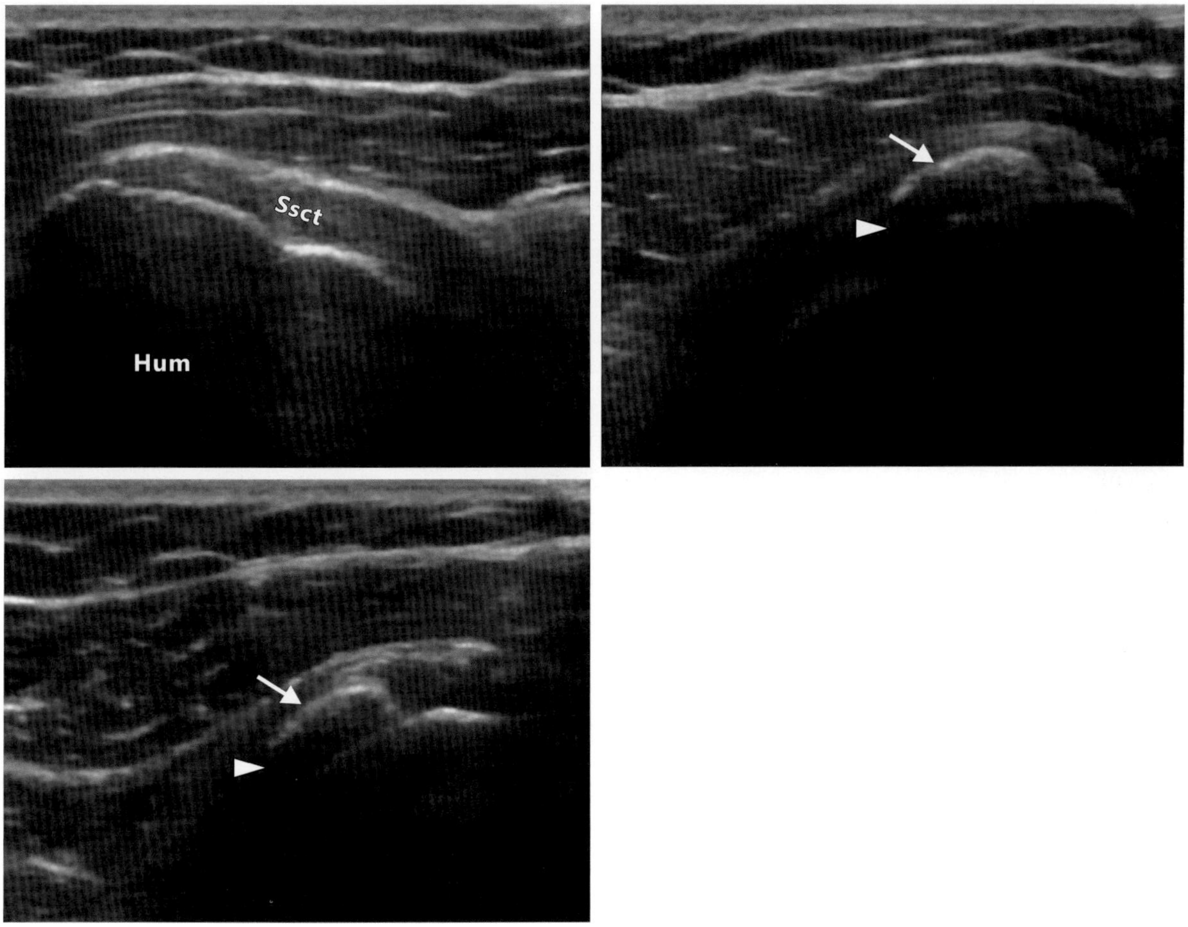

En comparación con el lado normal (**a**), las imágenes ecográficas axiales anteriores sobre el tendón del músculo subescapular (**Ssct**) revelan focos hiperecoicos (*flechas*) con sombra acústica incompleta (*puntas de flecha*), indicando depósitos calcificados (**b**, **c**). Obsérvese también que el tendón está ligeramente engrosado.

Hum húmero

2.50 Calcificaciones bilaterales en el tendón del músculo subescapular en una mujer mayor con dolor crónico y movimiento limitado del hombro

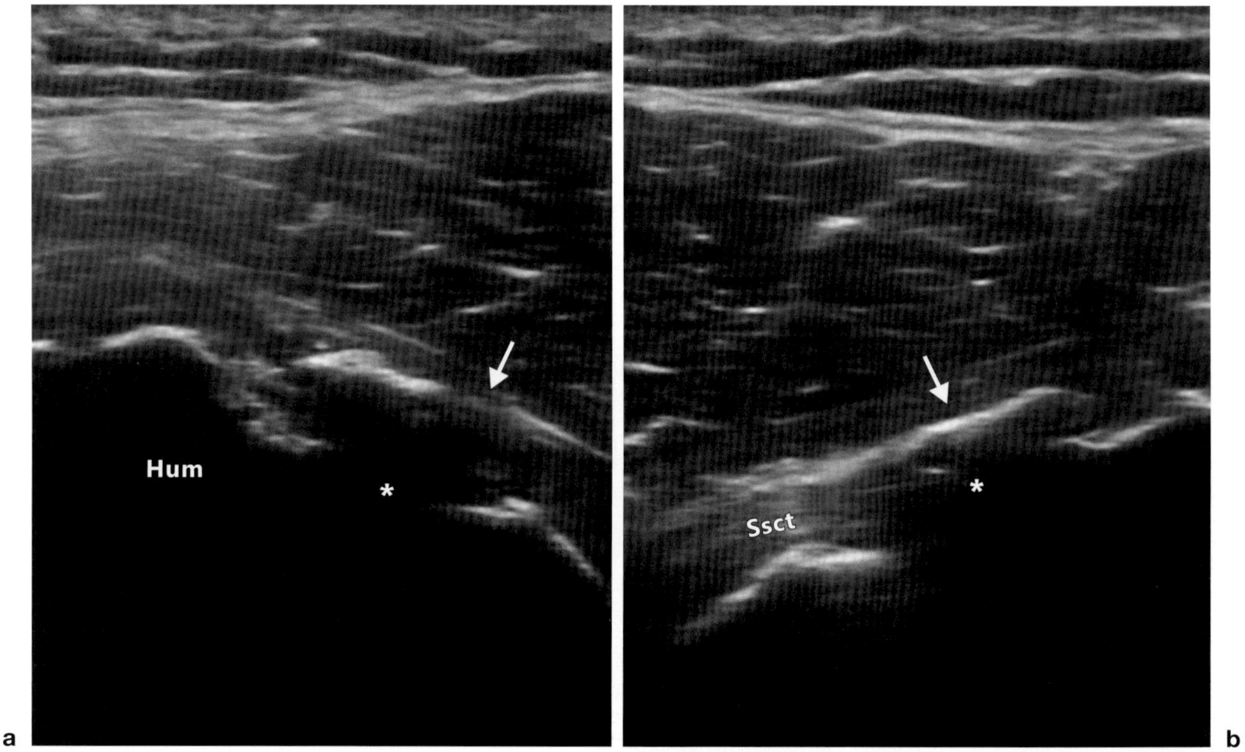

Las imágenes ecográficas axiales anteriores sobre el tendón del músculo subescapular (**Ssct**) muestran calcificaciones lineales tipo II (*flechas*) dentro del tendón con artefactos de sombra acústica posterior incompletos (*asteriscos*) (**a**, **b**).

Hum húmero

Tendinopatía del músculo supraespinoso en una mujer de 42 años con dolor en el hombro **2.51**

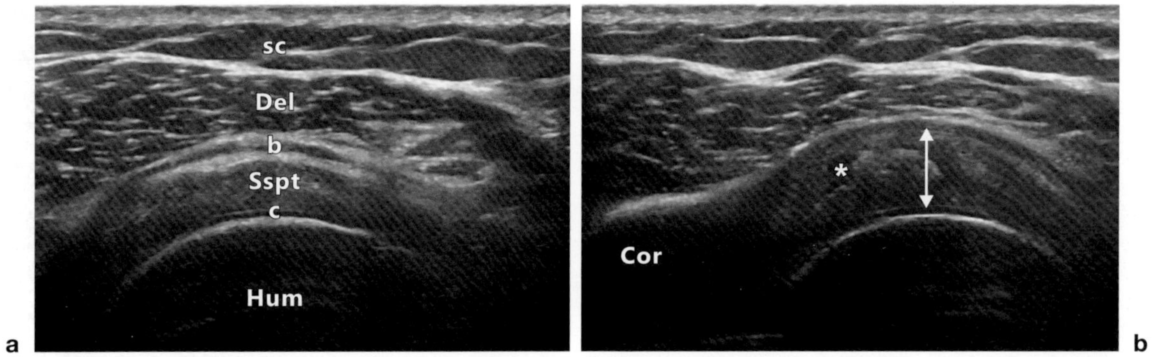

En comparación con el lado normal (**a**), la imagen ecográfica axial durante la posición de Crass (**b**) muestra un tendón del músculo supraespinoso (**Sspt**) hinchado (*doble flecha*) e irregularmente hipoecoico con un pequeño desgarro en su interior (*asterisco*).

b	bolsa subdeltoidea	**Cor**	apófisis coracoides	**Hum**	húmero
c	cartílago	**Del**	músculo deltoides	**sc**	tejido subcutáneo

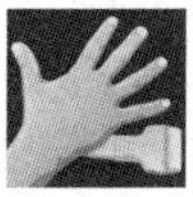

Nota del experto

El espesor del tendón del músculo supraespinoso es de aproximadamente 6 mm y es similar al espesor del músculo deltoides suprayacente. Una diferencia de un lado al otro de >2 mm generalmente sugiere tendinopatía [9].

Tendinopatía crónica del músculo supraespinoso en un hombre de 49 años con dolor mecánico en el hombro derecho desde hace 8 meses tras un traumatismo menor **2.52**

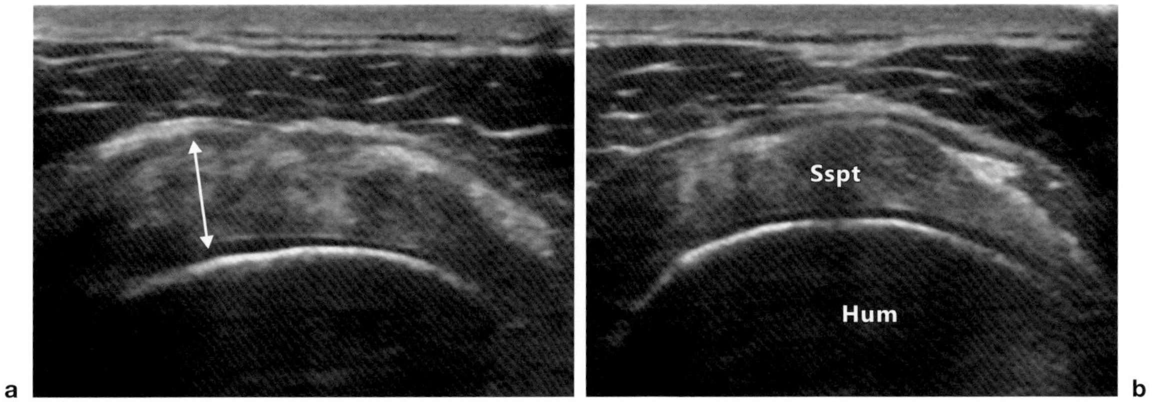

La imagen ecográfica axial muestra un engrosamiento del tendón del músculo supraespinoso (**Sspt**) afectado, con textura ecográfica heterogénea e hipoecoica (*doble flecha*) (**a**). Lado contralateral normal (**b**).

2.53 Tendinopatía del músculo supraespinoso en una mujer joven con dolor durante los movimientos del hombro

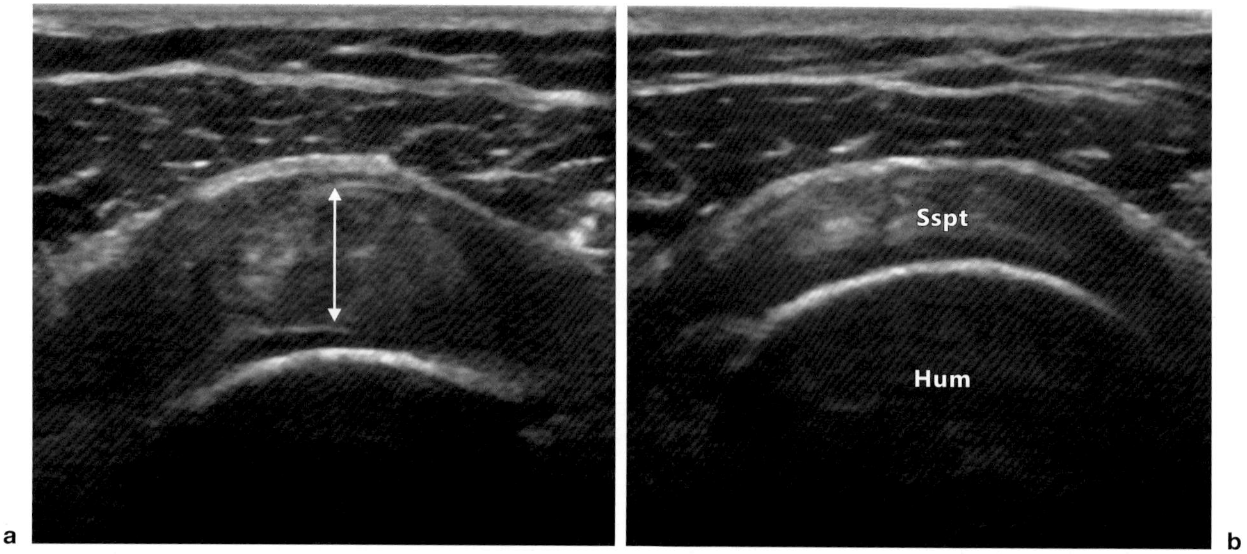

La imagen ecográfica axial obtenida sobre el tendón del músculo supraespinoso (**Sspt**) en posición de Crass muestra un engrosamiento difuso con ecogenicidad heterogénea (*doble flecha*) (**a**). Aspecto normal del tendón contralateral (**b**).

Hum húmero

Las imágenes ecográficas axial (**a**) y longitudinal (**c**) sobre el húmero proximal muestran engrosamiento irregular e hipoecoico (*puntas de flecha*) del tendón del músculo bíceps braquial (**Bt**) y una pequeña cantidad de líquido (*asterisco*). La imagen axial en posición de Crass (**e**) revela un tendón del músculo supraespinoso (**Sspt**) hinchado con un aspecto heterogéneo (*doble flecha*). Imágenes correspondientes del lado normal (**b**, **d**, **f**).

Hum húmero

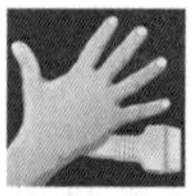

Nota del experto

Aunque el líquido alrededor del tendón del músculo bíceps braquial puede ser un signo inicial de lesión del manguito de los rotadores, también pueden derivarse otros problemas concomitantes. Esta es una buena razón para realizar una evaluación ecográfica exhaustiva en cada paciente con problemas de hombro.

Tenosinovitis del músculo bíceps braquial y tendinopatía del músculo supraespinoso en una mujer de mediana edad con dolor continuo en el hombro **2.54**

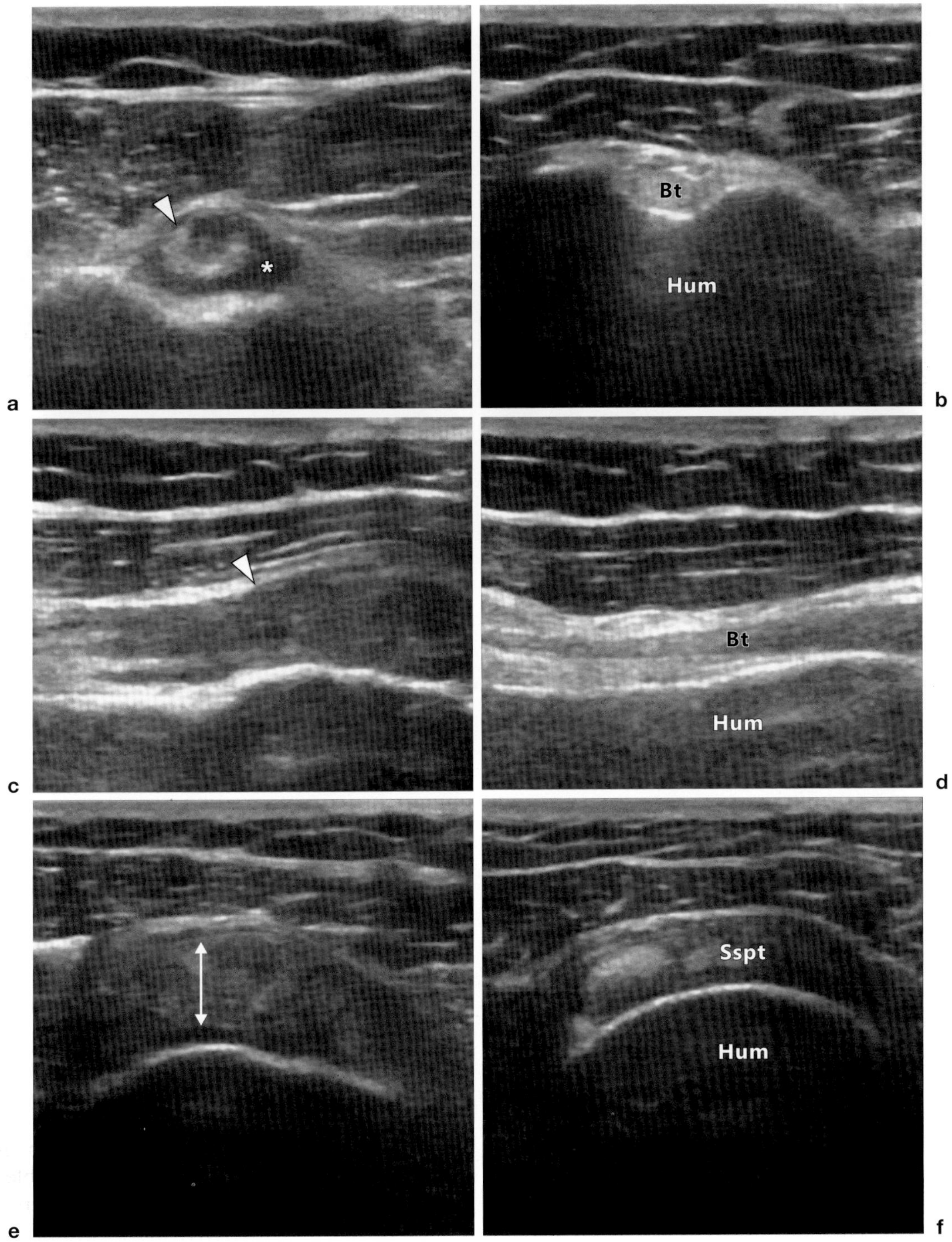

2.55 Desgarro del tendón del músculo supraespinoso en un hombre de 65 años con dolor intermitente en el hombro en los últimos dos meses

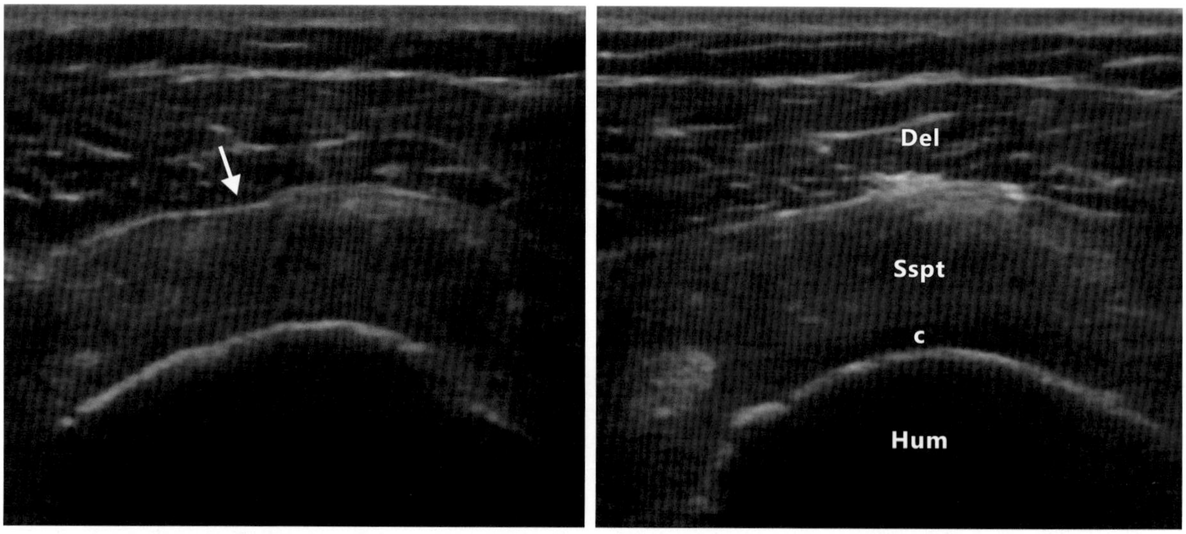

a b

La imagen ecográfica axial del manguito de los rotadores muestra una depresión (*flecha*) en el tendón del músculo supraespinoso (**Sspt**), que refleja un pequeño desgarro (**a**). Vista normal del manguito de los rotadores (**b**).

c cartílago
Del músculo deltoides
Hum húmero

Nota del experto

El adelgazamiento focal parece ser un signo directo de desgarro de espesor parcial en el lado de la bolsa del tendón del músculo supraespinoso.

Desgarro del tendón del músculo supraespinoso en una mujer de 49 años con dolor persistente en el hombro y signo de Jobe positivo

2.56

a

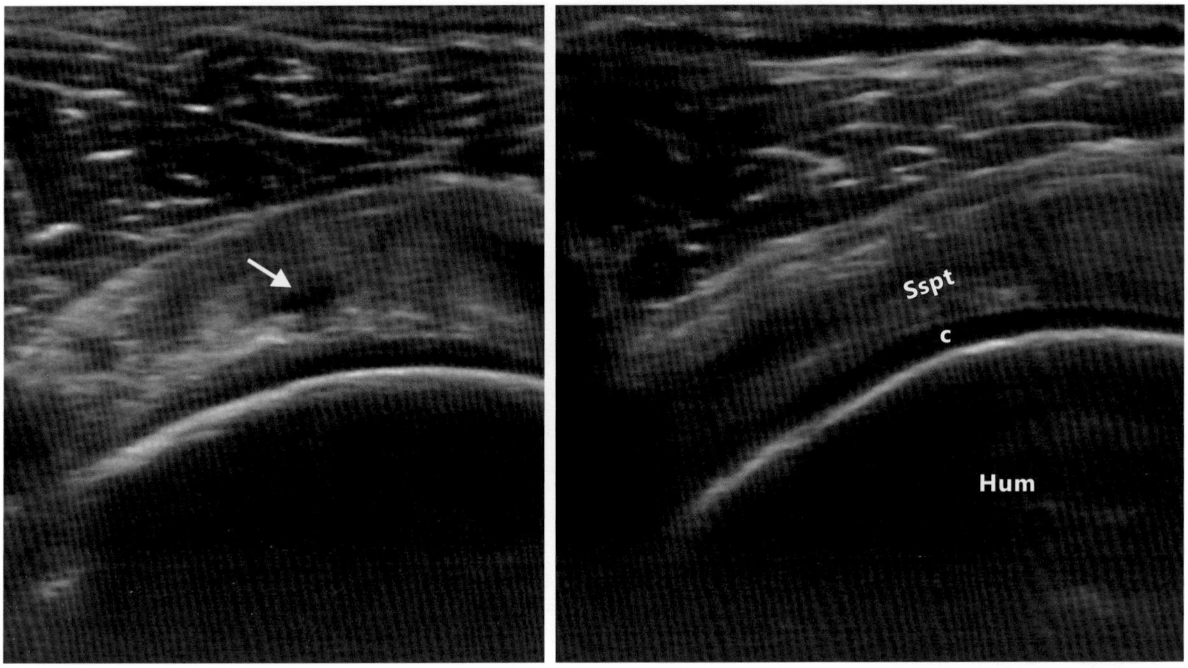

b

La imagen ecográfica axial sobre el manguito de los rotadores muestra un pequeño desgarro dentro del tendón (*flecha*) (**a**). Vista normal del tendón del músculo supraespinoso (**Sspt**) en el lado asintomático (**b**).

c cartílago
Hum cabeza del húmero

Nota del experto

Hay una zona anecoica focal dentro del tendón del músculo supraespinoso; si es compresible, es un signo directo absoluto de una rotura.

2.57 Desgarros del tendón del músculo supraespinoso en un anciano con dolor crónico intermitente en el hombro, sobre todo durante movimientos por encima de la cabeza

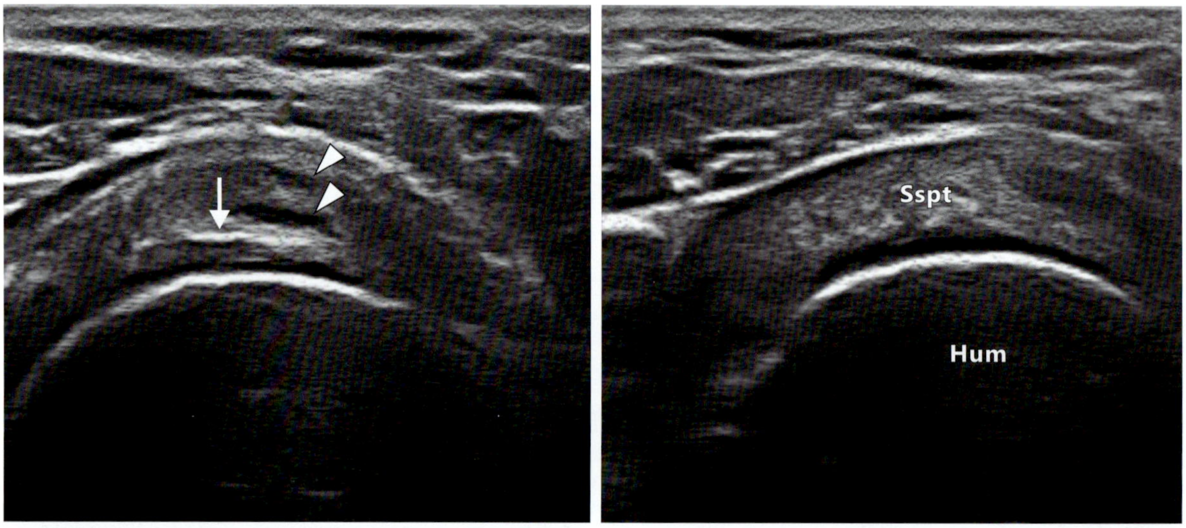

a b

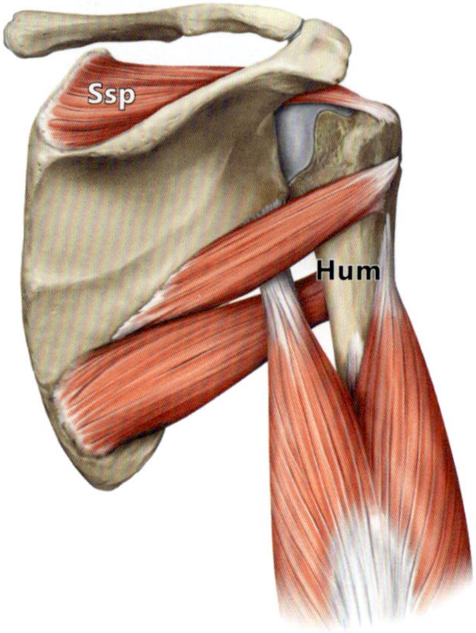

La imagen ecográfica axial en posición de Cass revela dos pequeños desgarros intratendinosos (*puntas de flecha*) y un tejido cicatricial fibroso hiperecoico (*flecha*) (**a**). Lado normal (**b**).

Hum húmero
Ssp músculo supraespinoso
Sspt tendón del músculo supraespinoso

Nota del experto

En este caso, no hay cambio de forma, sino un cambio en la ecogenicidad, como signo directo de rotura. Las zonas hipoecoicas focales son definitivamente sospechosas y, si son compresibles, son signos directos absolutos de rotura.

Es muy probable que las zonas hiperecoicas dentro del manguito de los rotadores sean indicativas de los desgarros anteriores. Cabe señalar que la imagen ecográfica es absolutamente sensible para detectar estas lesiones. Desafortunadamente, este paciente había sido sometido anteriormente a una resonancia magnética que fue informada como normal.

Rotura del tendón del músculo supraespinoso en una mujer de 50 años **2.58**

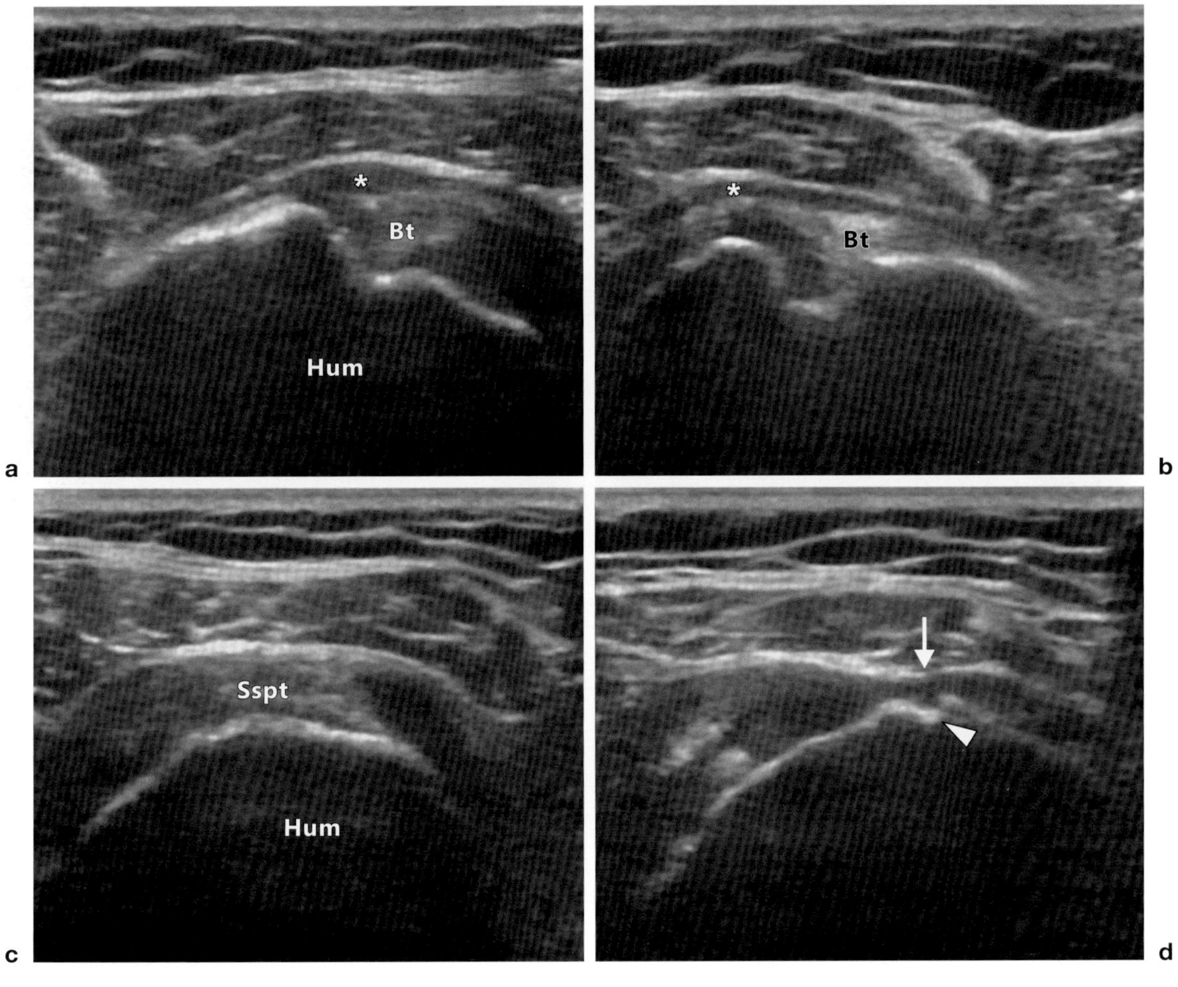

La mujer se quejaba de dolor en el hombro que se acentuaba durante la abducción y la flexión, y se aliviaba con medicamentos y manteniendo el hombro en aducción.

La imagen ecográfica del tendón del músculo bíceps braquial (**Bt**) en vista axial anterior muestra la presencia de moderada cantidad de líquido bilateralmente en las bolsas subdeltoideas (*asteriscos*) (**a**, **b**). La imagen relativa al tendón del músculo supraespinoso (**Sspt**) en la posición de Crass (**c**, **d**) muestra un desgarro incompleto de espesor total (*flecha*) que recubre una irregularidad cortical (*punta de flecha*) del húmero (**Hum**).

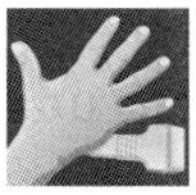

Nota del experto

En contraste con las lesiones focales, es probable que un adelgazamiento global del tendón se deba a degeneración.

2.59 Desgarro del tendón del músculo supraespinoso en un pintor de 45 años que dedica gran parte de su tiempo a pintar techos

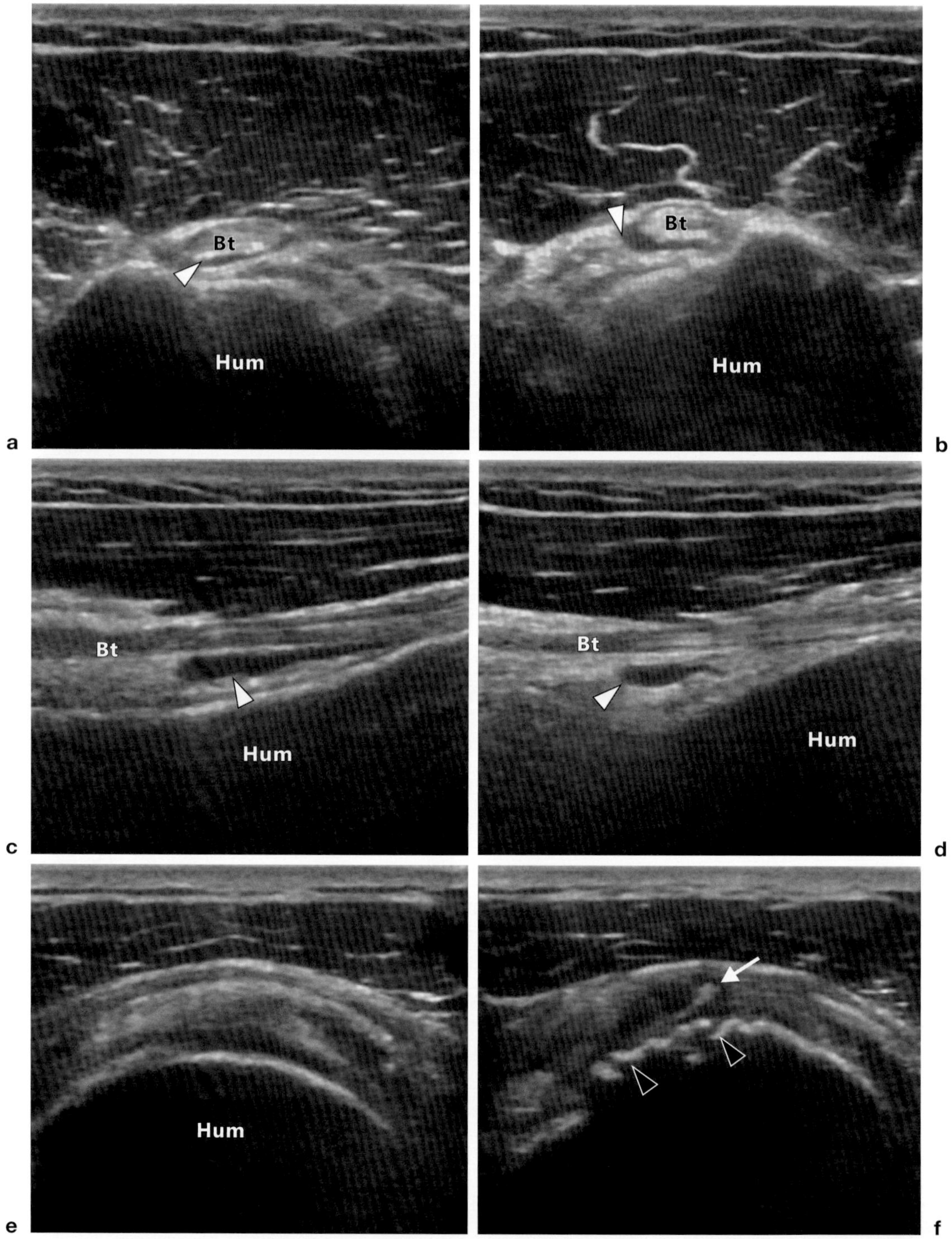

TENDÓN DEL MÚSCULO SUPRAESPINOSO

El paciente se quejaba de dolor en el hombro e incapacidad de levantar el brazo por encima del nivel del hombro en los últimos ocho meses.

Las imágenes ecográficas axial (**a**, **b**) y longitudinal (**c**, **d**) del tendón del músculo bíceps braquial (**Bt**) muestran una pequeña efusión en la vaina del tendón (*puntas de flecha blancas*).
En comparación con el lado normal (**e**), la imagen ecográfica axial en posición de Crass revela una rotura incompleta de espesor parcial (*flecha*) del tendón del músculo supraespinoso (**Sspt**) e irregularidades corticales subyacentes (*puntas de flecha negras*) del húmero (**Hum**) (**f**).

Nota del experto

Una de las razones por las que el examen del hombro empieza con la vista axial anterior es que la doble capa de la vaina sinovial alrededor de la porción proximal del tendón del músculo bíceps braquial es, a menudo, el lugar inicial para buscar líquido articular. Del mismo modo, en presencia de líquido, el resto del examen se adapta en consecuencia, es decir, se realiza con mayor atención mientras se exploran hallazgos adicionales (por ejemplo, patologías del manguito de los rotadores).
La presencia de irregularidades corticales (signo indirecto de rotura) suele requerir precaución en lo que se refiere a lesiones superpuestas del manguito. Éstas podrían provocar desgarros debido a una fricción anormal. Por otra parte, también podrían ser secundarias a la rotura suprayacente, ya que el tendón no "protege" más a la cortical ósea.

2.60 Vistas anterior y lateral del hombro normal en un hombre sano

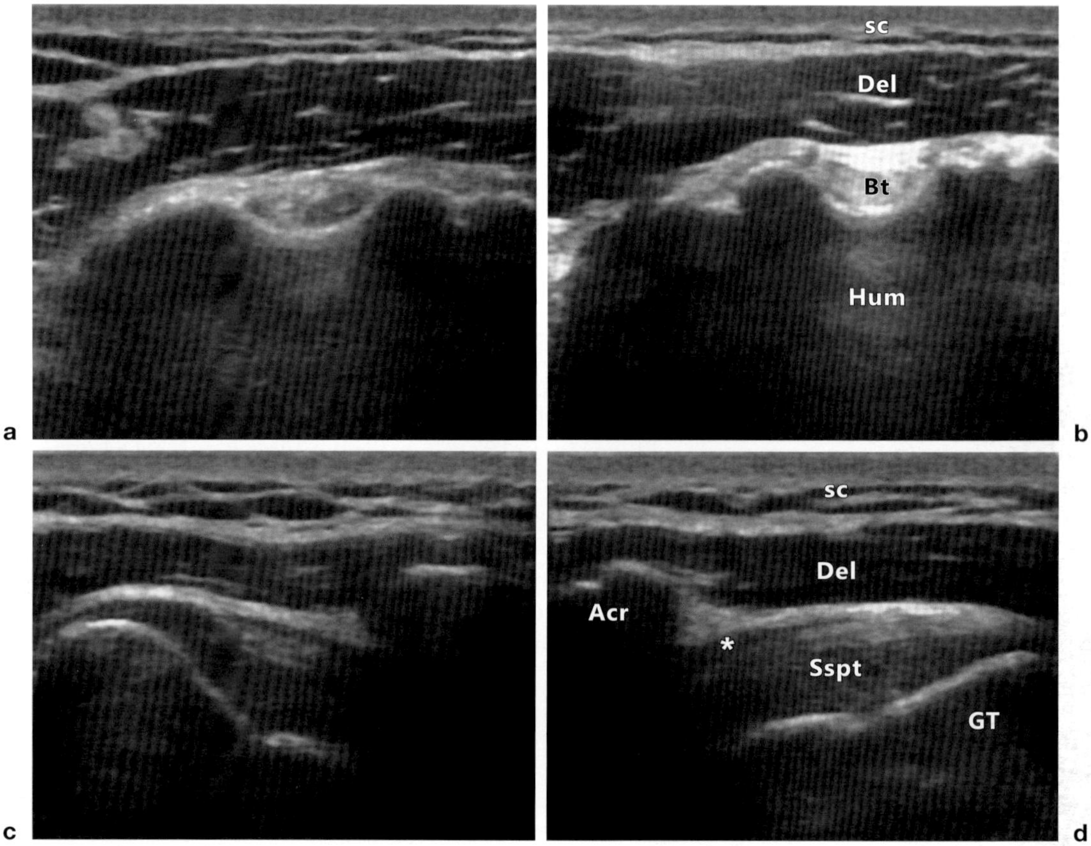

Las imágenes ecográficas axiales anteriores (**a**, **b**) muestran la apariencia normal del tendón del músculo bíceps braquial (**Bt**). Las imágenes ecográficas longitudinales laterales (**c**, **d**) muestran la apariencia normal del tendón del músculo supraespinoso (**Sspt**) y de la bolsa subacromial-subdeltoidea (*asterisco*).

Acr	acromion	**Hum**	húmero
Del	músculo deltoides	**sc**	tejido subcutáneo
GT	tubérculo mayor		

Nota del experto

En los pacientes obesos, puede ser difícil obtener esta vista coronal del tendón del músculo supraespinoso, que también se conoce como "pico de loro". Debido al tejido adiposo entre el brazo y el tronco, el miembro superior ya estará en una posición relativamente abducida, haciendo que el tendón se deslice y desaparezca por debajo del acromion. Por lo tanto, en sujetos obesos, el codo debe mantenerse firmemente contra el cuerpo para mejorar la imagen [1].

Desgarro del tendón del músculo supraespinoso en un hombre de 55 años con dolor en los movimientos del hombro

2.61

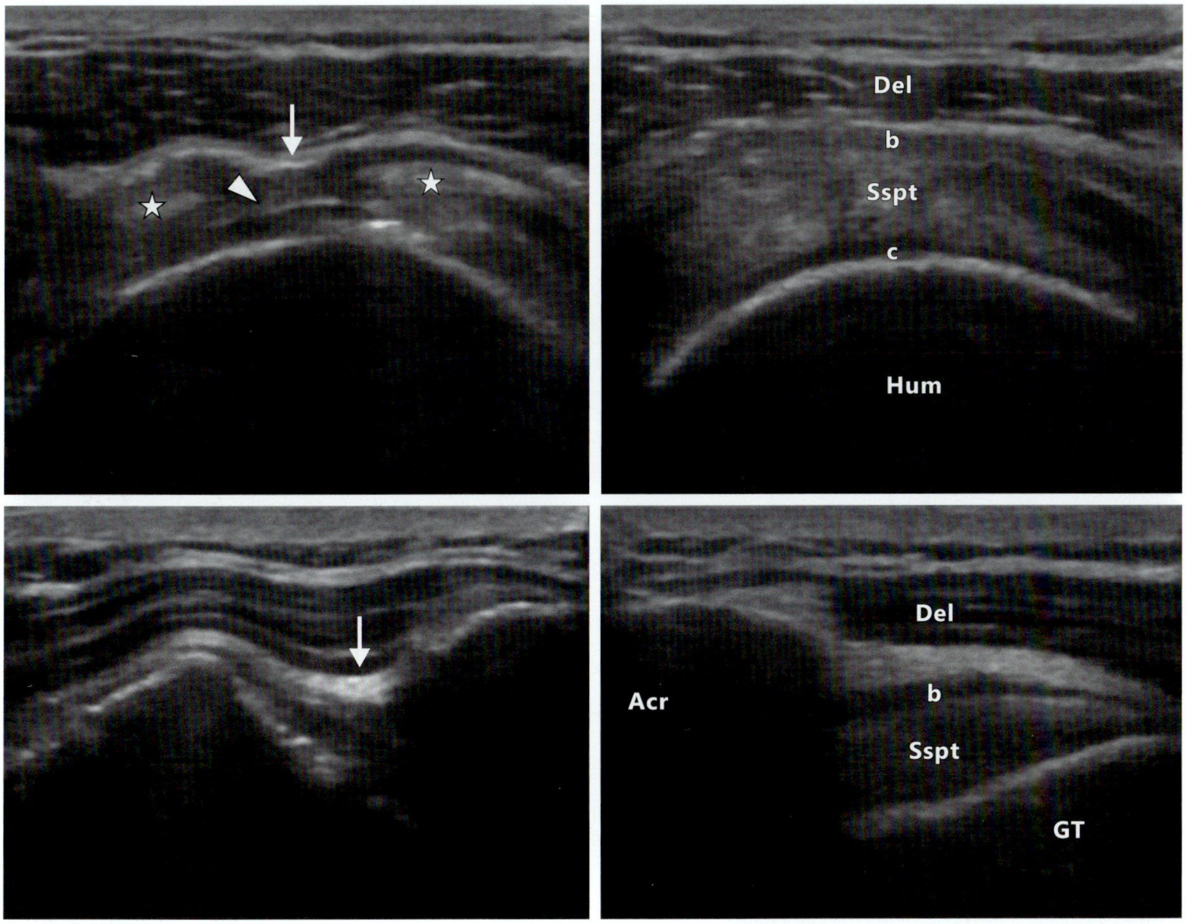

a b c d

Las imágenes ecográficas axial anterior (**a**) y longitudinal lateral (**c**) muestran las fibras retraídas (*estrellas*) en ambos lados de la rotura incompleta de espesor total, el signo de la interfase del cartílago (*punta de flecha*) y una hernia del músculo deltoides (**Del**) (*flecha*). Vistas contralaterales normales (**b**, **d**).

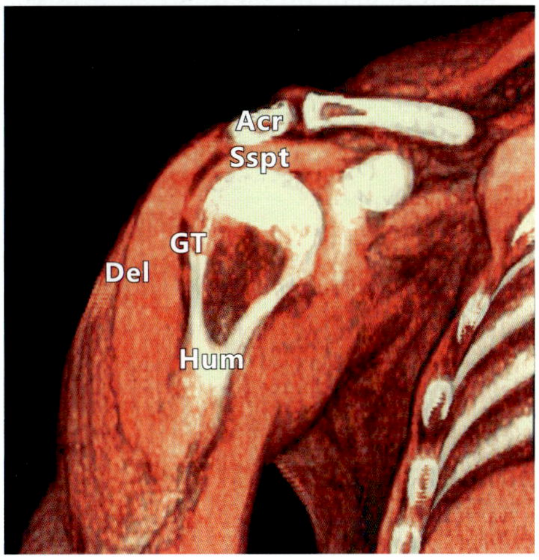

Acr	acromion
b	bolsa subdeltoidea
Bt	tendón del músculo bíceps braquial
c	cartílago
GT	tubérculo mayor
Hum	húmero
Sspt	tendón del músculo supraespinoso

2.62 Rotura del tendón del músculo supraespinoso en un hombre de edad avanzada con dolor y limitación articular del hombro derecho

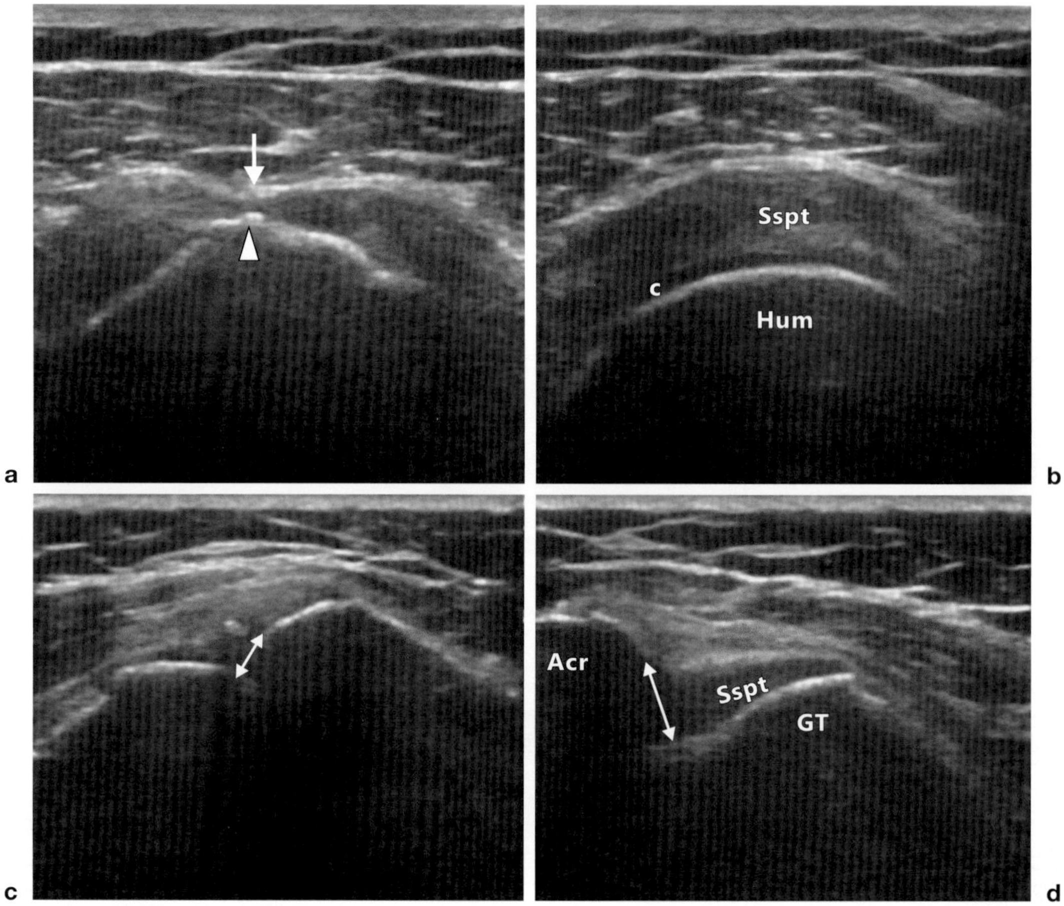

La imagen ecográfica axial en la posición de Crass revela un desgarro incompleto de espesor total (*flecha*) del tendón del músculo supraespinoso (**Sspt**) sobre una irregularidad cortical (*punta de flecha*) (**a**). Lado normal (**b**). La imagen ecográfica coronal lateral muestra la disminución del espacio subacromial (*doble flecha*) en el área de la rotura (**c**). Lado normal (**d**).

Acr	acromion	**GT**	tubérculo mayor
c	cartílago	**Hum**	cabeza del húmero

Nota del experto

La subluxación superior de la articulación glenohumeral (signo indirecto de desgarro), que resulta en una distancia acromio-humeral de <6 mm, es específica de un desgarro del manguito de los rotadores [10].

Desgarro del tendón del músculo supraespinoso en una mujer de 40 años con dolor durante los movimientos del hombro **2.63**

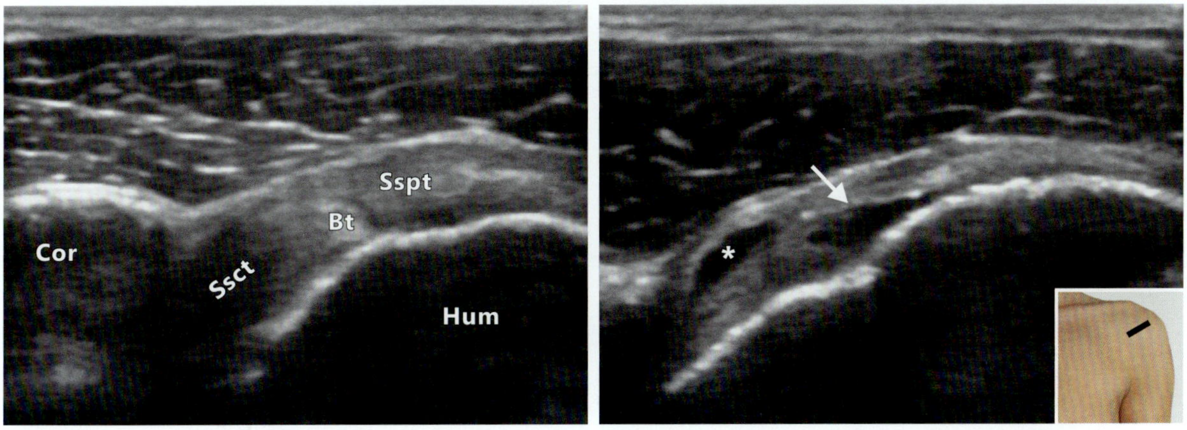

En comparación con el lado normal (**a**), la imagen ecográfica (vista coracoacromial) revela una pequeña cantidad de líquido en la bolsa (*asterisco*) y un desgarro parcial en el lado articular (*flecha*) del tendón del músculo supraespinoso (**Sspt**) (**b**).

Bt tendón del músculo bíceps braquial
Cor apófisis coracoides
Hum húmero
Ssct tendón del músculo subscapular

Nota del experto

La mayoría de las roturas del músculo supraespinoso se producen en la zona distal ("crítica") del tendón y pueden ser escaneadas en diferentes perspectivas. En este sentido, las lesiones proximales – o las extensiones proximales de los roturas distales – deben ser escaneadas en condiciones específicas y la visión coracoacromial (sobre el intervalo del manguito de los rotadores) sería clarificadora en ese sentido [1].

Si hay líquido en dos compartimentos, se trata de un signo indirecto de una rotura de espesor total de un tendón del manguito de los rotadores (causa de conexión entre los dos compartimentos).

2.64 Desgarro del tendón del músculo supraespinoso en una mujer de 55 años con dolor en la cara anterior del hombro, sobre todo cuando se baña y se viste

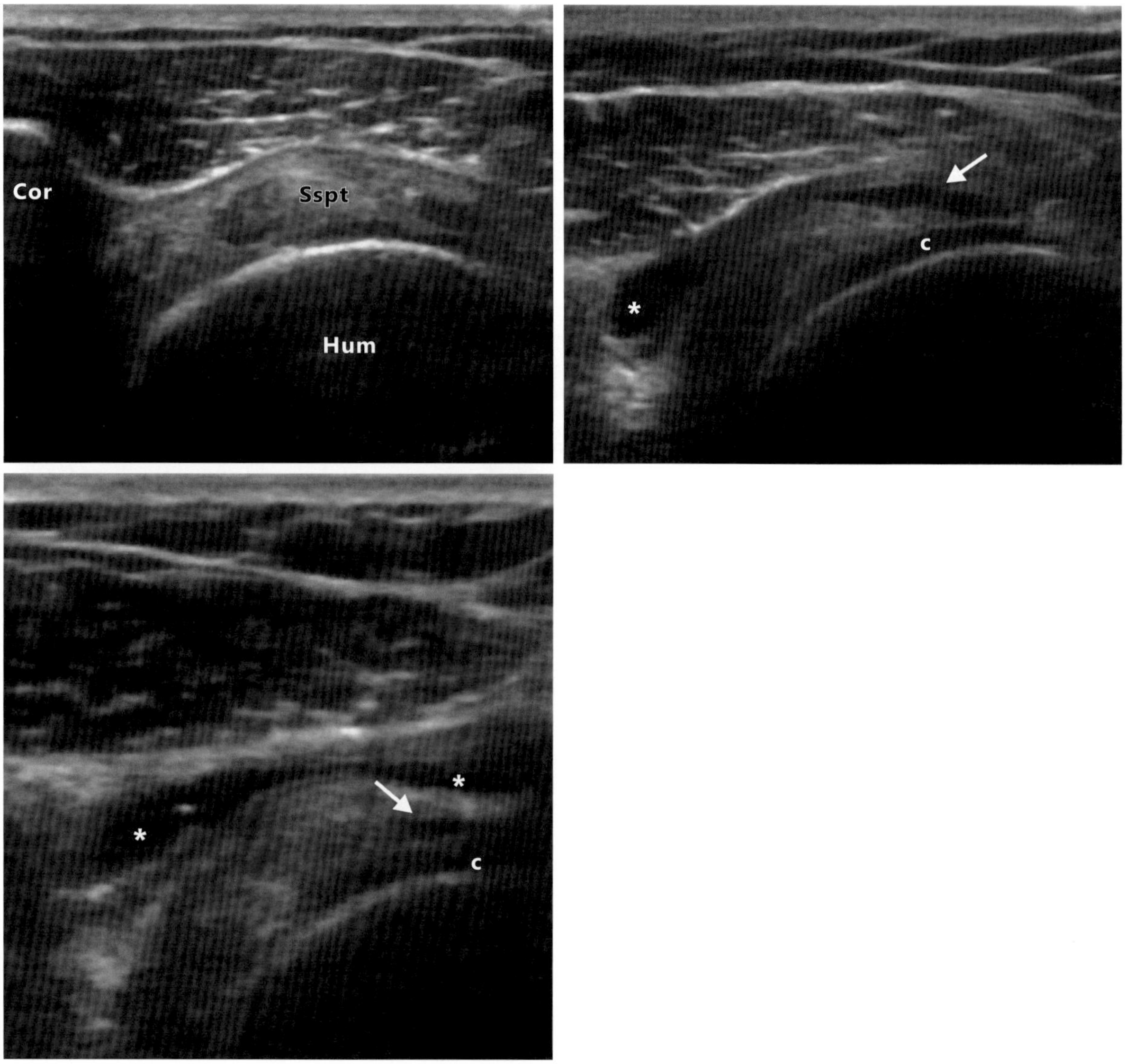

a b c

En comparación con el aspecto normal del tendón del músculo supraespinoso (**Sspt**) (**a**), las imágenes ecográficas axiales muestran un desgarro incompleto de espesor parcial del tendón (*flechas*) y una pequeña cantidad de líquido (*asteriscos*) dentro de la bolsa subdeltoidea en diferentes zonas (**b**, **c**).

c cartílago
Cor apófisis coracoides
Hum húmero

Desgarro del músculo supraespinoso en una niña con dolor en el hombro y movimiento limitado de abducción

2.65

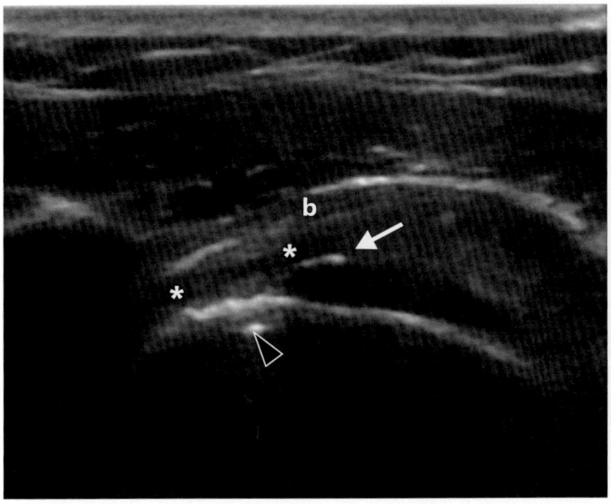

a

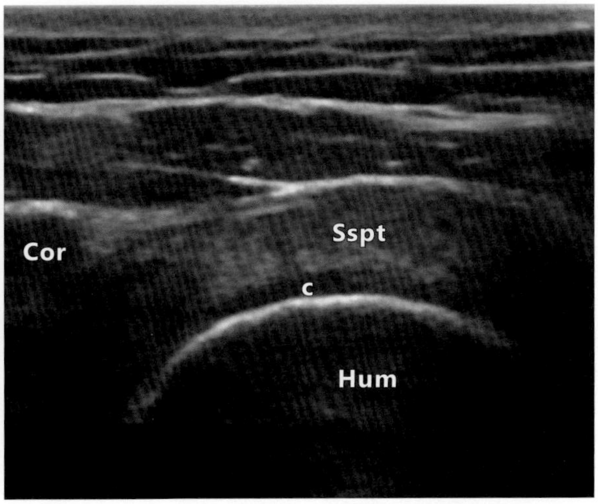

b

La imagen ecográfica axial en posición de Crass muestra un desgarro de espesor total (*asteriscos*) del tendón del músculo supraespinoso (**Sspt**) y una irregularidad cortical focal (*punta de flecha*) en la cabeza del húmero (**a**). Obsérvese el signo de la interfase (*flecha*) entre el área del defecto anecoico y el cartílago hialino (**c**). Lado normal (**b**).

b	bolsa subdeltoidea
Cor	apófisis coracoides
Hum	húmero

Nota del experto

En esta paciente coexisten la ausencia focal del tendón (signo directo) y signo de la interfase del cartílago sobre las irregularidades corticales (signo indirecto).

2.66 Rotura parcial del tendón del músculo supraespinoso en una mujer de 55 años con dolor intenso en el hombro

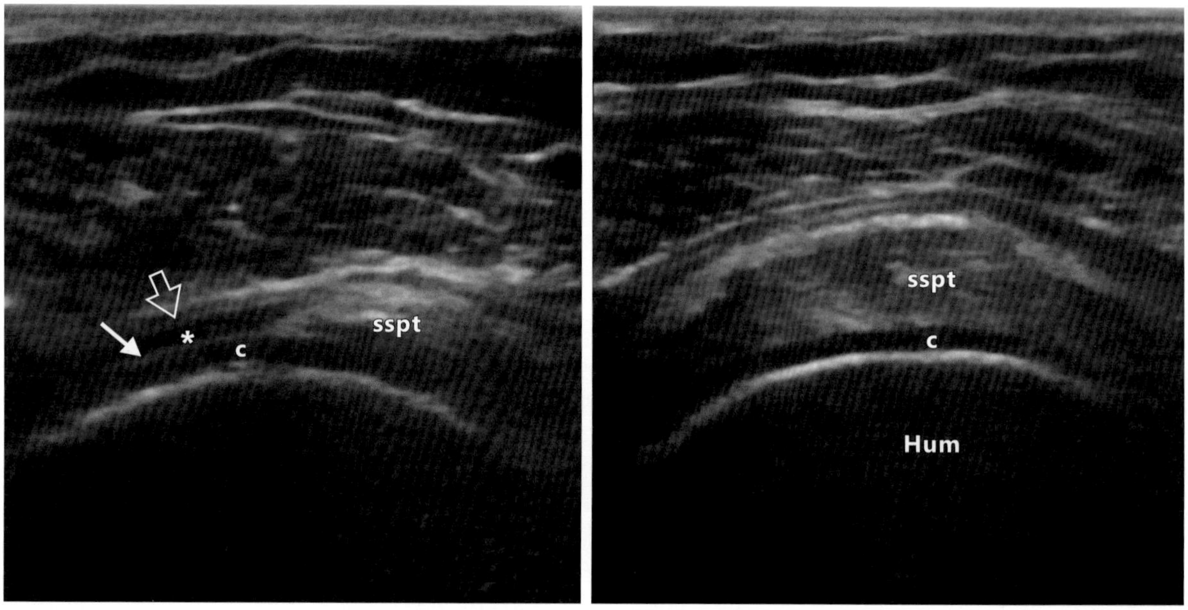

a b

La imagen ecográfica axial (**a**) revela un desgarro incompleto de espesor total (*flecha gruesa*) del tendón del músculo supraespinoso (**Sspt**) con un signo claro de la interfase (*flecha delgada*) entre el defecto lleno de líquido (*asterisco*) y el cartílago hialino (**c**). Lado normal (**b**).

Hum húmero

Nota del experto

En esta paciente, el signo de la interfase puede ser fácilmente detectado entre las dos capas anecoicas que son evidentes. Sin embargo, en otros casos en los que la rotura no es tan evidente, el uso de este artefacto puede ayudar al ecografista a localizar el derrame/líquido suprayacente. Sin embargo, la capa anecoica subyacente (que cubre la cabeza del húmero) es siempre cartílago articular/hialino.

Tendinopatía del manguito de los rotadores en un hombre anciano con dolor crónico en el hombro **2.67**

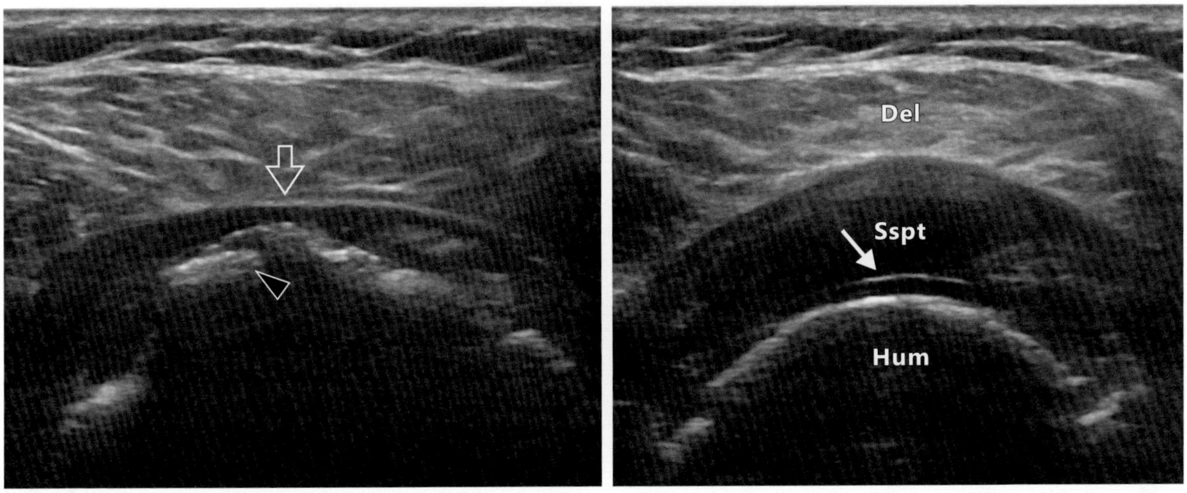

La imagen ecográfica axial en la posición de Crass (**a**) muestra una rotura incompleta de espesor total (*flecha gruesa*) del tendón del músculo supraespinoso (**Sspt**) e irregularidades corticales generalizadas (*punta de flecha*) del húmero (**Hum**). El tendón está edematoso/hinchado pero tiene un contorno normal en el otro lado (**b**).

Del músculo deltoides

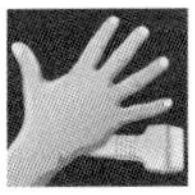

Nota del experto

Debe tenerse en cuenta que el signo de la interfase (*flecha delgada*) solo indica dos zonas adyacentes anecoicas/hipoecoicas, no necesariamente una rotura de una de ellas. Como en este caso, un tendón edematoso también podría estar sobre el cartílago articular. Por lo tanto, la compresión o la correlación con los resultados clínicos podría ayudar a interpretar los hallazgos ecográficos rápidamente.

2.68 Desgarro del tendón del músculo supraespinoso en una mujer de 53 años con dolor en el hombro y sensibilidad anterolateral aumentada

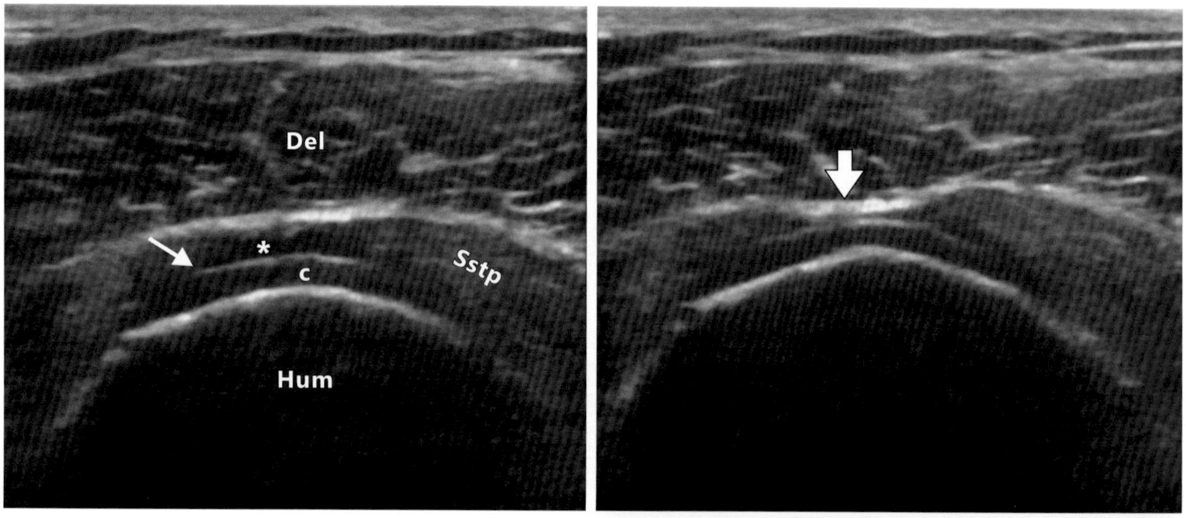

a b

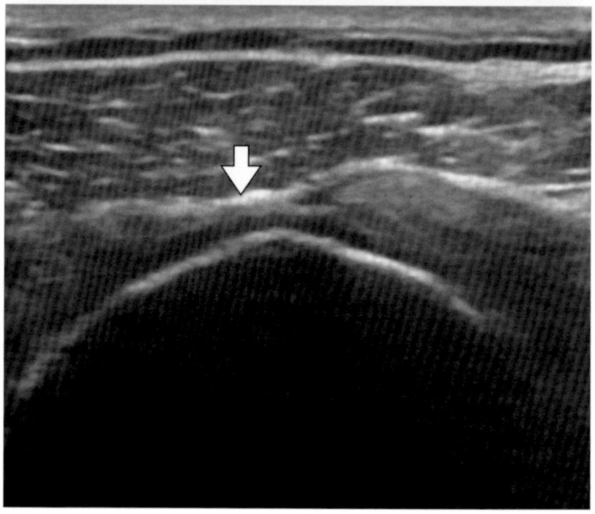

c

La imagen ecográfica axial revela un desgarro incompleto de espesor total lleno de líquido (*asterisco*) del tendón del músculo supraespinoso (**Sspt**) (**a**). La herniación del músculo deltoides (**Del**) en el defecto (*flechas gruesas*) se observa con una compresión leve (**b**) y moderada (**c**) aplicada con el transductor. Obsérvese el signo de la interfase como un eco lineal brillante (*flecha delgada*) entre el líquido de la bolsa y el cartílago articular (**c** en la figura **a**).

Video 1

Hum húmero

Nota del experto

En este caso, el propósito de la compresión con la sonda es doble: primero, revela que el manguito de los rotadores puede ser comprimido (debido a la rotura) y segundo, también muestra que el líquido puede ser desplazado. Por supuesto, el signo de la interfase del cartílago puede ser considerado como un signo indirecto de rotura.

Desgarro del tendón del músculo supraespinoso en un hombre anciano con dolor que se agrava al acostarse sobre el brazo afectado

2.69

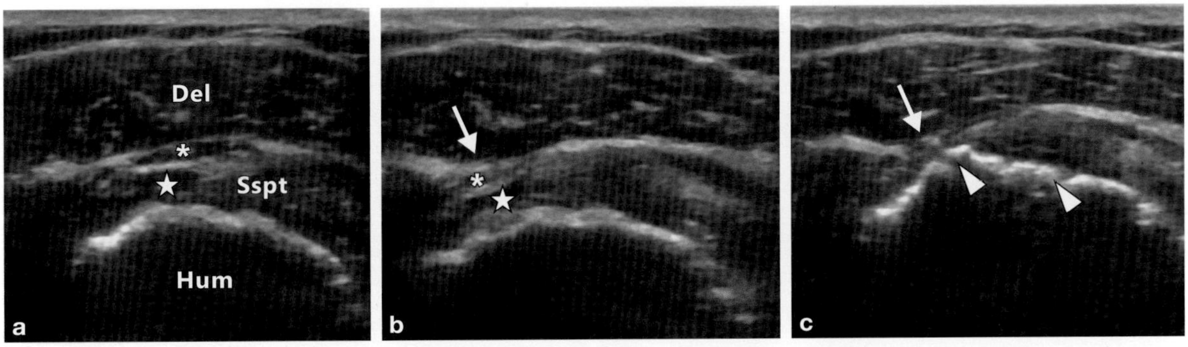

Las imágenes ecográficas axiales en posición de Crass (**a**-**c**) muestran una interrupción anecoica de las fibras (*estrellas*) del tendón del músculo supraespinoso (**Sspt**), una pequeña cantidad de efusión en la bolsa subacromial (*asteriscos*) e irregularidades corticales (*puntas de flecha*) del húmero (**Hum**). Dependiendo del tamaño de la rotura y las irregularidades subyacentes, las compresiones leves con la sonda producen diferentes apariencias (*flechas*) en varias áreas cercanas (**b**, **c**).

Del músculo deltoides

2.70 Desgarro incompleto del tendón del músculo supraespinoso en un hombre de 50 años con dolor en la cara anterolateral del hombro desde hace tres meses

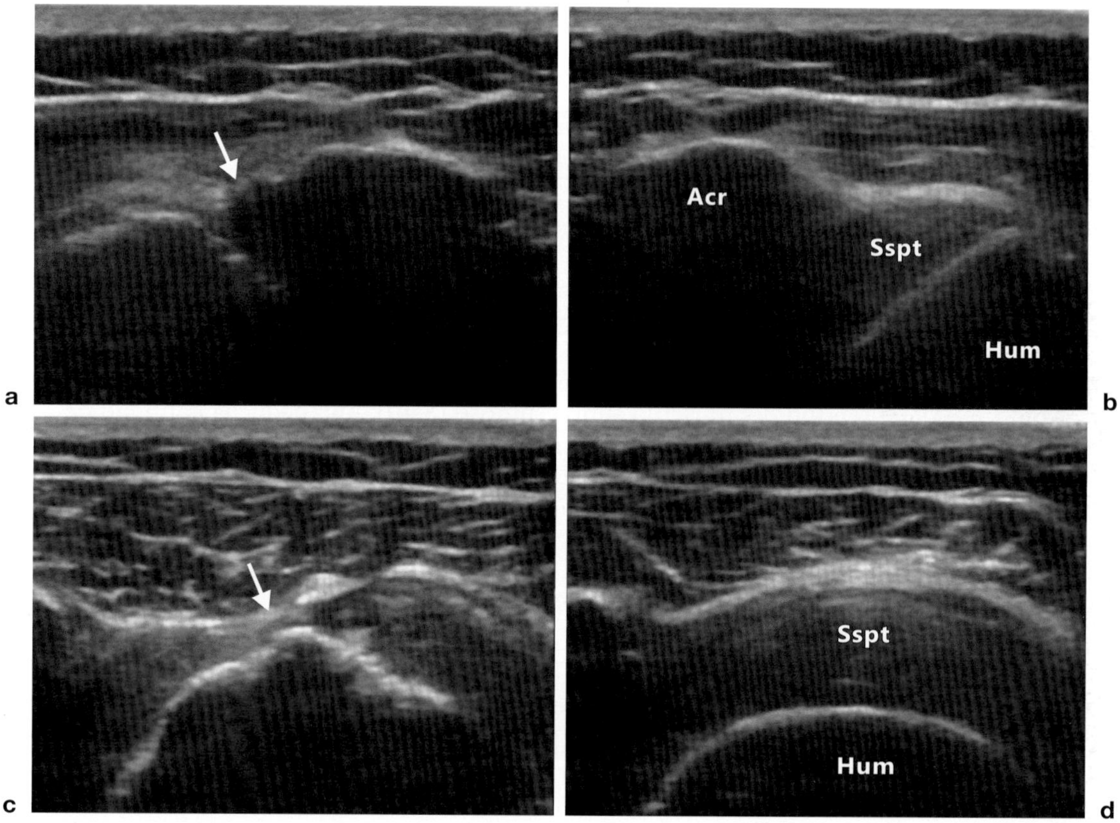

Las imágenes ecográficas longitudinales laterales (**a**, **b**) muestran un "pico de loro" asimétrico, que es despuntado/ausente (*flecha*) en la imagen izquierda (**a**). La imagen ecográfica axial (**c**) muestra claramente un desgarro incompleto de espesor total (*flecha*) del tendón del músculo supraespinoso (**Sspt**). Lado normal (**d**).

Acr acromion **Hum** húmero

Nota del experto

Además de la imagen estática, la evaluación dinámica también puede realizarse con la compresión de la sonda [2]. Sin embargo, los dos criterios evidentes para una rotura del manguito de los rotadores son la ausencia de un tendón o su compresibilidad (los tendones sanos no son compresibles). Por lo tanto, si el aspecto clásico ("neumático de automóvil") no está presente y se sustituye por un "neumático desinflado" en la imagen estática/dinámica, puede establecerse el diagnóstico de rotura. Mientras que las vistas axiales se utilizan generalmente para tener/explicar más detalles acerca de las roturas del manguito de los rotadores, la vista coronal lateral (aspecto "pico de loro") puede proporcionar una vista instantánea inicial y general.
Además, el estrechamiento del espacio subacromial puede ser considerado como un signo indirecto (cambio visto en el área circundante, no directamente en el tendón) de una rotura.

Rotura del tendón del músculo supraespinoso en un hombre de 50 años con dolor al levantar y bajar el brazo o durante movimientos repentinos

2.71

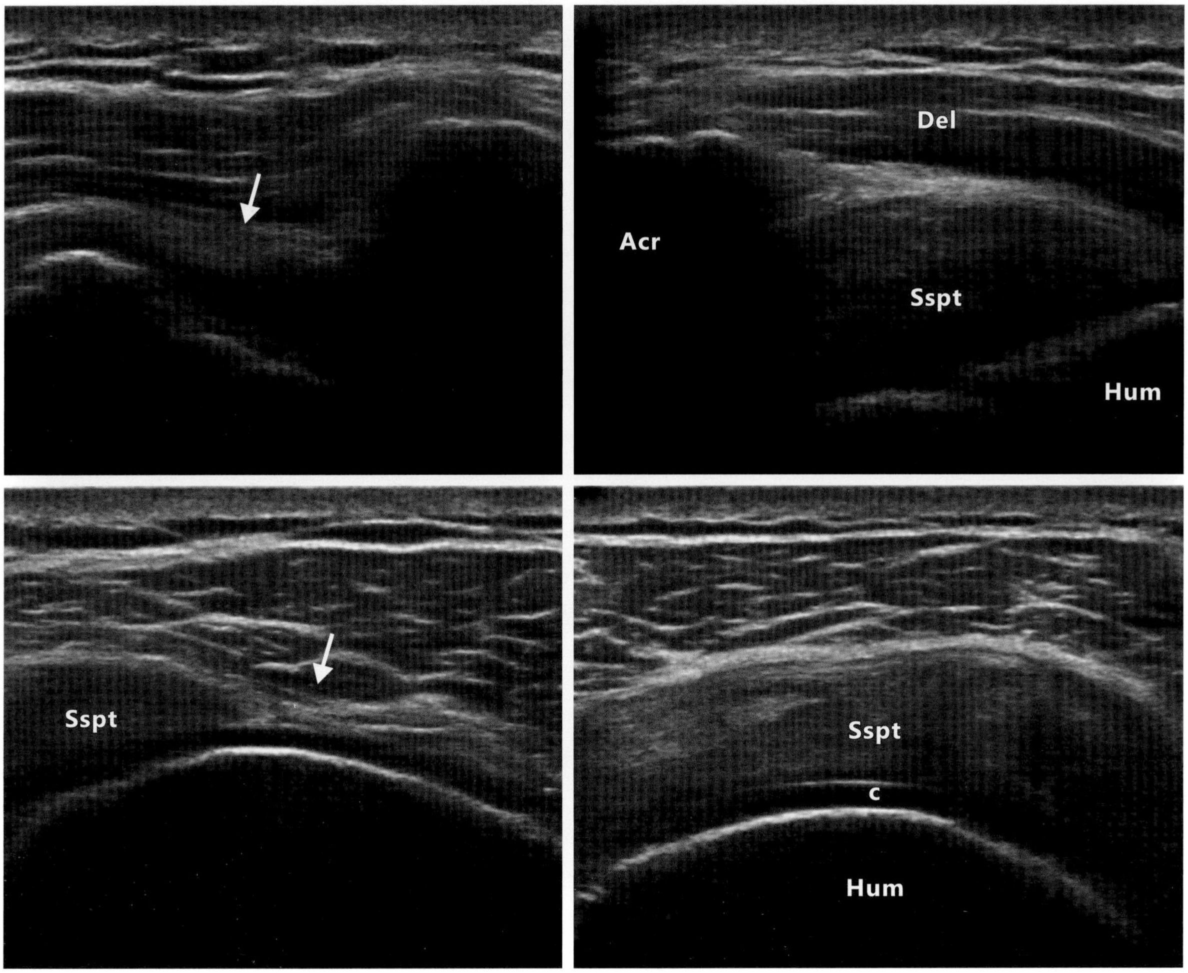

a b c d

Las imágenes ecográficas longitudinal (**a**) y axial (**c**) sobre la superficie craneal de la cabeza del húmero (**Hum**) muestran herniación (*flechas*) del músculo deltoides (**Del**) secundaria a un desgarro incompleto de espesor total del tendón del músculo supraespinoso (**Sspt**). Las vistas contralaterales correspondientes muestran una apariencia normal del tendón (**b**, **d**).

Acr acromion
c cartílago

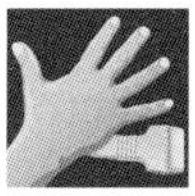

Nota del experto

Si el pequeño signo de la interfase en la figura **d** es reproducible con diferentes angulaciones de la sonda, una razón probable sería un edema focal o un desgarro sutil del tendón.

2.72 Desgarro del tendón del músculo supraespinoso y entesopatía severa en un paciente con artritis reactiva

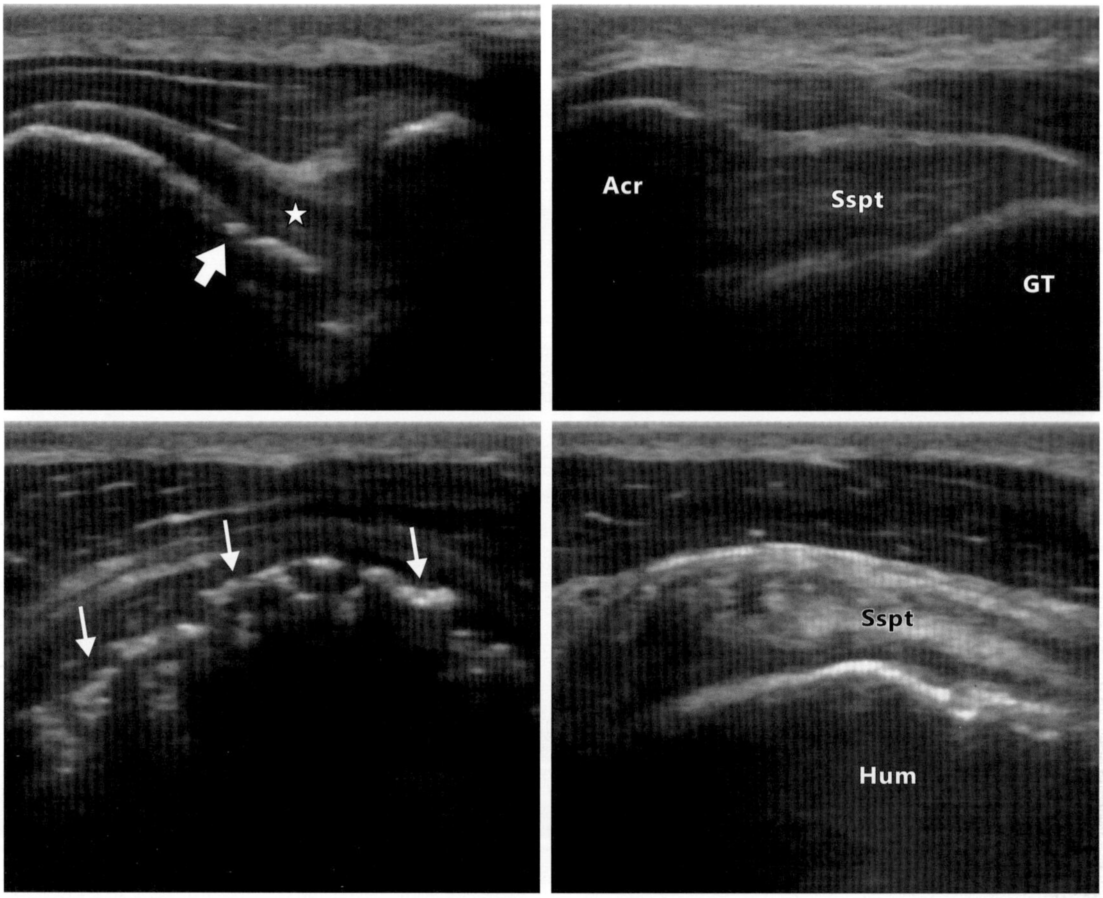

a b c d

La imagen ecográfica lateral coronal inicial muestra la ausencia del aspecto de "pico de loro" (*estrella*) del tendón del músculo supraespinoso (**Sspt**) e irregularidades corticales leves (*flecha gruesa*) (**a**). Lado normal (**b**).
La imagen ecográfica axial en la posición de Crass revela claramente un gran desgarro de espesor total con entesopatía severa (*flechas delgadas*) en la cabeza del húmero (**Hum**) (**c**). Lado normal (**d**).

Acr acromion
GT tubérculo mayor

Nota del experto

Como se ha señalado, la imagen axial es mucho más demostrativa para las entesopatías. Estas irregularidades masivas rara vez se observan en problemas de tendones "clásicos" traumáticos o degenerativos.

Desgarro del tendón del músculo supraespinoso en una mujer de 77 años con movilidad reducida del hombro en todos los planos

2.73

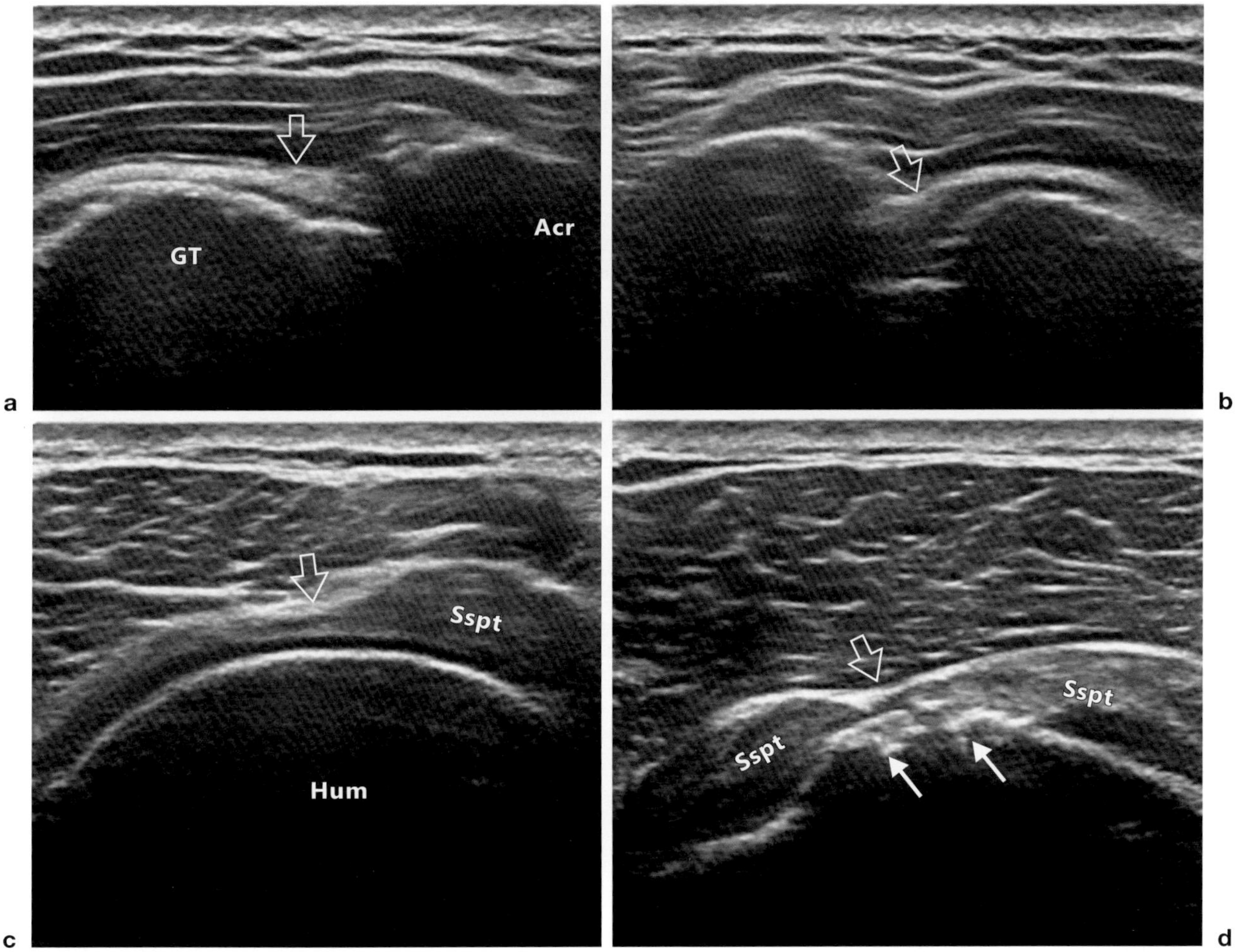

Las imágenes ecográficas longitudinales laterales (**a**, **b**) y axiales muestran desgarros bilaterales de espesor total grandes (**c**) y pequeños (**d**) (*flechas gruesas*) de los tendones del músculo supraspinoso (**Sspt**) acompañados de irregularidades corticales unilaterales (*flechas finas*).

Acr acromion
GT tubérculo mayor
Hum cabeza del húmero

2.74 Desgarro incompleto bilateral del tendón del músculo supraespinoso en un paciente anciano con dolor sordo en el hombro y debilidad en la abducción

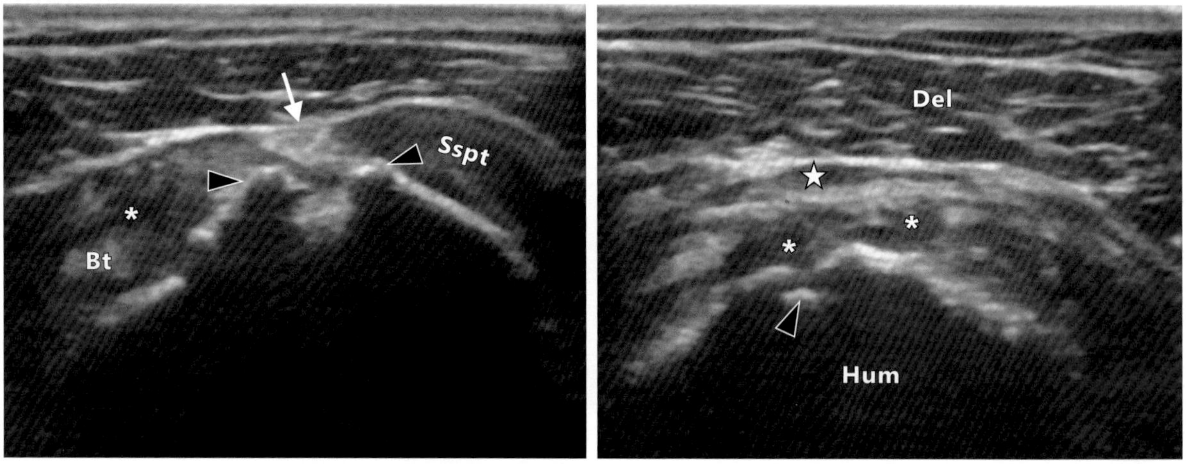

a b

Las imágenes ecográficas axiales muestran un desgarro de espesor total (*flecha*) del tendón del músculo supraespinoso (**Sspt**) en el lado sintomático (**a**) y un desgarro de espesor parcial irregular en la superficie articular del lado asintomático (**b**). Obsérvese el aspecto hipoecoico de las fibras del tendón dañado (*asteriscos*) y las irregularidades corticales (*puntas de flecha*) del húmero (**Hum**) en ambos lados. La *estrella* indica una leve bursitis subteltoidea concomitante.

Bt tendón del músculo bíceps braquial

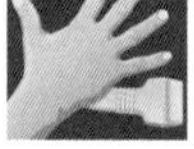

Nota del experto

Una ventaja importante de las imágenes ecográficas en los ancianos es definitivamente la comparación entre los dos lados. Además, también se pueden encontrar varias patologías en los lados asintomáticos de los pacientes que, por lo tanto, pueden ser tranquilizados de antemano en cuanto a sus problemas articulares.
En el lado sintomático, hay cambios en la forma y ecogenicidad como signos directos de rotura; las irregularidades corticales son signos indirectos. En el lado asintomático, hay cambios en la ecogenicidad (zonas hipoecoicas focales) con intensificación (cortical ósea brillante). La cortical es también irregular en ese lado. A partir de los 65 años, a menudo se encuentran roturas asintomáticas del tendón del músculo supraespinoso. Por otro lado, en las roturas sintomáticas, a menudo se encuentra la bursitis concomitante o la tenosinovitis del músculo bíceps braquial.

Desgarro del músculo supraespinoso en una mujer anciana con dolor en el hombro y debilidad en la abducción **2.75**

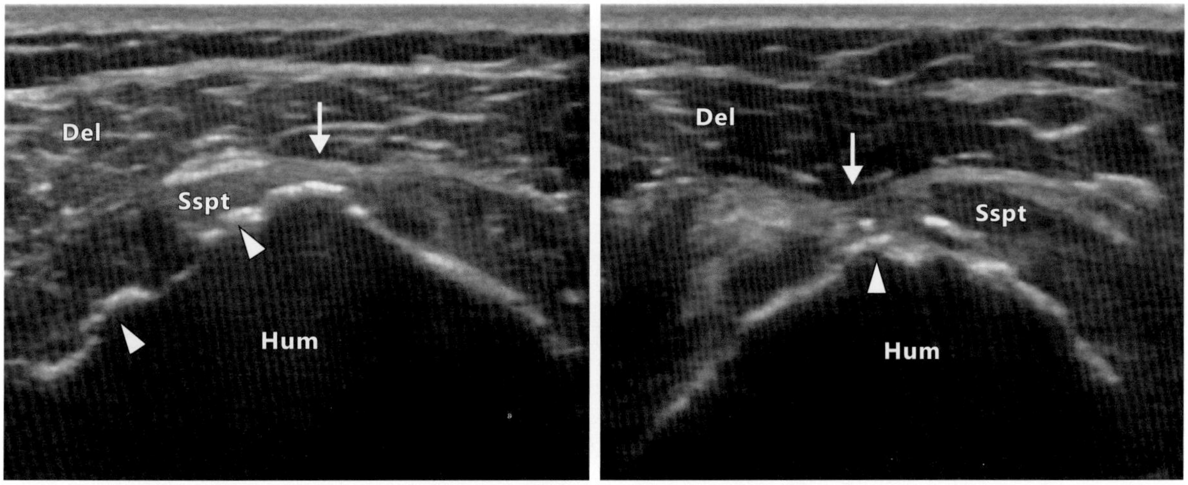

a b

Las imágenes ecográficas axiales en la posición de Crass muestran desgarros incompletos de espesor total (*flechas*) del tendón del músculo supraespinoso (**Sspt**) e irregularidades corticales (*puntas de flecha*) en el húmero (**Hum**) (**a**, **b**). Durante la eco-palpación, se observa que el músculo deltoides (**Del**) rellena (protruyendo) el área donde el músculo supraespinoso se desgarra (y, por lo tanto, se comprime) (**b**).

Nota del experto

Se recuerdan los criterios para la rotura del manguito de los rotadores [2]:

- *Directos*
  - Cambios de forma (adelgazamiento focal - neumático desinflado - o ausencia de un tendón) y ecogenicidad (foco hipoecoico y banda ecogénica central)
  - Lesión hipoecoica con extensión articular o de la bolsa
  - Defecto lleno de líquido
  - Compresibilidad
- *Indirectos*
  - Estrechamiento del espacio subacromial
  - Líquido en dos compartimentos
  - Irregularidad cortical en el tubérculo mayor
  - Signo de la interfase

2.76 Rotura del tendón del músculo supraespinoso en un hombre de 58 años tras caerse de la bicicleta

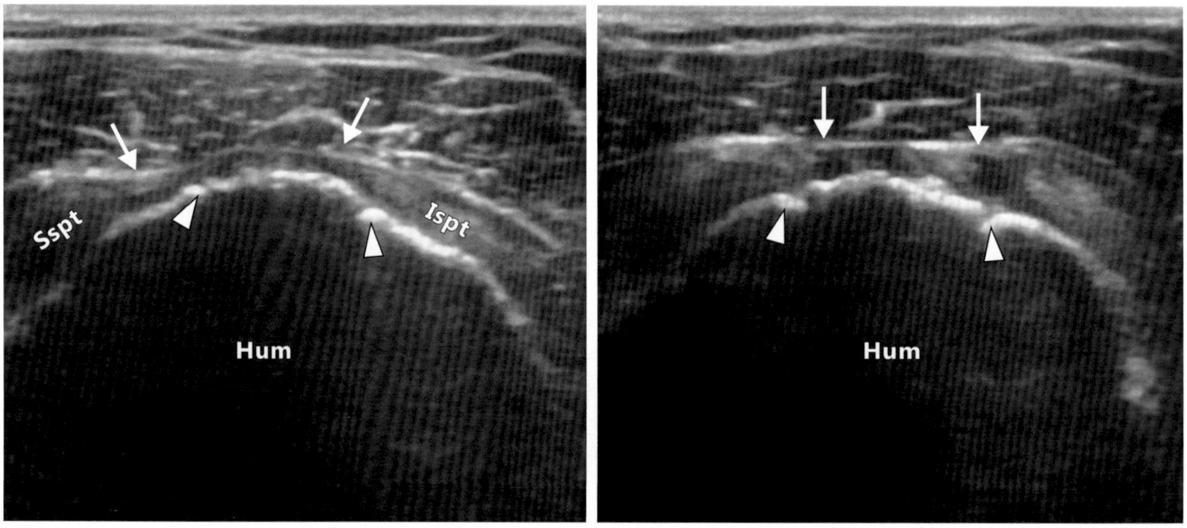

a b

El paciente tenía un signo de caída (*drop sign*) positivo durante la evaluación del manguito de los rotadores.

Las imágenes ecográficas axiales en la posición de Crass muestran una rotura incompleta de espesor total (*flechas*) de los tendones del músculo supraespinoso (**Sspt**) e irregularidades corticales leves (*puntas de flecha*) en la cabeza del humero (**Hum**) bilateralmente (**a**, **b**).

Ispt tendón del músculo infraespinoso

Nota del experto

El término "espesor total" se refiere a la extensión de la rotura en un área particular. En el caso de roturas de "espesor parcial", también sería importante describir la localización exacta, es decir, en el lado de la bolsa, en el lado articular o intratendinoso. Por otra parte, los términos "parcial" o "incompleto" vs. "completo" se refieren más a la anchura de la rotura, es decir, cuánto se expande el desgarro dentro del tendón.
Una rotura tiene, de hecho, tres dimensiones [2]: espesor y ancho, que estamos acostumbrados a evaluar con ecografía, pero también "longitud" (la retracción entre los muñones proximal y distal) que no evaluamos/podemos evaluar.

Desgarro del tendón del músculo supraespinoso en un hombre de 60 años con dolor en el hombro, sobre todo durante movimientos por encima de la cabeza 2.77

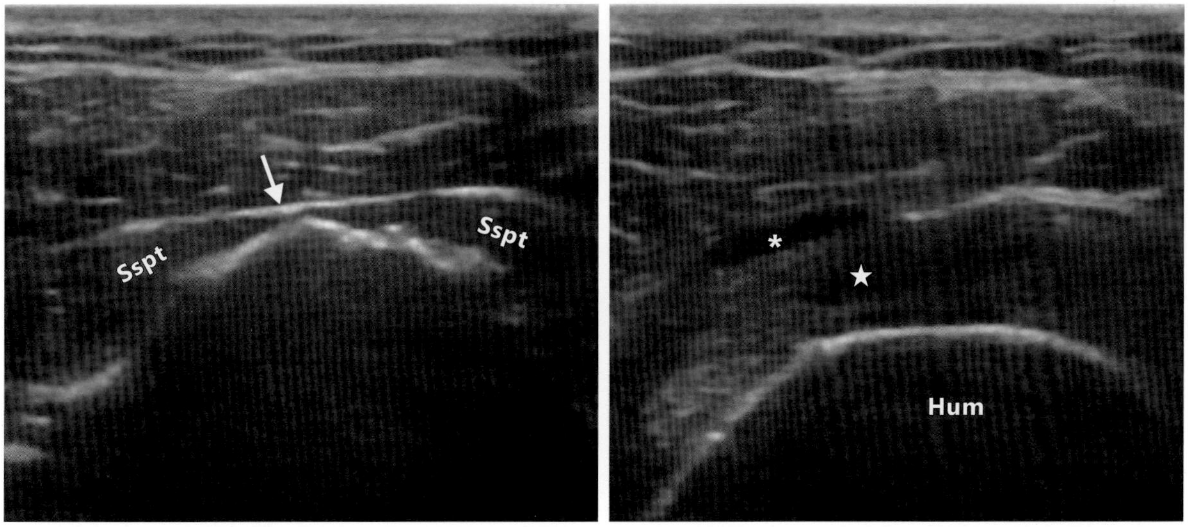

a b

La imagen ecográfica axial en la posición de Crass muestra un desgarro de espesor total del tendón del músculo supraespinoso (**Sspt**) (*flecha*) en el lado asintomático (**a**). En el lado sintomático solo se observan un desgarro de espesor parcial (*estrella*) y una efusión leve en la bolsa subdeltoidea (*asterisco*) (**b**).

Hum cabeza del húmero

Nota del experto

Cabe destacar que las quejas dolorosas de los pacientes no solo derivan de los desgarros del manguito de los rotadores sino que, por ejemplo, una bursitis leve también podría conducir a una sintomatología más molesta.

2.78 Rotura bilateral del tendón del músculo supraespinoso en un hombre de 60 años con dolor intenso y limitación de los movimientos de los hombros

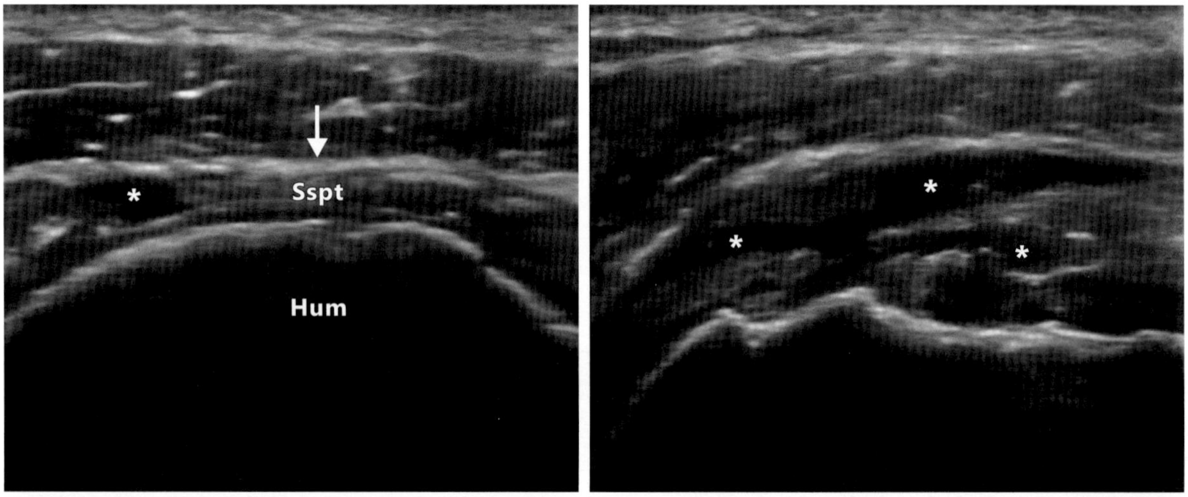

a b

La imagen ecográfica axial en posición de Crass muestra zonas adyacentes de desgarro focal (*asterisco*) y adelgazamiento del tendón del músculo supraespinoso (**Sspt**) (*flecha*) (**a**). Aunque el contorno del tendón parece estar conservado, en el lado contralateral (**b**) se observan desgarros (*asteriscos*) que involucran a una amplia zona y se extienden hacia la bolsa.

Hum cabeza del húmero

Nota del experto

En ambos lados, hay una zona focal anecoica en el tendón, en contacto con los zonas articulares y de la bolsa (signo directo de una rotura de espesor total). En la figura **b**, hay una bolsa llena de líquido, probablemente con pared sinovial engrosada. Este es un buen ejemplo/imagen para demostrar cómo la bolsa subdeltoidea puede estar conectada con el espacio de la articulación (por lo demás, sin comunicación).

Rotura bilateral del tendón del músculo supraespinoso en un hombre de 75 años con dolor en el hombro (empeora por la noche y con las actividades diarias) 2.79

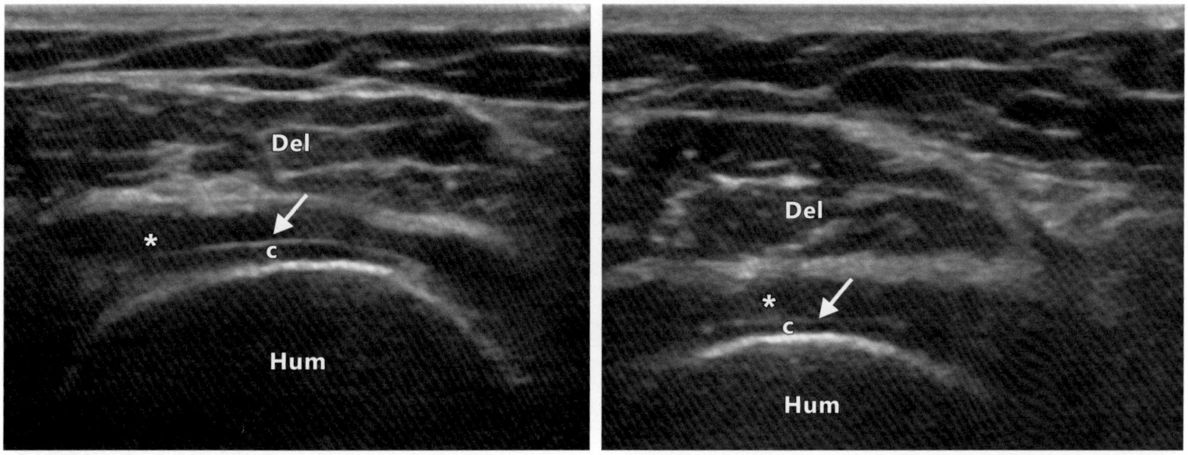

a b

Las imágenes ecográficas axiales en posición de Crass revelan una rotura bilateral de espesor total del tendón del músculo supraespinoso. El signo de la interfase (*flechas*), entre la efusión en la bolsa subdeltoidea (*asteriscos*) y la superficie del cartílago articular (**c**), también se observa bilateralmente.

Del músculo deltoides **Hum** cabeza del húmero

Rotura del tendón del músculo supraespinoso en un hombre de 76 años con problemas en el hombro que han aumentado gradualmente en los últimos 5 años 2.80

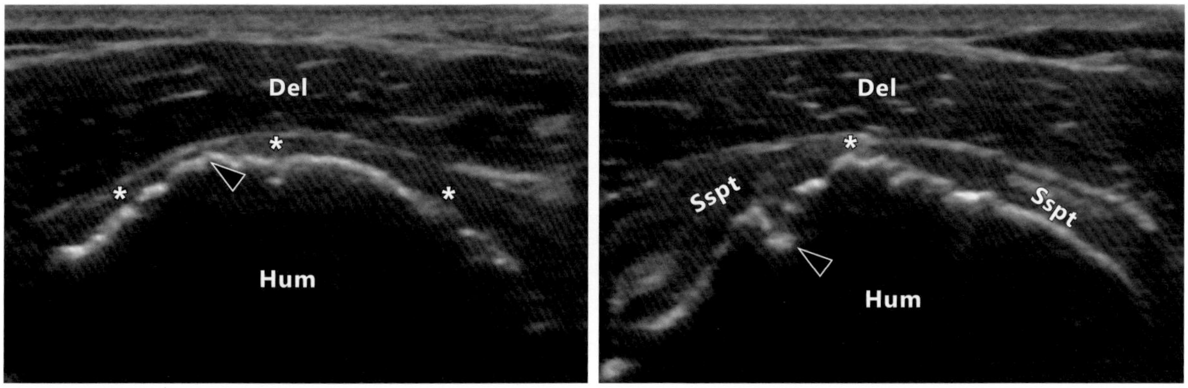

a b

Las imágenes ecográficas axiales sobre el tendón del músculo supraespinoso (**Sspt**) muestran desgarros completos (**a**) y parciales (**b**) de espesor total (*asteriscos*) e irregularidades óseas (*puntas de flecha*).

Nota del experto

Aunque la cabeza del húmero está totalmente "desnuda" en la figura **a**, se debe realizar una evaluación ecográfica exhaustiva del tendón del músculo supraespinoso antes de que se pueda diagnosticar una amplia rotura completa.

2.81 Desgarro bilateral del tendón del músculo supraespinoso en una mujer de 77 años con dolor y limitación de los movimientos de los hombros

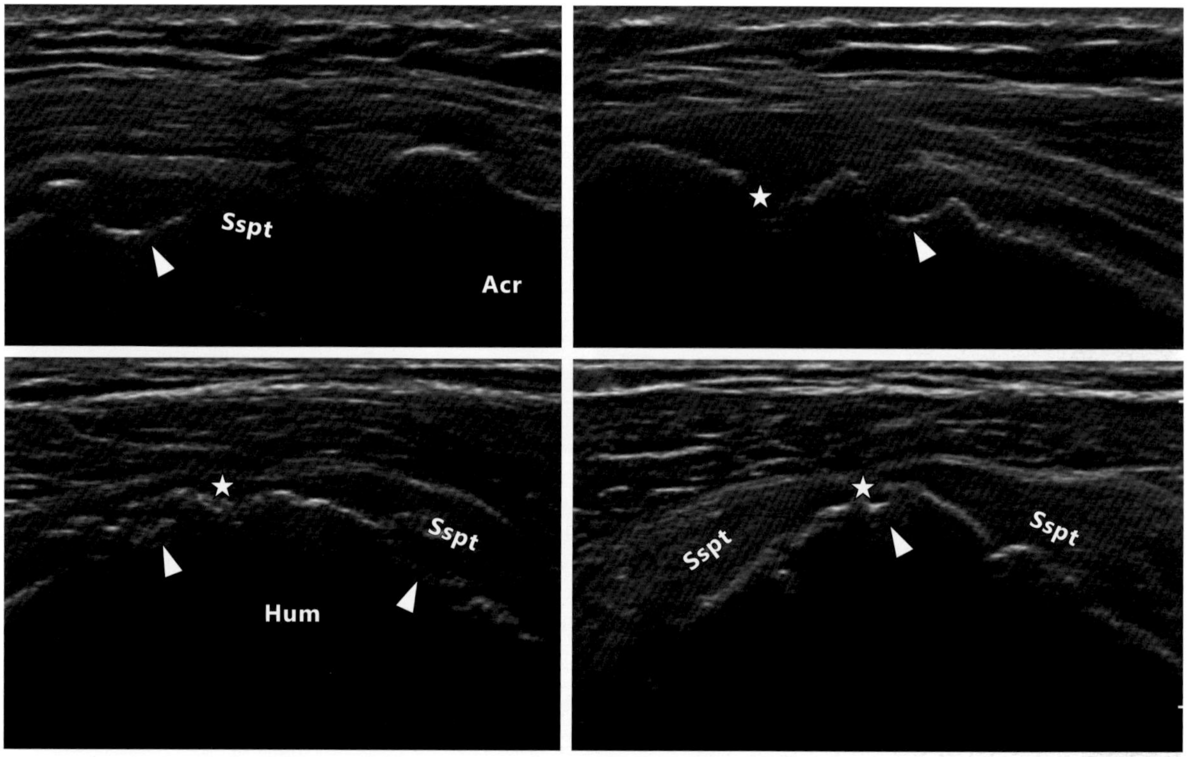

Las imágenes ecográficas longitudinales (**a**, **b**) y axiales revelan desgarros (*estrellas*) grandes (**c**) y pequeños (**d**) de espesor total del tendón del músculo supraespinoso (**Sspt**) e irregularidades corticales graves (*puntas de flecha*) en la cabeza del húmero (**Hum**) en ambos lados.

Acr acromion

Nota del experto

En caso de desgarros de espesor total, la cabeza del húmero probablemente se dislocaría superiormente. Esto haría muy difícil distinguir los dos huesos (acromion y húmero) como en la figura **b** o distorsionaría el aspecto clásico de "pico de loro" en la vista coronal [11]. En particular, esto es cierto cuando hay cambios significativos en los contornos óseos (por ejemplo, degeneración).
En este paciente, las radiografías probablemente mostrarán artrosis grave.

Rotura bilateral completa del tendón del músculo supraespinoso en una mujer de edad avanzada incapaz de abducir los hombros **2.82**

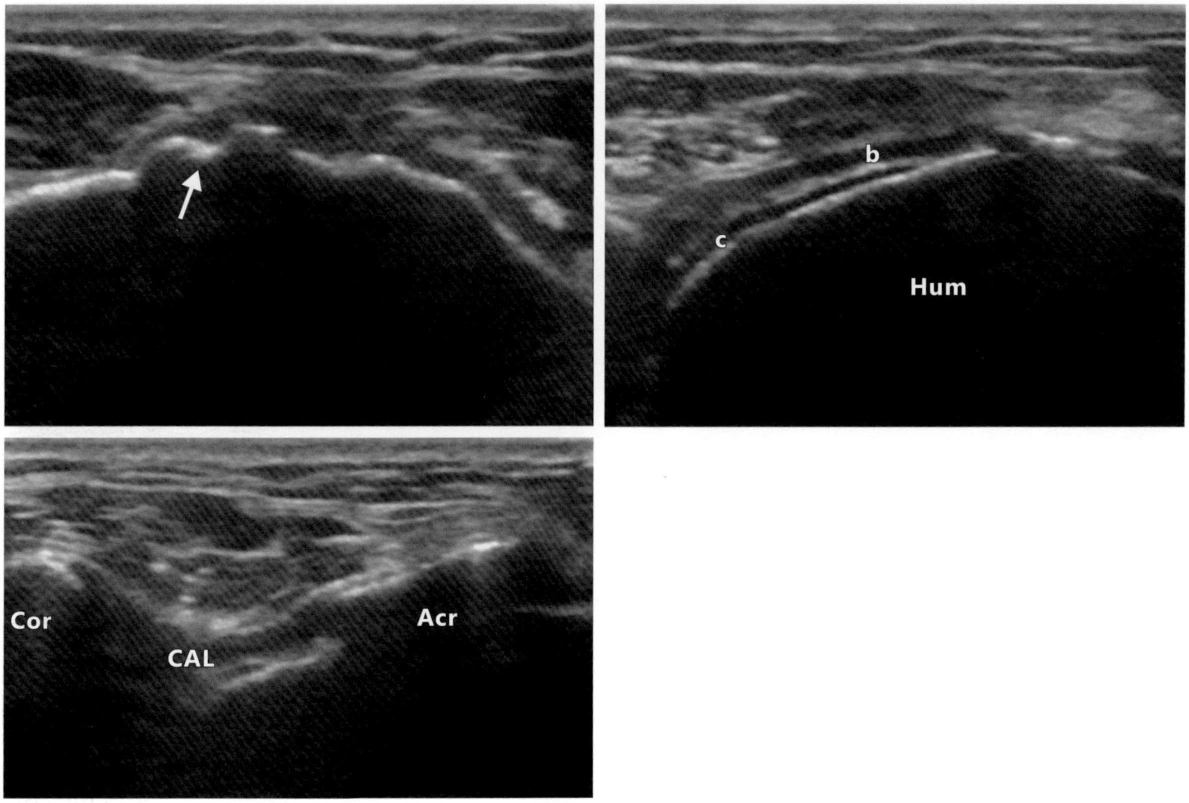

a b c

Las imágenes ecográficas axiales sobre el manguito de los rotadores muestran distalmente un aspecto como “hueso desnudo” bilateral (**a**, **b**) con irregularidad cortical leve (*flecha*) en un lado (**a**). La vista del ligamento coracoacromial (**CAL**) muestra la ausencia del manguito proximal (**c**).

Acr	acromion	**Cor**	apófisis coracoides
b	bolsa subacromial-subdeltoidea	**Hum**	cabeza del húmero
c	cartílago		

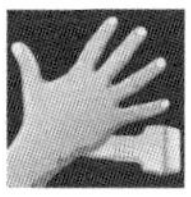

Nota del experto
Obsérvese que el músculo deltoides suprayacente es muy delgado.

2.83 Rotura del tendón del músculo supraespinoso en un hombre anciano con hombro congelado bilateralmente tras un fuerte traumatismo

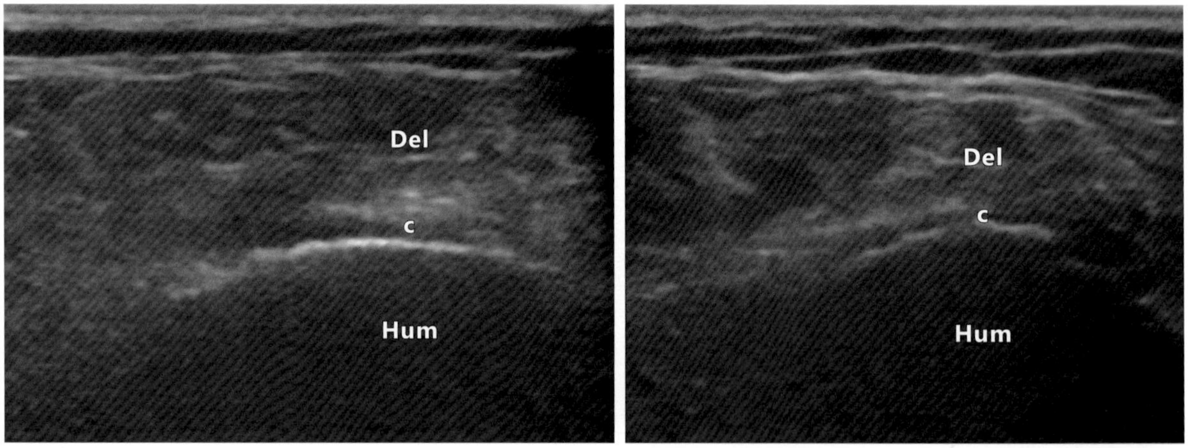

a b

Las imágenes ecográficas axiales sobre el tendón del músculo supraespinoso revelan una rotura completa masiva bilateral, por lo que el músculo deltoides (**D**el) cubre el "hueso desnudo" (**a**, **b**).

c cartílago
Hum cabeza del húmero

Nota del experto

En caso de roturas completas del manguito de los rotadores, el aspecto se define como "hueso desnudo" (*bare/naked bone*). En los jóvenes, el músculo deltoides tendrá un aspecto de "noche estrellada" (negro brillante, con septos blancos); en los ancianos el contraste en las imágenes será menor.

Hombro

Desgarro grave del manguito de los rotadores en una mujer de 67 años con dolor y movilidad reducida del hombro (especialmente en la abducción) 2.84

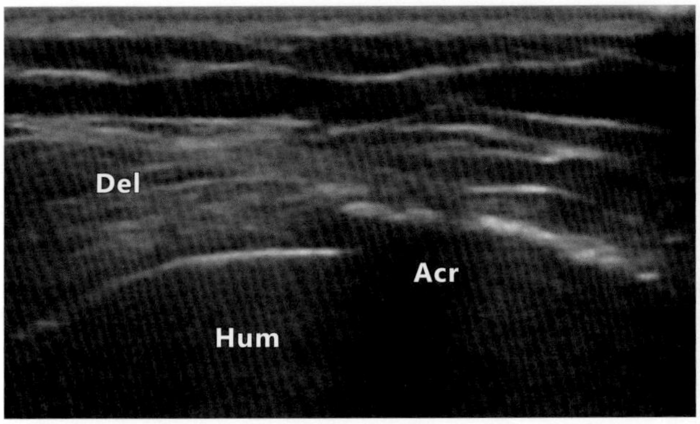

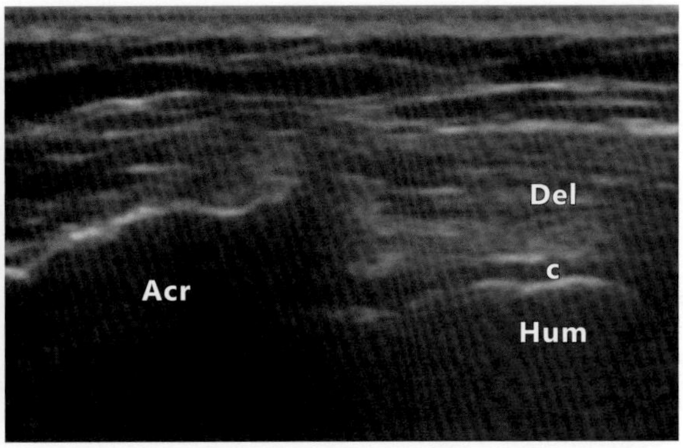

Las imágenes ecográficas longitudinales laterales muestran ausencia completa de la apariencia típica del "pico de loro" (**a**, **b**). En consecuencia, la cabeza del húmero (**Hum**) parece casi tocar el acromion (**Acr**) debido a una luxación superior – más evidente en la imagen izquierda (**a**).

c cartílago
Del músculo deltoides

Nota del experto

Mientras que las imágenes estáticas revelarían información similar a las radiográficas, la evaluación dinámica podría arrojar algo de luz sobre la comprensión de la abducción limitada/dolorosa del hombro. Por supuesto, una evaluación ecográfica exhaustiva de los tendones también puede desenmascarar los detalles de la rotura del manguito.

2.85 Tendón del músculo supraespinoso reparado quirúrgicamente en un paciente adulto después de una caída sobre el hombro

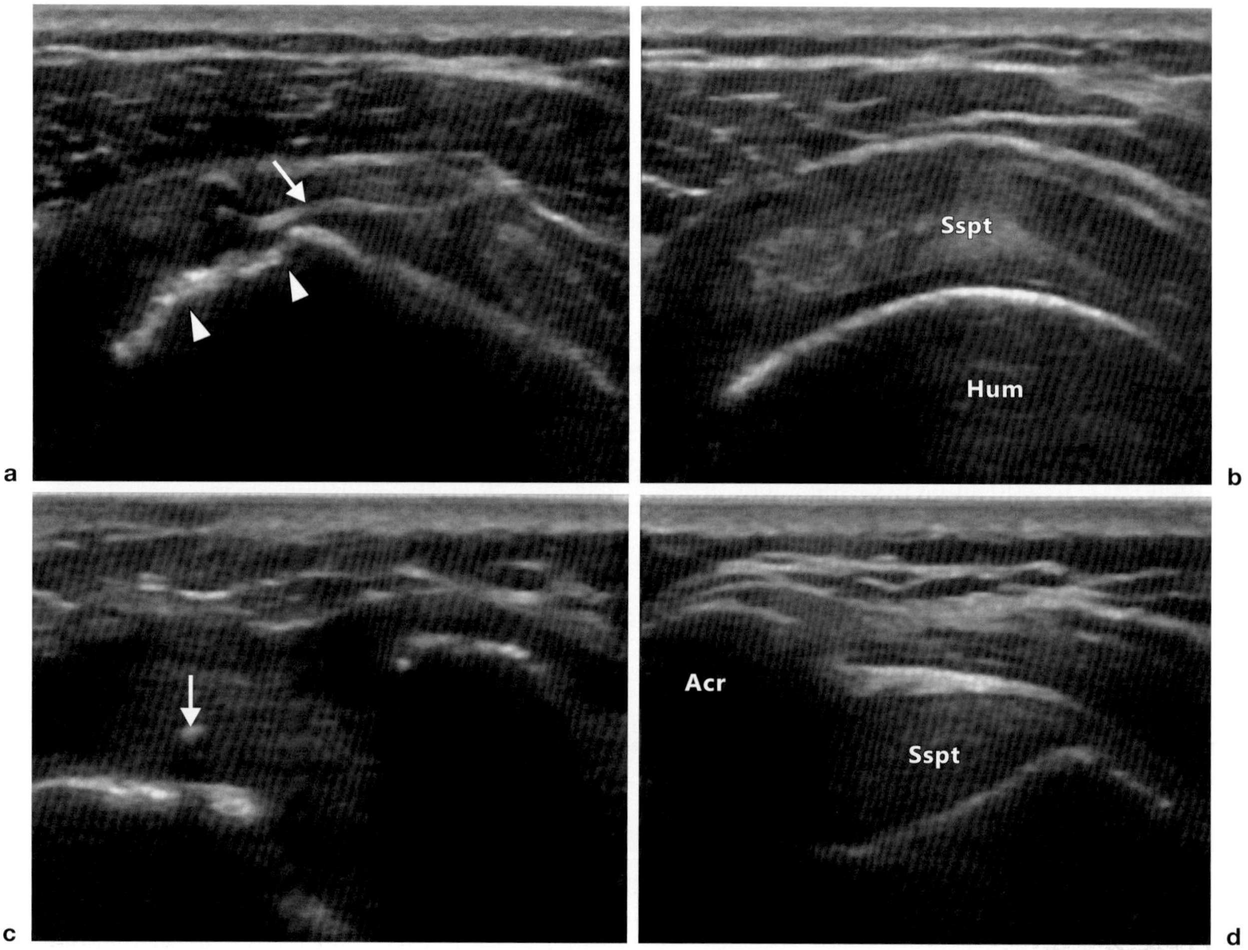

Las imágenes ecográficas axial anterior (**a**) y coronal lateral (**c**) muestran irregularidades corticales (*puntas de flecha*) en la cabeza del humero (**Hum**) y material de sutura hiperecoico (*flechas*) dentro del tendón del músculo supraespinoso (**Sspt**), que aparece irregular. Imágenes normales correspondientes (**b**, **d**).

Acr acromion

Nota del experto

Después de la reparación, la imagen de un tendón nunca se vuelve "perfectamente" normal. Cuando la evolución clínica postoperatoria es anormal, una sola evaluación puede ser a menudo decepcionante. Idealmente, se debe hacer un seguimiento ecográfico regular durante la rehabilitación para poder detectar el eventual deterioro.

Desgarro del tendón del músculo supraespinoso en un hombre de 62 años con dolor en el hombro que aumenta con la abducción y por la noche **2.86**

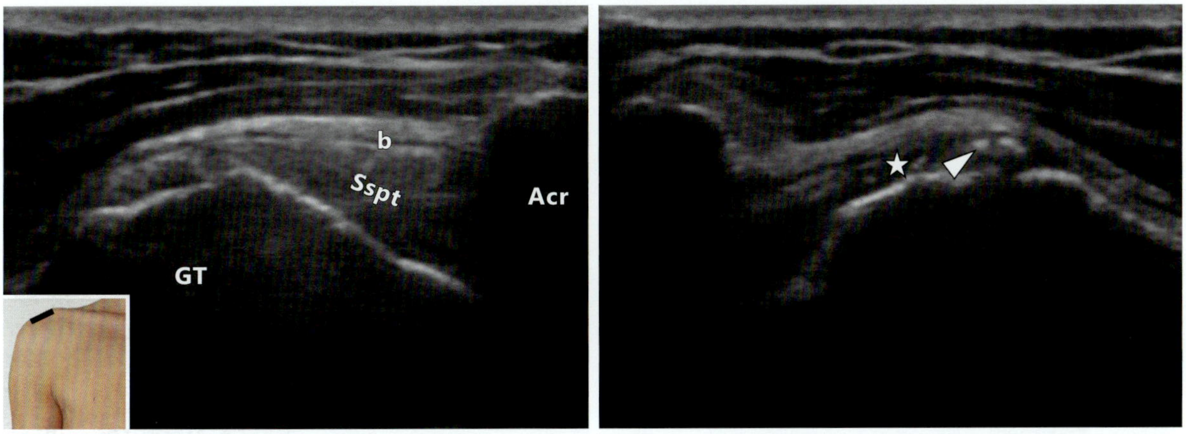

a b

En comparación con el lado normal (**a**), la imagen longitudinal lateral muestra un desgarro (*estrella*) en la inserción distal del tendón del músculo supraespinoso (**Sspt**) en el tubérculo mayor (**GT**) (**b**). Notar que también se observa una pequeña calcificación tipo II (*punta de flecha*) dentro del tendón distal.

Acr acromion **b** bolsa subacromial-subdeltoidea

Calcificación del tendón del músculo supraespinoso en un hombre de 55 años con intenso dolor incapacitante de inicio espontáneo, generalmente por la mañana **2.87**

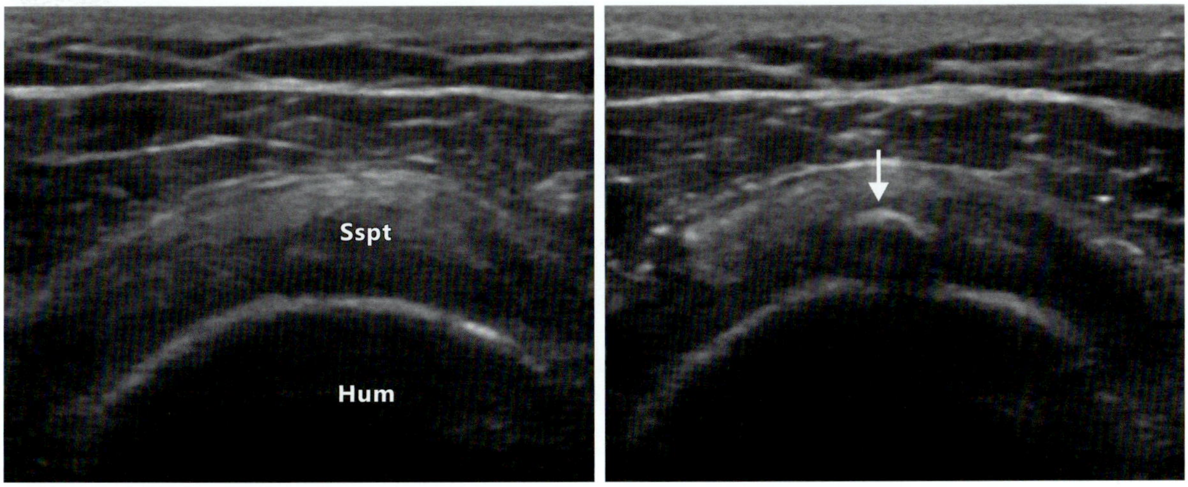

a b

En comparación con el lado normal (**a**), la imagen ecográfica axial en posición de Crass muestra una calcificación tipo I (*flecha*) en el tendón del músculo supraespinoso (**Sspt**) (**b**).

Hum húmero

2.88 Efusión articular del hombro y calcificación del tendón del músculo supraespinoso en una mujer de 44 años

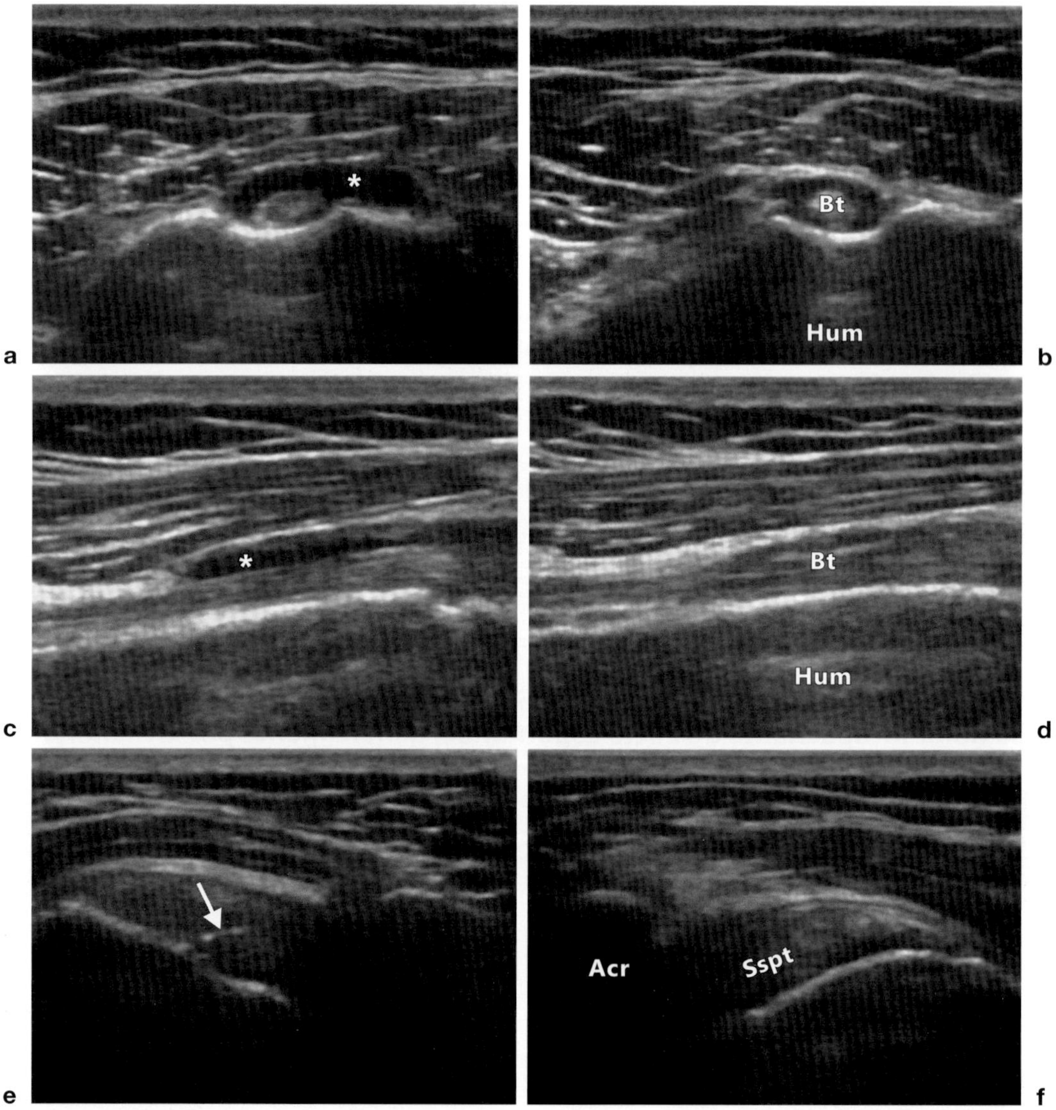

La paciente padece desde hace dos meses dolor intenso en el hombro y sensibilidad aumentada en las partes medial y posterior del hombro.

Las imágenes ecográficas axial (**a**) y longitudinal (**c**) sobre la cabeza del húmero (**Hum**) revelan efusión dentro de la vaina del tendón del músculo bíceps braquial (**Bt**) (*asteriscos*). La imagen ecográfica longitudinal lateral muestra una calcificación hiperecoica grado III (*flecha*) dentro del tendón del músculo supraespinoso (**Sspt**) (**e**). Vistas normales correspondientes (**b**, **d**, **f**).

Acr acromion

Tendinitis calcificada del músculo supraespinoso en una mujer de 60 años con dolor intermitente en el hombro **2.89**

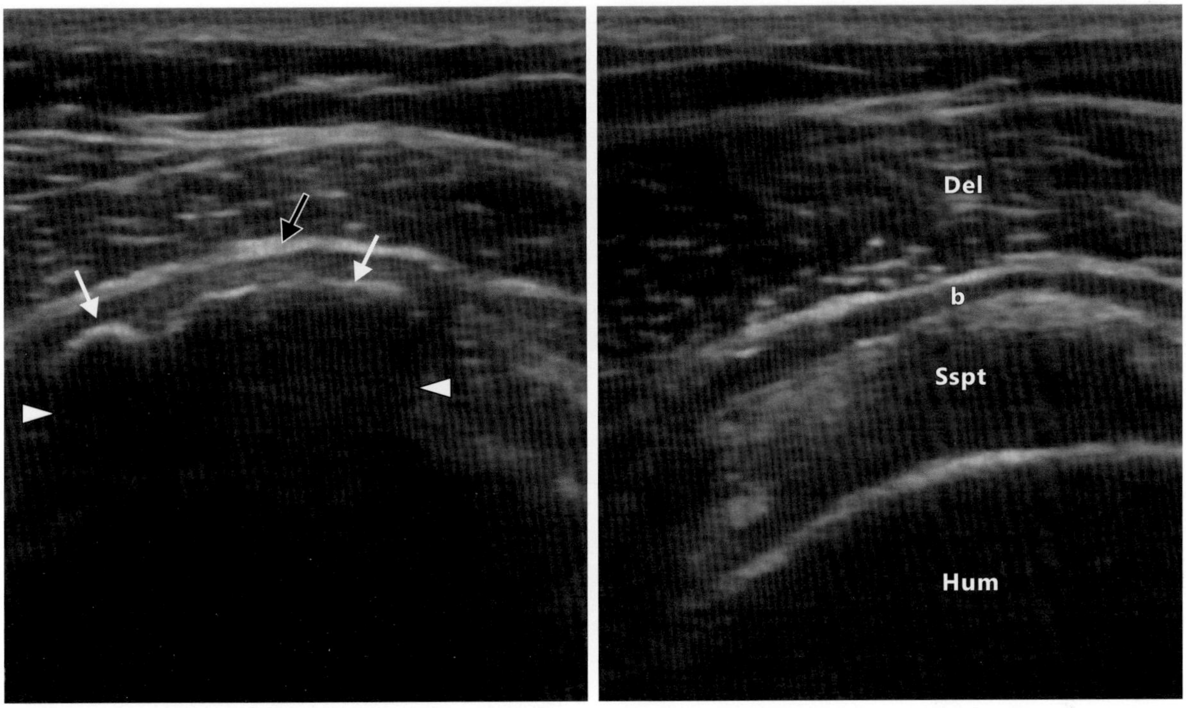

a b

La imagen ecográfica axial (**a**) muestra una enorme sombra acústica (*puntas de flecha*) que esconde la imagen cortical del húmero (**Hum**). Una gran calcificación tipo I (*flechas blancas*) se ve muy cerca de la grasa subdeltoidea (*flecha negra*), es decir, está localizada superficialmente dentro del tendón del músculo supraespinoso (**Sspt**) (**a**). Lado contralateral normal (**b**).

b bolsa subdeltoidea
Del músculo deltoides

Nota del experto

Aunque las calcificaciones se pueden ver ecográficamente antes de que sean evidentes en las radiografías, las radiografías se pueden utilizar para tener una orientación clínica general.

2.90 Patologías del manguito de los rotadores en un hombre de 54 años con dolor crónico bilateral en el hombro

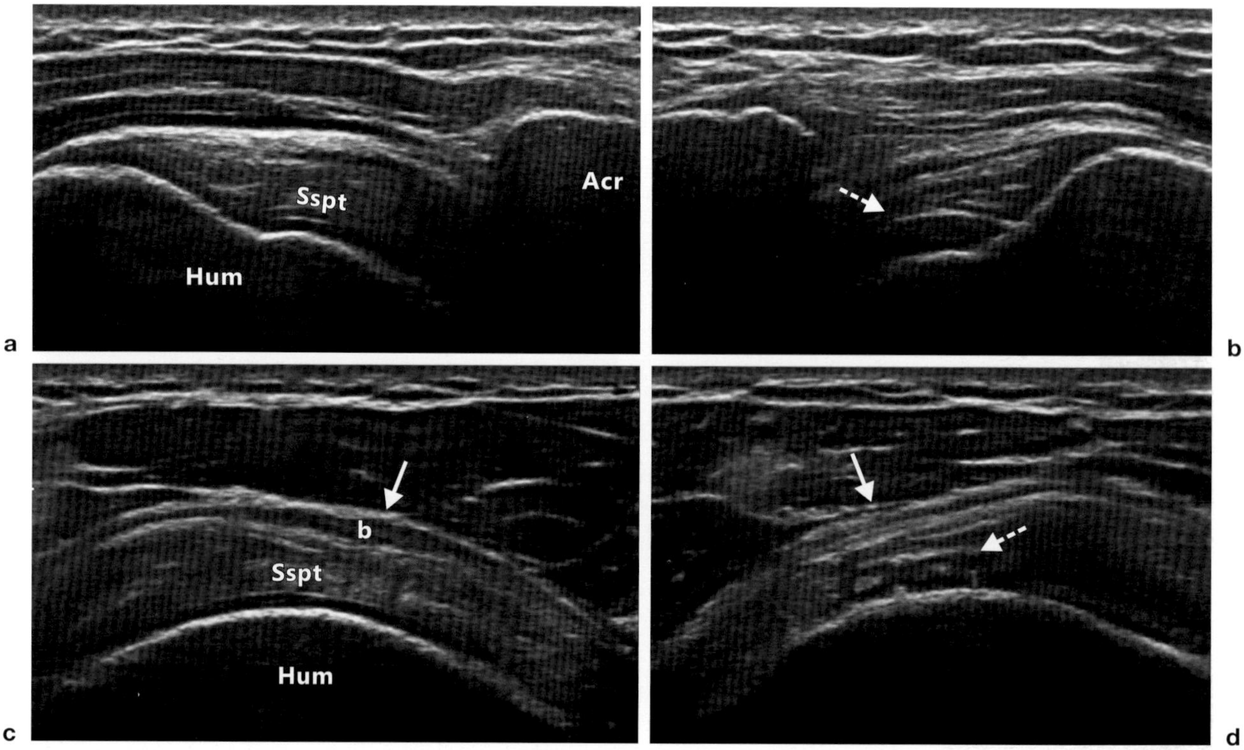

Las imágenes comparativas longitudinales (**a**, **b**) y axiales (**c**, **d**) del tendón del músculo supraespinoso (**Sspt**) muestran roturas bilaterales de espesor parcial vistas como adelgazamiento focal (*flechas*) pero también depósitos calcificados tipo III concomitantes (*flechas discontinuas*) en las imágenes del lado derecho (**b**, **d**).

Acr acromion
b bolsa subdeltoidea
Hum húmero

Tendinitis calcificante bilateral del tendón del músculo supraespinoso en una mujer de 44 años

2.91

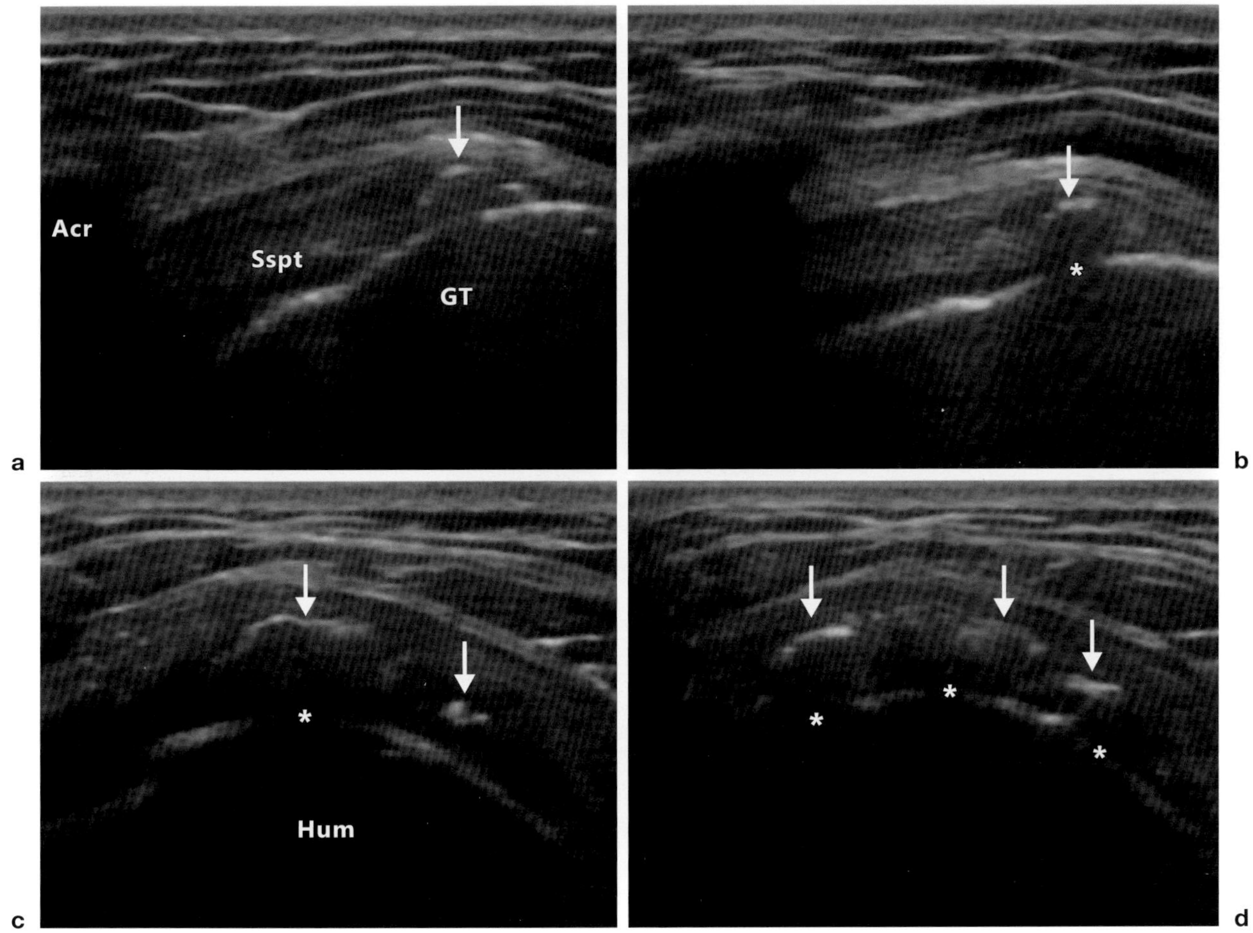

La paciente padece desde hace 3 meses dolor intenso en el hombro durante la maniobra de abducción >50°.

Las imágenes ecográficas longitudinales laterales (**a**, **b**) y axiales (**c**, **d**) muestran depósitos calcificados tipo II (*flechas*) dentro del tendón del músculo supraespinoso (**Sspt**) y artefactos de sombra acústica posterior incompletos (*asteriscos*).

Acr	acromion	**Hum**	húmero
GT	tubérculo mayor		

Nota del experto

De manera similar a lo indicado para la evaluación de las entesopatías, la imagen axial puede distinguir mejor las lesiones múltiples (si las hay) que no pueden ser fácilmente diferenciadas con la exploración en el eje largo.

2.92 Tendinitis calcificante del músculo supraespinoso en una mujer de 55 años con movimientos limitados del hombro debido al dolor y espasmos musculares

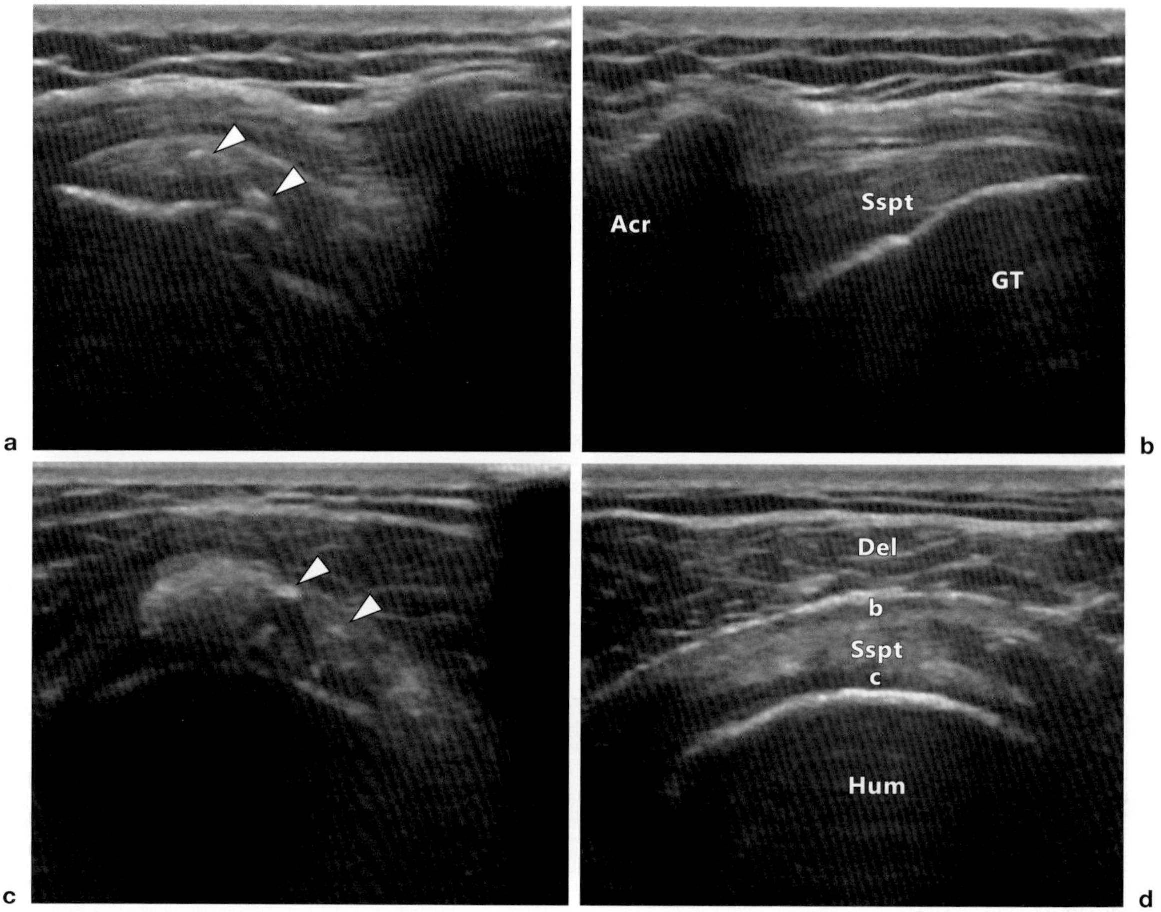

Las imágenes ecográficas longitudinal lateral (**a**) y axial (**c**) revelan un aspecto hinchado y pequeñas calcificaciones tipo II (*puntas de flecha*) dentro del tendón del músculo supraespinoso (**Sspt**). Lado normal (**b**, **d**).

Acr	acromion	**Del**	músculo deltoides
b	bolsa subdeltoidea	**GT**	tubérculo mayor
c	cartílago	**Hum**	húmero

Nota del experto

El aspecto "nublado" en la figura **c** y su localización superficial pueden ser signos de desintegración y migración de las calcificaciones hacia la bolsa (lo que también puede causar exacerbación severa de los síntomas).

Tendinitis calcificante del músculo supraespinoso y bursitis subdeltoidea en un hombre de 56 años con polimialgia reumática

2.93

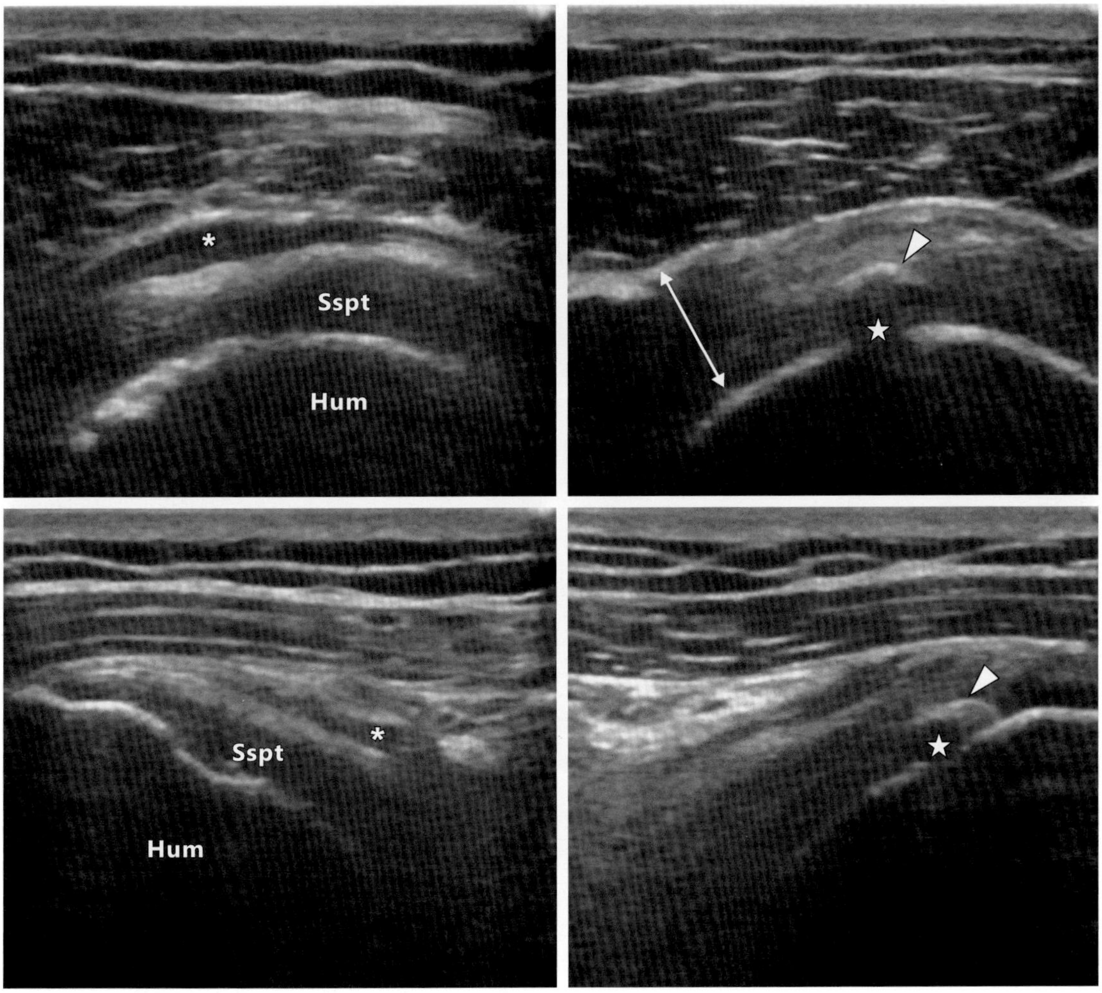

Las imágenes ecográficas axial (**a**) y longitudinal (**c**) muestran una pequeña cantidad de líquido en la bolsa subdeltoidea (*asteriscos*) con un tendón del músculo supraespinoso relativamente normal (**Sspt**). El lado contralateral revela un engrosamiento leve del tendón (*doble flecha*) con una pequeña calcificación tipo II (*puntas de flecha*) (**b**, **d**). Obsérvese el artefacto de sombra acústica posterior incompleto (*estrellas*) en profundidad a la calcificación.

Hum húmero

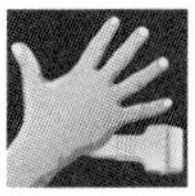

Nota del experto

La posibilidad de que el tendón del músculo supraespinoso sea focalmente más delgado (plano) en la figura **a** puede ser confirmada con la compresión del tendón. La compresibilidad podría ayudar a diagnosticar un desgarro de espesor parcial.

2.94 Tendinitis calcificante del tendón del músculo supraespinoso en una mujer de 35 años con dolor intenso en el hombro después de una caída

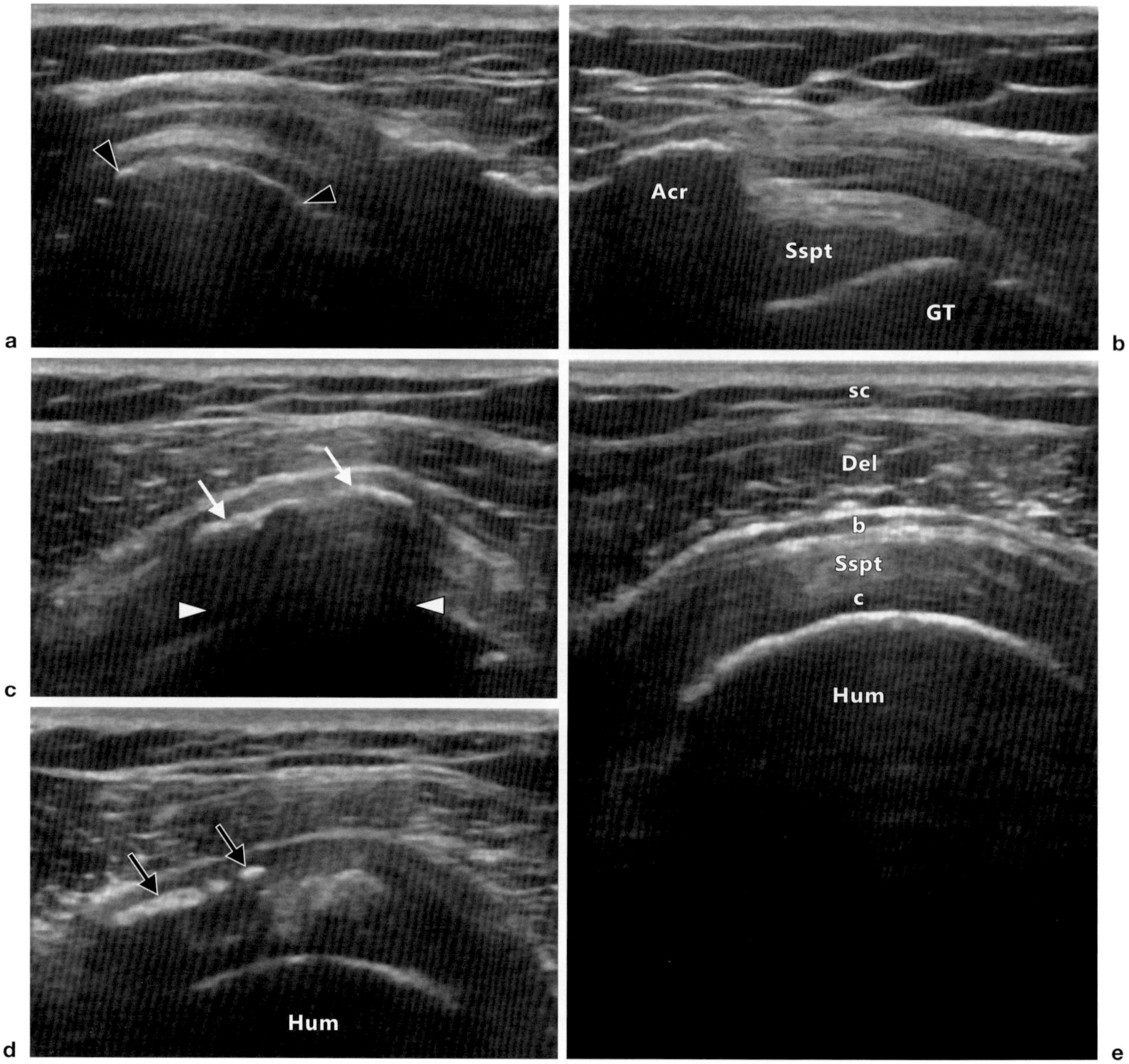

Video 2

La imagen ecográfica longitudinal lateral (**a**) muestra un gran depósito calcificado tipo I (*puntas de flecha negras*) dentro del tendón músculo supraespinoso (**Sspt**). Lado normal (**b**). La imagen axial confirma la sombra acústica posterior (*puntas de flecha blancas*) causada por el depósito calcificado tipo I (*flechas*) (**c**). Los depósitos calcificados tipo II (*flechas negras*) también se observan en una vista diferente (**d**). Lado normal (**e**).

Acr	acromion	**c**	cartílago	**Hum**	húmero
b	bolsa subacromial	**Del**	músculo deltoides	**sc**	tejido subcutáneo

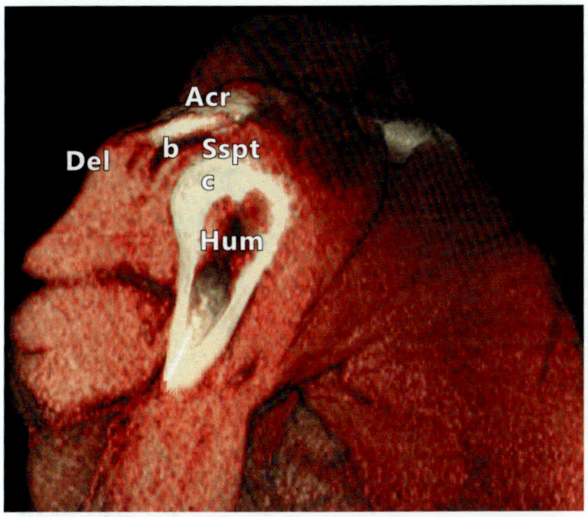

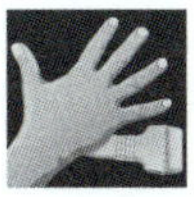

Nota del experto

Las calcificaciones del manguito de los rotadores aparecen como focos hiperecoicos intratendinosos de tres tipos principales basados en la cantidad de calcio en el depósito [2]. Las calcificaciones tipo I aparecen como focos hiperecoicos con sombra completa y corresponden a la fase de formación del depósito de calcio que representa aproximadamente el 80% de los casos. Las calcificaciones tipo II y III pueden clasificarse como "calcificaciones lechosas" (*slurry*) con sombra incompleta (tipo II) o ausente (tipo III) y corresponden a la fase de reabsorción. Cabe señalar que los depósitos "lechosos" han demostrado ser casi líquidos y pueden ser aspirados con éxito.

2.95 Tendinopatías de los músculos supraespinoso y subescapular en una mujer de 41 años

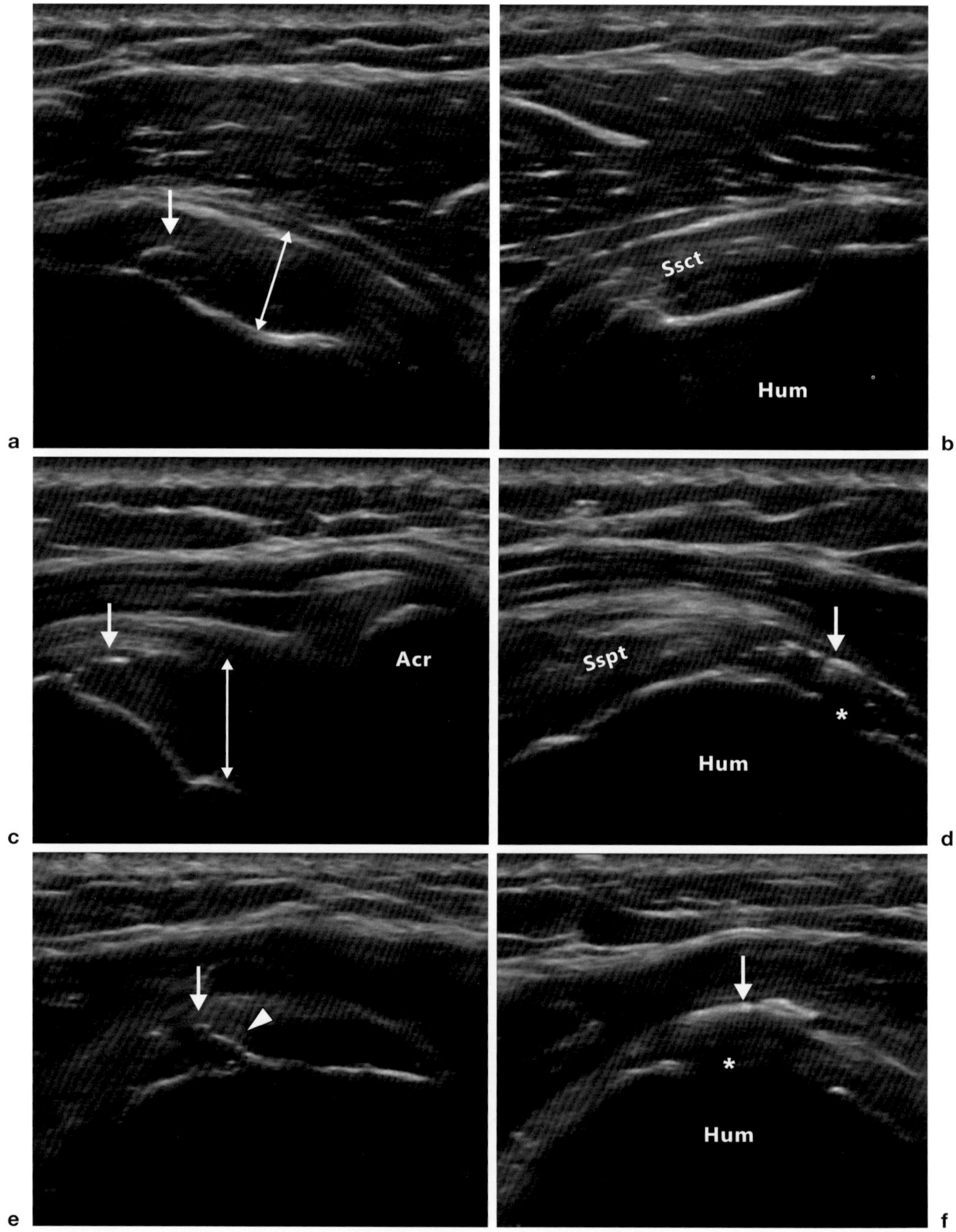

La imagen ecográfica longitudinal sobre el tendón del músculo subescapular (**Ssct**) muestra una apariencia edematosa e hipoecoica (*doble flecha*) y una pequeña calcificación tipo III (*flecha*) (**a**). Lado normal (**b**).
La imagen ecográfica longitudinal lateral sobre el tendón del músculo supraespinoso (**Sspt**) muestra un tendón hinchado (*doble flecha*) y una calcificación distal tipo III (*flecha*) (**c**). El lado contralateral muestra una textura ecográfica del tendón relativamente normal pero una calcificación lineal tipo II (*flecha*) en el lado distal con un artefacto de sombra acústica posterior incompleto (*asterisco*) (**d**). La vista axial confirma las patologías calcificante (*flechas*) y cortical (*punta de flecha*) (**e**, **f**).

Acr acromion
Hum húmero

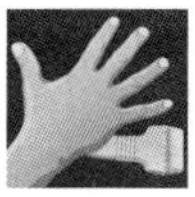

Nota del experto

Cuando las calcificaciones son irregulares y cercanas a la cortical, a veces puede ser bastante difícil distinguirlas de los espolones óseos. En estos casos, un examen ecográfico exhaustivo en diferentes planos puede proporcionar una gran contribución. Por ejemplo, en esta paciente, la imagen axial (**e**) muestra que tanto la calcificación como el espolón óseo están presentes. La figura **d** es también un buen ejemplo de cómo la misma calcificación puede dar o no una sombra posterior.

2.96 Tendinitis calcificante bilateral del tendón del músculo supraespinoso en un hombre de 36 años

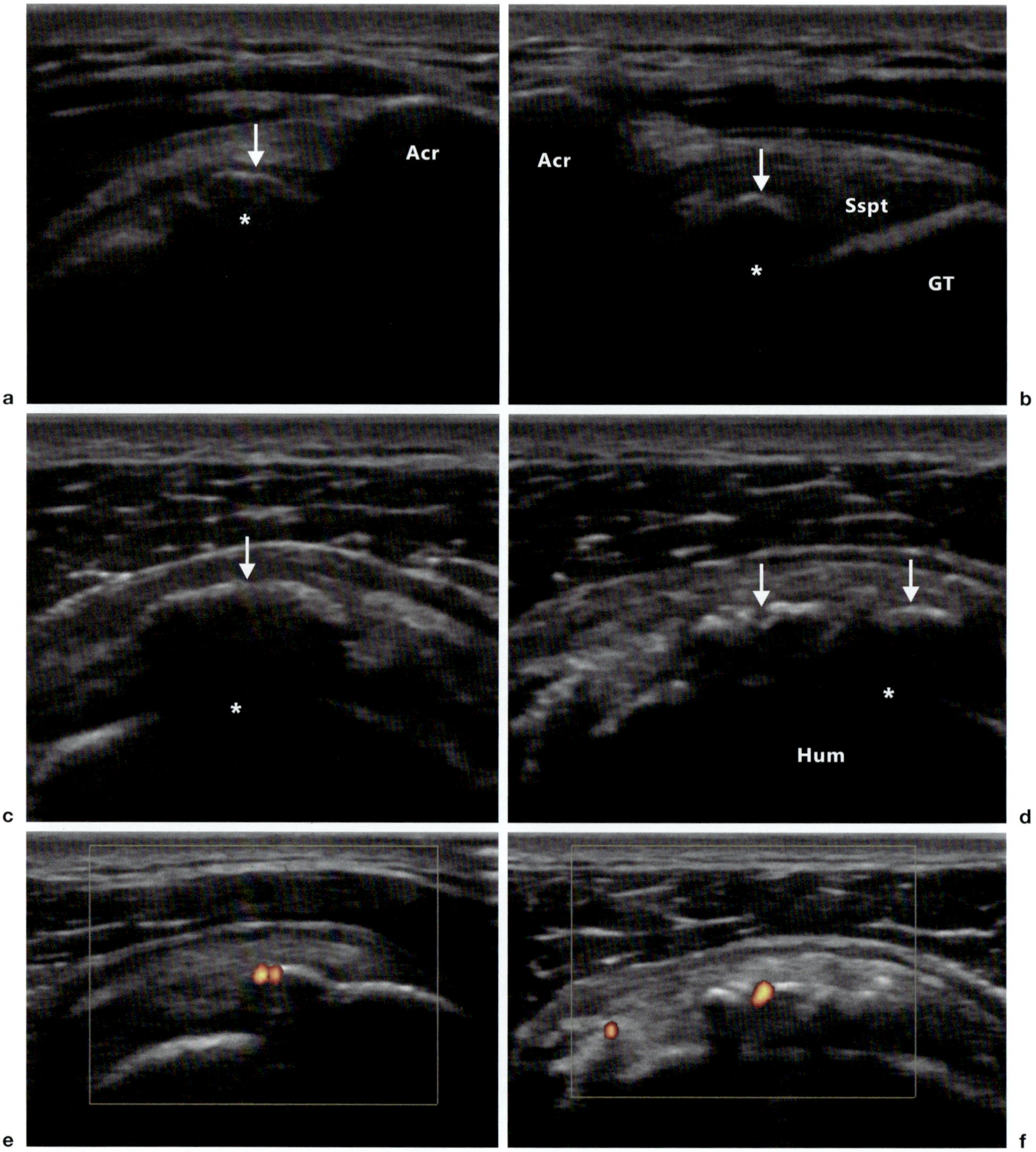

TENDÓN DEL MÚSCULO SUPRAESPINOSO

El paciente se quejaba de dolor bilateral en el hombro que se acentuaba durante la elevación y abducción del brazo.

Las imágenes ecográficas longitudinales (**a**, **b**) y axiales (**c**, **d**) sobre el tendón del músculo supraespinoso (**Sspt**) muestran artefactos de sombra acústica posterior (*asteriscos*) debido a calcificaciones tipo I (*flechas blancas*). Las imágenes axiales muestran señales de flujo sanguíneo en el tendón (**e**, **f**).

Acr acromion
GT tubérculo mayor
Hum húmero

Nota del experto

La ecografía Doppler puede diferenciar entre las fases de formación y de reabsorción de la calcificación [3]. En la fase de reabsorción, la hiperemia/neovascularización dentro del tendón muestra una correlación perfecta con los síntomas [12].

2.97 Tendinitis calcificante bilateral del tendón del músculo supraespinoso en una mujer diabética

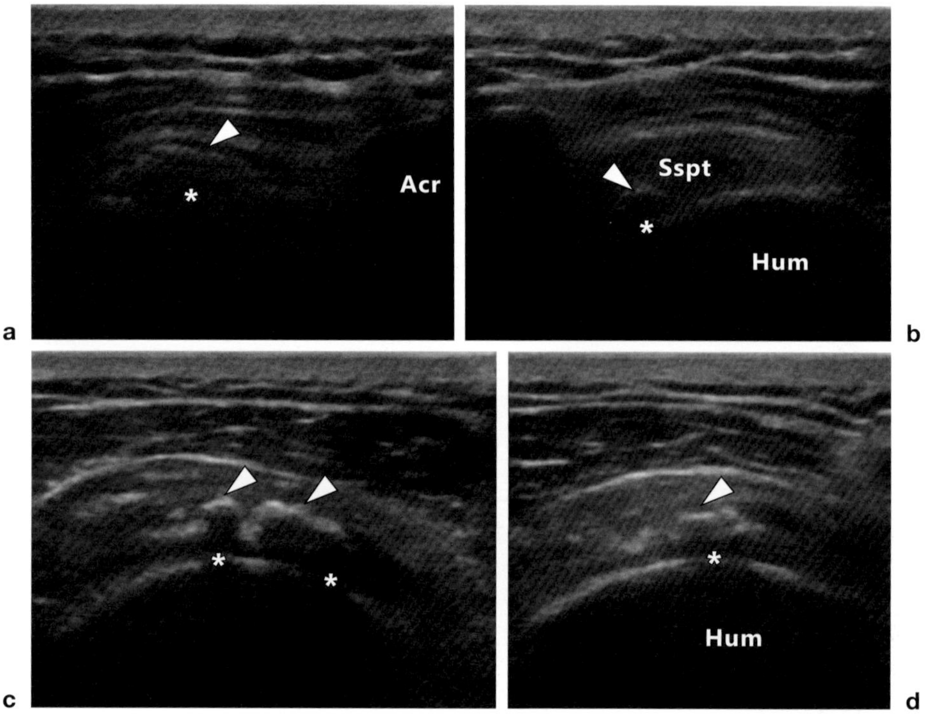

La paciente tuvo alivio del dolor con terapia física y un ciclo corto de fármacos antiinflamatorios no esteroideos.

Las imágenes ecográficas longitudinales (**a**, **b**) y axiales (**c**, **d**) sobre el tendón del músculo supraespinoso (**Sspt**) muestran focos hiperecoicos (*puntas de flecha*) dentro del tendón con artefactos de sombra acústica posterior incompletos (*asteriscos*) que indican una calcificación tipo II.

Acr acromion　　**Hum** húmero

Video 3

Nota del experto

Como en otros casos clínicos, la confirmación de la patología en dos planos perpendiculares es siempre requerida. En este caso, debido a la ausencia de visualización del húmero en el eje largo, sería imposible, de alguna otra manera, distinguir esta imagen de la de una cabeza del húmero dislocada superiormente.

Aquí, otra razón que hace que la ecografía sea superior para la evaluación de calcificaciones sería la disponibilidad de imágenes dinámicas en tiempo real durante los movimientos del hombro. Además, especialmente en el caso de grandes calcificaciones, no es raro descubrir que la causa real de la compresión es la calcificación en sí misma. Sin duda, la detección de este posible escenario, exactamente cuando el paciente experimenta la sensación dolorosa durante la maniobra, es un hallazgo invaluable que demuestra una vez más que la imagen ecográfica debe ser una extensión del examen físico.

También hay que tener en cuenta que el dolor no siempre es proporcional al tamaño de la calcificación.

Tendinopatías del manguito de los rotadores en una mujer de 53 años con dolor en el hombro y sensibilidad focal aumentada **2.98**

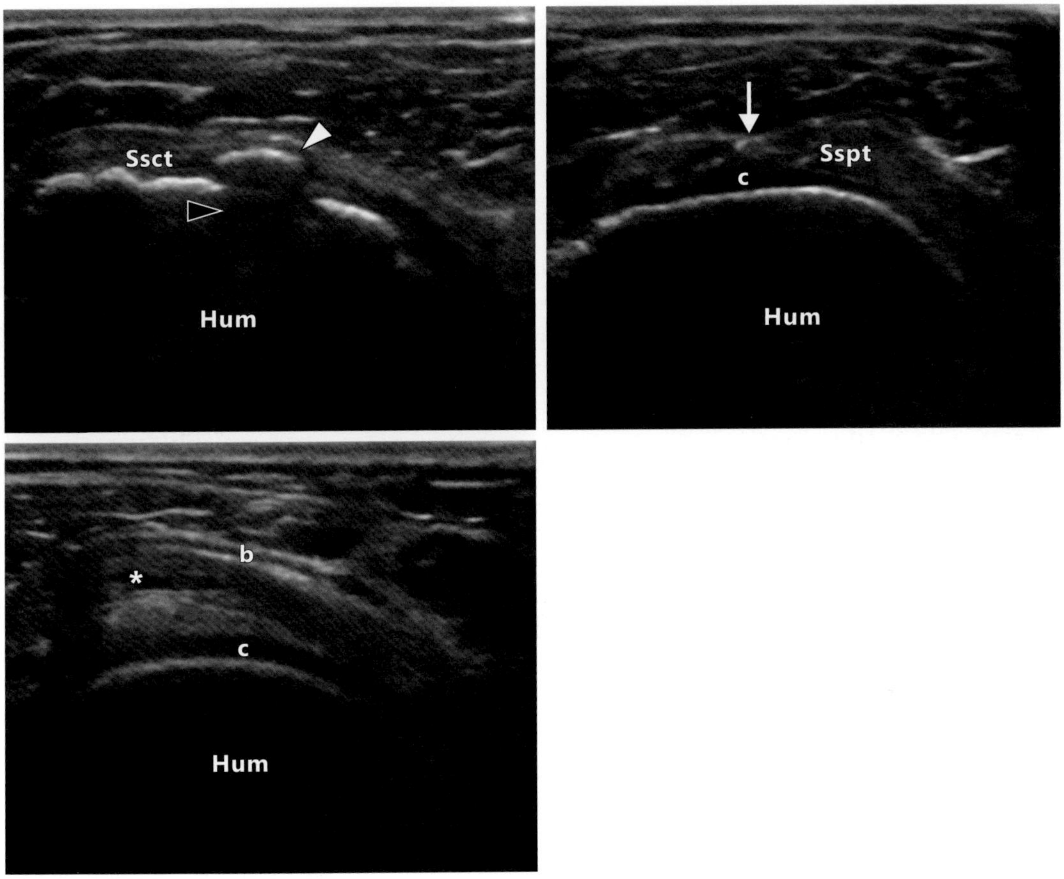

a b c

La imagen ecográfica anteromedial (**a**) muestra un pequeño depósito calcificado tipo I (*punta de flecha blanca*) dentro del tendón del músculo subescapular (**Ssct**) con sombra acústica posterior (*punta de flecha negra*). La imagen del tendón del músculo supraespinoso (**Sspt**) muestra su compresibilidad (*flecha*) (**b**) y, al liberarse, se observa que el desgarro de espesor parcial (visto como un pequeño defecto hipoecoico) (*asterisco*) es intratendinoso (**c**).

b bolsa subdeltoidea
c cartílago
Hum húmero

Nota del experto

Como se ve en este caso, varias patologías del tendón pueden coexistir en el manguito de los rotadores. Una vez más, una evaluación exhaustiva – también a la luz de los hallazgos clínicos – es indispensable.

2.99 Inestabilidad de la articulación glenohumeral en un paciente hemipléjico crónico

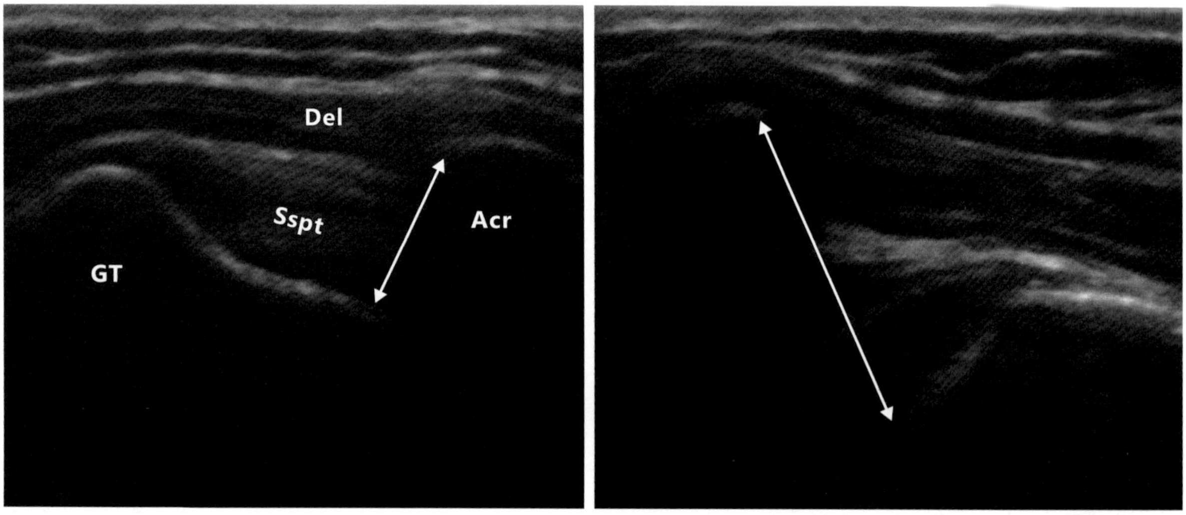

a b

El paciente se quejaba de dolor y debilidad en el hombro afectado con signo del surco positivo.

En comparación con el lado normal (**a**), la imagen ecográfica longitudinal lateral muestra un aumento de la distancia entre el acromion (**Acr**) y el tubérculo mayor (**GT**), compatible con la subluxación articular (**b**).

Del músculo deltoides
Sspt tendón del músculo supraespinoso

Nota del experto

Aunque se han descrito diferentes métodos para cuantificar la distancia entre dos puntos de la imagen ecográfica, las medidas comparativas simples (como se muestra en las figuras), efectuadas exactamente en el mismo lugar, y una correcta posición del hombro serán definitivamente determinantes [13].

Lipoma subcutáneo en una mujer de 53 años con una masa indolora en el hombro durante 2 años

2.100

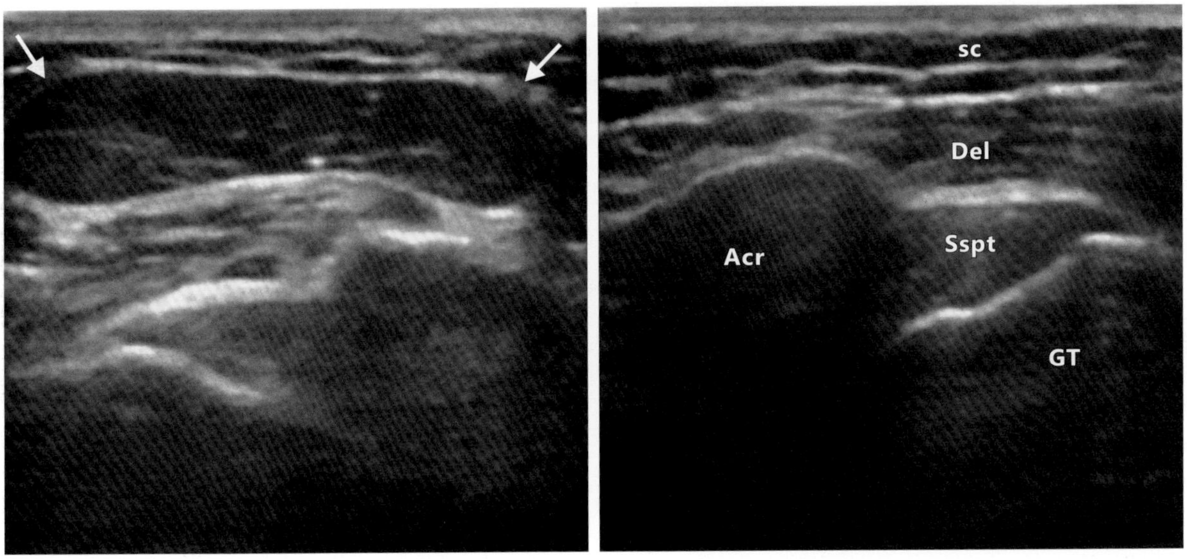

a b

La imagen ecográfica longitudinal lateral obtenida sobre el tendón del músculo supraespinoso (**Sspt**) muestra una gran masa hipoecoica con márgenes bien definidos (*flechas*) (**a**). Lado normal (**b**).

Acr	acromion	**GT**	tubérculo mayor
Del	músculo deltoides	**sc**	tejido subcutáneo

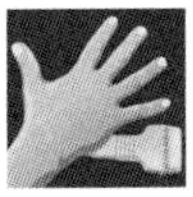

Nota del experto

Con la imagen ecográfica, la precisión diagnóstica de las lesiones subcutáneas benignas es del 82.0%, mientras que la sensibilidad y especificidad para el diagnóstico de lipomas son ambas del 100% [14].

2.101 Inyección peritendinosa eco-guiada de plasma rico en plaquetas para un desgarro de espesor parcial del tendón del músculo supraespinoso

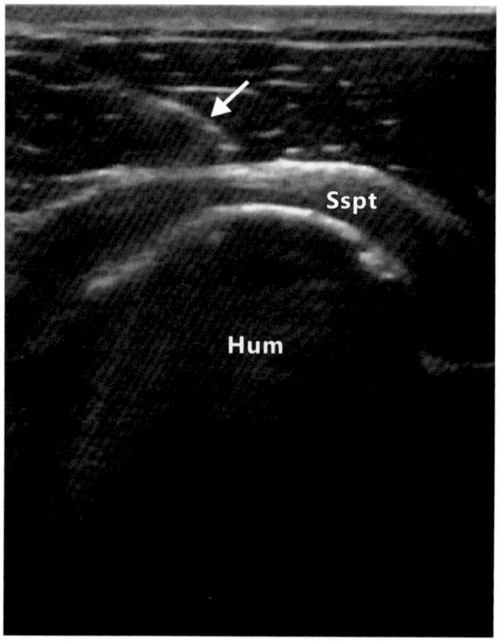

La imagen ecográfica axial en posición de Crass muestra la aguja hiperecoica (*flecha*) que se aproxima a la zona de rotura parcial del tendón del músculo supraespinoso (**Sspt**).

Hum húmero

2.102 Inyección eco-guiada de plasma rico en plaquetas para una tendinopatía del músculo supraespinoso en un hombre de 37 años

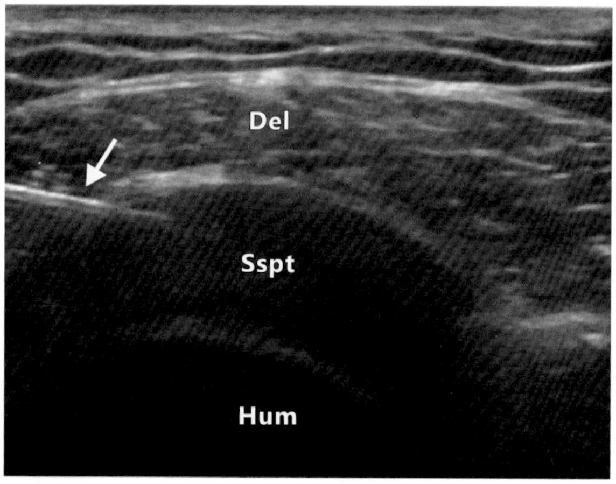

El paciente se quejaba de dolor severo en el hombro durante tres meses.

La imagen ecográfica axial en posición de Crass muestra que el tendón del músculo supraespinoso (**Sspt**) está anormalmente engrosado y con un aspecto hipoecoico. La punta de la aguja (*flecha*) se coloca dentro del tendón durante la técnica directa en plano (*in-plane*).

Del músculo deltoides
Hum húmero

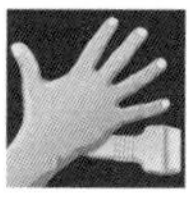

Nota del experto

Dependiendo de los resultados de un examen ecográfico preciso de la lesión, el clínico puede adaptar fácilmente los detalles del procedimiento, es decir, dónde, cómo y qué inyectar [7, 15].

Imagen ecográfica postoperatoria del hombro en un trabajador de 65 años

2.103

El paciente tuvo que ser operado por el empeoramiento del dolor persistente en el hombro, a pesar del tratamiento conservador previo.

La imagen ecográfica axial en posición de Crass muestra el artefacto en cola de cometa (*puntas de flecha*) pertenecientes al material quirúrgico (tornillo) (*flecha*) en el húmero (**Hum**).

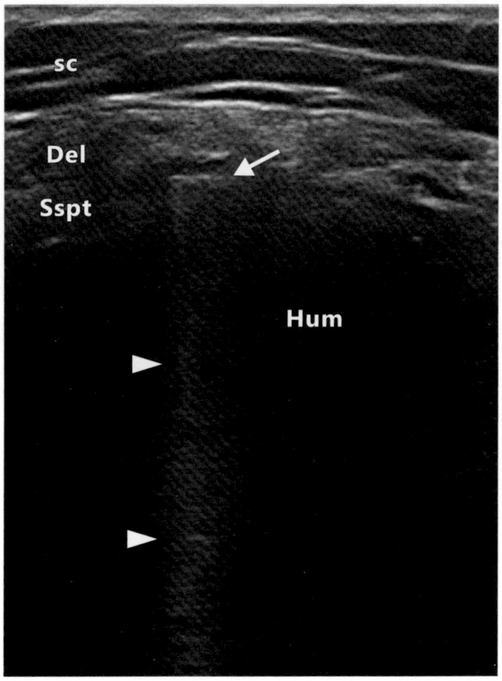

Del músculo deltoides
sc tejido subcutáneo
Sspt tendón del músculo supraespinoso

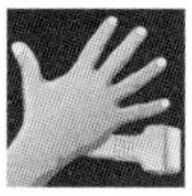

Nota del experto

Durante el examen de los pacientes operados, el ecografista debe tener información sobre los detalles de la cirugía. Además, este escenario puede ser muy diferente en la pantalla del ecógrafo y los resultados de la imagen ecográfica podrían ser mal interpretados con facilidad.

2.104 Vista posterior del hombro normal en un hombre sano

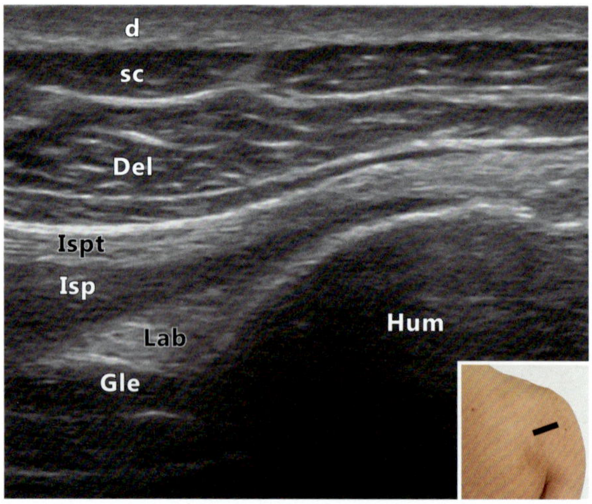

La imagen ecográfica axial posterior muestra el aspecto normal de la articulación glenohumeral.

d	dermis
Del	músculo deltoides
Gle	cavidad glenoidea
Hum	húmero
Isp	músculo infraespinoso
Ispt	tendón del músculo infraespinoso
Lab	labrum (rodete articular)
sc	tejido subcutáneo

2.105 Osteoartritis del hombro en un hombre mayor con dolor durante las actividades de la vida diaria y con empeoramiento durante la noche

Video 4

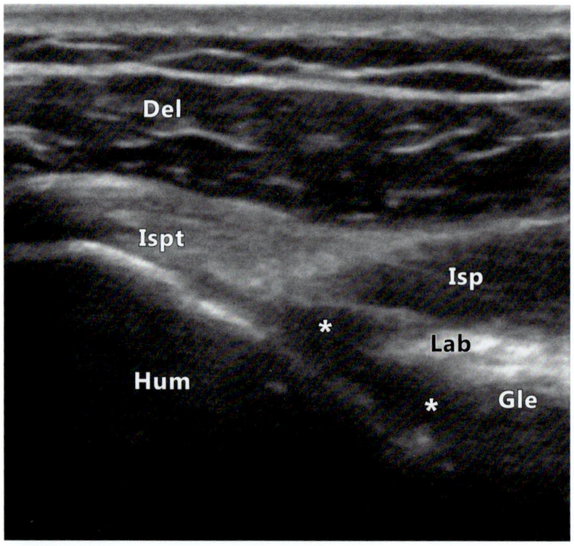

La imagen ecográfica posterior muestra una efusión (*asteriscos*) en la articulación del hombro.

Nota del experto

Esta imagen fue capturada al final de la rotación externa. Sin embargo, en caso de efusión moderada, el desplazamiento del líquido (es decir, la visualización de forma irregular) podría ser el único indicio para una detección precisa.

Efusión en la articulación del hombro en una mujer de 50 años con artritis reumatoide **2.106**

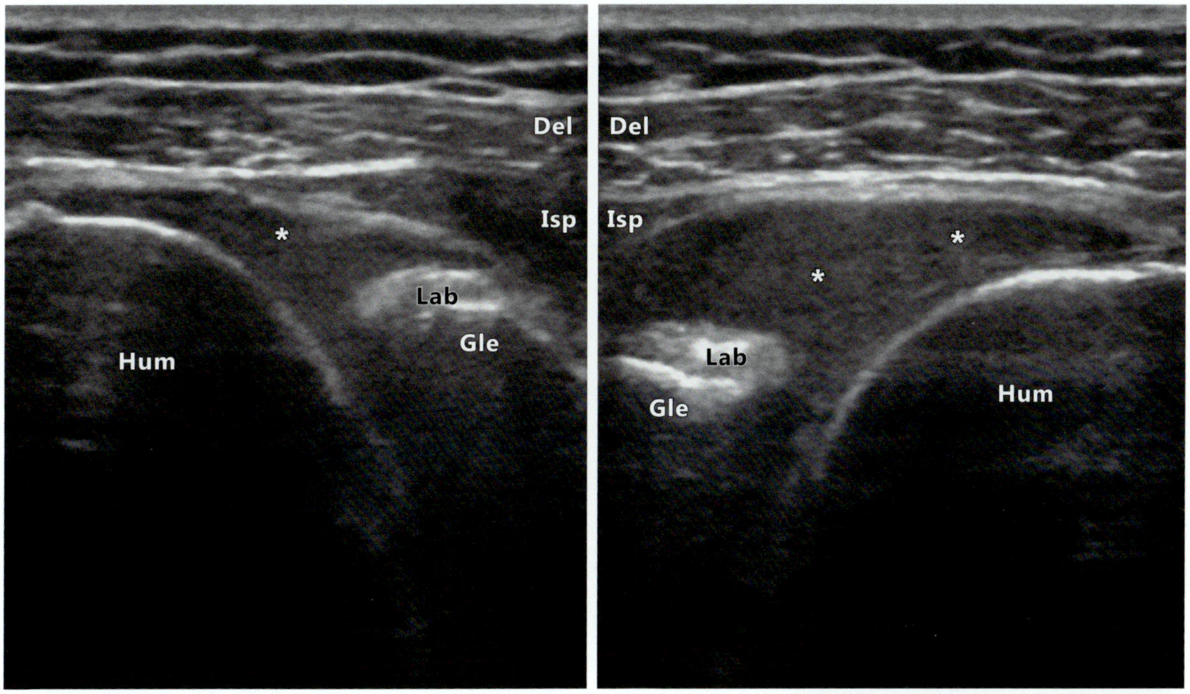

a b

Las imágenes axiales posteriores muestran efusión bilateral (masiva en el lado derecho) (*asteriscos*) que distiende el receso posterior de la articulación del hombro.

Del músculo deltoides
Gle cavidad glenoidea
Hum húmero
Isp músculo infraespinoso
Lab labrum (rodete articular)

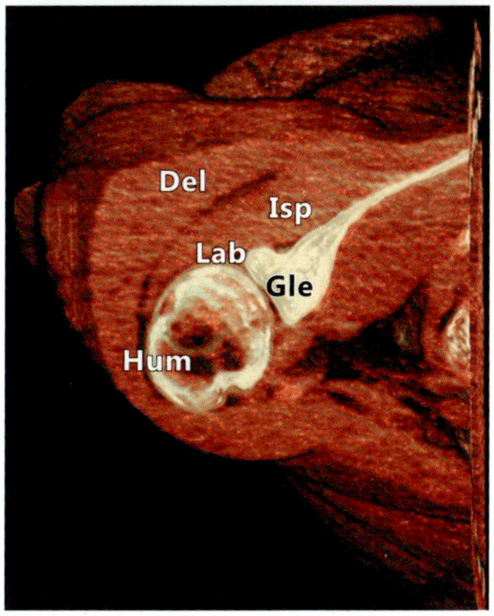

Nota del experto

Para explorar el líquido en la articulación del hombro, la vista anterior para el estudio de la vaina del tendón del músculo bíceps braquial es definitivamente el primer campo de evaluación. Por lo general, la vista posterior (como se ilustra en este caso) tiene la segunda prioridad. Especialmente, la evaluación dinámica con rotaciones internas/externas (que también muestran el desplazamiento del líquido) sería confirmatoria.

2.107 Desgarro del labrum glenoideo en un nadador de 38 años que, antes de la cirugía, refería empeoramiento del dolor durante los movimientos por encima de la cabeza

a 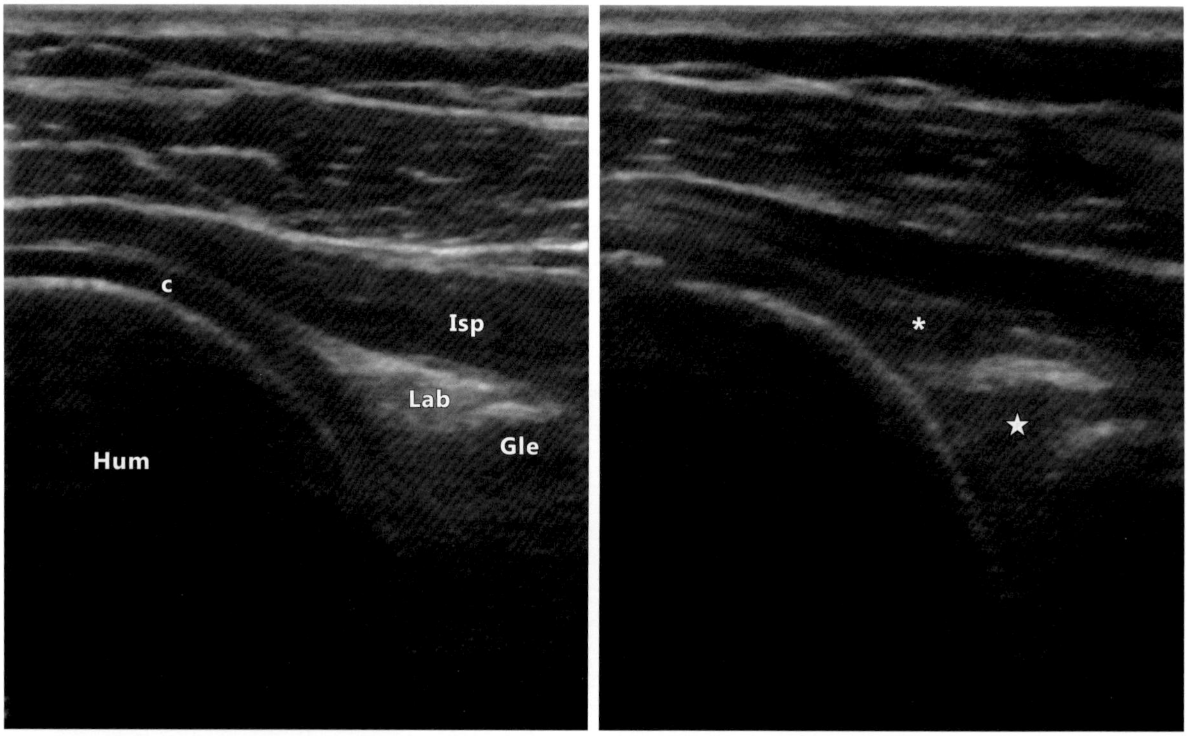 b

En comparación con el lado normal (**a**), la imagen ecográfica axial sobre el hombro posterior muestra el labrum glenoideo (**Lab**) posterior edematoso e hipoecoico (*estrella*) y efusión leve en la articulación (*asterisco*) (**b**).

c	cartílago
Gle	cavidad glenoidea
Hum	húmero
Ispt	tendón del músculo infraespinoso

Nota del experto

Mientras que la ecografía de la exploración anterior del labrum es muy difícil, la imagen posterior es bastante directa, especialmente cuando se realiza bajo evaluación dinámica. Cualquier daño estructural y lesión deformante del labrum se pueden evaluar con precisión durante las rotaciones de la articulación del hombro.

Tendinitis del músculo infraespinoso en una mujer de 50 años

2.108

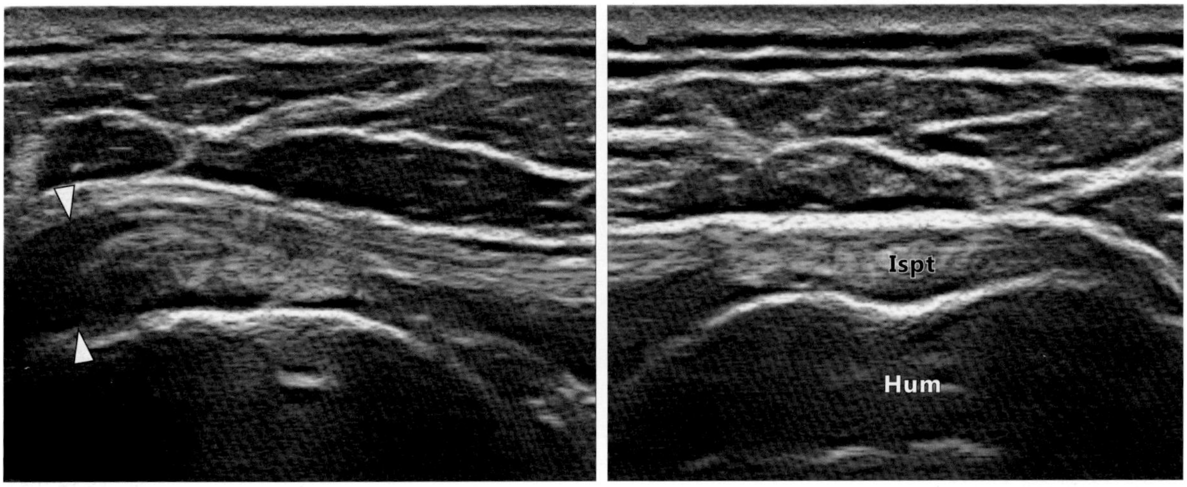

La paciente padece desde hace tres meses dolor intenso en la cara posterior del hombro después de una caída sobre la parte lateral del hombro.

La imagen ecográfica axial posterior muestra un tendón del músculo infraespinoso (**Ispt**) notablemente engrosado con ecogenicidad heterogénea (*puntas de flecha*) (**a**). Lado normal (**b**).

Hum húmero

Nota del experto

Las lesiones aisladas del tendón del músculo infraespinoso son muy raras. Sin embargo, podrían derivar de traumatismos particulares (como este) y no se deben pasar por alto en un examen ecográfico de un hombro por lo demás normal. Cabe destacar que la evaluación ecográfica del hombro requiere una investigación exhaustiva de la imagen, es decir, independientemente de la sospecha del diagnóstico, todos los planos deben ser escaneados en cada paciente [1, 2].

2.109 Osteoartritis degenerativa de la articulación acromioclavicular en un hombre de 51 años

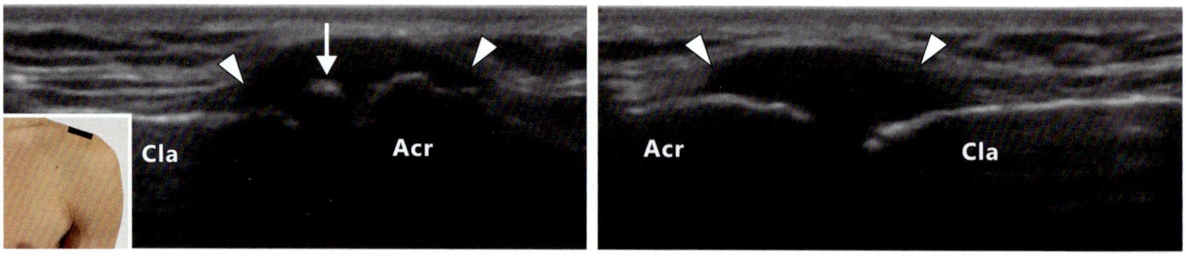

El paciente tenía sensibilidad aumentada a la eco-palpación y una prueba de aducción cruzada (*cross-arm adduction test*) positiva.

Las imágenes ecográficas longitudinales de las articulaciones acromioclaviculares revelan acumulaciones bilaterales de líquido hipoecoico que distienden las cápsulas articulares (*puntas de flecha*) (**a**, **b**) y disminuyen los espacios articulares con un pequeño osteofito (*flecha*) en un lado (**a**).

Acr acromion
Cla clavícula

Nota del experto

Debido a la localización muy superficial de la articulación, la imagen ecográfica es bastante simple – también haciendo la articulación fácilmente accesible. Del mismo modo, incluso una pequeña jeringa de insulina puede ser utilizada para entrar en la articulación sin dañar el menisco intraarticular.

2.110 Dolor de la articulación acromioclavicular en un hombre de 55 años después de una caída de las escaleras sobre su hombro tres meses antes

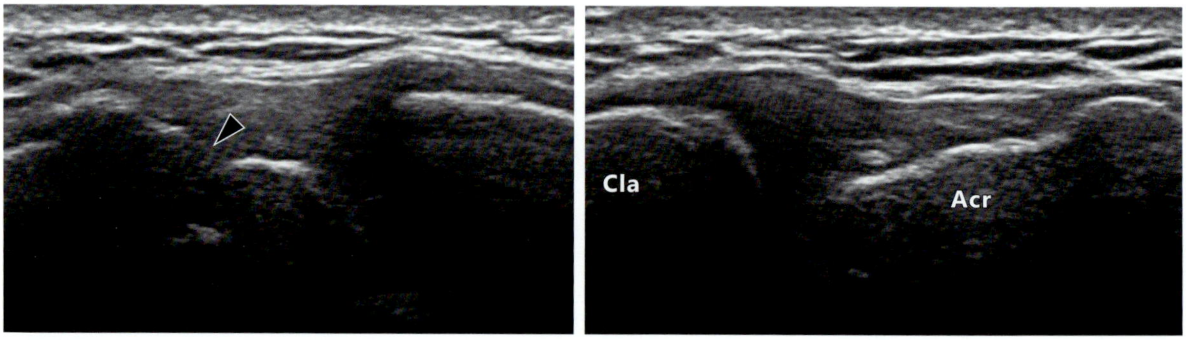

La imagen ecográfica longitudinal sobre la articulación acromioclavicular muestra un defecto cortical (*punta de flecha*) en el acromion distal (**Acr**) (**a**). Lado contralateral normal (**b**).

Lesión de la articulación acromioclavicular (durante un accidente de moto) en un hombre de 32 años con aducción restringida y dolorosa del hombro

2.111

a

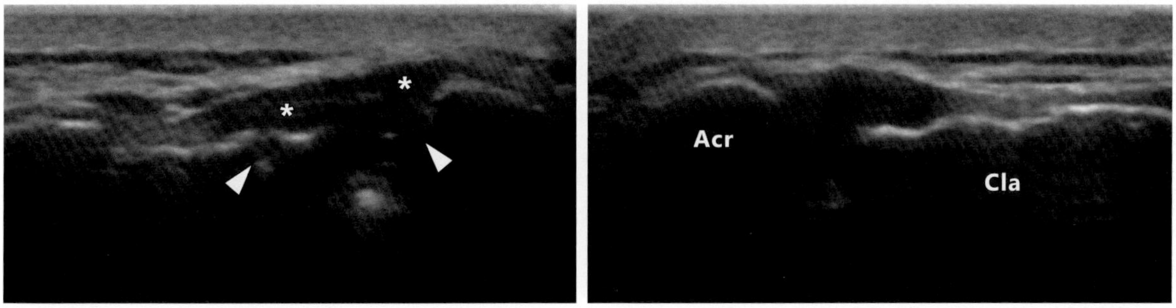

b

La imagen ecográfica longitudinal obtenida sobre la zona superior de la articulación acromioclavicular muestra la presencia de una pequeña cantidad de líquido dentro de la cavidad articular (*asteriscos*) e irregularidades corticales en las superficies articulares (*puntas de flecha*) (**a**). Lado normal (**b**).

Acr acromion
Cla clavícula

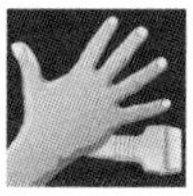

Nota del experto

Eventualmente, se puede hacer una prueba de estrés (dando a cargar un peso) y comparar las diástasis.

2.112 Osteoartritis degenerativa bilateral de la articulación acromioclavicular en un hombre de 65 años con dolor durante los movimientos por encima de la cabeza

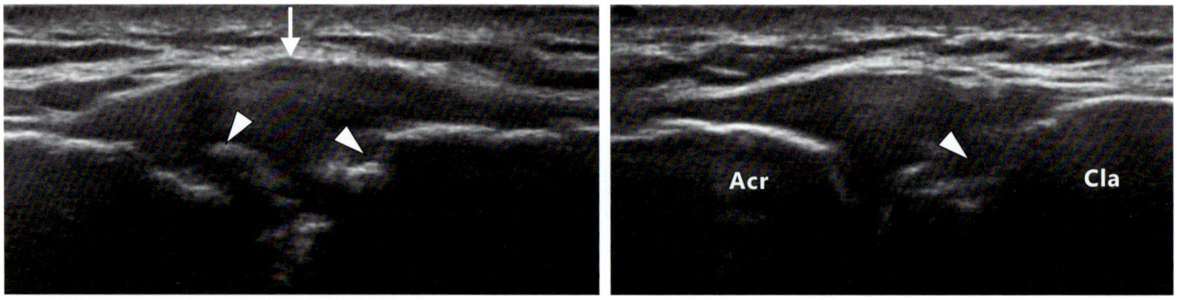

a b

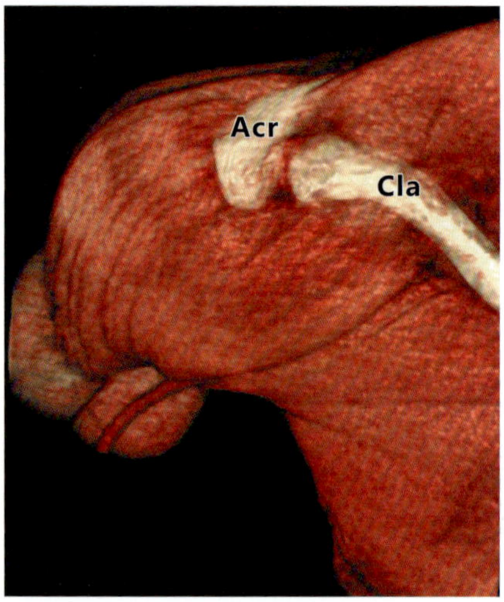

Las imágenes ecográficas longitudinales sobre la articulación acromioclavicular revelan irregularidades/osteofitos corticales evidentes en las superficies articulares (*puntas de flecha*) en ambos lados (**a**, **b**). Notar además una distensión leve de la cápsula articular (*flecha*) en un lado (**a**).

Acr acromion
Cla clavícula

Nota del experto

La eco-palpación ha demostrado ser el indicador más fiable de la inflamación de la articulación acromioclavicular [2].

BIBLIOGRAFÍA

1. Özçakar L, Kara M, Chang KV, Tekin L, Hung CY, Ulaülı AM, et al. EURO-MUSCULUS/USPRM basic scanning protocols for shoulder. Eur J Phys Rehabil Med. 2015; 51: 491-6.
2. De Muynck M, Sabbe W. Evaluación ecográfica del hombro. En: Özçakar L, De Muynck M, editores. Ecografía musculoesquelética en Medicina Física y Rehabilitación. Milán: Edi.Ermes; 2018. p. 37-58.
3. Dasgupta B, Cimmino MA, Kremers HM, et al. 2012 Provisional classification criteria for polymyalgia rheumatica: A European League Against Rheumatism/American College of Rheumatology collaborative initiative. Arthritis Rheum. 2012; 64: 943-54.
4. Schmidt WA, Schmidt H, Schicke B, Gromnica-Ihle E. Standard reference values for musculoskeletal ultrasonography. Ann Rheum Dis. 2004; 63: 988-94.
5. Bianchi S, Martinoli C. Shoulder. In: Bianchi S, Martinoli C, editors. Ultrasound of the musculoskeletal system. Berlin: Springer; 2007. p. 190-324.
6. Hollister MS, Mack LA, Patten RM, Winter TC 3rd, Matsen FA 3rd, Veith RR. Association of sonographically detected subacromial/subdeltoid bursal effusion and intraarticular fluid with rotator cuff tear. AJR Am J Roentgenol. 1995; 165: 605-8.
7. Özçakar L, Onat ŞŞ, Gürçay E, Kara M. Are blind injections ethical or historical? Think twice with ultrasound. Am J Phys Med Rehabil. 2016; 95: 158-60.
8. Chang KV, Şahin Onat Ş, Lee CW, Kara M, Hung CY, Özçakar L. EURO-MUSCULUS/USPRM basic scanning protocols revisited in children. Eur J Phys Rehabil Med. 2016; 52: 887-901.
9. Ptasznik R. Sonography of the shoulder. In: Van Holsbeeck M, Introcaso JH, editors. Musculoskeletal ultrasound. 2nd ed. St Louis: Mosby; 2001. p. 463-516.
10. Gold RH, Seger LL, Yao L. Imaging shoulder impingement. Skeletal Radiol. 1993; 22: 555-61.
11. Tekin L, Kara M, Özçakar L. When the parrot's beak becomes the crocodile's mouth: a story on shoulder ultrasound. Rheumatol Int. 2013; 33: 2447-8.
12. Chiou HJ, Chou YH, Wu JJ, Hsu CC, Huang DY, Chang CY. Evaluation of calcific tendonitis of rotator cuff: role of color Doppler ultrasonography. J Ultrasound Med. 2002; 21: 289-95.
13. Akkaya N. Imágenes ecográficas en escenarios de rehabilitación. En: Özçakar L, De Muynck M, editores. Ecografía musculoesquelética en Medicina Física y Rehabilitación. Milán: Edi.Ermes; 2018. p. 189-202.
14. Hwang EJ, Yoon HS, Cho S, Park HS. The diagnostic value of ultrasonography with 5-15-MHz probes in benign subcutaneous lesions. Int J Dermatol. 2015; 54: e469-75.
15. Chang KV, Wu CH, Wang TG. Imágenes ecográficas para intervenciones musculoesqueléticas. En: Özçakar L, De Muynck M, editores. Ecografía musculoesquelética en Medicina Física y Rehabilitación. Milán: Edi.Ermes; 2018. p. 247-64.

Brazo 3

- **Tejido subcutáneo**

3.1 Linfedema del brazo en una mujer de 37 años con antecedentes de cáncer de mama

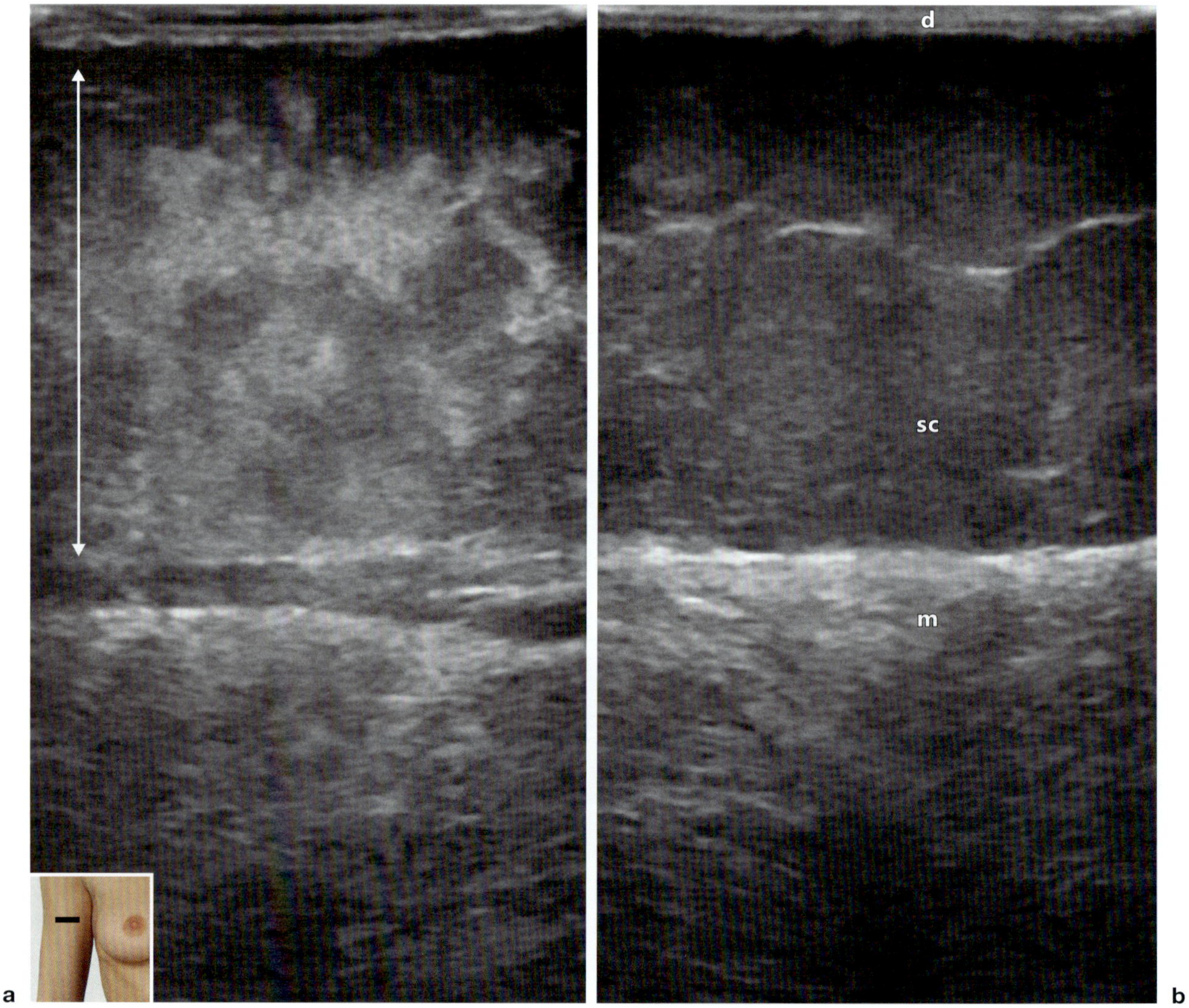

Las imágenes ecográficas longitudinales muestran linfedema en el tejido subcutáneo (*doble flecha*) con aspecto de lóbulos de grasa hiperecoicos difusos e irregulares (**a**). Lado normal (**b**).

d dermis
m músculo
sc tejido subcutáneo

Lipoma subcutáneo en una mujer anciana con un bulto indoloro en la cara anterolateral del hombro **3.2**

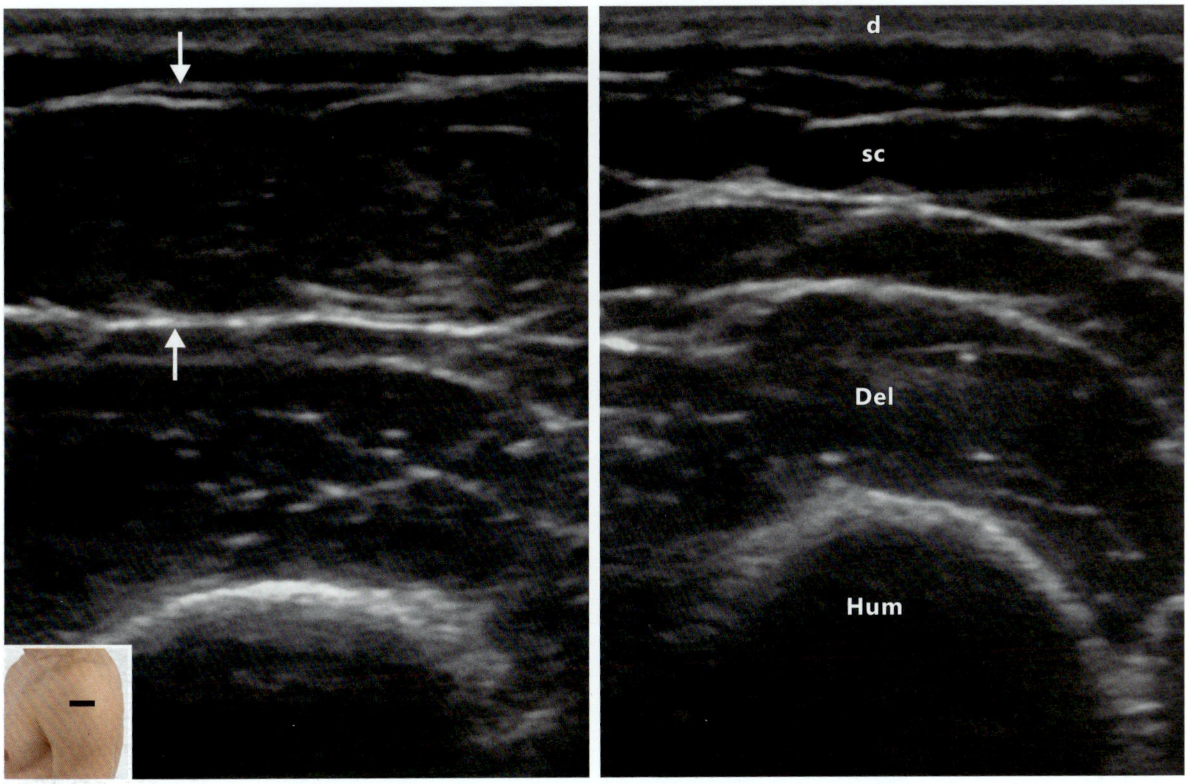

a b

La imagen ecográfica axial revela una gran masa sólida localizada en el tejido subcutáneo (*flechas*), compatible con un lipoma (**a**). Lado contralateral (**b**).

d dermis
Del músculo deltoides
Hum húmero
sc tejido subcutáneo

Nota del experto

Descubrir la localización anatómica exacta – en otras palabras, el tejido de origen – generalmente da idea acerca de la patología de este tipo de lesiones.
Los lipomas pueden ser hiper/iso/hipoecoicos en comparación con el tejido subcutáneo circundante y normalmente son más o menos circunscritos.

3.3 Lipoma situado en la superficie extensora del brazo en un hombre de 55 años

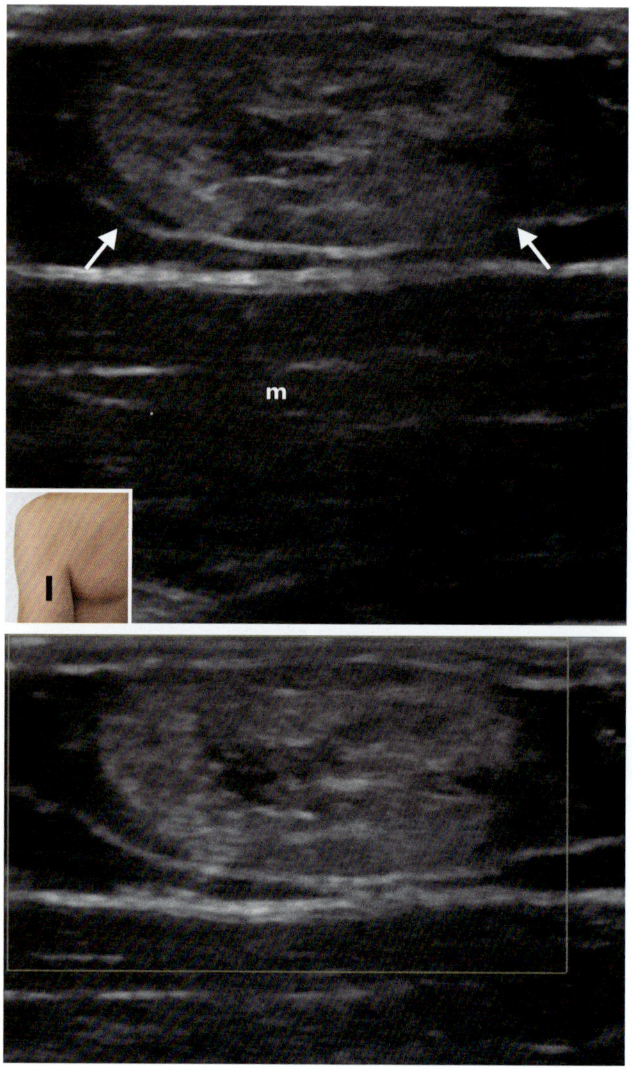

La imagen ecográfica longitudinal muestra una masa hiperecoica elíptica bien definida (*flechas*) y limitada al tejido subcutáneo (**a**). La imagen power Doppler no muestra ninguna señal (**b**).

m músculo

Fascitis nodular (tipo fascial) en el brazo de una mujer de 26 años con una masa de aparición repentina, palpable e indolora

3.4

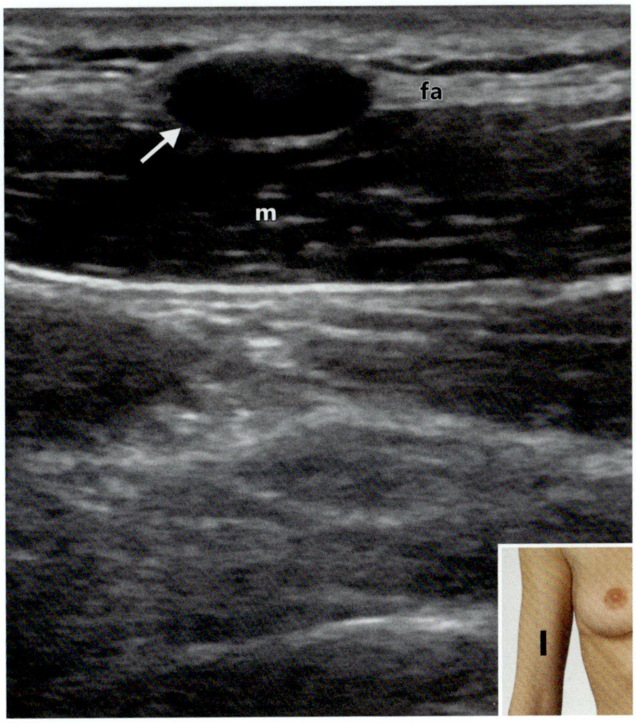

La imagen ecográfica longitudinal revela una lesión quística hipoecoica bien definida (*flecha*) que se expande dentro de la fascia.

fa fascia
m músculo

Nota del experto

Las localizaciones exactas de la fascitis nodular se pueden determinar fácilmente con la imagen ecográfica [1].

3.5 Fascitis nodular en una mujer de 47 años con dolor en la cara anterior del brazo

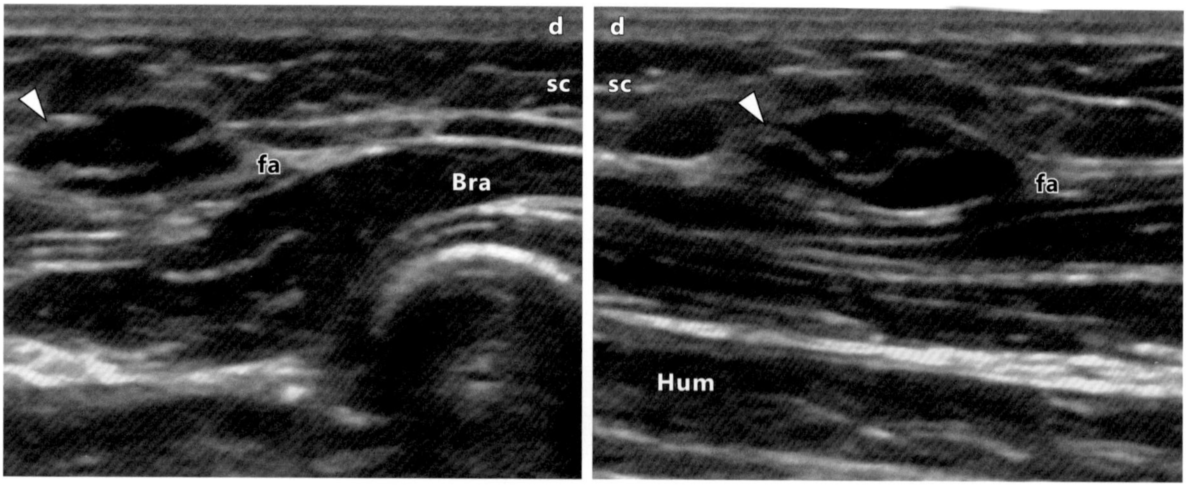

a b

Las imágenes ecográficas axial (**a**) y longitudinal (**b**) muestran una lesión de masa anecoica (*puntas de flecha*) con septos intrínsecos dentro de la fascia externa (**fa**) del músculo braquial (**Bra**).

d dermis
Hum húmero
sc tejido subcutáneo

Nota del experto

Sin duda, se debe tener en cuenta la historia clínica al interpretar las imágenes ecográficas. De lo contrario, hacer comentarios sobre tamaños, bordes y vascularización de una lesión de masa a veces pueden ser insuficientes para alcanzar un diagnóstico específico. Por otro lado, las tres características morfológicas anteriormente mencionadas sirven para diferenciar entre lesiones benignas y malignas.

BIBLIOGRAFÍA

1. Lee KJ, Jin W, Kim GY, Rhee SJ, Park SY, Park JS, et al. Sonographic features of superficial-type nodular fasciitis in the musculoskeletal system. J Ultrasound Med. 2015; 34: 1465-71.

Brazo

Codo 4

- **Articulación humerorradial**
- **Fosa olecraneana**
- **Bolsa olecraneana**
- **Tendón del músculo bíceps braquial** - Distal
- **Tendón del músculo extensor común**
- **Tendón del músculo flexor común**
- **Ligamento colateral medial**
- **Tejido subcutáneo**

4.1 Efusión en la cara anterior de la articulación del codo secundaria a una caída con la mano abierta

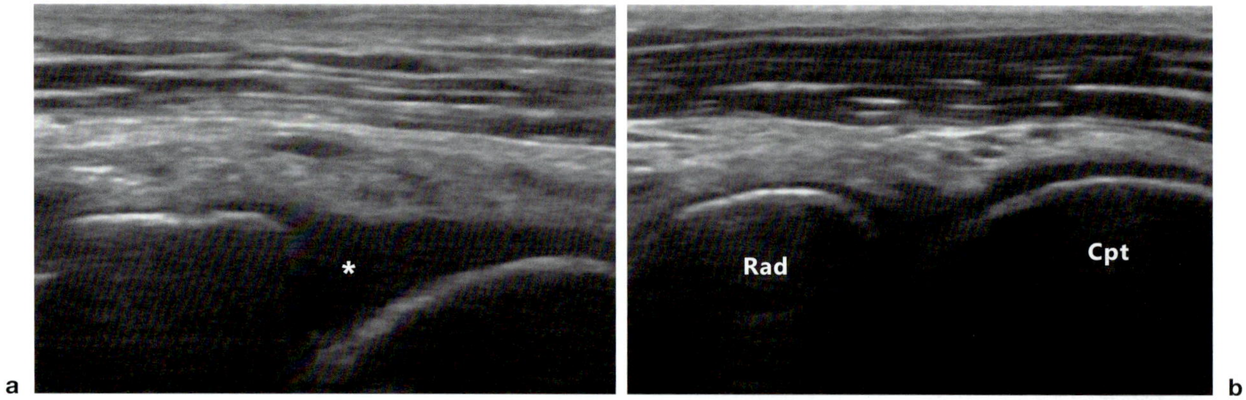

La imagen ecográfica longitudinal anterior de la articulación radiocapitelar muestra la presencia de líquido anecoico (*asterisco*) (**a**). Lado normal (**b**).

Cpt capítulo del húmero
Rad cabeza del radio

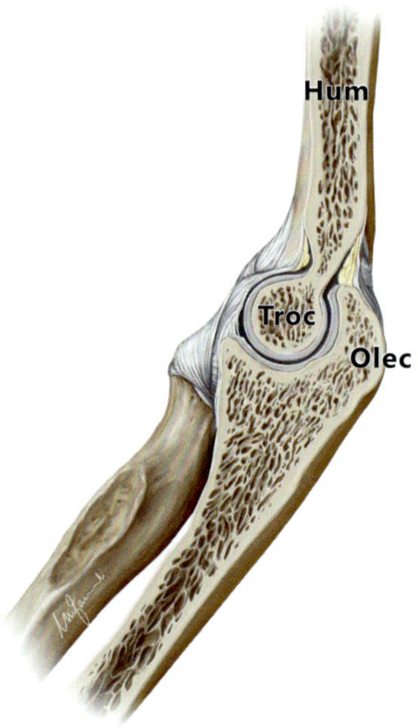

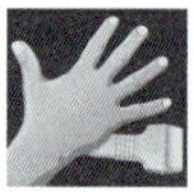

Nota del experto

Aunque inicialmente el líquido de la articulación anterior del codo tiende a acumularse en las fosas proximales (radial y coronoidea), en caso de grandes efusiones, se puede observar un líquido que abulta la cápsula articular y/o desborda distalmente [1, 2].

Efusión en la articulación del codo en un hombre con artritis reumatoide **4.2**

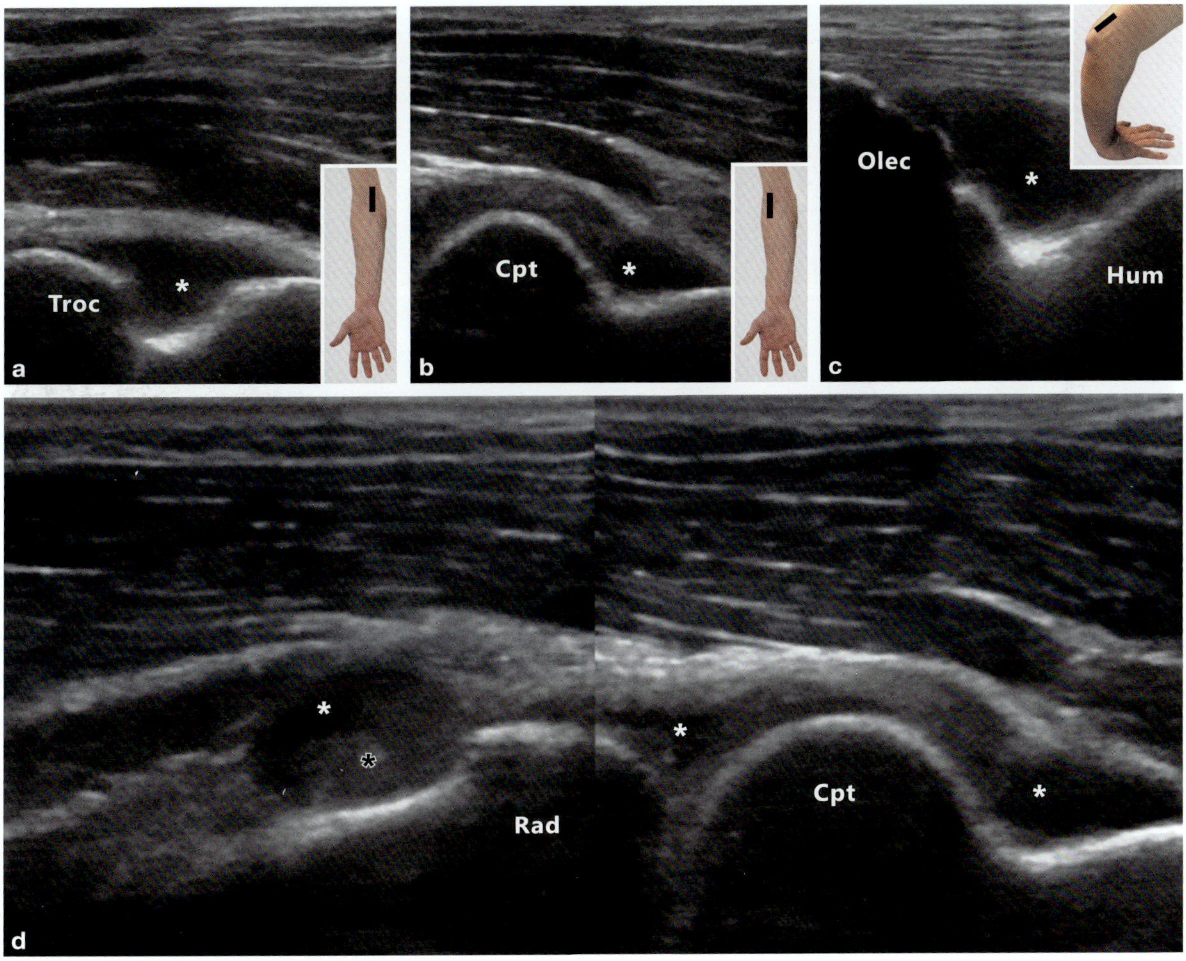

Las imágenes ecográficas longitudinales obtenidas sobre los recesos anterior (**a**, **b**) y posterior (**c**) muestran la presencia de efusión (*asteriscos blancos*) en la articulación. La vista en pantalla dividida correspondiente a la articulación radiocapitelar muestra hipertrofia sinovial (*asterisco negro*) y efusión (*asteriscos blancos*) que inunda las fosas proximal y distal (**d**).

Cpt	capítulo del húmero	**Olec**	olécranon
Hum	húmero	**Rad**	cabeza del radio
ME	epicóndilo medial	**Troc**	tróclea

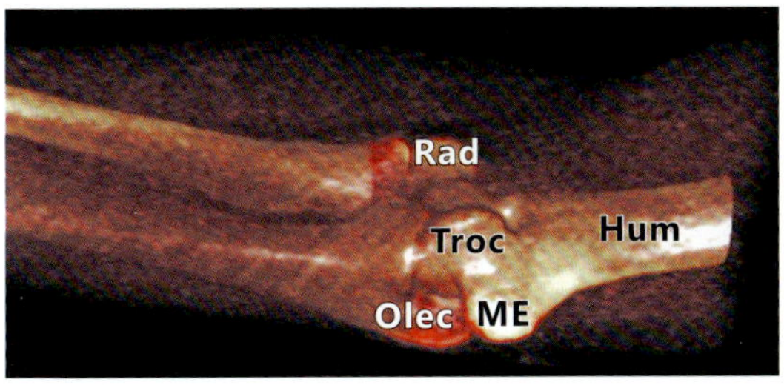

4.3 Artropatía hemofílica de la articulación del codo en un niño de 13 años con hemofilia A grave

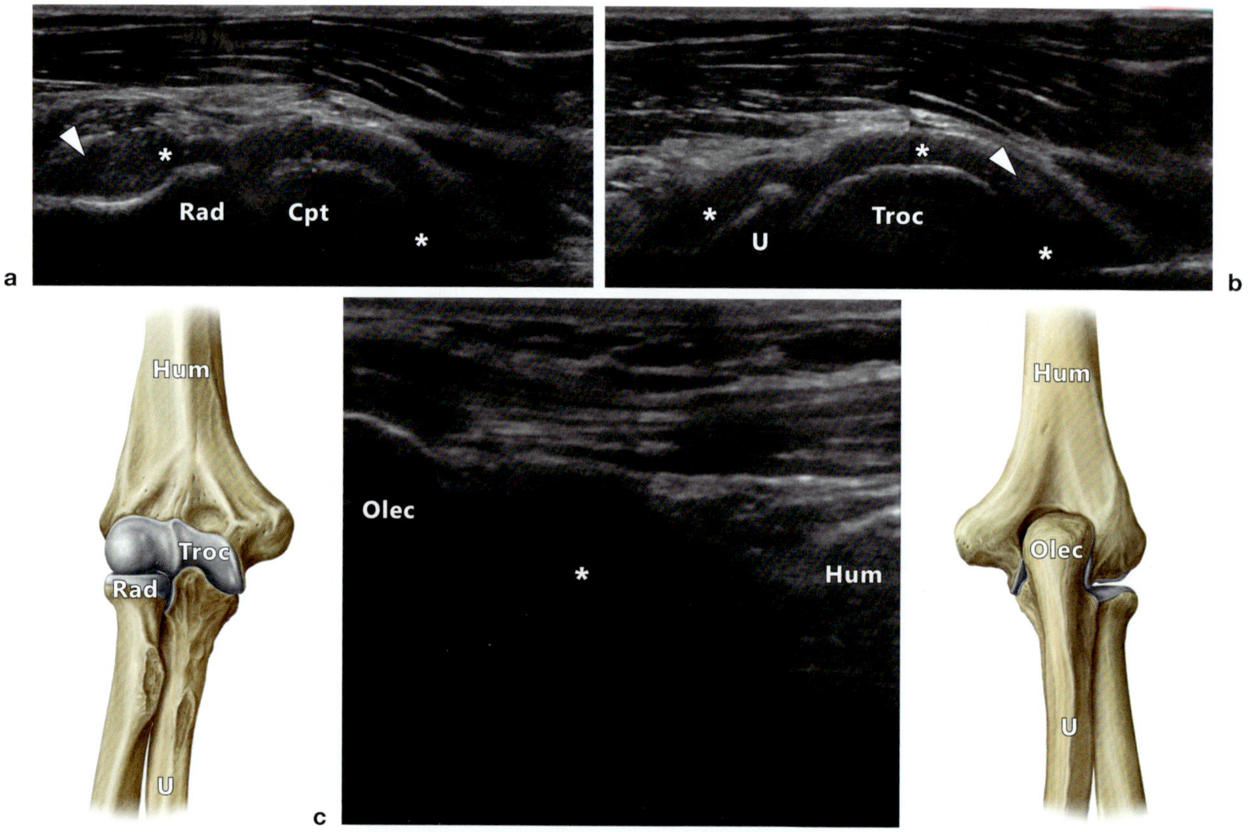

Las imágenes ecográficas longitudinales de las zonas anterior (**a**, **b**) y posterior (**c**) de la articulación del codo revelan efusión hemorrágica (*asteriscos*) e hipertrofia de la membrana sinovial (*puntas de flecha*) que contienen áreas dispersas de coágulos de fibrina dentro de la cavidad sinovial.

Cpt	capítulo del húmero	**Rad**	cabeza del radio
Hum	húmero	**Troc**	tróclea
Olec	olécranon	**U**	ulna (cúbito)

Nota del experto

Aunque la imagen ecográfica nunca puede reemplazar a una biopsia sinovial o los cultivos de líquidos, los aspectos particulares de la efusión articular pueden servir como claves significativas para el diagnóstico. En otras palabras, cuando se detecta líquido articular, el ecografista debe expresarse posteriormente sobre la naturaleza del líquido (por ejemplo, efusión simple, infección, sinovitis, hemorragia). Por ejemplo, puede ocurrir que los hallazgos ecográficos (burbujas de aire hiperecoicas) sugieran una infección anaerobia. Por otro lado, también es muy importante guiar al médico en la decisión de una eventual aspiración. En particular, los líquidos que se dejan desplazar con una compresión local indican generalmente que el drenaje es factible.

Sinovitis crónica en una mujer de 65 años con artritis reumatoide crónica

4.4

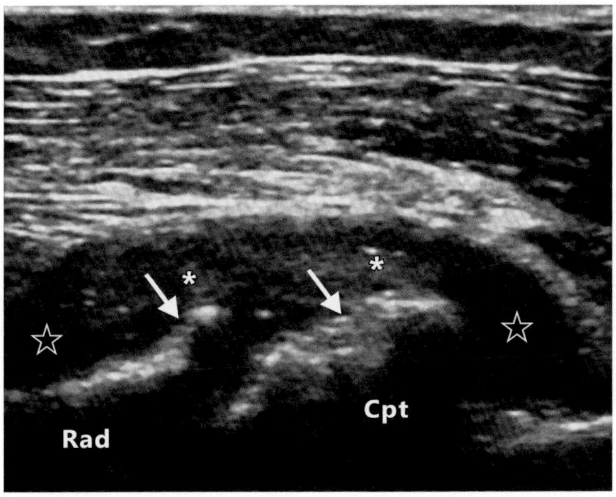

La imagen ecográfica longitudinal en la zona anterior del codo muestra una cápsula articular distendida por efusión hipoecoica (*estrellas*) e hipertrofia sinovial (*asteriscos*). Notar las irregularidades corticales (*flechas*) en ambos lados de la articulación.

Cpt capítulo del húmero
Rad cabeza del radio

4.5 Efusión en la fosa olecraneana posterior en un futbolista después del partido

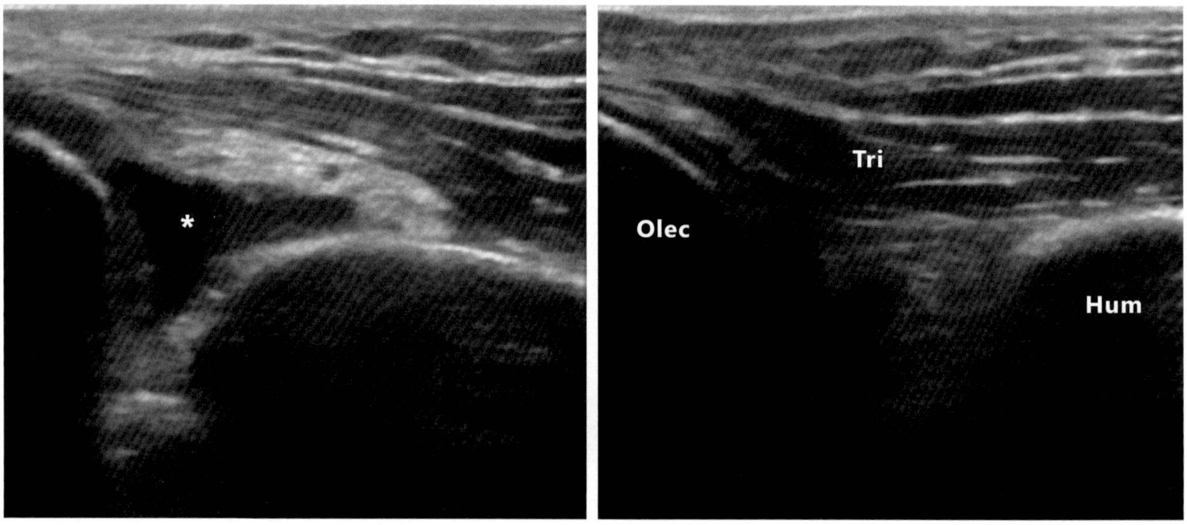

a b

La imagen ecográfica longitudinal posterior muestra un líquido anecoico (*asterisco*) en profundidad con respecto al músculo tríceps braquial (**Tri**) (**a**). Lado normal (**b**).

Hum húmero
Olec olécranon

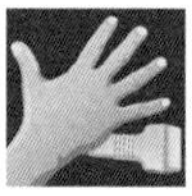

Nota del experto

Mientras que para ver si hay líquido en las articulaciones de la cadera, de la rodilla y del hombro hay un modo operativo preferencial, para el codo es menos estricto. Es importante evaluar la fosa posterior así como la anterior en los lados radial y ulnar (cubital).

Efusión en la articulación del codo después de una caída con traumatismo local **4.6**

La imagen ecográfica longitudinal posterior de la fosa olecraneana muestra una gran efusión (*asteriscos blancos*) que distiende el cuerpo adiposo hiperecoico (*asteriscos negros*).

Hum húmero
Tri músculo tríceps braquial

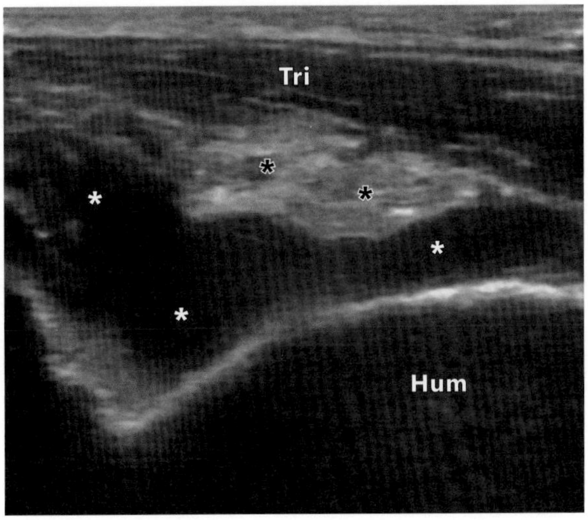

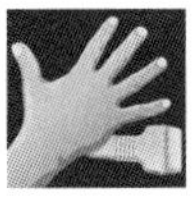

Nota del experto

La fosa olecraneana es el área principal para buscar líquido en la articulación del codo en la cara posterior. Por lo tanto, el posicionamiento del codo es bastante estratégico para una óptima imagen de tejidos blandos; sin embargo, una pequeña cantidad de líquido podría ser desplazada a los recesos anteriores en caso de realizar la imagen en flexión y pronación (hombro en abducción y rotación interna). En cambio, la imagen con la sonda ecográfica que se sostiene desde abajo, mientras que los brazos del paciente se extienden hacia el ecografista para aprovechar la fuerza de gravedad, podría ser la preferida para ver la efusión [3].

Abordaje directo en el plano posterior para una inyección en la articulación del codo **4.7**

La imagen ecográfica longitudinal muestra un líquido anecoico (*asteriscos*) y la aguja hiperecoica (*flechas*) dentro de la fosa del olécranon (**Ole**).

Hum húmero

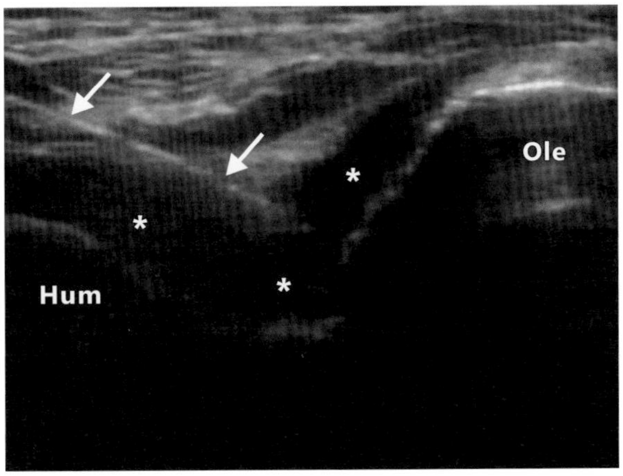

4.8 Bursitis de olécranon en un hombre de 55 años con hinchazón y dolor local

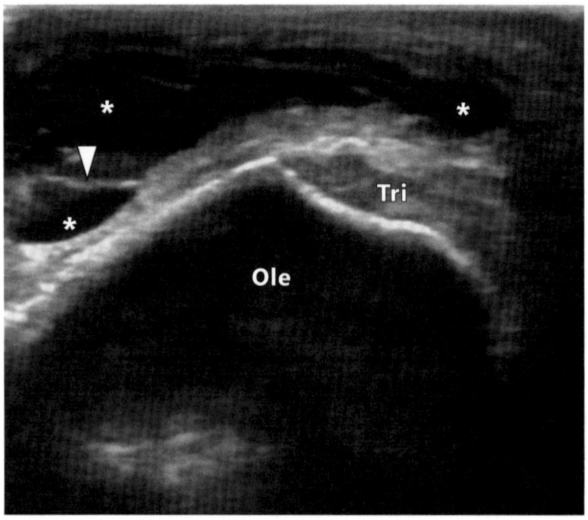

La imagen ecográfica longitudinal sobre el olécranon (**Ole**) muestra la bolsa distendida que contiene una efusión anecoica (*asteriscos*) con un septo grueso (*punta de flecha*).

Tri músculo tríceps braquial

Nota del experto

Al igual que en otras efusiones localizadas en la superficie, el ecografista debe prestar atención a no comprimir con fuerza, para evitar el desplazamiento del líquido y el consecuente diagnóstico erróneo.

4.9 Bursitis olecraneana crónica post-traumatismo en un hombre de 72 años con dolor durante los movimientos del codo

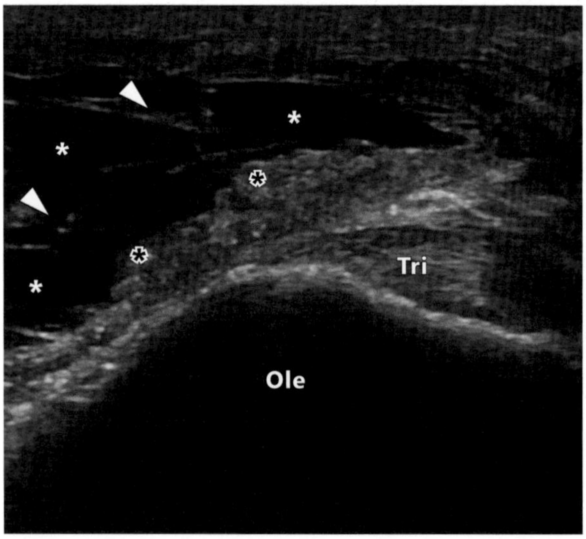

La imagen ecográfica longitudinal de la cara posterior del codo muestra la bolsa llena de líquido (*asteriscos blancos*), septos (*puntas de flecha*) e hipertrofia sinovial significativa (*asteriscos negros*).

Ole olécranon

Nota del experto

Cuando la hipertrofia sinovial está presente, su actividad puede ser evaluada utilizando imágenes power Doppler. Indiscutiblemente, este método es necesario en condiciones inflamatorias, no solo para el diagnóstico sino también para su tratamiento.

Tendinopatía del músculo bíceps braquial distal en un paciente con dolor antecubital **4.10**

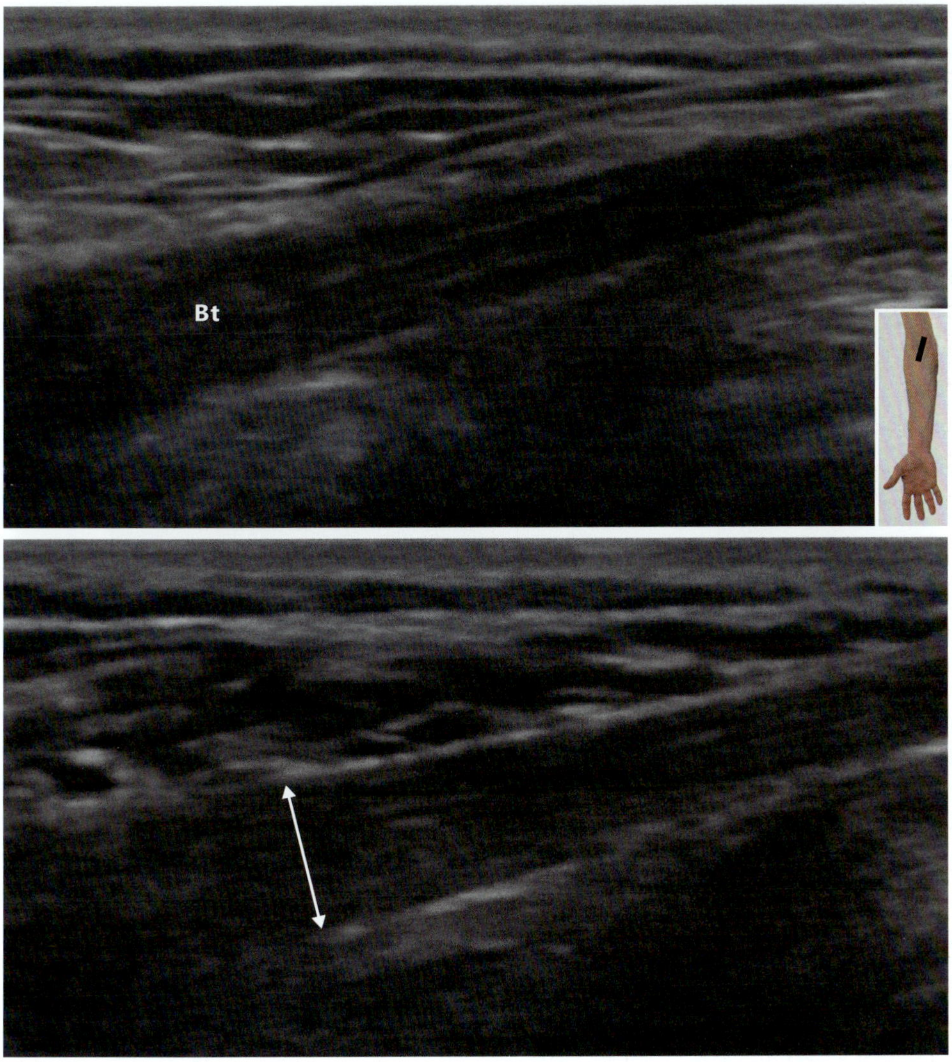

a

b

En comparación con el lado normal (**a**), la imagen ecográfica longitudinal muestra un engrosamiento leve en el tendón distal del músculo bíceps braquial (**Bt**) (*doble flecha*) (**b**).

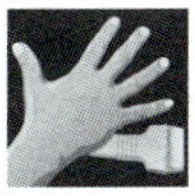

Nota del experto

El tendón distal del músculo bíceps braquial se evalúa mejor en el eje longitudinal con el antebrazo del paciente en supinación máxima para hacer visible la inserción del tendón sobre la tuberosidad del radio [4].

4.11 Epicondilitis lateral en un paciente de 45 años que refiere fatiga y dolor en el codo después de actividades extenuantes

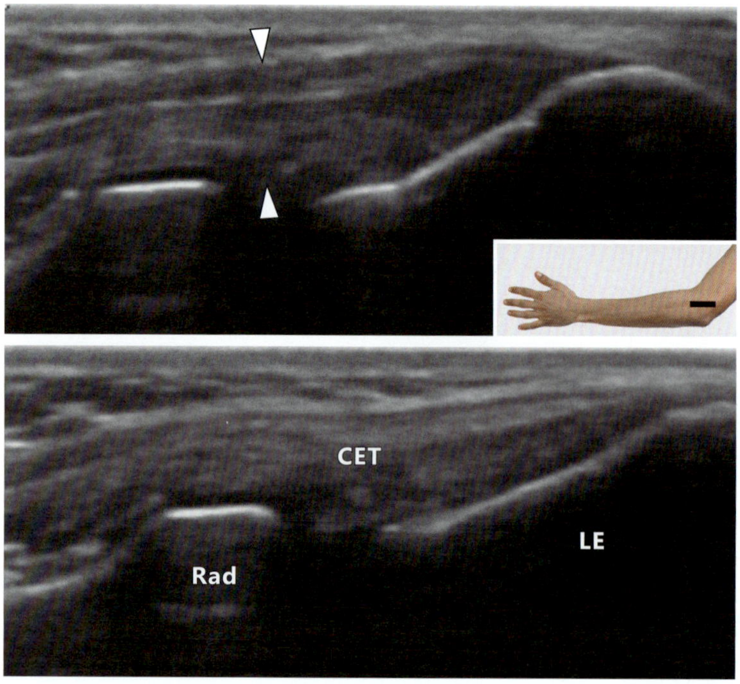

La imagen ecográfica longitudinal del tendón del músculo extensor común (**CET**) (extensor de los dedos) solo muestra engrosamiento leve e hipoecogenicidad (*puntas de flecha*) (**a**). Lado normal (**b**).

LE epicóndilo lateral
Rad cabeza del radio

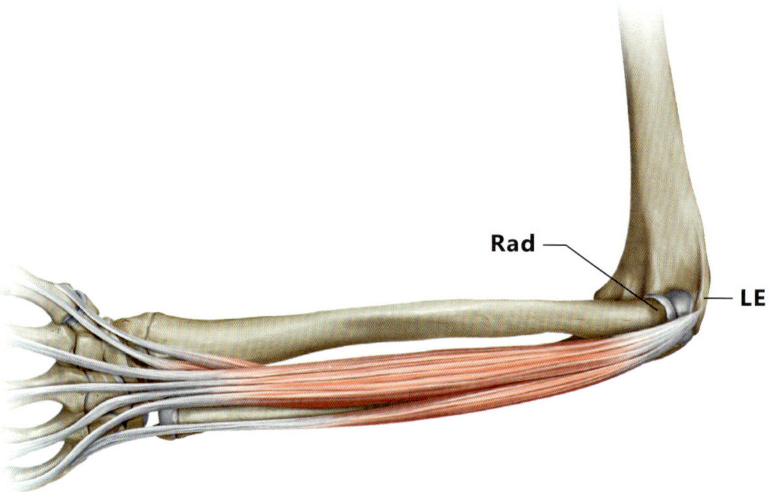

Epicondilitis lateral en una mujer de 40 años con dolor en el codo que se irradia a la muñeca **4.12**

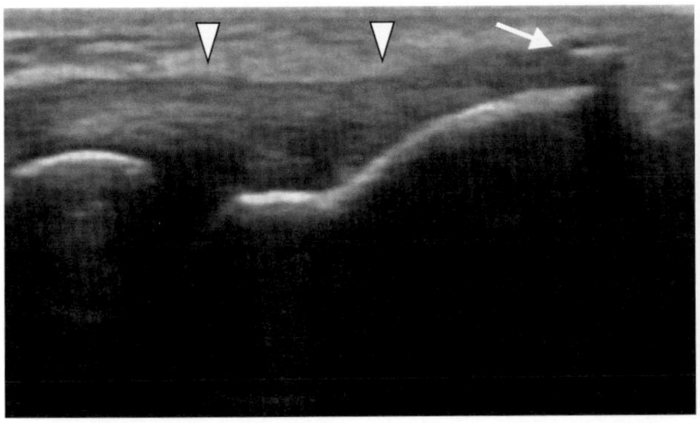

a

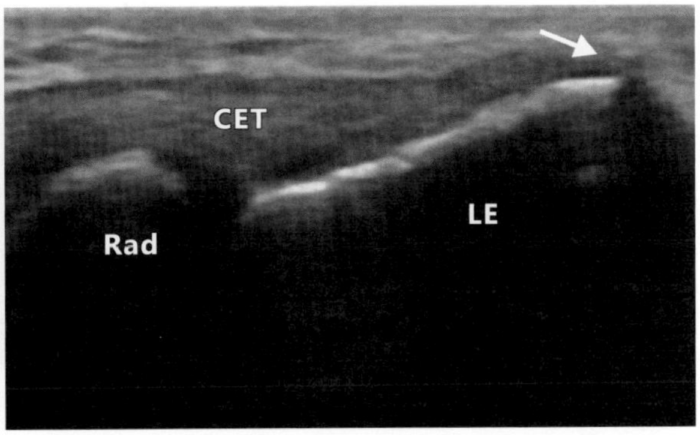

b

La imagen ecográfica longitudinal ilustra el borde superior (*puntas de flecha*) del tendón del músculo extensor común (**CET**) y un espolón prominente (*flecha*) (**a**). Lado asintomático con un pequeño espolón (*flecha*) (**b**).

LE epicóndilo lateral
Rad cabeza del radio

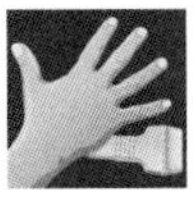

Nota del experto

Cuando se evalúan las regiones de entesis (unión osteotendinosa), es importante proceder sistemáticamente.

En primer lugar, se debe evaluar la cortical del hueso subyacente: ¿está bien definida? ¿Hay espolones o erosiones? ¿Existe alguna "pseudo-interrupción" o un artefacto de sombra acústica?

En segundo lugar, se debe comprobar si hay líquido (principalmente en los tendones rodeados por un vaina sinovial).

Finalmente, evaluar el tendón (tejido blando): ¿está presente? En caso contrario, ¿está rasgado, luxado o presenta una variante anatómica? Entonces, evaluar su forma (¿engrosamiento o adelgazamiento focal o global?) y la ecogenicidad (¿bordes netos y aspecto fibrilar? ¿Hipo/hiperecoico? ¿Homogéneo o no?).

La imagen Doppler también es importante para explorar la vascularización.

Como se ilustra en la figura, es importante comparar ambos lados. El grosor y el aspecto de los tendones dependen en gran medida de la edad, el género y la estructura física. No es raro encontrar espolones en el lado asintomático de los pacientes después de una cierta edad o donde el uso excesivo del miembro haya sido bilateral. Aquí, cabe destacar que la "imagen interactiva", en lo que respecta a la discusión de los resultados con el paciente, se puede realizar fácilmente durante la ecografía para tranquilizar el sujeto. Indiscutiblemente, la eco-palpación se puede utilizar para hacer que los pacientes "sientan" sus espolones.

4.13 Epicondilitis lateral en una camarera de 32 años con dolor crónico en el codo

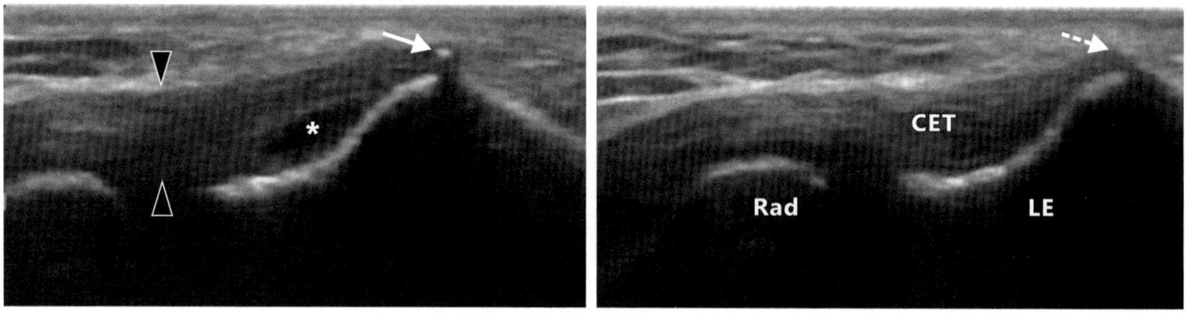

a b

La imagen ecográfica longitudinal del tendón del músculo extensor común (**CET**) muestra un aspecto hipoecoico y engrosado (*puntas de flecha*) con un desgarro intratendinoso focal (*asterisco*) y la formación de un espolón proximal (*flecha*) (**a**). Obsérvese la formación de un espolón no bien definido (*flecha discontinua*) en el lado asintomático (**b**).

LE epicóndilo lateral
Rad cabeza del radio

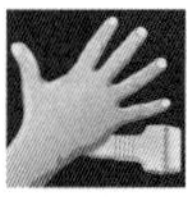

Nota del experto

Al igual que en otros escenarios de entesopatía, la imagen ecográfica para la epicondilitis lateral requiere una evaluación de los lados tanto cortical como tendinoso. Especialmente en casos crónicos, o después de inyecciones inapropiadas de corticosteroides, las imágenes ecográficas también deben implicar una búsqueda diligente de la integridad del tendón. En el caso de un área hipoecoica focal, las imágenes ecográficas no siempre permiten diferenciar entre una rotura parcial, una inflamación focal y una degeneración. Puede ser útil analizar el grado de compresibilidad local y tratar de evidenciar la retracción durante el estiramiento/contracción.

Epicondilitis lateral en un hombre de 45 años con dolor lateral en el codo que empeora durante las actividades diarias **4.14**

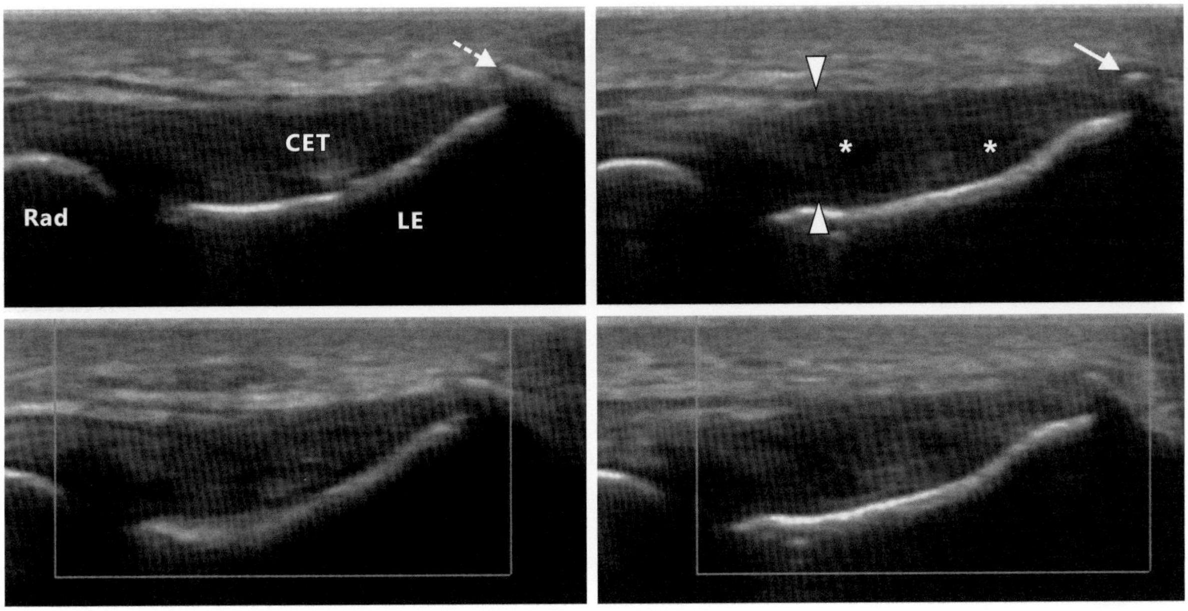

a b c d

La imagen ecográfica longitudinal sobre el tendón del músculo extensor común (**CET**) revela solo un espolón óseo (*flecha discontinua*) en el lado asintomático (**a**). En el lado sintomático (**b**) se observan la hipoecogenicidad (*asteriscos*) e hinchazón del tendón (*puntas de flecha*) además de la formación del espolón (*flecha*). Las imágenes power Doppler no muestran señal de flujo (**c**, **d**).

LE epicóndilo lateral
Rad cabeza del radio

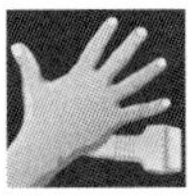

Nota del experto

Indiscutiblemente, la imagen power Doppler ayudaría a entender mejor la condición (aguda vs. crónica) o si la epicondilitis se asocia con enfermedades inflamatorias. Esto es primordial en el caso de que el paciente vaya a ser sometido a una infiltración local (para suprimir la inflamación o inducir una regeneración del tejido).

4.15 Epicondilitis lateral en un hombre de 55 años con dolor en el codo

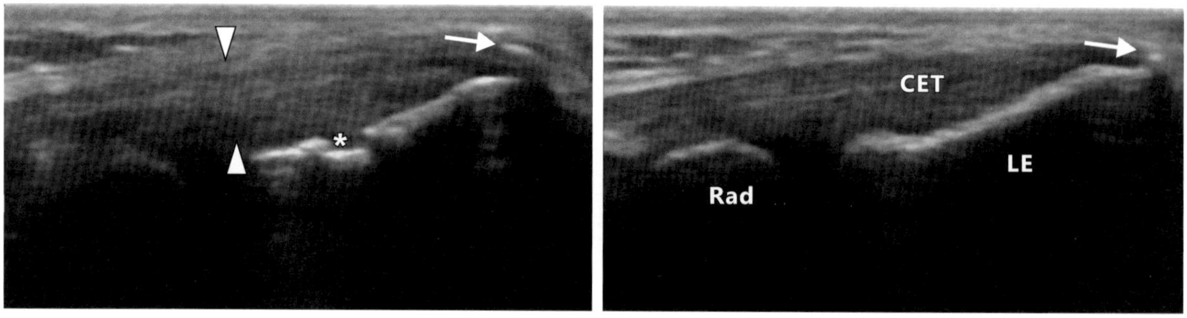

a b

La flexión pasiva y la extensión contra resistencia de la muñeca eran dolorosas.

La imagen ecográfica longitudinal ilustra un engrosamiento anormal (*puntas de flecha*) del tendón del músculo extensor común (**CET**) e irregularidad cortical (*asterisco*) del epicóndilo lateral (**LE**) (**a**). Notar los espolones óseos (*flechas*) en ambos lados (**a**, **b**).

Rad cabeza del radio

Nota del experto

Los espolones óseos son las irregularidades corticales más comunes en la epicondilitis lateral; sin embargo, su presencia no excluye hallazgos adicionales que de hecho podrían ser de alerta, especialmente en las enfermedades reumáticas.

4.16 Epicondilitis lateral en una secretaria de 35 años con dolor en el hombro y sensibilidad local aumentada

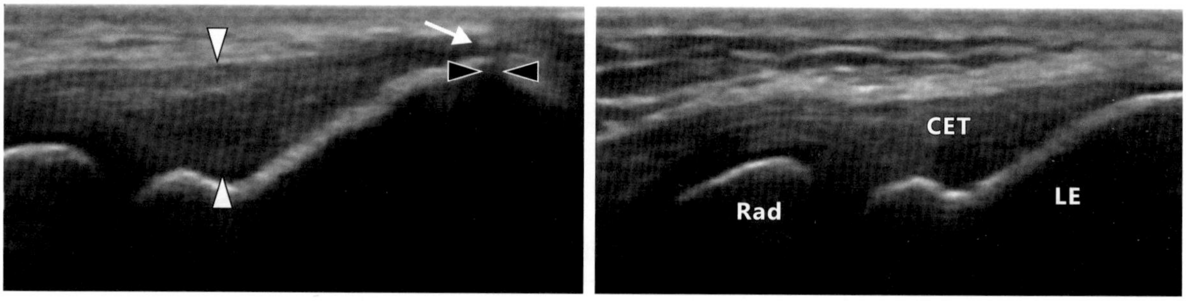

a b

La imagen ecográfica longitudinal muestra un engrosamiento anormal y un aspecto hipoecoico leve (*puntas de flecha blancas*) del tendón del músculo extensor común (**CET**) (**a**). Lado normal (**b**). Obsérvese que la existencia del espolón óseo (*flecha*) también puede detectarse por la presencia de un artefacto de sombra acústica posterior a través de la cortical ósea (*puntas de flecha negras*).

Nota del experto

Los movimientos finos de la sonda pueden ayudar a distinguir un espolón de una calcificación; el primero se puede visualizar en continuidad con la cortical ósea, la segunda normalmente no.

Epicondilitis lateral en un hombre de 46 años con debilidad en el antebrazo y dolor durante actividades de agarre **4.17**

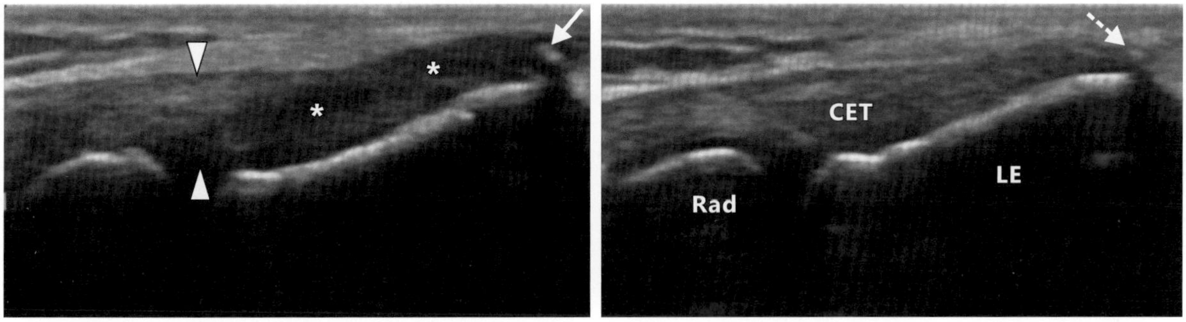

a b

La imagen ecográfica longitudinal muestra el tendón del músculo extensor común (**CET**) edematoso (*asteriscos*) y engrosado (*puntas de flecha*) y un espolón óseo hiperecoico (*flecha*) (**a**). Ecogenicidad normal del tendón con la formación de un pequeño espolón (*flecha discontinua*) (**b**).

LE epicóndilo lateral

Rad cabeza del radio

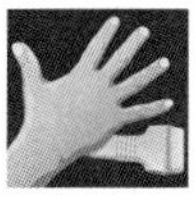

Nota del experto

La compresibilidad del tendón del músculo extensor común se puede evaluar aplicando presión con la sonda mientras se explora la eventual presencia de desgarros sutiles.

Epicondilitis lateral en un hombre de 48 años con intenso dolor local **4.18**

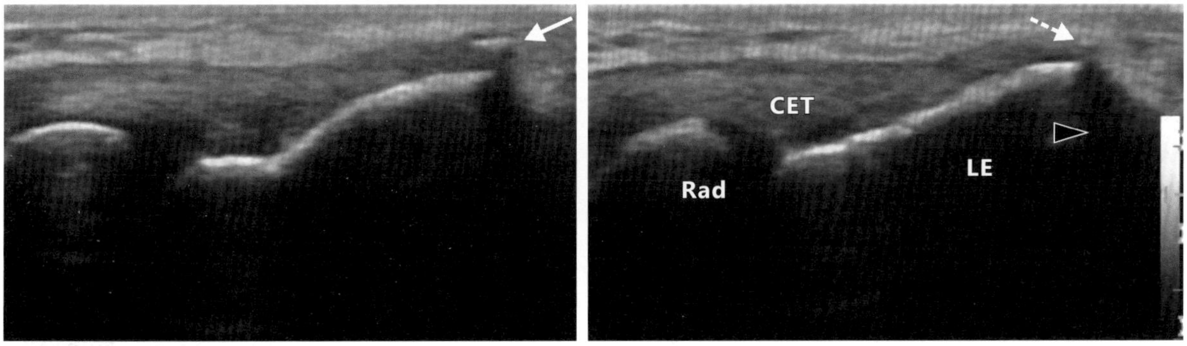

a b

La imagen ecográfica longitudinal sobre el tendón del músculo extensor común (**CET**) ilustra un espolón lineal y delgado (*flecha*) (**a**). Lado asintomático con la formación de un espolón poco evidente (*flecha discontinua*) que refleja una sombra acústica posterior (*puntas de flecha*) (**b**).

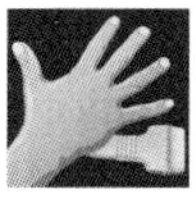

Nota del experto

En estos casos, la considerable diferencia entre los hallazgos clínicos y ecográficos ayudan al médico a reevaluar la sintomatología y a explorar otras causas probables.

4.19 Epicondilitis lateral crónica en una mujer de 57 años después de un brusco traumatismo en el codo

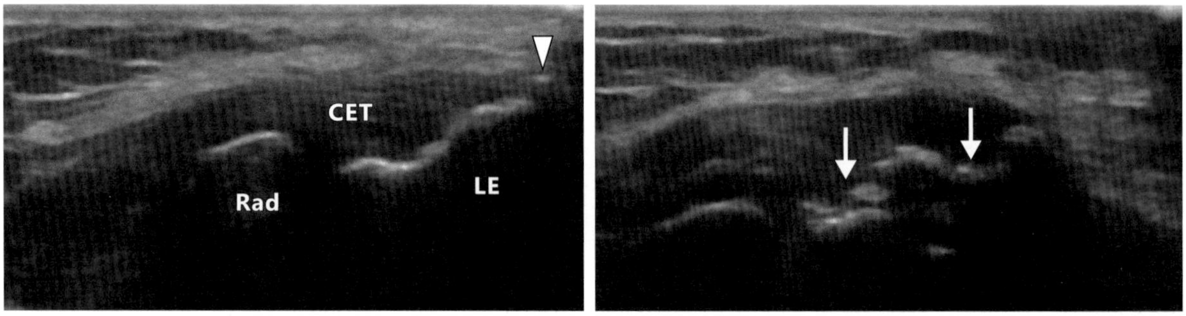

a b

En comparación con el lado asintomático (**a**), la imagen ecográfica longitudinal evidencia un engrosamiento irregular anormal del tendón del músculo extensor común (**CET**) con irregularidades corticales prominentes (*flechas*) (**b**). Nótese un pequeño espolón en el lado asintomático (*punta de flecha*).

LE epicóndilo lateral **Rad** cabeza del radio

4.20 Calcificación y desgarro del tendón del músculo extensor común en un hombre de 45 años después de levantar un peso bruscamente

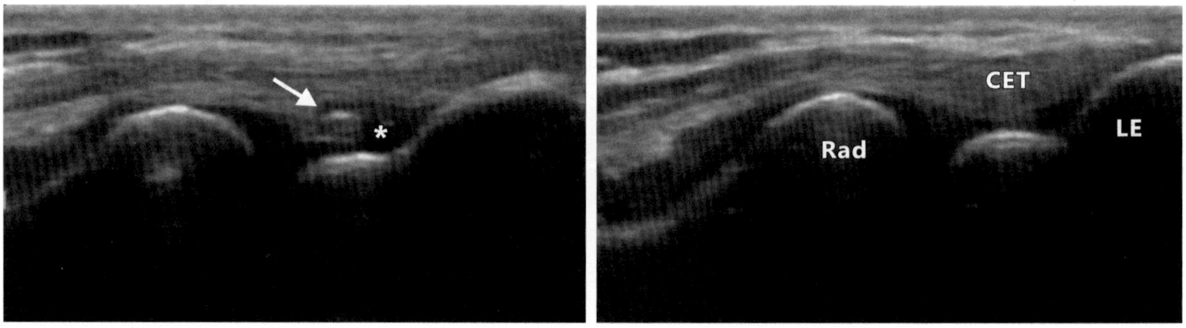

a b

La imagen ecográfica longitudinal sobre el tendón del músculo extensor común (**CET**) evidencia una pequeña calcificación inmadura (*flecha*) cercana a un desgarro (*asterisco*) que afecta a las fibras profundas (**a**). Lado contralateral normal (**b**).

Nota del experto

Si bien los hallazgos como las calcificaciones pueden indicar cronicidad, también podrían guiar la planificación/ejecución de intervenciones terapéuticas, incluyendo la técnica de lavado, ondas de choque, etc. Además, la imagen ecográfica puede utilizarse convenientemente para el seguimiento cercano de estas lesiones.

Epicondilitis lateral bilateral en un tenista aficionado con un historial de dolor crónico en la cara lateral del codo **4.21**

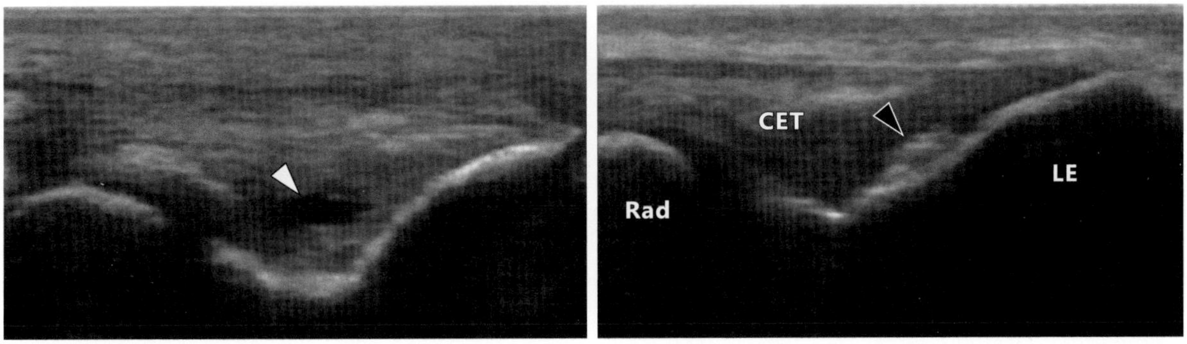

a b

Las imágenes ecográficas longitudinales muestran el tendón del músculo extensor común (**CET**) engrosado con bordes borrosos y un desgarro que afecta a las fibras profundas (*punta de flecha blanca*) (**a**), y ecotextura anormal asociada con una calcificación inmadura (*punta de flecha negra*) sin sombra acústica (**b**).

LE epicóndilo lateral **Rad** cabeza del radio

Tendinopatía calcificante del tendón del músculo extensor común en una mujer de 75 años con dolor local desde hace seis meses **4.22**

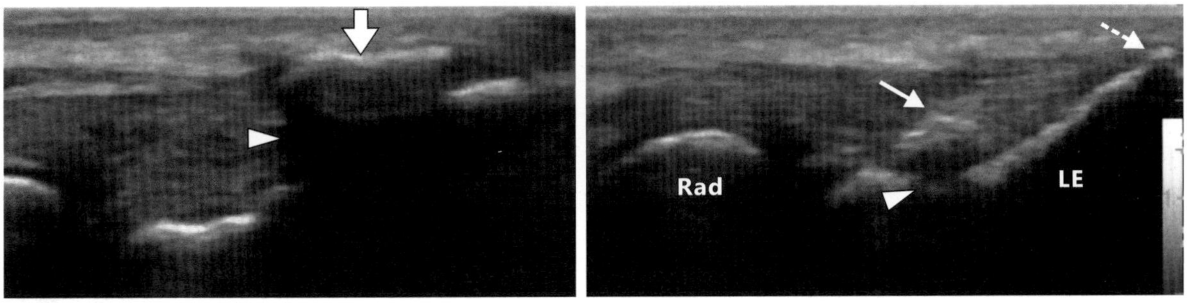

a b

La imagen ecográfica longitudinal del tendón del músculo extensor común evidencia una gran calcificación dentro del tendón (*flecha gruesa*) (**a**). El lado contralateral también revela una calcificación intratendinosa (*flecha delgada*) y un pequeño espolón óseo (*flecha discontinua*) (**b**). Notar las sombras acústicas posteriores correspondientes a las calcificaciones (*puntas de flecha*).

Nota del experto

Mientras que la ecografía ha demostrado ser muy sensible para identificar las calcificaciones tempranas/pequeñas, para lesiones más grandes, como en este caso, el examen radiográfico será capaz de proporcionar una mejor imagen global.

Las calcificaciones grandes y densas (**a**) son raras; el aspecto y la posición de calcificaciones pequeñas (**b**) son más frecuentes. Las calcificaciones intratendinosas también pueden verse como manifestaciones de enfermedades por deposición de cristales [5].

4.23 Epicondilitis lateral grave en una mujer de 53 años con dolor refractario al tratamiento en la cara lateral del codo

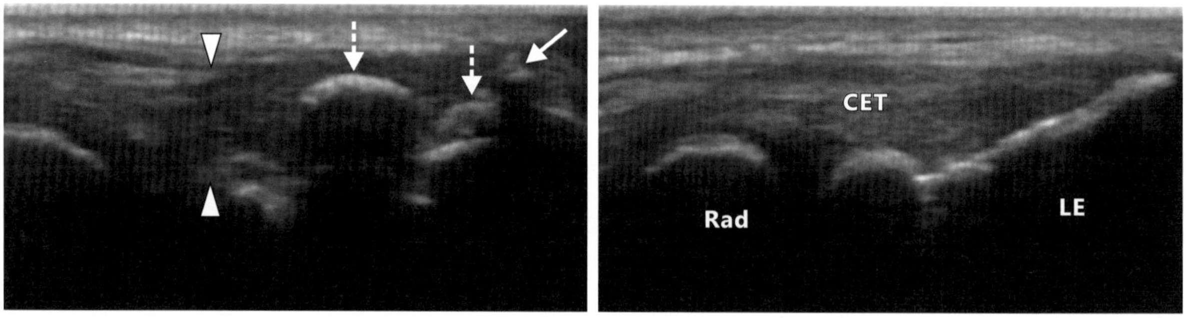

a b

La imagen ecográfica longitudinal revela un tendón del músculo extensor común (**CET**) edematoso y engrosado (*puntas de flecha*) con calcificaciones (*flechas discontinuas*) y un espolón óseo (*flecha delgada*) (**a**). Lado contralateral normal (**b**).

LE epicóndilo lateral
Rad cabeza del radio

Epicondilitis medial en una mujer de 45 años con sensibilidad local aumentada y dolor que se irradia al antebrazo **4.24**

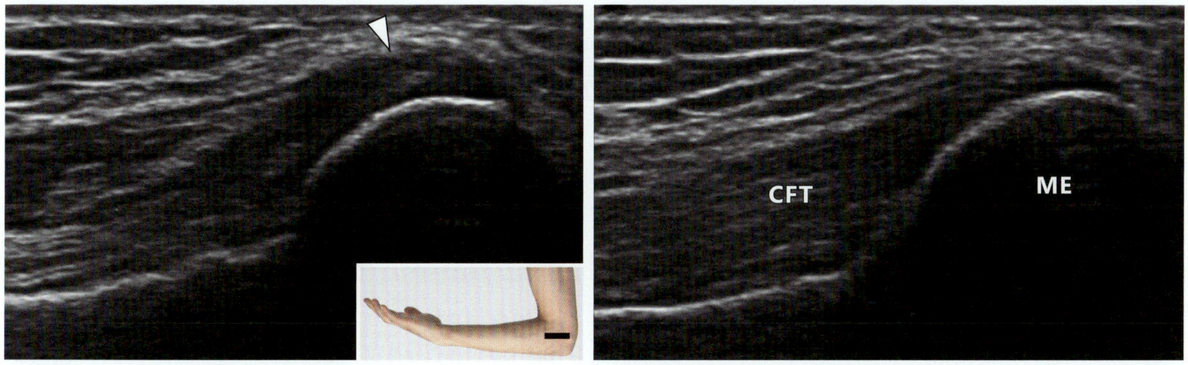

a b

La imagen ecográfica longitudinal obtenida sobre el tendón del músculo flexor común (**CFT**) muestra un aspecto engrosado e hipoecoico (*punta de flecha*) en la inserción proximal (**a**). Lado normal (**b**).

ME epicóndilo medial

Nota de experto

Los bordes del tendón aparecen borrosos y se pierde el patrón fibrilar normal. La cortical ósea subyacente parece ser más ecogénica debido al refuerzo acústico.

Epicondilitis medial en un hombre de 47 años con dolor en el codo durante la flexión de la muñeca contra resistencia **4.25**

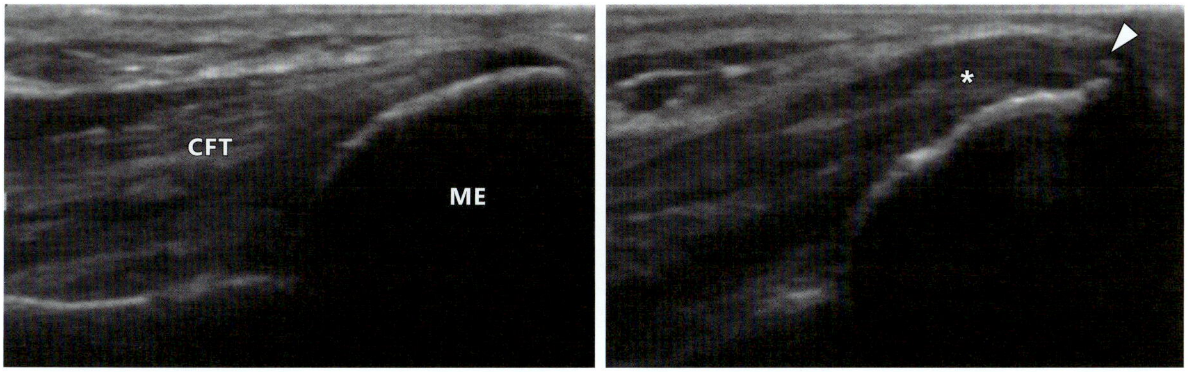

a b

En comparación con el lado normal (**a**), la imagen ecográfica longitudinal revela un tendón del músculo flexor común (**CFT**) edematoso e hipoecoico (*asterisco*) con un pequeño espolón hiperecoico (*punta de flecha*) (**b**).

Nota de experto

En la epicondilitis, la hinchazón casi siempre estará situada muy proximalmente.

4.26 Epicondilitis bilateral medial en una mujer de 52 años con dolor en el codo debido al levantamiento repetitivo de objetos pesados

a 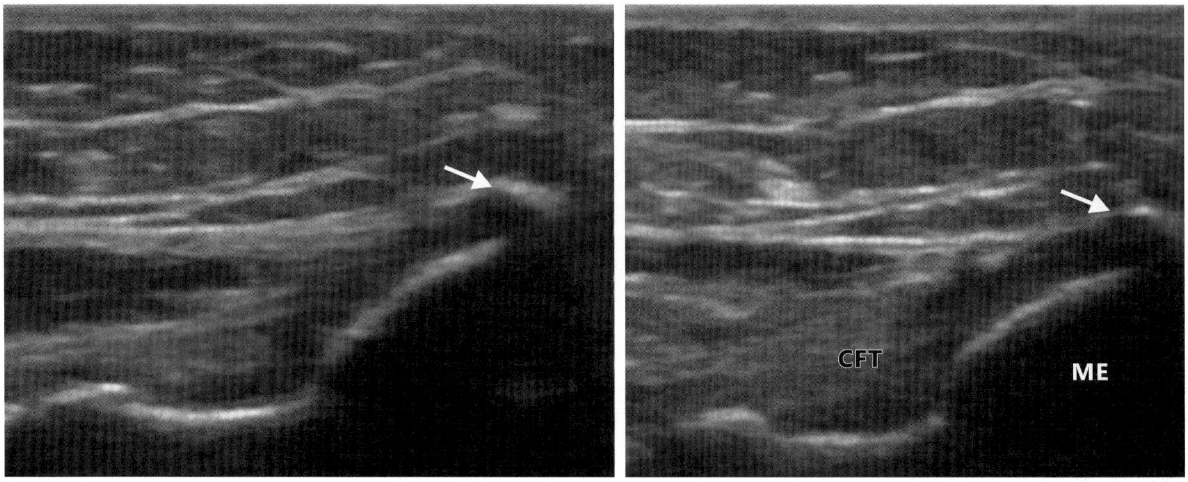 b

Las imágenes ecográficas longitudinales revelan espolones óseos (*flechas*) en la inserción del tendón del músculo flexor común (**CFT**) en ambos lados.

ME epicóndilo medial

4.27 Epicondilitis medial en un paciente con dolor sordo en el codo que comenzó después de una intensa actividad de jardinería

a 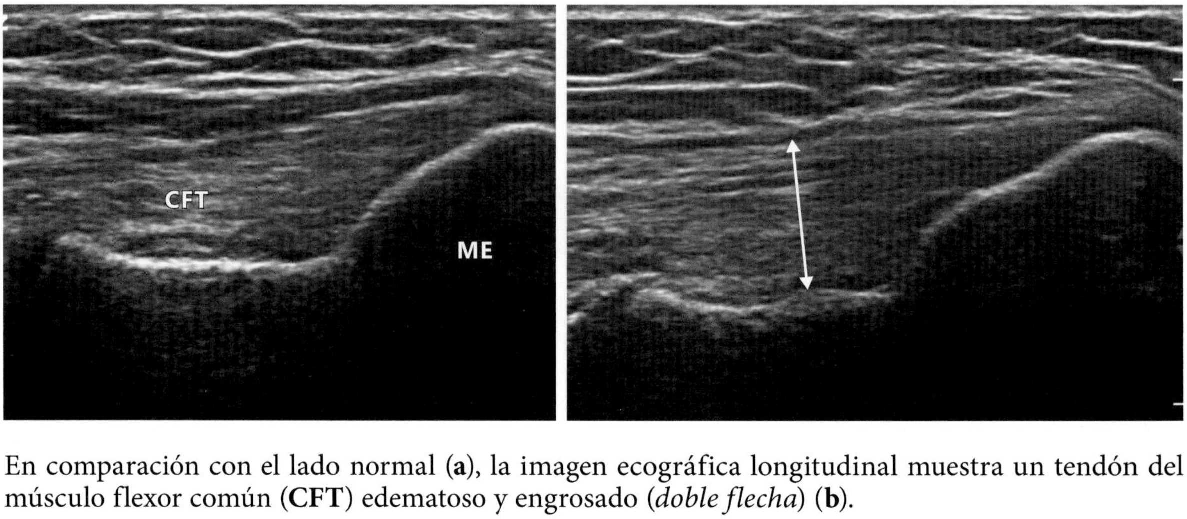 b

En comparación con el lado normal (**a**), la imagen ecográfica longitudinal muestra un tendón del músculo flexor común (**CFT**) edematoso y engrosado (*doble flecha*) (**b**).

Epicondilitis medial en un pintor con dolor agravado por la flexión y pronación de la muñeca **4.28**

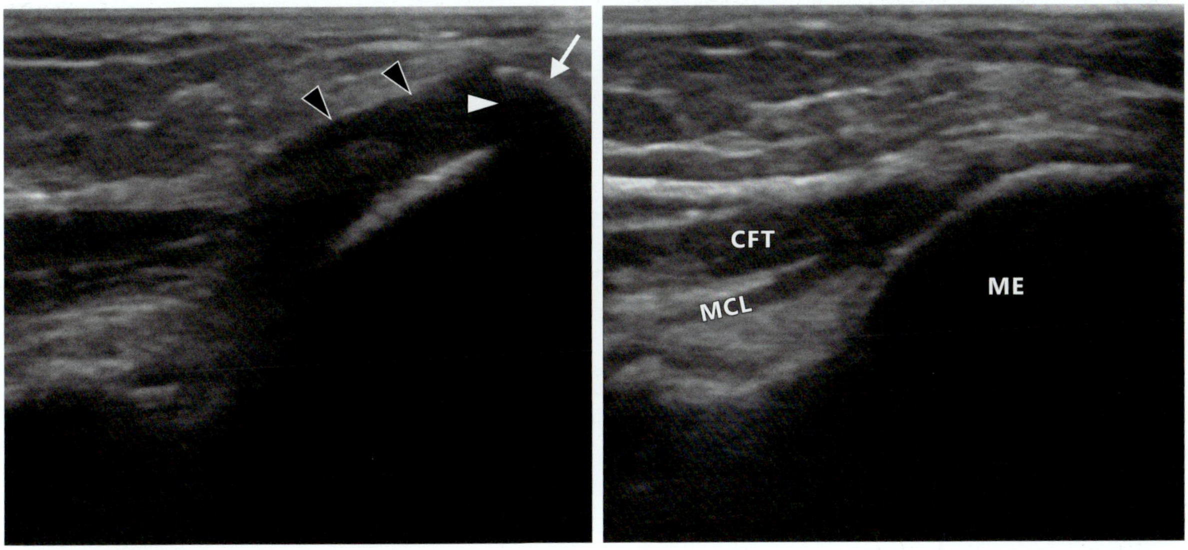

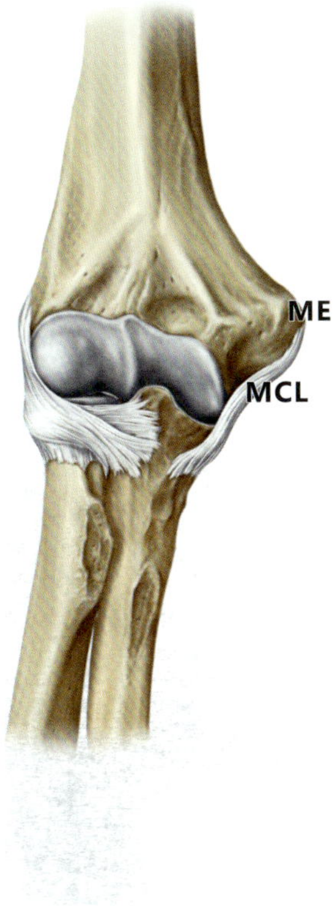

La imagen ecográfica longitudinal revela un tendón del músculo flexor común (**CFT**) hinchado (*puntas de flecha negras*) con un gran espolón óseo (*flecha*) que genera una sombra acústica posterior (*punta de flecha blanca*) (**a**). Lado normal (**b**).

MCL ligamento colateral medial
ME epicóndilo medial

4.29 Lesión del ligamento colateral medial en un hombre de 65 años con dolor en la región medial del codo

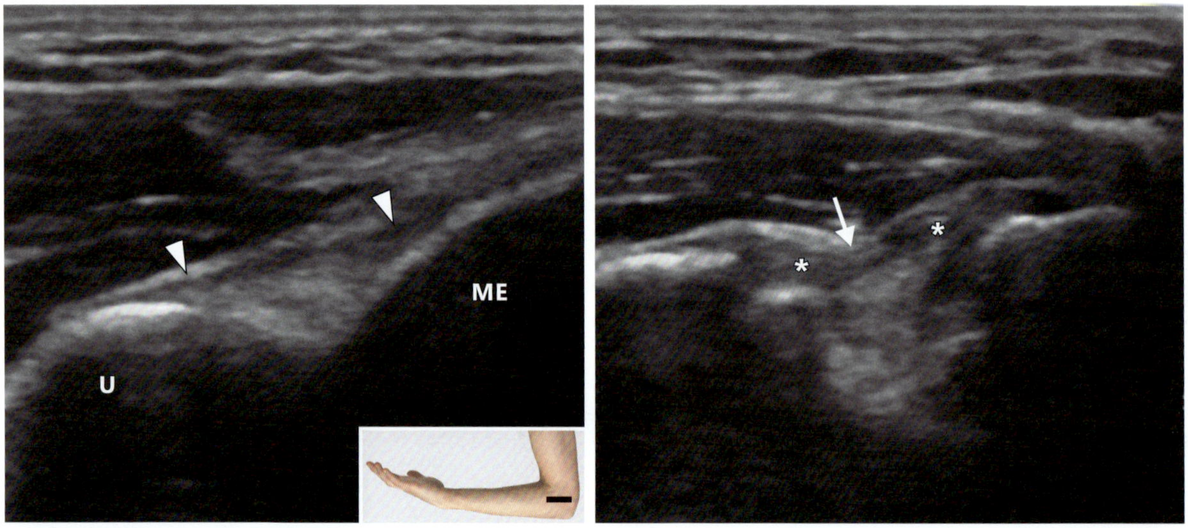

a b

En comparación con el lado normal (*puntas de flecha*) (**a**), la imagen ecográfica longitudinal muestra el ligamento colateral medial intacto pero engrosado (*asteriscos*) y arqueado (*flecha*) (**b**).

ME epicóndilo medial
U ulna (cúbito)

Nota del experto

Al igual que en otras lesiones de ligamentos, la imagen dinámica pasiva o activa puede desenmascarar los detalles del daño estructural, cuando exista.

Nódulos reumatoides en un paciente con artritis reumatoide de larga duración 4.30

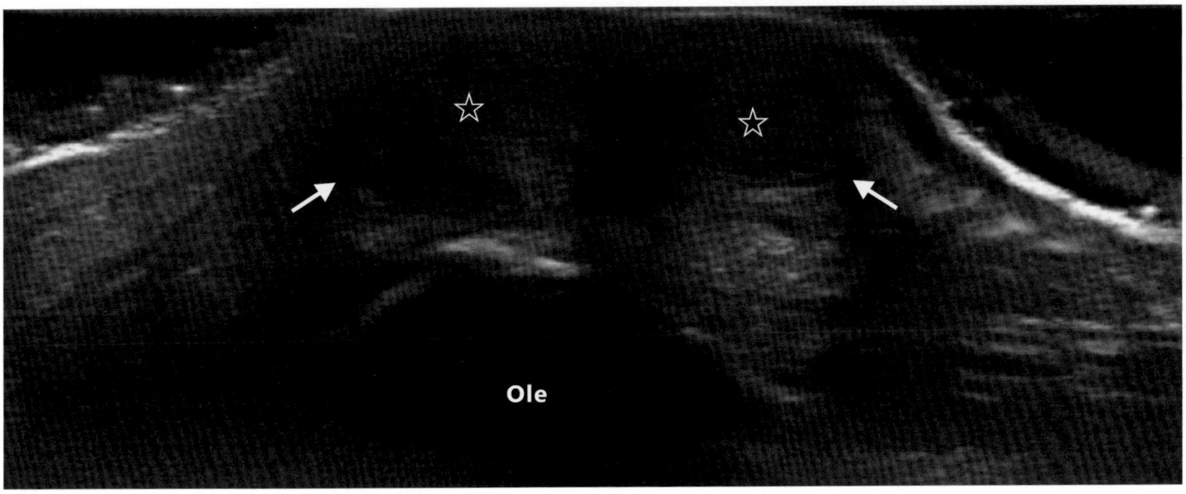

La imagen ecográfica longitudinal posterior sobre el olécranon (**Ole**) muestra los nódulos subcutáneos (*flechas*) con ecogenicidad heterogénea (*estrellas*).

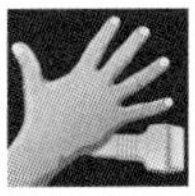

Nota del experto

Mientras que los nódulos reumatoides tienen un aspecto hipoecoico, con bordes bien definidos y que contienen pocas, o ninguna, señales de color, los tofos gotosos aparecen como estructuras nebulosas hiperecoicas, que ocasionalmente contienen calcificaciones con sombra acústica posterior [6].

BIBLIOGRAFÍA

1. Özçakar L, Kara M, Chang KV, Hung CY, Tekın L, Ulaşlı AM, et al. EURO-MUSCULUS/USPRM basic scanning protocols for elbow. Eur J Phys Rehabil Med. 2015; 51: 485-9.
2. Schmidt WA, Schmidt H, Schıcke B, Gromnica-Ihle E. Standard reference values for musculoskeletal ultrasonography. Ann Rheum Dis. 2004; 63: 988-94.
3. Finlay K, Ferri M, Friedman L. Ultrasound of the elbow. Skeletal Radiol. 2004; 33: 63-79.
4. De Cock K, Sabbe W. Evaluación ecográfica del codo. En: Özçakar L, De Muynck M, editores. Ecografía musculoesquelética en Medicina Física y Rehabilitación. Milán: Edi.Ermes; 2018. p. 59-72.
5. Bianchi S, Martinoli C. Elbow. In: Bianchi S, Martinoli C, editors. Ultrasound of the musculoskeletal system. Berlin: Springer; 2007. p. 348-405.
6. Nalbant S, Corominas H, Hsu B, Chen LX, Schumacher HR, Kitumnuaypong T. Ultrasonography for assessment of subcutaneous nodules. J Rheumatol. 2003; 30: 1191-5.

Antebrazo 5

- **Tejido subcutáneo**
- **Nervio** - Cara palmar

5.1 Edema subcutáneo y lesiones bullosas en una mujer de 43 años

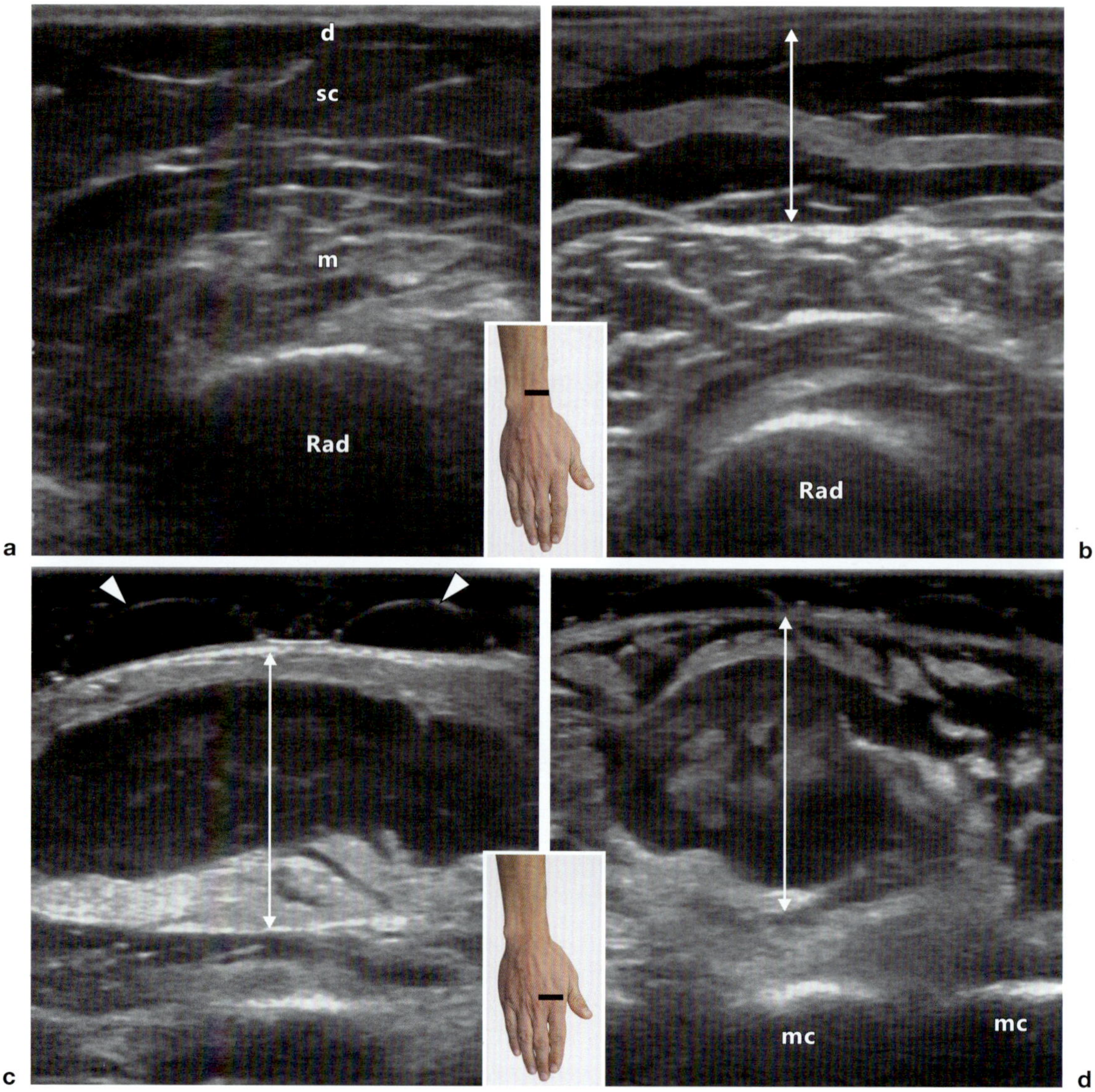

Las lesiones fueron causadas por la extravasación del material de contraste intravenoso durante una tomografía computarizada. La ecografía fue realizada al día siguiente.

En comparación con el lado normal (**a**), las imágenes axiales obtenidas sobre el antebrazo dorsal (**b**) y la mano (**c**, **d**) muestran diversos grados de edema subcutáneo (*doble flecha*) y formaciones bullosas (*puntas de flecha*) en la epidermis.

d	dermis	**mc**	metacarpo
m	músculo	**Rad**	radio

Schwannoma en un hombre de 46 años con una masa que aumentaba progresivamente en el antebrazo 5.2

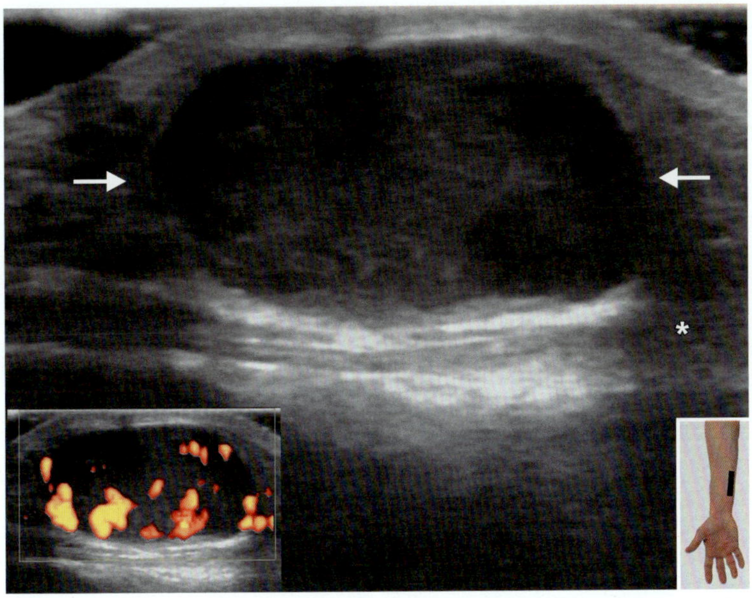

La imagen ecográfica longitudinal obtenida sobre la cara volar del antebrazo distal muestra una masa globosa grande, encapsulada e hipoecoica (*flechas*) que surge del nervio ulnar (cubital). En la imagen power Doppler se observa un flujo sanguíneo significativo (*figura pequeña*).

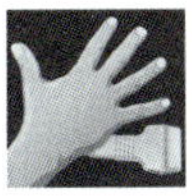

Nota del experto

Aunque la masa está bien delimitada, la abundancia de flujo sanguíneo siempre debe plantear la sospecha de que se trate de un tumor maligno de la vaina nerviosa periférica. Un aspecto vacuolar y un refuerzo posterior (*enhancement*) son más típicos en los schwannomas que en otros tumores del sistema nervioso (pero obviamente el diagnóstico no es 100% específico o definitivo).

5.3 Neurofibromatosis tipo 1 en una joven de 19 años con hinchazón indolora en el antebrazo

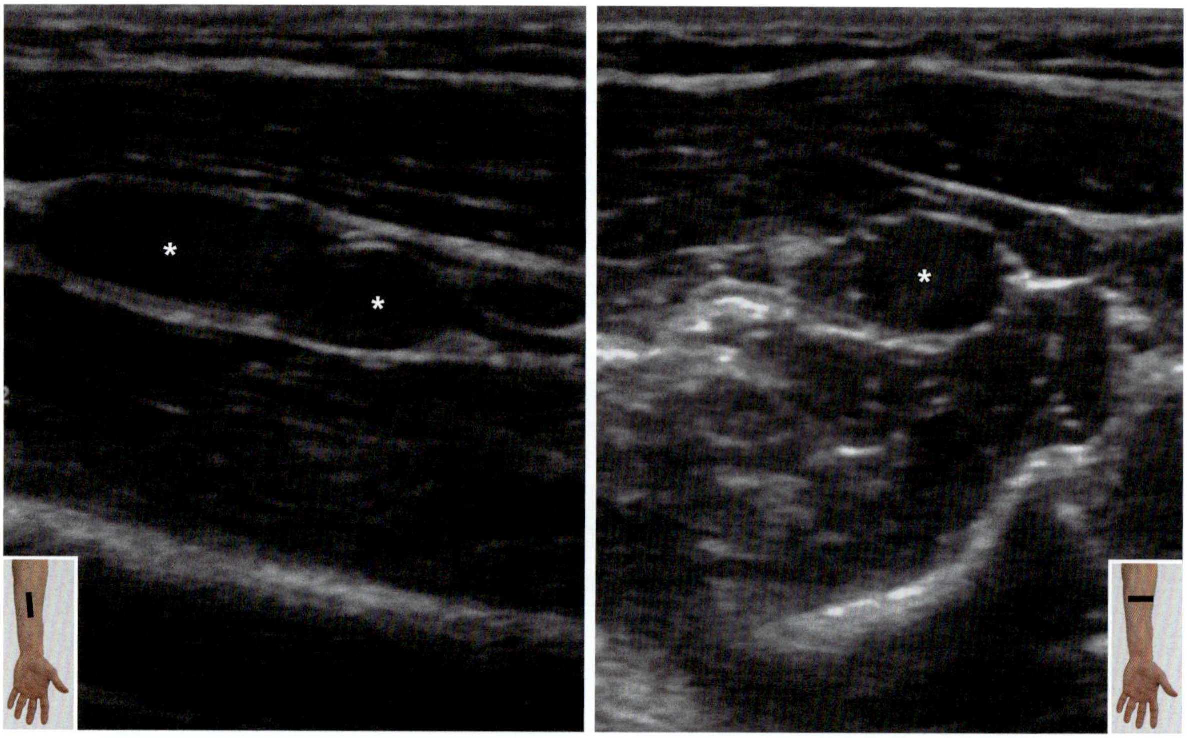

a b

Las imágenes ecográficas longitudinal (**a**) y axial (**b**) sobre la cara palmar del antebrazo muestran hinchazones hipoecoicas de diferentes tamaños (*asteriscos*) que surgen del nervio mediano.

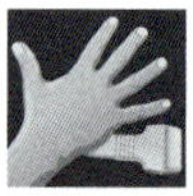

Nota del experto

La imagen ecográfica precisa de los nervios periféricos (sintomáticos y asintomáticos) es muy conveniente e informativa para determinar el tipo y grado de implicación en la neurofibromatosis [1]. Especialmente en la población pediátrica, el papel de la imagen ecográfica puede ser apreciado aún más [2].

BIBLIOGRAFÍA

1. Kara M, Yilmaz A, Ozel S, Özçakar L. Sonographic imaging of the peripheral nerves in a patient with neurofibromatosis type 1. Muscle Nerve. 2010; 41: 887-8.
2. Kara M. Imágenes ecográficas para problemas de nervios periféricos. En: Özçakar L, De Muynck M, editores. Ecografía musculoesquelética en Medicina Física y Rehabilitación. Milán: Edi.Ermes; 2018. p. 143-63.

Muñeca y mano 6

- Articulación radiocarpiana
- Complejo del fibrocartílago triangular
- Compartimentos de los tendones de los músculos extensores
- Tendón del músculo flexor radial del carpo
- Tendones del músculo flexor superficial de los dedos
- Tendón del músculo flexor cubital del carpo
- Articulación carpometacarpiana del pulgar
- Tendón del músculo flexor largo del pulgar
- Tejido subcutáneo
- Músculos lumbricales
- Tendones del músculo flexor superficial/profundo de los dedos
- Tendones de los músculos extensores
- Articulaciones metacarpofalángicas
- Uña

ARTICULACIÓN RADIOCARPIANA

6.1 Sinovitis en la articulación entre el radio y el hueso semilunar en un paciente con artritis reumatoide con dolor y rigidez en la muñeca

a

b

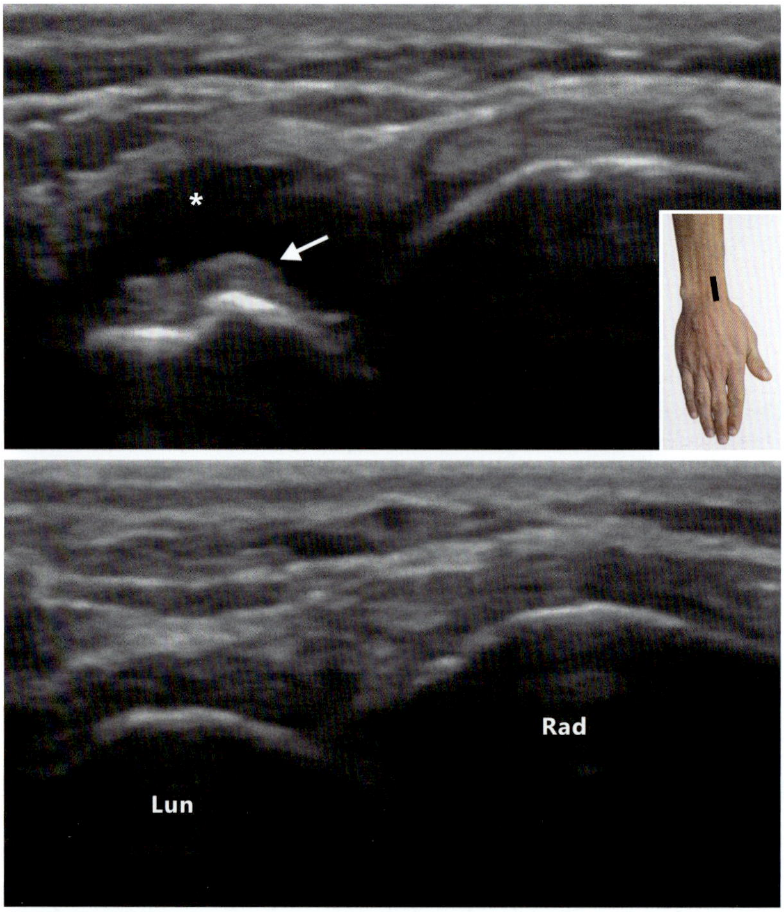

La imagen ecográfica longitudinal dorsal sobre la articulación entre el radio y el hueso semilunar muestra una acumulación de líquido anecoico (*asterisco*) e hipertrofia sinovial de grado II (*flecha*) dentro del espacio articular (**a**). Lado normal (**b**).

Lun hueso semilunar
Rad radio

Nota del experto

Véase Tabla 6.2 (página 248) para la clasificación de la sinovitis con imágenes ecográficas en modo B.

Sinovitis crónica de la articulación de la muñeca en un paciente de 35 años

6.2

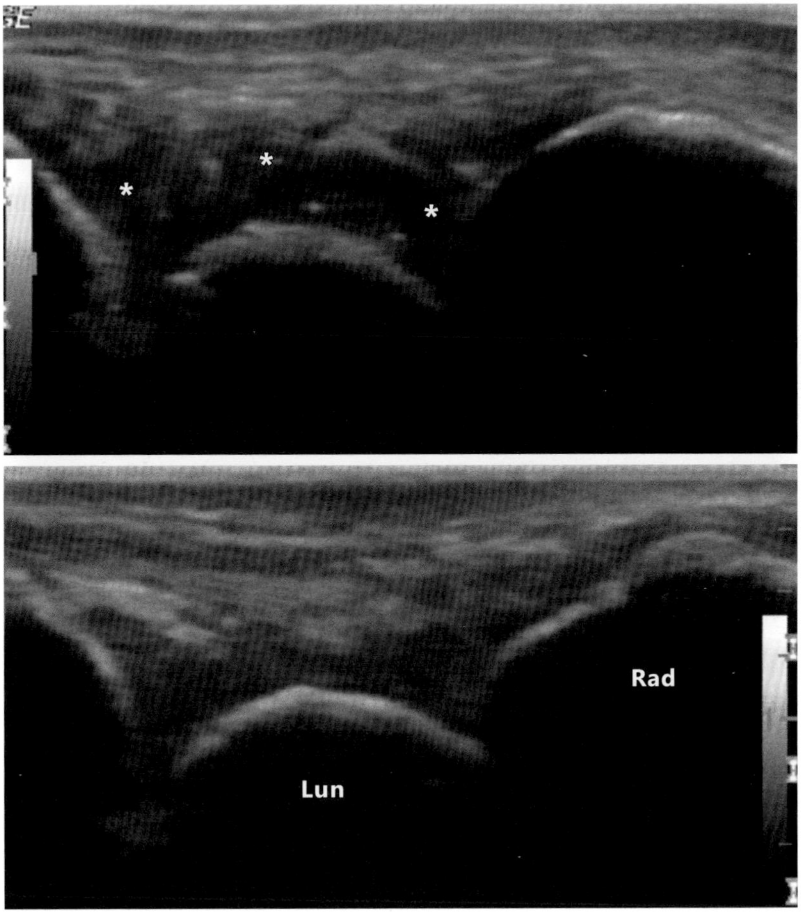

a

b

El paciente se quejaba de dolor progresivo y síntomas inflamatorios locales durante el último mes.

La imagen ecográfica longitudinal sobre la cara dorsal de la articulación de la muñeca muestra efusión/sinovitis heterogénea grado II (*asteriscos*) dentro de la articulación entre el radio y el hueso semilunar (**a**). Lado asintomático (**b**).

Lun hueso semilunar
Rad radio

6.3 Sinovitis de la articulación de la muñeca en una mujer de 48 años con artritis reumatoide avanzada

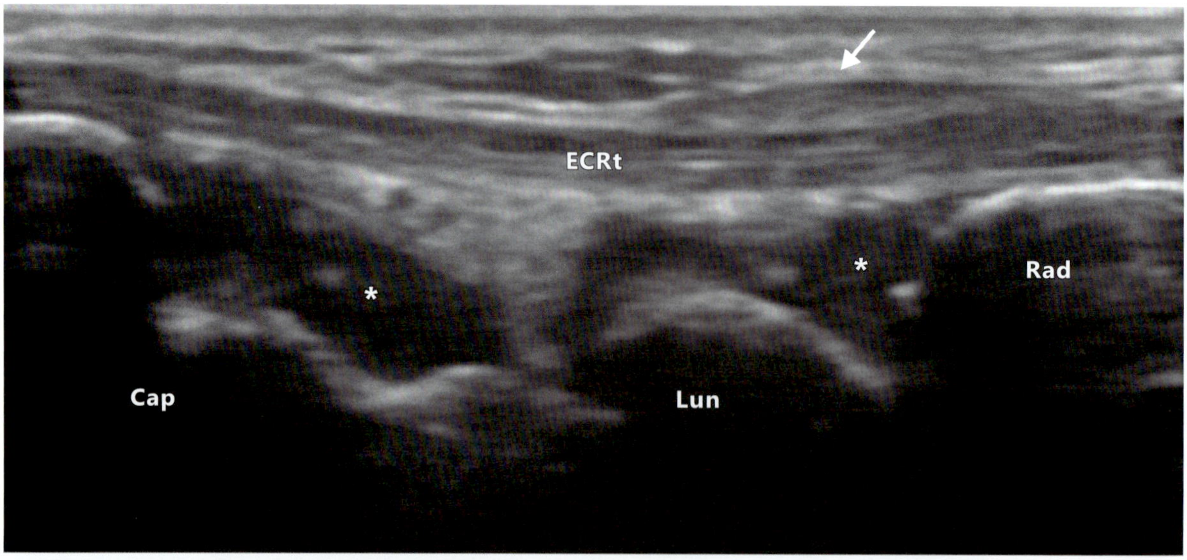

a

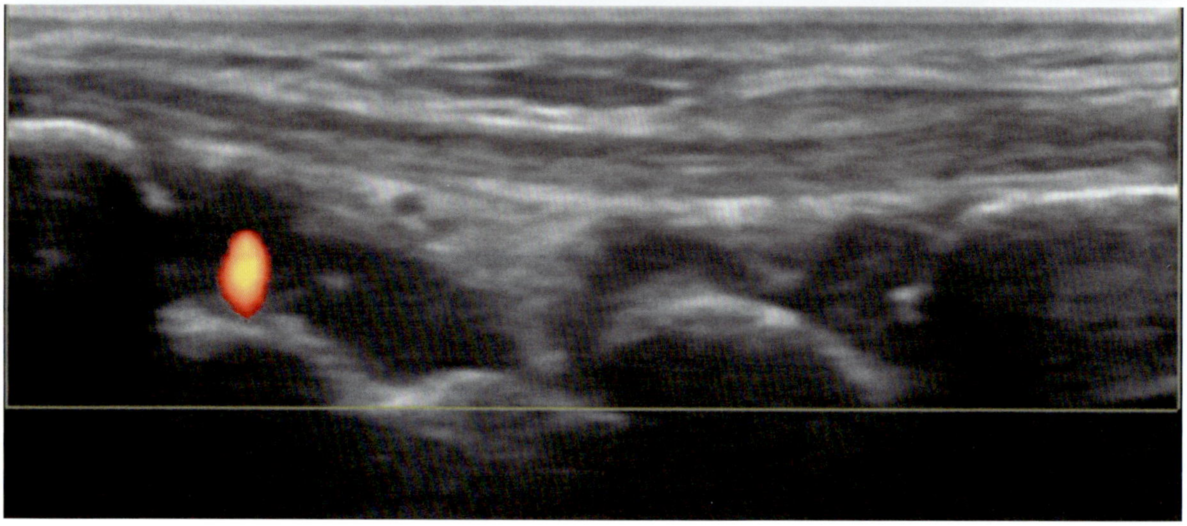

b

Las imágenes ecográficas longitudinales en modo B (**a**) y power Doppler (**b**) sobre la cara dorsal de la muñeca muestran hipertrofia sinovial grado II (*asteriscos*) con una única señal (grado I). Obsérvese el aspecto de joroba por encima del tendón del músculo extensor radial largo del carpo (**ECRt**) que indica el engrosamiento del retináculo extensor (*flecha*).

Cap hueso grande
Lun hueso semilunar
Rad radio

Afección de la muñeca en la artritis reumatoide grave 6.4

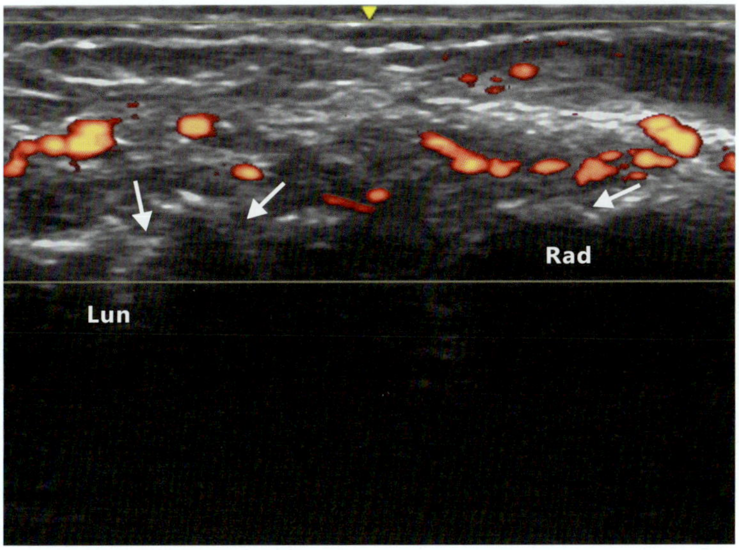

La imagen power Doppler de la articulación de la muñeca muestra hiperemia sinovial de grado II y cambios erosivos extensos en las superficies articulares de la articulación entre el radio y el hueso semilunar (*flechas*).

Lun hueso semilunar
Rad radio

6.5 Sinovitis de la articulación entre el radio y el hueso semilunar en una mujer de 53 años con artritis reumatoide

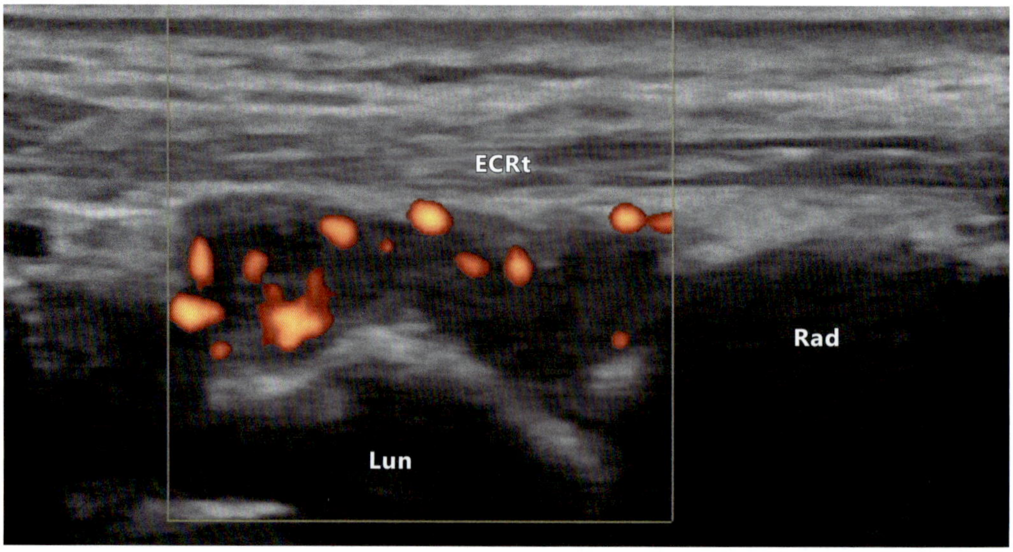

La imagen power Doppler longitudinal sobre la cara dorsal de la articulación de la muñeca muestra sinovitis activa (grado II).

ECRt tendón del músculo extensor radial largo del carpo
Lun hueso semilunar
Rad radio

Nota del experto

Ya sea en el período (muy) temprano de la enfermedad o durante el seguimiento de pacientes con problemas reumáticos, el uso de imágenes en escala de grises y del power Doppler ha sido bien definido en la literatura. Si bien la detección precoz de las erosiones es de interés diagnóstico y conduce a un tratamiento rápido, una evaluación adecuada de la actividad de la enfermedad es de gran importancia para el seguimiento de los resultados terapéuticos [1].

Sinovitis de la articulación entre el radio y el hueso semilunar en una mujer de 40 años con artritis reumatoide activa

6.6

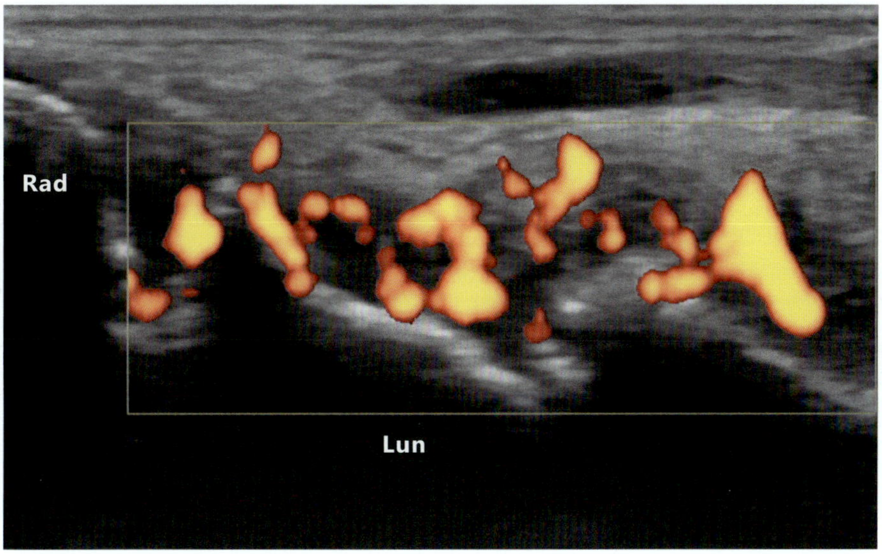

La imagen ecográfica power Doppler longitudinal muestra una sinovitis activa caracterizada por un patrón hipervascular grado III.

Lun hueso semilunar
Rad radio

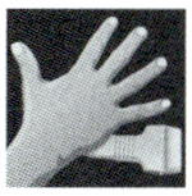

Nota del experto

Las señales Doppler que se presentan en más del 50% del área de interés (hipertrofia sinovial), corresponden al grado III [2].

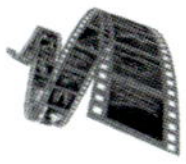

Video 5

Tabla 6.1

Grado	Señal
0	No flujo
I	Señal(es) de flujo simple
II	Señales confluentes pero en menos del 50% del área de interés
III	Señales en más del 50% del área de interés

6.7 Afección de la mano y la muñeca en una mujer de 37 años con artritis reumatoide de larga duración

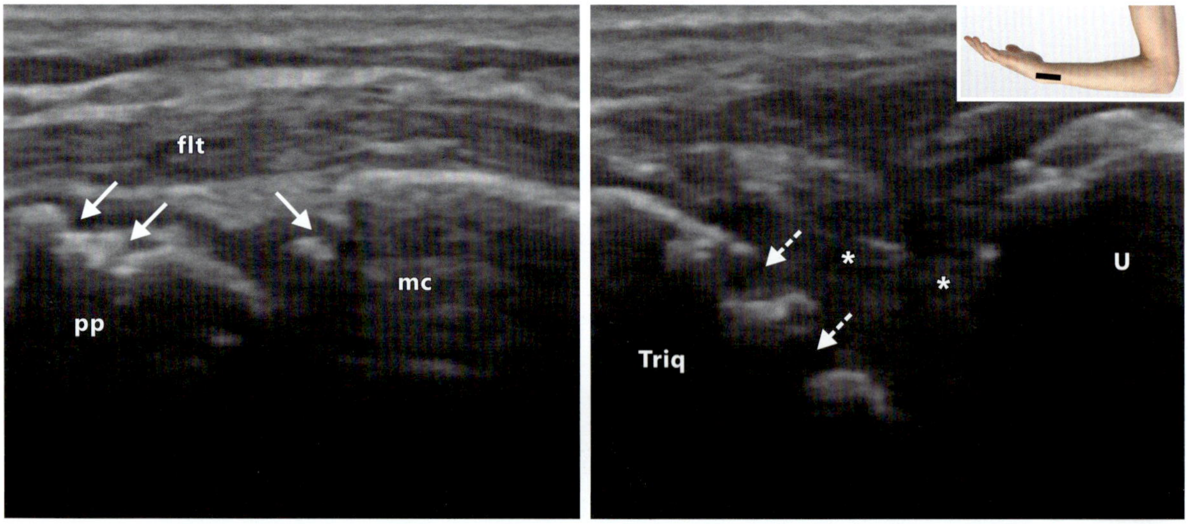

a b

La imagen ecográfica longitudinal palmar muestra erosiones (*flechas*) en ambas superficies articulares de la segunda articulación metacarpofalángica (**a**). La imagen ecográfica longitudinal medial de la articulación radiocarpiana muestra una membrana sinovial engrosada (*asteriscos*) con erosiones (*flechas discontinuas*) en el hueso piramidal (**Triq**) (**b**).

flt tendón del músculo flexor
mc hueso metacarpiano
pp falange proximal
U ulna (cúbito)

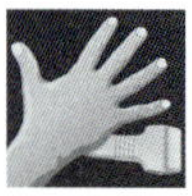

Nota del experto

El desafío al explorar las erosiones en las articulaciones metacarpofalángicas sería la incapacidad de tener acceso a ciertas porciones de las articulaciones. Como tal, durante la exploración de rutina, los protocolos pertinentes incluyen las cabezas del segundo y quinto metacarpiano, alrededor de las cuales la sonda ecográfica se puede posicionar mejor y moverse para la exploración.

Sinovitis crónica en artritis reumatoide

6.8

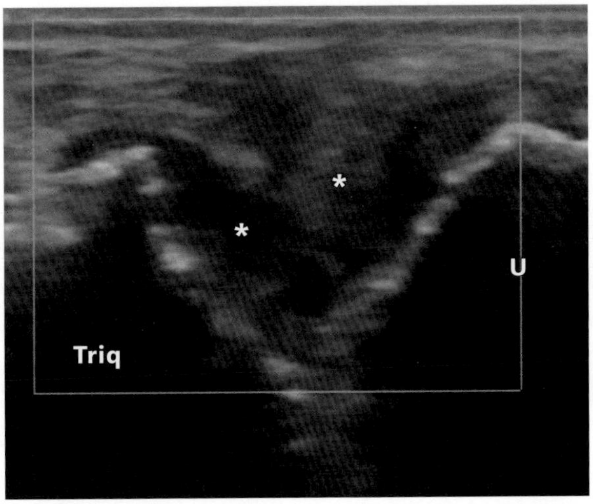

La imagen ecográfica longitudinal medial sobre la muñeca revela derrame sinovial e hipertrofia (*asteriscos*) sin hiperemia en la imagen power Doppler.

Triq hueso piramidal
U ulna (cúbito)

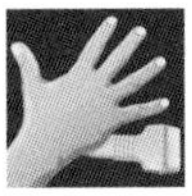

Nota del experto

El lado ulnar de la muñeca es un área típica de la afección patológica, que debe ser controlada durante el examen ecográfico en sujetos con artritis reumatoide.

6.9 Pseudogota en una mujer de 82 años con dolor, sensibilidad aumentada e hinchazón en la articulación de la muñeca

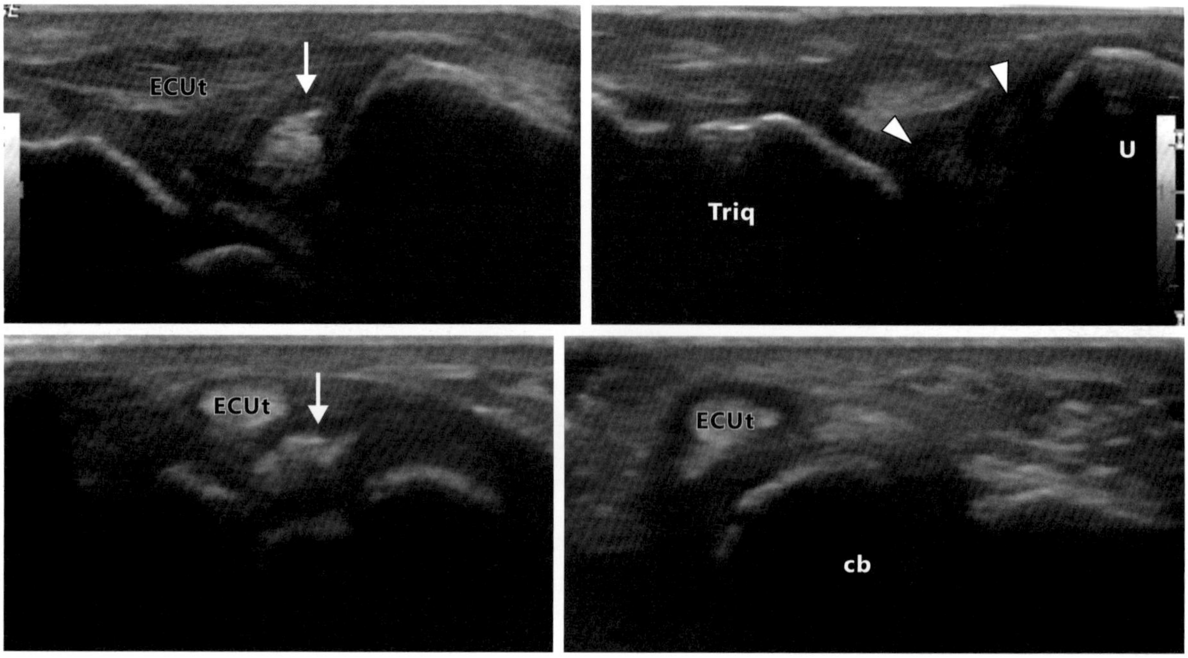

Las imágenes ecográficas longitudinales (**a**) y axial (**c**) muestran depósitos de calcio (*flechas*) dentro del complejo del fibrocartílago triangular en profundidad con respecto al tendón del músculo extensor cubital del carpo (**ECUt**). Complejo del fibrocartílago triangular normal (*puntas de flecha*) en el lado contralateral (**b**, **d**).

cb huesos del carpo
Triq hueso piramidal
U ulna (cúbito)

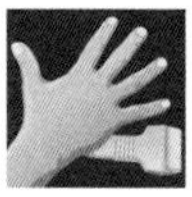

Nota del experto

En pacientes con pseudogota, independientemente de las articulaciones actualmente afectadas, áreas como el fibrocartílago triangular o la sínfisis del pubis siempre pueden ser evaluadas con ecografía para un examen completo.

Atleta de 30 años con un historial de caída sobre la muñeca extendida 6.10

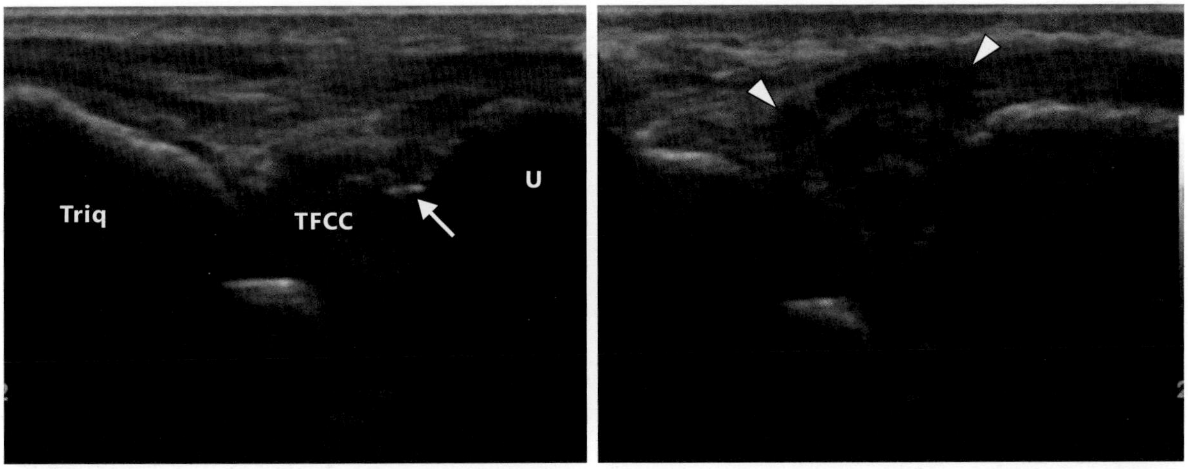

a b

En comparación con el lado asintomático que muestra un pequeño espolón (*flecha*) en la ulna distal (**a**), la imagen ecográfica longitudinal muestra el complejo del fibrocartílago triangular (**TFCC**) hinchado con apariencia heterogénea (*puntas de flecha*) (**b**).

Triq hueso piramidal
U ulna (cúbito)

6.11 Lipedema en una mujer de 25 años con hinchazón dolorosa en la zona distal del antebrazo

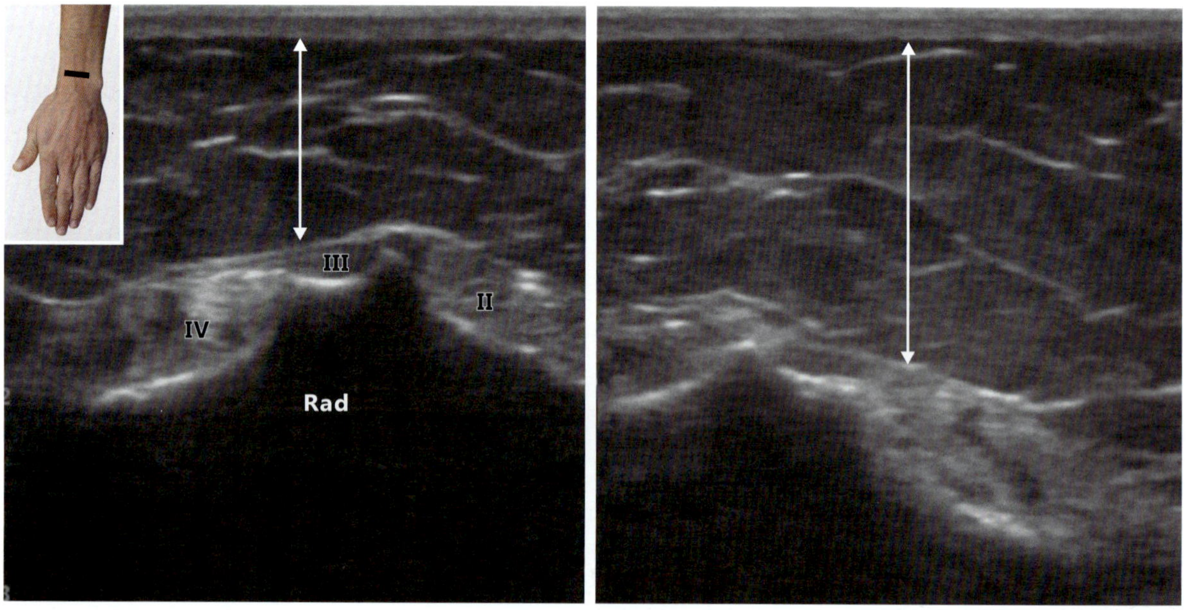

a b

Las imágenes ecográficas axiales dorsales revelan lipedema en el tejido subcutáneo/adiposo (*dobles flechas*) sobre los canales de los tendones de los músculos extensores de los dedos II-IV en ambas muñecas (**a**, **b**).

Rad radio

Quiste ganglionar dorsal oculto en la muñeca de una mujer joven **6.12**

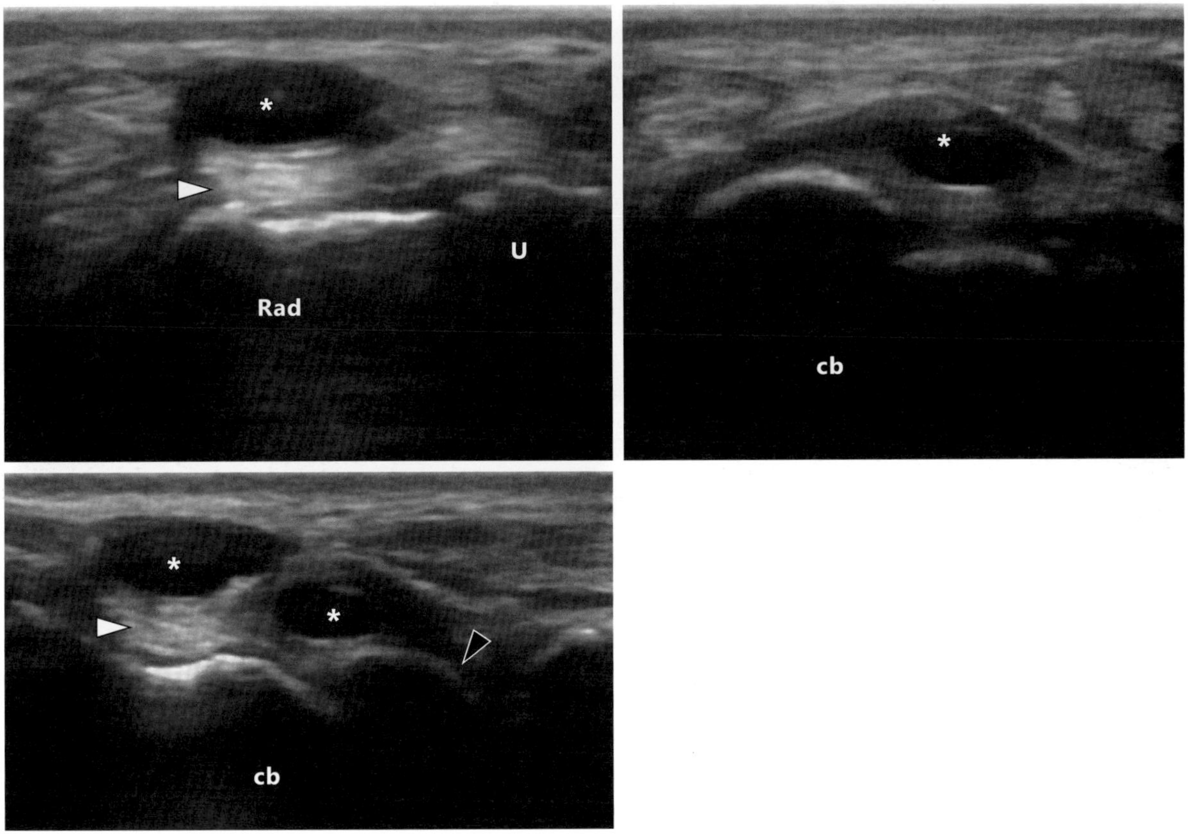

Las imágenes ecográficas dorsales revelan una masa llena de líquido lobulada anecoica/hipoecoica (*asteriscos blancos*) con un artefacto de transmisión con refuerzo acústico (*puntas de flecha blancas*). Imágenes axiales a diferentes niveles (**a**, **b**). La imagen longitudinal (**c**) muestra su posible origen desde la articulación (*punta de flecha negra*).

cb huesos del carpo
Rad radio
U ulna (cúbito)

Nota del experto

No siempre es posible ver el “pedículo de origen” de un quiste; no obstante, la compresión con la sonda a veces lo ensancha.

6.13 Tenosinovitis de De Quervain en una mujer de 34 años con dolor y sensibilidad aumentada en la apófisis estiloides del radio

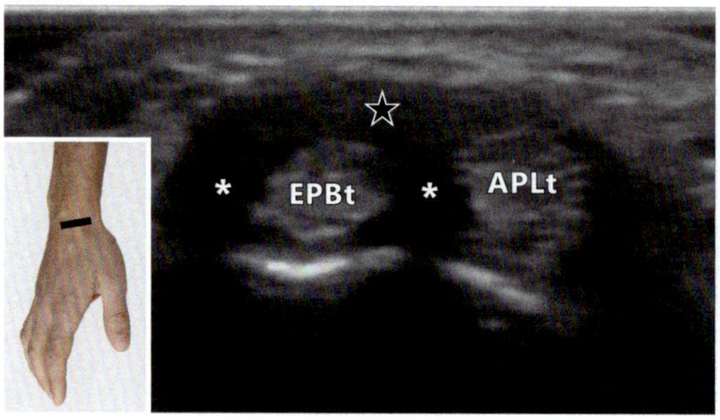

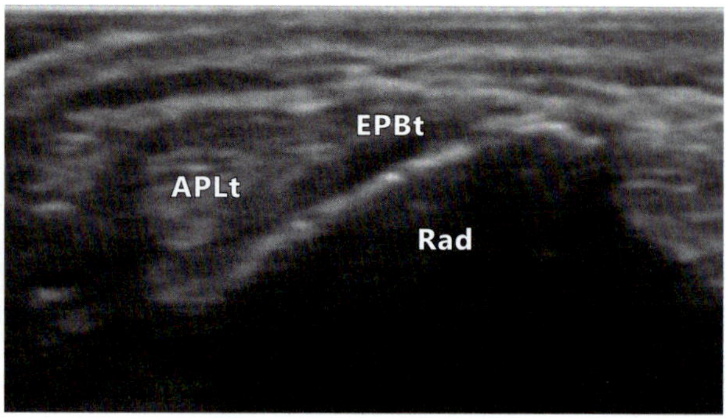

La imagen ecográfica axial del compartimento del tendón del músculo extensor corto del pulgar evidencia la efusión de la vaina (*asteriscos*) y el engrosamiento hiperecoico del retináculo (*estrella*) (**a**). Lado contralateral normal (**b**).

APLt tendón del músculo abductor largo del pulgar
EPBt tendón del músculo extensor corto del pulgar
Rad radio

Tenosinovitis de De Quervain en un hombre de 33 años con dolor local, especialmente durante la desviación ulnar de la muñeca

6.14

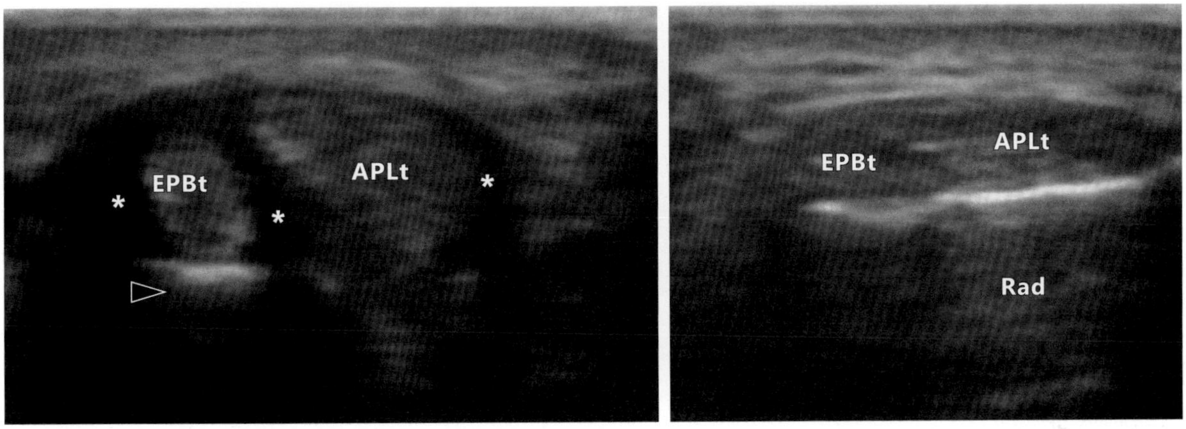

La imagen ecográfica axial evidencia la presencia de líquido (*asteriscos*) alrededor de los tendones edematosos del músculo extensor corto del pulgar (**EPBt**) y del músculo abductor largo del pulgar (**APLt**) (**a**). La *punta de flecha* revela un artefacto de transmisión con refuerzo acústico. Lado contralateral normal (**b**).

Rad radio

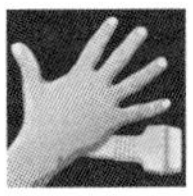

Nota del experto

En este caso, en contraste con la acumulación de líquido, los tendones parecen ser menos afectados, es decir, tienen tamaño y forma normales. En cuanto a la ecogenicidad, aparecen mejor delimitados debido al artefacto de transmisión con refuerzo acústico.

6.15 Tenosinovitis de De Quervain en una mujer que había dado a luz recientemente y tenía dificultad para sostener la cabeza del bebé

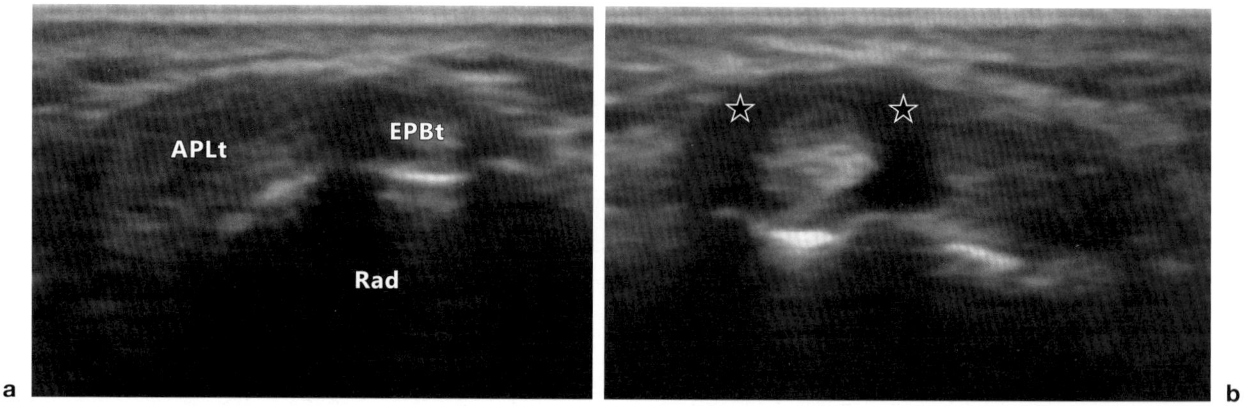

En comparación con el lado normal (**a**), la imagen ecográfica axial (**b**) del compartimento de los tendones de los músculos extensores del pulgar revela un retináculo hinchado globalmente hipoecoico (*estrellas*) alrededor del tendón engrosado del músculo extensor corto del pulgar (**EPBt**).

APLt tendón del músculo abductor largo del pulgar **Rad** radio

6.16 Tenosinovitis de De Quervain en una mujer joven con dolor al agarrar objetos y prueba de Finkelstein positiva

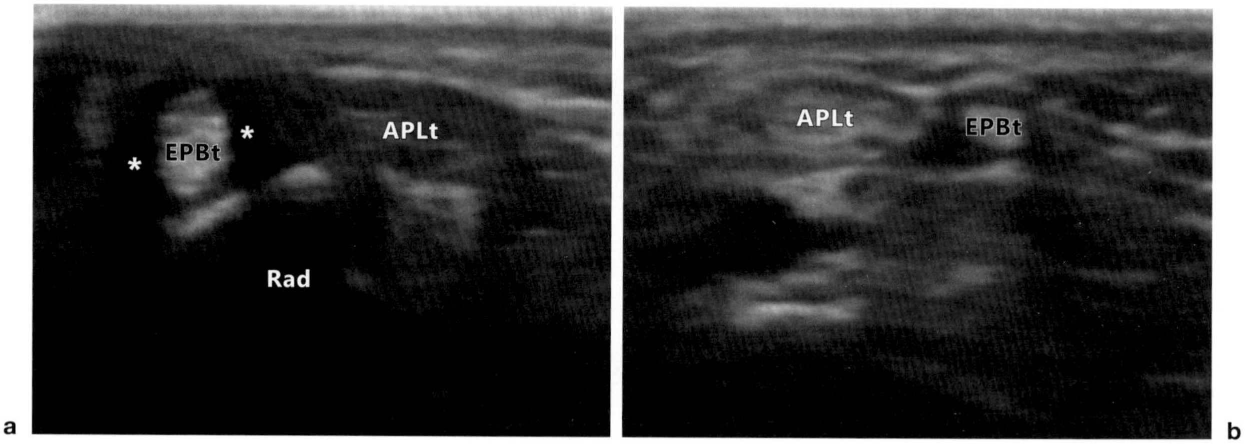

La imagen ecográfica axial evidencia la presencia de efusión sinovial anecoica (*asteriscos*) dentro de la vaina del tendón del músculo extensor corto del pulgar (**EPBt**) y del tendón edematoso del músculo abductor largo del pulgar (**APLt**) (**a**). Aspecto normal del compartimento del músculo extensor del pulgar (**b**).

Rad radio

Tenosinovitis de De Quervain y subcompartimentación del tendón del músculo extensor corto del pulgar en un hombre de 55 años 6.17

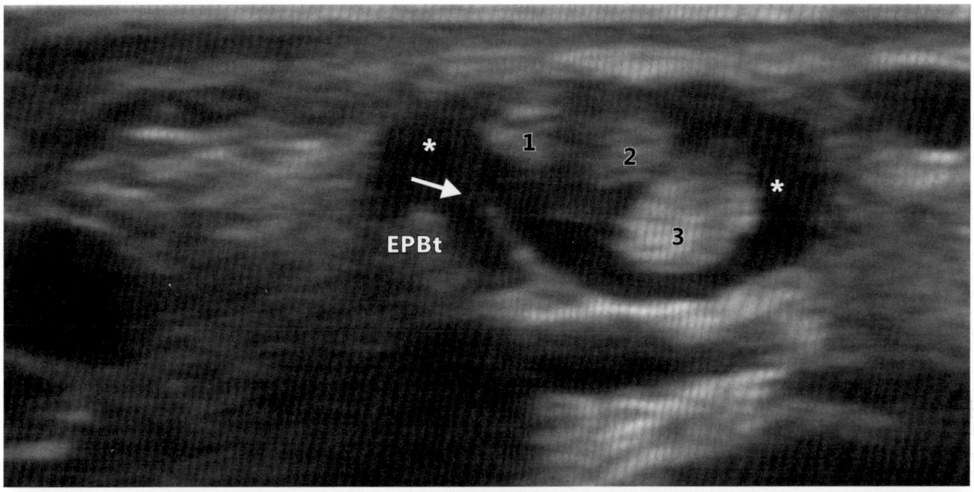

a

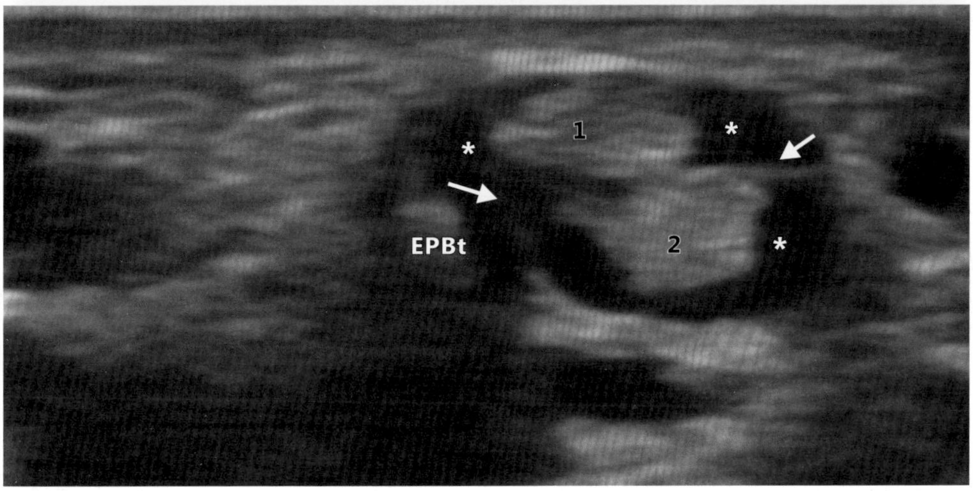

b

El paciente se quejaba de dolor en la cara dorsal de muñeca.

Las imágenes ecográficas axiales muestran líquido (*asteriscos*) y septos (*flechas*) dentro del compartimento del tendón del músculo extensor corto del pulgar (**EPBt**) en ambos lados. El tendón del músculo abductor largo está dividido en tres (**a**) y dos (**b**) partes (numeradas en la figuras).

Nota del experto

Los dos tendones del primer compartimento extensor tienen variaciones en cuanto a la anatomía de su vaina (separada o común). Además, también podría haber subcompartimentación, más frecuente en el lado del músculo abductor largo del pulgar. Ambas condiciones son importantes durante un examen ecográfico preciso para la tenosinovitis de De Quervain. Dichos hallazgos son importantes para el diagnóstico (uso excesivo, fricción), pero aún más para guiar una precisa y efectiva infiltración local [3-6].

6.18 Tenosinovitis de De Quervain y subcompartimentación de los tendones de los músculos abductor largo y extensor corto del pulgar

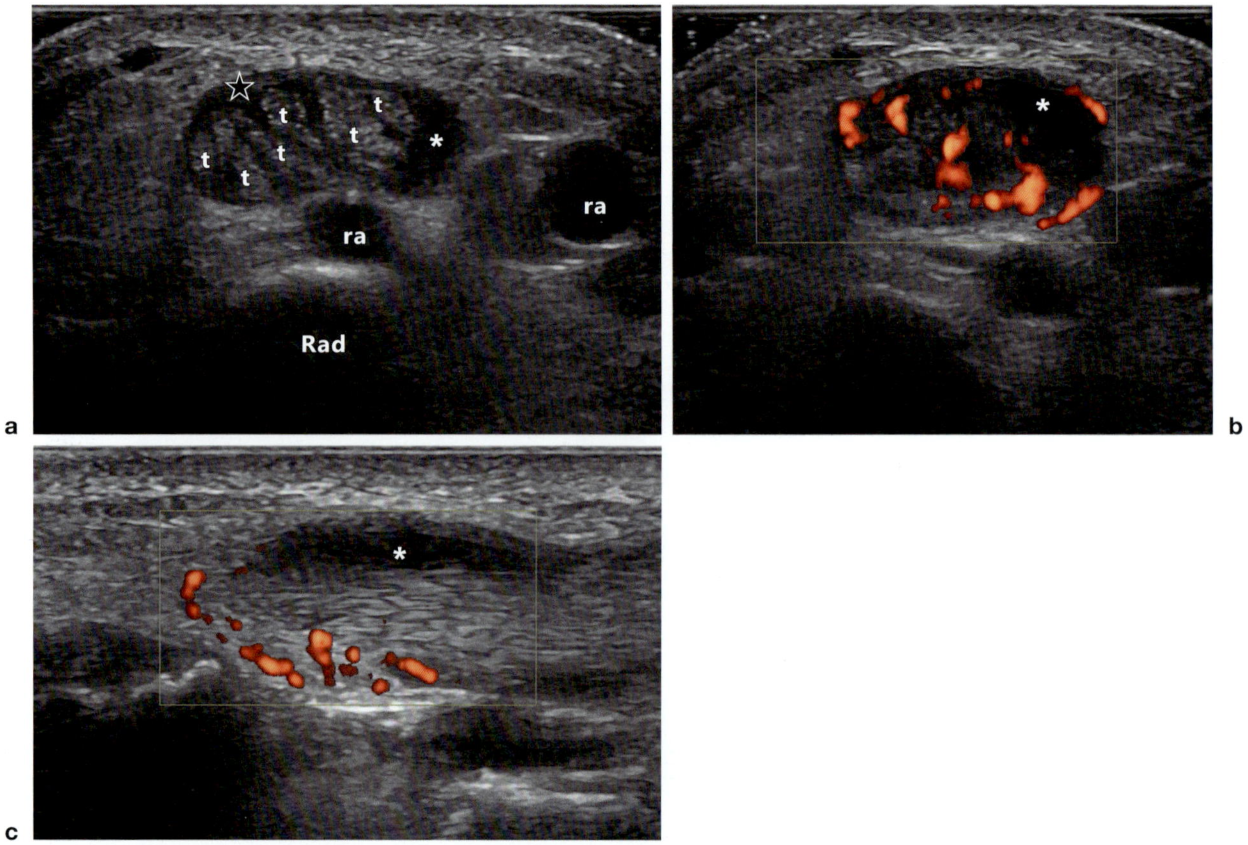

Las imágenes ecográficas axiales (**a**, **b**) y longitudinal (**c**) muestran la subcompartimentación de los tendones de los músculos abductor largo y extensor corto del pulgar (**t**) con efusión dentro de la vaina del tendón (*asteriscos*) y engrosamiento del retináculo (*estrella*). La imagen power Doppler muestra señales de flujo sanguíneo grado II (**b**, **c**).

ra ramas de la arteria radial
Rad radio

Síndrome de intersección en un hombre de 45 años con dolor en la cara dorsal de la muñeca **6.19**

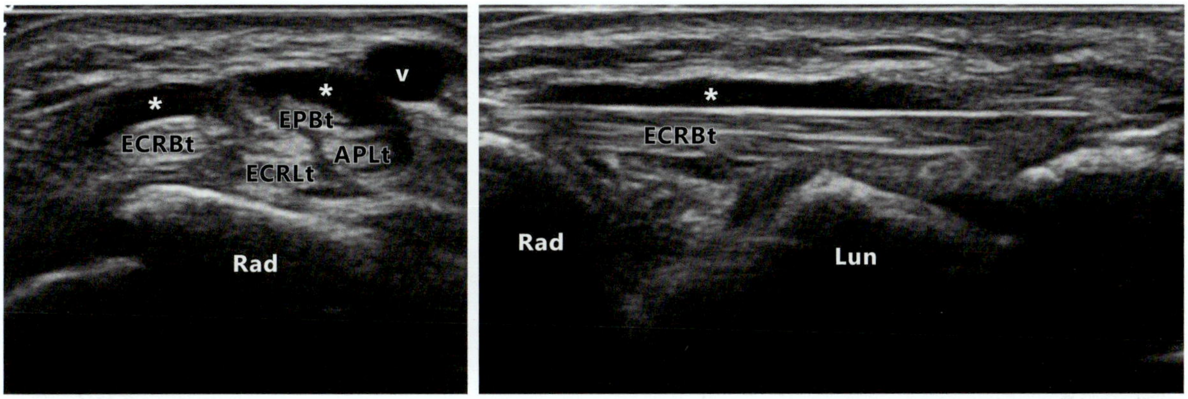

a b

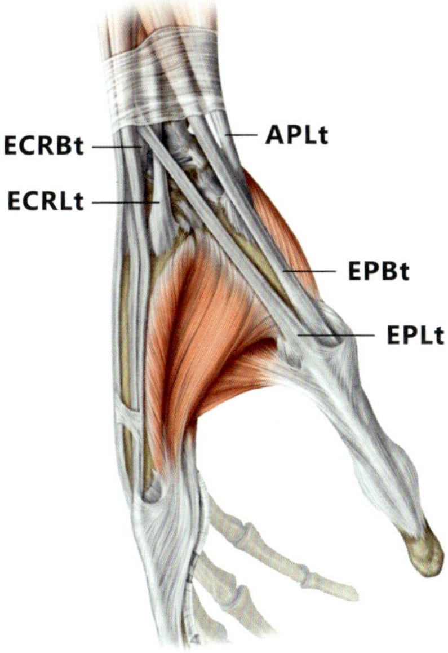

Las imágenes ecográficas axial (**a**) y longitudinal (**b**) muestran efusión a nivel de los tendones de los músculos extensores (*asteriscos*), donde el primer compartimento de los extensores cruza el segundo compartimento de los extensores. Notar que los tendones muestran tamaño, forma y ecogenicidad normales.

APLt	tendón del músculo abductor largo del pulgar
ECRBt	tendón del músculo extensor radial corto del carpo
ECRLt	tendón del músculo extensor radial largo del carpo
EPBt	tendón del músculo extensor corto del pulgar
EPLt	tendón del músculo extensor largo del pulgar
Lun	hueso semilunar
Rad	radio
v	vena

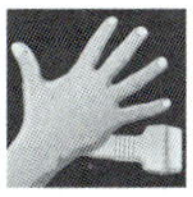

Nota del experto

Por lo general, solo con la historia clínica o solo con el examen físico es difícil distinguir la afección de cada uno de los compartimentos extensores. Sin embargo, con el uso de la eco-palpación, esta distinción resulta bastante fácil y directa.

El síndrome de intersección puede presentarse de dos formas: proximal (los tendones APL y EPB cruzan el segundo compartimento) y distal (el tendón EPL cruza el segundo compartimento) [4].

6.20 Tenosinovitis de los músculos extensores en un paciente con artritis reumatoide de larga duración

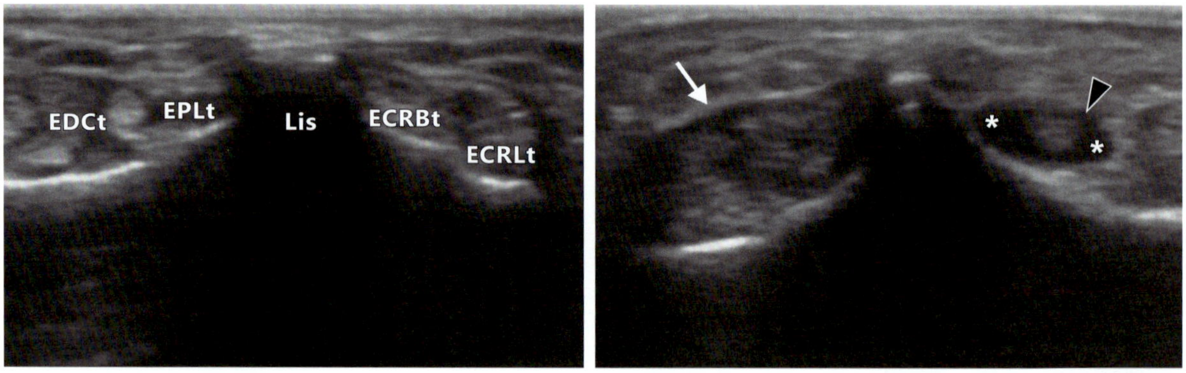

a b

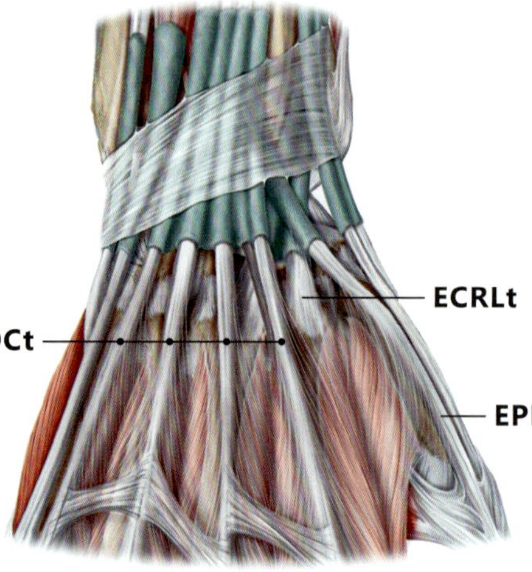

En comparación con el lado normal (**a**), la imagen ecográfica axial dorsal muestra el segundo compartimento de los tendones extensores irregular y edematoso (*flecha*) y una efusión sinovial (*asteriscos*) dentro del tercer compartimento de los tendones extensores (*punta de flecha*) (**b**).

ECRBt tendón del músculo extensor radial corto del carpo
ECRLt tendón del músculo extensor radial largo del carpo
EDCt tendón del músculo extensor común de los dedos
EPLt tendón del músculo extensor largo del pulgar
Lis tubérculo dorsal del radio (tubérculo de Lister)

Defectos corticales en una mujer joven con un historial de caída sobre la muñeca **6.21**

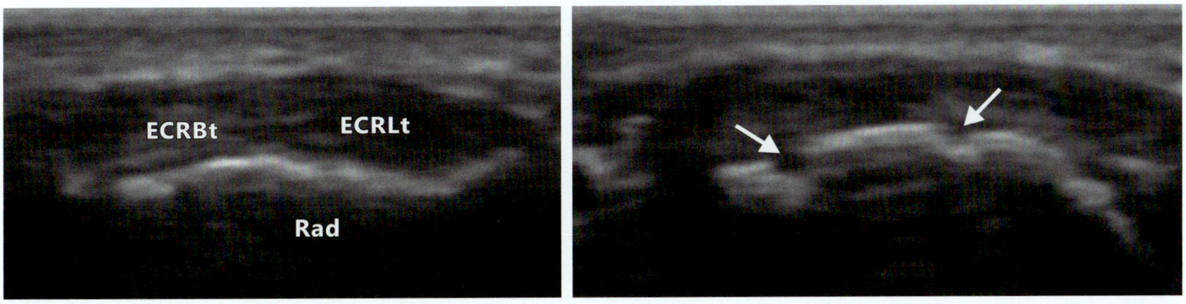

a b

En comparación con el lado normal (**a**), la imagen ecográfica axial revela interrupciones focales de la línea cortical hiperecoica (*flechas*) en la extremidad distal del radio (**b**).

ECRBt tendón del músculo extensor radial corto del carpo
ECRLt tendón del músculo extensor radial largo del carpo
Rad Radio

Tenosinovitis del músculo extensor cubital del carpo en una mujer de mediana edad con dolor en la muñeca **6.22**

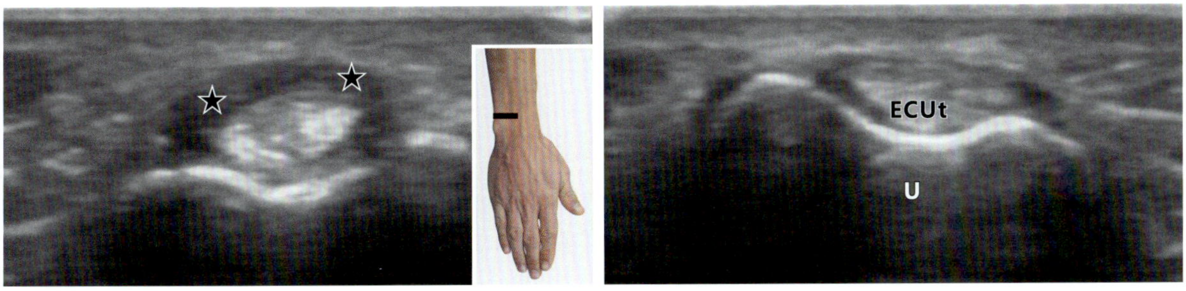

a b

La imagen ecográfica axial revela una efusión sinovial hipoecoica (*estrellas*) que rodea el tendón ovalado (**a**). Lado normal (**b**).

ECUt tendón del músculo extensor cubital del carpo
U ulna (cúbito)

6.23 Tenosinovitis del músculo extensor cubital del carpo en una mujer de mediana edad con esclerosis múltiple

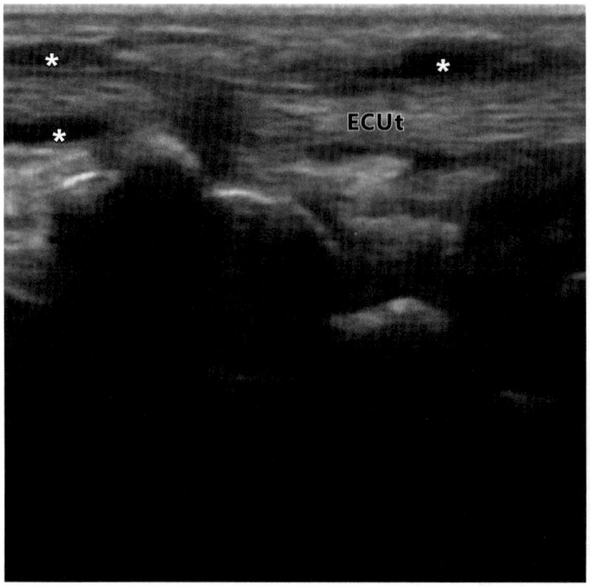

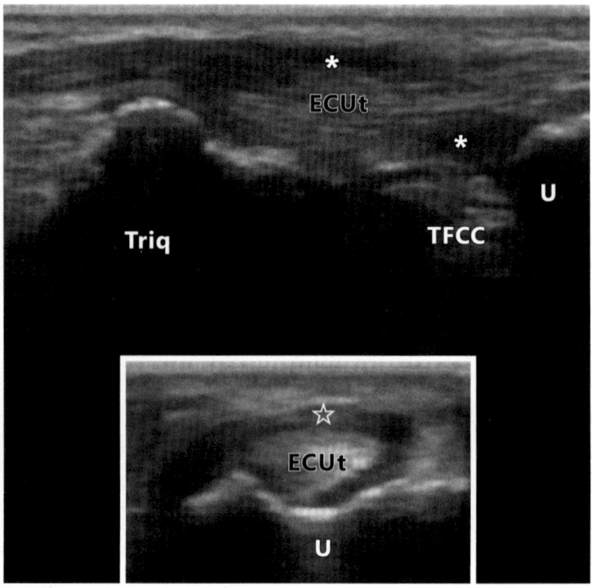

Las imágenes ecográficas longitudinales (**a**, **b**) sobre las muñecas muestran una efusión leve en la vaina sinovial (*asteriscos*) del tendón del músculo extensor cubital del carpo (**ECUt**). Mientas que el tendón hipoecoico se puede ver bien en la imagen longitudinal (**b**), el engrosamiento del retináculo (*estrella*) se ve mejor en la vista axial (*imagen pequeña*).

TFCC complejo del fibrocartílago triangular
Triq hueso piramidal
U ulna (cúbito)

Tenosinovitis del músculo extensor cubital del carpo en una mujer de 42 años después de un traumatismo de muñeca 6.24

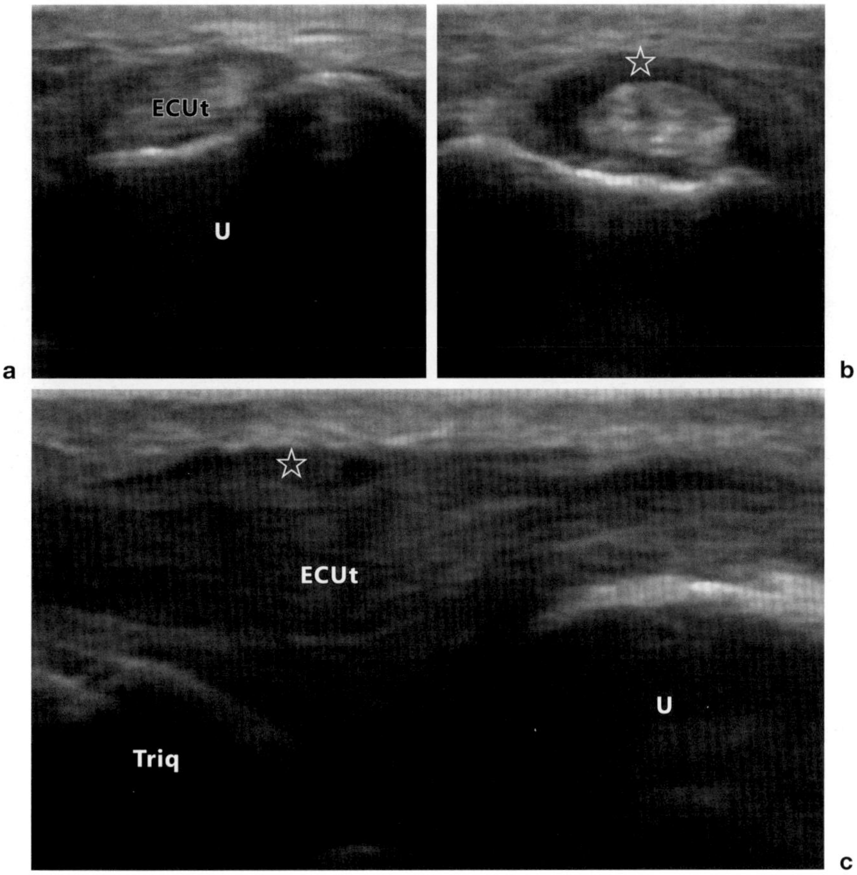

En comparación con el lado normal (**a**), las imágenes ecográficas axial (**b**) y longitudinal (**c**) revelan engrosamiento del retináculo (*estrellas*) y del tendón del músculo extensor cubital del carpo (**ECUt**).

Triq hueso piramidal
U ulna (cúbito)

6.25 Tenosinovitis del músculo extensor común de los dedos en un paciente con diagnóstico inicial de quiste ganglionar

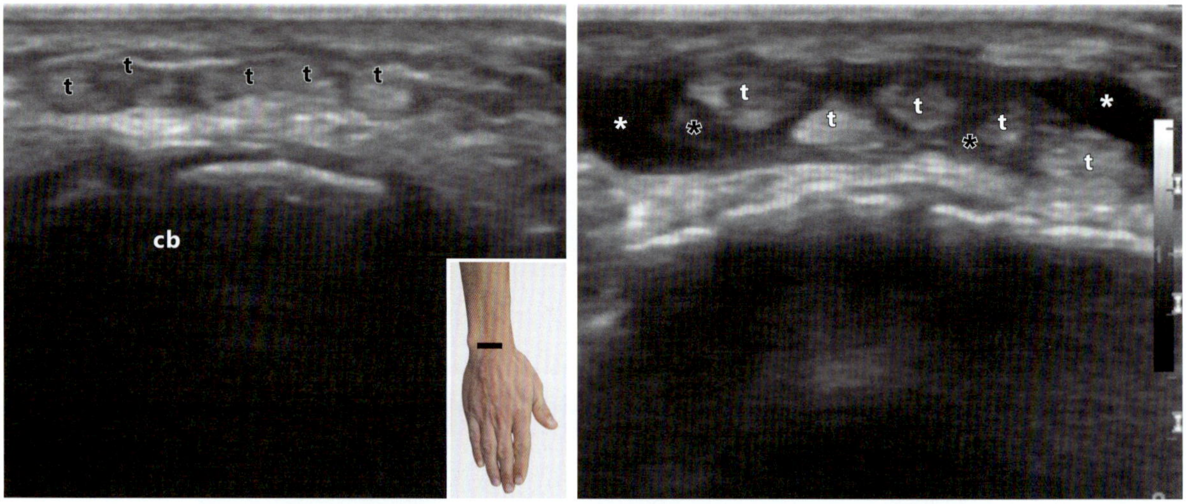

a b

En comparación con el lado normal (**a**), la imagen ecográfica axial de la región dorsal de la muñeca (**b**) muestra líquido anecoico (*asteriscos blancos*) y engrosamiento sinovial hipoecoico (*asteriscos negros*) que rodean los tendones extensores (**t**), que parecen edematosos.

cb huesos del carpo

Tenosinovitis del tendón del músculo extensor común de los dedos en una mujer joven 6.26

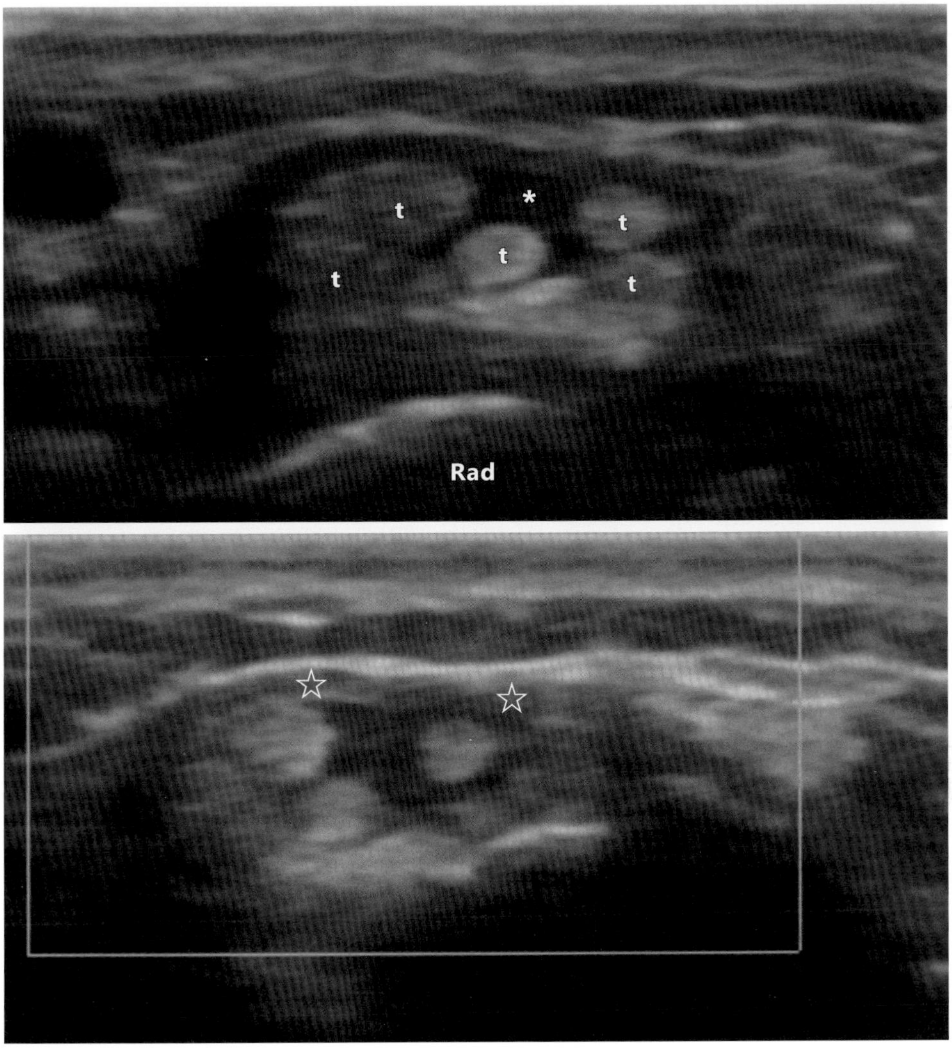

a

b

La paciente había sufrido un traumatismo previo en el dorso de la mano con incapacidad de apretar el puño.

Las imágenes ecográficas axiales de los tendones del músculo extensor común de los dedos (**t**) obtenidas sobre el radio distal (**Rad**) evidencian un ligero líquido (*asterisco*) y un retináculo engrosado (*estrellas*) sin ninguna señal de flujo (**a**, **b**).

6.27 Tenosinovitis del músculo extensor común de los dedos en una mujer de 27 años con esguince previo de mano

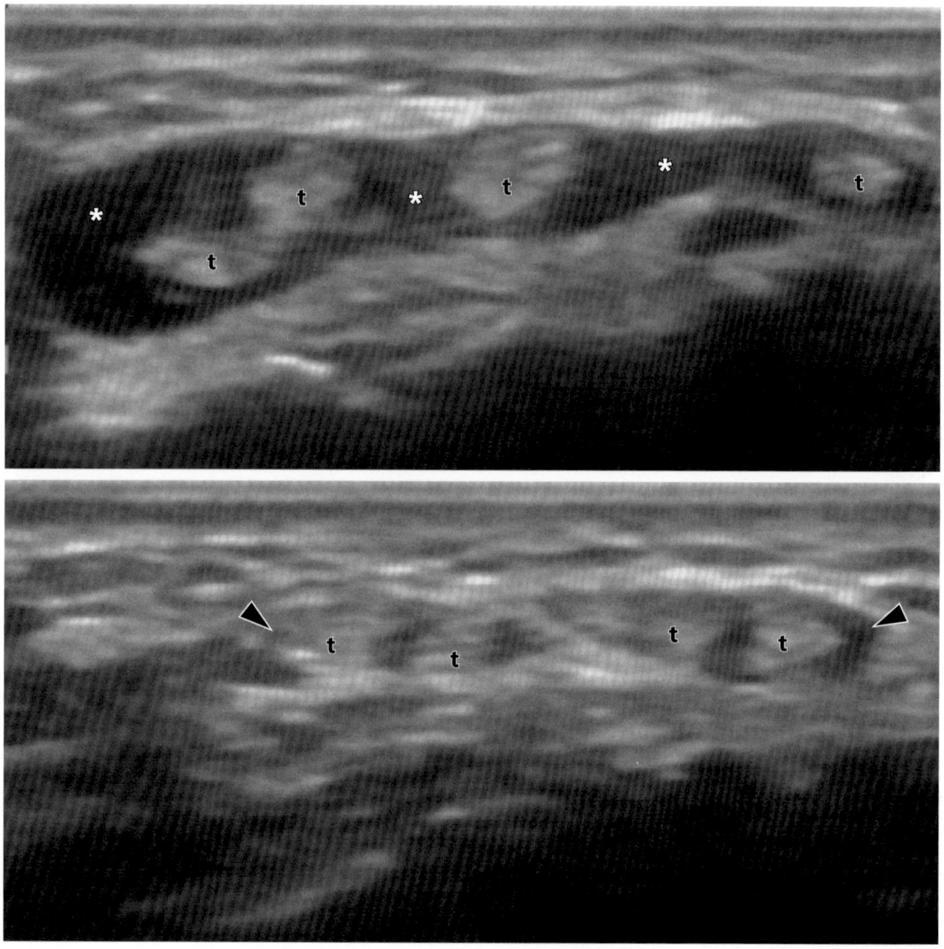

a

b

La imagen ecográfica axial muestra una acumulación de líquido (*asteriscos*) que separa los tendones (**t**) dentro del cuarto compartimento extensor (**a**). Los bordes del compartimento normal están indicados por *puntas de flecha* (**b**).

Quiste ganglionar en una mujer de 60 años con masa dolorosa en la cara palmar de la muñeca **6.28**

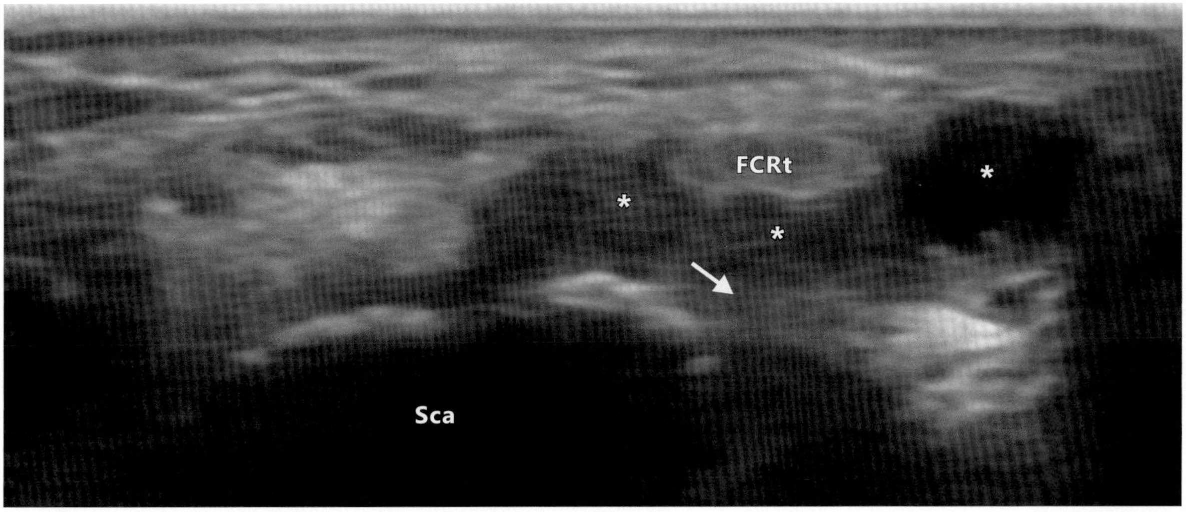

La imagen ecográfica axial muestra un quiste ganglionar con ecos heterogéneos (*asteriscos*) situados en profundidad, adyacentes al tendón del músculo flexor radial del carpo (**FCRt**). Probablemente, el ganglio está en comunicación con la articulación entre el hueso escafoides y el hueso trapecio a través de un pedículo (*flecha*).

Sca hueso escafoides

6.29 Tendinopatía del músculo flexor radial del carpo en una mujer de mediana edad con dolor y un bulto en la cara palmar de la muñeca

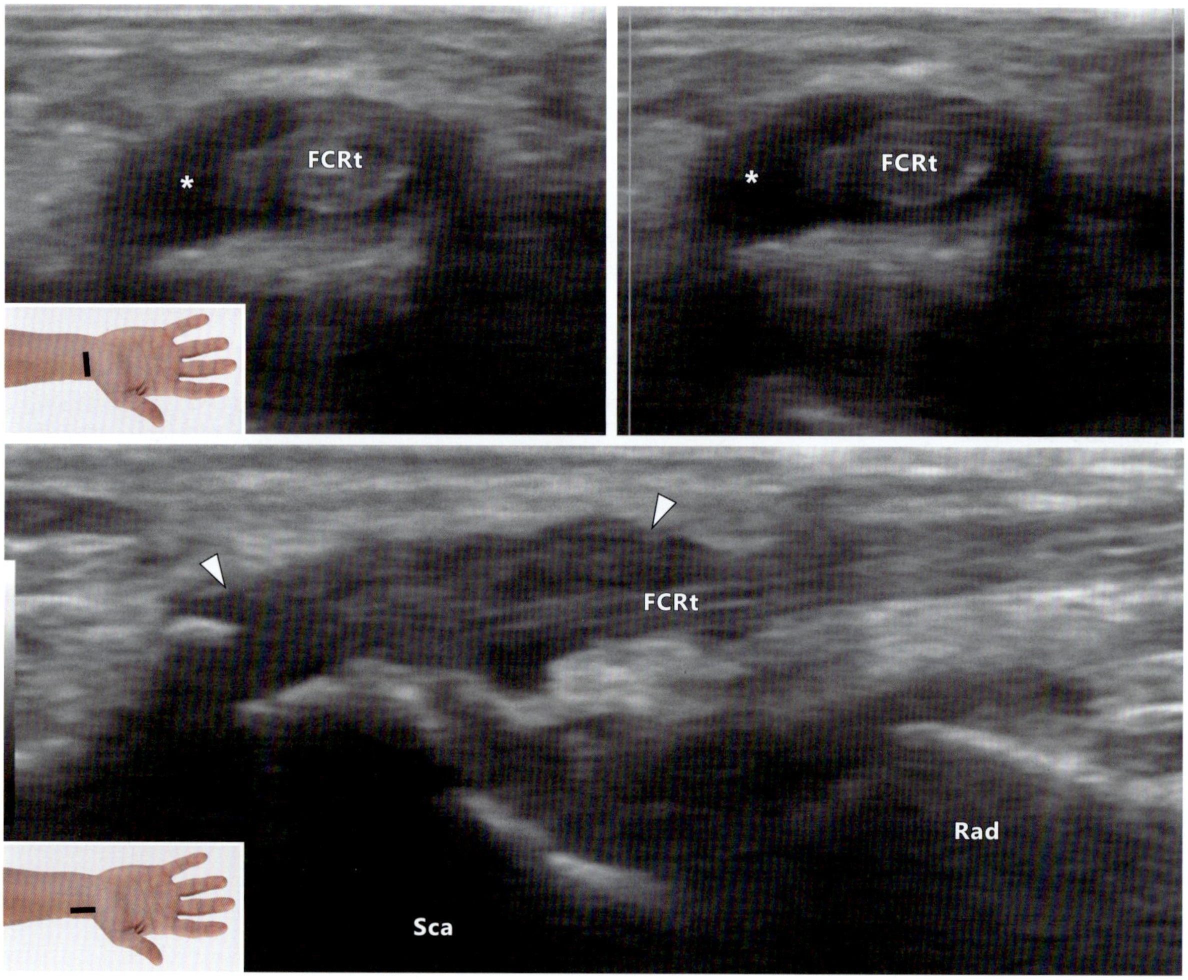

a b c

Las imágenes ecográficas axiales (**a**, **b**) y longitudinal (**c**) en la muñeca muestran la distensión de la vaina del tendón del músculo flexor radial del carpo (**FCRt**) debido al líquido hipoecoico (*asteriscos*) y a la proliferación de tejido sinovial (*puntas de flecha*). La imagen power Doppler no es significativa (**b**).

Rad radio
Sca hueso escafoides

Nota del experto

Dado que hay un mesotendón – un pliegue entre las capas visceral y parietal de la membrana sinovial – alrededor de estos tendones, hay que tener cuidado de no malinterpretar la eventual presencia de pequeños engrosamientos sinoviales.

Tendinopatía del músculo flexor radial del carpo en una mujer de 45 años con un bulto doloroso en la cara palmar de la muñeca 6.30

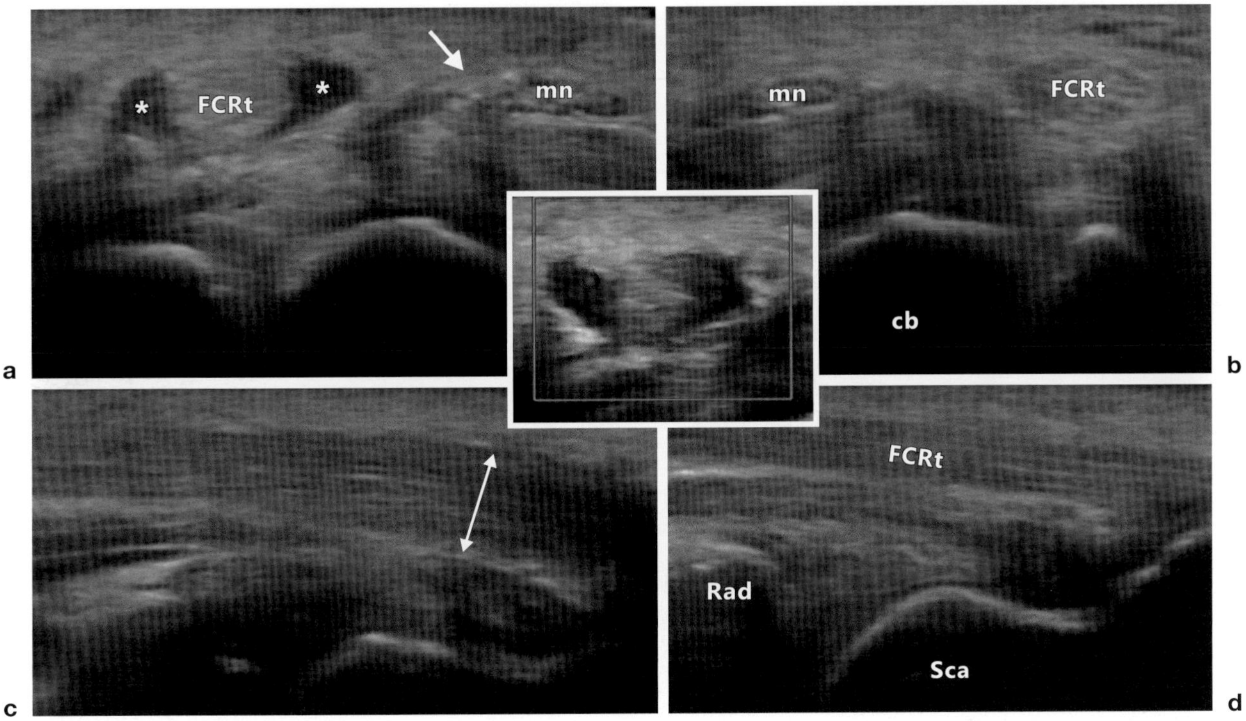

Las imágenes ecográficas axial (**a**) y longitudinal (**c**) muestran una efusión hipoecoica (*asteriscos*) que rodea el tendón engrosado del músculo flexor radial del carpo (**FCRt**). Lado normal (**b**, **d**). La imagen power Doppler (en el centro) muestra una sinovitis leve.
Notar la relación entre el FCRt, el retináculo flexor (*flecha*) y el nervio mediano (**mn**).

cb huesos del carpo
Rad radio

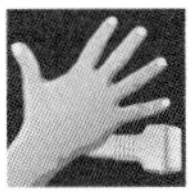

Nota del experto

Durante la evaluación ecográfica del lado palmar, los tendones de los músculos flexores no muestran compartimentos separados similares a los de los músculos extensores de la cara dorsal. Excepto el FCRt (y del músculo palmar largo, si está presente), se pueden encontrar todos juntos en el túnel carpiano debajo del retináculo flexor. Por lo tanto, el FCRt se puede distinguir fácilmente de los otros músculos flexores, como un gran tendón en el lado radial de la muñeca, que recubre el retináculo (ligamento transverso del carpo).

6.31 Reparación de los tendones del músculo flexor superficial de los dedos después de una lesión traumática

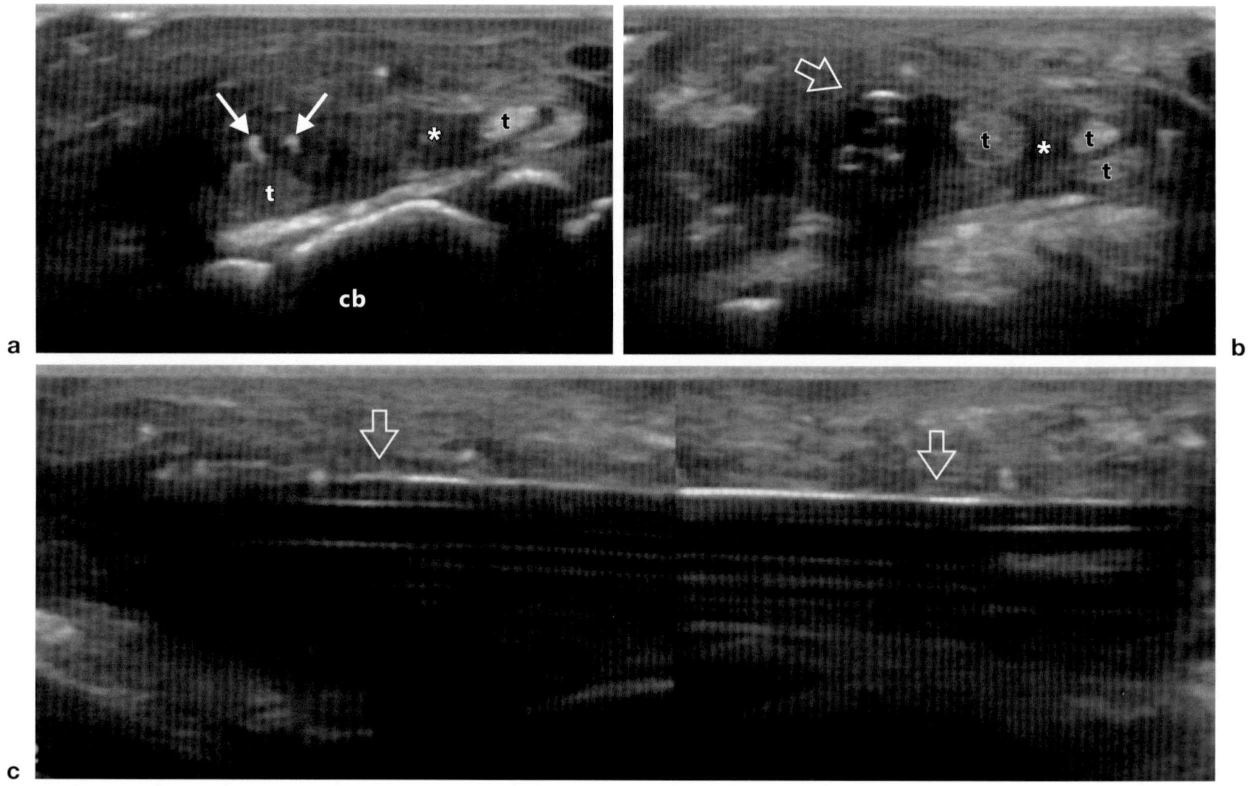

Las imágenes ecográficas axiales muestran los tendones flexores (**t**), materiales de sutura (*flechas*), espaciador (*flecha vacía*) y proliferación de tejido sinovial (*asteriscos*) (**a**, **b**). Vista longitudinal en pantalla dividida en el espaciador (*flechas vacías*) con su enorme artefacto ecográfico (**c**).

cb huesos del carpo

Nota del experto

Ya sea antes o después de la cirugía para las lesiones del tendón, la imagen ecográfica proporciona una amplia gama de ventajas [7]. Especialmente, la posibilidad de realizar evaluaciones repetidas/dinámicas gracias a los movimientos finos pasivos/activos de las diferentes articulaciones de los dedos ofrece indicaciones específicas/importantes para el tratamiento de los pacientes (rehabilitación, reoperación, etc.).

Tendinopatía del músculo flexor cubital del carpo en un joven con dolor en la muñeca 6.32

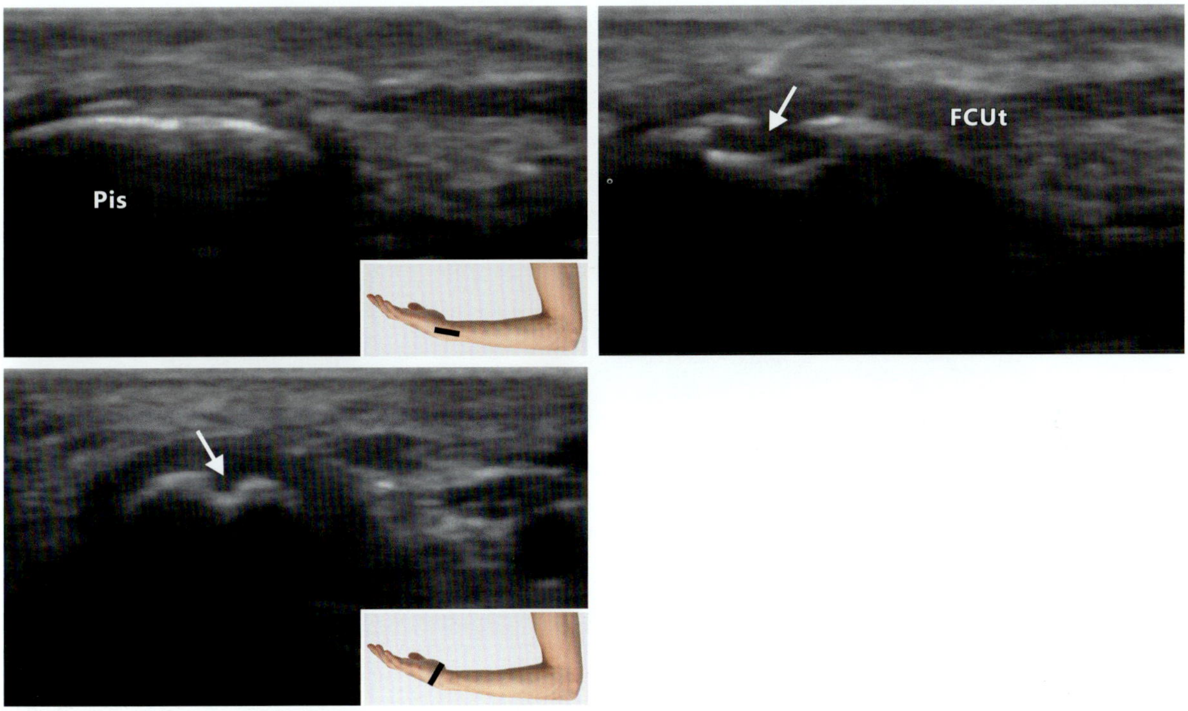

a b c

En comparación con el lado normal (**a**), las imágenes ecográficas longitudinal (**b**) y axial (**c**) muestran un engrosamiento leve del tendón del músculo flexor cubital del carpo (**FCUt**) y una irregularidad focal en el hueso pisiforme (**Pis**) (*flechas*).

6.33 Osteoartritis de la articulación carpometacarpiana en un paciente de 55 años con dolor en el pulgar durante las actividades de agarre

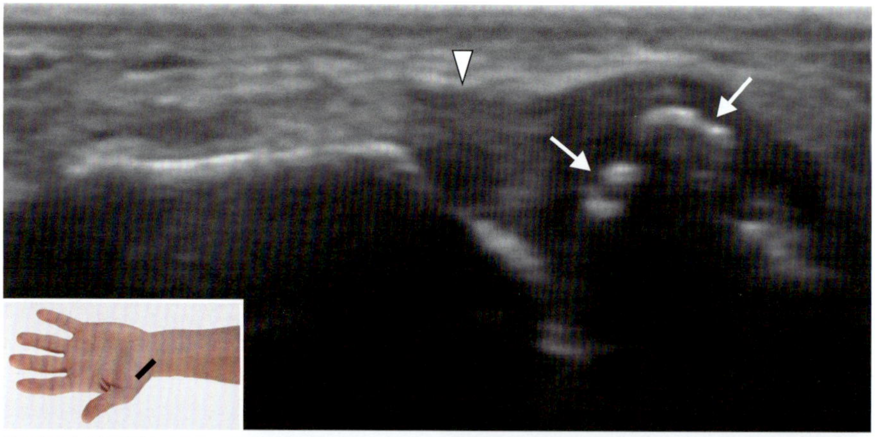
a

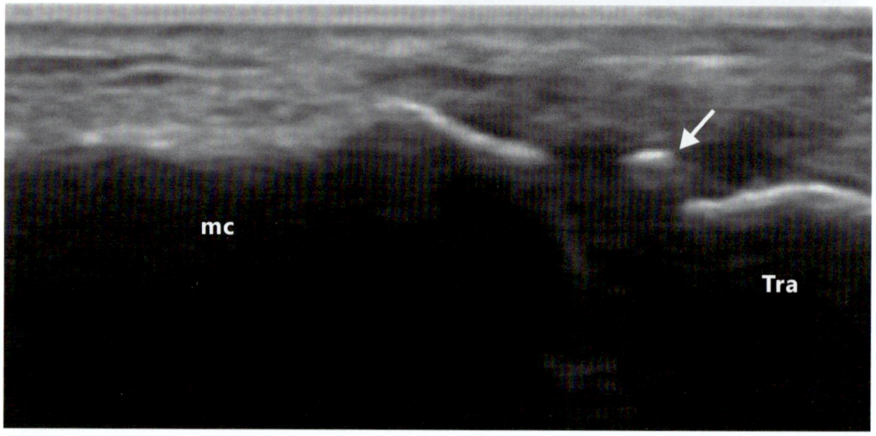

b

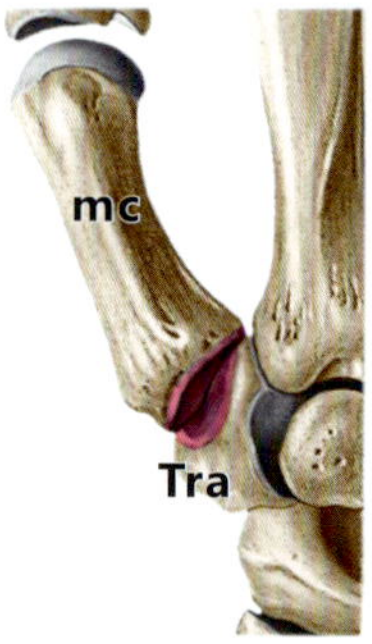

La imagen ecográfica longitudinal muestra una cápsula articular distendida (*punta de flecha*) e irregularidades corticales en el hueso trapecio (**Tra**) (*flechas*) (**a**). También se puede observar una pequeña formación de osteofitos (*flecha*) en el lado asintomático (**b**).

mc hueso metacarpiano

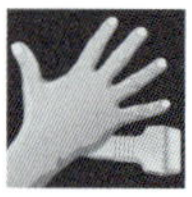

Nota del experto

La osteoartritis de la articulación carpometacarpiana puede ser fácilmente diagnosticada con el examen clínico. Una eventual intervención quirúrgica local se puede realizar de manera segura y cómoda utilizando la ecografía, por ejemplo, gracias a la posibilidad de usar agujas más pequeñas y de evitar superficies óseas irregulares.

Osteoartritis carpometacarpiana bilateral en una mujer de 55 años con movimientos dolorosos y limitados de los dedos 6.34

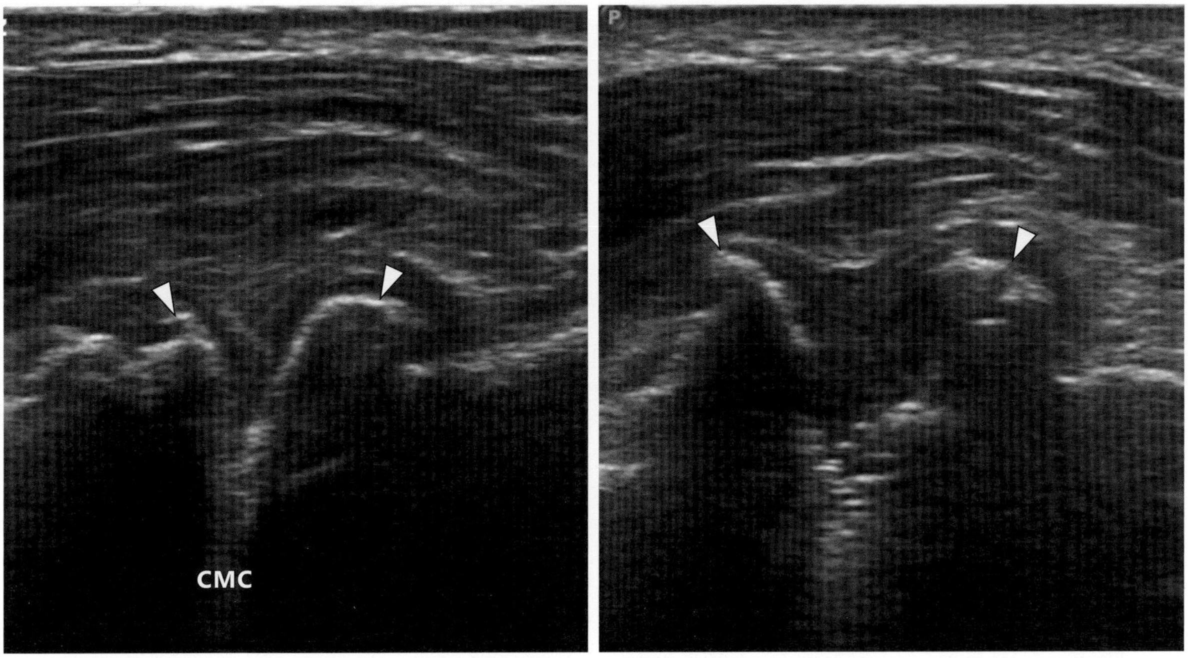

Las vistas ecográficas longitudinales revelan estrechamiento del espacio articular, irregularidades óseas y osteofitos grandes (*puntas de flecha*) a nivel de la articulación carpometacarpiana (**CMC**) en ambos lados.

6.35 Lesión del tendón del músculo flexor largo del pulgar en un hombre de mediana edad después de un traumatismo deportivo

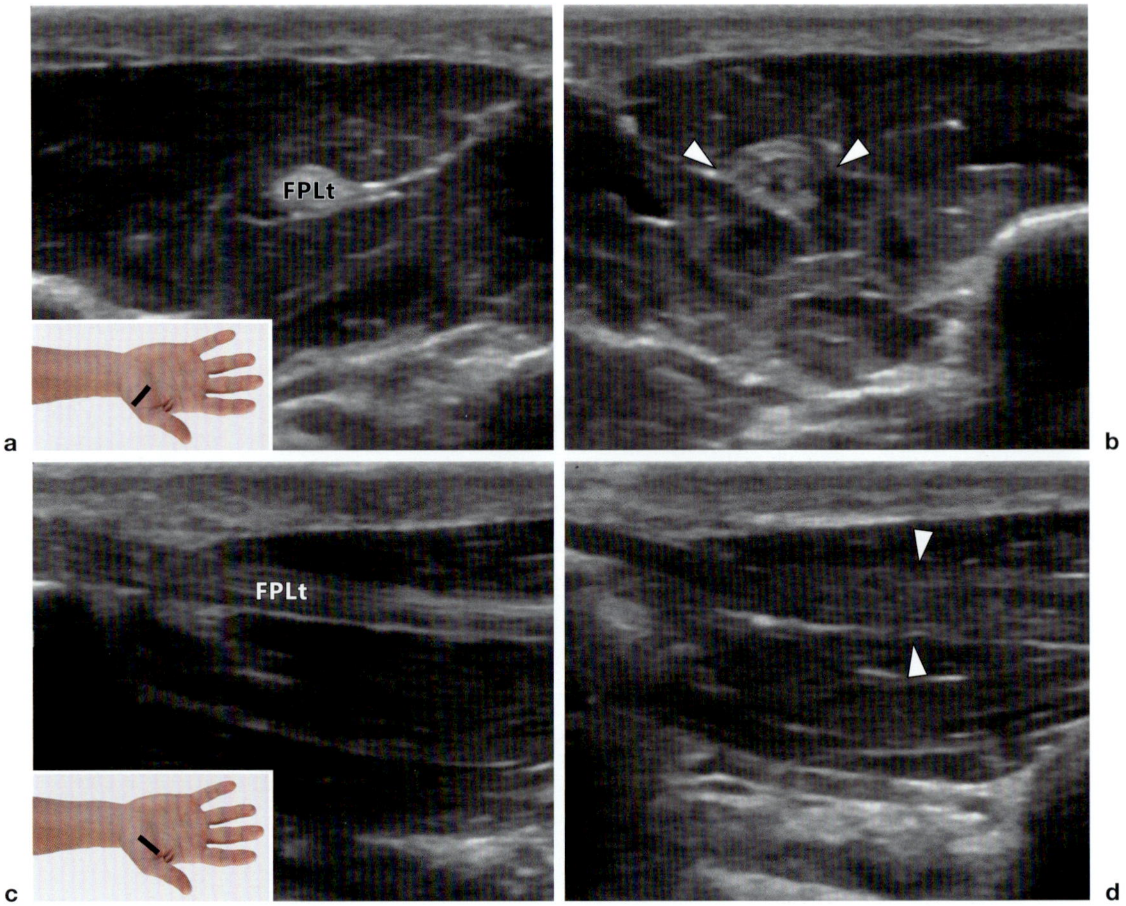

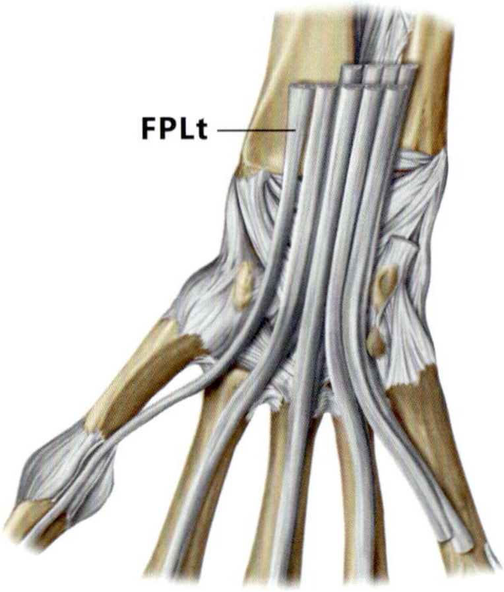

En comparación con el lado normal (**a**, **c**), las imágenes ecográficas axial (**b**) y longitudinal (**d**) muestran un aspecto edematoso y heterogéneo del tendón del músculo flexor largo del pulgar (**FPLt**) (*puntas de flecha*).

Tenosinovitis estenosante del tendón del músculo flexor largo del pulgar en una mujer con dolor durante los movimientos del pulgar

6.36

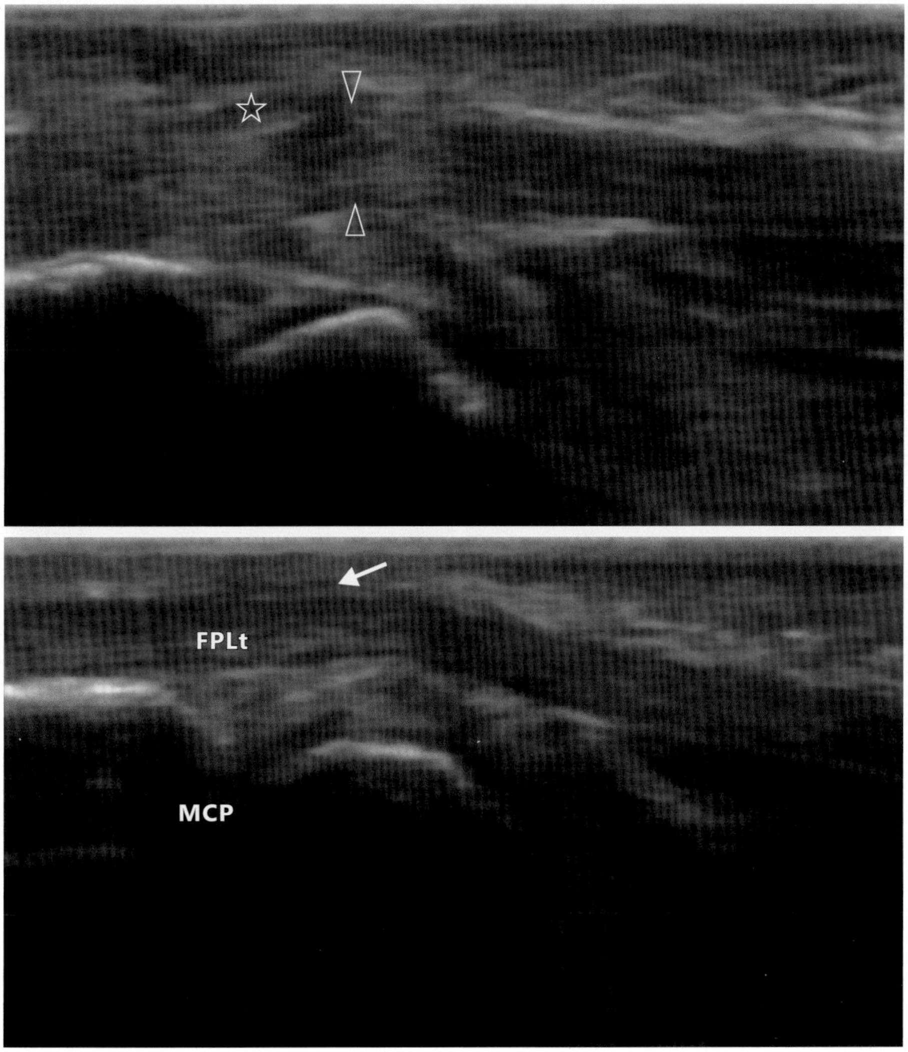

a

b

La imagen ecográfica longitudinal sobre la articulación metacarpofalángica (**MCP**) evidencia un tendón intacto pero hinchado (*puntas de flecha*) con engrosamiento irregular leve de la polea A1 (*estrella*) (**a**). Tendón del músculo flexor largo del pulgar (**FPLt**) y polea A1 (*flecha*) normales (**b**).

Nota del experto

En la tenosinovitis estenosante, el ecografista debe buscar el engrosamiento hipoecoico de la polea/retináculo (con o sin señal Doppler positiva) y/o el engrosamiento del tendón, así como cambios en la ecogenicidad del tendón e/o hinchazón sinovial y líquido peritendinoso.

6.37 Tenosinovitis del músculo flexor del pulgar en un trabajador manual de mediana edad después de un levantamiento extenuante

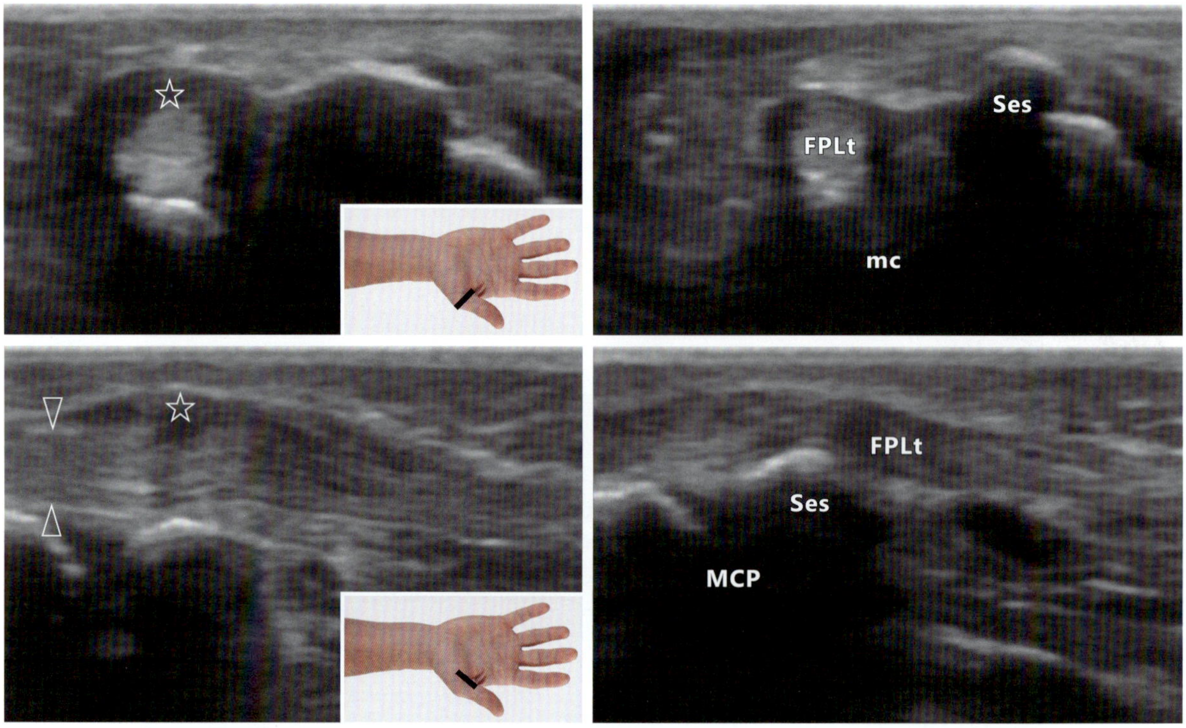

Las imágenes ecográficas axial (**a**) y longitudinal (**c**) sobre la cabeza del metacarpiano del pulgar muestran engrosamiento de la polea A1 (*estrellas*) y del tendón del músculo flexor (*puntas de flecha*) consistente con tenosinovitis. Lado normal (**b**, **d**).

FPLt tendón del músculo flexor largo del pulgar
mc hueso metacarpiano
MCP articulación metacarpofalángica
Ses hueso sesamoideo

Nota del experto

Moviendo pasivamente la articulación interfalángica del pulgar, sería posible diferenciar si el tendón se mueve o está atrapado debajo de la polea hinchada.

Quiste ganglionar a nivel del pulgar que causa el "dedo en gatillo" 6.38

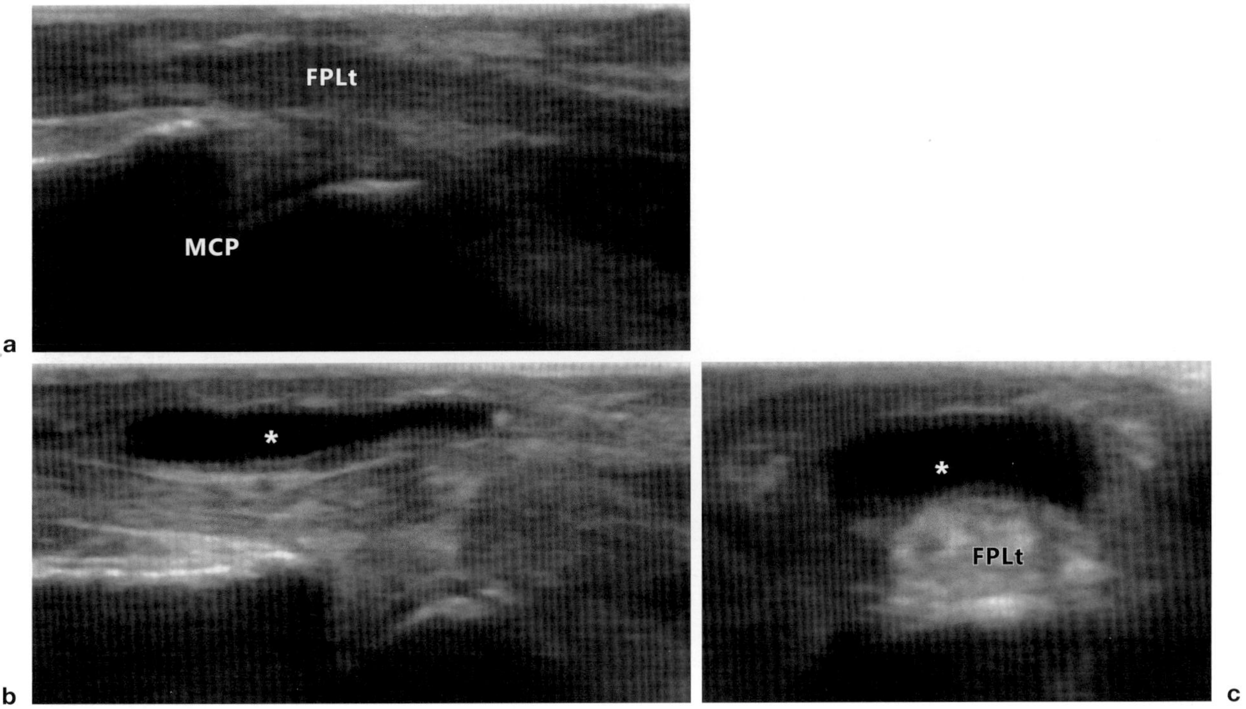

En comparación con el lado normal (**a**), la imagen ecográfica longitudinal palmar sobre la articulación metacarpofalángica (**MCP**) del pulgar revela un quiste anecoico (*asteriscos*) que corresponde a la localización de la polea A1 (**b**). La imagen axial es confirmatoria (**c**).

FPLt tendón del músculo flexor largo del pulgar

Nota del experto

La compresibilidad (desplazamiento) de una acumulación de líquido puede ser una de las maneras más simples de entender que no es un proceso crónico y que, por lo tanto, podría ser aspirado.
El brillo significativo del FPLt en el lado sintomático (en ambas vistas) es un buen ejemplo de refuerzo acústico debido al quiste anecoico suprayacente.

6.39 Osteoartritis degenerativa de la primera articulación metacarpofalángica en un hombre de 65 años

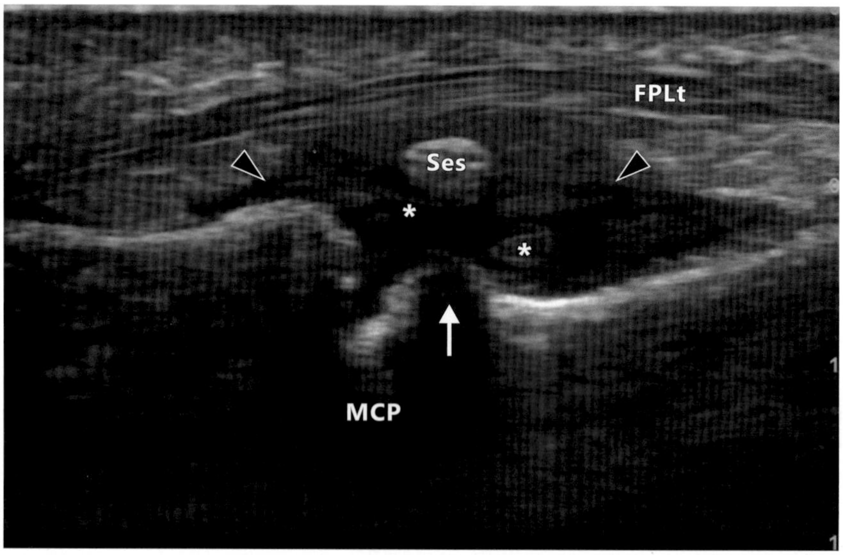

La imagen ecográfica longitudinal sobre cara palmar de la primera articulación metacarpofalángica (**MCP**) revela distensión de la cápsula articular (*puntas de flecha*), efusión e hipertrofia sinovial (*asteriscos*). También se observan el tendón de músculo flexor largo del pulgar (**FPLt**) suprayacente y el hueso sesamoideo (**Ses**) con tamaño y ecotextura normales. Notar que el defecto cortical (*flecha*) se origina por la sombra acústica del hueso sesamoideo.

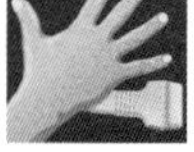

Nota del experto

En el caso de que el artefacto del hueso sesamoideo deba ser distinguido de una probable erosión, es necesario un examen ecográfico de la articulación en diferentes ángulos.

Tendón del músculo flexor largo del pulgar reparado quirúrgicamente después de un corte con un vidrio en una mujer de 34 años **6.40**

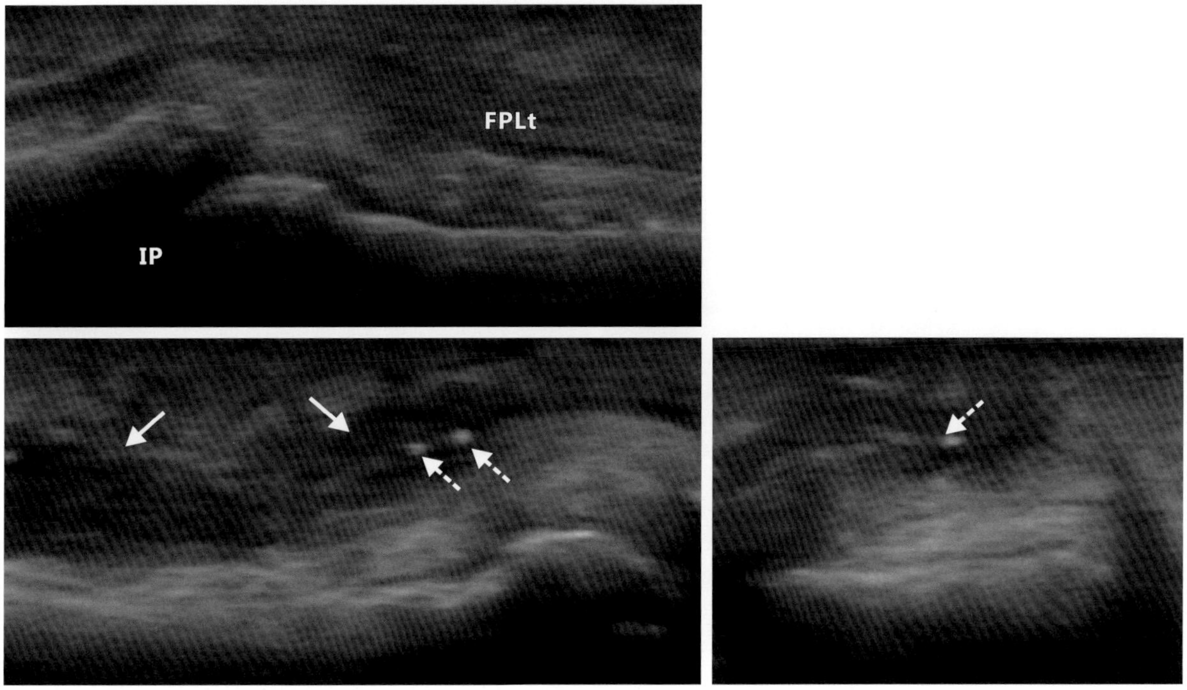

a b c

En comparación con el lado normal (**a**), las imágenes ecográficas longitudinal (**b**) y axial (**c**) sobre la cara palmar del pulgar muestran el tendón irregular y edematoso (*flechas*) en el que también pueden observarse los puntos quirúrgicos (*flechas discontinuas*).

Video 6

FPLt tendón del músculo flexor largo del pulgar
IP articulación interfalángica

6.41 Linfedema en el dorso de la mano en una mujer de 45 años operada de cáncer de mama

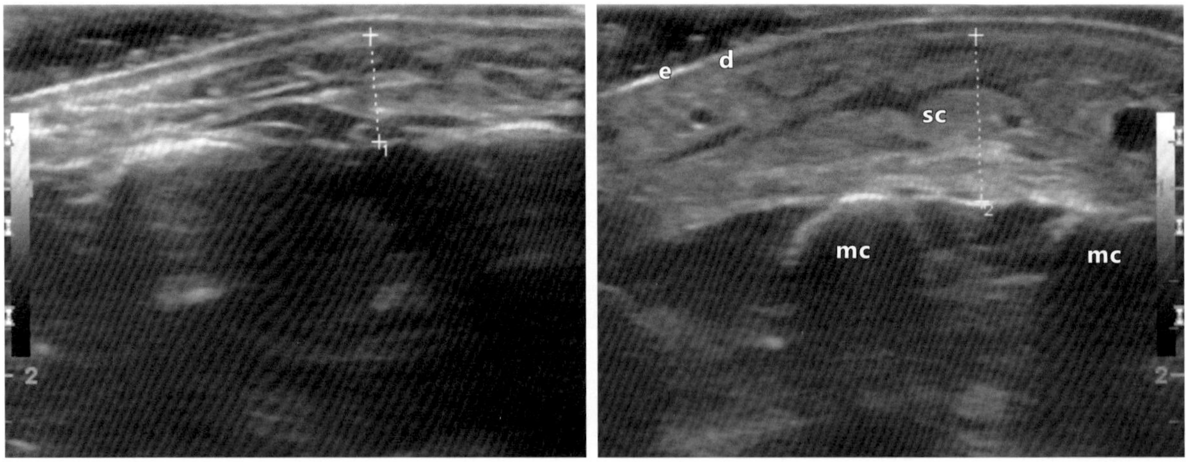

a b

En comparación con el lado normal (**a**), la imagen ecográfica axial dorsal sobre los huesos metacarpianos (**mc**) muestra el tejido subcutáneo hinchado (**sc**) que también puede medirse cuantitativamente (**b**). Obsérvese que la epidermis (**e**) y la dermis (**d**) no están involucradas en el otro lado.

Edema subcutáneo en un hombre (con adenocarcinoma de pulmón) tras extravasación de solución salina durante la infusión intravenosa

6.42

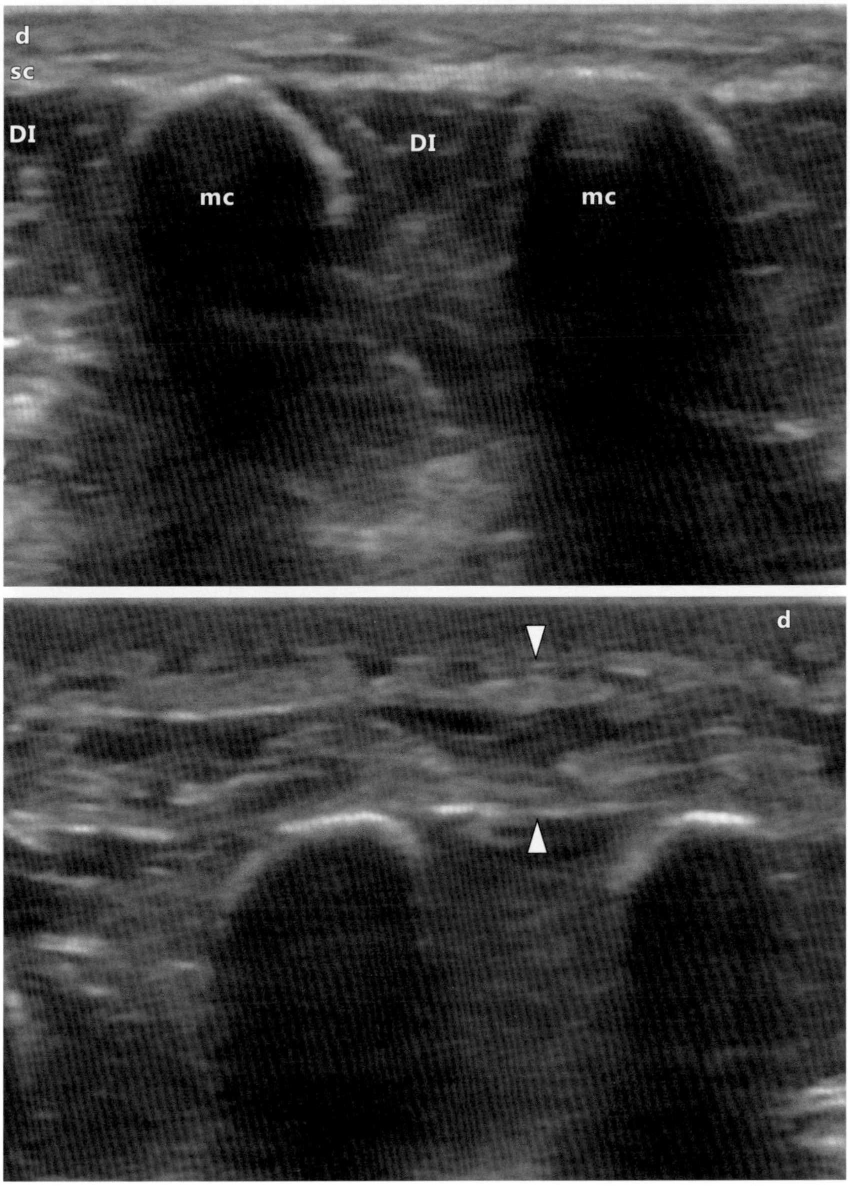

a

b

En comparación con el lado normal (**a**), la imagen ecográfica axial sobre el dorso de la mano muestra una mayor ecogenicidad de los lóbulos de grasa y distensión de líquido (*puntas de flecha*) que indican un edema subcutáneo (**b**). Obsérvese que el borde entre las capas de la dermis (**d**) y el tejido subcutáneo (**sc**) es borroso.

DI	músculo interóseo dorsal	**mc**	hueso metacarpiano

6.43 Hematoma organizado en un niño de 4 años con un bulto superficial en la mano

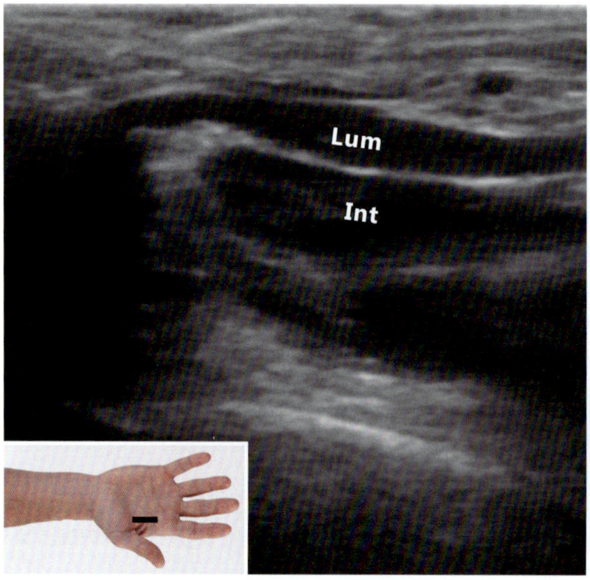

a

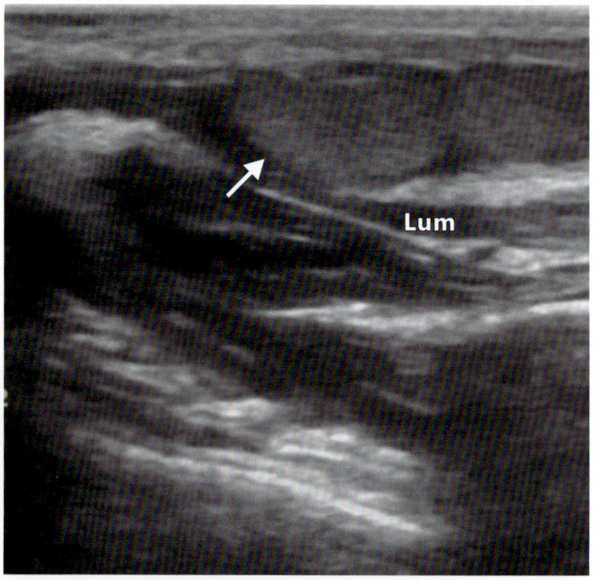

b

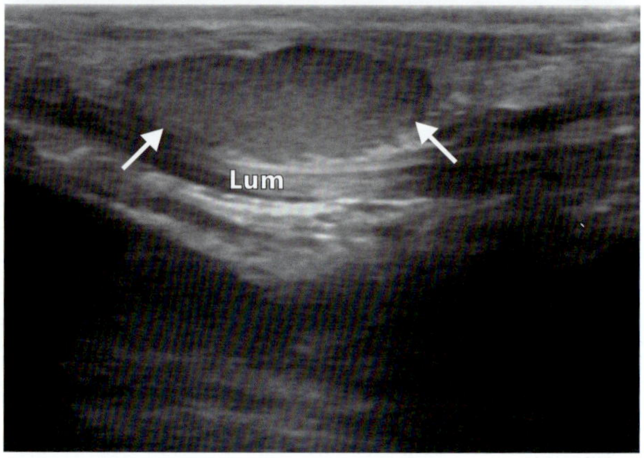

c

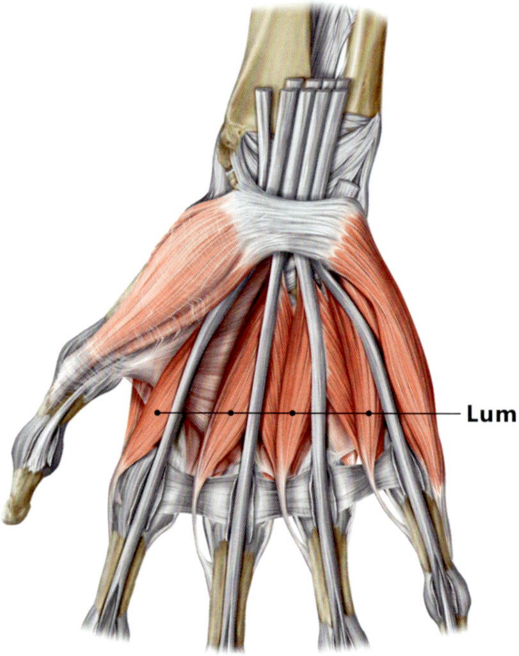

En comparación con el lado normal (**a**), las imágenes ecográfica longitudinales (**b**, **c**) revelan una masa hiperecoica lobulada (*flechas*) consistente con un hematoma organizado que comprime el músculo lumbrical (**Lum**) (**c**).

Int músculo interóseo

Dedo en gatillo en una mujer de edad avanzada 6.44

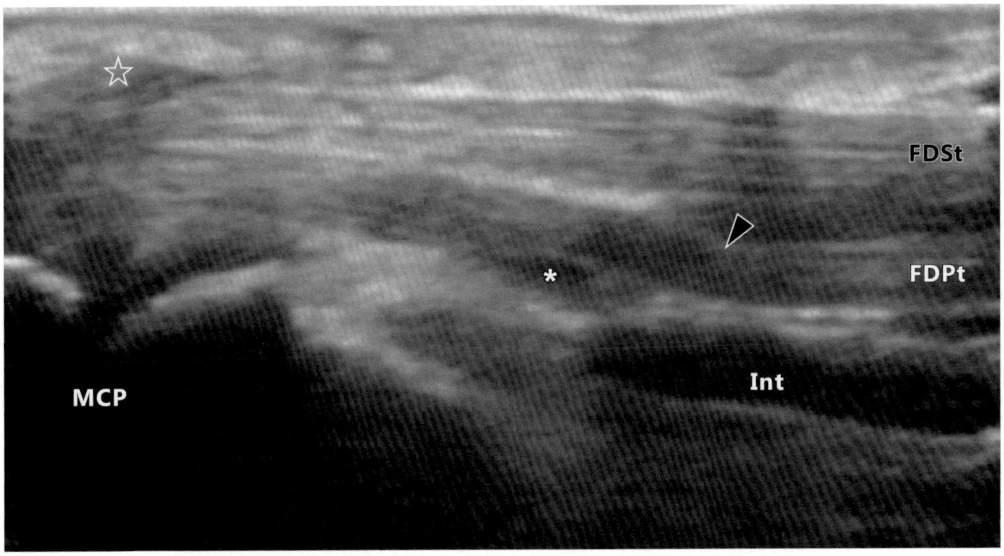

La imagen ecográfica longitudinal muestra una pequeña efusión (*asterisco*) dentro de la vaina del tendón y un arqueamiento (*punta de flecha*) del tendón del músculo flexor profundo de los dedos (**FDPt**). Notar la polea A1 levemente engrosada (*estrella*).

FDSt tendón del músculo flexor superficial de los dedos
Int músculo interóseo
MCP articulación metacarpofalángica

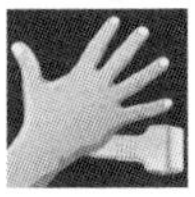

Nota del experto

Aunque se podría pensar que alcanzar el diagnóstico del dedo en gatillo es bastante fácil a través de la historia clínica y el examen clínico, la imagen dinámica y en tiempo real durante los movimientos selectivos pasivos de los tendones de los músculos flexores, sin duda, ofrece más información [8]. No solo se puede determinar la causa subyacente o el punto de partida de la sintomatología (que generalmente suele ser más proximal de lo que el examen físico sugiere), sino que se pueden planificar mejor las intervenciones futuras.

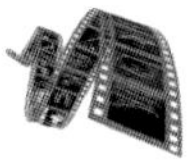

Video 7

6.45 Tenosinovitis de los músculos flexores en un hombre de 43 años

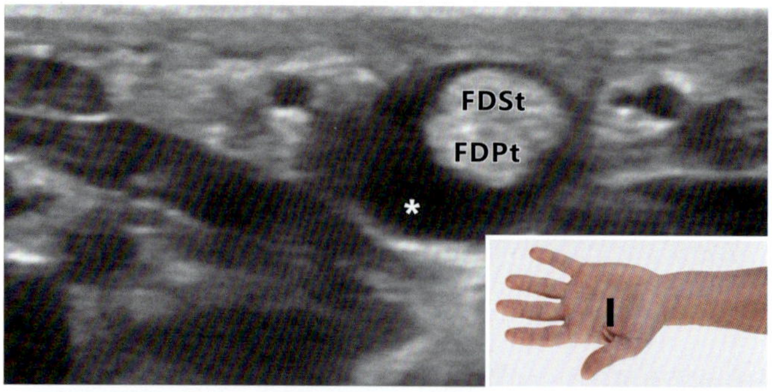

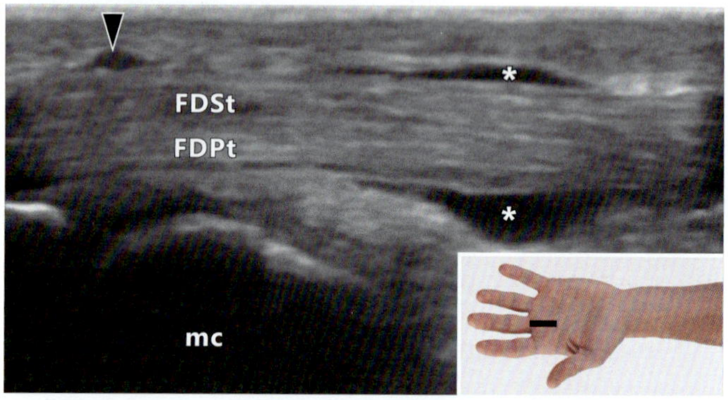

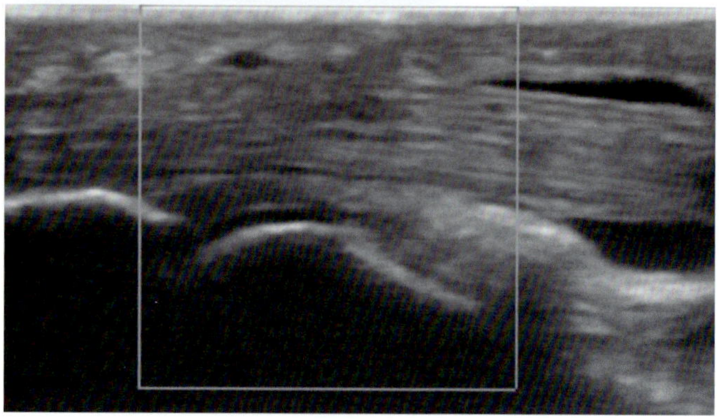

El paciente (con artritis seronegativa) refiere dolor y rigidez en los dedos.

Las imágenes ecográficas axial (**a**) y longitudinal (**b**) muestran engrosamiento de la polea A1 (*punta de flecha*) y una acumulación de líquido (*asteriscos*) dentro de la vaina del tendón. Los tendones de los músculos flexores parecen normales en la imagen en modo B (**a**, **b**) y en el power Doppler en el área dolorosa (**c**).

FDPt tendón del músculo flexor profundo de los dedos
FDSt tendón del músculo flexor superficial de los dedos
mc hueso metacarpiano

Dedo en gatillo en un ama de casa con dolor al mover el dedo 6.46

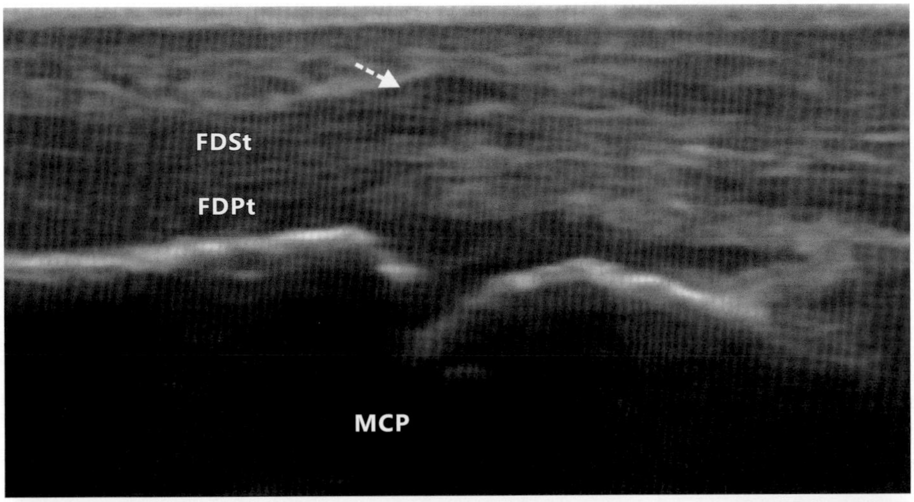

a

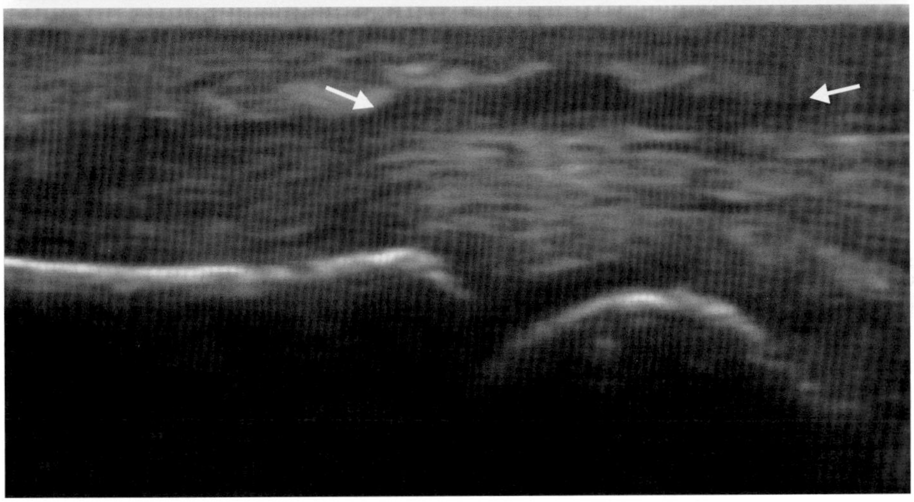

b

En comparación con la polea A1 normal (*flecha discontinua*) (**a**), la imagen ecográfica longitudinal presenta una polea A1 engrosada e irregular (*flechas*) (**b**).

FDPt tendón del músculo flexor profundo de los dedos
FDSt tendón del músculo flexor superficial de los dedos
MCP articulación metacarpofalángica

Nota del experto

En esta paciente, la posición exacta del desencadenante del gatillo se encontró en la polea durante la imagen dinámica y, por consiguiente, la inyección ecoguiada de corticosteroides se realizó usando una aguja de 26 G.

6.47 Hematoma de la vaina de los tendones flexores de los dedos en un paciente (con trombosis de la vena porta) bajo tratamiento anticoagulante

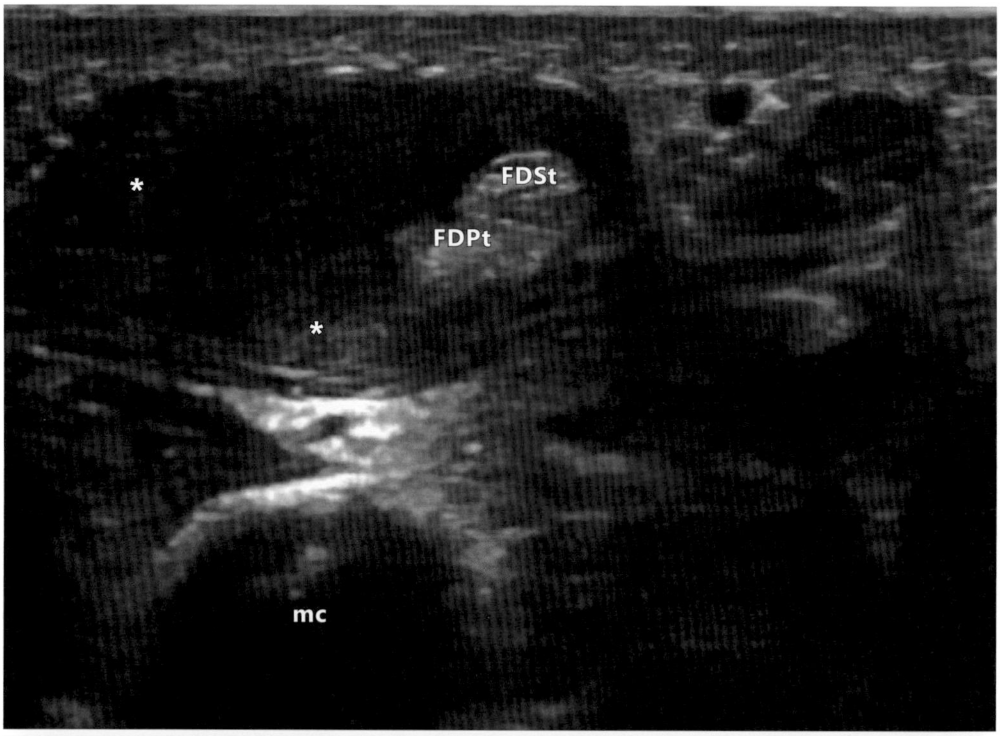

a

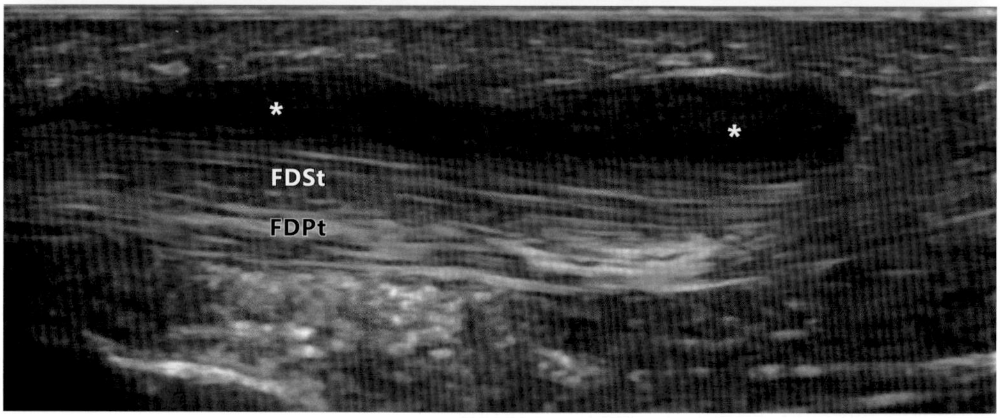

b

Las imágenes ecográficas axial palmar (**a**) y longitudinal (**b**) muestran un hematoma hipoecoico (*asteriscos*) que rodea los tendones de los músculos flexores.

FDPt tendón del músculo flexor profundo de los dedos
FDSt tendón del músculo flexor superficial de los dedos
mc hueso metacarpiano

Tenosinovitis estenosante en un paciente con dolor al mover el dedo

6.48

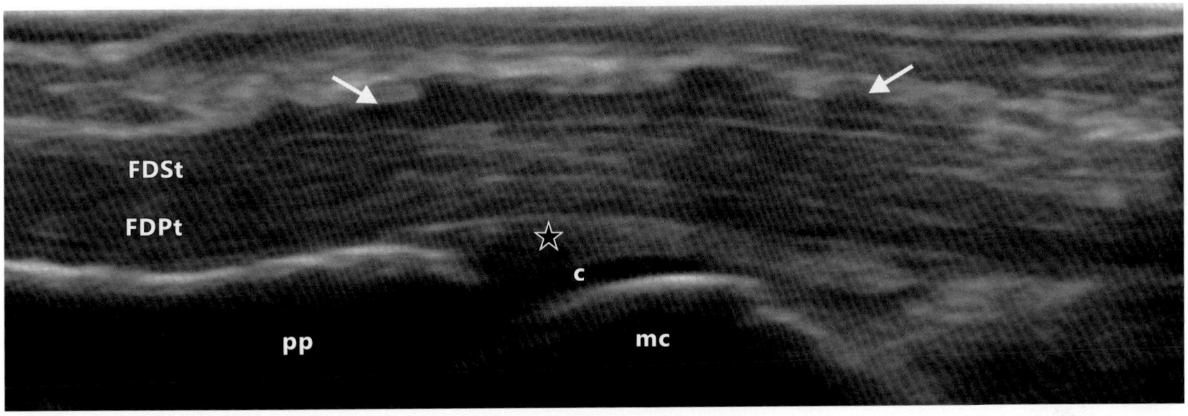

La imagen ecográfica longitudinal palmar realizada sobre la articulación metacarpofalángica muestra una polea A1 engrosada e irregular (*flechas*). Notar las diferentes ecogenicidades de las dos estructuras cartilaginosas adyacentes, es decir, el cartílago hialino articular (**c**) y la placa volar (fibrocartílago) (*estrella*).

FDPt tendón del músculo flexor profundo de los dedos
FDSt tendón del músculo flexor superficial de los dedos
mc hueso metacarpiano
pp falange proximal

6.49 Hinchazón de las poleas A1 y A2 del dedo anular

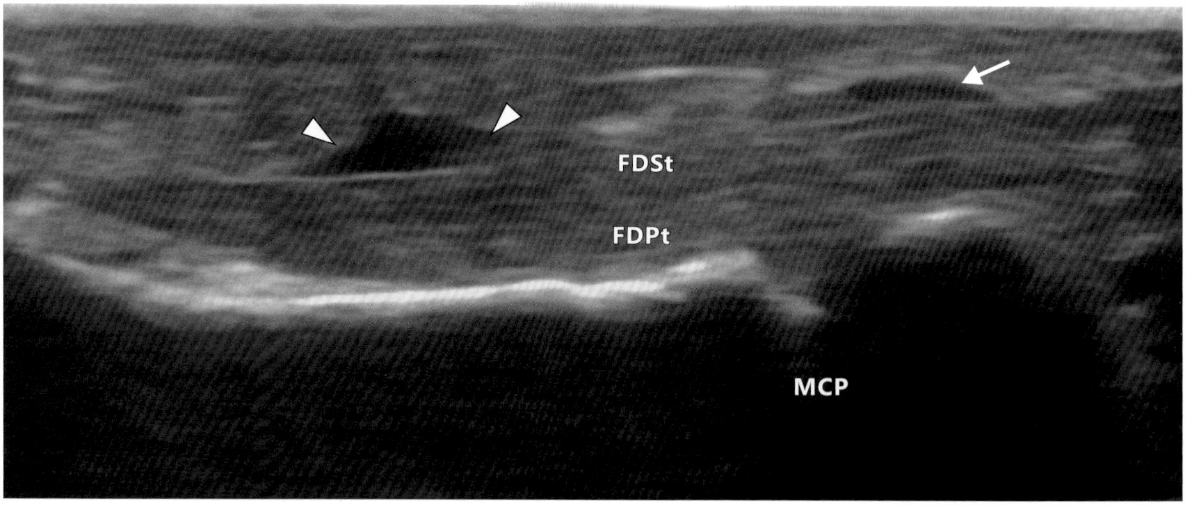

La imagen ecográfica longitudinal palmar sobre los tendones de los músculos flexores muestra un ensanchamiento irregular (*puntas de flecha*) de las poleas A1 y A2 (*flecha*).

FDPt tendón del músculo flexor profundo de los dedos
FDSt tendón del músculo flexor superficial de los dedos
MCP articulación metacarpofalángica

Nota del experto

Obviamente, un simple diagnóstico morfológico no es suficiente, y también es importante entender cómo los síntomas o los hallazgos físicos del paciente están relacionados con la imagen ecográfica interactiva y dinámica. De lo contrario, varios hallazgos de la exploración ecográfica podrían no ser clínicamente relevantes.

Tenosinovitis de los flexores del meñique en un hombre de 32 años **6.50**

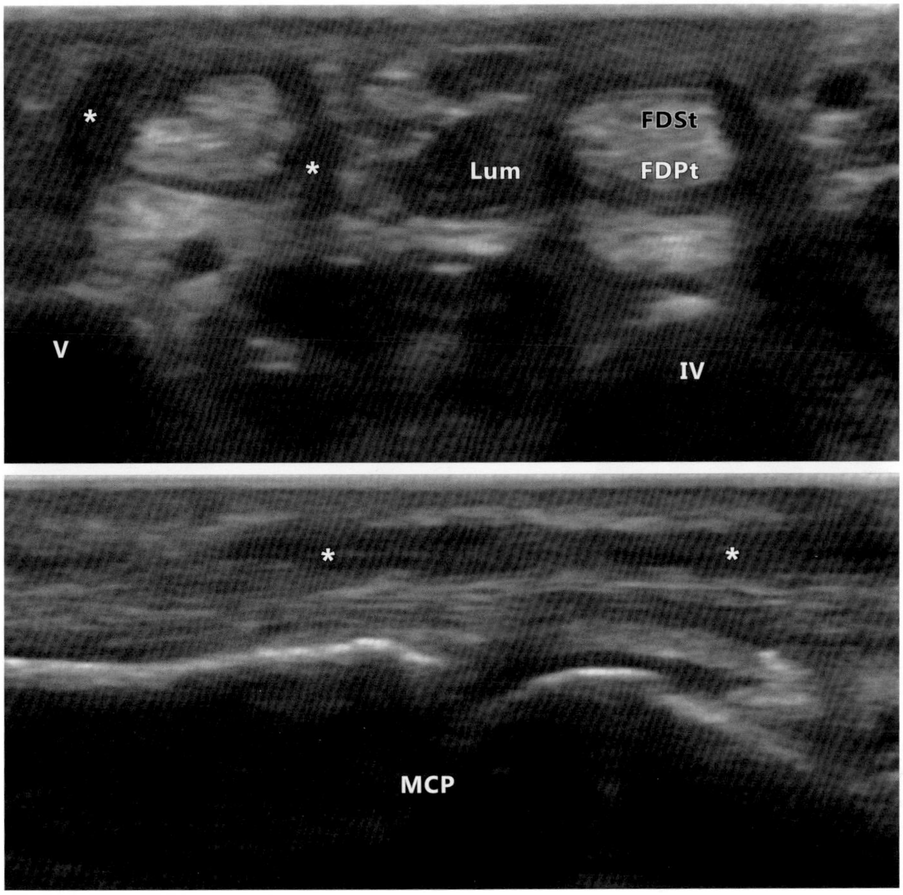

a
b

Las imágenes ecográficas axial (**a**) y longitudinal (**b**) sobre la región palmar de la articulación metacarpofalángica (**MCP**) del quinto dedo muestran efusión hipoecoica (*asteriscos*) alrededor de los tendones de los músculos flexores.

IV y V	huesos metacarpianos
FDPt	tendón del músculo flexor profundo de los dedos
FDSt	tendón del músculo flexor superficial de los dedos
Lum	músculo lumbrical

Nota del experto

También podría ser una hinchazón de la polea. Se debe mover la sonda proximalmente/distalmente en la vista transversal, hasta que la polea se caracterice por dos pequeñas "alas de ángel", medialmente y lateralmente. En la vista longitudinal, la hinchazón de la polea se observará como una estructura hipoecoica focal, superficial a los tendones.

6.51 Dedo en gatillo en una mujer de 47 años con diabetes mellitus tipo 2

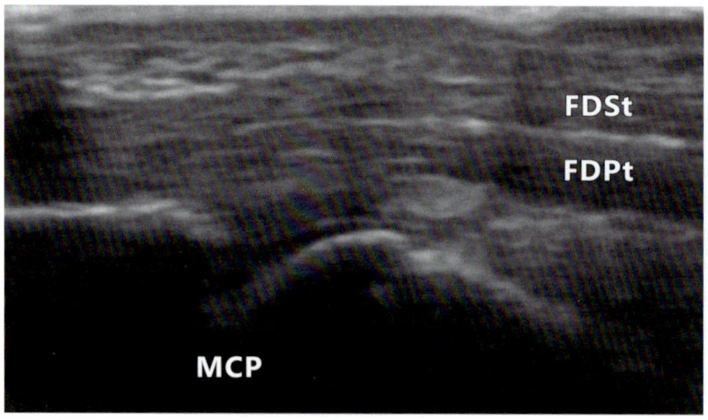

a

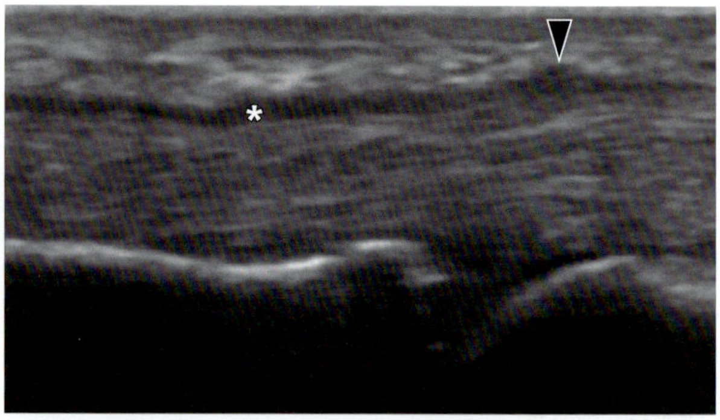

b

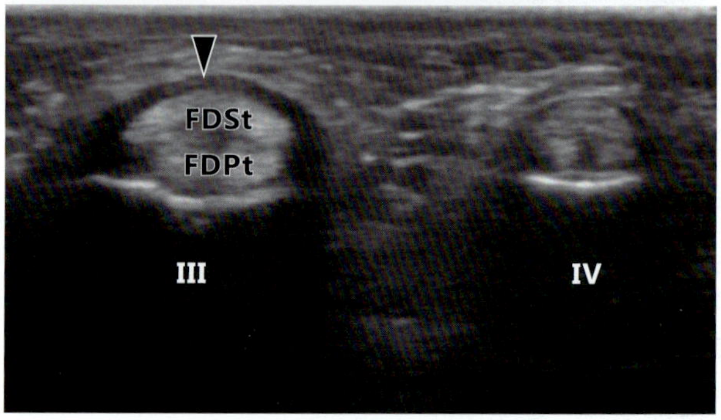

c

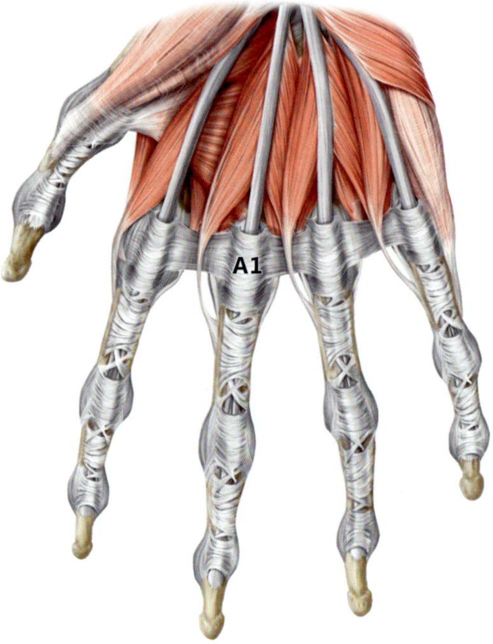

En comparación con la articulación metacarpofalángica normal (**MCP**) (**a**), las imágenes ecográficas longitudinal (**b**) y axial (**c**) muestran una polea A1 hinchada (*punta de flecha*) y una pequeña cantidad de líquido (*asterisco*) alrededor de los tendones engrosados de los músculos flexores.

III y IV huesos metacarpianos
FDPt tendón del músculo flexor profundo de los dedos
FDSt tendón del músculo flexor superficial de los dedos

Nota del experto

En la imagen longitudinal, se puede apreciar la presencia de líquido a lo largo del tendón (no un área hipoecoica focal en el lugar de la polea).
La diabetes debe tenerse en cuenta en los pacientes que sufren frecuentes limitaciones en la movilidad de los dedos (o múltiples dedos en gatillo). La prevalencia del dedo en gatillo entre los diabéticos oscila entre el 10-20%, más elevada que la población general (2-3%) [9, 10].

Sinovitis aguda en una mujer de 48 años con artritis reumatoide **6.52**

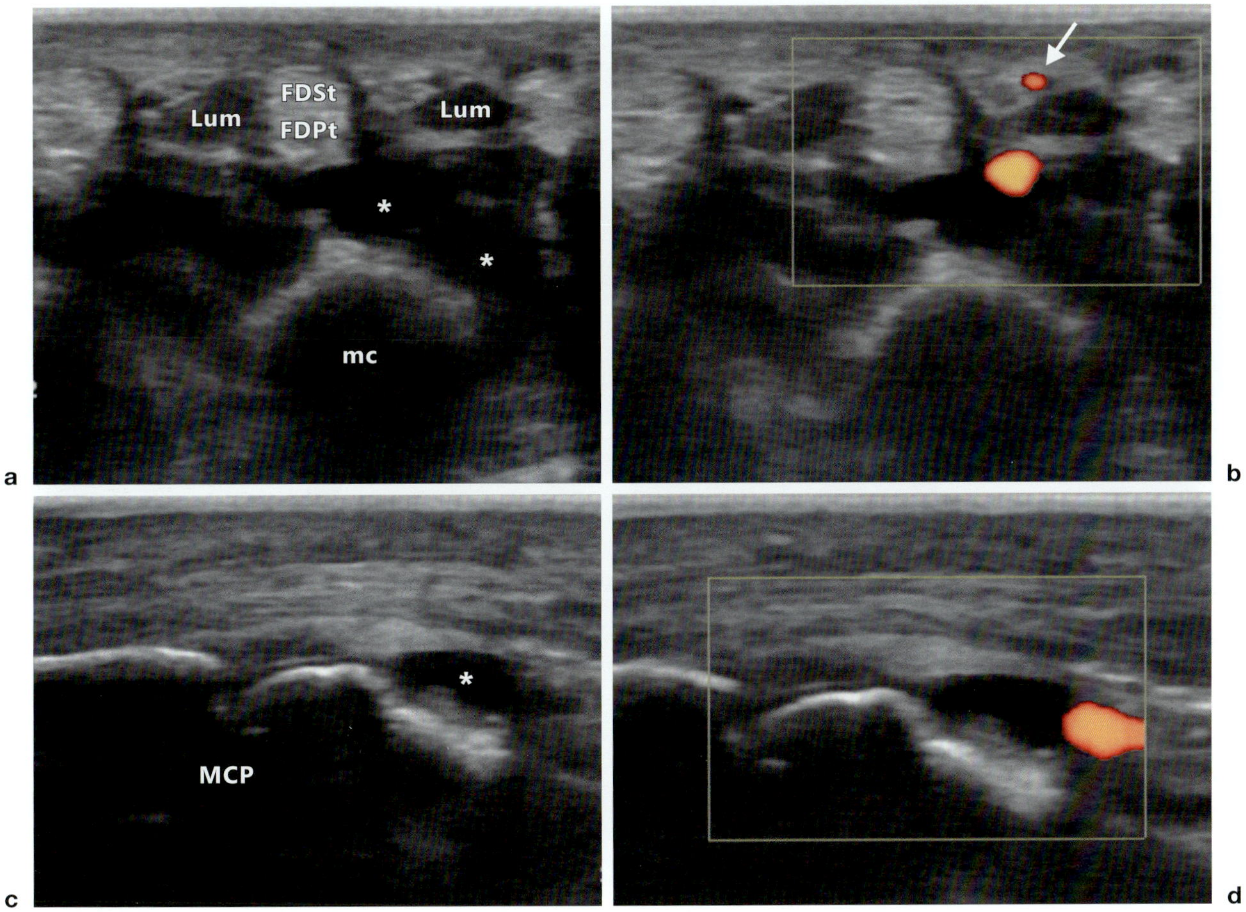

Las imágenes ecográficas axial (**a**) y longitudinal (**c**) obtenidas en la articulación metacarpofalángica (**MCP**) muestran la presencia de líquido anecoico (*asteriscos*) en la articulación. Las imágenes power Doppler correspondientes (**b**, **d**) muestran una marcada hiperemia por encima del hueso metacarpiano (**mc**), además de la arteria digital (*flecha*).

FDPt tendón del músculo flexor profundo de los dedos
FDSt tendón del músculo flexor superficial de los dedos
Lum músculo lumbrical

6.53 Tenosinovitis estenosante crónica en una mujer de 45 años

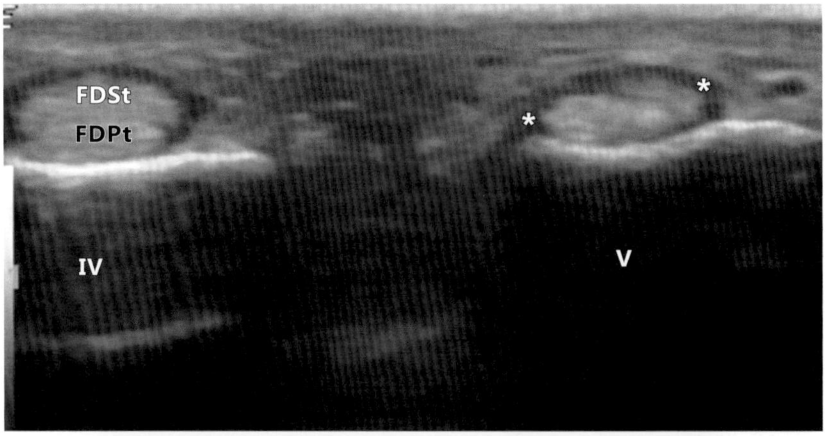

a

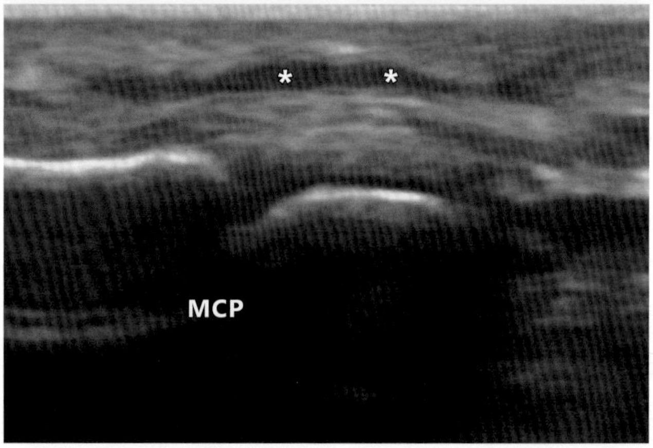

b

Las imágenes ecográficas axial (**a**) y longitudinal (**b**) obtenidas en la articulación metacarpofalángica (**MCP**) del quinto dedo muestran un engrosamiento leve (*asteriscos*) de la polea A1.

IV y V huesos metacarpianos
FDPt tendón del músculo flexor profundo de los dedos
FDSt tendón del músculo flexor superficial de los dedos

Quistes ganglionares en un paciente con pequeñas masas dolorosas localizadas en el índice y en el dedo medio 6.54

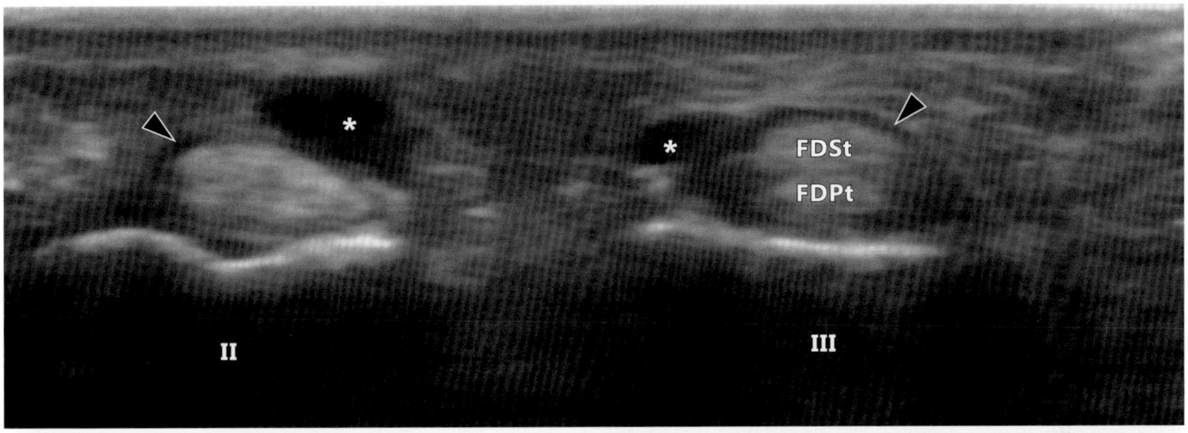

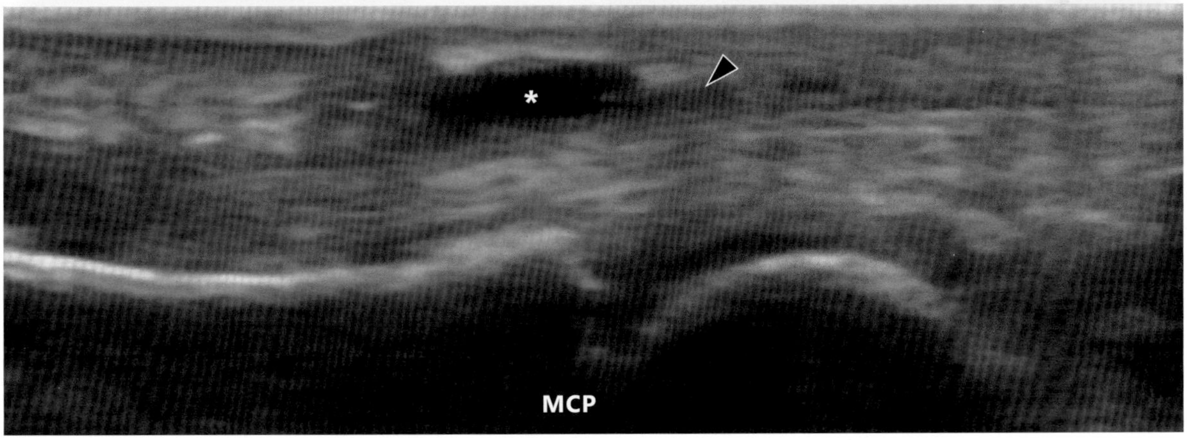

Las imágenes ecográficas axial (**a**) y longitudinal (**b**) en la articulación metacarpofalángica (**MCP**) revelan quistes ganglionares anecoicos (*asteriscos*) adyacentes a las poleas A1 que parecen ligeramente engrosadas e hipoecoicas (*puntas de flecha*).

II y III huesos metacarpianos
FDPt tendón del músculo flexor profundo de los dedos
FDSt tendón del músculo flexor superficial de los dedos

6.55 Dedo en gatillo en una mujer de 45 años (quinto dedo)

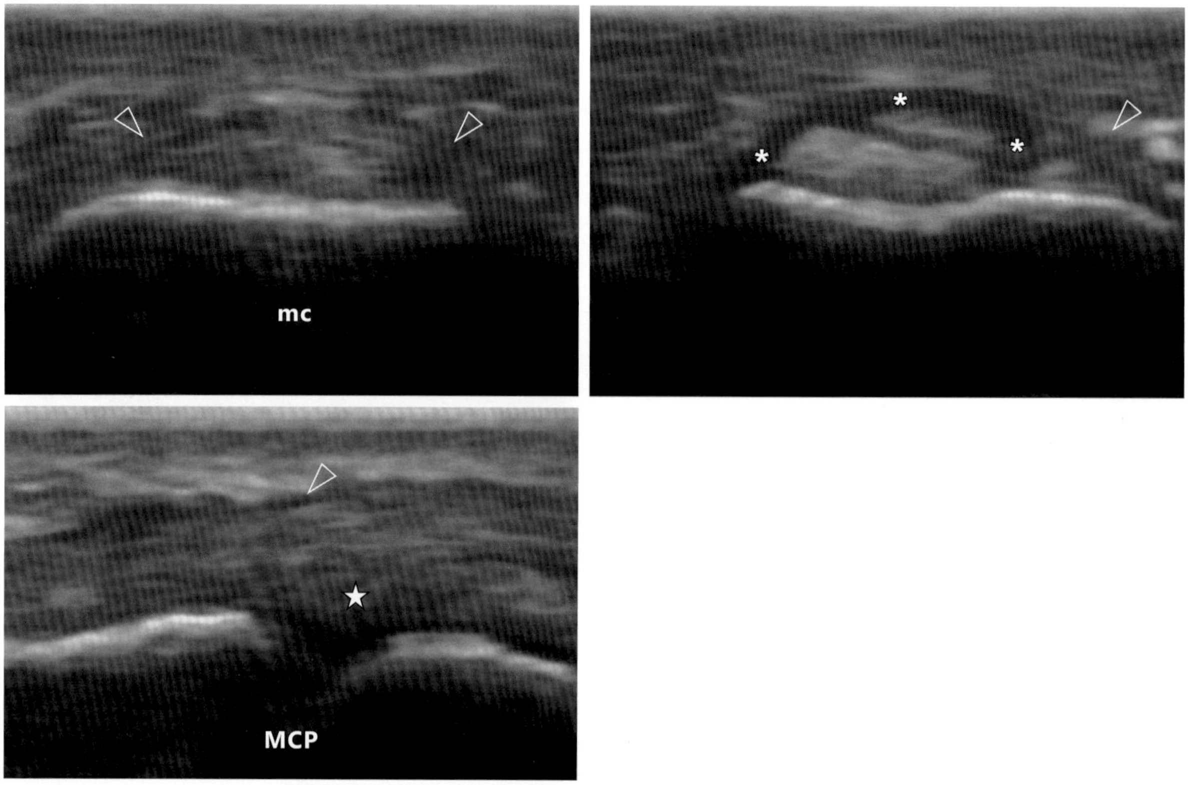

a b c

En comparación con el lado normal (**a**), las imágenes ecográficas axial (**b**) y longitudinal (**c**) obtenidas en la articulación metacarpofalángica (**MCP**) del quinto dedo revelan la presencia de una pequeña cantidad de líquido en la vaina tendinosa (*asteriscos*). La polea A1 (*puntas de flecha*) parece normal en ambos lados. La *estrella* indica la placa volar.

mc hueso metacarpiano

Nota del experto

El engrosamiento e hipoecogenicidad de la polea A1 se pueden ver en el dedo en gatillo. En las imágenes ecográficas se observa un espesor de 0.5 mm en las poleas A1 normales y un espesor de 1.8 mm en las poleas hipertróficas [11]. En la imagen power Doppler se puede encontrar una hipervascularización de la polea A1 en el 91% de los dedos en gatillo, en el 55% de efusiones peritendinosas, en el 48% de las tendinosis y en el 39% de las tendinosis con efusión. Los dedos más afectados son el pulgar y el anular.

Enfermedad de Dupuytren en una mujer de 58 años con diabetes mellitus tipo 2 6.56

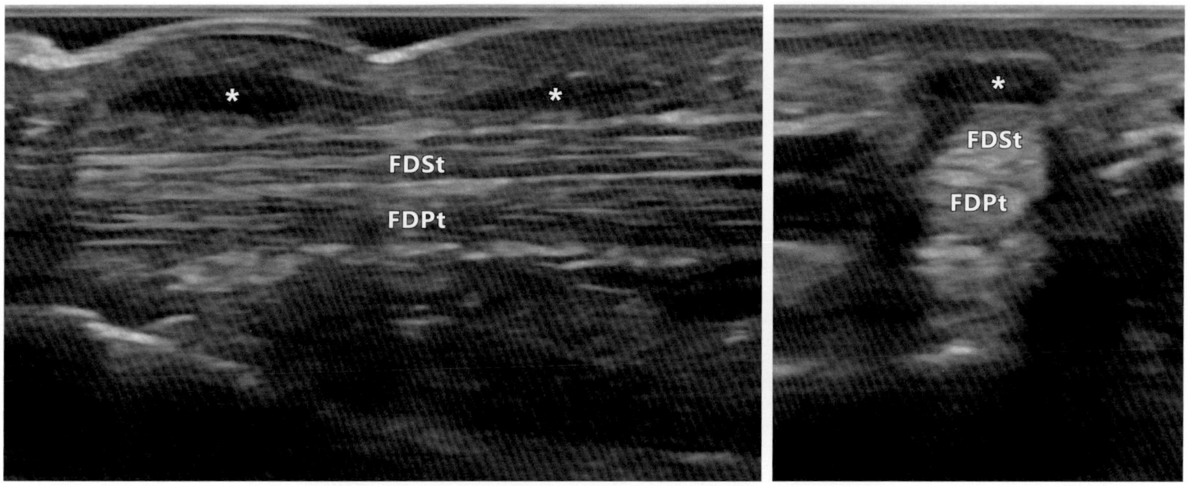

a b

Una banda fibrosa marcada, que provocaba una contractura en flexión, fue detectada durante el examen clínico.

Las imágenes ecográficas longitudinal (**a**) y axial (**b**) apenas proximales al pliegue palmar distal revelan lesiones fusiformes hipoecoicas (*asteriscos*) de la aponeurosis palmar, situadas entre la piel y los tendones flexores. También se puede observar la deformación superficial de la piel que muestra una morfología que refleja las lesiones más profundas (**a**).

FDPt tendón del músculo flexor profundo de los dedos
FDSt tendón del músculo flexor superficial de los dedos

Nota del experto

La enfermedad de Dupuytren es más común en pacientes diabéticos y también puede estar asociada con la fibromatosis de la fascia plantar del pie (enfermedad de Ledderhose), que se manifiesta en forma de nódulos plantares [12]. En estos casos, el examen ecográfico puede ser usado para evaluar simultáneamente el pie.

6.57 Tratamiento quirúrgico de fractura de metacarpianos en un hombre joven después de una caída sobre la mano

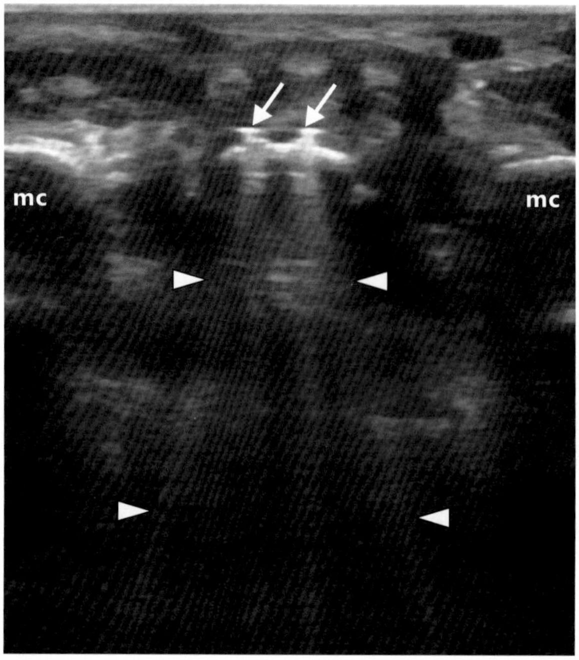

La imagen ecográfica axial sobre los huesos metacarpianos (**mc**) demuestra implantes metálicos (*flechas*) que producen ecos especulares brillantes del artefacto en "cola de cometa" (*puntas de flecha*).

Nota del experto

Ciertos artefactos (como en "cola de cometa") se observan que se extienden hasta el final de la pantalla; de lo contrario, si esto no sucede, se debe ser cauto al definirlos como un artefacto.

Nota del experto

En una sola imagen, sería difícil entender si estructuras óseas como ésta son un fragmento cortical separado o un crecimiento óseo excesivo. Por ejemplo, mientras las imágenes axiales sugieren la primera hipótesis, la imagen longitudinal sugiere la segunda hipótesis. En este sentido, es importante mover la sonda en diferentes planos a nivel de la lesión, tratando de visualizar una continuidad ósea. Este procedimiento es bastante similar al que se realiza para la evaluación de una entesopatía.

Osteoartritis de la mano en un paciente de 55 años, seis meses después de un traumatismo **6.58**

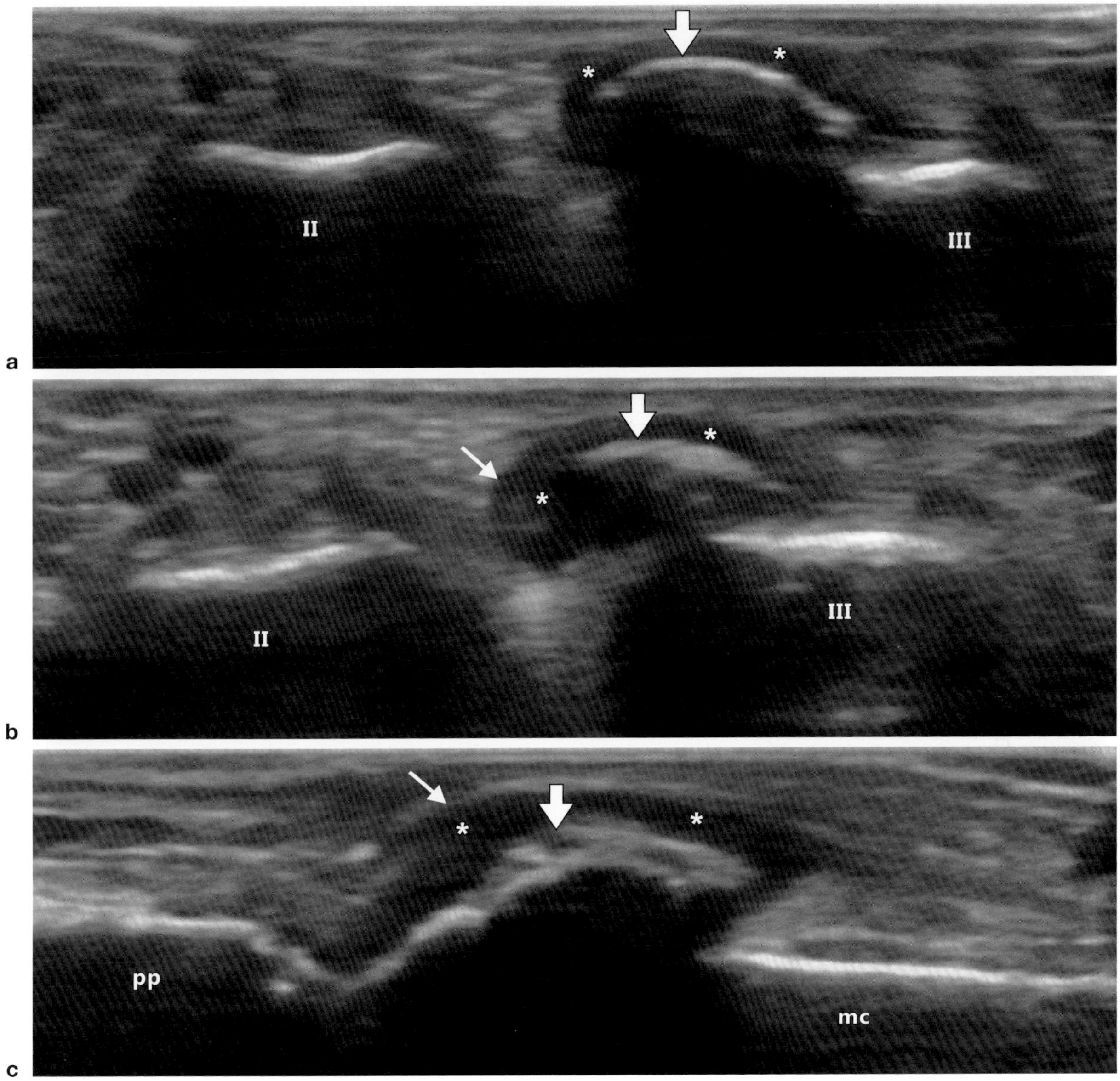

Las imágenes ecográficas axiales (**a**, **b**) y longitudinal (**c**) a nivel de la articulación metacarpofalángica muestran efusión (*asteriscos*) y distención de la cápsula articular (*flechas finas*). Obsérvese el crecimiento excesivo/espolón del tercer metacarpiano (**mc**) en diferentes secciones (*flechas gruesas*) (**a**, **b**).

II y III huesos metacarpianos
pp falange proximal

6.59 Erosión metacarpiana en una mujer de 47 años con artritis reumatoide de larga duración

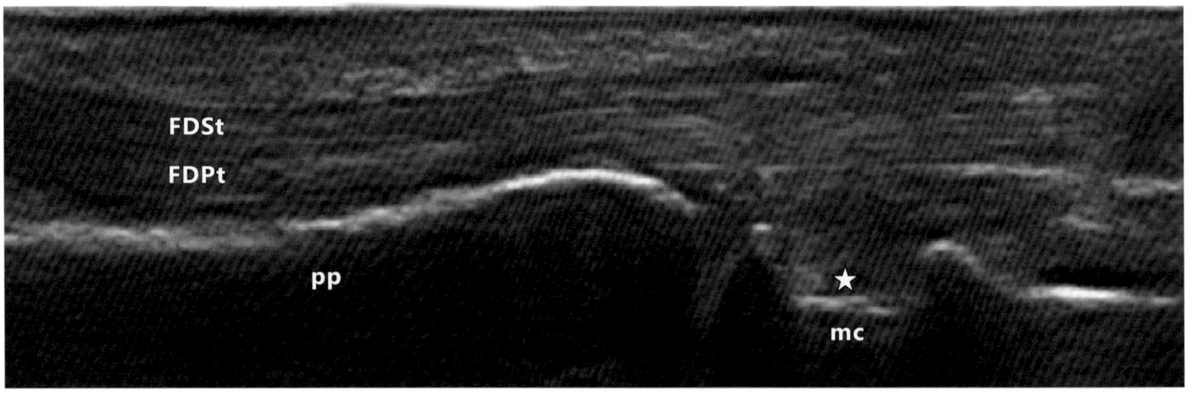

La imagen ecográfica longitudinal palmar muestra una amplia erosión cortical bien definida (*estrella*) en la cabeza del metacarpiano (**mc**).

FDPt tendón del músculo flexor profundo de los dedos
FDSt tendón del músculo flexor superficial de los dedos
pp falange proximal

Artritis erosiva en una mujer anciana con dolor nocturno de tipo inflamatorio **6.60**

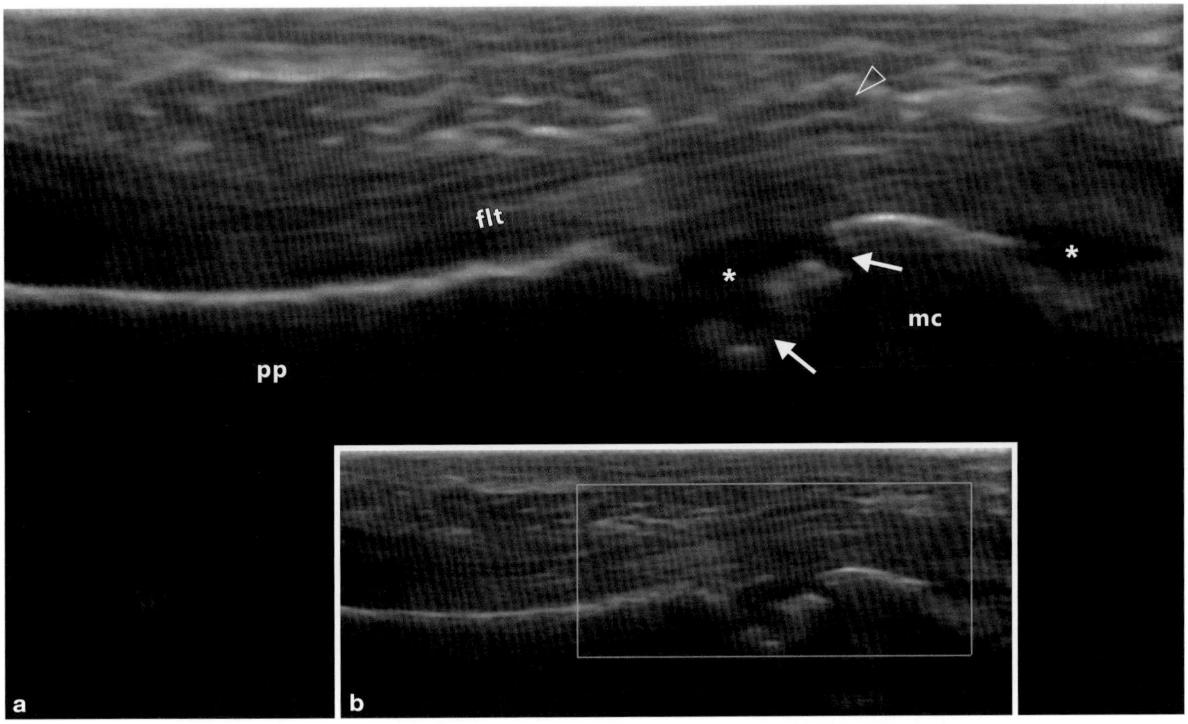

La imagen ecográfica longitudinal de la articulación metacarpofalángica del tercer dedo revela alteraciones erosivas que afectan a las superficies articulares (*flechas*) y la presencia de una pequeña cantidad de líquido (*asteriscos*), también extravasado proximalmente. Los tendones de los músculos flexores y la polea A1 (*punta de flecha*) parecen bastante normales (**a**). La imagen power Doppler no muestra ninguna señal de flujo interno (**b**).

flt tendones de los músculos flexores
mc hueso metacarpiano
pp falange proximal

6.61 Dedo en gatillo en un hombre de 35 años después de levantar una carga pesada

a

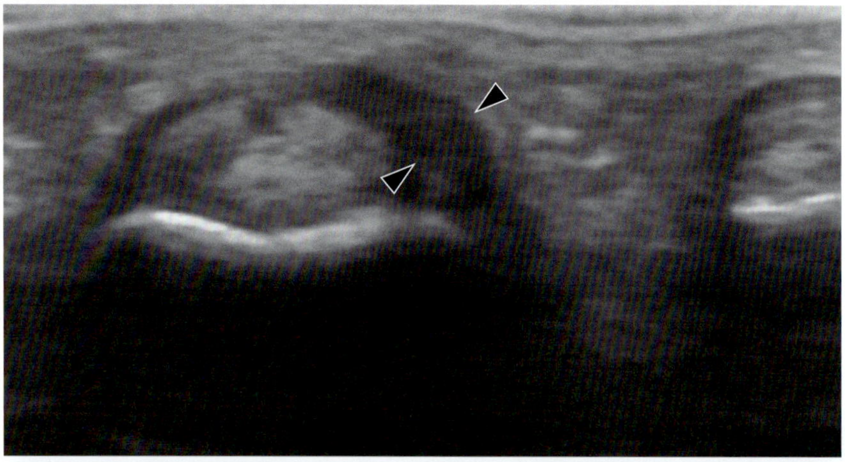

b

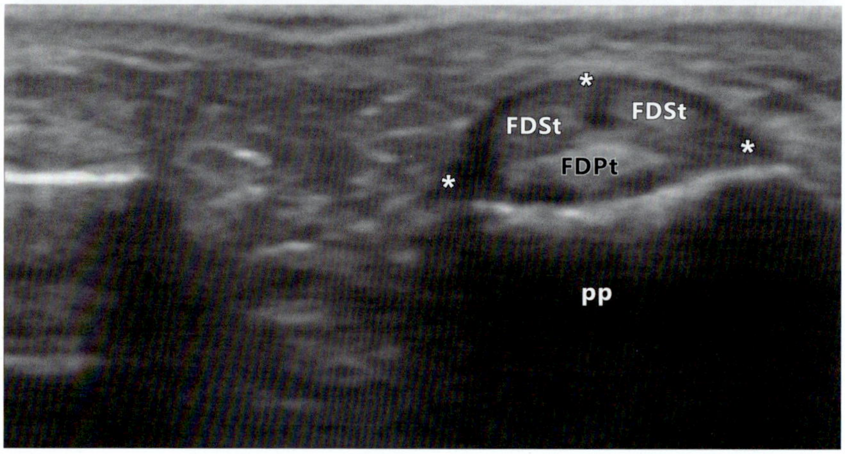

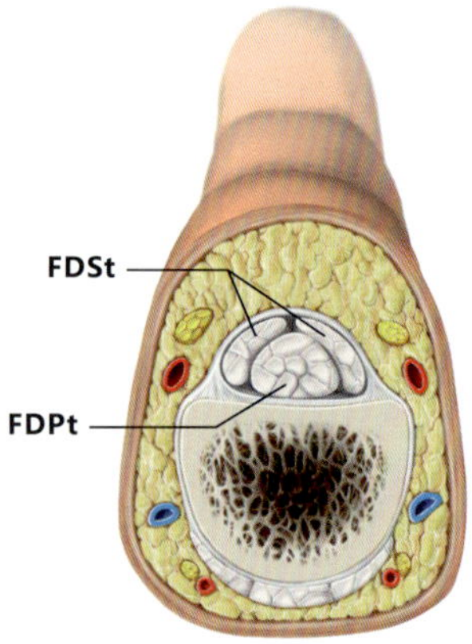

La imagen ecográfica axial sobre la falange proximal (**pp**) muestra la polea A3 engrosada e irregular (*puntas de flecha*) (**a**). Polea A3 normal (*asteriscos*) en el lado contralateral (**b**).

FDPt tendón del músculo flexor profundo de los dedos
FDSt tendón del músculo flexor superficial de los dedos

Lesión de la polea del tercer dedo en un obrero de 33 años después de levantar una carga pesada 6.62

La imagen ecográfica axial sobre la cara palmar de los huesos metacarpianos (**II-III**) muestra un leve engrosamiento (*puntas de flecha*) de la polea A1 a nivel del tercer dedo en comparación con la del segundo dedo.

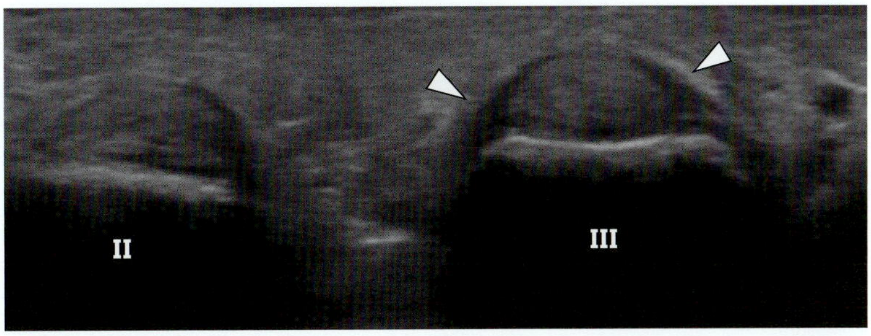

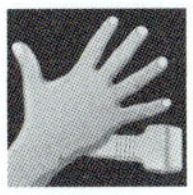

Nota del experto

Los problemas de la polea pueden ser detectados ya sea por la observación de una lesión directa en la polea o por hallazgos indirectos como la desalineación de los tendones de los músculos flexores. Por ejemplo, en lugar de una configuración paralela del tendón en relación con la falange subyacente, se podría ver una alineación recta (como una cuerda) en las roturas de la polea, así como en el dedo del escalador.

Dedo en gatillo en una mujer de mediana edad con sensación dolorosa de chasquido 6.63

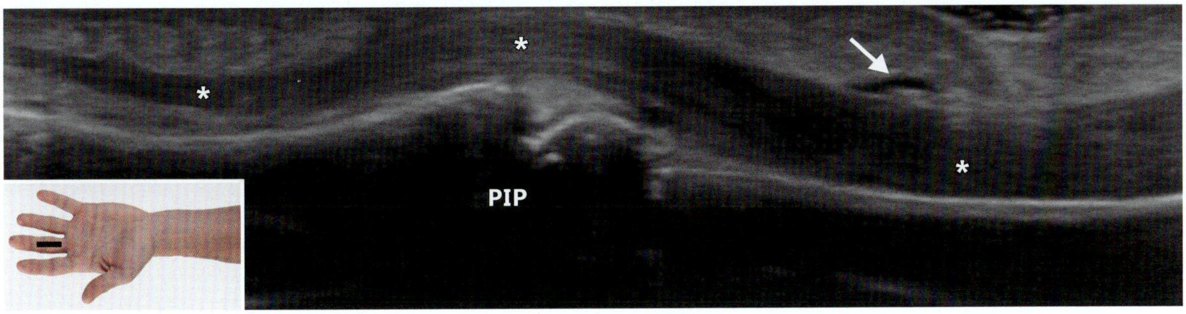

La imagen ecográfica longitudinal sobre la cara palmar de la articulación interfalángica proximal (**PIP**) revela un engrosamiento hipoecoico de la polea A2 (*flecha*). Los tendones de los músculos flexores son normales (*asteriscos*).

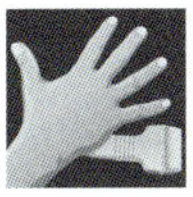

Nota del experto

Se recomienda precaución al evaluar la ecogenicidad de los tendones de los músculos flexores. Además, su alineación no siempre es estrictamente paralela al eje largo de la sonda, pero a veces – como se ve en esta figura – es más bien oblicua entre las zonas articulares interfalángicas (haciéndolas aparecer hipoecoicas).

6.64 Esguince leve de la articulación interfalángica proximal en un adulto joven

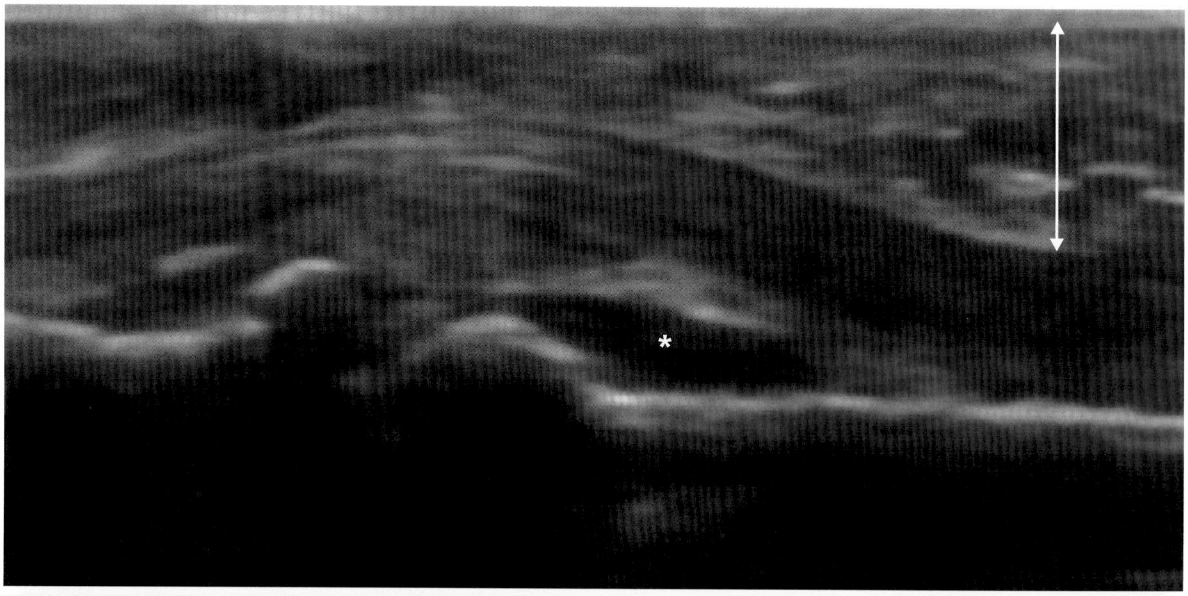

a

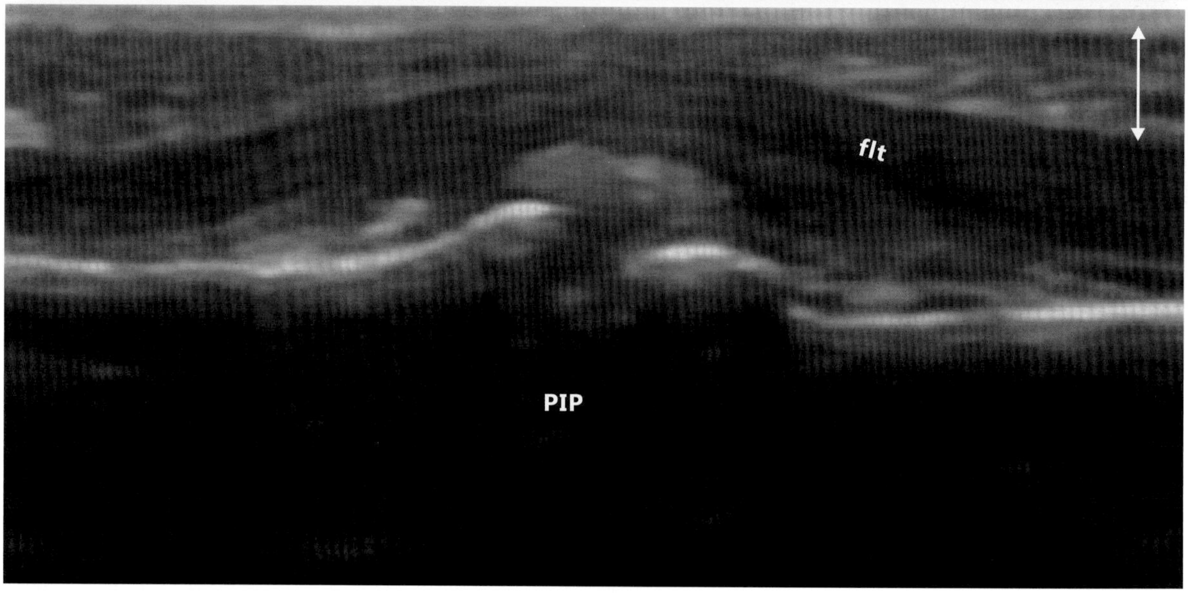

b

El paciente describió haber golpeado el dedo anular contra la pared mientras trataba de protegerse de una caída.

La imagen ecográfica longitudinal sobre la articulación interfalángica proximal (**PIP**) revela efusión articular anecoica (*asterisco*) y edema en el tejido subcutáneo (*doble flecha*), mientras que los tendones de los músculos flexores parecen no estar afectados (**a**). Lado normal (**b**).

Cuerpo extraño en un hombre de 25 años con hinchazón dolorosa local **6.65**

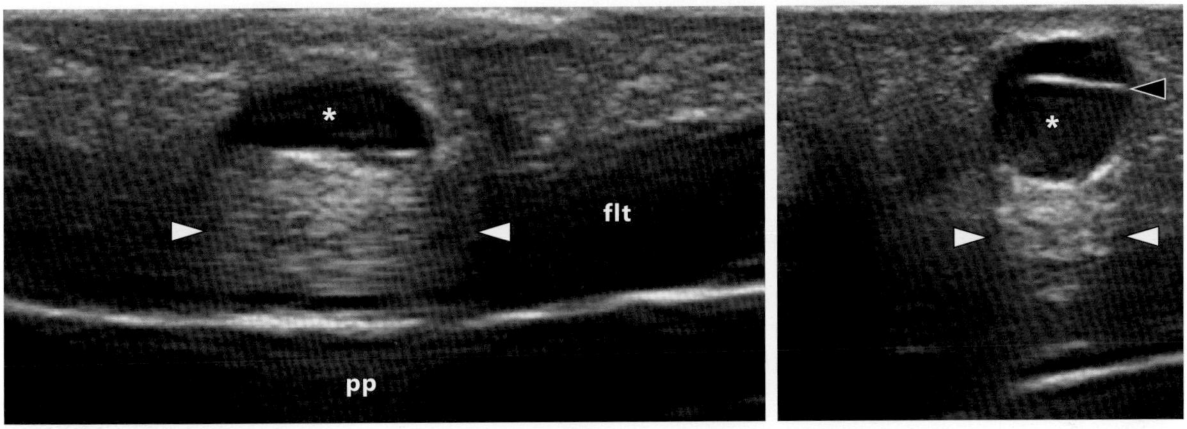

a b

Las imágenes ecográficas longitudinal palmar (**a**) y axial (**b**) sobre el tercer dedo muestran una acumulación de líquido hipoecoico bien definida (*asteriscos*) sobre los tendones de los músculos flexores (**flt**). Una estructura hiperecoica lineal compatible con un cuerpo extraño (*punta de flecha negra*) se ve claramente dentro de la acumulación. Obsérvese el artefacto de transmisión de refuerzo acústico (*puntas de flecha blancas*) debido a la acumulación de líquido.

pp falange proximal

Nota del experto

Este paciente tuvo “suerte” porque el cuerpo extraño no entró en la vaina tendinosa. Este elemento es importante tanto para estimar los riesgos de infección como para el cirujano.

6.66 Tenosinovitis estenosante de los tendones de los músculos flexores en un paciente con artritis inflamatoria

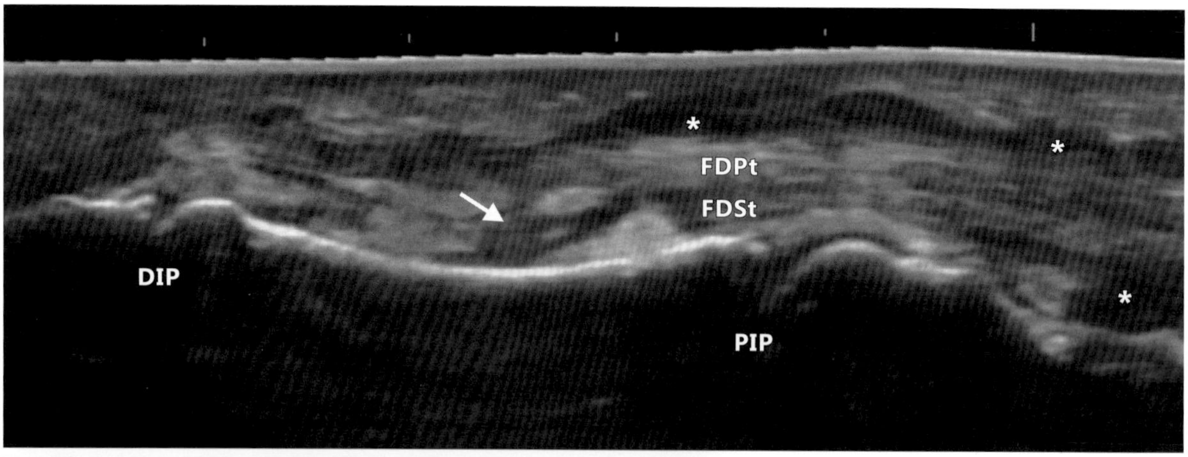

a

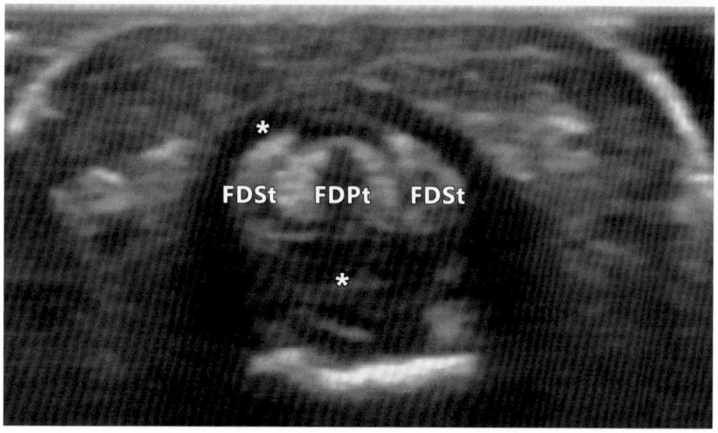

b

La vista longitudinal panorámica (**a**) revela una distensión difusa de la vaina de los tendones de los músculos flexores por el líquido sinovial (*asteriscos*). La imagen axial distal del quiasma es confirmatoria (**b**). Notar el punto de inserción (*flecha*) del tendón del músculo flexor superficial de los dedos (**FDSt**).

DIP articulación interfalángica distal
FDPt tendón del músculo flexor profundo de los dedos
PIP articulación interfalángica proximal

Tenosinovitis de los tendones de los músculos flexores en una mujer de 42 años con artritis reumatoide 6.67

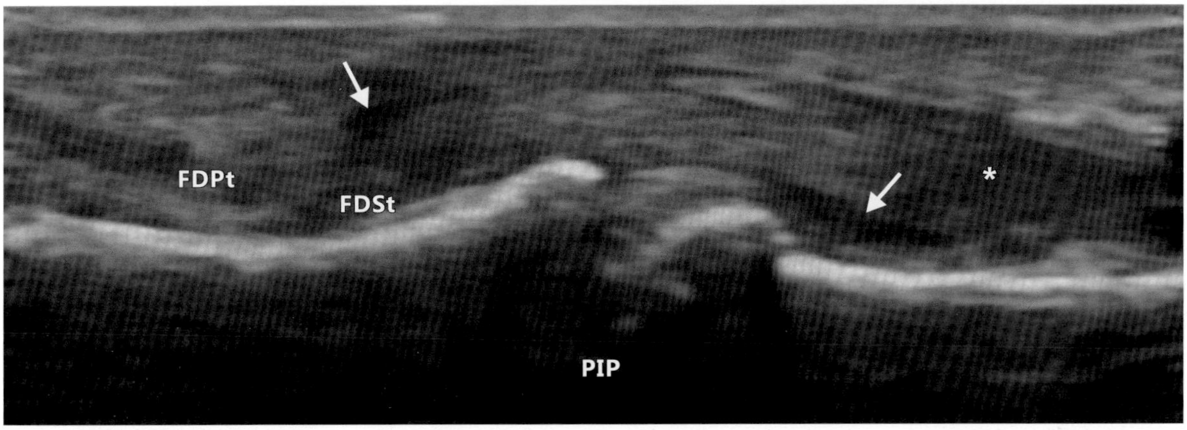

La imagen ecográfica longitudinal identifica edema (*asterisco*) en las partes proximales de los tendones de los músculos flexores y pequeñas cantidades de líquido (*flechas*) dentro de sus vainas.

FDPt tendón del músculo flexor profundo de los dedos
FDSt tendón del músculo flexor superficial de los dedos
PIP articulación interfalángica proximal

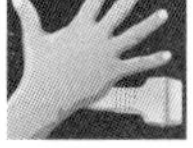

Nota del experto

La evaluación precisa de la ecogenicidad de los tendones de los músculos flexores en la mano es difícil; además, su alineación no siempre es en línea recta (es decir, paralela a la sonda). Por lo tanto, un control delicado en cuanto a la anisotropía es crucial (en dos planos) antes de que se pueda concluir acerca de la hipoecogenicidad (es decir, edema o disposición alterada de las fibras del tendón).

6.68 Tenosinovitis de músculo flexor en una mujer de 23 años con sensación dolorosa de chasquido

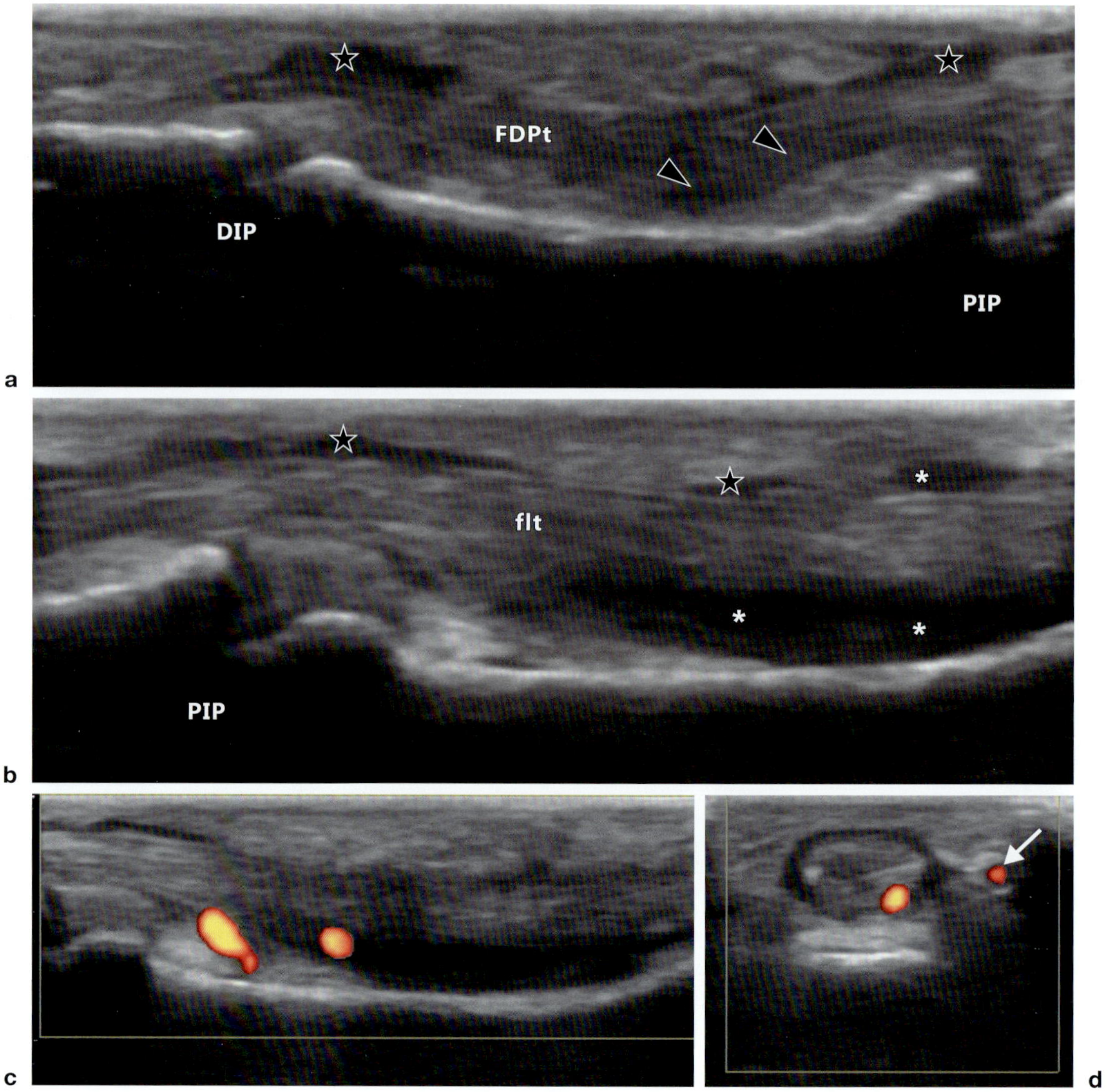

Las imágenes ecográficas longitudinales obtenidas a nivel de las falanges media (**a**) y proximal (**b**) revelan líquido sinovial dentro de la vaina del tendón del músculo flexor (*asteriscos*) y engrosamiento de las poleas (*estrellas*). Las *puntas de flecha* indican la inserción del tendón del músculo flexor superficial de los dedos (**FDSt**). Las imágenes power Doppler longitudinal (**c**) y axial (**d**) muestran signos de hiperemia además de la arteria digital (*flecha*).

DIP articulación interfalángica distal
FDPt tendón del músculo flexor profundo de los dedos
flt tendón del músculo flexor
PIP articulación interfalángica proximal

Espolón falángico debido a una lesión traumática 6.69

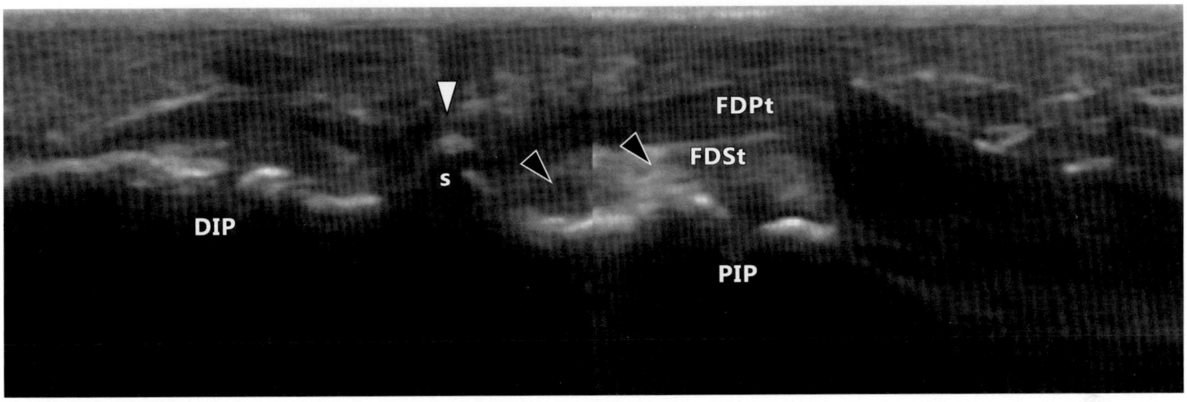

La imagen ecográfica longitudinal en pantalla dividida muestra la formación de un espolón óseo (**s**) que produce una compresión/pinzamiento (*punta de flecha blanca*) en el tendón del músculo flexor profundo de los dedos (**FDPt**). Notar la inserción distal (*puntas de flecha negras*) del tendón del músculo flexor superficial de los dedos (**FDSt**).

DIP articulación interfalángica distal
PIP articulación interfalángica proximal

6.70 Subluxación dorsal de la articulación interfalángica proximal en un jugador de fútbol amateur después del impacto de una pelota

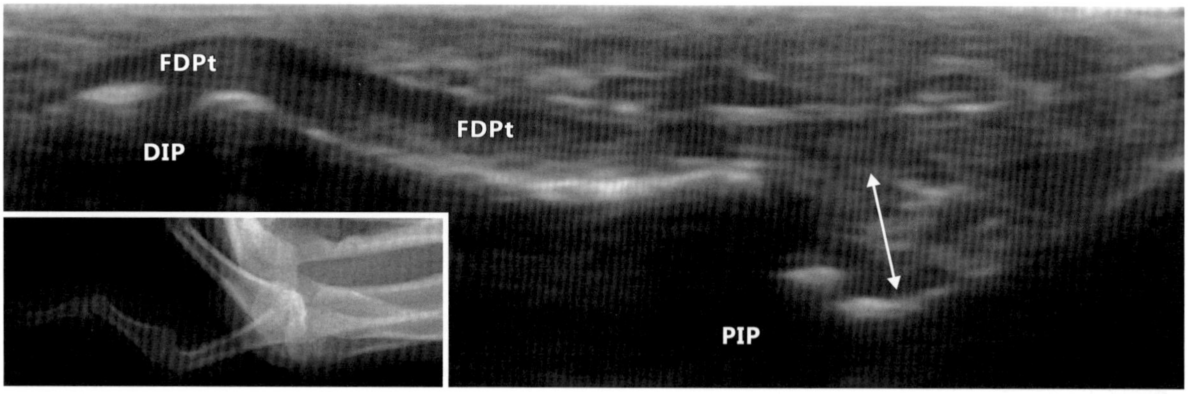

La imagen ecográfica longitudinal muestra una distancia marcada (*doble flecha*) en la articulación interfalángica proximal (**PIP**) debido al desplazamiento de la falange proximal. El tendón del músculo flexor profundo de los dedos (**FDPt**) parece ser bastante normal. La subluxación dorsal de la falange proximal – que determina el desarrollo de una deformidad en ojal (boutonnière) – también se observa en la radiografía lateral (*imagen pequeña*).

DIP articulación interfalángica distal

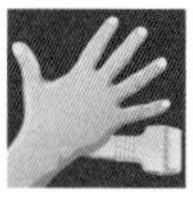

Nota del experto

Al igual que en muchas otras condiciones relacionadas con los huesos, una radiografía puede ser más informativa en sentido general/global. Sin embargo, posibles daños en los tejidos blandos no se pueden evidenciar claramente sin el uso de la ecografía.

Tendinopatía del músculo extensor del meñique en una mujer de 48 años después de una lesión por hiperflexión de la muñeca/dedo 6.71

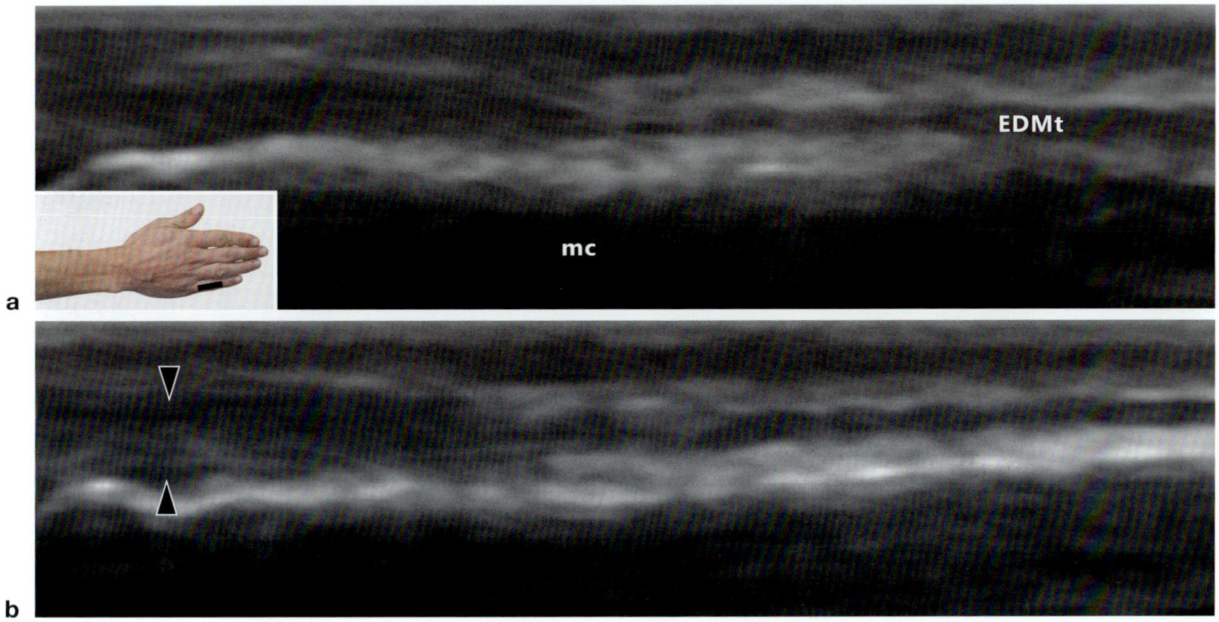

En comparación con el lado normal (**a**), la imagen ecográfica longitudinal identifica un engrosamiento irregular e hipoecoico (*puntas de flecha*) del tendón del músculo extensor del meñique (**EDMt**) (**b**).

mc hueso metacarpiano

6.72 Cuerpo extraño pequeño en la región metacarpiana después de un traumatismo penetrante

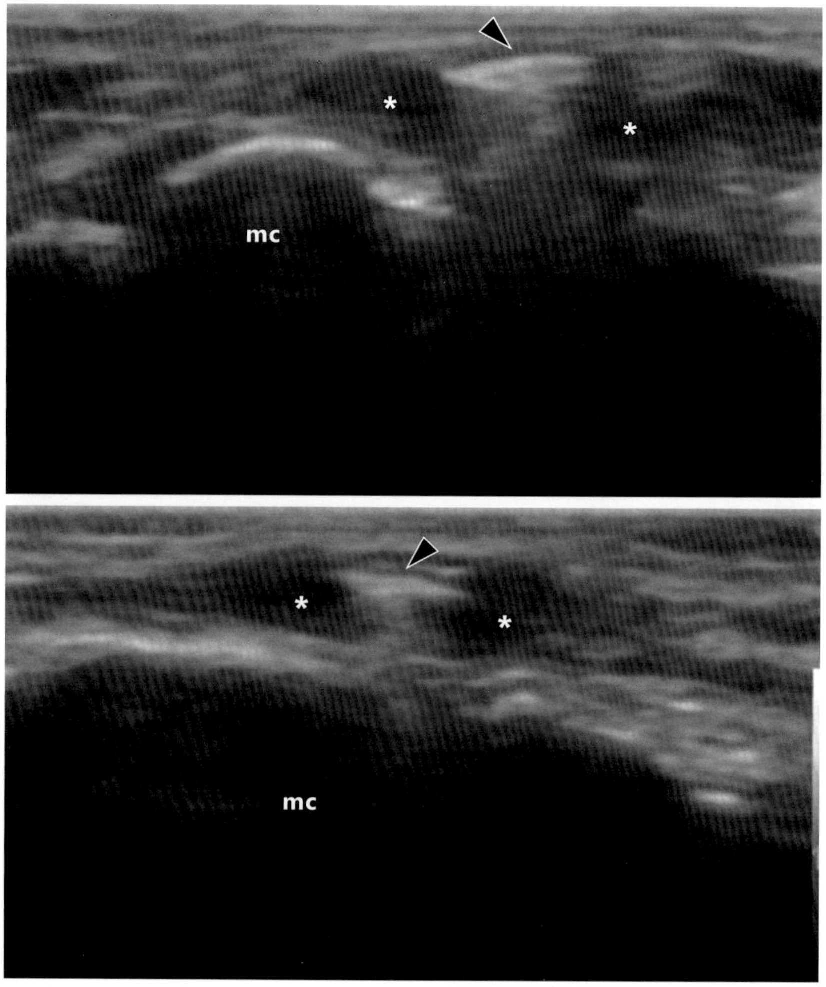

a

b

Video 8

Las imágenes ecográficas axial dorsal (**a**) y longitudinal (**b**) sobre el hueso metacarpiano (**mc**) muestran un cuerpo extraño hiperecoico bien delimitado (*puntas de flecha*) rodeado por la reacción del tejido blando circundante (*asteriscos*).

Nota del experto

La ecografía es muy eficaz para la detección de cuerpos extraños. Si el cuerpo extraño es orgánico (madera, planta, etc.), este podría ser reabsorbido por los tejidos circundantes en 2-3 semanas. Por lo tanto, el ecografista debe ser consciente de esto si el examen se realiza más adelante. Sin embrago, esto no es lo que sucede con los objetos inorgánicos (vidrio, metal, etc.). Además, es posible decir que habrá una mayor reacción de los tejidos blandos (edema, hiperemia) alrededor de los materiales orgánicos que alrededor de los inorgánicos.

Sinovitis de la articulación metacarpofalángica en un hombre de 35 años debida a una sobrecarga local repetida

6.73

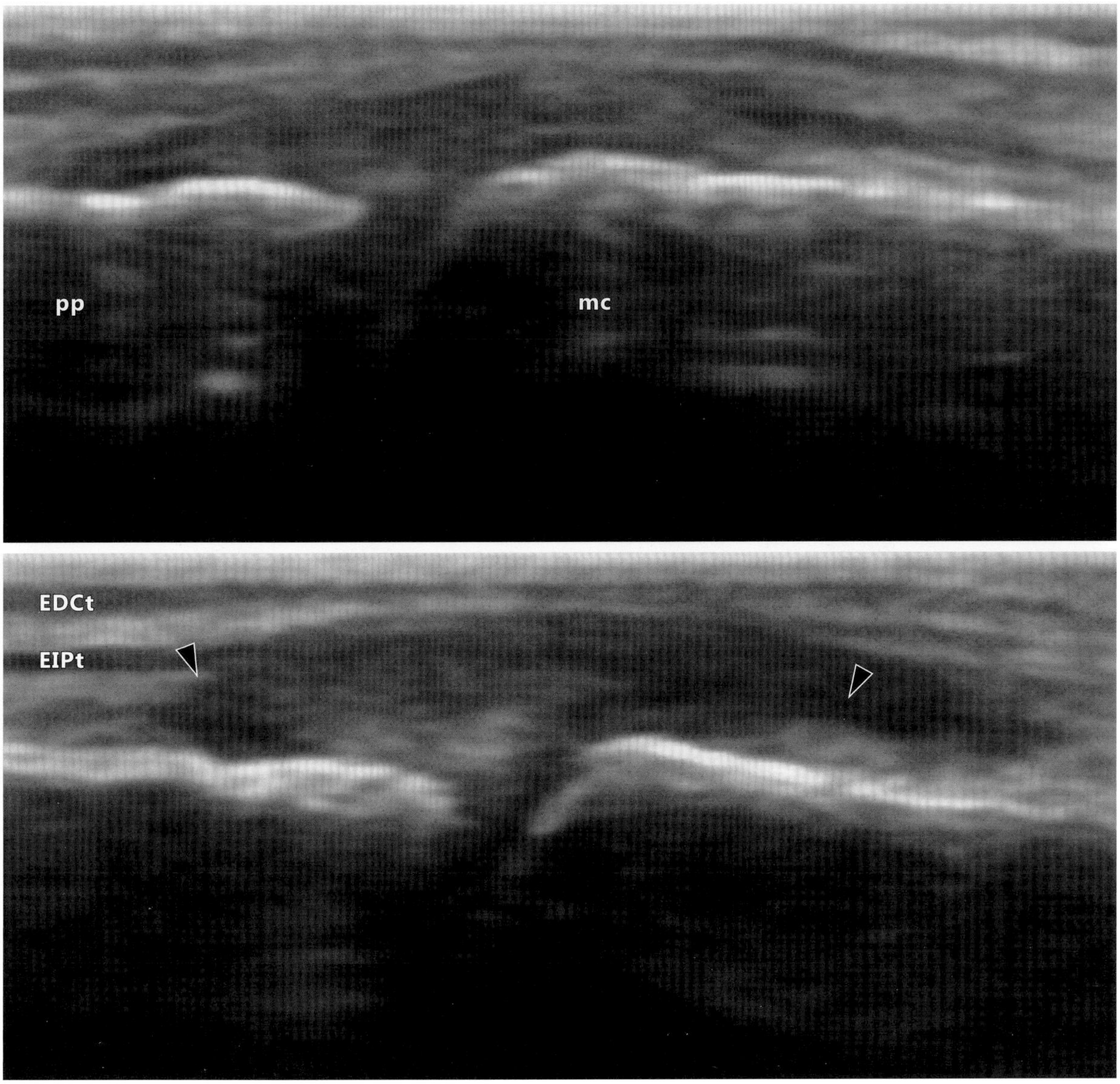

En comparación con el aspecto normal de la segunda articulación metacarpofalángica (**a**), la imagen ecográfica longitudinal muestra cómo la sinovitis causa la expansión de la cápsula articular (*puntas de flecha*) (**b**). Obsérvese que los tendones suprayacentes de los músculos extensores parecen completamente normales.

EDCt tendón del músculo extensor común de los dedos
EIPt tendón del músculo extensor propio del índice
mc hueso metacarpiano
pp falange proximal

6.74 Efusión de la articulación interfalángica proximal en mujer de 55 años con traumatismo local previo

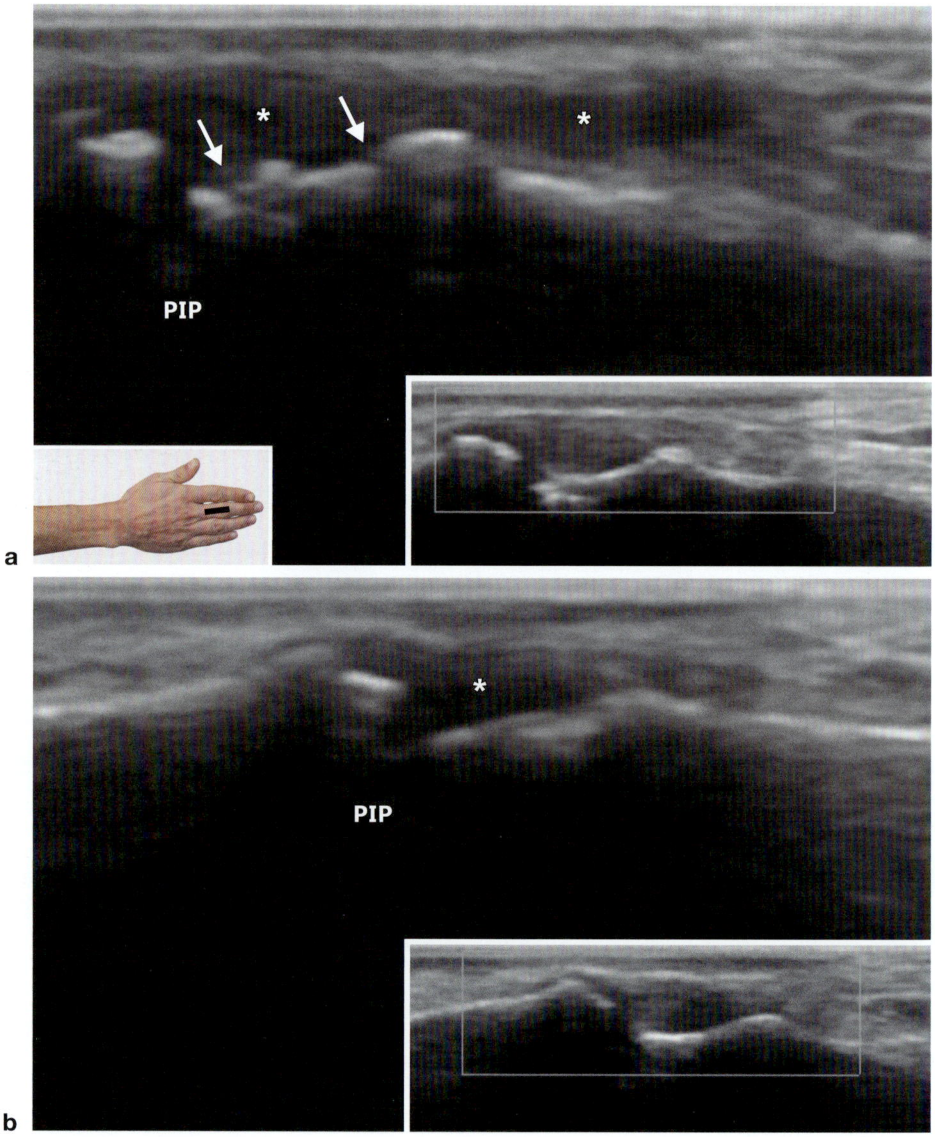

Las imágenes ecográficas longitudinales obtenidas sobre la cara dorsal de la articulación interfalángica proximal (**PIP**) indican efusión (*asteriscos*) e irregularidades óseas (*flechas*) (**a**). Lado normal con efusión moderada (**b**). Las imágenes power Doppler correspondientes (*imágenes pequeñas*) muestran la ausencia de flujo interno.

Esguince del anular en un hombre de 25 años con dolor local durante los movimientos 6.75

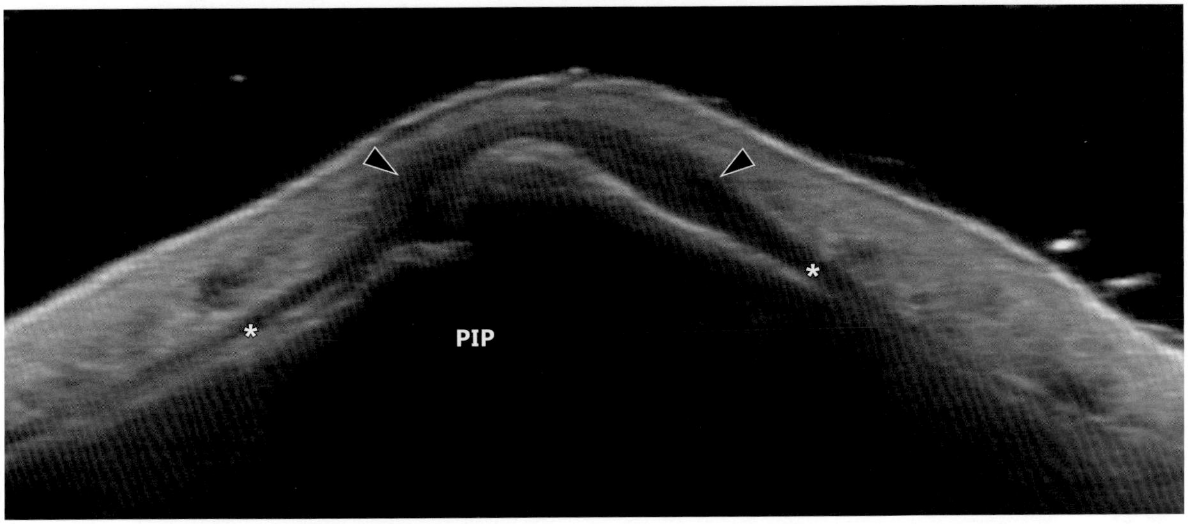

La imagen ecográfica longitudinal dorsal de la articulación interfalángica proximal (**PIP**) muestra un tendón del músculo extensor (*asteriscos*) intacto pero hipoecoico y engrosado (*puntas de flecha*).

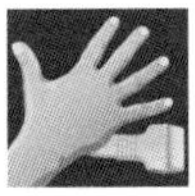

Nota del experto

Especialmente durante la evaluación de pequeñas zonas corporales (con deformidad), se puede añadir más gel o usar almohadillas de gel para una mejor visualización. Otra forma práctica para proporcionar suficiente medio de transmisión de las ondas sonoras en los contornos curvos del sujeto es la de usar guantes llenos de agua (como se muestra en la imagen) o simplemente sumergir en el agua la parte que se debe analizar.
En el pasado, cuando solo había sondas de baja frecuencia, estas últimas maniobras eran necesarias para evidenciar el área de interés a una profundidad de 3-5 cm.

6.76 Tenosinovitis del extensor del segundo dedo en una mujer de 40 años después de un traumatismo

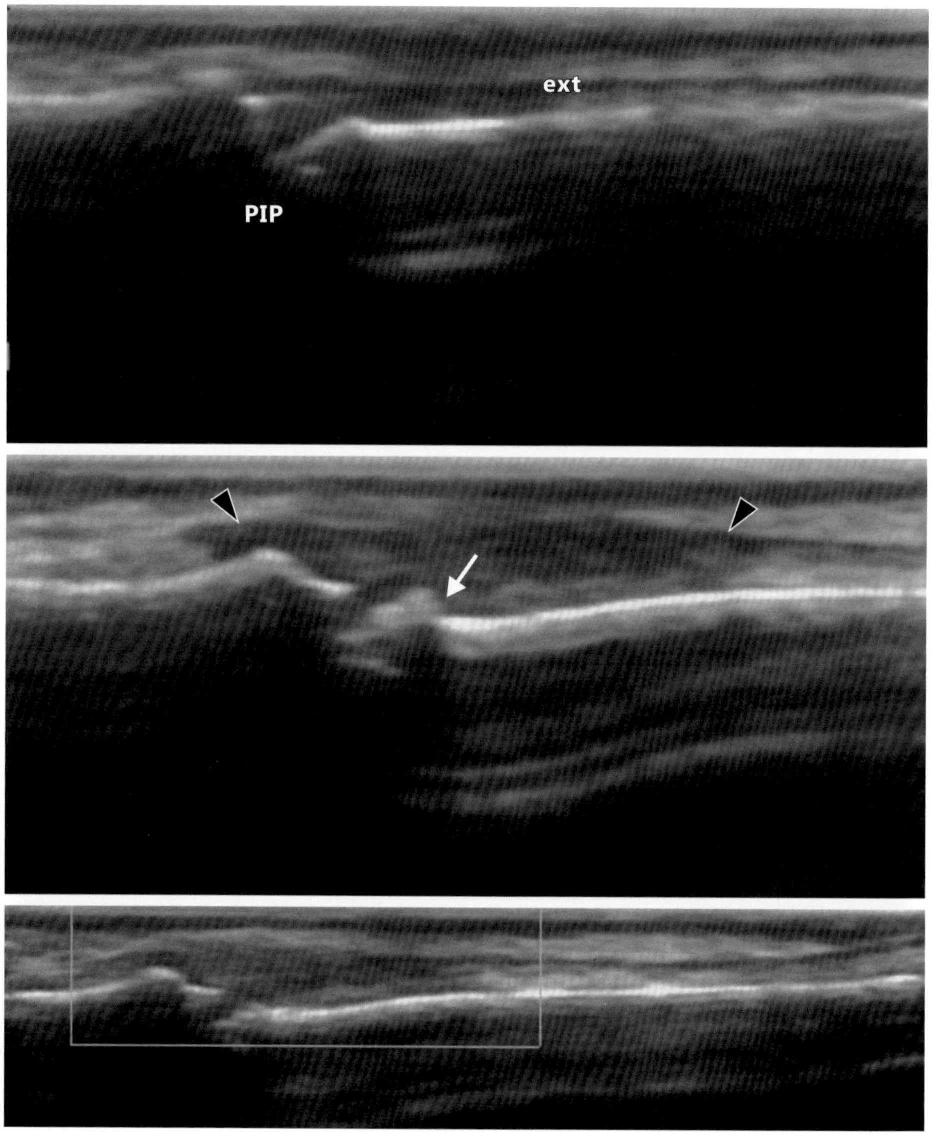

a

b

c

En comparación con el lado normal (**a**), la imagen ecográfica longitudinal sobre la articulación interfalángica proximal (**PIP**) muestra una marcada hinchazón en la inserción central del tendón del músculo extensor (*puntas de flecha*) y una pequeña irregularidad cortical (*flecha*) de la falange proximal (**b**). La imagen power Doppler correspondiente no muestra ninguna señal de flujo (**c**).

Fractura de la falange en un paciente joven como consecuencia de un trabajo manual pesado 6.77

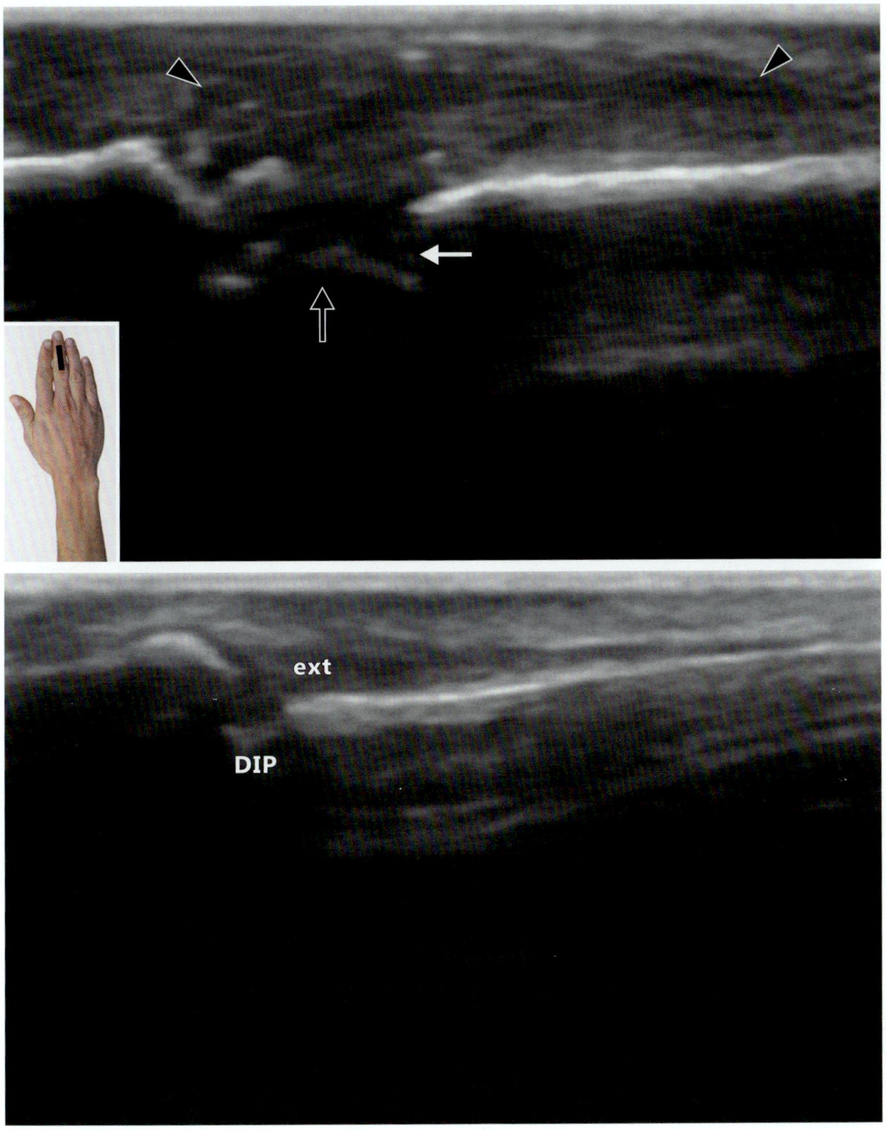

a

b

La imagen ecográfica longitudinal sobre la cara dorsal de la articulación interfalángica distal (**DIP**) muestra una fractura cortical (*flecha negra*) y el tendón del músculo extensor (**ext**) engrosado irregularmente pero intacto (*puntas de flecha*) (**a**). Obsérvese el fenómeno del escalón (*step off*) (*flecha blanca*) que es un aspecto típico de las fracturas. Lado normal (**b**).

6.78 Osteoartritis degenerativa en una mujer de 65 años con movimientos dolorosos y restringidos de un dedo

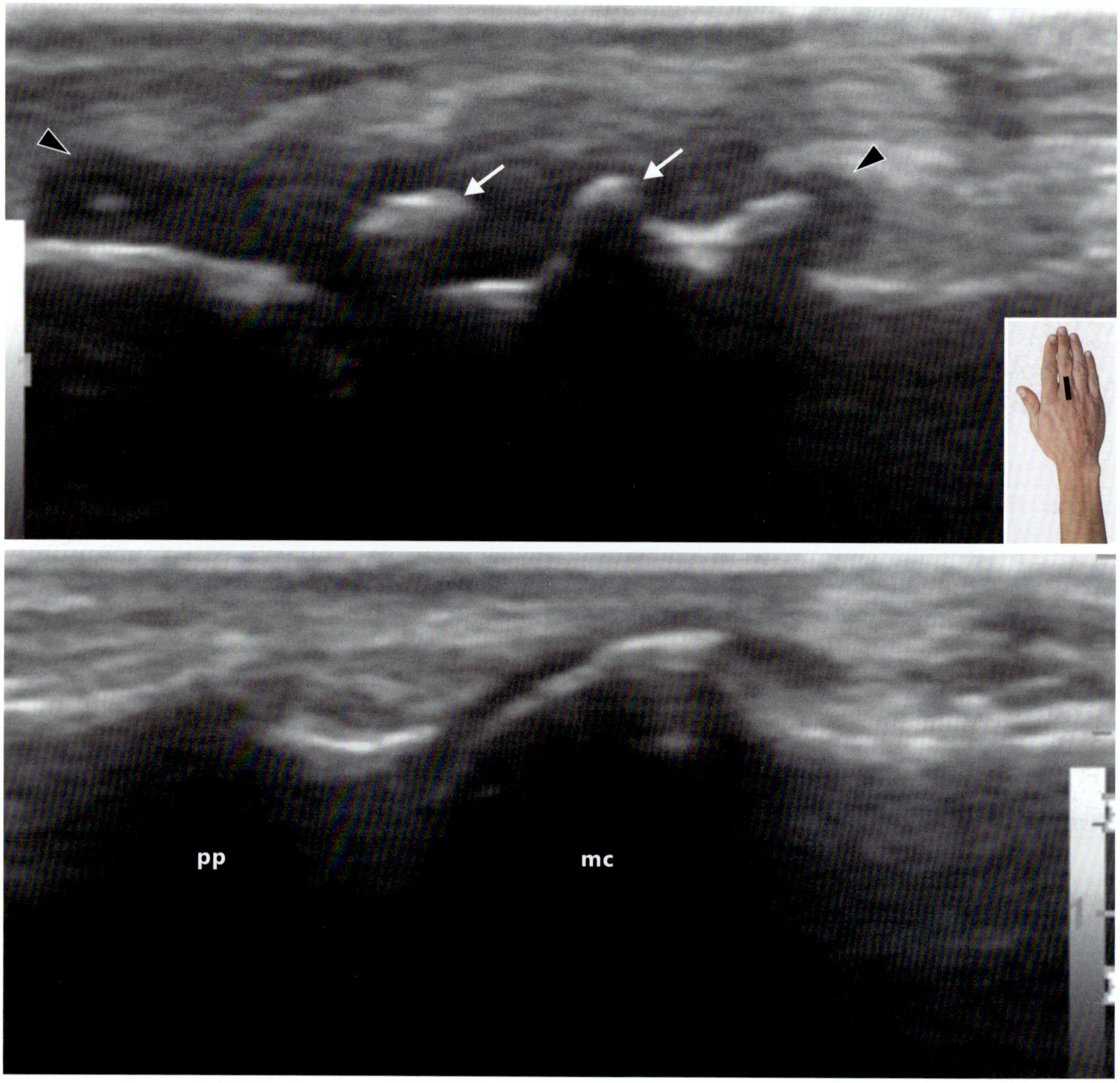

a
b

La imagen ecográfica longitudinal sobre el dorso de la mano muestra distensión de la cápsula y osteofitos grandes (*flechas*) en la cabeza del metacarpiano (**a**). Lado normal (**b**).

mc hueso metacarpiano
pp falange proximal

Artrosis degenerativa de la articulación metacarpofalángica en una mujer de 55 años **6.79**

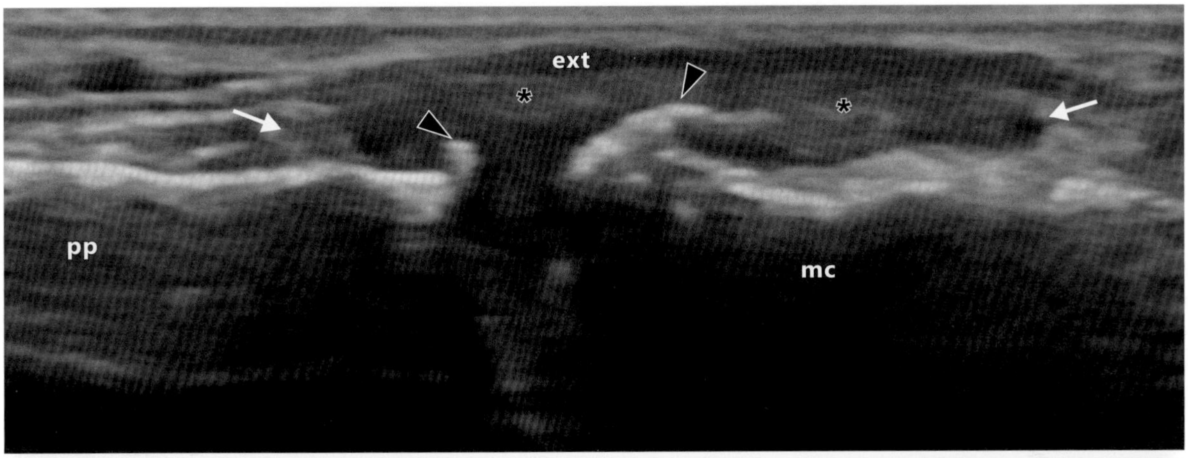

a

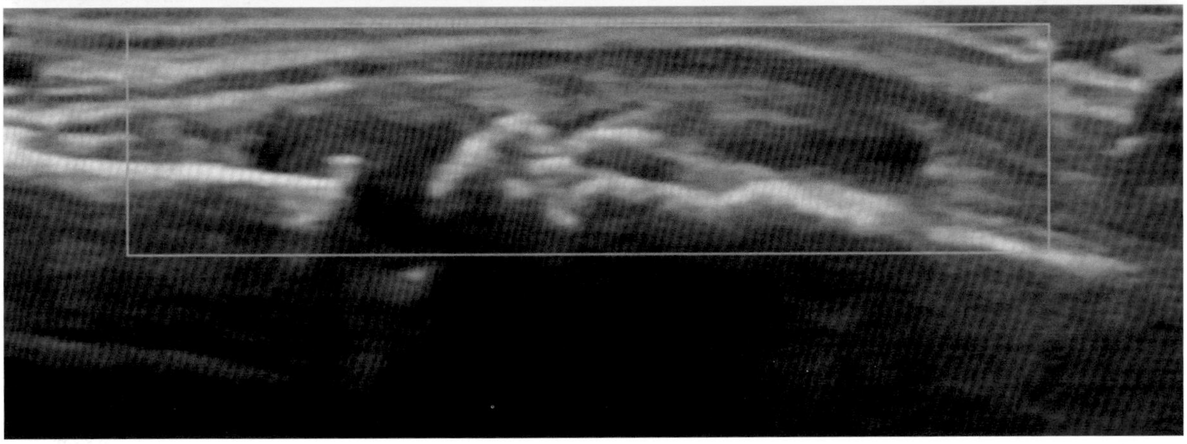

b

La imagen ecográfica longitudinal muestra un engrosamiento difuso del tendón del músculo extensor (**ext**) y proliferación sinovial grado III (*asteriscos negros*) en la articulación metacarpofalángica subyacente. También se pueden observar los osteofitos (*puntas de flecha*) en las superficies articulares y una cápsula articular aumentada (*flechas*) (**a**, **b**). La imagen power Doppler correspondiente no muestra ninguna señal de flujo (**b**).

mc hueso metacarpiano
pp falange proximal

6.80 Sinovitis de la articulación metacarpofalángica en una mujer de 45 años con artritis reumatoide

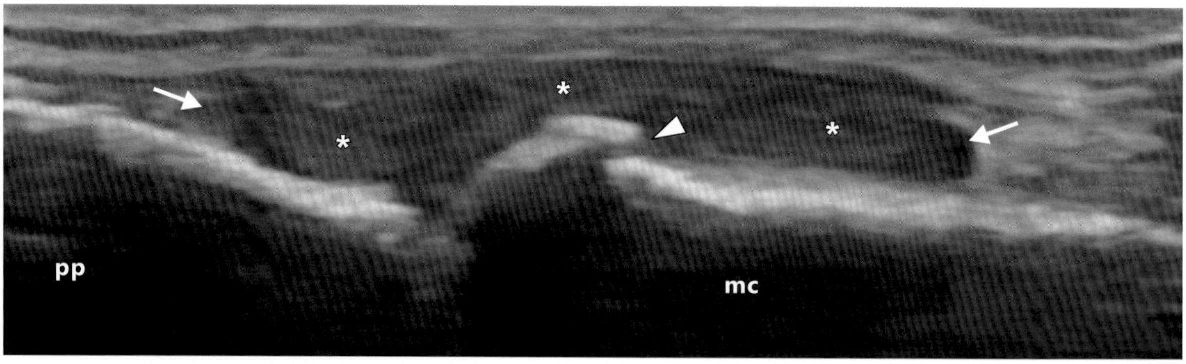

La imagen ecográfica longitudinal dorsal sobre la tercera articulación metacarpofalángica muestra una erosión (*punta de flecha*) en la cabeza del metacarpiano y sinovitis grado III (*asteriscos*) que distiende el receso capsular (*flechas*).

mc hueso metacarpiano
pp falange proximal

Nota del experto

La clasificación semicuantitativa de la sinovitis se puede realizar como se indica en la Tabla 6.2 [13].

Tabla 6.2 Clasificación de la sinovitis (escala de grises)

Grado		Señal
0		Ausente
I	leve	Una pequeña línea hipoecoica/anecoica debajo de la cápsula articular
II	moderada	La cápsula articular se eleva paralela a la superficie articular
III	grave	Fuerte distensión de la cápsula articular

Lesiones erosivas de la articulación metacarpofalángica en un paciente con artritis reumatoide

6.81

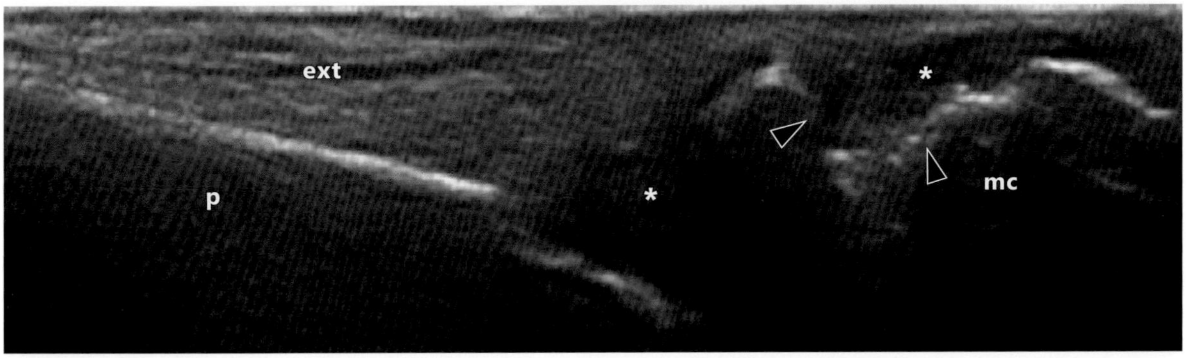

La imagen ecográfica longitudinal muestra erosiones óseas (*puntas de flecha*) de la cabeza del metacarpiano y efusión sinovial (*asteriscos*) dentro de la articulación metacarpofalángica.

ext tendón del músculo extensor
mc hueso metacarpiano
p falange

Calcificación sinovial en una mujer joven con dolor durante los movimientos del dedo debido a un traumatismo local

6.82

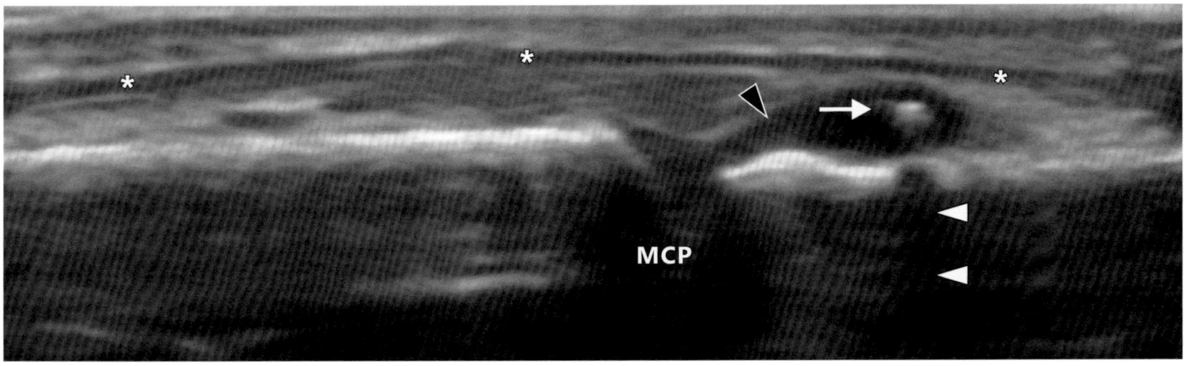

La imagen ecográfica longitudinal dorsal en la articulación metacarpofalángica (**MCP**) revela una efusión leve (*punta de flecha negra*) y una pequeña calcificación tipo II (*flecha*) dentro de la cápsula articular que produce una sombra acústica incompleta (*puntas de flecha blancas*). El tendón del músculo extensor suprayacente (*asteriscos*) es normal.

6.83 Dolor y extensión reducida del dedo en la articulación interfalángica distal en un hombre joven

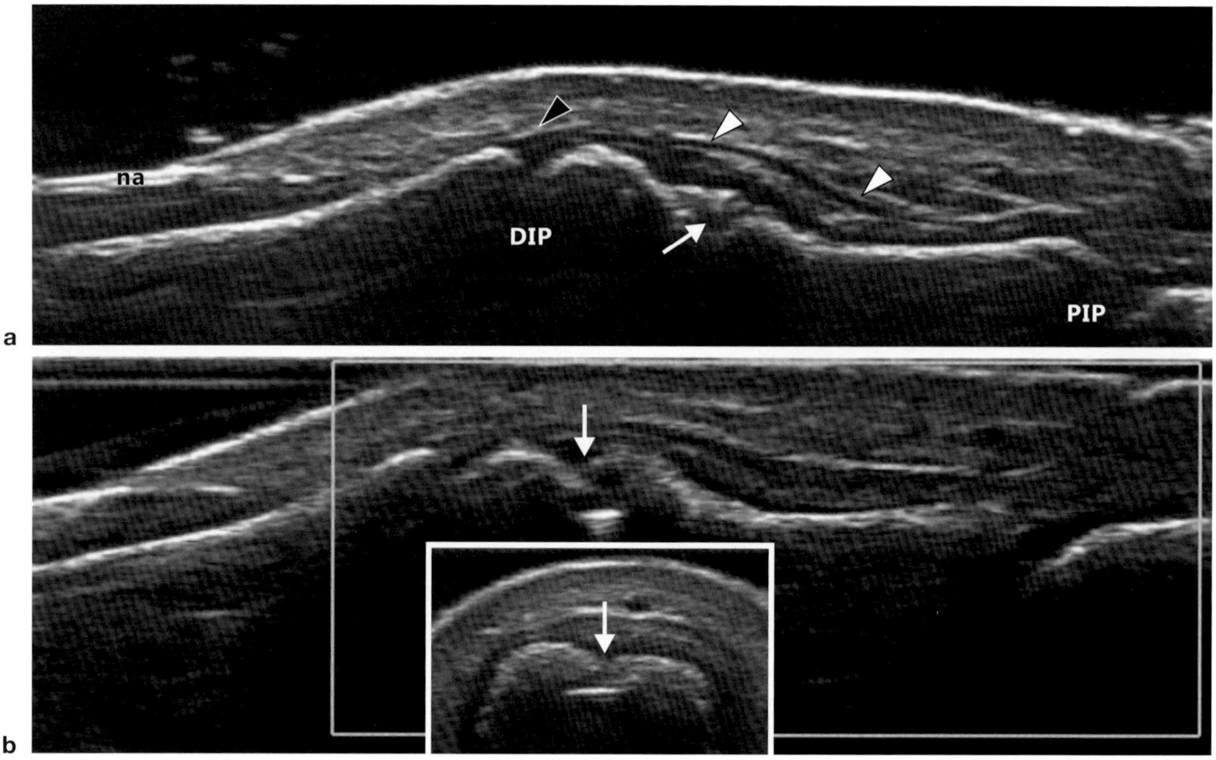

La imagen ecográfica longitudinal (**a**) muestra el aspecto normal del tendón del músculo extensor (*puntas de flecha blanca*) y su inserción central (*punta de flecha negra*). Con excepción de la pequeña irregularidad cortical (*flecha*), todos los tejidos blandos (incluyendo la uña, **na**) parecen completamente normales. Mientras que la lesión ósea se confirma en la vista axial (*imagen pequeña*), no presenta ninguna señal flujo en la imagen power Doppler (**b**).

DIP articulación interfalángica distal
PIP articulación interfalángica proximal

BIBLIOGRAFÍA

1. Kiliç E, Akgül Ö, Kiliç G, Özgöçmen S. Imágenes ecográficas en enfermedades reumáticas. En: Özçakar L, De Muynck M, editores. Ecografía musculoesquelética en Medicina Física y Rehabilitación. Milán: Edi.Ermes; 2018. p. 165-88.
2. Naredo E, Möller I, Cruz A, Carmona L, Garrido J. Power Doppler ultrasonographic monitoring of response to anti-tumor necrosis factor therapy in patients with rheumatoid arthritis. Arthritis Rheum. 2008; 58: 2248-56.
3. Vuillemin V, Guerini H, Bard H, Morvan G. Stenosing tenosynovitis. J Ultrasound. 2012; 15: 20-8.
4. Ulaşlı AM. Evaluación ecográfica de la muñeca y la mano. En: Özçakar L, De Muynck M, editores. Ecografía musculoesquelética en Medicina Física y Rehabilitación. Milán: Edi.Ermes; 2018. p. 73-87.
5. Tekin L, Tok F, Özçakar L. RE: Ultrasound-guided corticosteroid injection for the treatment of de Quervain's tenosynovitis. Am J Phys Med Rehabil. 2014; 93: 277.
6. Chang KV, Hung CY, Özçakar L. Snapping thumb and superficial radial nerve entrapment in De Quervain Disease: ultrasound imaging/guidance revisited. Pain Med. 2015; 16: 2214-5.
7. Bianchi S, Martinoli C. Wrist. In: Bianchi S, Martinoli C, editors. Ultrasound of the musculoskeletal system. Berlin: Springer; 2007. p. 425-94.
8. Özçakar L, Kara M, Chang KV et al. EURO-MUSCULUS/USPRM Basic scanning protocols for wrist and hand. Eur J Phys Rehabil Med. 2015; 51: 479-84.
9. Vuillemin V, Guerini H, Bard H, Morvan G. Stenosing tenosynovitis. J Ultrasound. 2012; 15: 20-8.
10. Kameyama M, Meguro S, Funae O, Atsumi Y, Ikegami H. The presence of limited joint mobility is significantly associated with multiple digit involvement by stenosing flexor tenosynovitis in diabetics. J Rheumatol. 2009; 36: 1686-90.
11. Guerini H, Pessis E, Theumann N, Le Quintrec JS, Campagna R, Chevrot A, et al. Sonographic appearance of trigger fingers. J Ultrasound Med. 2008; 27: 1407-13.
12. Bianchi S, Martinoli C. Hand. In: Bianchi S, Martinoli C, editors. Ultrasound of the musculoskeletal system. Berlin: Springer; 2007. p. 495-550.
13. Schmidt WA, Schönau V, Reiche BE, Oberdorfer PD, Ohrndorf S, Backhaus M. Grading of ultrasound Doppler signals in synovitis: does it need an update? Rheumatology (Oxford). 2015; 54: 1897-903.

Sección 3
MIEMBRO INFERIOR

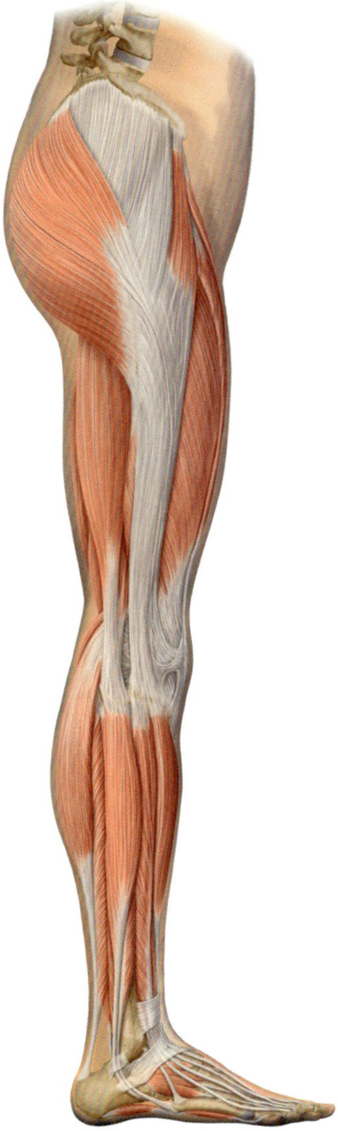

Cadera 7

- **Articulación de la cadera**
- **Labrum acetabular**
- **Músculo iliopsoas**
- **Fascia lata**
- **Trocánter mayor**
- **Pubis**

7.1 Sinovitis transitoria de cadera después de una infección en un niño de 8 años con dolor repentino de cadera y cojera

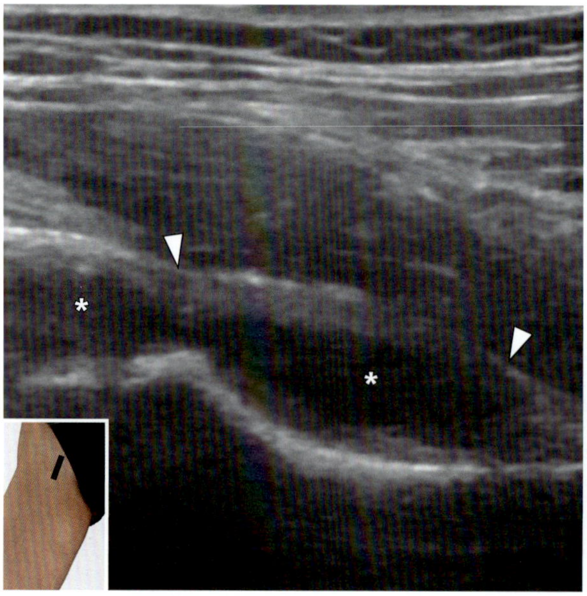

a

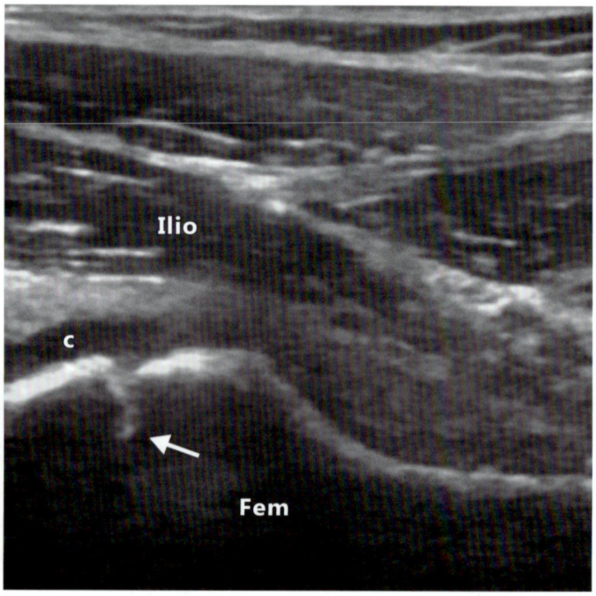

b

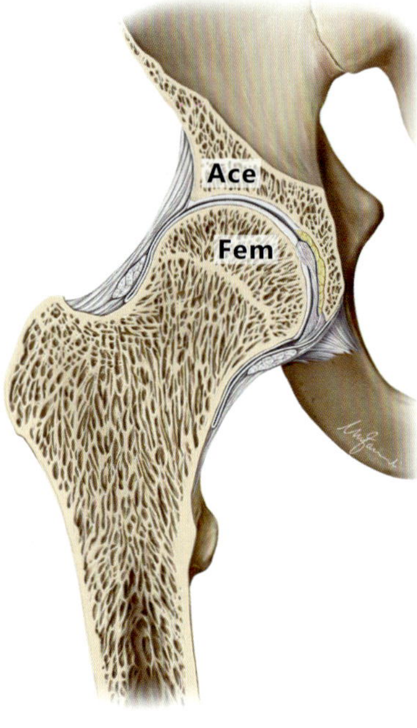

La imagen ecográfica longitudinal sobre la articulación de la cadera muestra una acumulación de líquido anecoico (*asteriscos*) que distiende el receso articular anterior (*puntas de flecha*) (**a**). Lado asintomático (**b**). Obsérvese también el cartílago de crecimiento (*flecha*).

Ace	acetábulo	**Fem**	fémur
c	cartílago	**Ilio**	músculo iliopsoas

Nota del experto

Al tratarse de una articulación situada en profundidad, el examen físico de la cadera (especialmente para detectar la presencia de líquido) no es tan sencillo como en otras articulaciones (por ejemplo, muñeca o rodilla). Además, en los niños, los síntomas vagos de dolor de cadera no siempre pueden ser confiables. Como tal, especialmente en niños (donde hay menos cantidad de tejidos superpuestos), las imágenes ecográficas de la articulación de la cadera son fundamentales y de gran contribución.
Uno debe ser muy meticuloso en el posicionamiento del paciente. En las caderas normales, en extensión y rotación interna, la cápsula puede llegar a ser un poco convexa, mientras que en flexión, abducción y rotación externa (posición antiálgica) se puede observar menos líquido bajo la cápsula.
Además, es posible un retardo temporal entre la aparición de los síntomas y los resultados ecográficos; por lo tanto, si la ecografía no es concluyente, siempre sería recomendable repetir el examen.

Efusión articular en la cadera en una mujer de 50 años con dolor que se irradia a la cara anterior del muslo 7.2

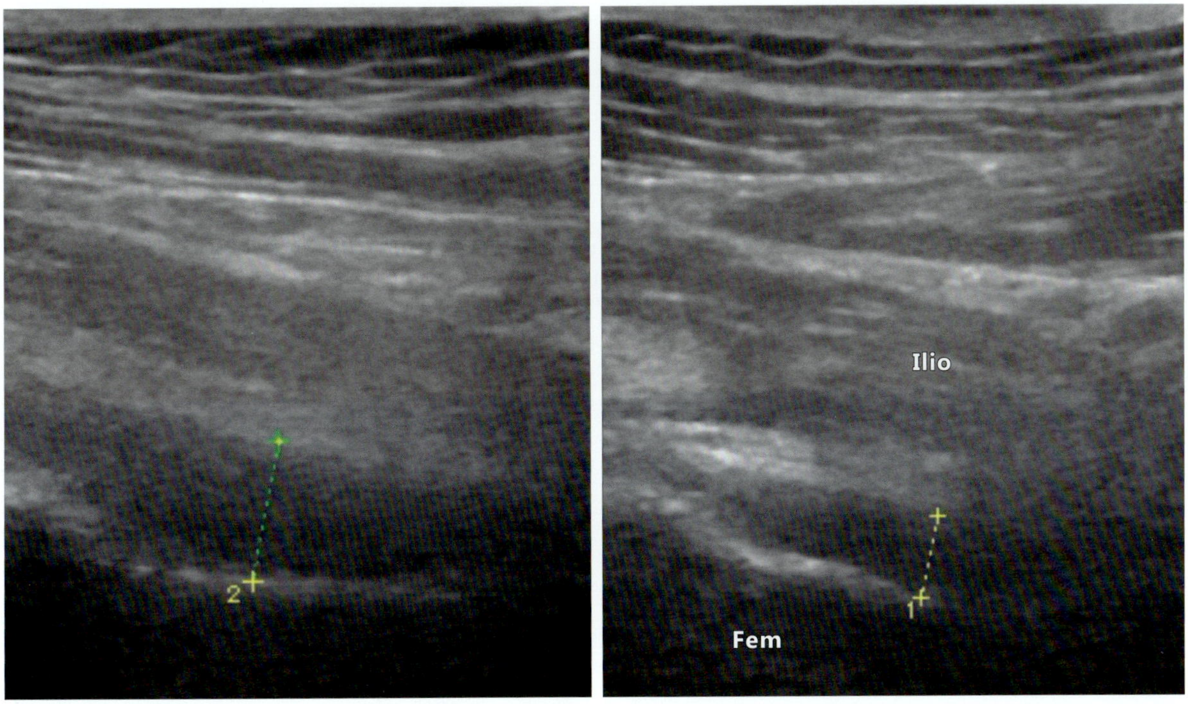

Cadera

Las imágenes ecográficas longitudinales muestran la medición cuantitativa de la distensión de la cápsula que se puede utilizar para evaluar la cantidad de líquido articular. Lado sintomático (**a**). Lado normal (**b**).

Fem fémur
Ilio músculo iliopsoas

Nota del experto

Al medir la distancia entre el cuello del fémur y la cápsula articular, deben tenerse en cuenta ciertos valores de corte (<7 mm) o las diferencias entre un lado y el contralateral (<1 mm) [1]. Indiscutiblemente, la posición de los miembros inferiores debe ser simétrica para una comparación óptima y las mediciones deben ser realizadas en las mismas áreas.

7.3 Efusión sinovial en un paciente obeso de 60 años con dolor crónico de cadera y cojera

a

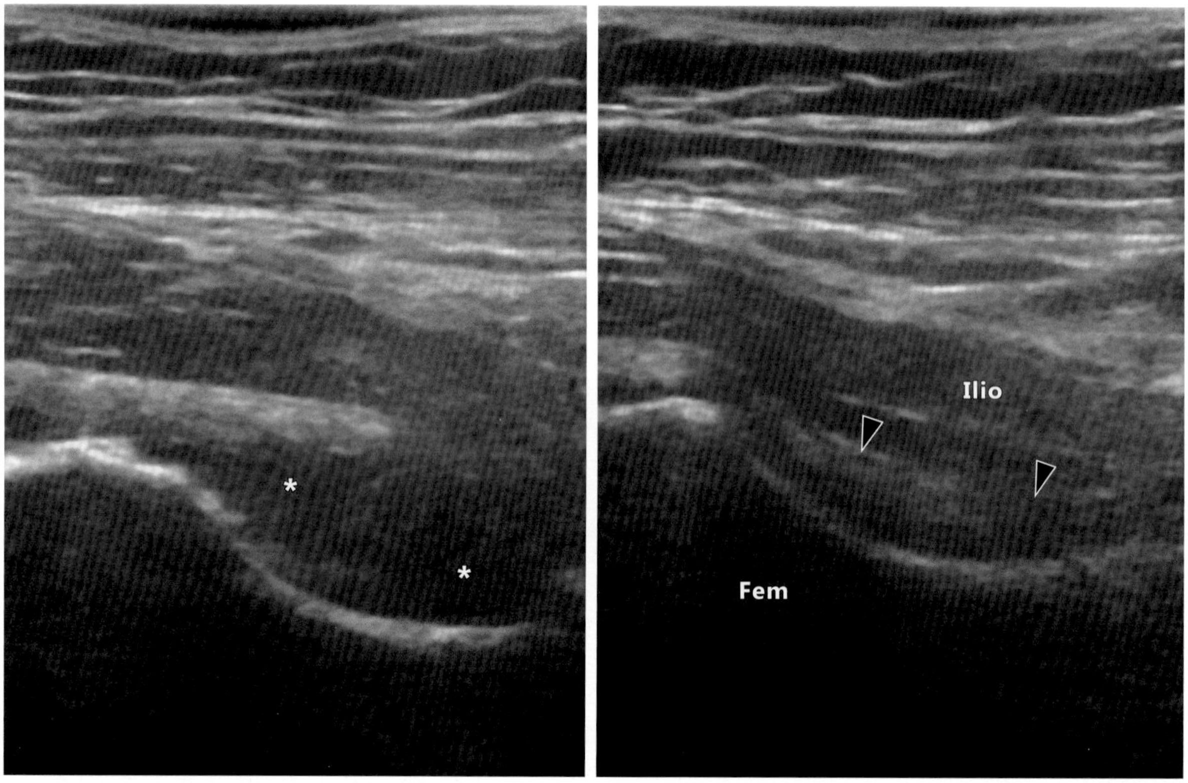

b

La imagen ecográfica longitudinal muestra una abundante acumulación de líquido (*asteriscos*) dentro de la articulación de la cadera (**a**). Receso sinovial anterior normal (*puntas de flecha*) en el lado contralateral (**b**).

Fem fémur
Ilio músculo iliopsoas

Efusión intraarticular en una mujer de 50 años con dolor en la ingle, especialmente durante la rotación interna pasiva de la cadera **7.4**

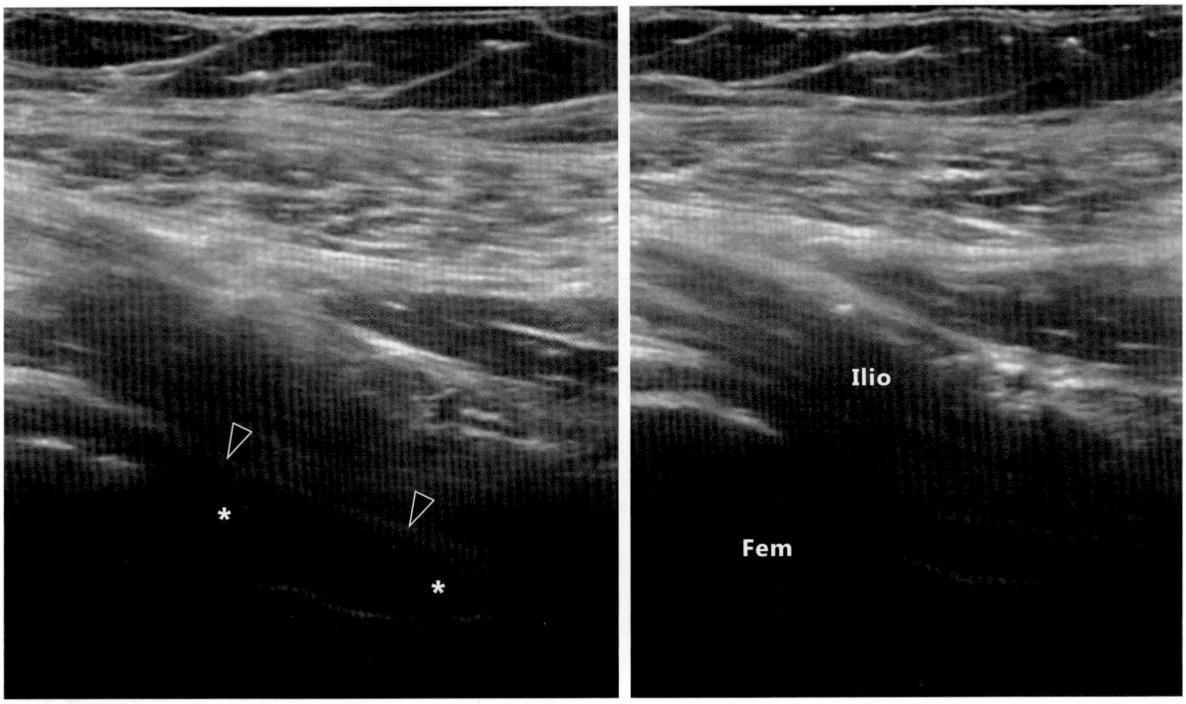

a b

La imagen ecográfica longitudinal obtenida sobre la cara anterior de la articulación de la cadera revela un aumento del líquido intraarticular (*asteriscos*) que distiende el receso sinovial anterior (*puntas de flecha*) (**a**). Lado normal (**b**).

Fem fémur
Ilio músculo iliopsoas

Nota del experto

No siempre es posible tener una imagen nítida de la parte cortical; por ejemplo, uno puede buscar una protuberancia cortical, indicativa de un atrapamiento femoroacetabular de tipo CAM (o leva).

Aunque la cara anterior de la articulación de la cadera se evalúa mejor en posición supina (con las piernas extendidas y en ligera rotación externa), se encontraron fuertes correlaciones entre las imágenes por resonancia magnética y las mediciones ecográficas, especialmente en 20° de rotación interna de la articulación de la cadera en pacientes con atrapamiento femoroacetabular de tipo CAM (o leva) [2].

Video 9

7.5 Sinovitis bilateral de cadera en una mujer de 82 años con polimialgia reumática

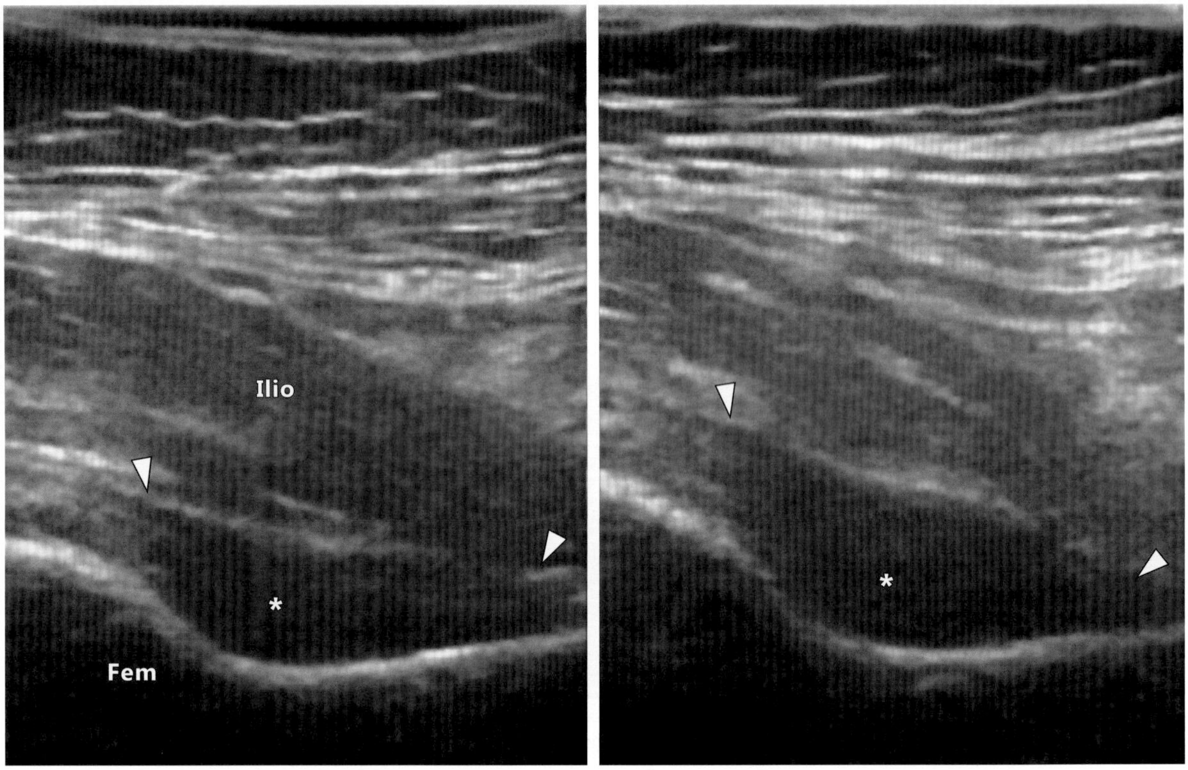

a b

Las imágenes ecográficas longitudinales muestran efusión (*asteriscos*) que distiende la cápsula articular (*puntas de flecha*), de manera predominante en la imagen derecha.

Fem fémur
Ilio músculo iliopsoas

Nota del experto

La visualización de líquido a nivel de la cadera es difícil como consecuencia de la localización profunda de la articulación. Mientras que la compresión es necesaria para un mejor análisis de los tejidos profundos, especialmente en sujetos obesos, esta podría ser engañosa, ya que el líquido puede ser desplazado y no visualizarse bien a nivel del cuello del fémur.
Considerando que se sabe muy poco acerca del envejecimiento normal y la cantidad de líquido que puede encontrarse en las articulaciones asintomáticas en las personas mayores (>70 años), la anamnesis, el examen clínico y la imagen ecográfica definitivamente deberían interpretarse conjuntamente.

Sinovitis bilateral de cadera en un paciente de 60 años con polimialgia reumática **7.6**

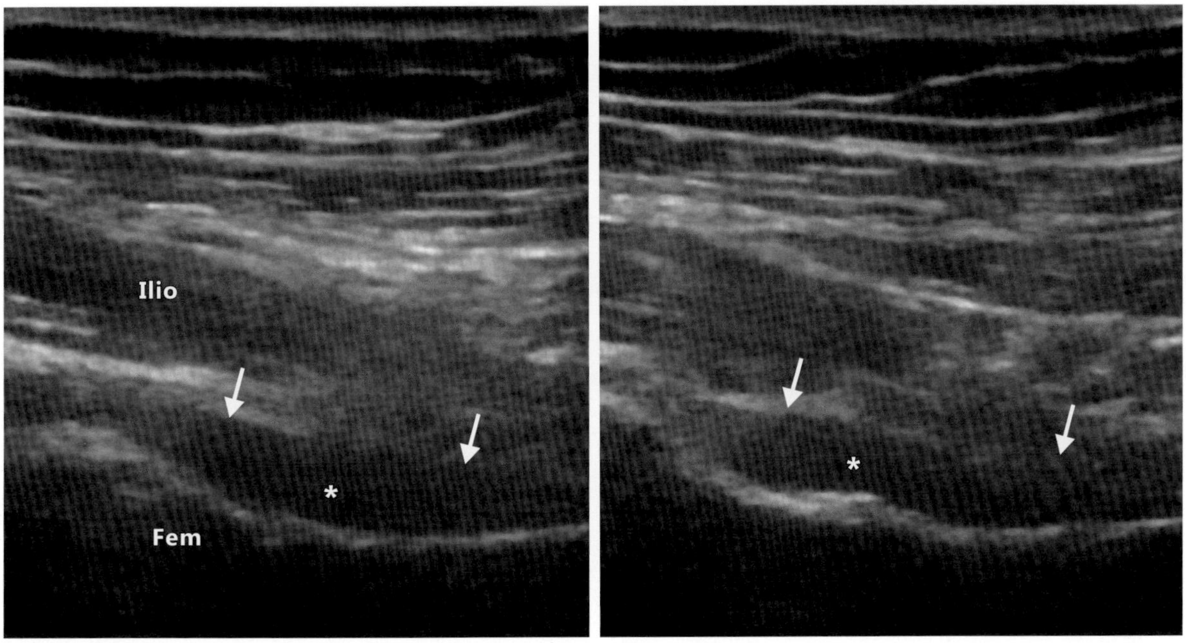

Las imágenes ecográficas longitudinales muestran efusión intraarticular (*asteriscos*) que distiende la parte anterior de la cápsula articular (*flechas*) en ambos lados.

Fem fémur
Ilio músculo iliopsoas

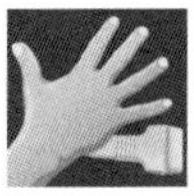

Nota del experto

Además de los hallazgos relevantes a nivel del hombro (bursitis subdeltoidea, tenosinovitis del músculo bíceps braquial, sinovitis de la articulación del hombro), la presencia de efusión a nivel de la cadera y/o la bursitis trocantérea han sido aceptadas para mejorar la especificidad del diagnóstico de la polimialgia reumática [3].

7.7 Artrosis de cadera en una mujer de 75 años con dolor inguinal crónico y cojera

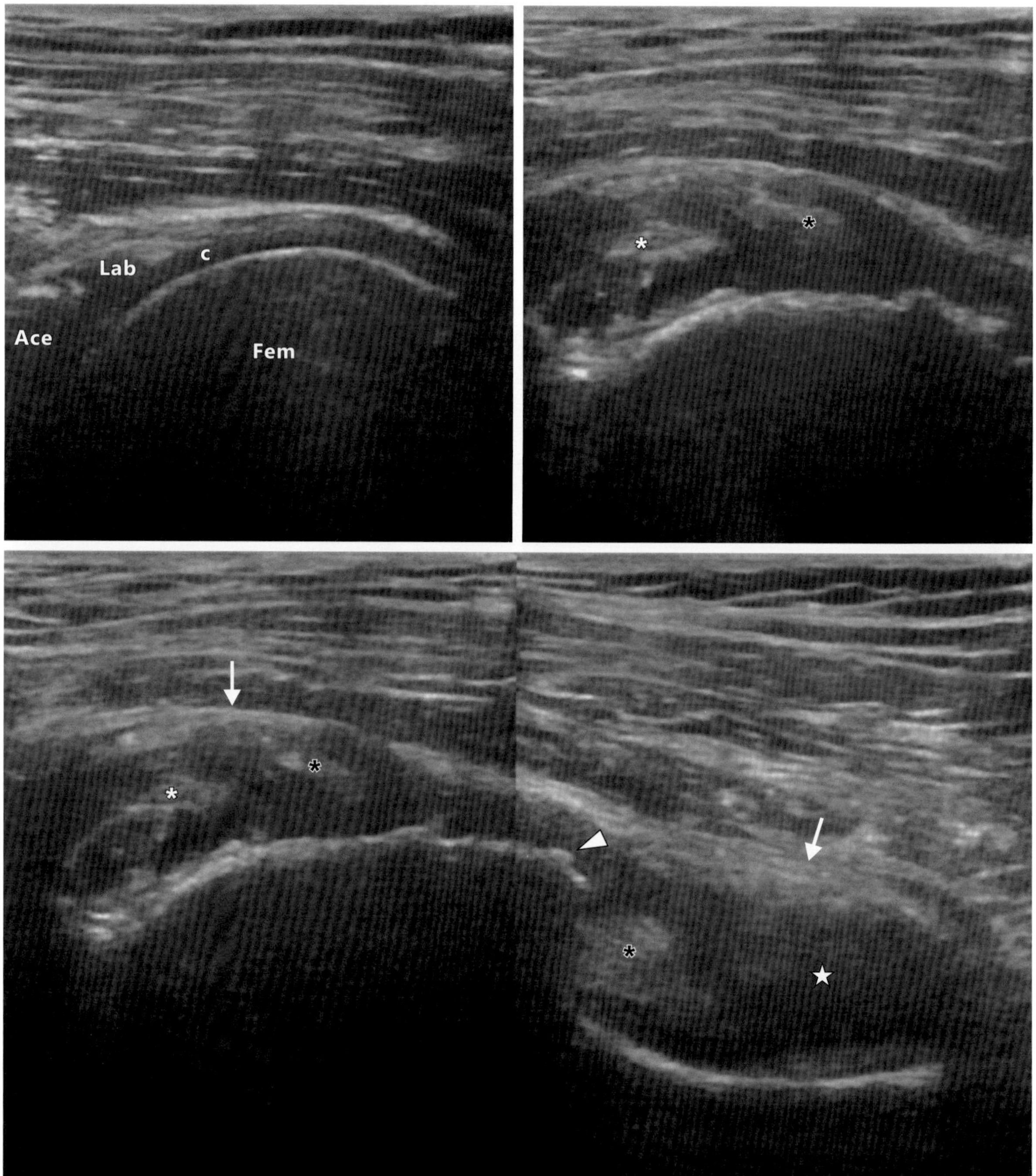

a b c

En comparación con el lado normal (**a**), las imágenes ecográficas longitudinal proximal (**b**) y en pantalla dividida (**c**) muestran un labrum acetabular hinchado e irregular (*asteriscos blancos*), hipertrofia sinovial (*asteriscos negros*) y efusión hipoecoica (*estrella*) que distiende el receso articular anterior (*flechas*).
Obsérvese también que un osteofito anterior (*punta de flecha*) aparece como una irregularidad hiperecoica entre la cabeza y el cuello del fémur (**Fem**).

Ace acetábulo
c cartílago
Lab labrum

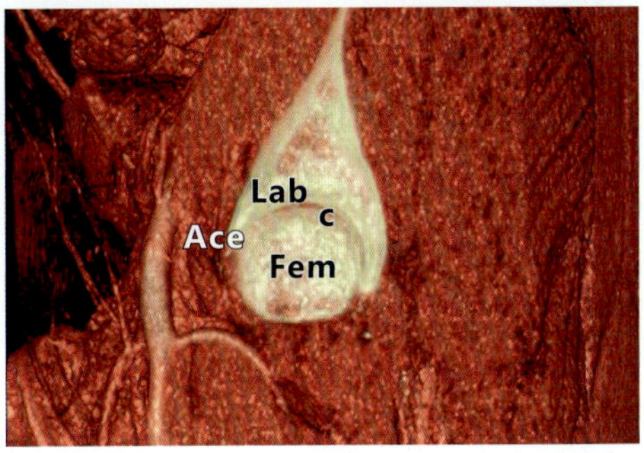

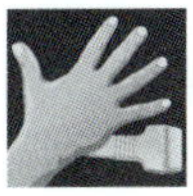

Nota del experto

La imagen dinámica se puede utilizar para evaluar si el labrum acetabular degenerativo o el osteofito causan fricción durante los movimientos de la cadera.

7.8 Desgarro del labrum acetabular de la cadera en un atleta profesional con dolor anterior en la ingle que se irradia a la cara medial de la rodilla

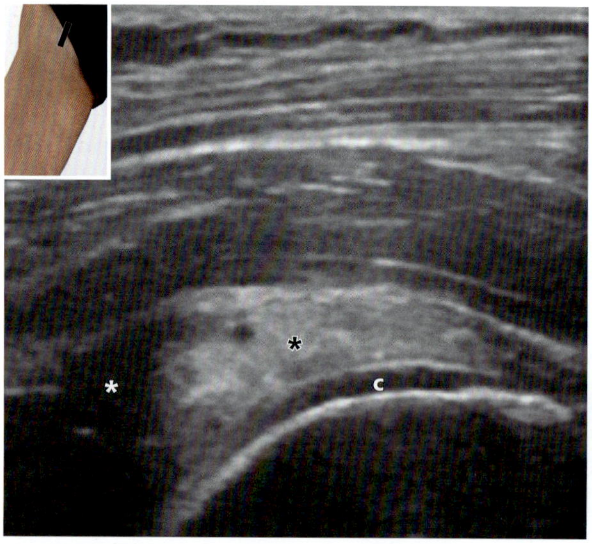

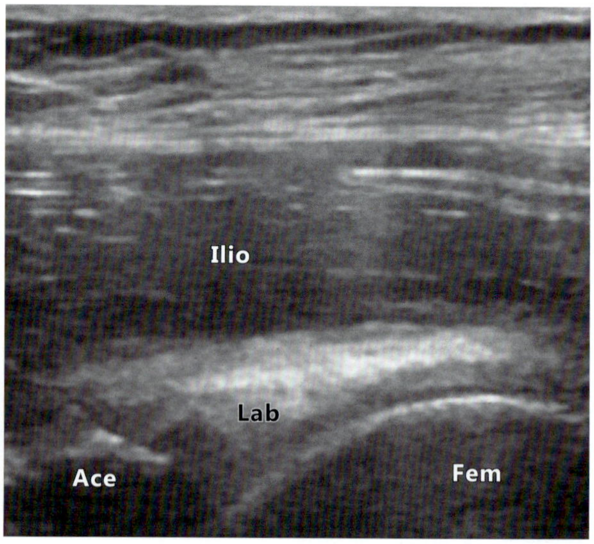

La imagen ecográfica longitudinal anterior muestra un labrum acetabular (**Lab**) alargado e hipoecoico (*asterisco negro*) con un desgarro parcial (*asterisco blanco*) en su sitio de unión proximal (**a**). Lado normal (**b**).

Ace acetábulo
c cartílago
Fem fémur
Ilio músculo iliopsoas

Desgarro del labrum acetabular en un hombre de 33 años con dolor en la ingle que empeora después de actividades intensas

7.9

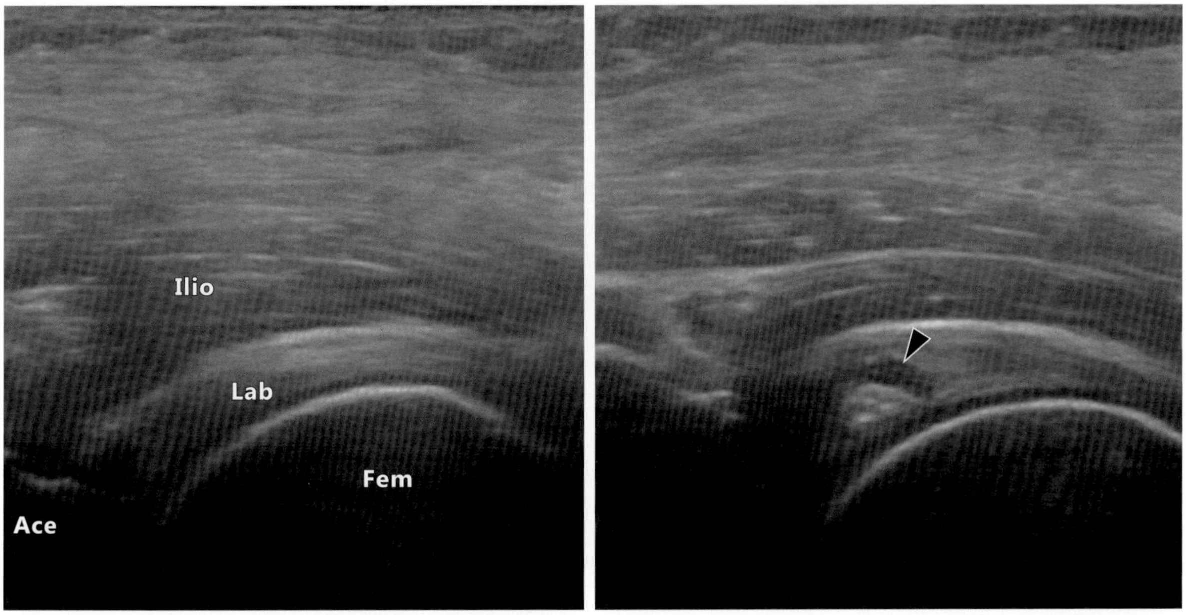

a b

En comparación con el lado normal (**a**), la imagen ecográfica longitudinal muestra un labrum acetabular (**Lab**) edematoso con un defecto parcial (*punta de flecha*) (**b**).

Ace acetábulo
Fem fémur
Ilio músculo iliopsoas

Nota del experto

Los desgarros del labrum acetabular suelen producirse por traumatismos repetitivos; asimismo, pueden ocurrir como resultado de la tracción de las inserciones del músculo iliopsoas o del músculo recto femoral [4].

7.10 Quiste paralabral acetabular en un jugador de fútbol profesional de 30 años con dolor de cadera persistente

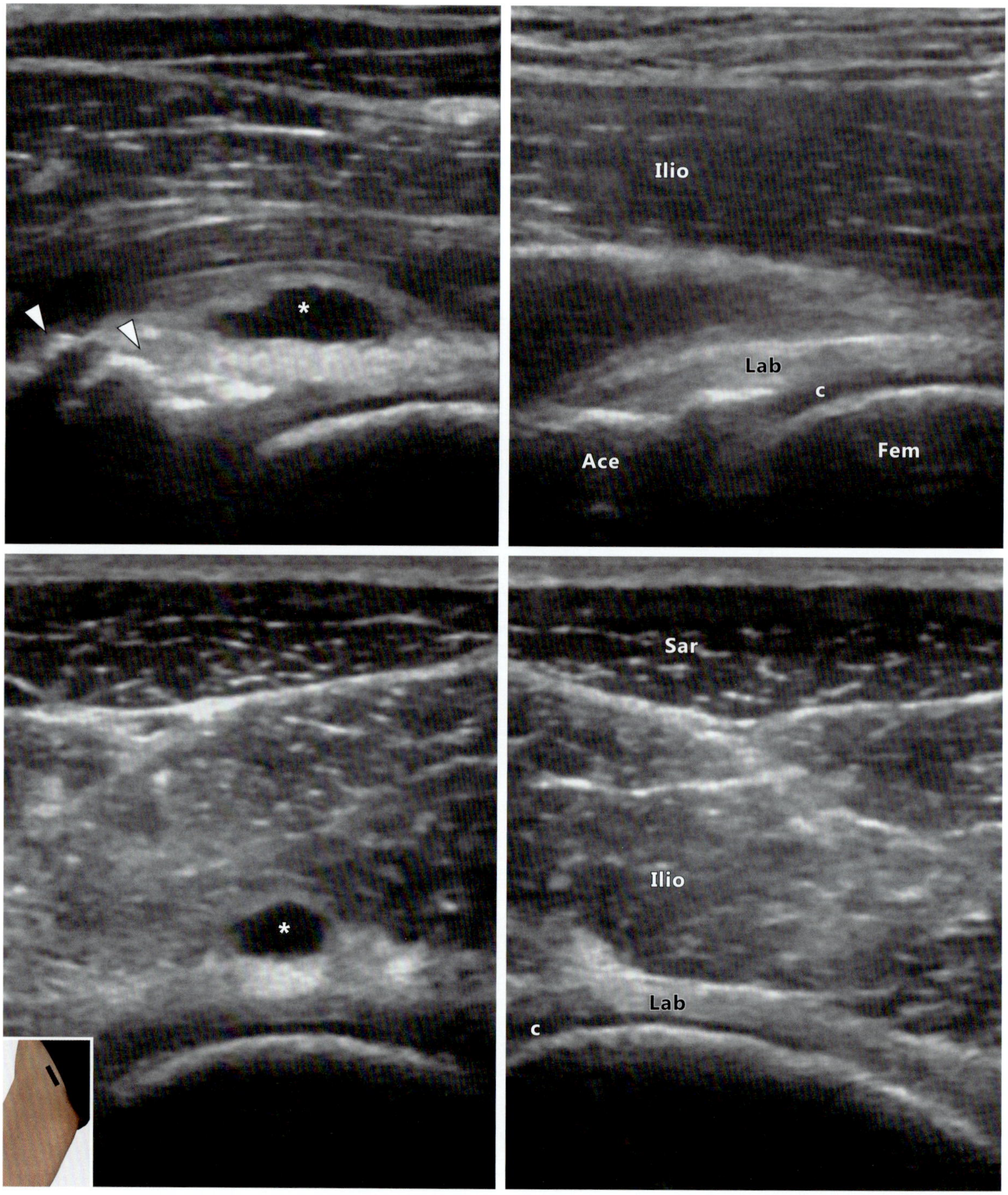

a b c d

La imagen longitudinal anterior muestra el quiste paralabral (*asterisco*) e irregularidades corticales en el acetábulo (**Ace**) (*puntas de flecha*) (**a**). Lado normal (**b**). La imagen en el eje corto también confirma el quiste (**c**). Lado normal (**d**).

c cartílago
Fem fémur
Ilio músculo iliopsoas
Lab labrum
Sar músculo sartorio

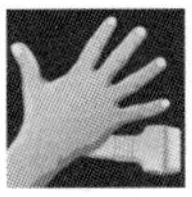

Nota del experto

A través de la eco-palpación, la imagen ecográfica se puede utilizar para confirmar si la lesión observada es en realidad la verdadera causa del dolor que refiere el paciente. Sin duda, esto también es importante en lo que respecta al plan de tratamiento.

7.11 Proceso de recuperación de una distensión del músculo iliopsoas en un atleta profesional de 24 años

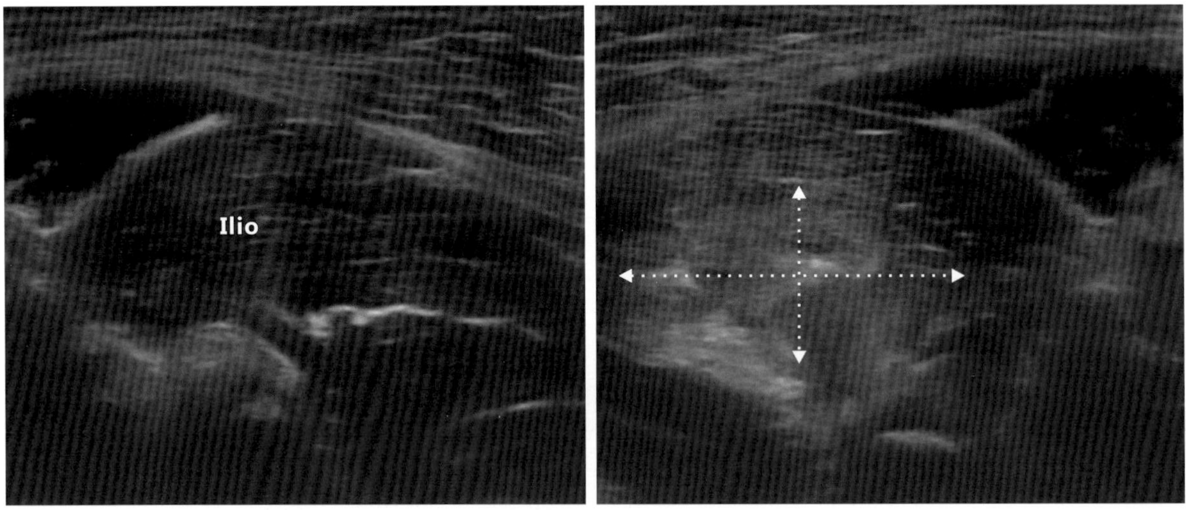

a b

El paciente refiere sensación dolorosa de chasquido durante los movimientos de la cadera o al caminar.

En comparación con el lado normal (**a**), la imagen ecográfica axial sobre la región anterior de la cadera muestra una zona hiperecoica intramuscular, con los bordes relativamente bien definidos (*flechas discontinuas*), que representa un proceso de reparación mediante la formación de tejido fibroso dentro del músculo iliopsoas (**b**).

Ilio músculo iliopsoas

Nota del experto

Especialmente en sujetos que son propensos a lesiones por uso excesivo (por ejemplo, los atletas), no es raro descubrir, durante el examen ecográfico exhaustivo, patologías que de otra manera serían difícil de detectar. Por ejemplo, a este paciente se le solicitó el examen por la presencia de sensación dolorosa de chasquido en la cadera y, en consecuencia, inicialmente se había realizado la evaluación dinámica de las causas intraarticulares y extraarticulares. Mientras tanto, dado que el examen ecográfico se extendió (por la profundización acerca de lesiones anteriores), se pudo evidenciar la lesión anteriormente descrita. En este sentido, consideramos que la "imagen dinámica" forma parte – metafóricamente hablando – de la "imagen interactiva" (es decir, que nace del diálogo con el paciente).

Distensión del músculo tensor de la fascia lata en un hombre de 41 años con dolor crónico en la cara lateral de la cadera y del muslo

7.12

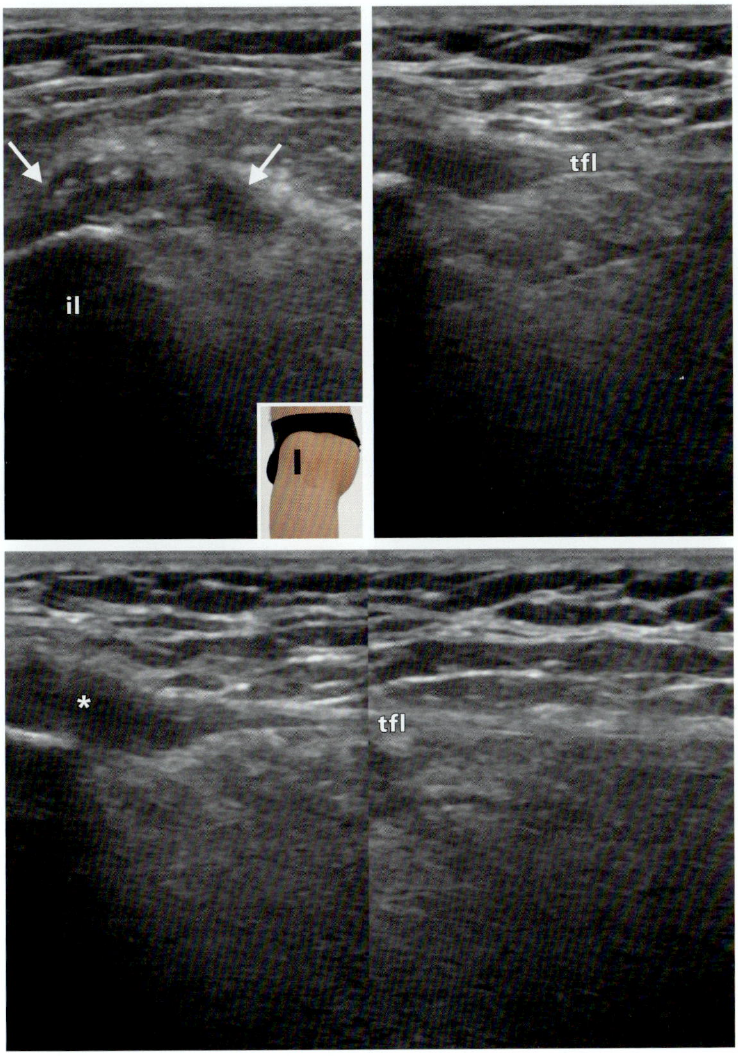

a b c

La prueba de Ober fue positiva en el examen físico.

La imagen axial sobre el segmento lateral de la cresta ilíaca (**il**) muestra el músculo tensor de la fascia lata (**tfl**) engrosado con ecogenicidad heterogénea (*flechas*) (**a**). En comparación con el lado normal (**b**), la imagen longitudinal en pantalla dividida también muestra el músculo inflamado en su origen (*asterisco*) (**c**).

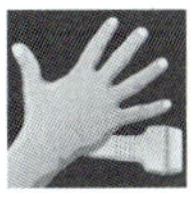

Nota del experto

La imagen ecográfica dinámica también se puede combinar con el examen físico usando maniobras específicas (como ha sido mencionado anteriormente). Esta zona es también un área de interés después de la extracción de injertos óseos, situación en la cual se pueden encontrar anomalías similares.

7.13 Bursitis trocantérea bilateral en una mujer de 63 años con dolor y sensibilidad aumentada en la cara lateral de la cadera

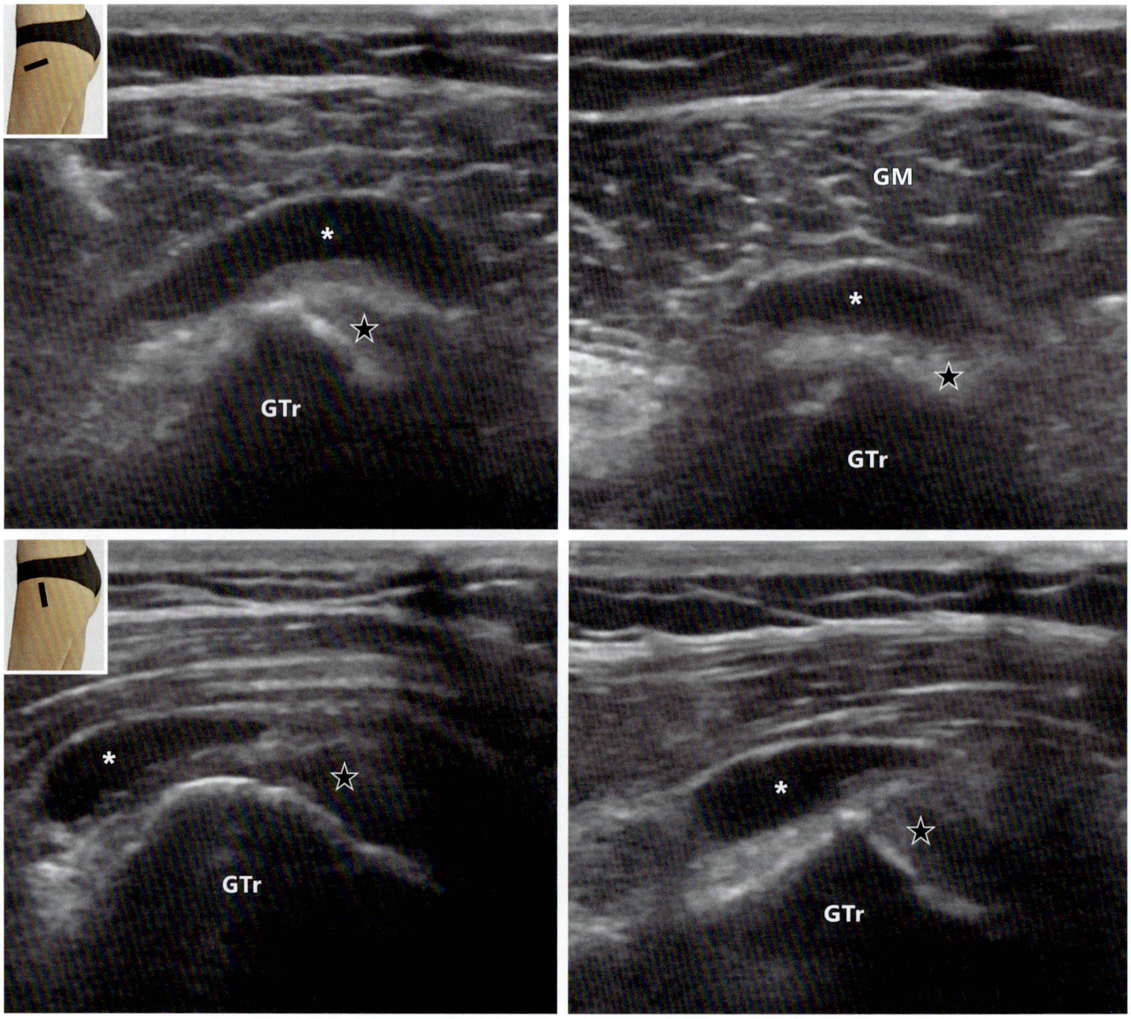

Las imágenes axiales laterales (**a**, **b**) y longitudinales (**c**, **d**) muestran acumulaciones de líquido anecoico bien definidas (*asteriscos*) situadas entre las fibras profundas del músculo glúteo mayor (**GM**), el tendón del músculo glúteo medio (*estrellas*) y la cara posterosuperior del trocánter mayor (**GTr**).

Nota del experto

En estos casos, el ecografista debe mantener un equilibrio entre la necesidad de una compresión óptima (para la evaluación de los tejidos profundos) y la atención para mantener el líquido en el lugar. En la región trocantérea, las bolsas se pueden encontrar en diferentes localizaciones, es decir, entre los tendones del manguito rotador de la cadera y el músculo glúteo mayor suprayacente, entre los tendones de los músculos glúteos y entre los tendones alrededor del trocánter mayor [5]. Notar que en los pacientes enviados por "trocanteritis", la bursitis es mucho más rara que las tendinopatías.

Una mujer de 27 años con dolor en la cara lateral de la cadera 7.14

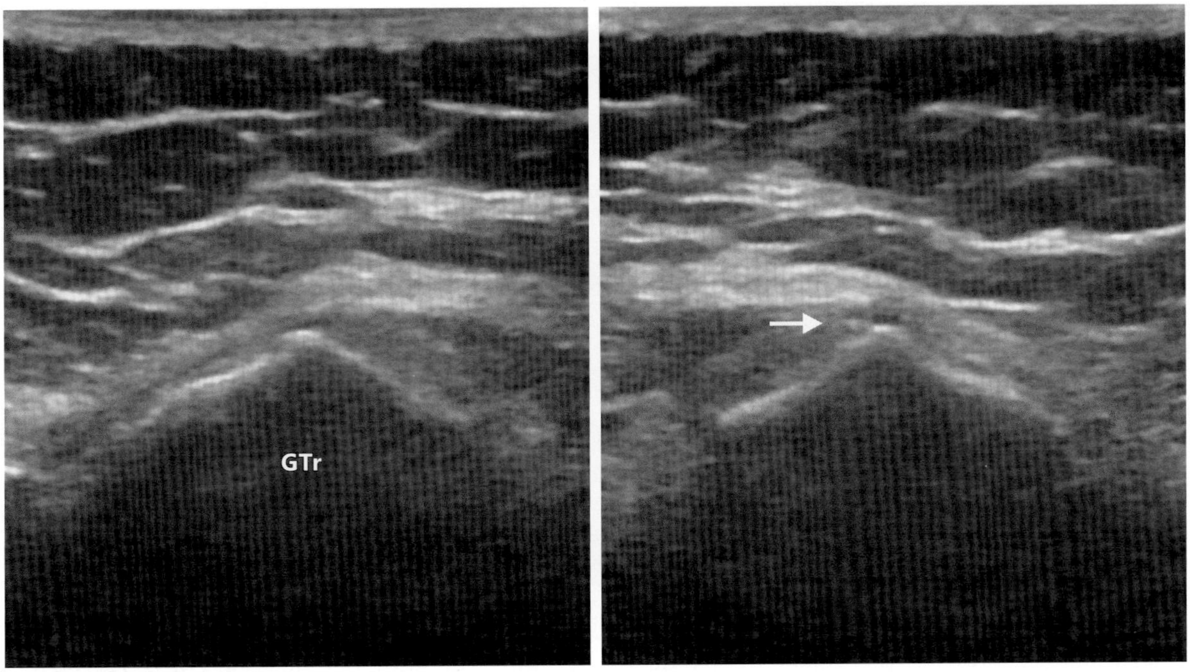

a b

En comparación con el lado menos sintomático (**a**), la imagen ecográfica axial sobre el trocánter mayor (**GTr**) muestra un pequeño espolón óseo (*flecha*), doloroso con la eco-palpación (**b**).

Nota del experto

Especialmente en sujetos obesos, la eco-palpación es muy útil para atribuir el "vago dolor en la región lateral de la cadera" a las patologías trocantéreas.
Aunque los protocolos de evaluación generalmente sugieren tomar las imágenes ecográficas mientras el paciente está en decúbito lateral [6], esto hace difícil comparar los dos lados y también puede aplanar pequeñas acumulaciones de líquido. Por lo tanto, sería más fácil mantener al paciente acostado en decúbito supino durante la adquisición de imágenes y – si es necesario – sobre un solo lado durante la infiltración.

7.15 Tendinopatía calcificante del músculo glúteo medio en una mujer obesa de 67 años con dolor en la cara lateral de la cadera

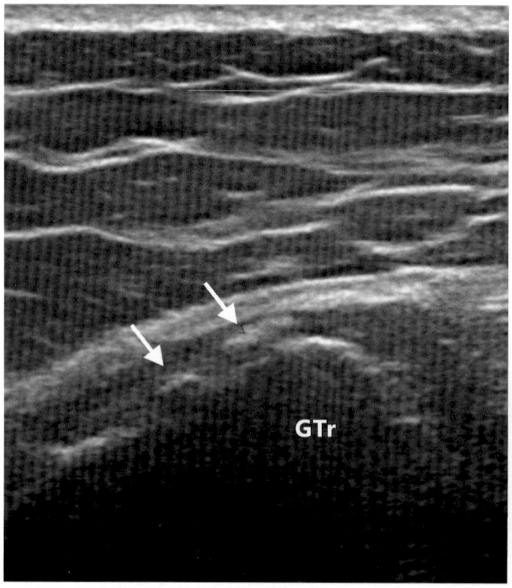

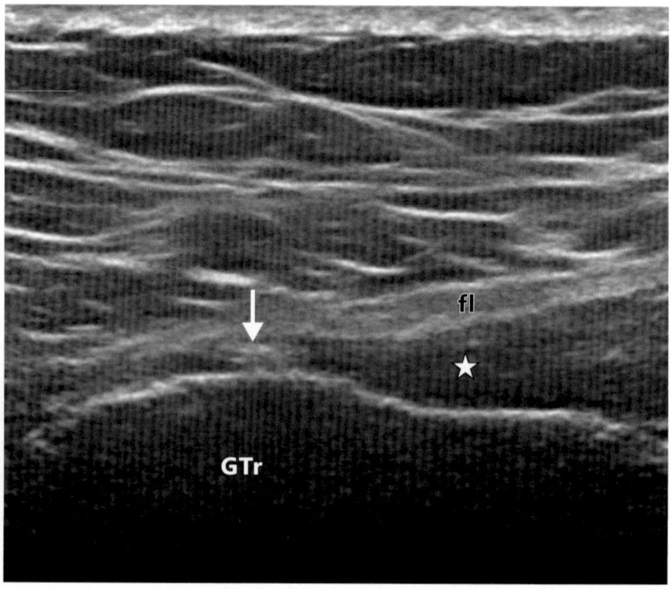

Las imágenes axial lateral (**a**) y longitudinal (**b**) obtenidas sobre el trocánter mayor (**GTr**) ilustran calcificaciones irregulares (*flechas*) dentro de la inserción del tendón del músculo glúteo medio (*estrella*).

fl fascia lata

Osteítis púbica en un joven jugador de fútbol profesional con dolor crónico en la ingle **7.16**

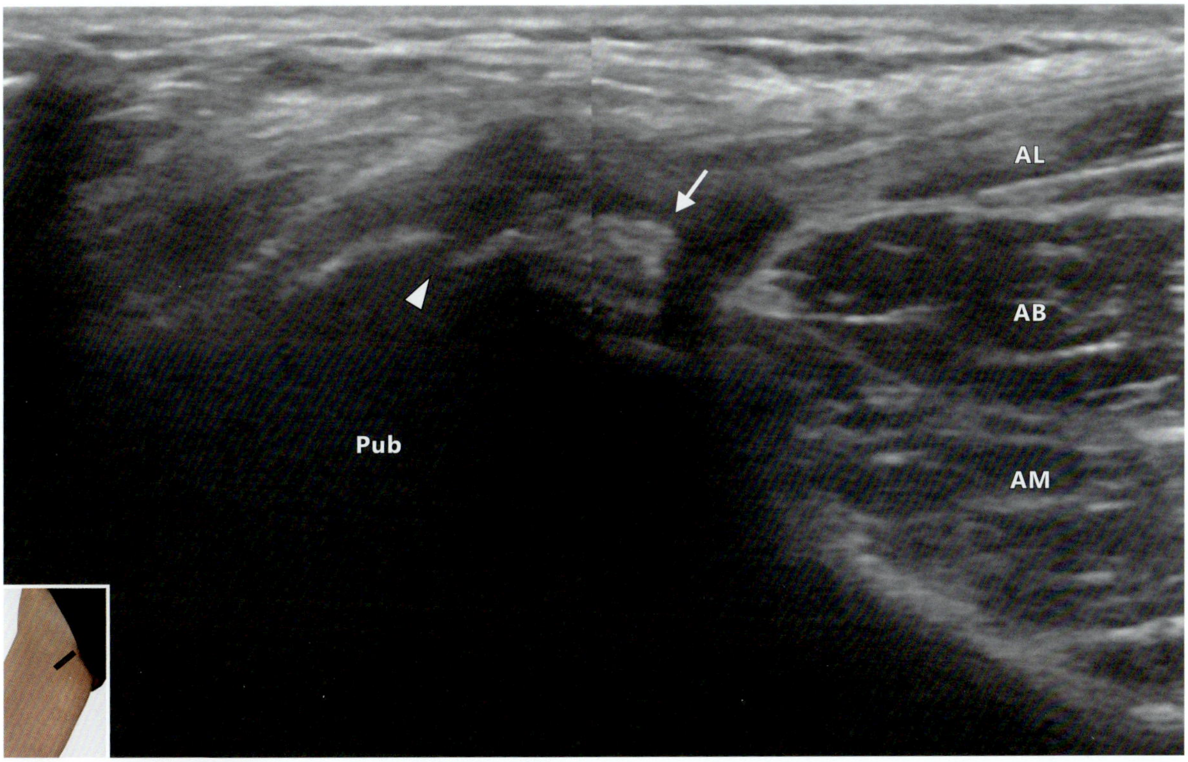

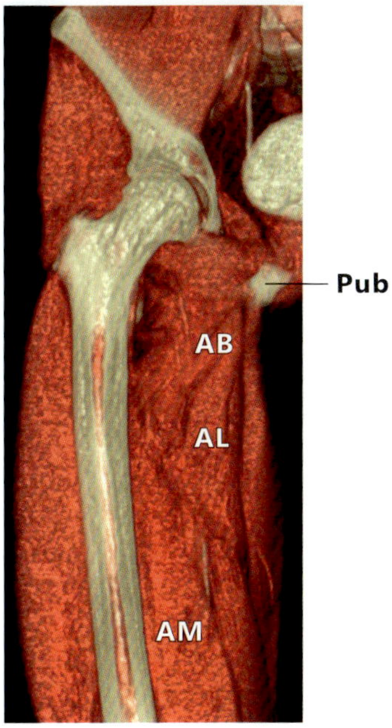

La región púbica era sensible a la palpación y dolorosa durante la aducción resistida.

La imagen ecográfica longitudinal en pantalla dividida muestra irregularidad cortical (*punta de flecha*) y calcificación (*flecha*) en el punto de inserción de los músculos aductores de la cadera.

AB	músculo aductor corto
AL	músculo aductor largo
AM	músculo aductor mayor
Pub	pubis

7.17 Osteítis púbica en un joven jugador de fútbol que sufría de pubalgia solo durante la actividad deportiva

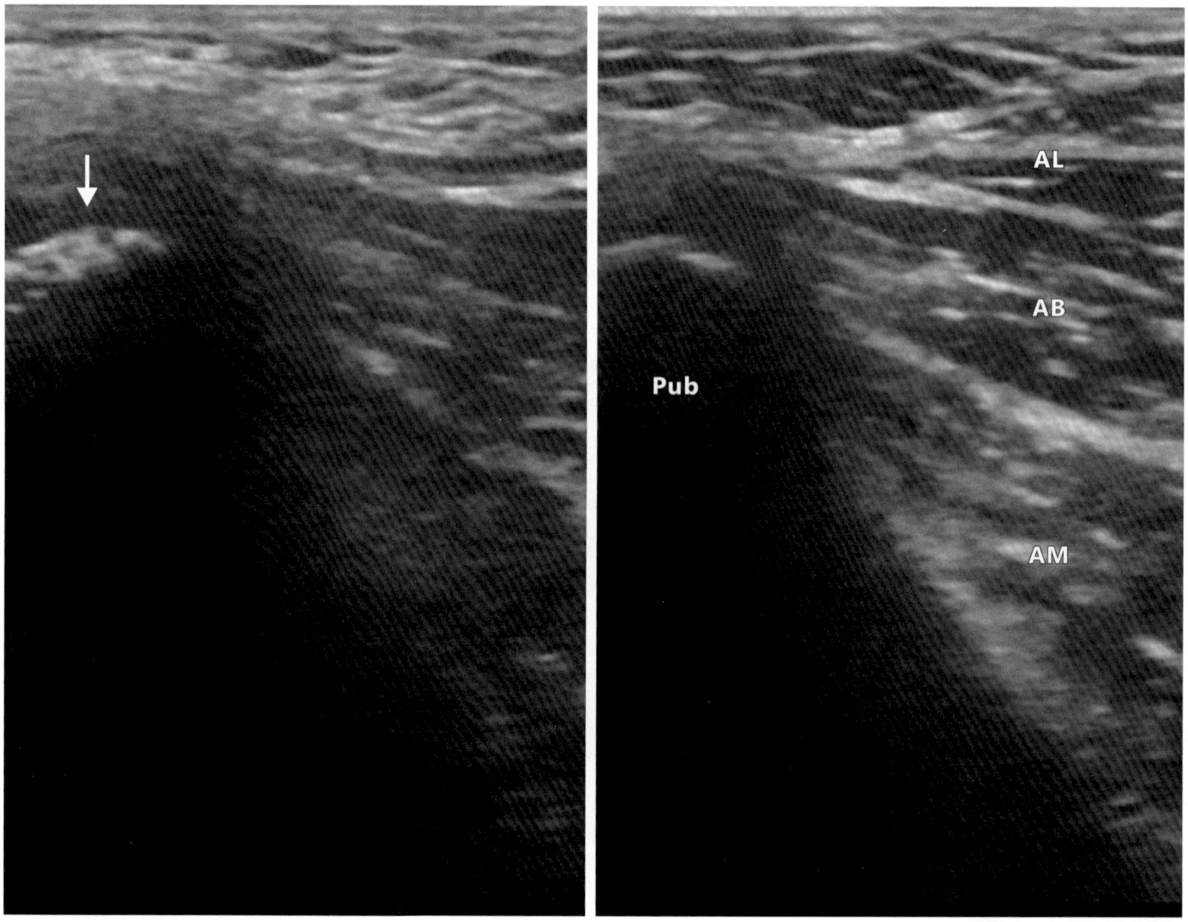

a b

La imagen ecográfica longitudinal muestra irregularidad cortical (*flecha*) en el pubis (**a**). Lado normal (**b**).

AB músculo aductor corto
AL músculo aductor largo
AM músculo aductor mayor
Pub pubis

Osteítis púbica bilateral en un atleta profesional con dolor pélvico crónico

7.18

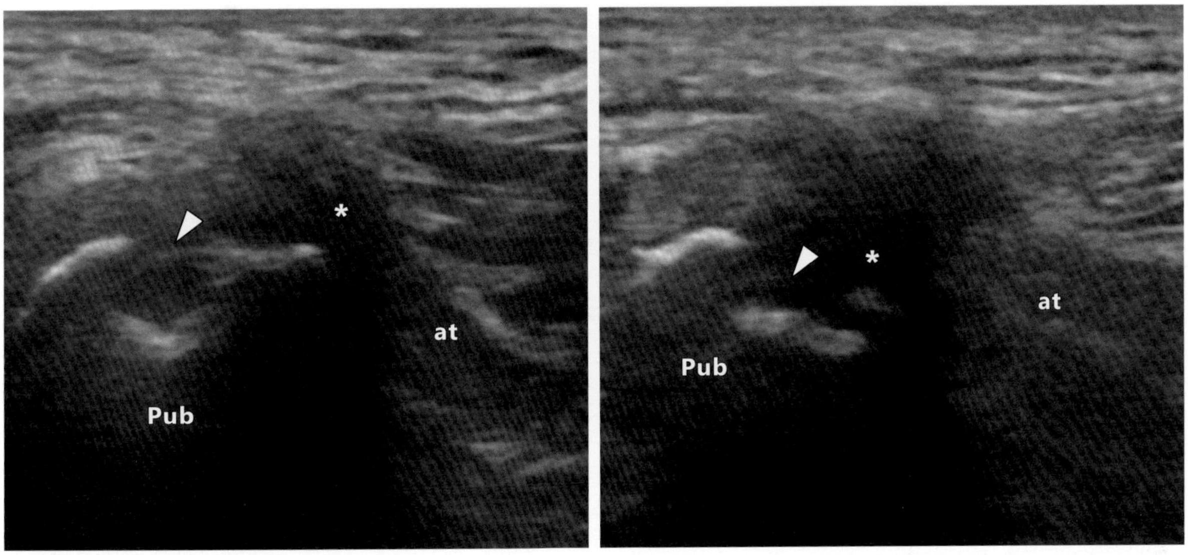

a b

Las imágenes ecográficas longitudinales muestran erosiones corticales e irregularidades (*puntas de flecha*) en el pubis (**Pub**) con tendones de los músculos aductores anecoicos/hipoecoicos e hinchados en su origen (*asteriscos*).

Nota del experto

Aunque el tendón del músculo aductor largo es el tendón más comúnmente afectado en las patologías de los músculos aductores, su grave rotura también puede afectar a las fibras superficiales del tendón del músculo aductor corto [5].

7.19 Vista normal de la sínfisis del pubis

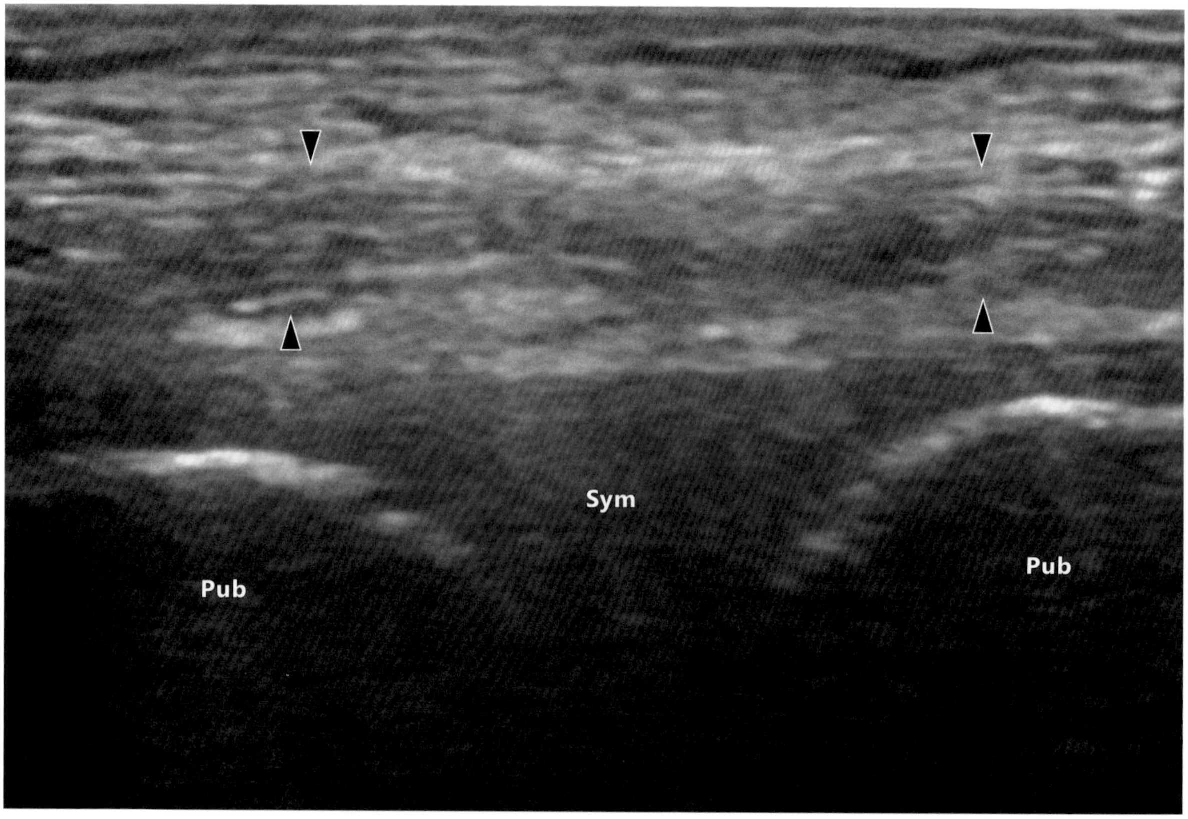

La imagen ecográfica axial muestra el aspecto normal del músculo recto del abdomen distal (*puntas de flecha*) en relación con la sínfisis del pubis (**Sym**).

Pub pubis

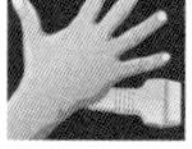

Nota del experto

Dada la estrecha proximidad entre los puntos de inserción de los músculos aductores y los de los músculos abdominales, un examen ecográfico desde el músculo recto del abdomen siempre debe ser realizado en casos de pubalgia [7]. El vello púbico puede dificultar técnicamente el examen de esta zona, por lo que puede ser necesario el rasurado.

BIBLIOGRAFÍA

1. Schmidt WA, Schmidt H, Schicke B, Gromnica-Ihle E. Standard reference values for musculoskeletal ultrasonography. Ann Rheum Dis. 2004; 63: 988-94.
2. Lerch S, Kasperczyk A, Warnecke J, Berndt T, Rühmann O. Evaluation of Cam-type femoroacetabular impingement by ultrasound. Int Orthop. 2013; 37: 783-8.
3. Dasgupta B, Cimmino MA, Kremers HM et al. 2012 Provisional classification criteria for polymyalgia rheumatica: a European League Against Rheumatism/American College of Rheumatology collaborative initiative. Arthritis Rheum. 2012; 64: 943-54.
4. Serner A, Tol JL, Jomaah N, Weir A, Whiteley R, Thorborg K, et al. Diagnosis of acute groin injuries: a prospective study of 110 athletes. Am J Sports Med. 2015; 43: 1857-64.
5. Steyaert A. Evaluación ecográfica de la cadera. En: Özçakar L, De Muynck M, editores. Ecografía musculoesquelética en Medicina Física y Rehabilitación. Milán: Edi.Ermes; 2018. p. 89-100.
6. Özçakar L, Kara M, Chang KV, Akkaya N, Hung CY, Tok F, et al. EURO-MUSCULUS/USPRM basic scanning protocols for hip. Eur J Phys Rehabil Med. 2015; 51: 635-40.
7. Özçakar L, Utku B. Ultrasound images of groin pain in the athlete: a pictorial essay. PM R. 2014; 6: 753-6.

Muslo 8

- **Tendón del músculo recto femoral** - Proximal
- **Músculo cuádriceps femoral**
- **Músculo sartorio**
- **Músculos isquiotibiales**
- **Músculos aductores**
- **Tejido subcutáneo**

8.1 Tendinopatía del músculo recto femoral en un atleta de élite de 32 años con dolor de cadera después de carrera de larga distancia

a
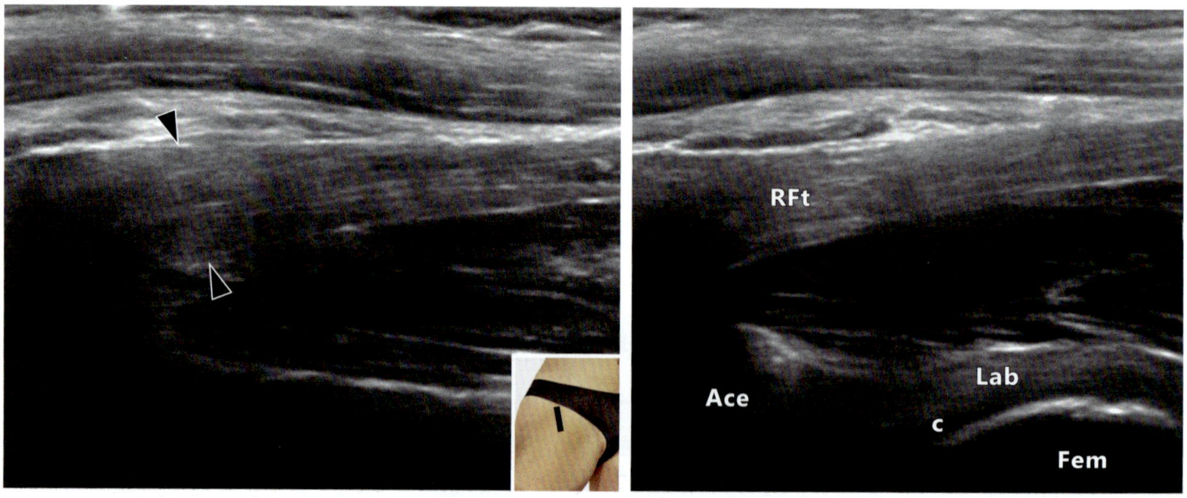

b

La imagen ecográfica longitudinal muestra el tendón del músculo recto femoral (**RFt**) engrosado y un poco más hipoecoico (*puntas de flecha*) en su origen (**a**). Lado normal (**b**).

Ace acetábulo
c cartílago
Fem fémur
Lab labrum

Nota del experto

Obviamente, al medir el grosor de un tendón (una estructura ovalada), se debe utilizar la vista axial para poder analizar su punto más ancho.

Distensión tipo 1 del músculo recto femoral en un hombre joven después de saltar

8.2

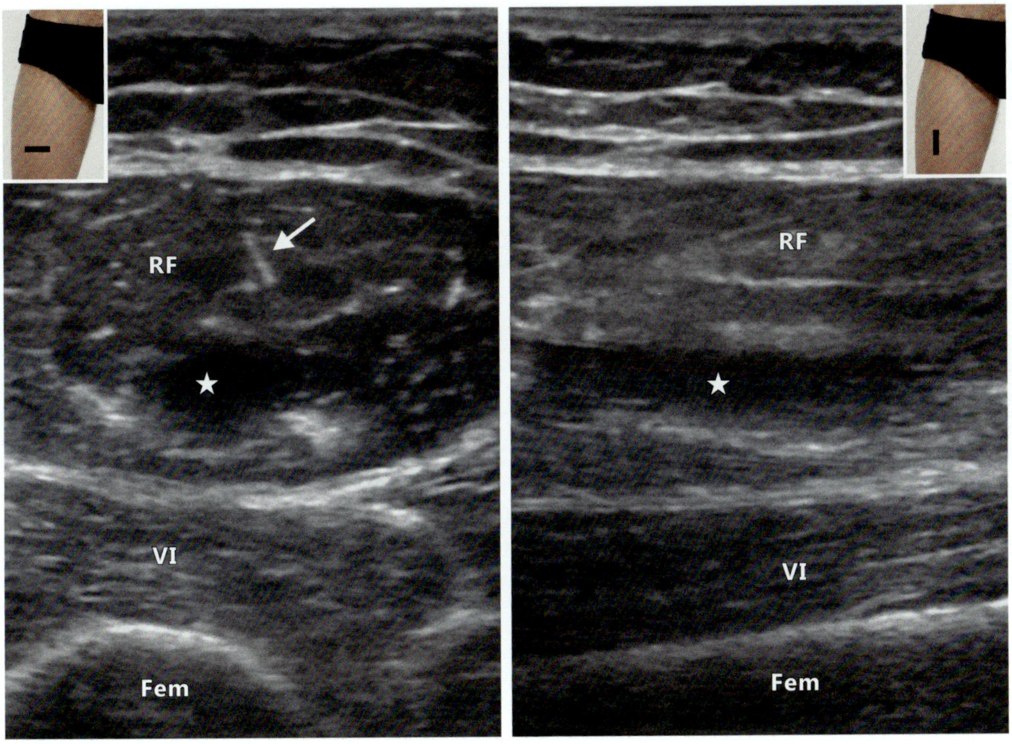

a b

Las imágenes ecográficas axial anterior (**a**) y longitudinal (**b**) sobre el tercio medio del muslo revelan hematoma hipoecoico (*estrellas*) en el músculo recto femoral (**RF**). La *flecha* indica la aponeurosis central.

Fem fémur

VI músculo vasto intermedio

Nota del experto

El aspecto característico del tejido muscular en la vista axial es de puntos hiperecoicos en un fondo anecoico ("cielo estrellado") y en la vista longitudinal es de líneas hiperecoicas paralelas. Mientras que las imágenes hiperecoicas corresponden a los septos fibroadiposos (pobres en agua), las imágenes anecoicas corresponden a las fibras musculares contráctiles (ricas en agua). En caso de lesiones musculares, los hallazgos típicos simplemente muestran la alteración de estos dos patrones morfológicos. En caso de roturas debidas a contracción/elongación repentina, se debe analizar la aponeurosis central (proximal) y la aponeurosis profunda (distal) del músculo recto femoral.

Sobre la base de la gravedad del traumatismo, los desgarros proximales que afectan a la aponeurosis central se dividen en tres tipos: tipo 1, desgarro de pequeño tamaño con un área hiperecoica mal definida que rodea la aponeurosis central; tipo 2, músculo recto femoral hinchado con un área hipoecoica focal irregular relacionada con el hematoma que rodea la aponeurosis central; tipo 3, rotura completa de la estructura interna del músculo con una gran acumulación de líquido entre el vientre muscular retraído y la parte más externa del músculo [1].

8.3 Desgarro tipo 2 del músculo recto femoral en un atleta joven después de contracciones repetitivas bruscas durante la actividad deportiva

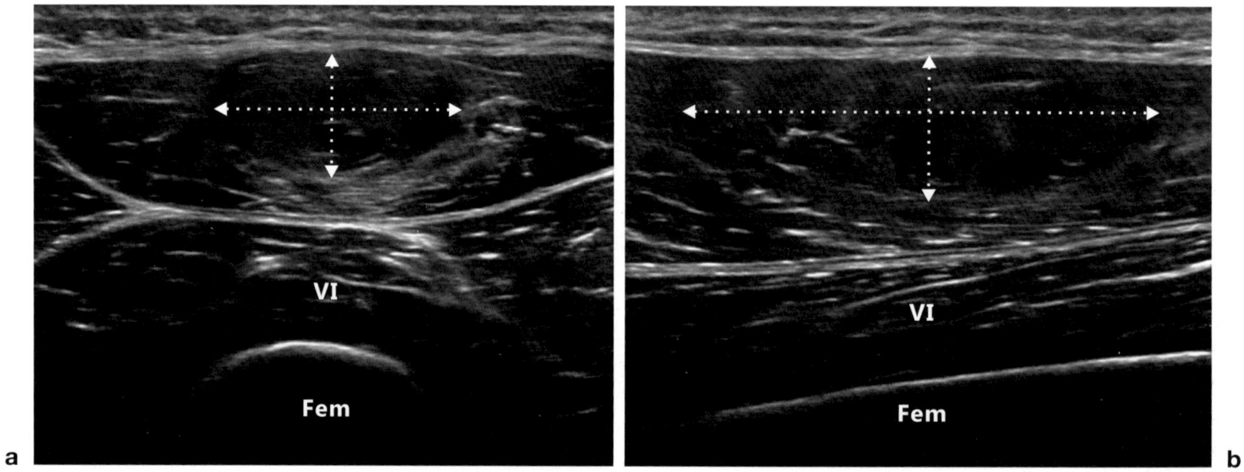

Las imágenes ecográficas axial (**a**) y longitudinal (**b**) sobre el tercio medio anterior del muslo muestran un área hipoecoica focal irregular (pero relativamente bien definida) relacionada con un hematoma en vías de organización (*flechas discontinuas*) en la parte interna del músculo recto femoral.

Fem fémur
VI músculo vasto intermedio

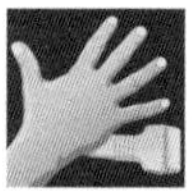

Nota del experto

La zona hiperecoica (que reemplaza gradualmente a la lesión) representa el tejido fibroso y las fibras musculares alineadas irregularmente en el proceso de recuperación. Al final de este proceso, ambos tienen que estar adecuadamente alineados para una mejor reconstrucción de la estructura penniforme y para recuperar la fuerza muscular. Esta imagen muestra muy bien el papel de los ejercicios de estiramiento durante el seguimiento después de una lesión por distensión.

Distensión del músculo vasto intermedio en un paciente con dolor en la cara anterior del muslo tras una fuerte contracción

8.4

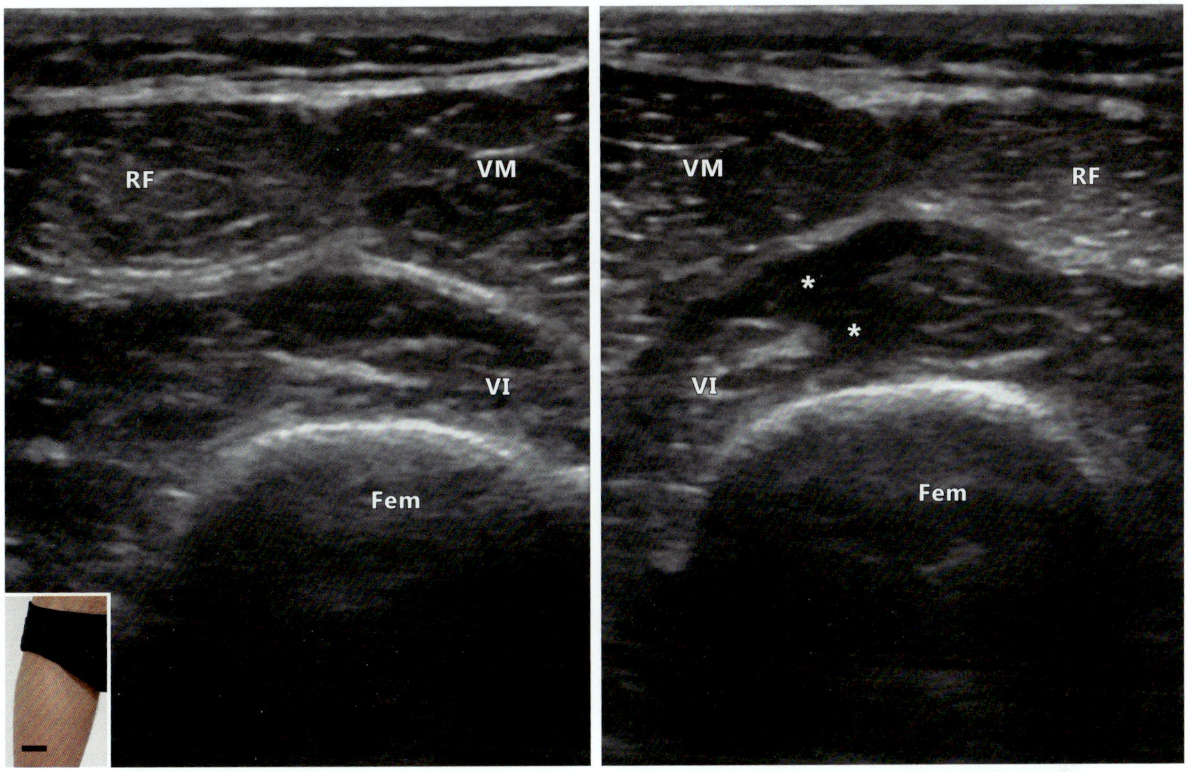

Muslo

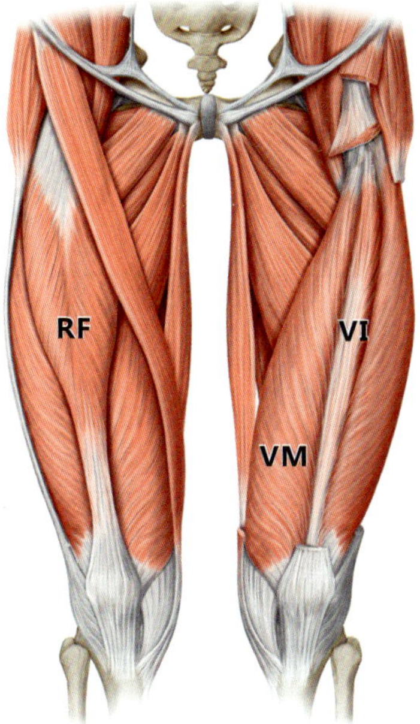

En comparación con el lado normal (**a**), la imagen ecográfica axial sobre la cara anterior del muslo refleja un hematoma anecoico (*asteriscos*) del músculo vasto intermedio (**VI**) (**b**).

Fem fémur
RF músculo recto femoral
VM músculo vasto medial

Nota del experto

Por lo que respecta a las lesiones por distensión, los términos "hematoma" y "rotura" usualmente pueden usarse indistintamente. Sin embargo, si hay un hematoma, debe estar precedido por una rotura; o si hay una rotura, el hematoma es generalmente inevitable. En lesiones leves, la formación de un hematoma puede ser incompleta antes de 24-48 horas. Por lo tanto, generalmente se sugiere que la evaluación ecográfica se realice después de este lapso de tiempo [2].

8.5 Distensión del músculo vasto medial en un hombre de 35 años con antecedentes de traumatismo contuso en la cara anterior del muslo distal

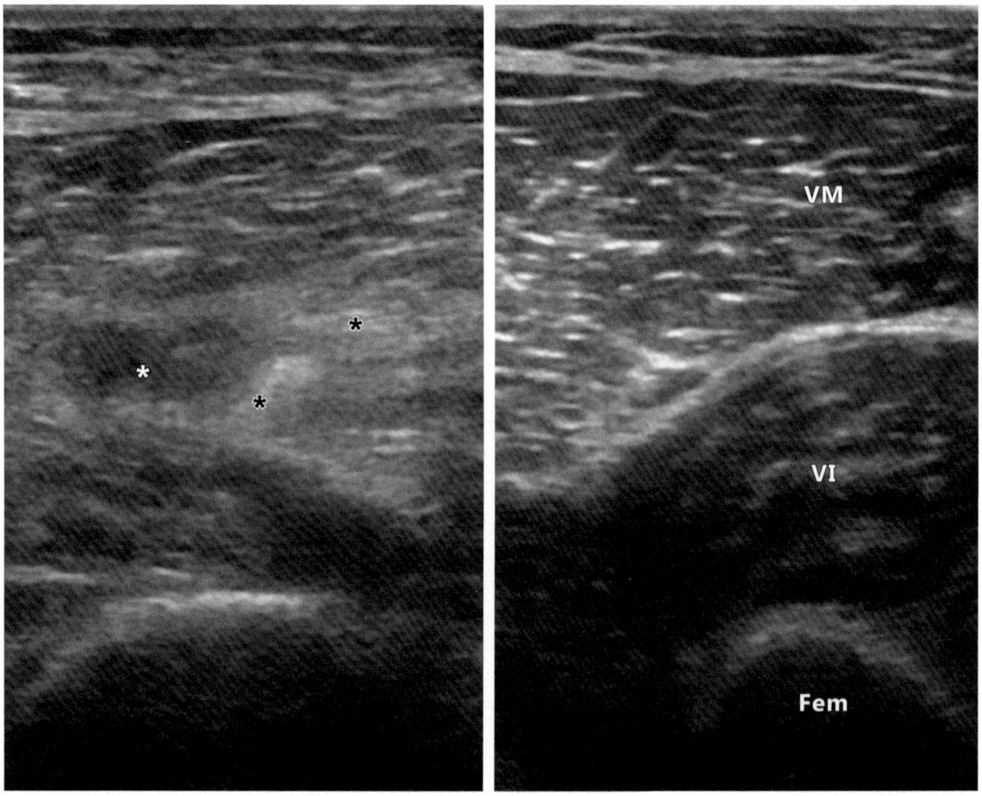

a b

La imagen ecográfica axial revela tejido fibroso hiperecoico (*asteriscos negros*) y el desprendimiento (*asterisco blanco*) de los fascículos del músculo vasto medial (**VM**) (**a**). Lado normal (**b**).

Fem fémur
VI músculo vasto intermedio

Nota del experto

En la fase temprana de la osificación ectópica, se puede observar una secuencia de zonas hipo/hiper/hipoecoicas sin sombras (denominado "fenómeno de zona"). En ese período, las radiografías seguirán siendo negativas. Después de 2-3 semanas de maduración progresiva, la zona hipoecogénica periférica puede llegar a ser hiperecoica con una visualización de borde calcificado en forma de hoja o en forma de "cáscara de huevo" que se considera indicativo de miositis osificante. El centro de la lesión y la cortical ósea subyacente no se pueden ver debido a la sombra acústica posterior de las calcificaciones periféricas. En la zona periférica, suele haber una actividad Doppler marcada [2, 3]. Aunque las características de las calcificaciones son específicas, es esencial obtener una radiografía estándar para confirmar el diagnóstico y excluir otras lesiones calcificadas, incluidos los osteosarcomas periosteales y los sarcomas de los tejidos blandos.

Miositis osificante en un hombre de 35 años con dolor en la cara anterior del muslo y antecedentes de contusión **8.6**

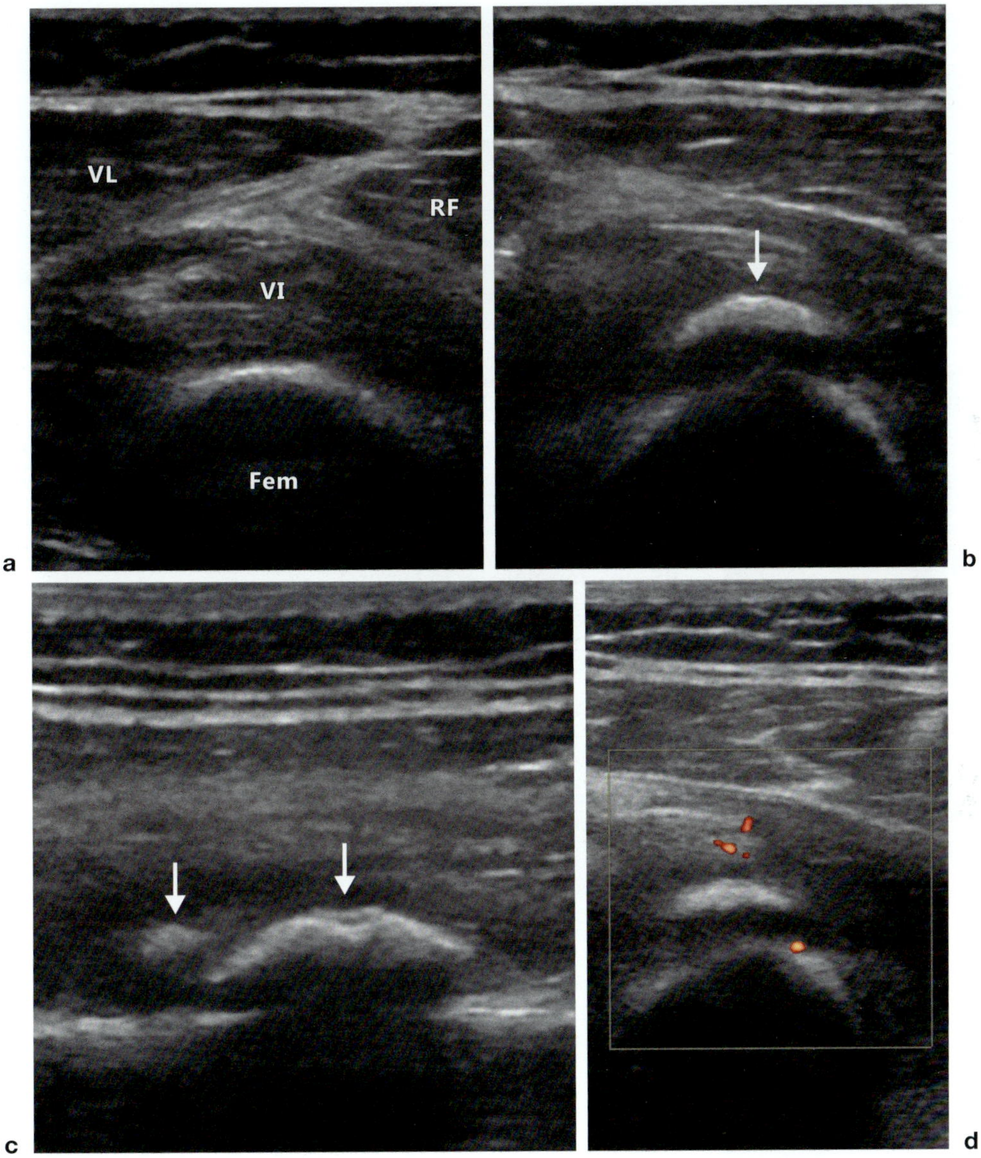

En comparación con el lado normal (**a**), las imágenes ecográficas axial (**b**) y longitudinal (**c**) sobre el músculo cuádriceps femoral revelan calcificaciones hiperecoicas (*flechas*) en el músculo vasto intermediario (**VI**) que refleja la miositis osificante. La imagen power Doppler detecta restos perilesionales de bajo flujo en la vista axial (**d**).

Fem fémur
RF músculo recto femoral
VL músculo vasto lateral

8.7 Miositis osificante en un jugador de rugby de 23 años 6 semanas después de una distensión

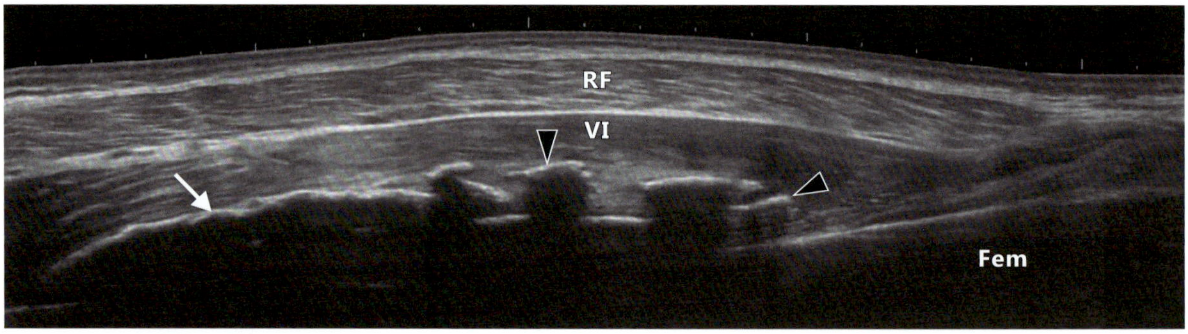

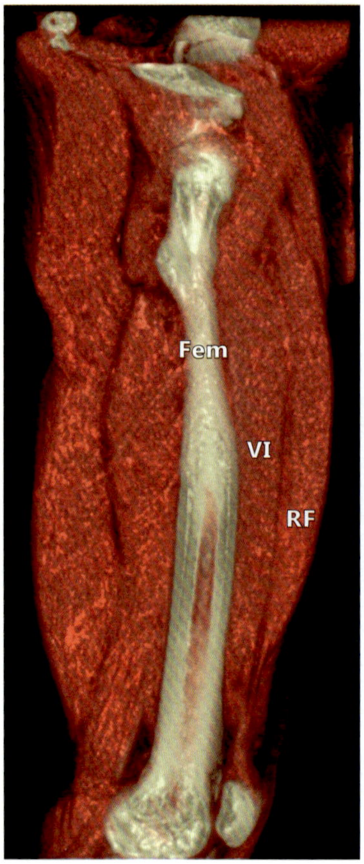

La imagen ecográfica longitudinal panorámica identifica una enorme osificación lineal (*flecha*) y múltiples focos hiperecoicos irregulares (*puntas de flecha*) adyacentes y paralelos al fémur (**Fem**) con sombra acústica posterior dentro del músculo vasto intermedio (**VI**).

RF músculo recto femoral

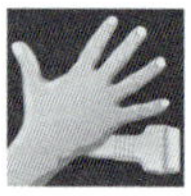

Nota del experto

Además de su papel en el diagnóstico muy temprano de las osificaciones, repetir las imágenes ecográficas es definitivamente recomendado para el seguimiento a largo plazo de estas lesiones deportivas. En este sentido, las roturas muy cercanas a los huesos (en este caso, en el músculo vasto intermedio y no en el músculo recto femoral) deben ser cuidadosamente analizadas.

Atrofia del músculo cuádriceps femoral tras un traumatismo contuso del nervio femoral en un atleta de 25 años con dolor en el muslo durante 6 semanas

8.8

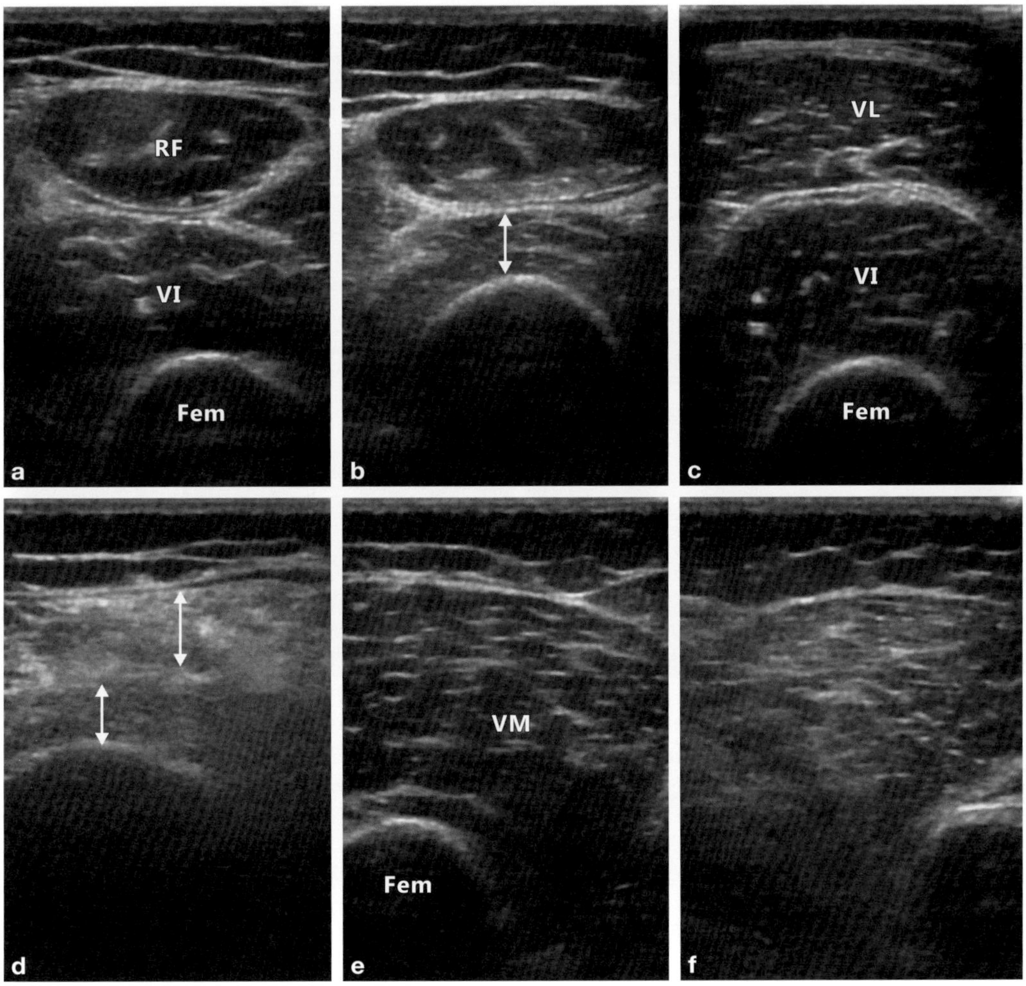

En comparación con el lado normal (**a**), la imagen ecográfica axial obtenida sobre la parte anterior del tercio medio del muslo revela una marcada atrofia con mayor ecogenicidad (*doble flecha*) en el músculo vasto intermedio (**VI**) (**b**). Las imágenes axiales en el lado lateral al mismo nivel muestran vistas normales de los músculos vasto lateral (**VL**) y vasto intermedio (**c**), mientras se observa una atrofia significativa con hiperecogenicidad (*dobles flechas*), siempre a nivel del lado afectado (**d**). A nivel del tercio distal de la parte anteromedial del muslo, en comparación con el lado sano (**e**) para el músculo vasto medial (**VM**) muestra en el lado afectado (**f**) cambios similares a los anteriores, pero menos atrofia.

Fem fémur
RF músculo recto femoral

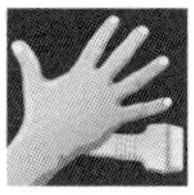

Nota del experto

Mientras que la imagen ecográfica de atrofia se explica por sí misma, la hiperecogenicidad concomitante se suele atribuir a la presencia de tejido fibroadiposo que va a sustituir el tejido muscular.

8.9 Atrofia del músculo cuádriceps femoral por parálisis del nervio femoral en una mujer de 35 años

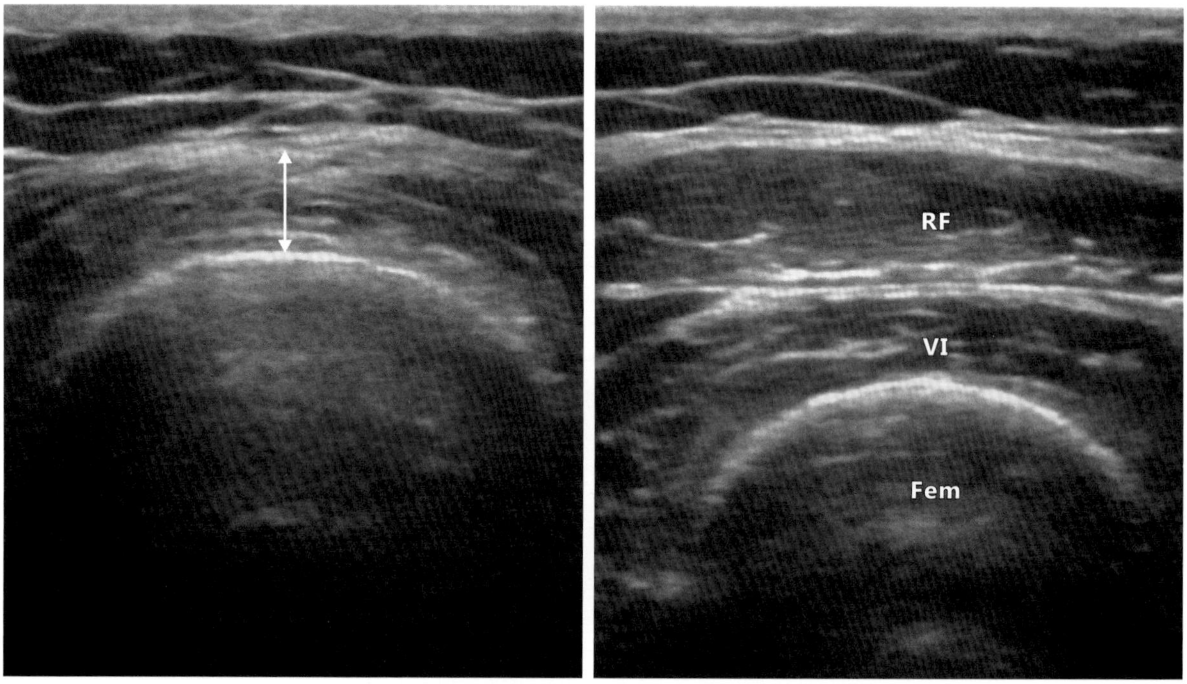

a b

La imagen ecográfica axial sobre la parte anterior del tercio medio del muslo muestra signos de atrofia por denervación (disminución del grosor y aumento de la ecogenicidad) principalmente en el músculo recto femoral (**RF**) y, en menor medida, en el músculo vasto intermedio (**VI**) (*doble flecha*) (**a**). Lado normal (**b**).

Fem fémur

Hinchazón justo por encima de la articulación de la rodilla en un hombre de 43 años **8.10**

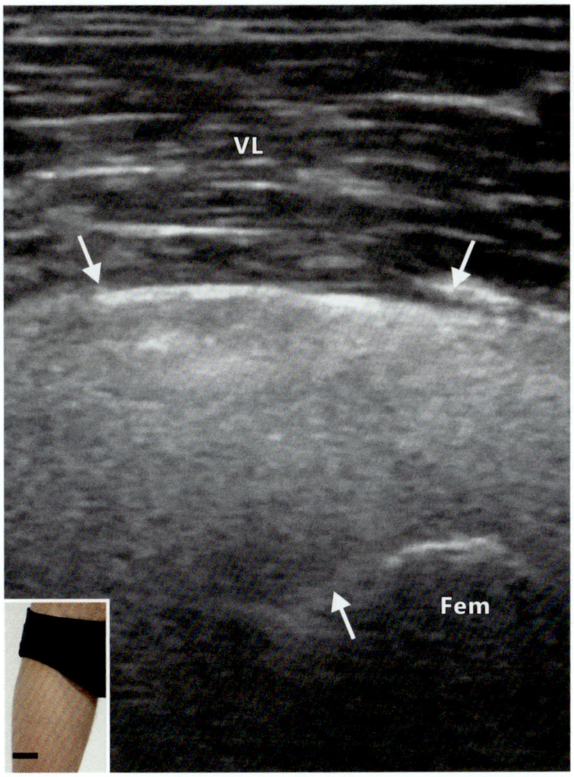

La imagen ecográfica axial revela una gran lesión hiperecoica difusa en el músculo vasto intermedio que recuerda una lesión de masa maligna (*flechas*).

Fem fémur
VL músculo vasto lateral

Nota del experto

El examen ecográfico tiene un papel central en la evaluación inicial de las masas. El tamaño pequeño (<5 cm), la ausencia o escasa presencia de vascularización y los bordes bien definidos sugieren que la lesión es probablemente benigna. En este paciente, la resonancia magnética con contraste confirmó el diagnóstico de liposarcoma.

8.11 Recuperación de la distensión del músculo sartorio en una mujer joven con dolor neuropático en la región medial del miembro inferior desde hace 6 meses

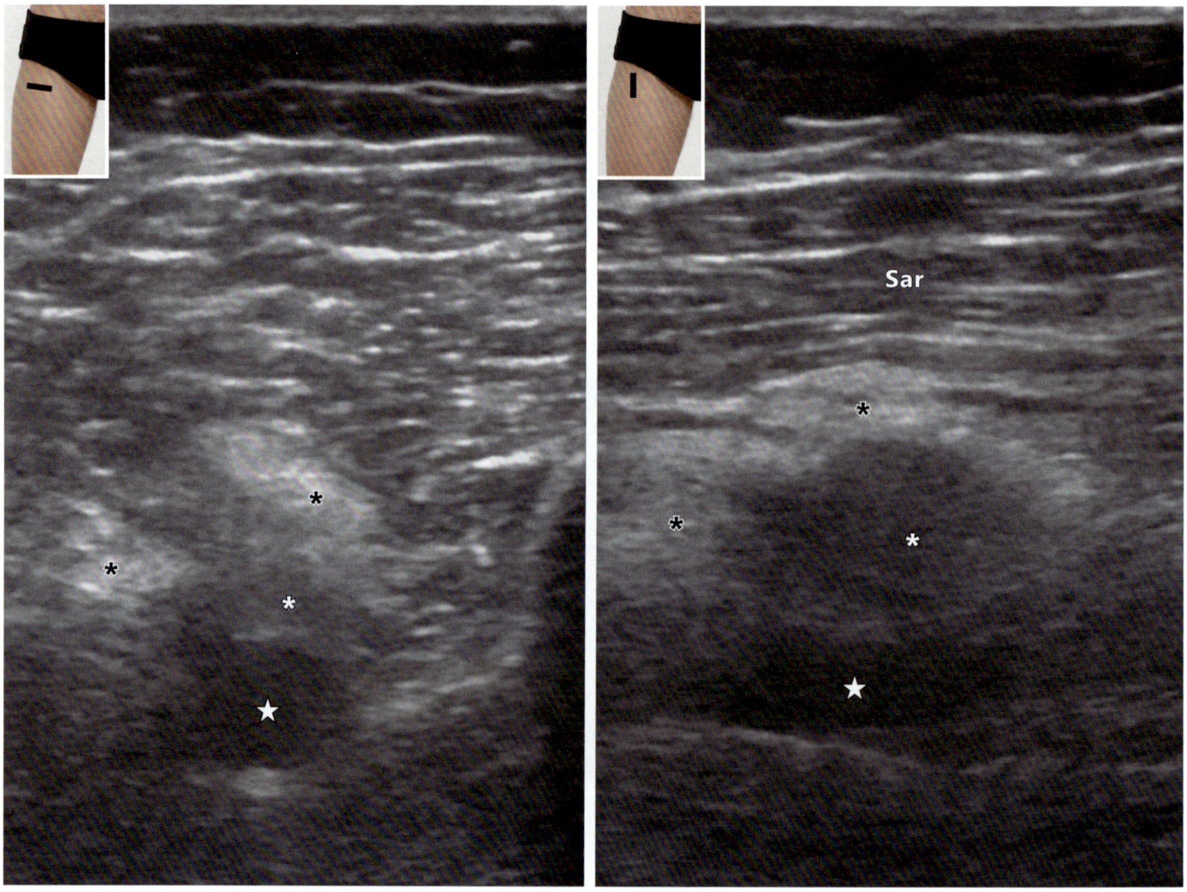

a b

Las imágenes ecográficas axial (**a**) y longitudinal (**b**) muestran el proceso de recuperación de la distensión del músculo sartorio (**Sar**) con fibrosis perilesional (*asteriscos negros*) y edema (*asteriscos blancos*). Obsérvese la estrecha relación de la lesión con el borde superior del hiato del músculo aductor (conducto de Hunter). Las *estrellas* indican la arteria femoral.

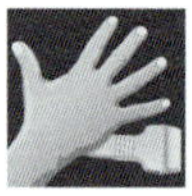

Nota del experto

Dado que las estructuras neurovasculares atraviesan los compartimentos musculares (debajo del músculo sartorio), su posible atrapamiento debido a una lesión muscular cercana no es inesperado. En este sentido, no hace falta decir que la imagen ecográfica puede "observar ambos".

También es importante distinguir estas zonas hiperecoicas de las osificaciones tempranas. A este respecto, el seguimiento estrecho (mediante repetición de la ecografía) o la búsqueda de hallazgos típicos de osificación ectópica (es decir, aspecto nublado o fenómeno de zona) podrían ser muy útiles.

Distensión miotendinosa de los músculos bíceps femoral-semitendinoso en un nadador joven con dolor en la región posterior del muslo 8.12

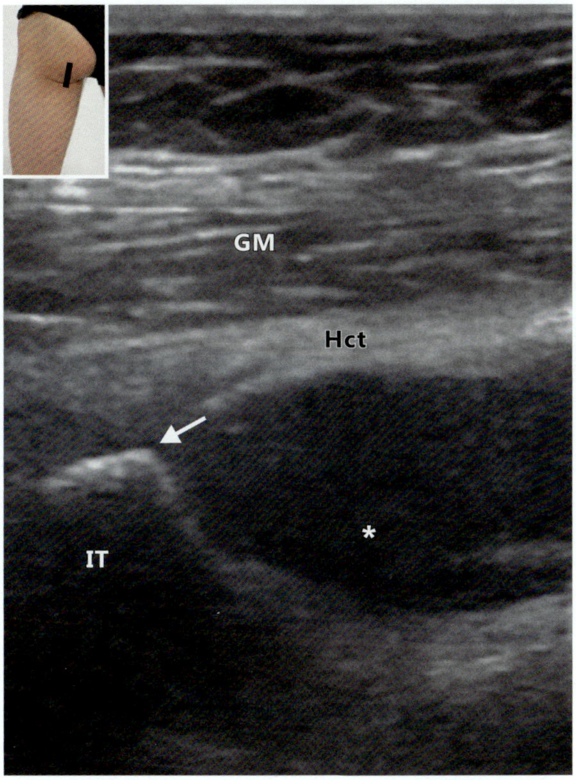

La imagen ecográfica longitudinal posterior ilustra un gran hematoma hipoecoico (*asterisco*) en el tendón conjunto de los músculos posteriores del muslo (isquiotibiales), quizás debido a una exostosis (*flecha*) cerca de la tuberosidad isquiática (**IT**).

GM músculo glúteo mayor
Hct tendón conjunto de los músculos isquiotibiales

Nota del experto

Es interesante señalar que, durante la exploración de una distensión de los músculos posteriores del muslo, una posible causa subyacente también fue descubierta con la ayuda de la eco-palpación. Este caso ejemplifica el papel práctico del examen ecográfico para las lesiones musculares en su fase aguda y también cómo un hallazgo inesperado pueda orientar el algoritmo relacionado con el resto del examen ecográfico. Asimismo, en este paciente, la exostosis se confirmó posteriormente con radiografías.

8.13 Distensión de los músculos isquiotibiales y nervio ciático edematoso en un futbolista de 17 años con dolor ciático leve

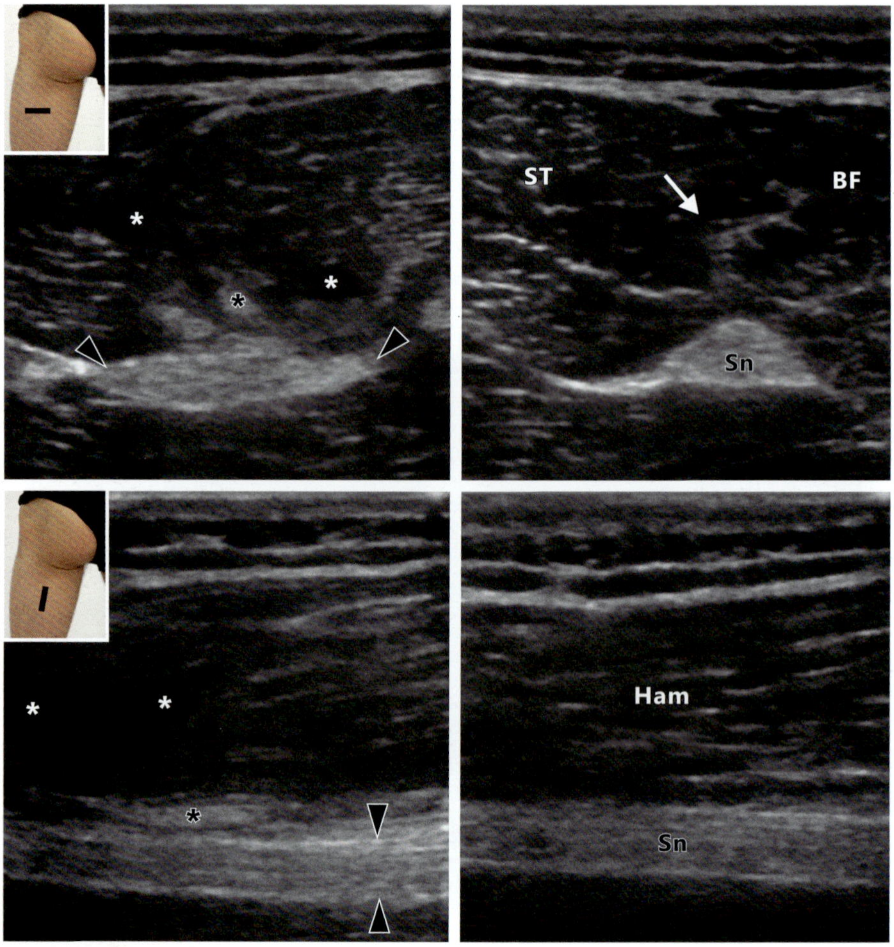

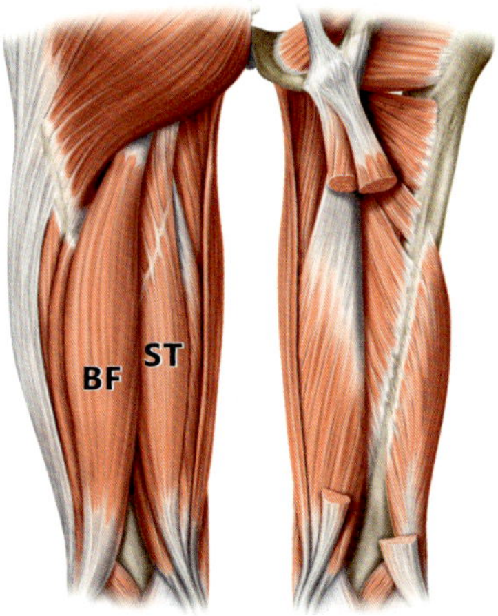

Las imágenes ecográficas axial (**a**) y longitudinal (**c**) sobre la cara posterior del muslo muestran lesiones en el tendón conjunto (*flecha*) de los músculos semitendinoso (**ST**) y bíceps femoral (**BF**) con disrupción (*asteriscos blancos*) y proceso de recuperación (*asteriscos negros*) de los fascículos. Obsérvese que el nervio ciático (**Sn**) inmediatamente subyacente está ensanchado y edematoso (*puntas de flecha*) (**a**). Lado normal (**b**, **d**).

Ham músculos isquiotibiales

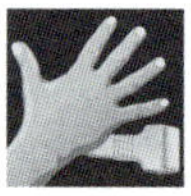

Nota del experto

En las lesiones agudas de los músculos isquiotibiales, los músculos más comúnmente involucrados son el bíceps femoral (2/3) y el semitendinoso (1/3) [4].

Distensión del músculo semitendinoso en un paciente de 40 años después de un salto de arriba a abajo

8.14

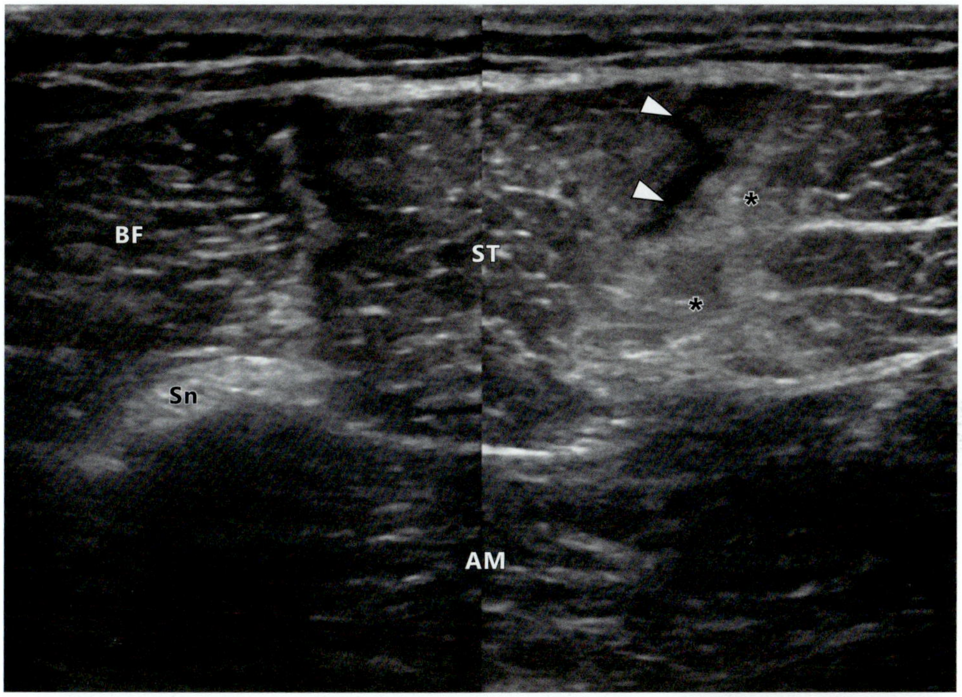

La imagen ecográfica axial posterior en pantalla dividida sobre la parte proximal del muslo muestra una zona hiperecoica debida al proceso de recuperación (*asteriscos*) junto a un desgarro superficial/vertical (*puntas de flecha*) del músculo semitendinoso (**ST**).

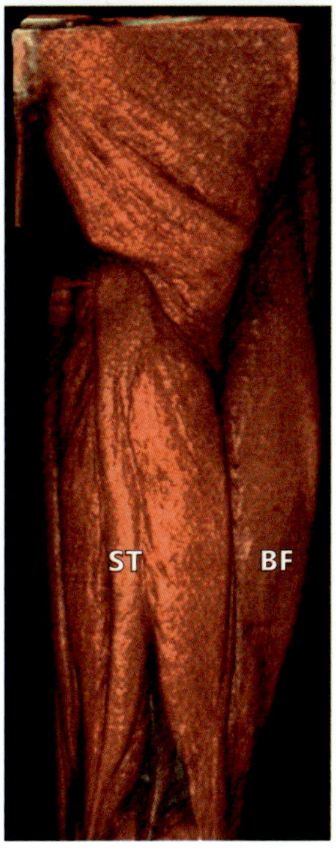

AM músculo aductor mayor
BF músculo bíceps femoral
Sn nervio ciático

8.15 Distensión del músculo bíceps femoral en un paciente con dolor en la cara posterior del muslo después de levantar cargas pesadas

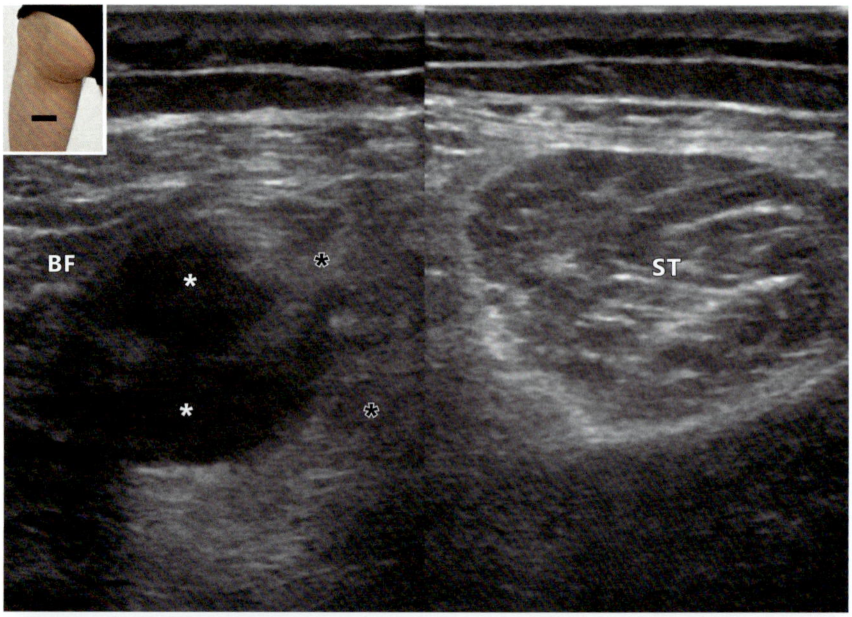

a

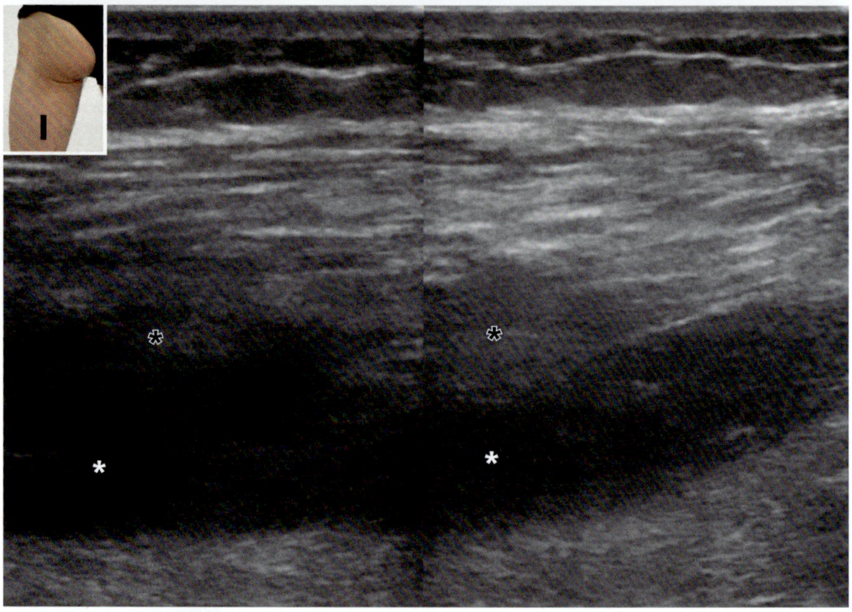

b

Las imágenes ecográficas axial (**a**) y longitudinal (**b**) en pantalla dividida sobre la cara posterior del tercio distal del muslo muestran una gran área hipoecoica irregular debida al hematoma y una discontinuidad focal de los fascículos del músculo bíceps femoral (**BF**) (*asteriscos blancos*) con edema intersticial (*asteriscos negros*).

ST músculo semitendinoso

Distención del músculo semitendinoso en una joven bailarina con dolor en el tercio distal de la región posterior del muslo **8.16**

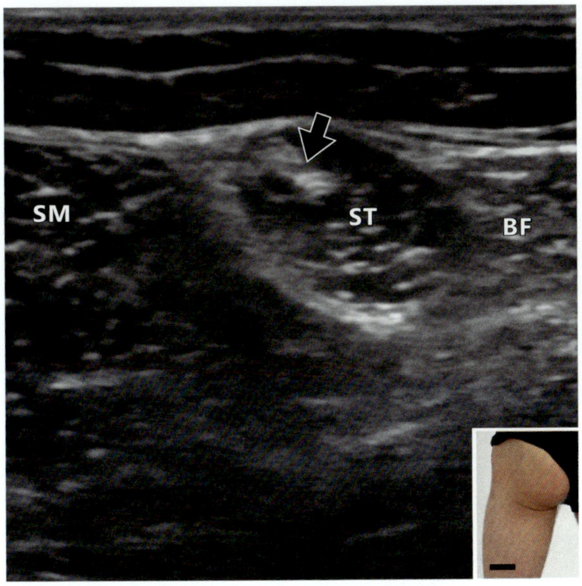

El dolor comenzó durante las pruebas de danza, tres semanas antes.

La imagen ecográfica axial muestra una pequeña área de fibrosis (*flecha*) en el músculo semitendinoso (**ST**), que parece reflejar una lesión de distensión ya (al menos parcialmente) curada.

BF músculo bíceps femoral
SM músculo semimembranoso

Nota del experto

También en este caso, la localización de estas pequeñas lesiones se obtiene más fácilmente con la eco-palpación. Además, como la fibrosis intramuscular persistente (incluso pequeña) disminuye la fuerza muscular general, esta lesión también puede predisponer a futuros desgarros. Esto siempre debe tenerse en cuenta, especialmente en los atletas profesionales.
Durante el examen ecográfico, se puede realizar una ligera contracción isométrica para evaluar mejor si el vientre del músculo se ensancha de una manera armónica o no armónica.

8.17 Lesión del músculo bíceps femoral debido a episodios de hemorragia recurrente en un paciente de 43 años en diálisis desde hace mucho tiempo

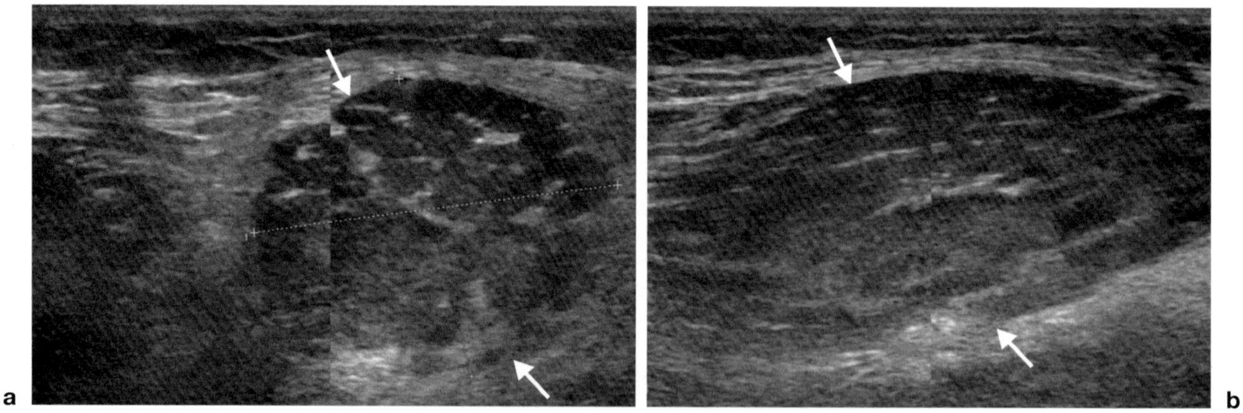

Las imágenes ecográficas axial (**a**) y longitudinal (**b**) en pantalla dividida sobre la parte posterior del muslo muestran una expansión significativa del músculo bíceps femoral (*flechas*) con un aspecto hipo/hiperecoico heterogéneo.

Nota del experto

Una vez más, teniendo en cuenta su comodidad (es decir, bien aceptado por el paciente, uso a pie de cama del paciente, etc.), el examen ecográfico es incomparable en lo que respecta al seguimiento de varias lesiones musculares en enfermedades crónicas.

Inyección ecoguiada en un paciente adulto con distensión del músculo semitendinoso después de saltar desde un lugar alto 8.18

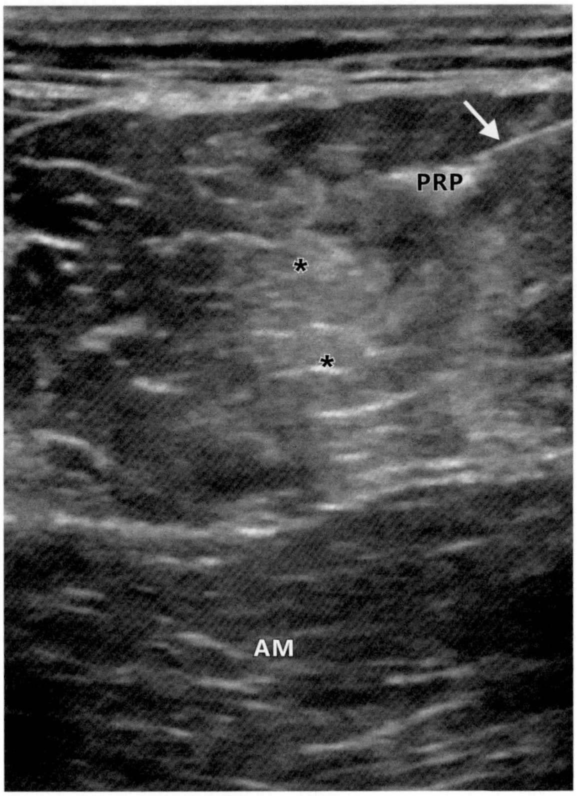

La imagen ecográfica axial sobre la cara posterior de la mitad del muslo muestra la aguja (*flecha*) (introducida mediante abordaje directo en plano) durante la inyección de plasma rico en plaquetas (**PRP**) para el músculo semitendinoso. Obsérvese el tejido hiperecoico debido al proceso de recuperación (*asteriscos*) cerca del área de inyección.

AM músculo aductor mayor

8.19 Desgarro del músculo aductor largo en un jugador de baloncesto con dolor en la ingle después de un partido

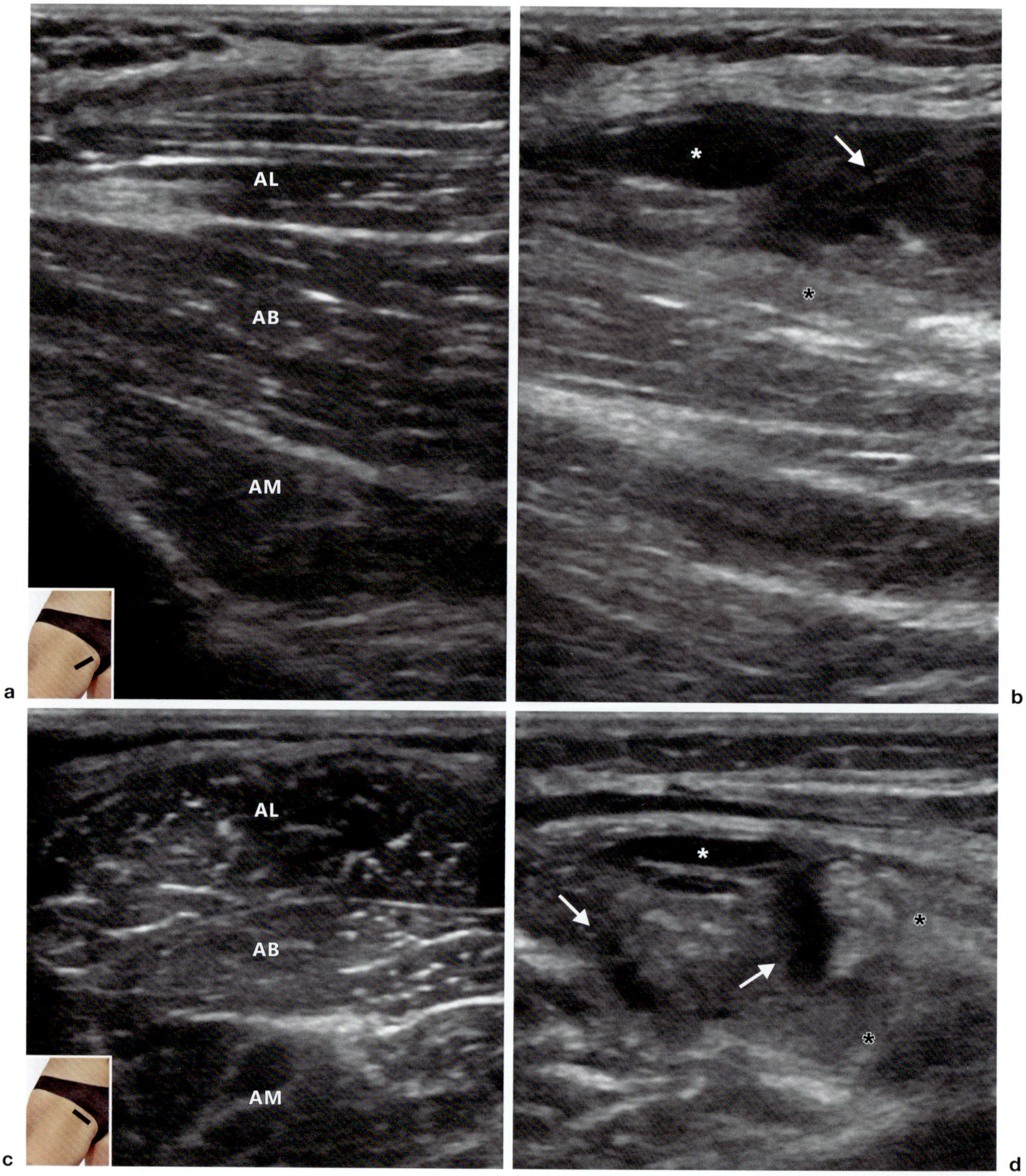

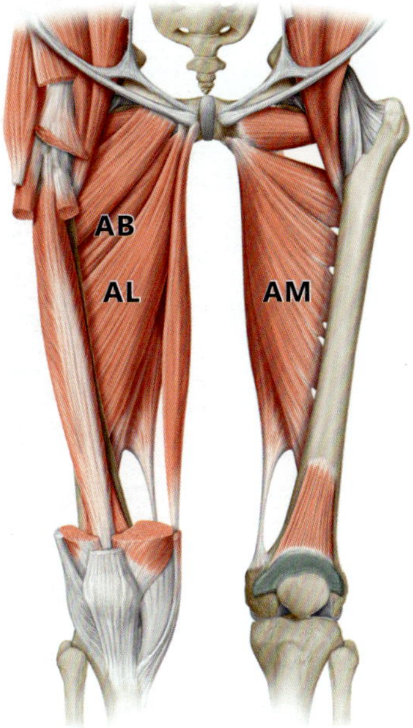

En comparación con el lado normal (**a**, **c**), las imágenes ecográficas longitudinal (**b**) y axial (**d**) sobre los músculos aductores muestran un hematoma anecoico (*asterisco blanco*) y proceso de recuperación hiperecoico de los fascículos musculares (*asteriscos negros*) resultantes de la distensión miotendinosa. Obsérvese el aspecto hipoecoico del hematoma reabsorbido/organizado (*flechas*).

AB músculo aductor corto
AL músculo aductor largo
AM músculo aductor mayor

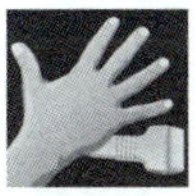

Nota del experto

La mayoría de las lesiones agudas de la ingle incluyen las lesiones de los músculos aductores (especialmente del aductor largo) con una relación de 2/3. Las lesiones de los músculos iliopsoas y recto femoral proximal también ocurren con frecuencia en aproximadamente 2/5 de todas las lesiones [5].

8.20 Distensión del músculo aductor largo en una mujer de 57 años con dolor en la ingle desde hace un mes

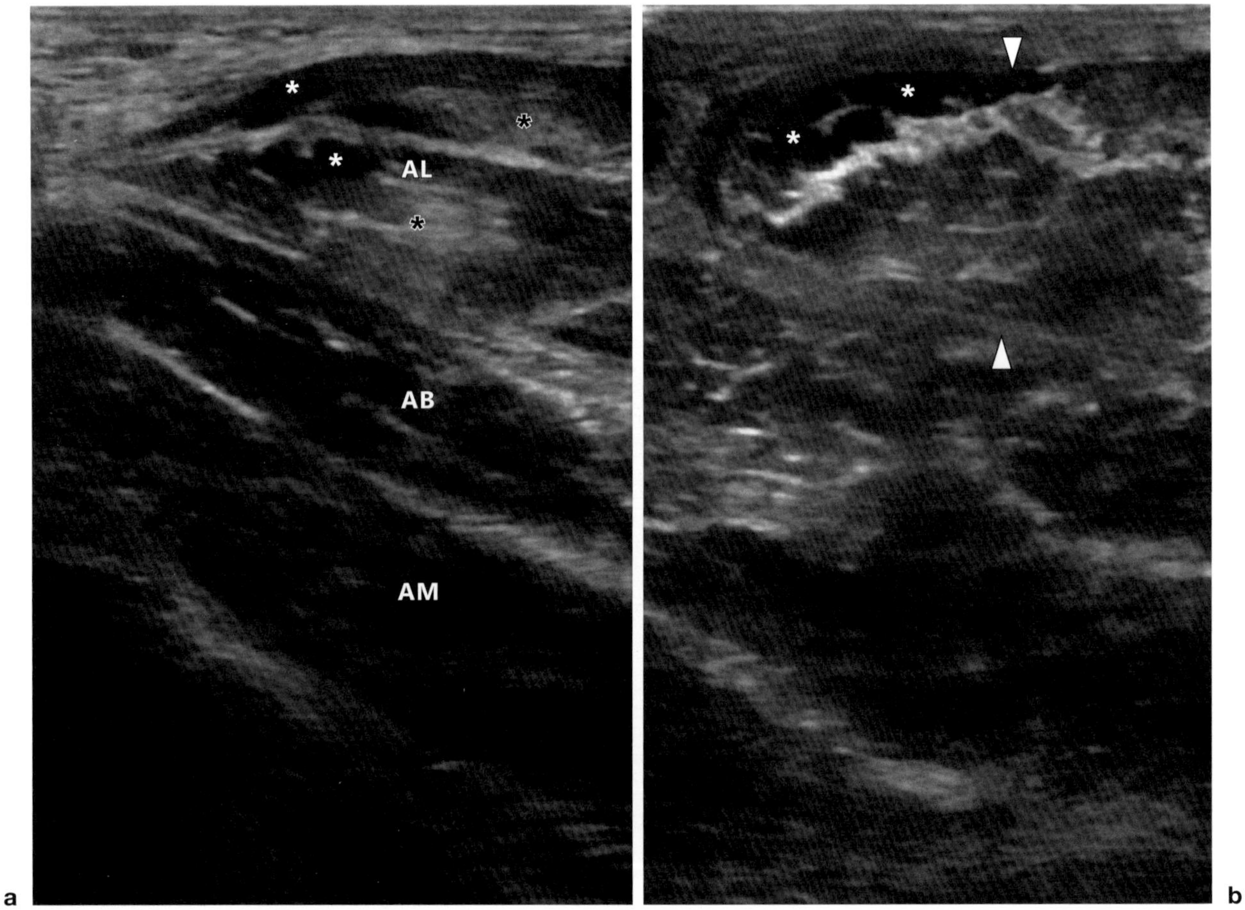

Las imágenes ecográficas longitudinal (**a**) y axial (**b**) muestran un área anecoica de hemorragia y fascículos separados (*asteriscos blancos*), así como fibrosis (*asteriscos negros*) dentro de la porción proximal del músculo aductor largo (**AL**) (*puntas de flecha*).

AB músculo aductor corto
AM músculo aductor mayor

Proceso de recuperación de una distensión del músculo abductor largo en un futbolista de 32 años con dolor en la cara medial del muslo **8.21**

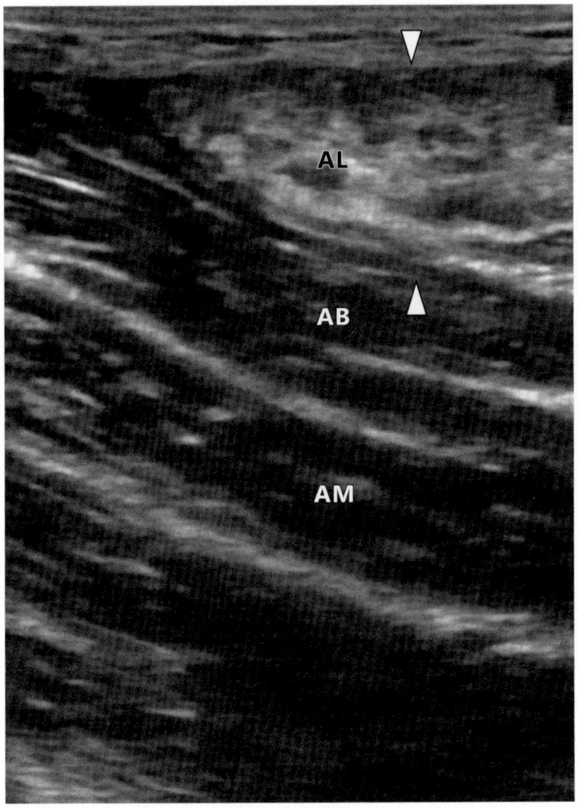

El dolor comenzó después de chutar con potencia el balón, seis semanas antes.

La imagen ecográfica longitudinal sobre los músculos aductores revela un área heterogénea que representa un tejido cicatricial residual (*puntas de flecha*) en el músculo aductor largo (**AL**).

AB músculo aductor corto
AM músculo aductor mayor

8.22 Proceso de recuperación de un desgarro del músculo aductor largo en un futbolista veterano con dolor en el tercio proximal del muslo

a

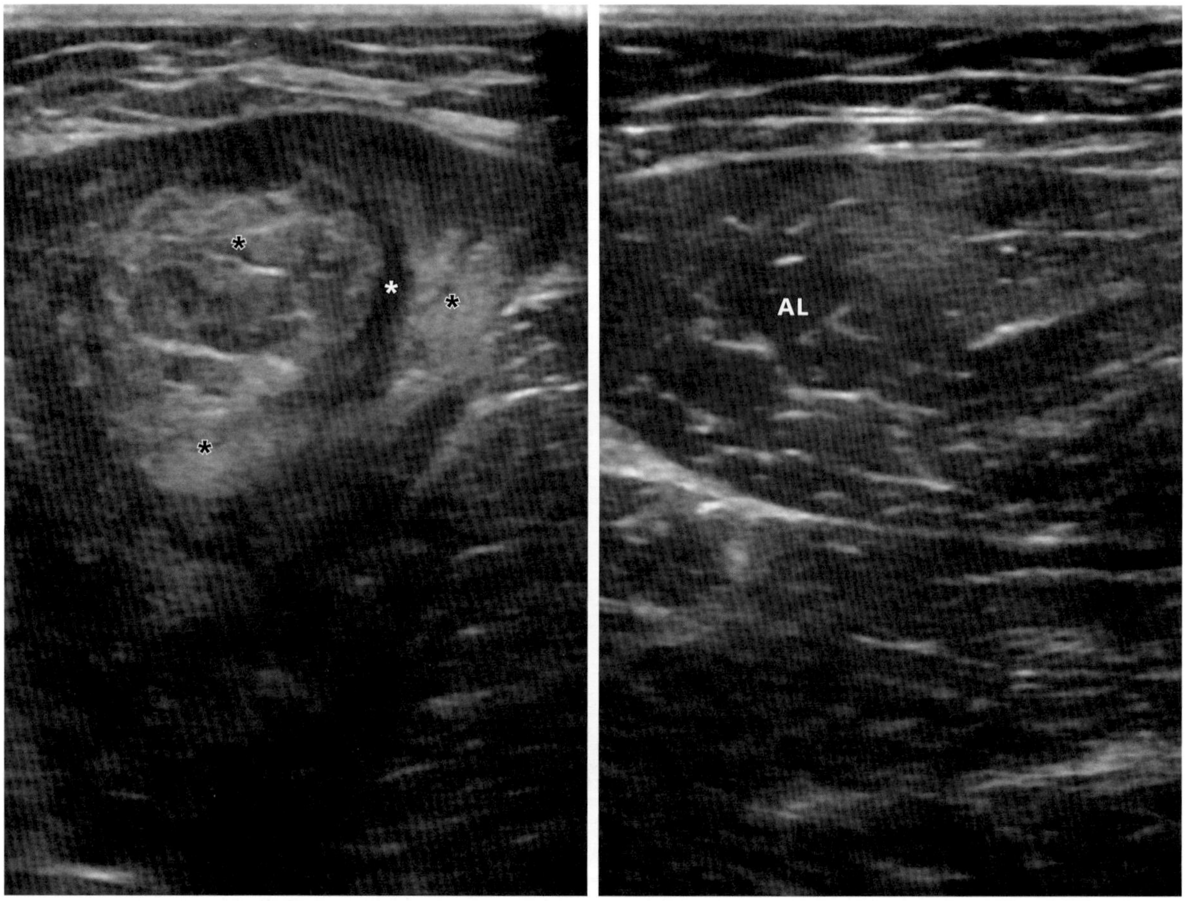

b

La imagen ecográfica axial del músculo aductor largo (**AL**) muestra áreas de tejido fibrótico reparativo hiperecoico (*asteriscos negros*) que circundan los restos de los fascículos musculares rotos (*asterisco blanco*) (**a**). Lado contralateral normal (**b**).

Distensión de los músculos aductores de la cadera y miositis osificante en una mujer de 32 años con traumatismo contuso dos meses antes

8.23

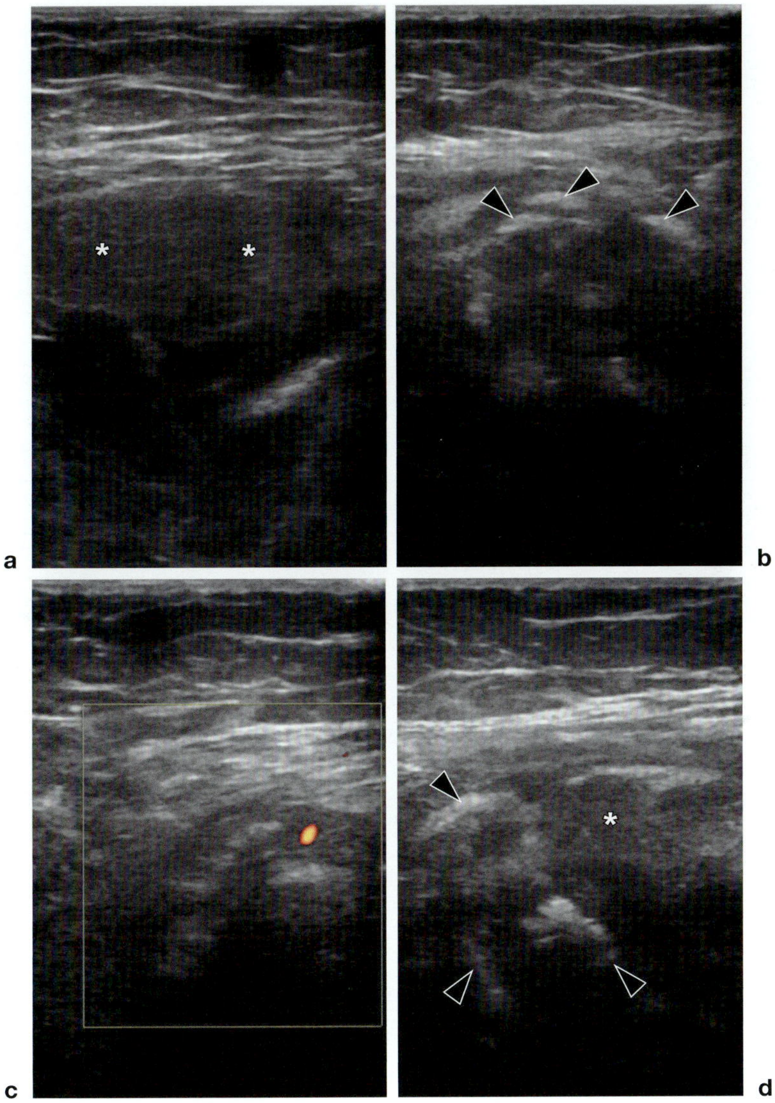

Las imágenes ecográficas axiales (**a**-**c**) y longitudinal (**d**), obtenidas sobre la parte medial del muslo, muestran los músculos aductores rasgados y con aspecto hipoecoico relacionado con los cambios hemorrágicos (*asteriscos*) (**a**), y calcificaciones de forma irregular (*puntas de flecha*) en el músculo (**b**, **d**) con un aumento de la señal power Doppler (**c**).

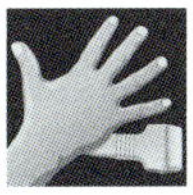

Nota del experto

Un osteosarcoma o una metástasis con rotura de la cortical ósea también podría dar una imagen similar. Si no hay antecedentes claros de traumatismo muscular, se deben considerar radiografías adicionales y/o imágenes por resonancia magnética.

8.24 Absceso a nivel del músculo aductor largo en un hombre de 55 años con dolor en el tercio proximal del muslo

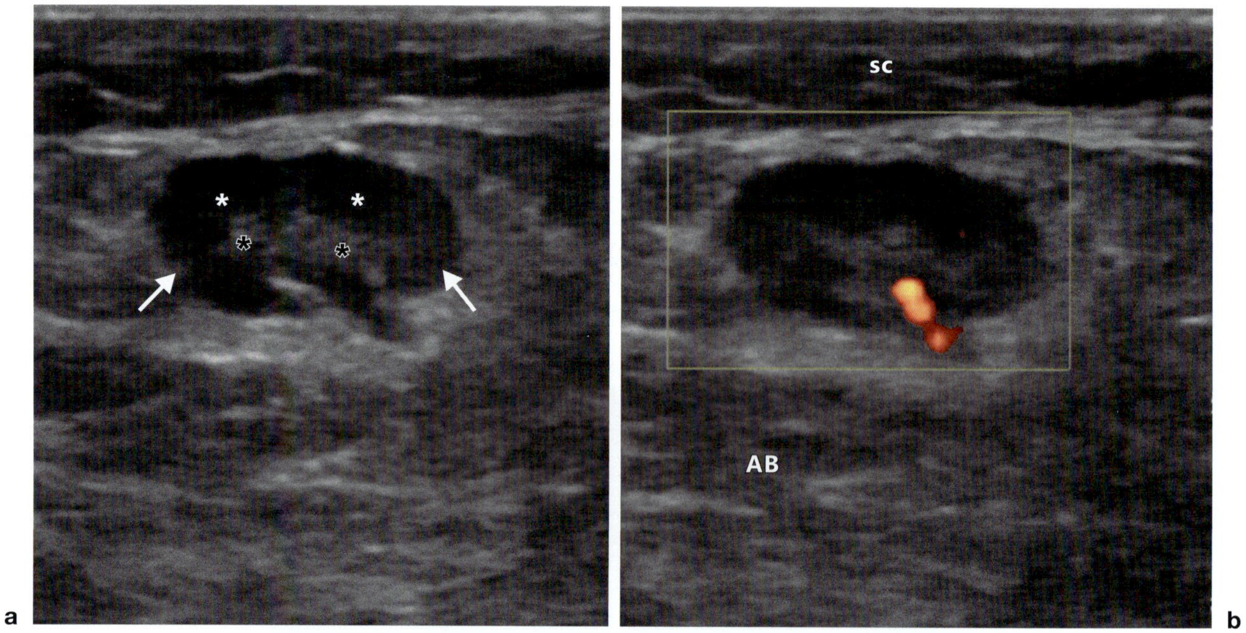

La imagen ecográfica axial muestra áreas intramusculares llenas de líquido (*asteriscos blancos*) y residuos (*asteriscos negros*) compatibles con la formación de un absceso local (*flechas*) en el músculo aductor largo (**a**). La imagen power Doppler muestra hiperemia periférica (**b**).

AB músculo aductor corto
sc tejido subcutáneo

Lipoma intrafascial en una mujer de 47 años con un bulto doloroso en la región anterior del muslo desde hace tres meses 8.25

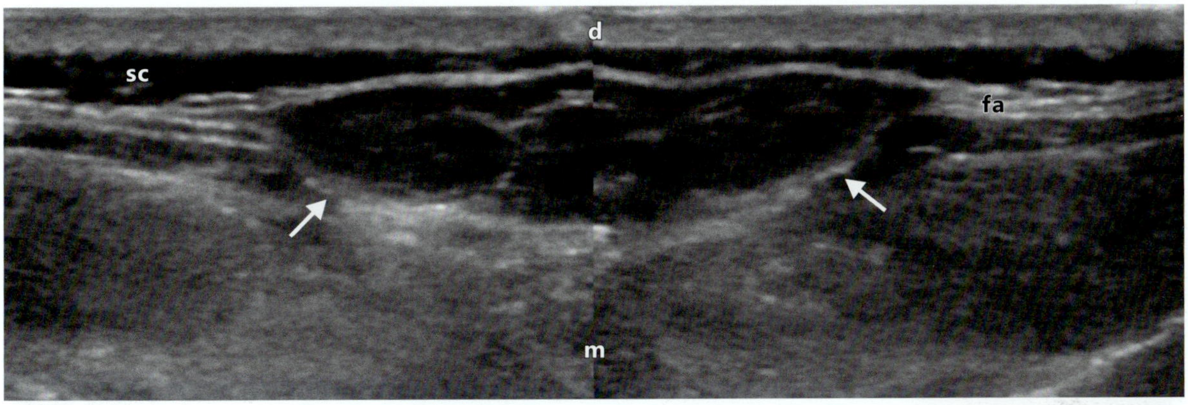

La imagen ecográfica longitudinal en pantalla dividida muestra una masa hipoecoica alargada dentro de la fascia (*flechas*), de ecogenicidad similar al tejido subcutáneo (**sc**).

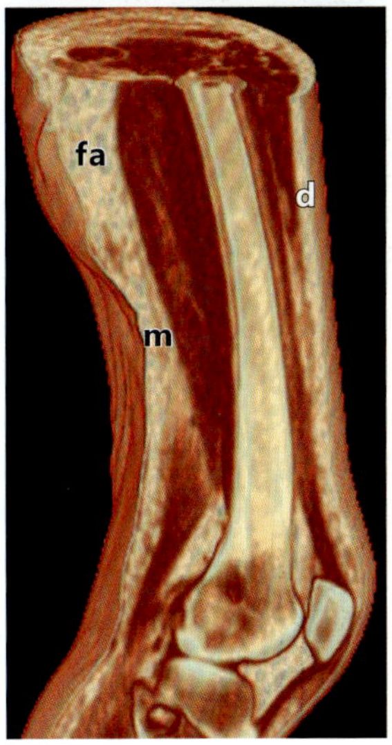

d dermis
fa fascia
m músculo

8.26 Lipoma en una mujer de 40 años con hinchazón a nivel de la región anterior del muslo

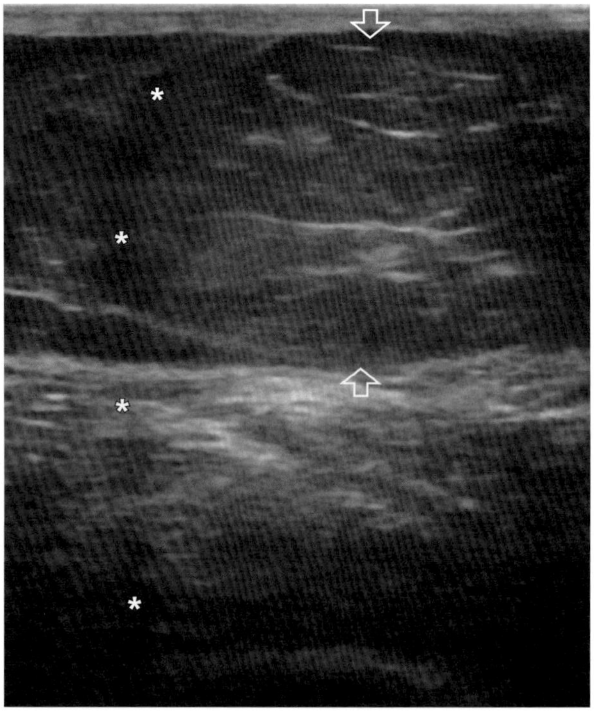

La imagen ecográfica longitudinal muestra una masa hipoecoica no uniformemente delimitada (*flechas*), con sus artefactos de sombra laterales (*asteriscos*).

Nota del experto

Si bien los lipomas suelen ser masas bien definidas, a veces pueden carecer de bordes claros. En ese caso, los artefactos de sombra pueden ser útiles para delinear su forma. Indiscutiblemente, la vascularización de la masa también debe ser evaluada para no pasar por alto una posible etiología maligna.

Ciertamente, para los lipomas/masas intramusculares o intermusculares se debe tener más cuidado y, en caso necesario, también solicitar una resonancia magnética.

Dolor crónico sin explicación aparente en la región medial del muslo en un hombre de 50 años

8.27

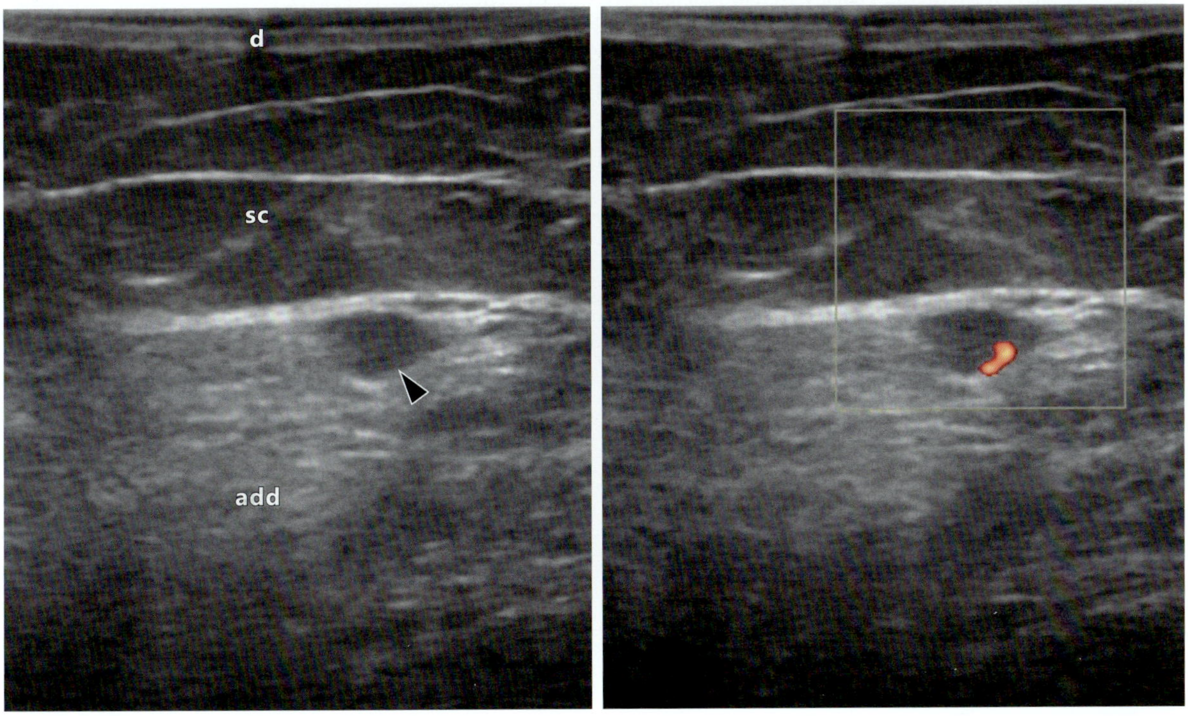

a b

Las imágenes ecográficas axiales muestran una lesión intramuscular, bien definida, hipoecoica (*punta de flecha*) cerca de la fascia superficial (**a**). Una señal de flujo vascular periférico está presente en la imagen power Doppler (**b**).

add músculos aductores
d dermis
sc tejido subcutáneo

Nota del experto

Este paciente había sido evaluado mediante ecografía en diferentes centros usando distintas técnicas de imagen que no habían sido concluyentes. En este caso, la eco-palpación durante la evaluación ecográfica ha localizado fácilmente la lesión.

BIBLIOGRAFÍA

1. Bianchi S, Martinoli C. Thigh. In: Bianchi S, Martinoli C, editors. Ultrasound of the musculoskeletal system. Berlin: Springer; 2007. p. 611-36.
2. Tok F. Imagenes ecograficas en medicina deportiva. En: Özçakar L, De Muynck M, editores. Ecografía musculoesquelética en Medicina Física y Rehabilitación. Milán: Edi.Ermes; 2018. p. 127-42.
3. Valle M, Zamorani MP. Muscle and tendon. In: Bianchi S, Martinoli C, editors. Ultrasound of the musculoskeletal system. Berlin: Springer; 2007. p. 45-96.
4. Petersen J, Thorborg K, Nielsen MB, Skjødt T, Bolvig L, Bang N, et al. The diagnostic and prognostic value of ultrasonography in soccer players with acute hamstring injuries. Am J Sports Med. 2014; 42: 399-404.
5. Serner A, Tol JL, Jomaah N, Weir A, Whiteley R, Thorborg K, et al. Diagnosis of acute groin injuries: a prospective study of 110 athletes. Am J Sports Med. 2015; 43: 1857-64.

Rodilla 9

- **Receso suprarrotuliano**
- **Tendón del músculo cuádriceps femoral** - Distal
- **Tuberosidad tibial**
- **Tendón rotuliano**
- **Bolsa infrarrotuliana**
- **Patella (rótula)**
- **Ligamento colateral medial**
- **Menisco medial**
- **Pata de ganso**
- **Banda iliotibial**
- **Ligamento colateral lateral**
- **Tendón del músculo bíceps femoral**
- **Cartílago femoral** - Distal
- **Bursa de los músculos semimembranoso y gastrocnemio**

9.1 Efusión suprarrotuliana en un hombre de 60 años con dolor e hinchazón en la cara anterior de la rodilla

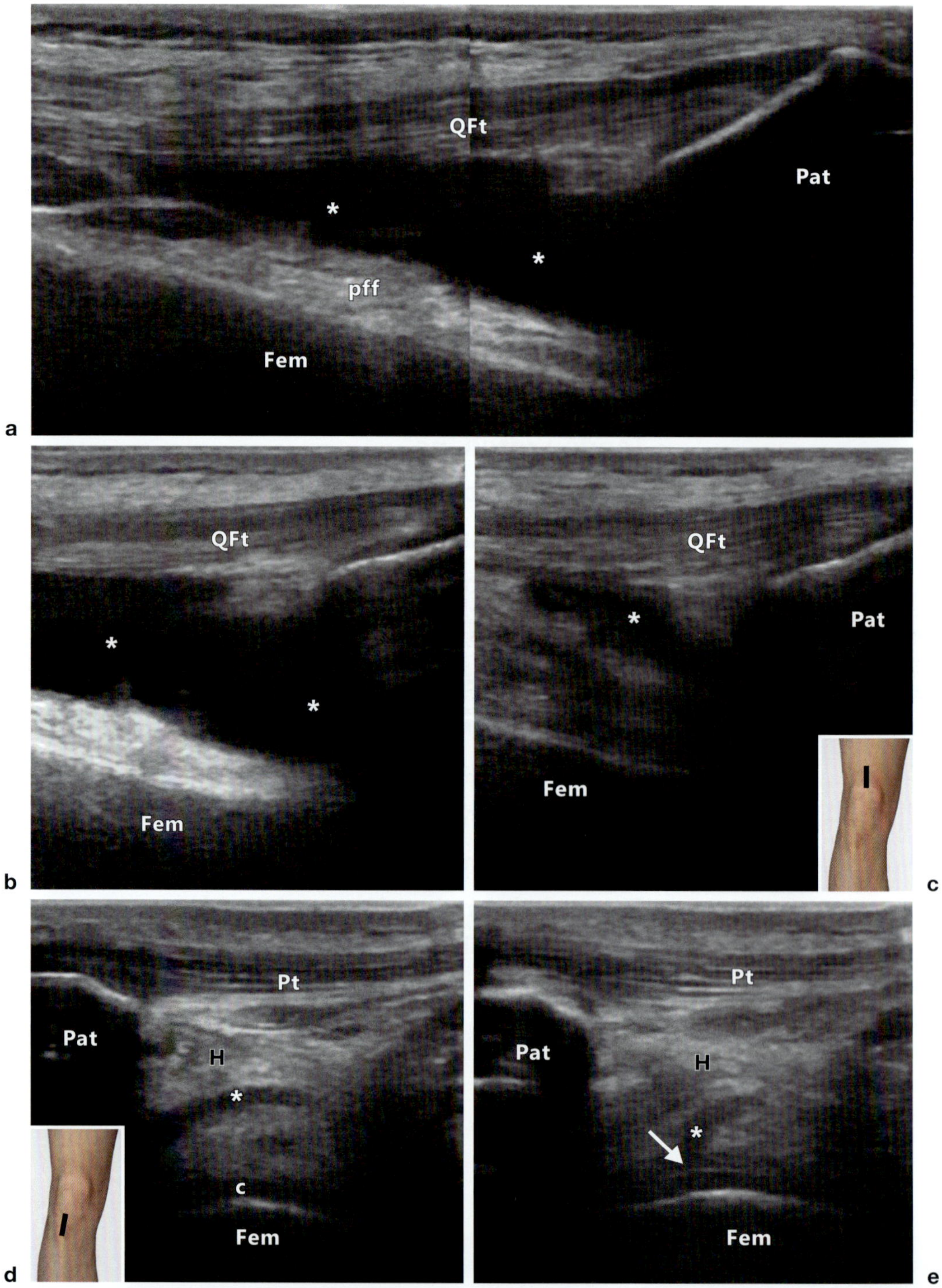

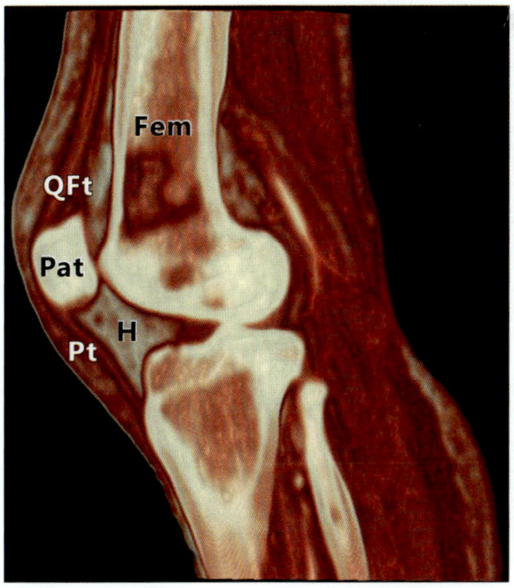

Las imágenes ecográficas en pantalla dividida (**a**) y longitudinales (**b**, **c**) sobre la región suprarrotuliana revelan efusión en las bolsas suprarrotulianas (*asteriscos*), más prominentes en el lado sintomático (**a**, **b**). Las vistas longitudinales sobre la región infrarrotuliana también revelan líquido articular (*asteriscos*) que se extienden en la almohadilla de grasa de Hoffa (**H**) (**d**, **e**). Obsérvese el signo de la interfase del cartílago (*flecha*) debido a la efusión suprayacente.

c	cartílago hialino de la tróclea femoral
Fem	fémur
Pat	patella (rótula)
pff	almohadilla de grasa prefemoral
Pt	tendón rotuliano
QFt	tendón del músculo cuádriceps femoral

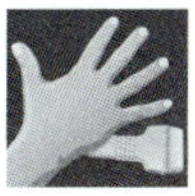

Nota del experto

Si bien la efusión articular es más comúnmente evaluada/encontrada en el receso suprarrotuliano, también se puede encontrar una acumulación de líquido que se extiende en el receso infrarrotuliano, y, en particular, dentro de la almohadilla de grasa de Hoffa.

9.2 Efusión suprarrotuliana y quiste de Baker en un hombre de 66 años con osteoartritis de rodilla

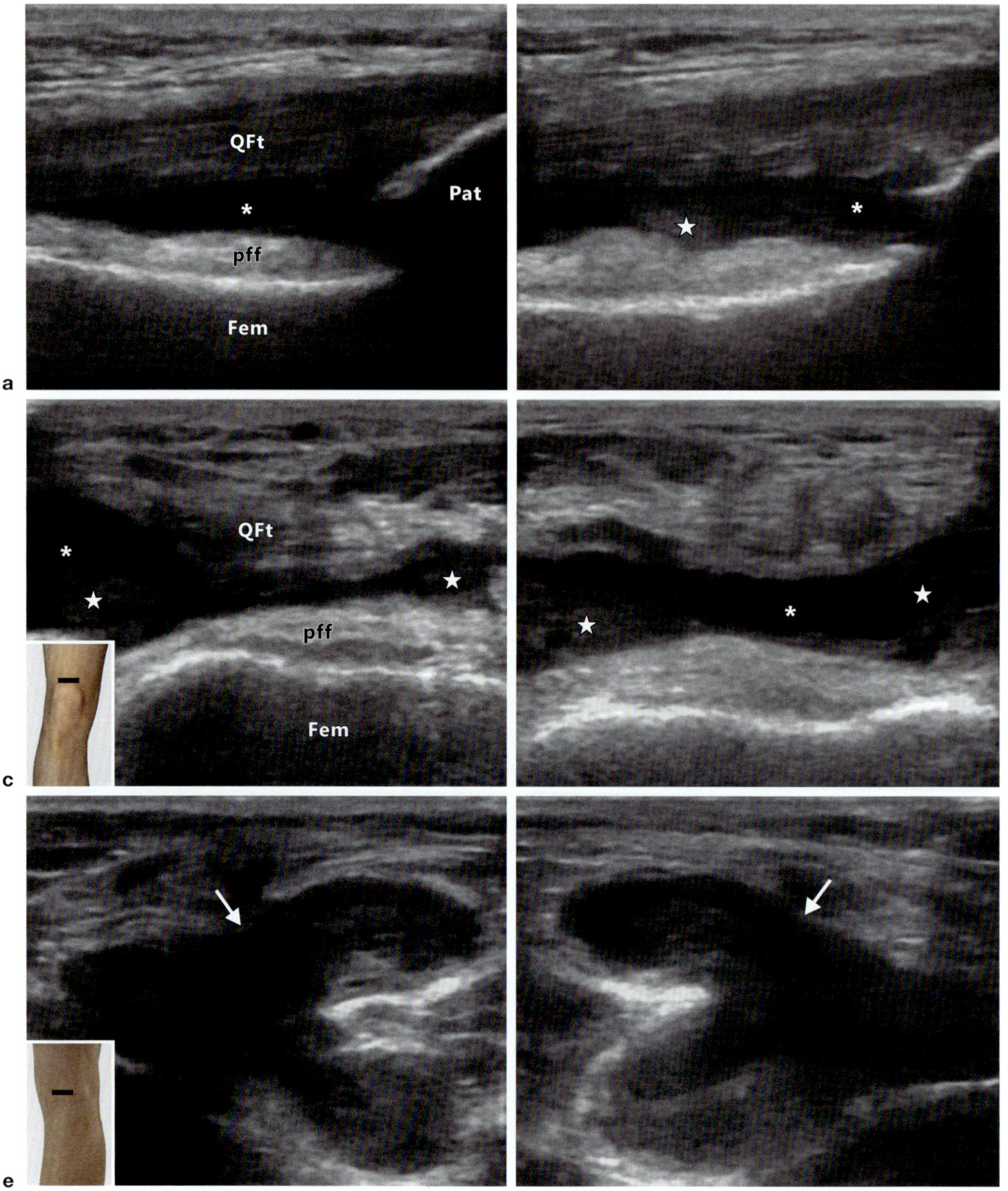

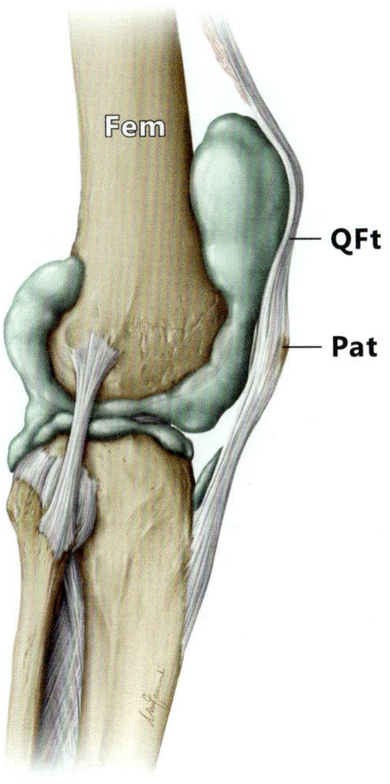

Las imágenes ecográficas longitudinales anteriores (**a**, **b**) y axiales (**c**, **d**) muestran efusión suprarrotuliana (*asteriscos*) y pliegues sinoviales (*estrellas*). Las imágenes axiales posteriores (**e**, **f**) también muestran bilateralmente un gran quiste de Baker en forma de boomerang (*flechas*).

Fem	fémur
Pat	patella (rótula)
pff	almohadilla de grasa prefemoral
QFt	tendón del músculo cuádriceps femoral

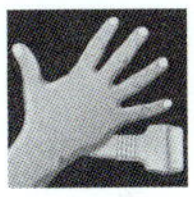

Nota del experto

La presencia de líquido en un compartimento anterior podría requerir la búsqueda de un quiste de Baker en el lado posterior, si el cuadro clínico lo sugiere.

También se debe tener en cuenta que un quiste de Baker a veces es referido como un "síntoma" (de una degeneración subyacente) antes que como un "diagnóstico". Además, la presencia de efusión articular y/o de quiste de Baker se correlacionan con un dolor más intenso o una función más comprometida [1].

Rodilla

9.3 Efusión suprarrotuliana bilateral en una mujer de 48 años con dolor en la cara anterior de la rodilla e hinchazón intermitente

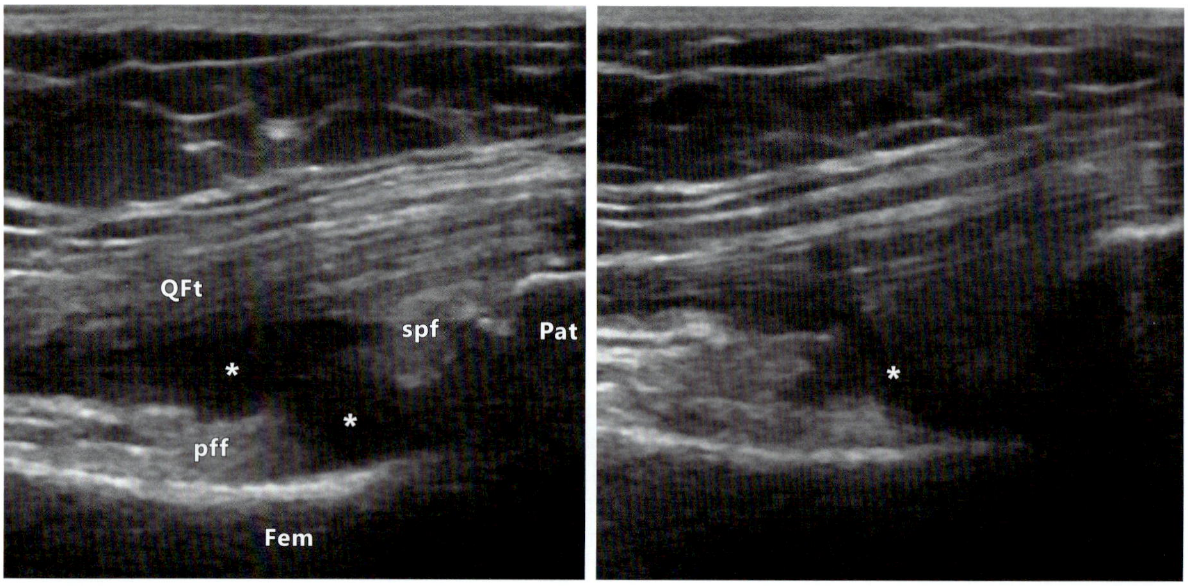

a b

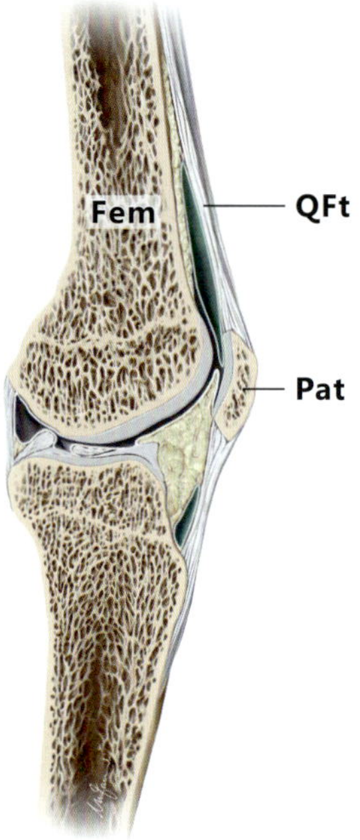

Las imágenes ecográficas longitudinales revelan efusión en los recesos suprarrotulianos (*asteriscos*) en ambos lados (**a**, **b**).

Fem	fémur
Pat	patella (rótula)
pff	almohadilla de grasa prefemoral
QFt	tendón del músculo cuádriceps femoral
spf	almohadilla de grasa suprarrotuliana

Nota del experto

Una leve flexión de la articulación de la rodilla durante el examen ecográfico para la visualización del líquido en los compartimentos anteriores también ayuda a visualizar mejor el tendón del músculo cuádriceps femoral, que se alinea más paralelamente a la sonda ecográfica.

Efusión crónica de rodilla en una mujer de 67 años con sensibilidad aumentada e hinchazón en la región suprarrotuliana **9.4**

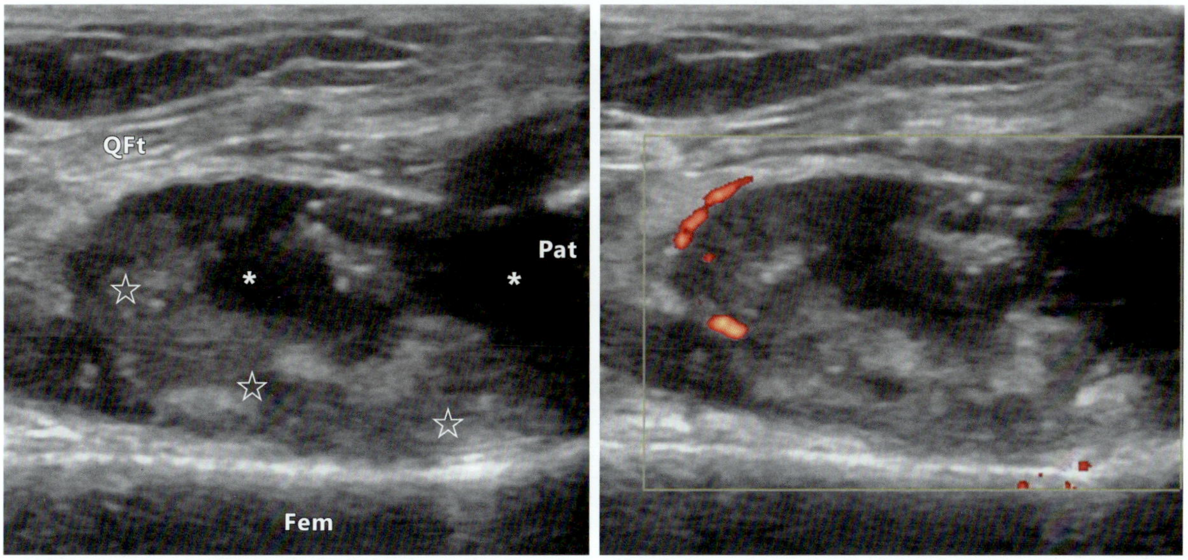

La imagen ecográfica longitudinal (**a**) muestra un fondo de saco distendido de la bolsa suprarrotuliana, lleno de líquido (*asteriscos*) y engrosamientos sinoviales (*estrellas*). La imagen power Doppler revela leve hiperemia local (**b**).

Fem fémur
Pat patella (rótula)
QFt tendón del músculo cuádriceps femoral

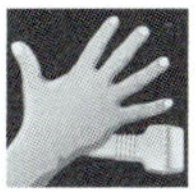

Nota del experto

La osteoartritis de rodilla puede presentar hipertrofia sinovial o efusión en casi la mitad de los pacientes. Mientras que la hipertrofia sinovial se define como engrosamiento sinovial de ≥4 mm, la efusión se registra como presente o ausente con base en la profundidad del líquido (mayor o menor de 4 mm) a nivel del receso suprarrotuliano [2].

9.5 Hematoma suprarrotuliano en un paciente con hinchazón dolorosa en la rodilla después de un traumatismo local directo

a

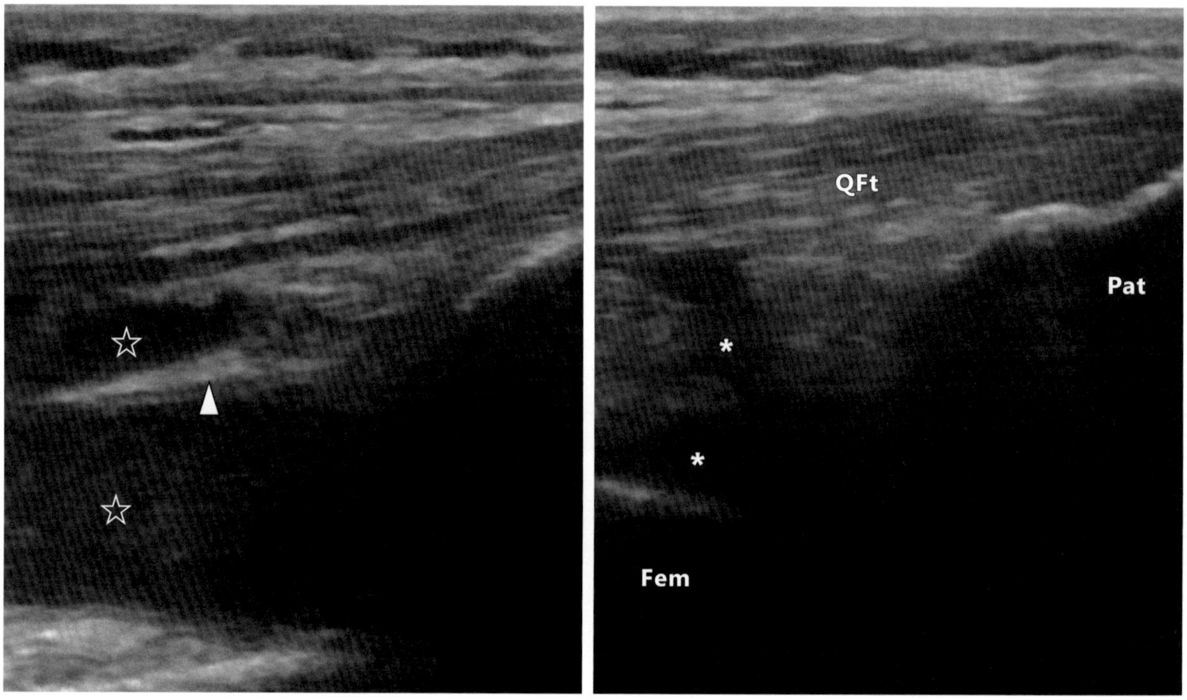

b

La imagen ecográfica longitudinal (**a**) muestra un hematoma hipoecoico (*estrellas*) que llena el receso suprarrotuliano y un tabique/pliegue suprarrotuliano incompleto (*punta de flecha*). Lado normal con efusión leve (*asteriscos*) (**b**).

Fem fémur
Pat patella (rótula)
QFt tendón del músculo cuádriceps femoral

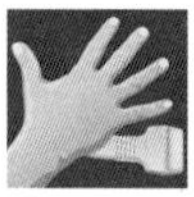

Nota del experto

Durante el examen ecográfico para detectar el líquido en la bolsa suprarrotuliana, el posicionamiento de la rodilla es de suma importancia. Mientras que una leve flexión de la rodilla facilitaría la detección de líquido en la línea media (que separa las capas de la bolsa), la extensión completa generalmente desplaza el líquido hacia los fondos de saco medial y lateral [3]. Además, cuando el paciente se encuentra en decúbito supino, las piernas a menudo caen en rotación externa y, debido a la gravedad, el líquido tiende a acumularse más lateralmente.

Efusión suprarrotuliana y calcificación sinovial en una mujer anciana con dolor crónico e hinchazón en la rodilla 9.6

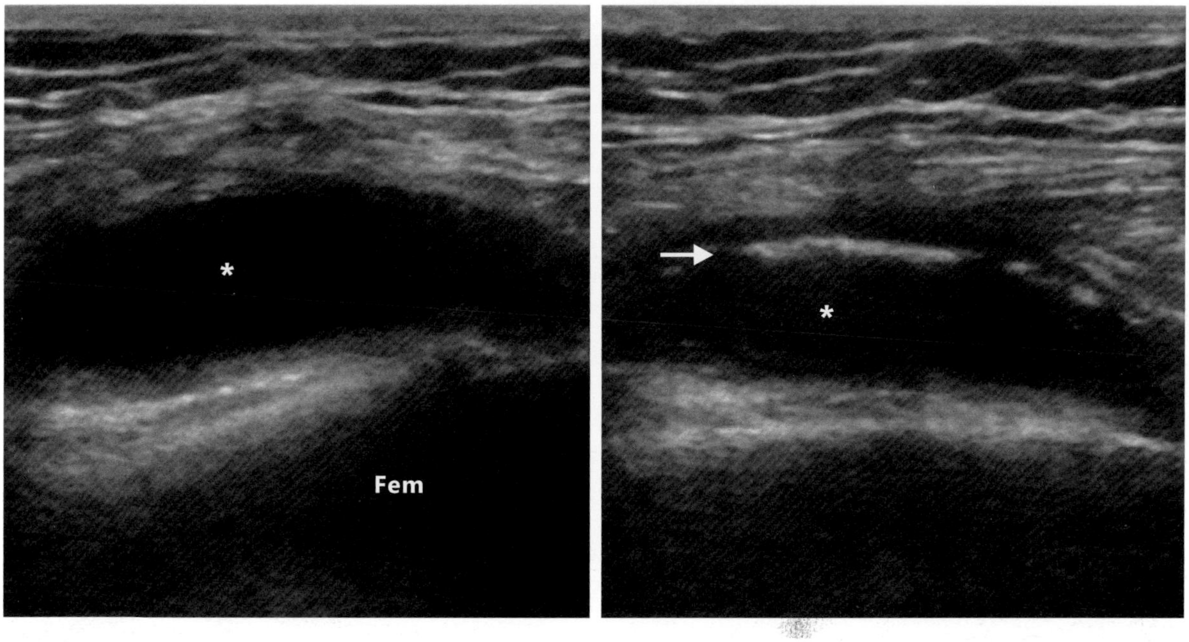

Las imágenes ecográficas axiales sobre la región suprarrotuliana muestran una efusión hipo/anecoica (*asteriscos*) en ambos lados (**a**, **b**). Obsérvese también una gran calcificación lineal sin artefacto de sombra acústica posterior (*flecha*) (**b**).

Fem fémur

Rodilla

Nota del experto

Dado que las calcificaciones sinoviales generalmente se observan en patologías crónicas, en estos casos las enfermedades de deposición de cristales deben tenerse en cuenta en el diagnóstico diferencial [4].

9.7 Efusión suprarrotuliana en un hombre de 67 años con dolor, hinchazón y flexión limitada de la rodilla

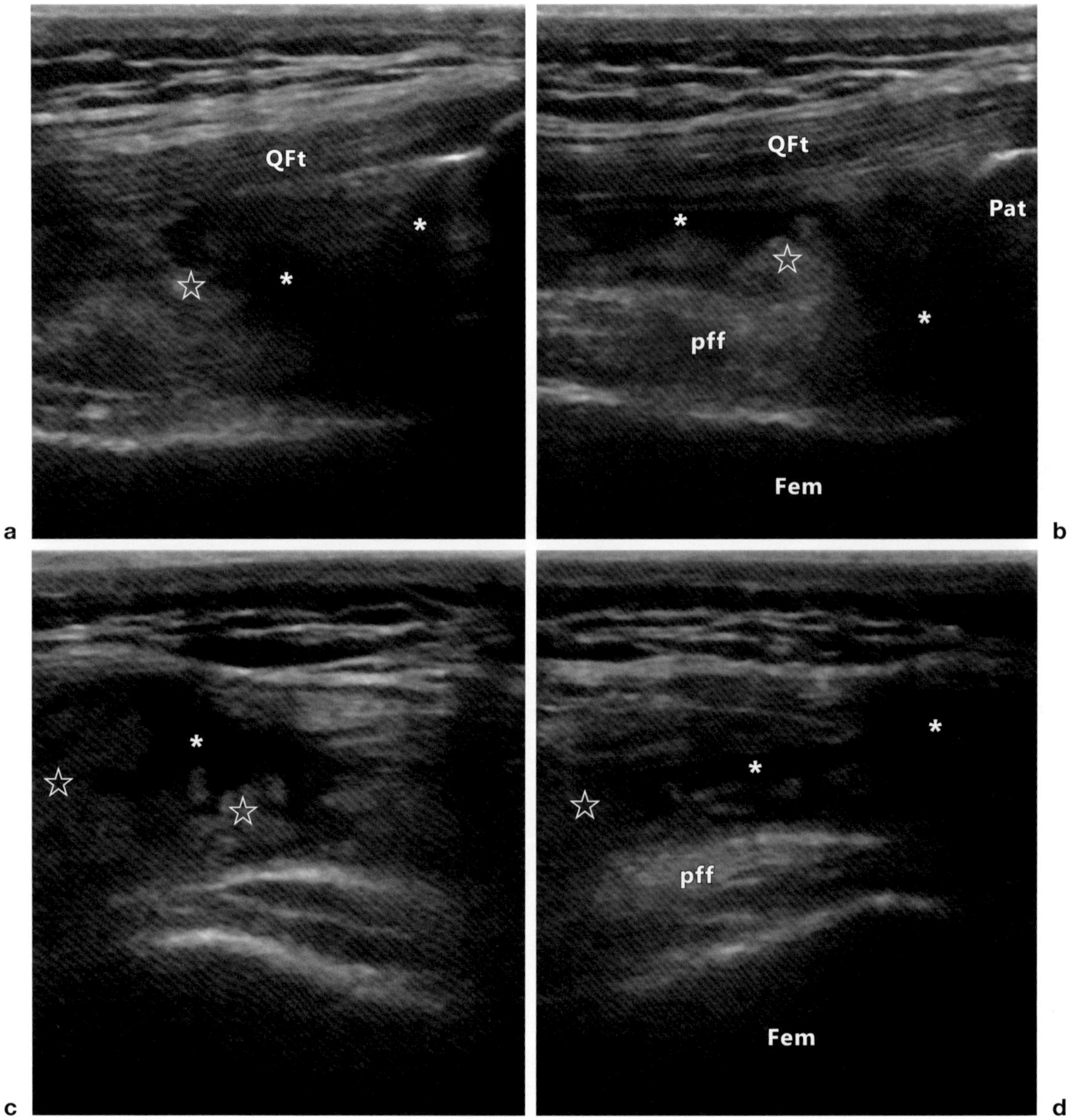

Las imágenes ecográficas longitudinales (**a**, **b**) y axiales (**c**, **d**) de la región suprarrotuliana revelan efusión anecoica (*asteriscos*) e hipertrofia sinovial hiperecoica (*estrellas*) en la bolsa suprarrotuliana.

Fem fémur
Pat patella (rótula)
pff almohadilla de grasa prefemoral
QFt tendón del músculo cuádriceps femoral

Sinovitis en una mujer de 46 años con artritis reumatoide durante 12 años

9.8

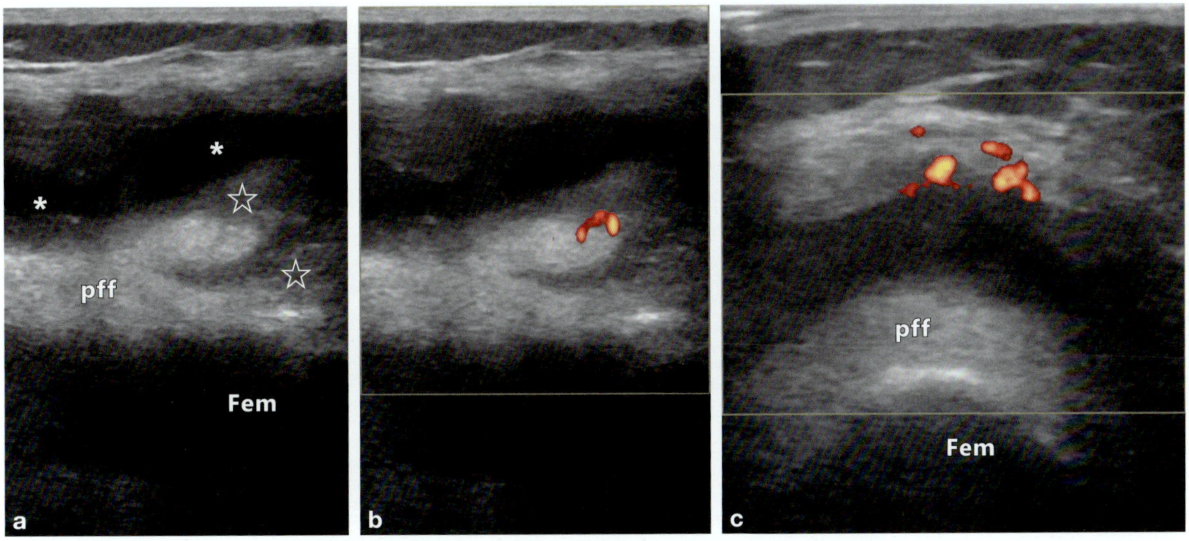

La paciente presentaba dolor e hinchazón en la rodilla y con una prueba de la rótula bailarina (rebote o peloteo rotuliano) positiva.

La imagen ecográfica longitudinal sobre la región suprarrotuliana muestra una efusión anecoica (*asteriscos*) e hipertrofia sinovial hipoecoica (*estrellas*) en la bolsa suprarrotuliana (**a**). Las imágenes power Doppler en exploraciones longitudinal (**b**) y axial (**c**) muestran la inflamación sinovial.

Fem fémur
pff almohadilla de grasa prefemoral

9.9 Drenaje ecoguiado de una efusión suprarrotuliana en un hombre de 60 años con osteoartritis de rodilla

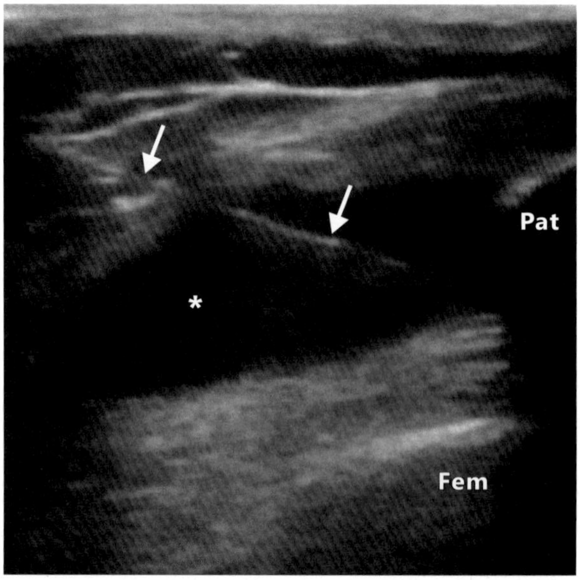

La imagen ecográfica longitudinal muestra la aguja hiperecoica (*flechas*) dentro de la acumulación de líquido (*asterisco*) durante la aspiración (abordaje directo en plano).

Fem fémur
Pat patella (rótula)

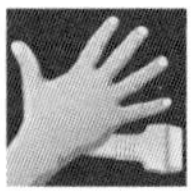

Nota del experto

El examen ecográfico es primordial para una guía precisa de la maniobra de aspiración, no solo durante el procedimiento en sí, sino también con anterioridad para una mejor toma de decisiones clínicas [5]. Los ecografistas pueden entender fácilmente cuál es el diagnóstico exacto, dónde exactamente deben intervenir y qué es exactamente lo que necesitan hacer (por ejemplo, con respecto a una aspiración o a diferentes alternativas de inyección).

Hemorragia suprarrotuliana en un hombre de 50 años con dolor e inflamación en la rodilla **9.10**

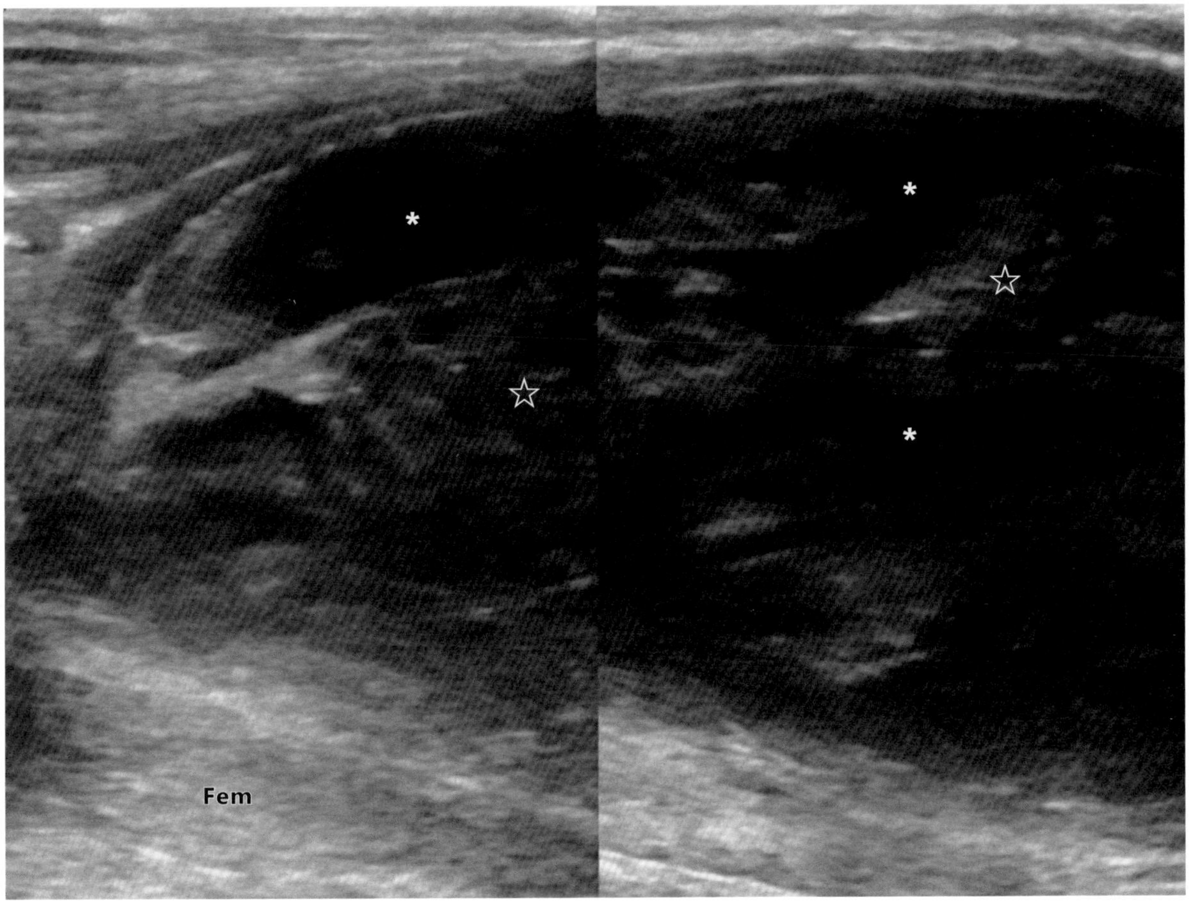

El paciente estaba en hemodiálisis por enfermedad renal crónica.

La imagen ecográfica en pantalla dividida muestra un contenido grande, irregular, hipo/anecoico (*asteriscos*) que llena el receso suprarrotuliano. El entramado fibroso irregular dentro de la acumulación refleja la organización hipoecoica de fibrina (*estrellas*).

Fem fémur

Nota del experto

Debido a sus numerosas ventajas (por ejemplo, bien aceptada por el paciente, portátil, cómoda/confortable, no requiere exposición a radiación), la ecografía resulta apropiada para pacientes con patologías crónicas.
La hemorragia intrabolsa/articular puede encontrarse particularmente en pacientes que tienen trastornos hemorrágicos o están usando fármacos anticoagulantes.

9.11 Degeneración rotuliana en una mujer de 50 años con dolor anterior de rodilla y una cirugía local 25 años antes

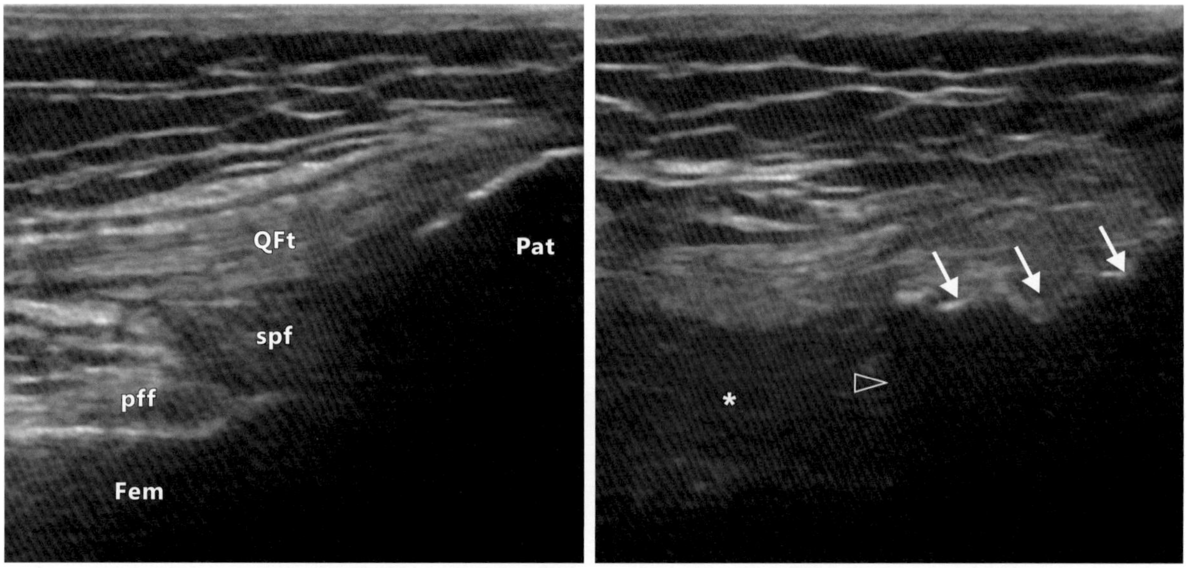

En comparación con el lado normal (**a**), la imagen ecográfica longitudinal sobre la región suprarrotuliana (**b**) muestra efusión (*asterisco*) en el receso suprarrotuliano e irregularidades corticales (*flechas*) en el polo superior de la patella (rótula) (**Pat**). Nótese la sombra acústica posterior acentuada y bien definida (*punta de flecha*) debida a la modificación del contorno de la rótula.

Fem fémur
pff almohadilla de grasa prefemoral
QFt tendón del músculo cuádriceps femoral
spf almohadilla de grasa suprarrotuliana

Reparación quirúrgica del tendón del músculo cuádriceps femoral en un hombre de 57 años tras una lesión traumática de la rodilla 9.12

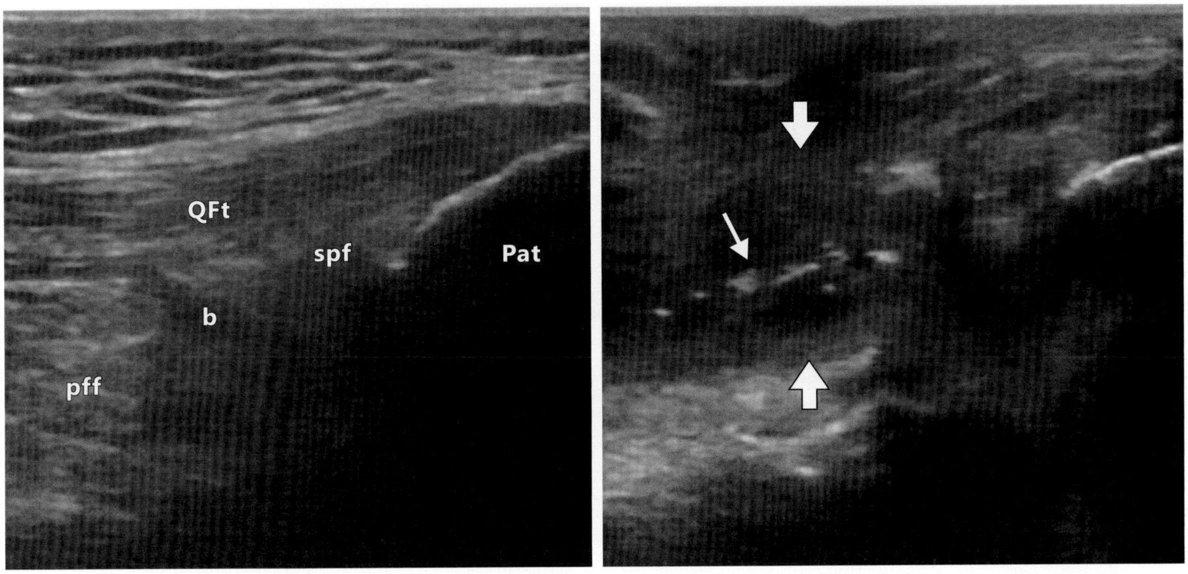

a b

En comparación con el lado normal (**a**), la imagen ecográfica longitudinal muestra el desgarro de espesor total reparado quirúrgicamente (*flechas gruesas*) con bordes irregulares hinchados e hipoecoicos y ecos lineales brillantes correspondientes a los materiales de sutura intratendinosos (*flecha delgada*) (**b**).

b bolsa suprarrotuliana
Pat patella (rótula)
pff almohadilla de grasa prefemoral
QFt tendón del músculo cuádriceps femoral
spf almohadilla de grasa suprarrotuliana

Nota del experto

Si bien el seguimiento cercano utilizando la ecografía es muy conveniente, en los casos postoperatorios precoces, la adquisición de imágenes ecográficas puede resultar difícil debido al edema excesivo. Como tal, generalmente se sugiere de efectuar el examen ecográfico solo si el seguimiento muestra signos inesperados (y no cuando no hay síntomas relevantes).

9.13 Reconstrucción hueso-tendón-hueso del ligamento cruzado anterior en un hombre de 51 años

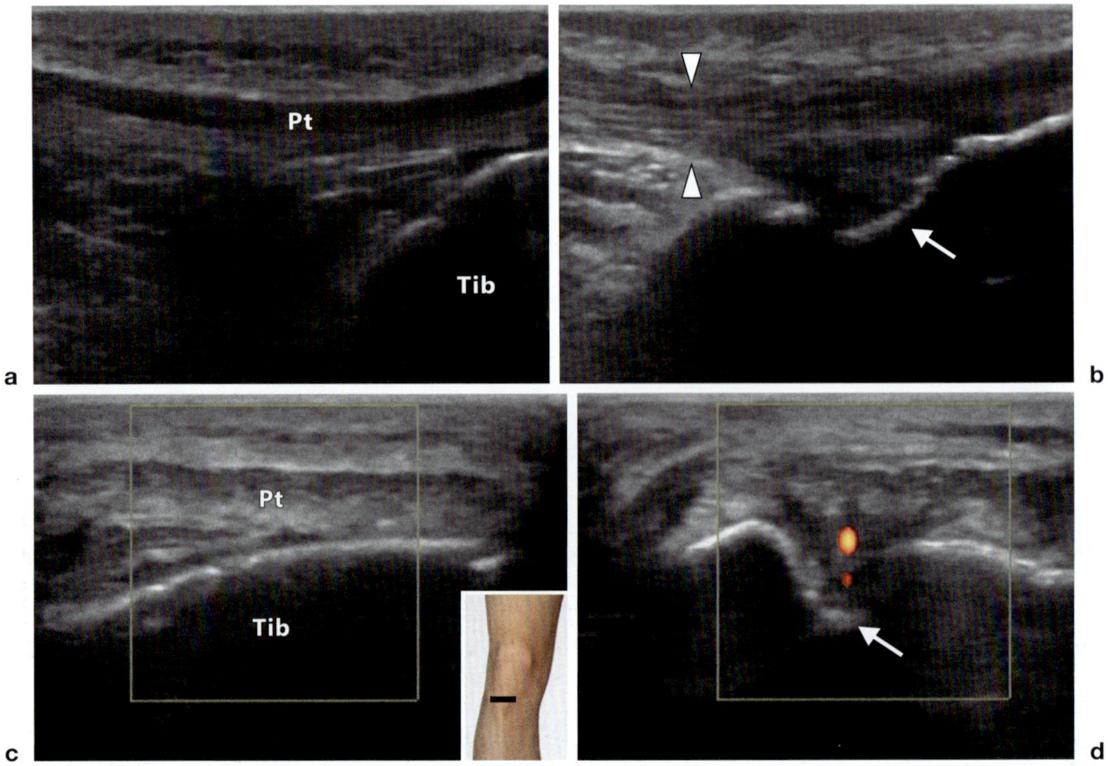

En comparación con el lado normal (**a**, **c**), las imágenes ecográficas longitudinal (**b**) y axial (**d**) muestran hinchazón (*puntas de flecha*) en la parte distal del tendón rotuliano (**Pt**) y un defecto cortical de la tibia (*flechas*) en el área de recuperación del injerto, con una señal power Doppler baja.

Tib tibia

Nota del experto

Debido a sus ventajas, la ecografía puede utilizarse para el pronto seguimiento postoperatorio de afecciones musculoesqueléticas. El amplio espectro de uso incluye tanto las lesiones óseas como las lesiones de tejidos blandos. De manera similar al seguimiento de la fractura (usada para estudiar el proceso de recuperación a través de la formación del callo óseo), en este paciente, la ecografía se realizó debido a la persistencia de dolor/signos locales después de la cirugía. Aparte del tendón rotuliano edematoso, se ve claramente la cortical ósea en fase de reparación (que todavía muestra el flujo en el power Doppler). Aquí, en contraste con hallazgos similares debidos a una entesopatía inflamatoria, debe considerarse que la señal power Doppler se puede percibir como un signo de "recuperación en marcha". Sin embargo, por seguridad, este hallazgo se debe evaluar a la luz del cuadro clínico general.

Enfermedad de Osgood-Schlatter bilateral en un joven de 14 años **9.14**

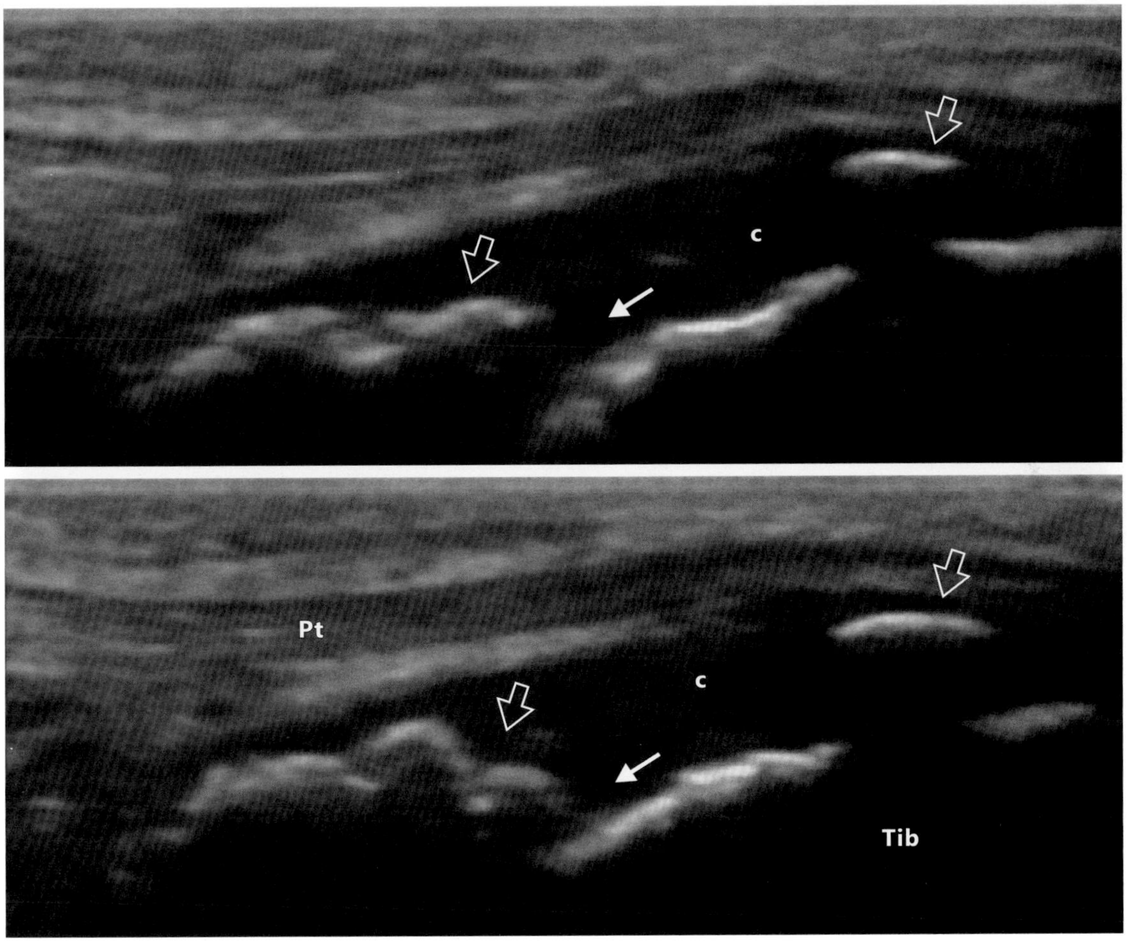

a

b

El joven presentaba sensibilidad focal y dolor crónico en la tuberosidad tibial (**Tib**).

Las imágenes ecográficas longitudinales de la superficie tibial anterior revelan irregularidades óseas significativas y pequeñas avulsiones del cartílago apofisario (*flechas vacías*). Obsérvese la gran cantidad de cartílago hialino anecoico (**c**) y la zona de las placas epifisarias (*flechas finas*) en ambos lados.

Pt tendón rotuliano

Nota del experto

La cantidad de cartílago articular en los niños puede ser elevada y, por lo tanto, debe ser evaluada con cautela a fin de no malinterpretarla como una presencia de líquido. Del mismo modo, a nivel de las placas epifisarias, se debe evitar un diagnóstico erróneo de fractura.
La hinchazón de la inserción del tendón rotuliano distal y de la bolsa también pueden estar presentes en el caso de la enfermedad de Osgood-Schlatter.

9.15 Enfermedad de Osgood-Schlatter en un hombre de 35 años

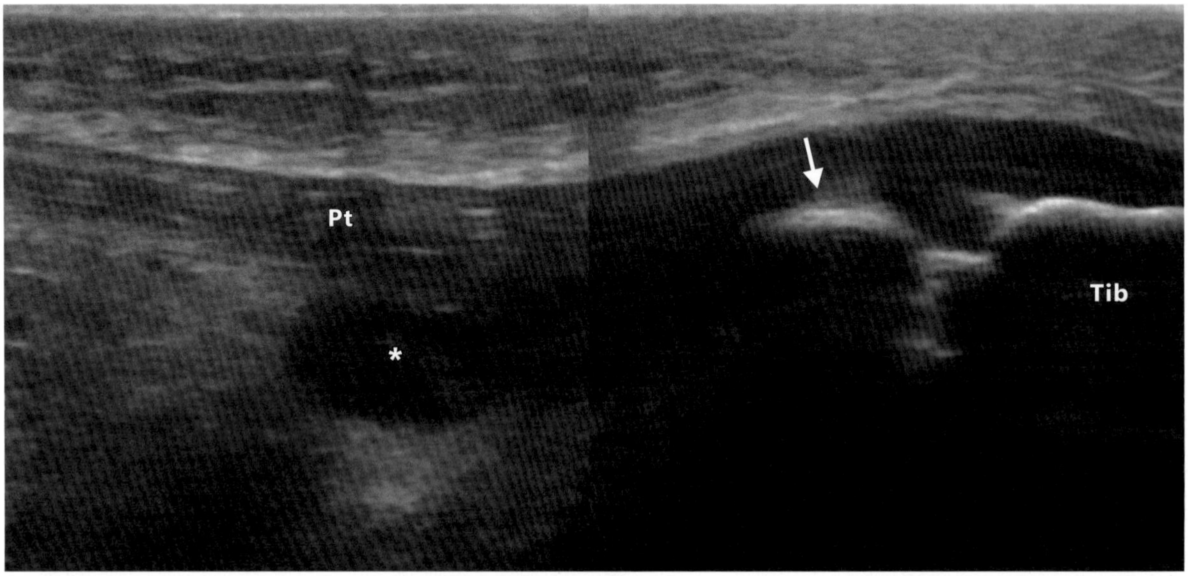

El cuadro clínico se complicó por una bursitis infrarrotuliana aguda y dolorosa.

La imagen ecográfica longitudinal en pantalla dividida muestra una apófisis fragmentada (*flecha*) de la superficie tibial anterior y líquido en la bolsa infrarrotuliana profunda (*asterisco*).

Pt tendón rotuliano
Tib tuberosidad tibial

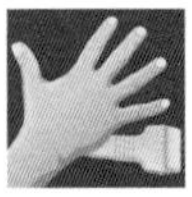

Nota del experto

No es infrecuente diagnosticar la enfermedad de Osgood-Schlatter (por lo demás asintomática y crónica) cuando se realiza el examen por una bursitis/tendinitis dolorosa de la rodilla.

Enfermedad de Osgood-Schlatter bilateral en una gimnasta de 15 años **9.16**

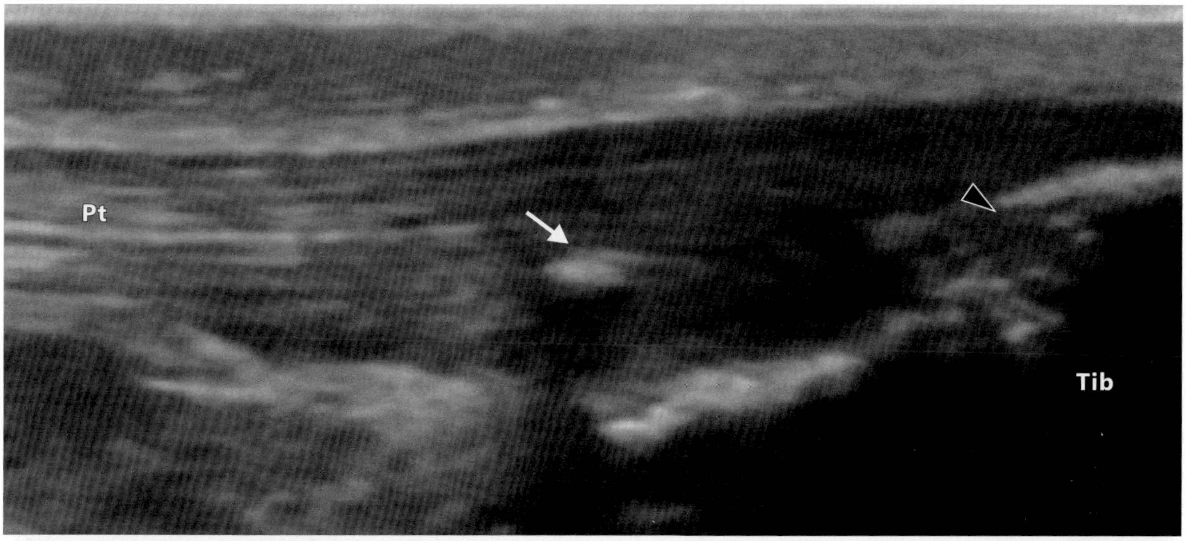

a

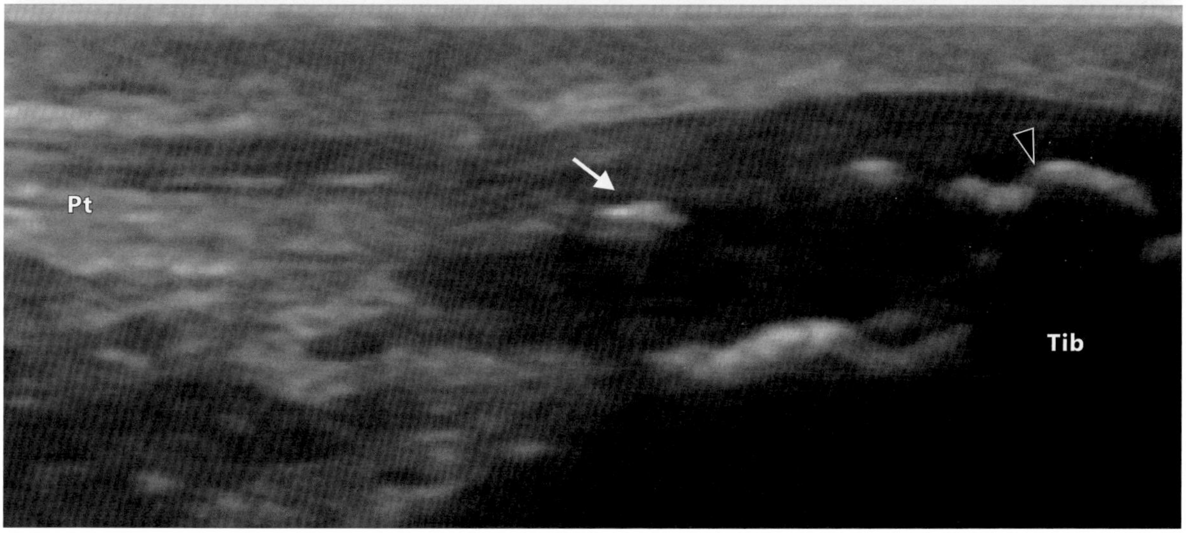

b

La paciente refería dolor en la región anterior de la rodilla, en el lado izquierdo, durante y después del entrenamiento.

Las imágenes ecográficas longitudinales revelan irregularidades corticales bilaterales (*puntas de flecha*) de la tuberosidad tibial (**Tib**) y pequeños focos calcificados hiperecoicos (*flechas*) dentro de los tendones rotulianos (**Pt**) (**a**, **b**).

Nota del experto

En estos casos, la comparación entre ambos lados no solo es una ventaja, sino también indispensable. Gracias a eso, el médico puede informar rápidamente a sus pacientes sobre la afectación bilateral de la enfermedad y sugerir las precauciones apropiadas, si es necesario.

9.17 Enfermedad de Osgood-Schlatter bilateral en un jugador de baloncesto de 19 años

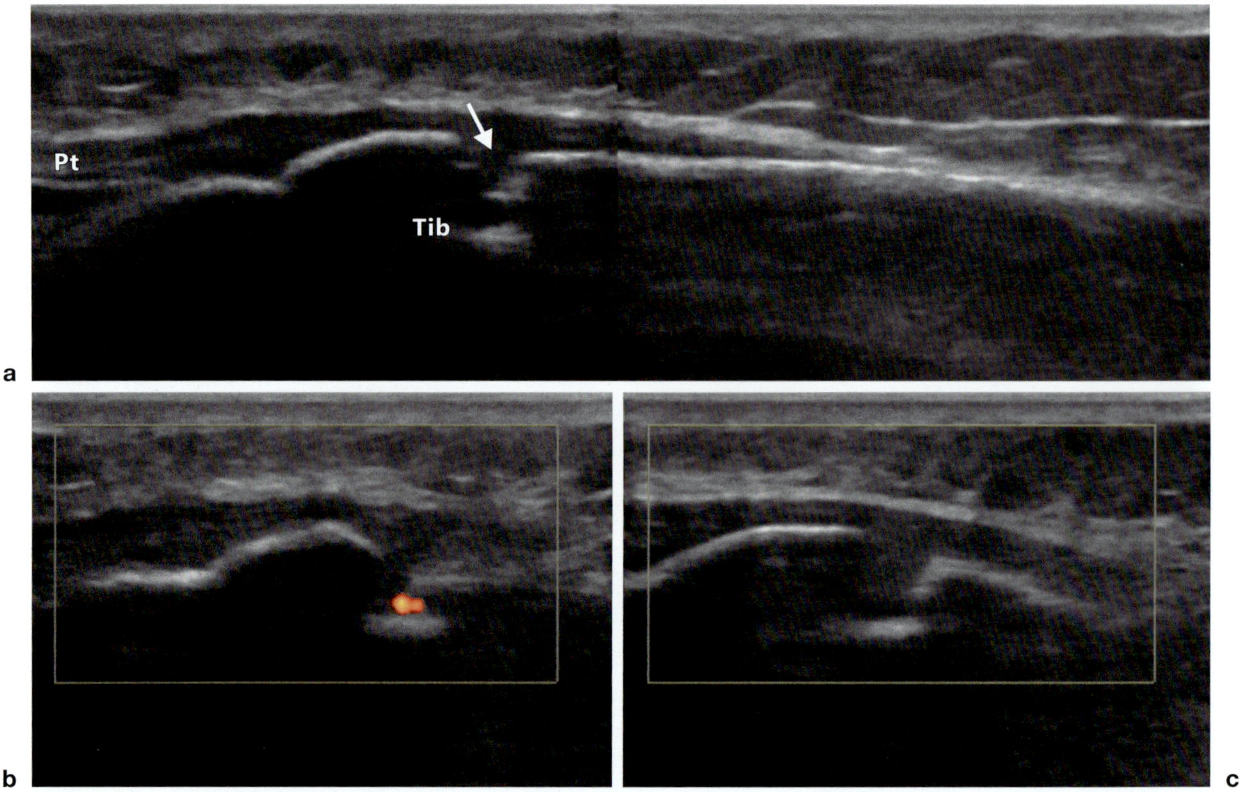

El paciente refería dolor en la rodilla desde hace unos 2 meses e incapacidad de realizar los saltos de manera adecuada.

La vista longitudinal en pantalla dividida (**a**) muestra una irregularidad cortical (*flecha*) en la tuberosidad tibial (**Tib**). La imagen power Doppler revela hiperemia en el lado sintomático (**b**) pero no en el lado asintomático (**c**).

Pt tendón rotuliano

Tendinitis rotuliana en un jugador amateur de voleibol de 23 años **9.18**

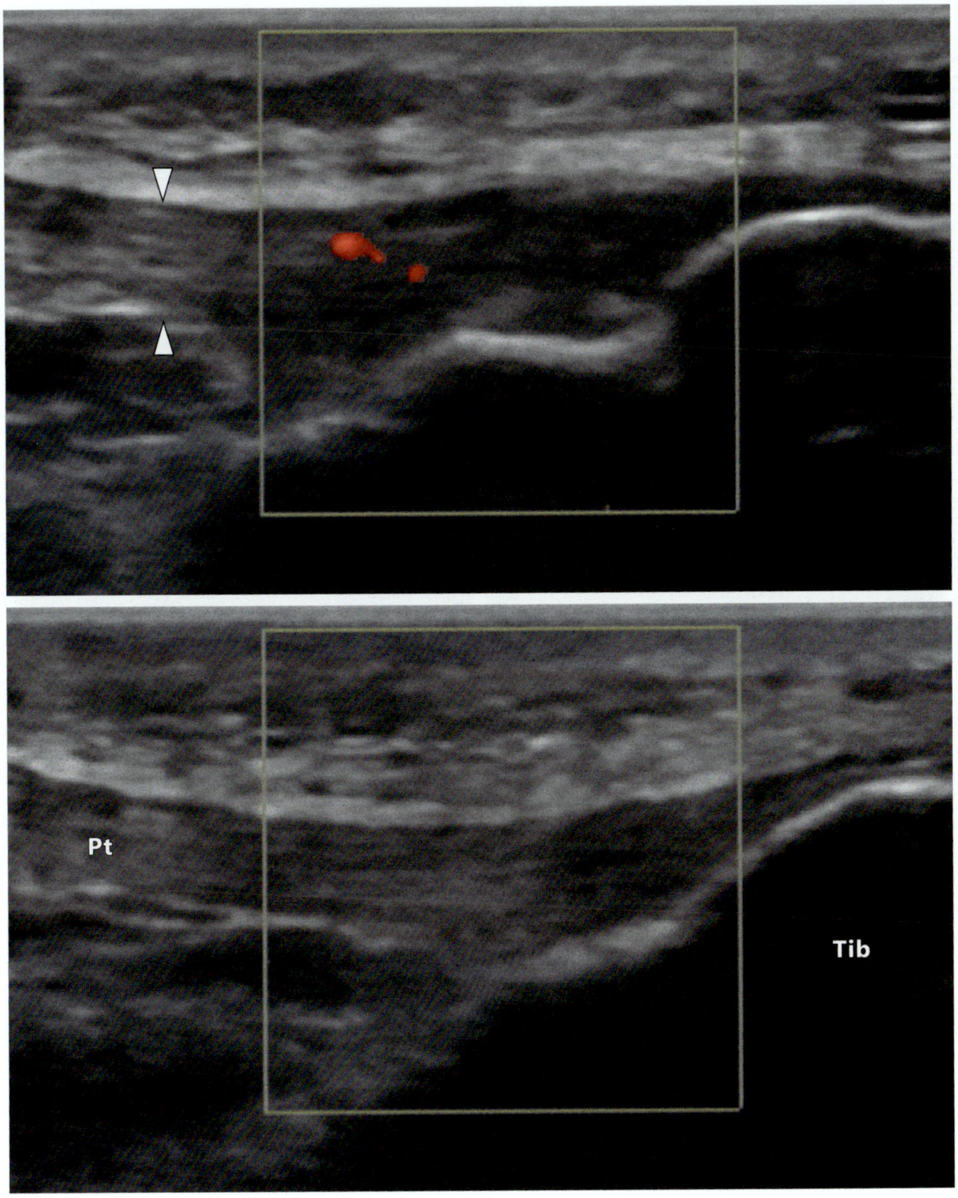

a

b

El paciente refería dolor en la región anterior de la rodilla, especialmente cuando desciende del salto.

La imagen ecográfica longitudinal muestra un tendón rotuliano (**Pt**) marcadamente engrosado e hipoecoico (*puntas de flecha*) que revela hiperemia leve en la imagen power Doppler (**a**). Lado normal (**b**).

Tib tuberosidad tibial

9.19 Irregularidad del tendón rotuliano en un atleta de 30 años

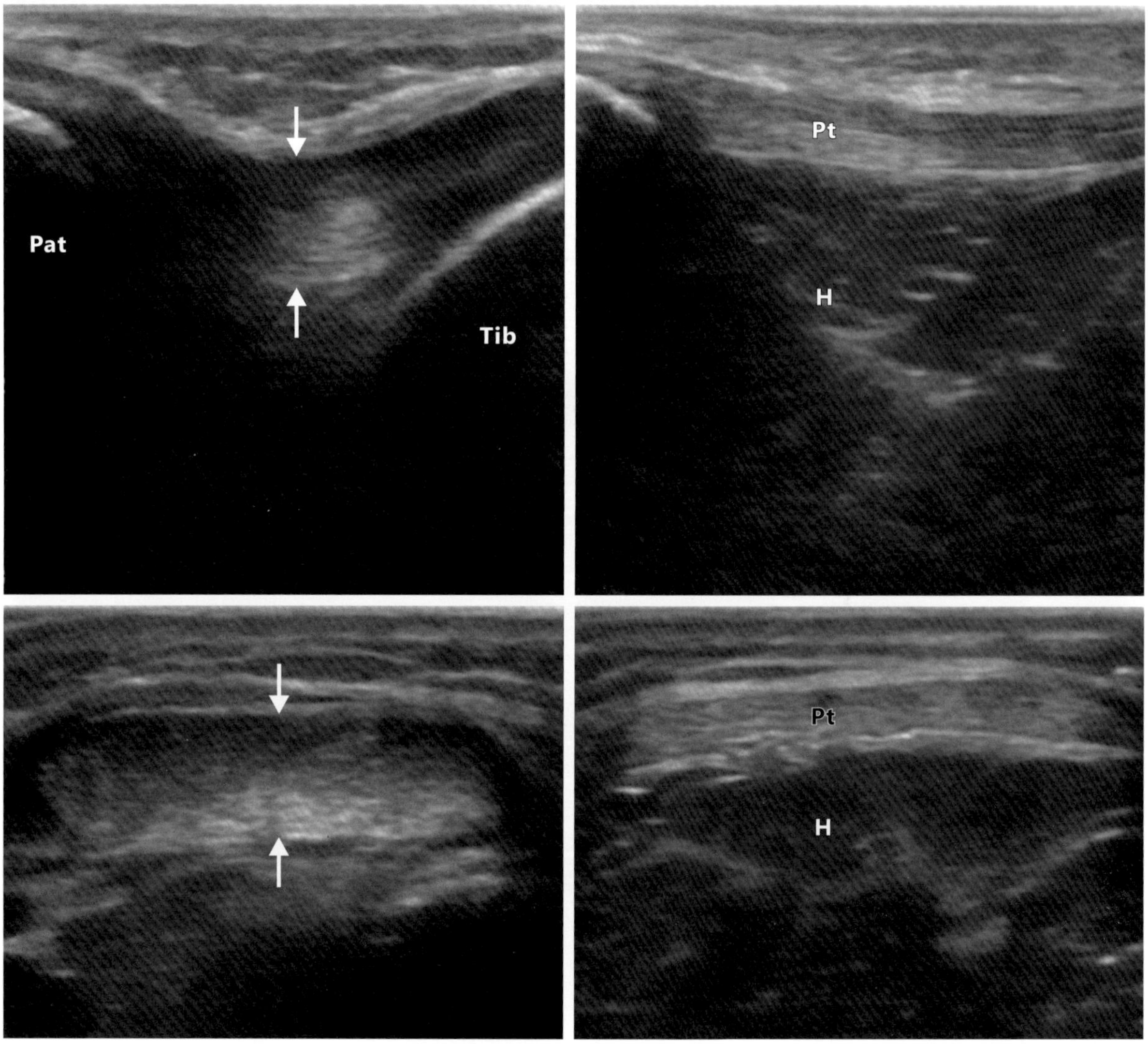

El paciente tenía parálisis del nervio femoral, con atrofia del muslo anterior y dolor en la rodilla.

Las imágenes ecográficas longitudinal (**a**) y axial (**c**) sobre la cara anterior de la rodilla obtenidas durante la leve flexión de la rodilla muestran un tendón rotuliano ensanchado y arqueado (*flechas*). Vistas normales correspondientes (**b**, **d**).

H	almohadilla de grasa de Hoffa	**Pt**	tendón rotuliano
Pat	patella (rótula)	**Tib**	tibia

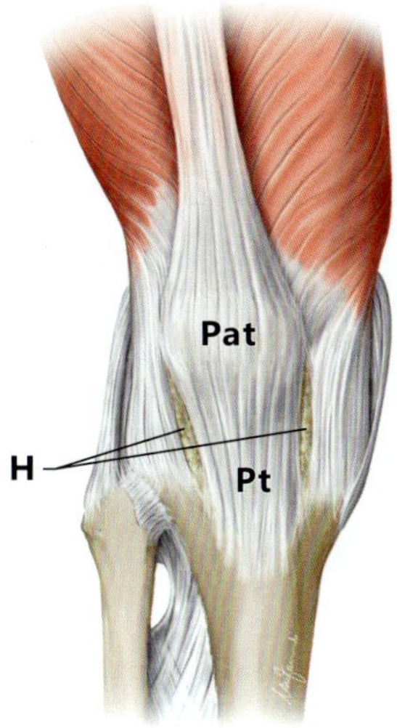

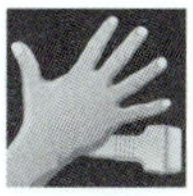

Nota del experto

Normalmente, durante el examen ecográfico, se solicita una leve flexión de la rodilla para que los tendones rotuliano y del músculo cuádriceps femoral sean más rectos y mejor visualizados [6]. Sin embargo, en este paciente, probablemente debido a la reducción de la fuerza del músculo cuádriceps femoral y una mala alineación rotuliana mantenida en el tiempo, el tendón solo se podía visualizar como arqueado. Como nota adicional, utilizando mediciones diferentes/de referencia, la ecografía se puede utilizar para evaluar y cuantificar las subluxaciones articulares.

Una observación práctica sería que la patella (rótula) y la tibia no se pueden visualizar al mismo tiempo en el lado asintomático. Sin embargo, en el lado sintomático se pueden ver simultáneamente con facilidad (esto es indicativo de la patella baja).

9.20 Bursitis superficial infrarrotuliana y bursitis prerrotuliana en una mujer de 44 años después de una caída sobre la rodilla flexionada

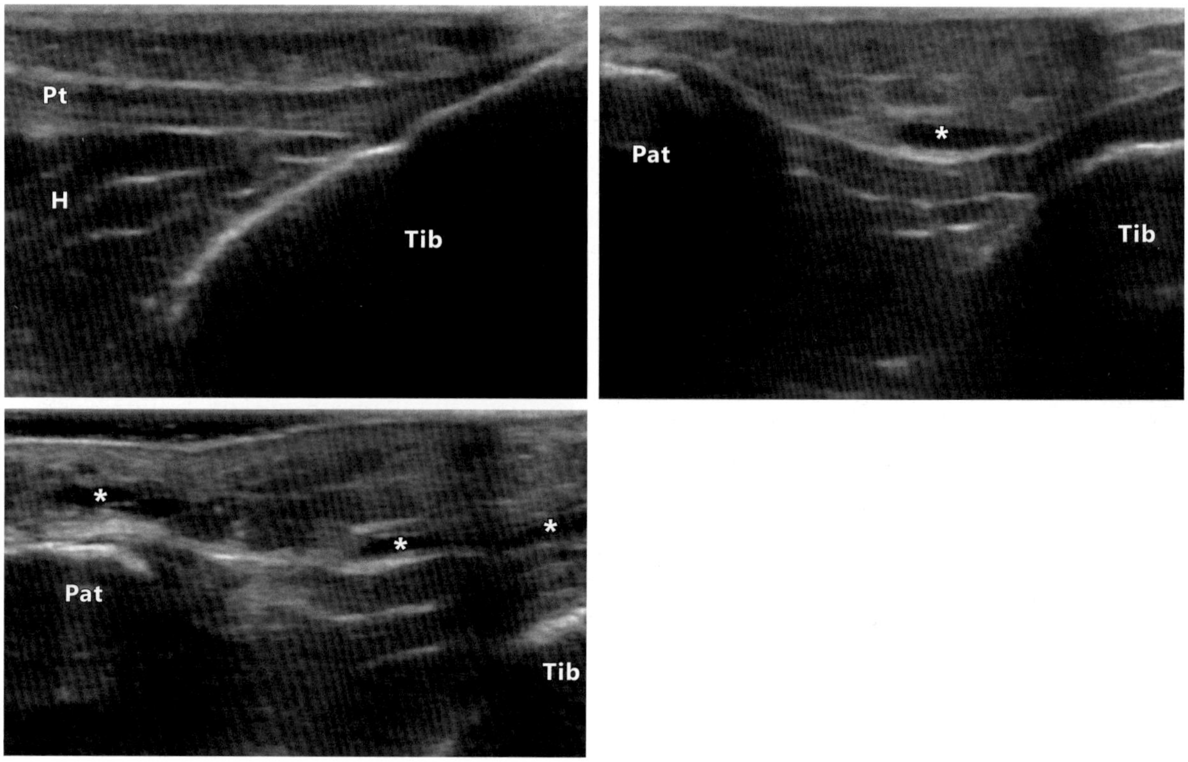

a b c

En comparación con el lado normal (**a**), las imágenes ecográficas longitudinales obtenidas a nivel de la cara anterior de la rodilla durante la extensión (**b**) y la flexión (**c**) revelan pequeñas acumulaciones de líquido superficiales con respecto al tendón rotuliano distal (**Pt**) (*asteriscos*) y a la patella (rótula) (**Pat**).

H almohadilla de grasa de Hoffa
Tib tibia

Nota del experto

Dado que el examen dinámico se realiza fácilmente en estas condiciones, el ecografista debe tener cuidado (es decir, aplicando una leve compresión) en la búsqueda de áreas de acumulación de líquido pequeñas y bastante superficiales.

Enfermedad de Hoffa (también llamada Hoffitis) en un hombre de mediana edad

9.21

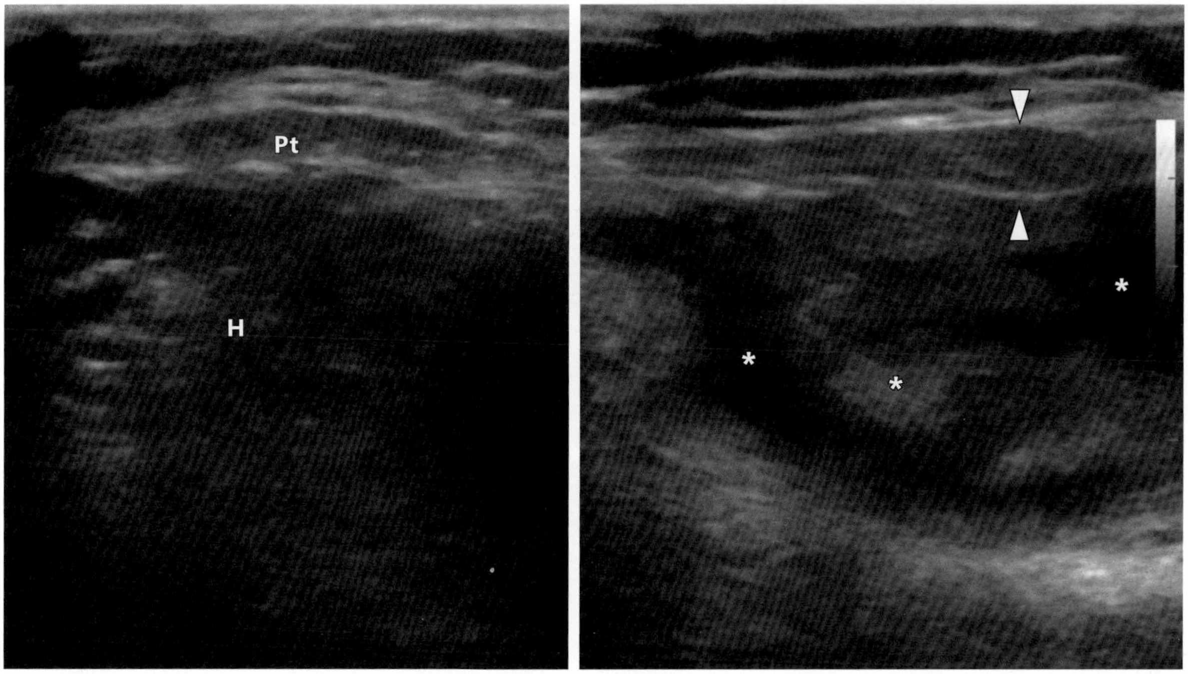

El paciente tenía dolor en la región anterior de la rodilla y sensibilidad aumentada en el polo inferior de la patella (rótula).

En comparación con el lado normal (**a**), la imagen ecográfica axial muestra un engrosamiento focal (*puntas de flecha*) del tendón rotuliano (**Pt**) y una almohadilla de grasa de Hoffa (**H**) hinchada y edematosa con aspecto heterogéneo (*asteriscos*) (**b**).

Rodilla

9.22 Bursitis infrarrotuliana superficial en un paciente con lupus eritematoso sistémico desde hace 10 años

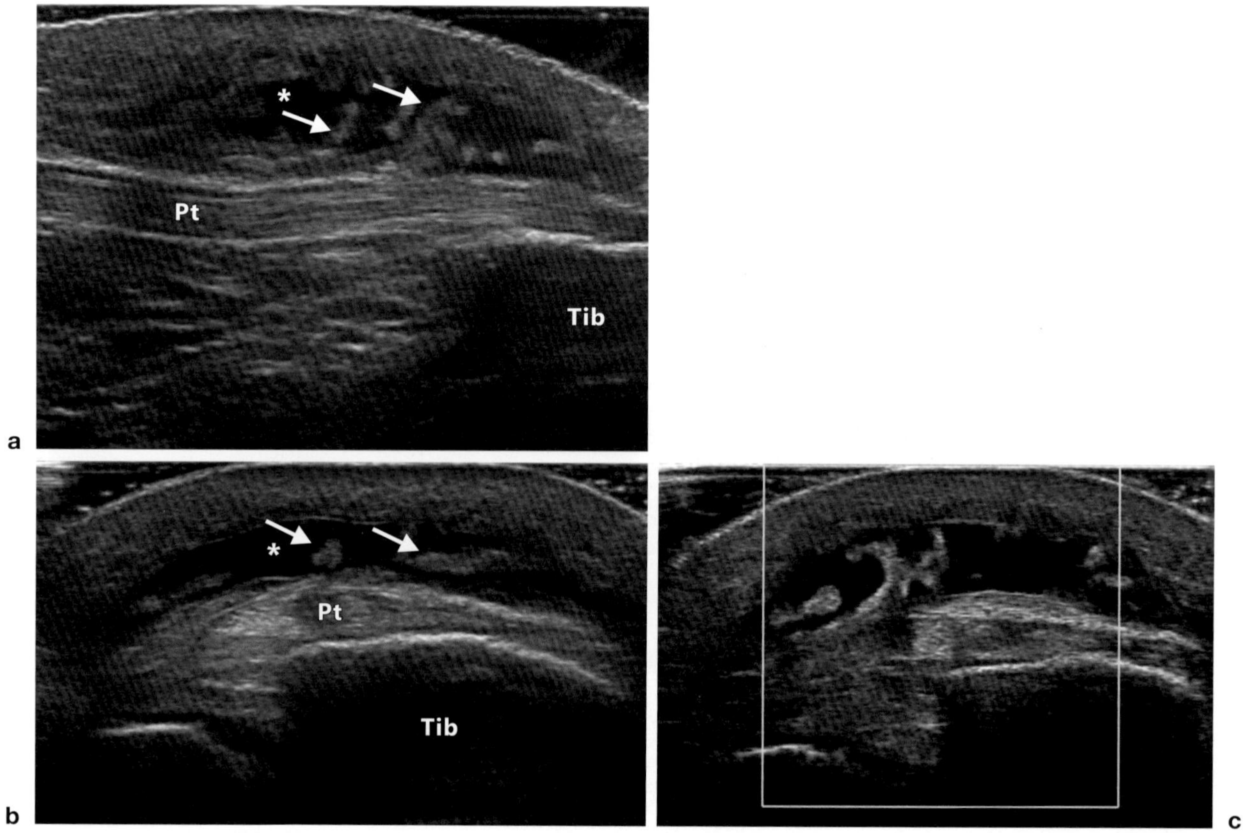

Las imágenes ecográficas longitudinal (**a**) y axial (**b**, **c**) sobre la cara anterior de la rodilla muestran una bolsa infrarrotuliana superficial engrosada y heterogénea con acumulación de líquido (*asteriscos*) y septos en el interior de la sinovial hipertrófica (*flechas*). La imagen power Doppler no aporta hallazgos significativos (**c**).

Pt tendón rotuliano
Tib tuberosidad tibial

Nota del experto

Debido a la localización muy superficial de la patología, las imágenes se adquirieron con el uso de mayor cantidad de gel y con una compresión muy leve de la sonda. A pesar de la bursitis crónica suprayacente, el tendón rotuliano parece ser bastante normal y quizás con una ecogenicidad relativamente mayor debida al artefacto de transmisión de refuerzo acústico.

Bursitis infrarrotuliana superficial en una mujer de 50 años después de un traumatismo contuso local **9.23**

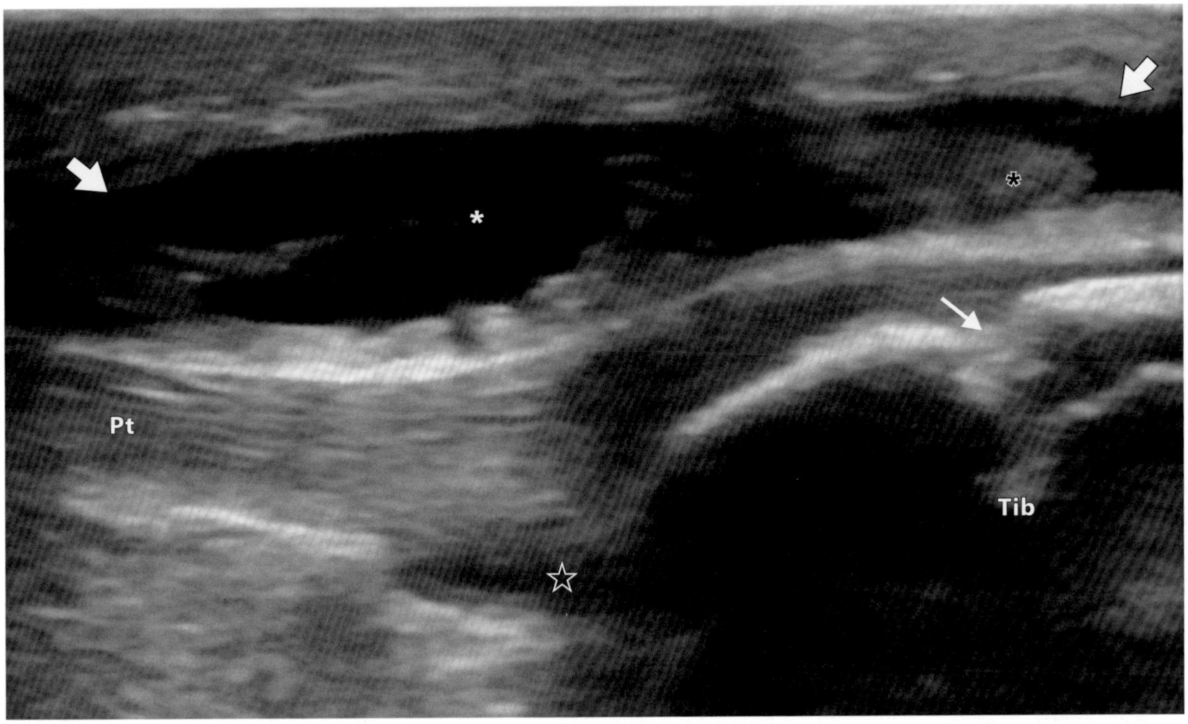

La imagen ecográfica longitudinal sobre la región infrarrotuliana muestra una marcada distensión (*flechas gruesas*) de la bolsa infrarrotuliana superficial con efusión (*asterisco blanco*) e hipertrofia sinovial (*asterisco negro*), así como irregularidad ósea (*flecha delgada*) en la superficie tibial anterior.

Obsérvese también la pequeña efusión (*estrella*) en la bolsa infrarrotuliana profunda entre el borde del tendón profundo y la tibia (**Tib**).

Pt tendón rotuliano

9.24 Tendinopatía rotuliana distal y bursitis infrarrotuliana profunda en un hombre de mediana edad

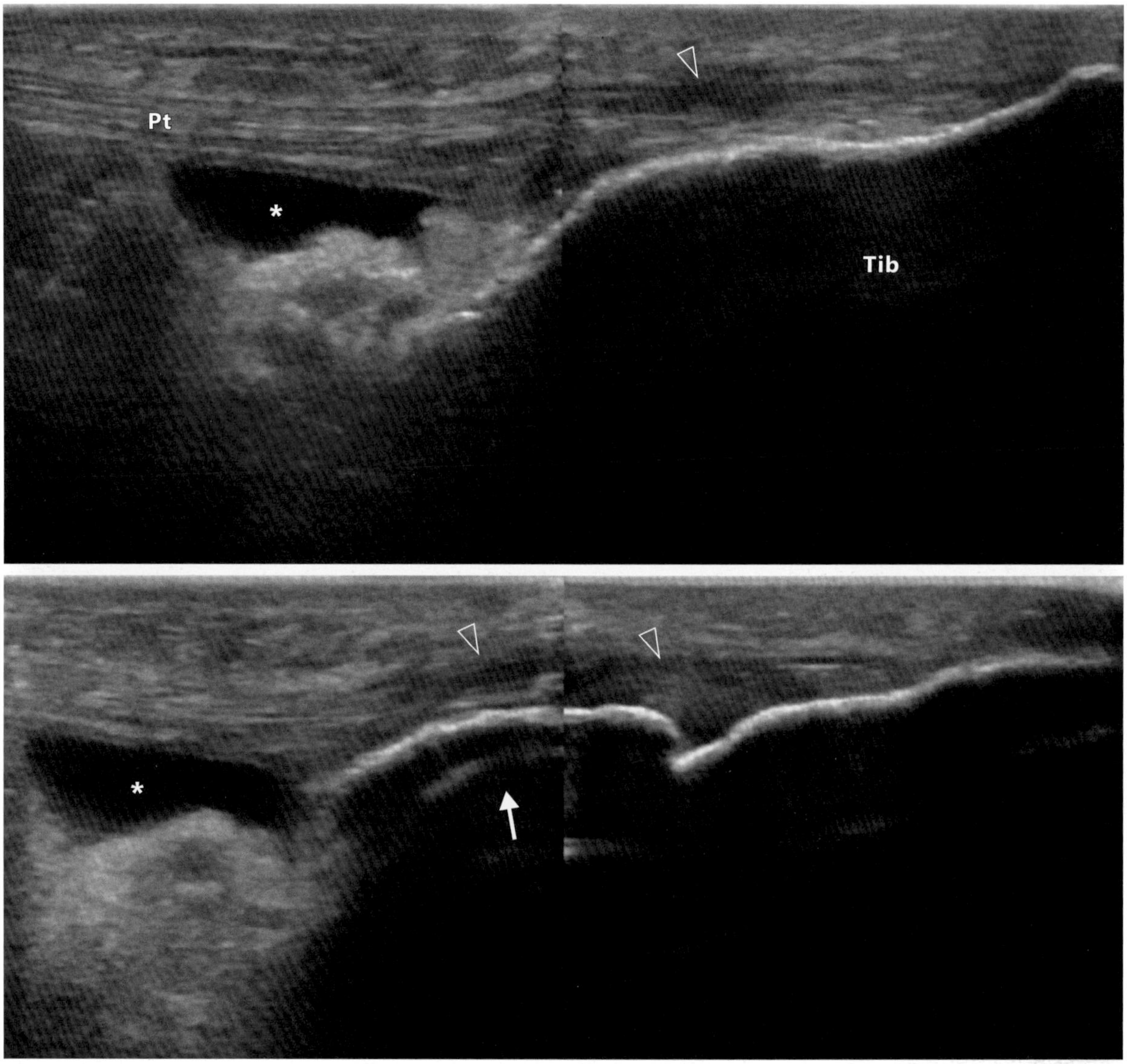

a

b

Las imágenes ecográficas longitudinales en pantalla dividida de la región infrarrotuliana (**a**, **b**) revelan efusión en la bolsa infrarrotuliana profunda (*asteriscos*) asociada con el tendón rotuliano distal (**Pt**) edematoso (*puntas de flecha*). También se observa una amplia reorganización cortical (*flecha*), secuela de una probable enfermedad de Osgood-Schlatter (**b**).

Tib tuberosidad tibial

Bursitis prerrotuliana crónica en una mujer de 42 años con dolor e hinchazón en la rodilla 9.25

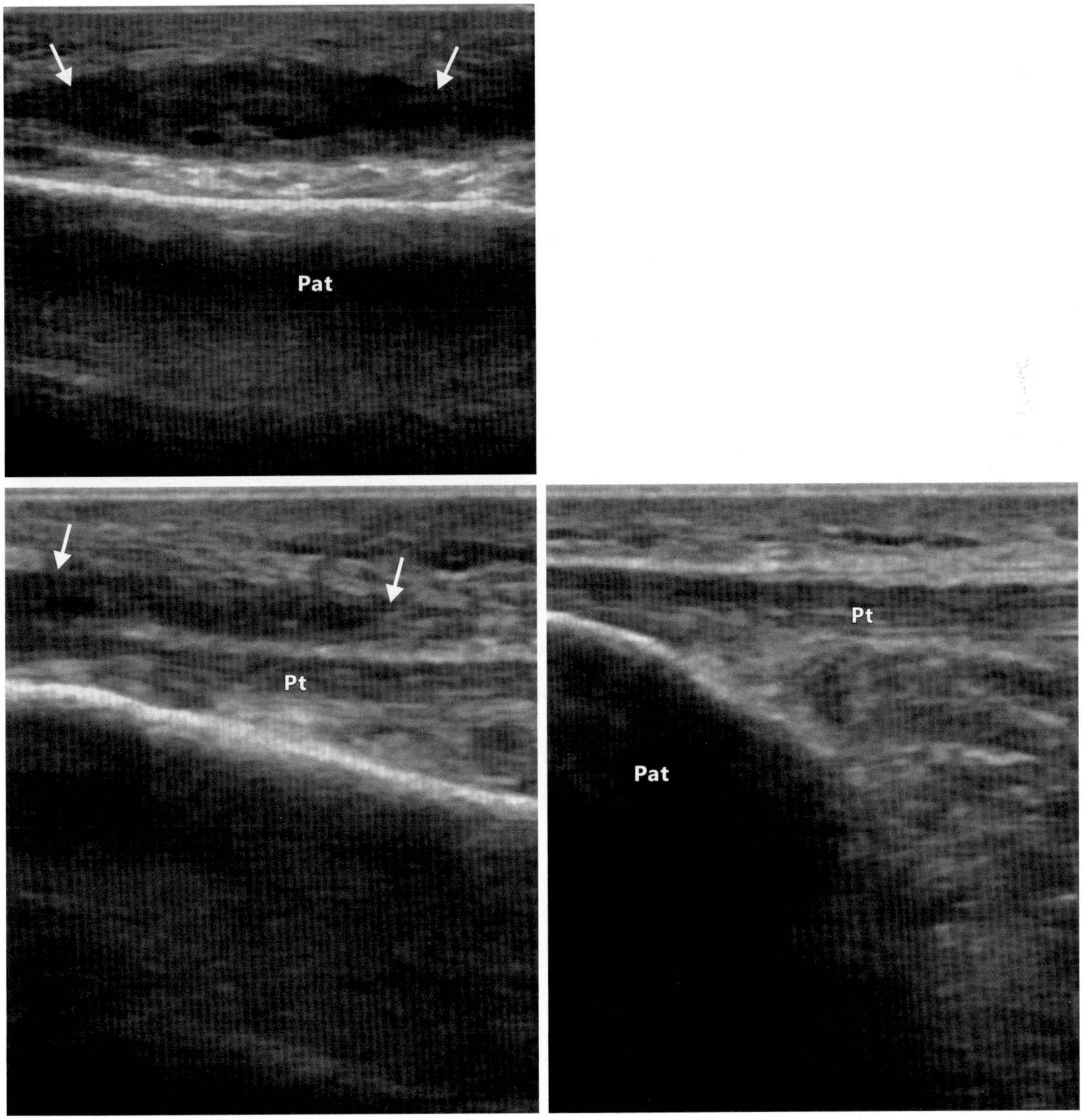

La imagen ecográfica axial de la patella (rótula) (**Pat**) muestra un marcado engrosamiento de la bolsa prerrotuliana (*flechas*) con un aspecto interno hipoecoico (**a**). La imagen ecográfica longitudinal (**b**) muestra la extensión distal de la bolsa sobre el tendón rotuliano (**Pt**). Vista longitudinal del lado normal (**c**).

9.26 Cuerpo libre intraarticular en un hombre de 55 años con dolor e hinchazón recurrente en la rodilla desde hace 5 años

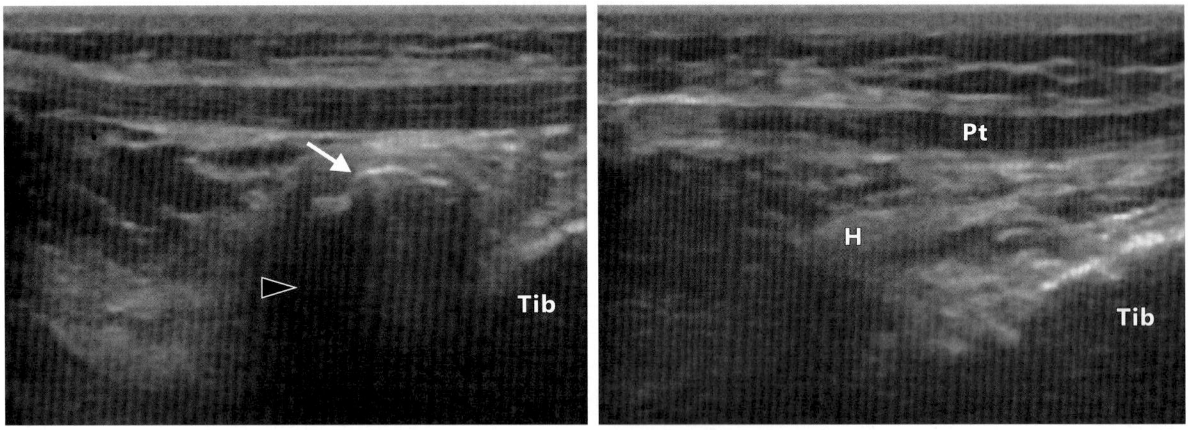

a b

La imagen ecográfica longitudinal (**a**) muestra un cuerpo libre calcificado (*flecha*) dentro del receso infrarrotuliano profundo cerca de la tibia (**Tib**). Obsérvese también el artefacto de sombra acústica posterior (*punta de flecha*). Lado normal (**b**).

H almohadilla de grasa de Hoffa
Pt tendón rotuliano

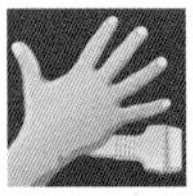

Nota del experto

En algunos pacientes que describen síntomas de bloqueo articular, se pueden observar diferentes tipos de cuerpos libres. En este caso, la ventaja de la ecografía es la disponibilidad de imágenes de cualquier ángulo articular, de forma estática o dinámica. Además, es posible moverse al lado del paciente (mientras está acostado, sentado o de pie) y realizar la adquisición de imágenes ecográficas en cualquier posición que se describe como sintomática.

Hipoplasia rotuliana en un niño de 3 años con cojera

9.27

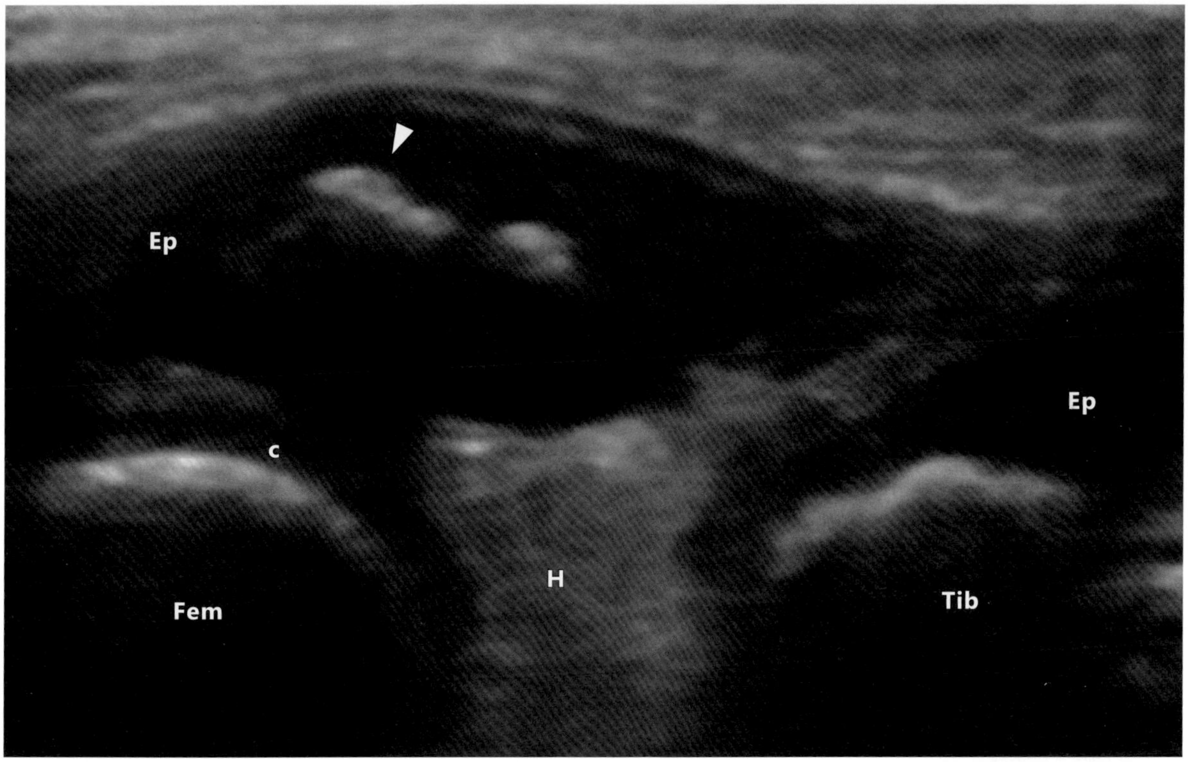

La imagen ecográfica longitudinal sobre la cara anterior de la rodilla muestra una gran cantidad de cartílago epifisario no osificado (**Ep**) en la patella y en la tibia (**Tib**). También se observan el cartílago articular (**c**) sobre el cóndilo femoral distal y la zona de osificación de la patella (*punta de flecha*).

Fem fémur
H almohadilla de grasa de Hoffa

Nota del experto

La cantidad de cartílago en los niños pequeños puede ser muy abundante [7]. Si bien esto podría crear problemas durante el examen ecográfico (por ejemplo, un diagnóstico erróneo de efusión), a veces podría facilitarlo. Por ejemplo, en este caso la ventaja está representada por el hecho que – si bien la sonda está posicionada sobre la rótula – toda la articulación se puede evaluar ecográficamente con facilidad, incluso con una mejor visibilidad de la almohadilla de grasa de Hoffa. Esto es debido a la propiedad anecoica del cartílago hialino.

9.28 Lesión del ligamento colateral medial en un paciente de 45 años con dolor en la cara medial de la rodilla después de una caída en el suelo

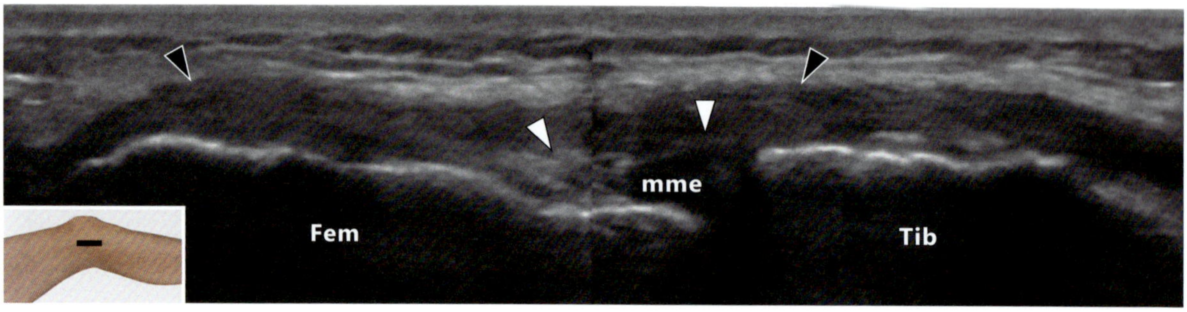

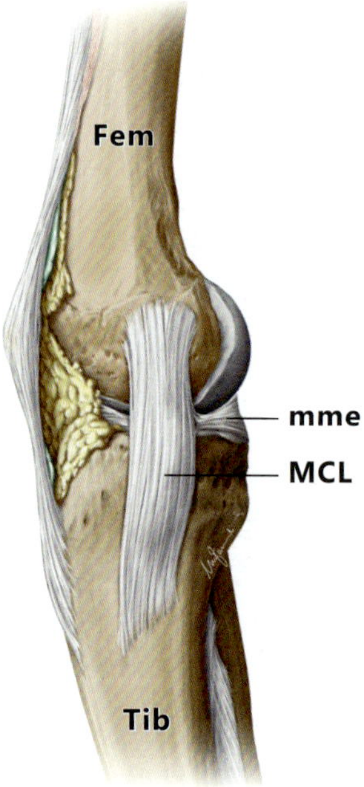

La imagen ecográfica longitudinal en pantalla dividida sobre la cara medial de la articulación de la rodilla muestra el aspecto hipoecoico de la capa superficial (engrosada, pero intacta) del ligamento colateral medial (*puntas de flecha negras*).
Notar la capa profunda intacta del ligamento (*puntas de flecha blancas*).

Fem fémur
MCL ligamento colateral medial
mme menisco medial
Tib tibia

Seguimiento de una lesión del ligamento colateral medial en un jugador de fútbol amateur

9.29

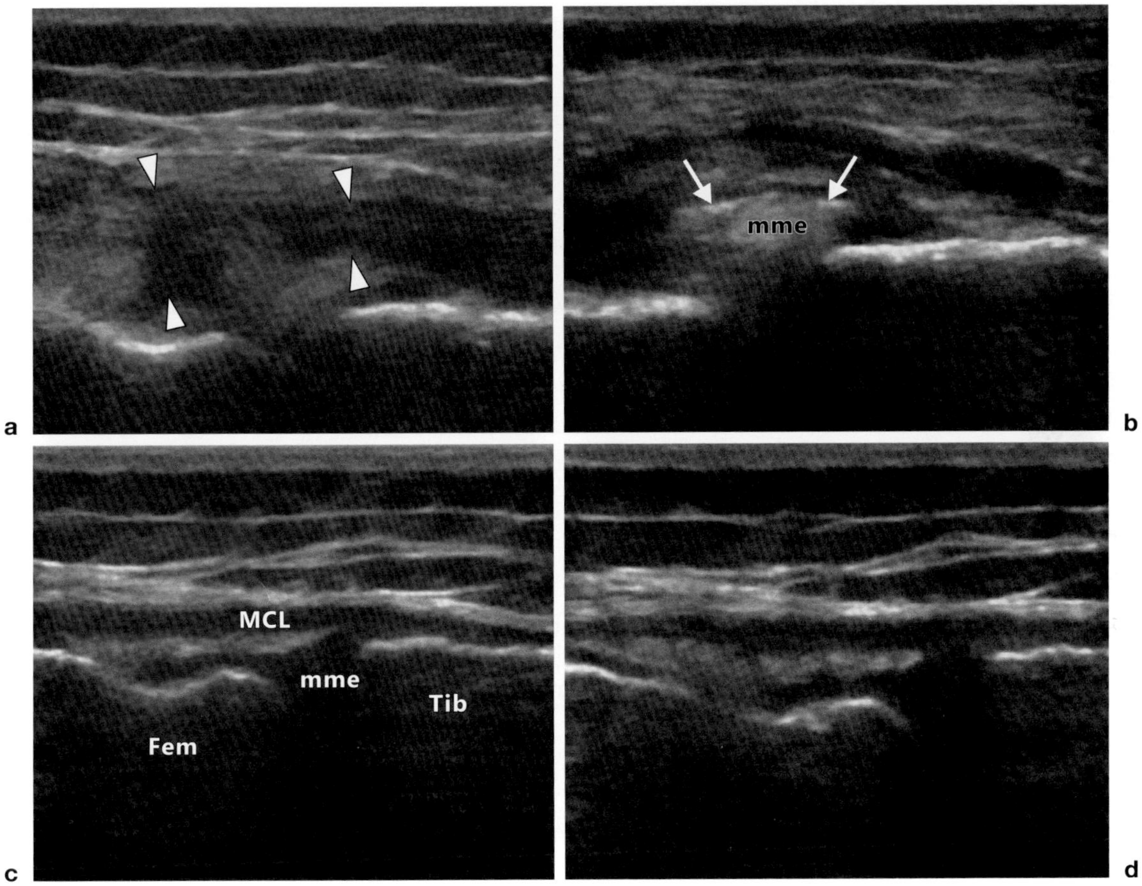

La imagen ecográfica longitudinal sobre la línea articular medial muestra un ligamento colateral medial (**MCL**) (*puntas de flecha*) irregular, engrosado, desigualmente hipoecoico debido al edema (**a**). El examen repetido después del tratamiento muestra reducción del edema y de la irregularidad en el ligamento con una extrusión moderada (*flechas*) del menisco medial (**mme**) (**b**). Vistas correspondientes del lado contralateral en los dos exámenes (**c**, **d**).

Fem fémur **Tib** tibia

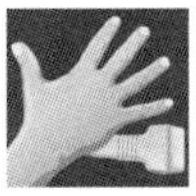

Nota del experto

Normalmente, la porción proximal (meniscofemoral) del ligamento colateral medial es más gruesa que la porción distal (meniscotibial). En este caso, el engrosamiento edematoso del ligamento también parece ser predominante en la porción proximal. Aquí, la presencia de una rotura parcial adicional puede ser confirmada con la compresión de la sonda ecográfica o con la aplicación de la prueba de estrés en valgo. En cuanto a la extrusión del menisco, el examen ecográfico también se puede realizar mientras el paciente está de pie, lo que podría hacer que se sobresalga más.

9.30 Síndrome de Pellegrini-Stieda en un ex jugador de fútbol de 45 años con dolor y sensibilidad aumentada en la cara medial de la rodilla

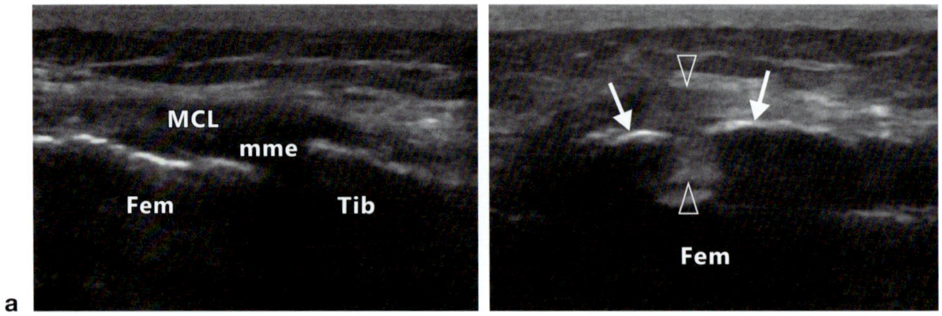

En comparación con el ligamento colateral medial (**MCL**) del lado normal (**a**), la imagen ecográfica longitudinal sobre la cara medial de la rodilla muestra áreas irregulares de calcificaciones (*flechas*) en el lado proximal del ligamento engrosado (*puntas de flecha*) (**b**).

Fem fémur **Tib** tibia
mme menisco medial

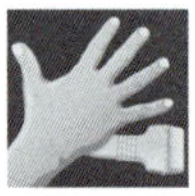

Nota del experto

Al igual que en otros casos de calcificaciones, la ecografía debe ser considerada como la mejor modalidad de imagen para el diagnóstico precoz, incluso durante el período en el que la radiografía y la tomografía computarizada pueden ser negativas.

9.31 Síndrome de Pellegrini-Stieda en una mujer de 50 años con dolor crónico en la región medial de la rodilla

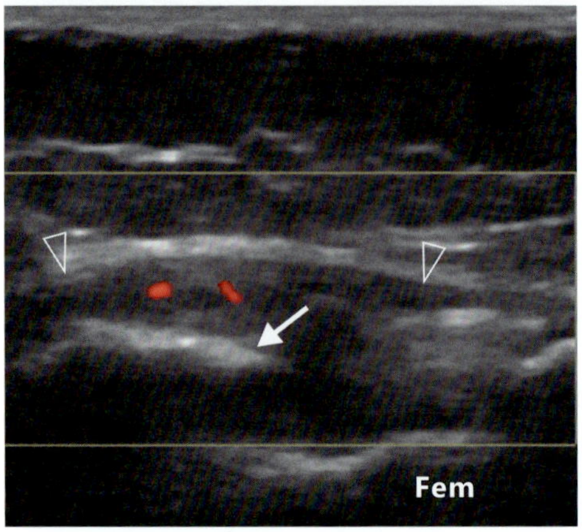

La imagen ecográfica longitudinal (power Doppler) sobre la cara medial de la rodilla muestra calcificación (*flecha*) dentro del ligamento colateral medial (*puntas de flecha*) y señales de flujo vascular.

Extrusión del menisco en una mujer joven con dolor en la región medial de la rodilla después de una caída de las escaleras **9.32**

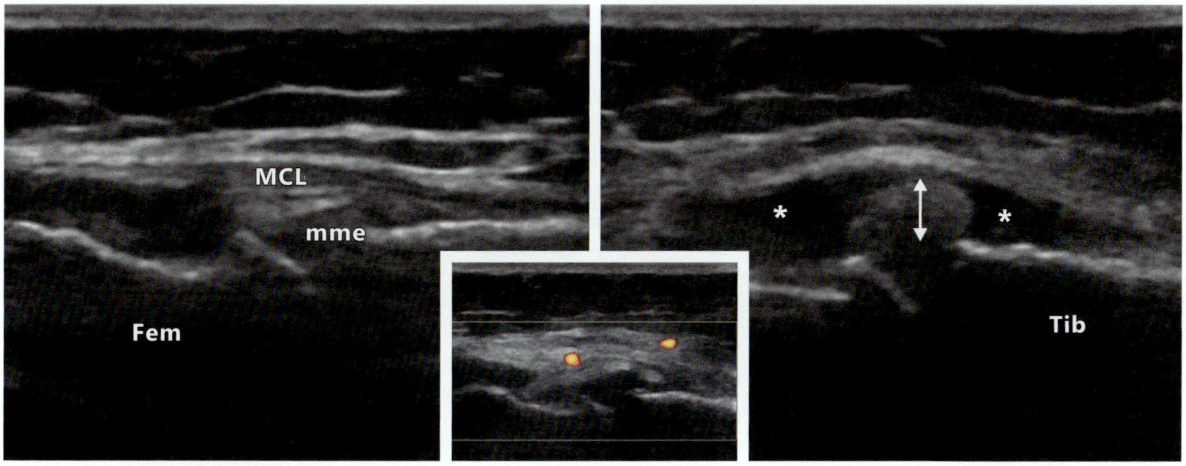

a b

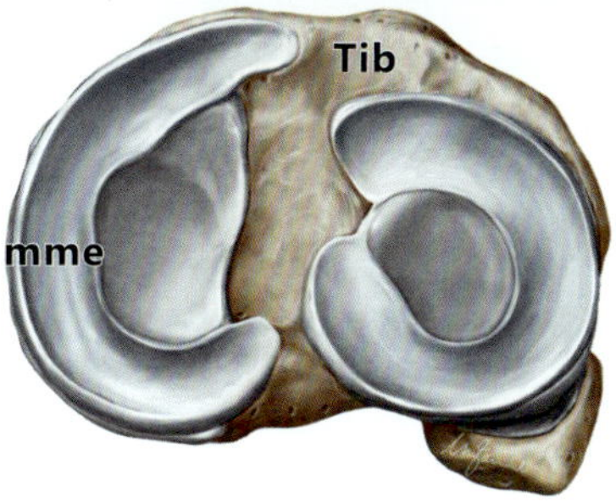

En comparación con el lado normal (**a**), la imagen ecográfica longitudinal en la parte medial de la articulación de la rodilla (**b**) muestra extrusión (*doble flecha*) del menisco medial (**mme**) que estira el ligamento colateral medial (**MCL**) suprayacente edematoso (*asteriscos*). La vascularización local se observa en la imagen power Doppler (*figura pequeña*).

Fem fémur
Tib tibia

Nota del experto

La protrusión del menisco medial ha sido definida como la distancia entre el borde periférico del menisco y el contorno de la meseta tibial >2 mm [8, 9].

9.33 Extrusión del menisco en un paciente con sensación de bloqueo intermitente y dolor en la rodilla

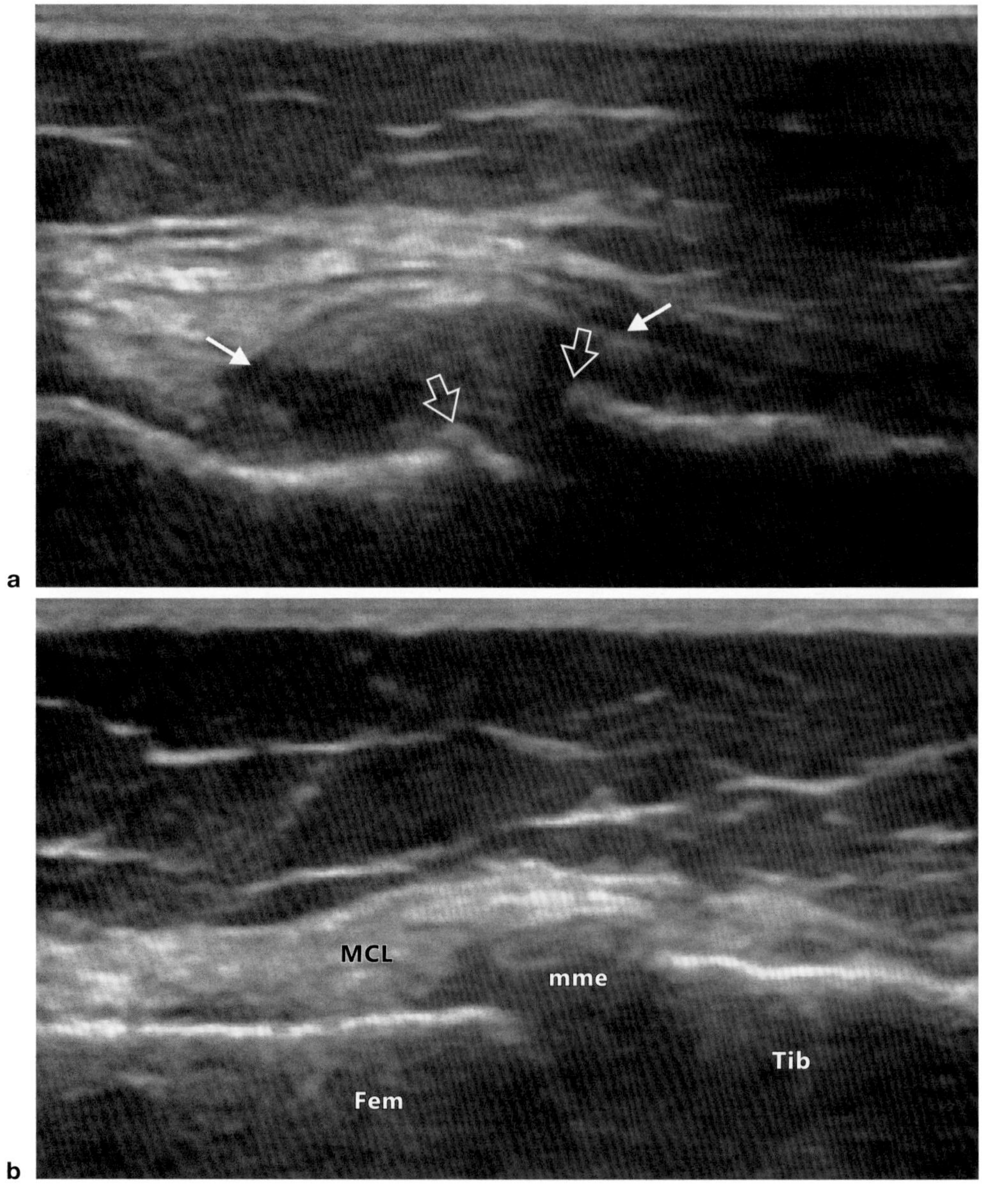

La imagen ecográfica longitudinal sobre la cara medial de la articulación de la rodilla muestra estrechamiento del espacio articular, osteofitos pequeños (*flechas vacías*) y extrusión (*flechas finas*) del menisco medial (**mme**) (**a**). Lado contralateral normal (**b**).

Fem fémur
MCL ligamento colateral medial
Tib tibia

Extrusión bilateral del menisco en una mujer de 54 años con osteoartritis medial de rodilla 9.34

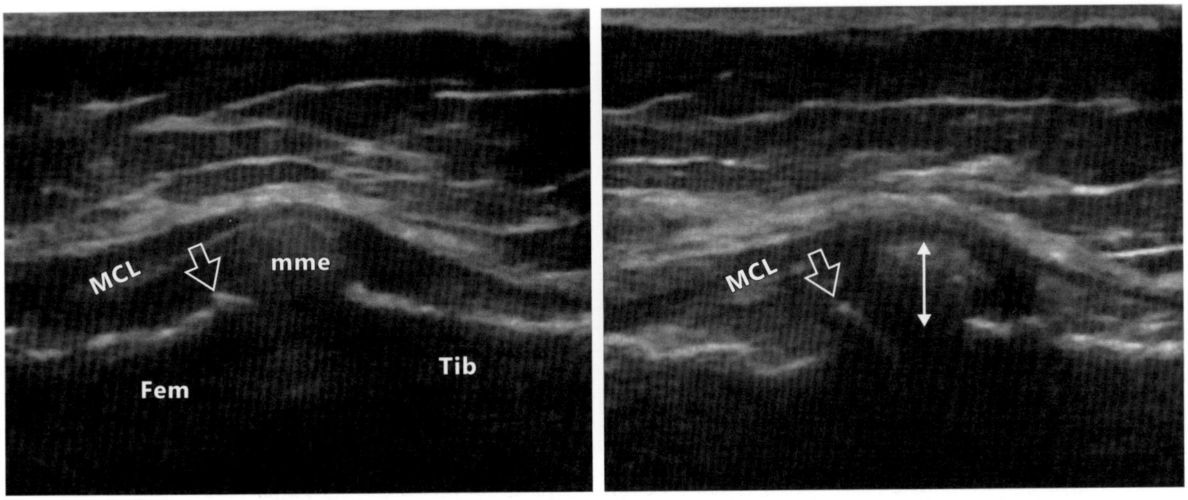

a b

Las imágenes ecográficas longitudinales sobre la línea articular medial muestran extrusión del menisco medial (**mme**) que estiran los ligamentos colaterales mediales suprayacentes (**MCL**) y osteofitos de pequeño (**a**) y mediano (**b**) tamaño (*flechas vacías*). Una medición aproximada de la extrusión del menisco también se puede realizar como se muestra en la figura **b** (*doble flecha*).

Fem fémur
Tib tibia

9.35 Osteoartritis medial de rodilla con degeneración del menisco en una mujer anciana

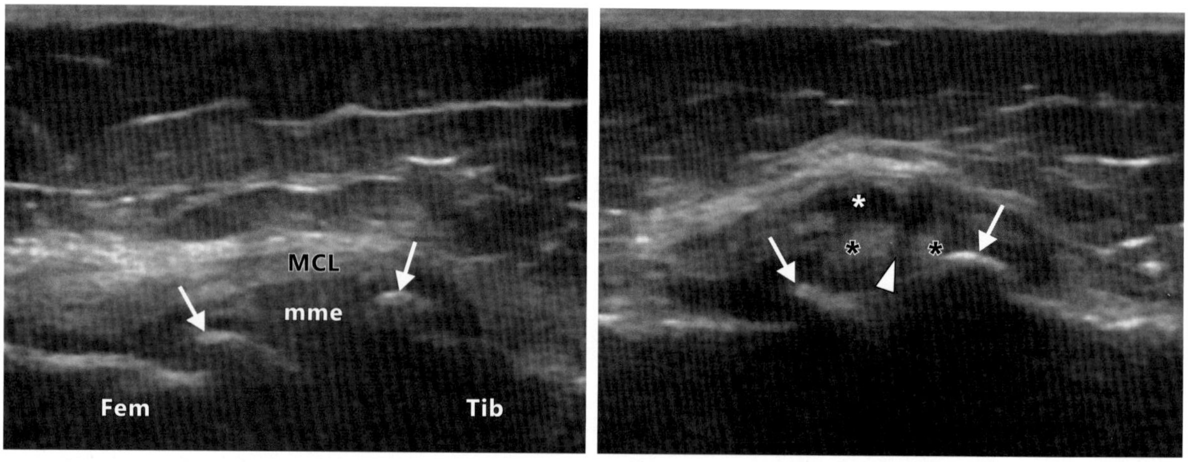

a b

La paciente tenía dolor que se irradiaba a lo largo de la zona interna de la rodilla.

En comparación con el lado asintomático (**a**), la imagen ecográfica longitudinal medial muestra estrechamiento del espacio articular, rotura (*punta de flecha*) y degeneración (*asteriscos negros*) del menisco medial (**mme**) (**b**). Un pequeño quiste meniscal (*asterisco blanco*) también se puede ver en profundidad con respecto al ligamento colateral medial (**MCL**) abultado (**b**). Obsérvese los osteofitos marginales de tamaño mediano (*flechas*) presentes bilateralmente.

Fem fémur
Tib tibia

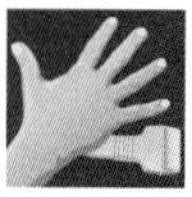

Nota del experto

La ecografía es más sensible que la radiografía para la detección de osteofitos en la rodilla. La presencia y el tamaño de los osteofitos, evaluados con ecografía, constituyen un factor predictivo significativo para los cambios degenerativos en el cartílago articular del compartimento medial detectados en la artroscopia [10].

Osteoartritis de rodilla en una mujer de 50 años con dolor de rodilla al caminar y al subir/bajar las escaleras

9.36

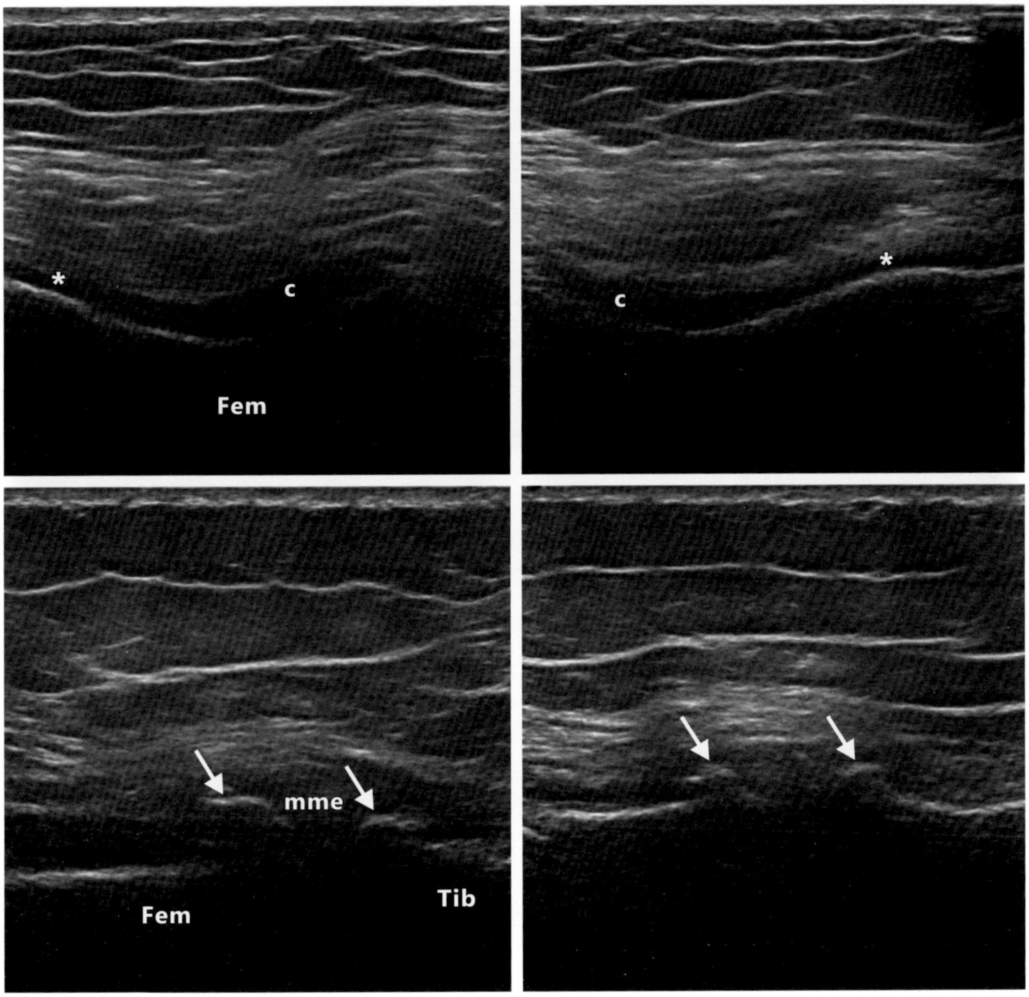

Las imágenes ecográficas axiales obtenidas sobre la tróclea femoral muestran estrechamiento (*asteriscos*) del cartílago hialino (**c**) en los lados laterales (**a**, **b**). Las imágenes longitudinales sobre la región medial de la articulación de la rodilla muestran irregularidades óseas (*flechas*) a nivel de las superficies articulares relacionadas con los osteofitos de mediano (**c**) y pequeño (**d**) tamaño.

Fem fémur
mme menisco medial
Tib tibia

Nota del experto

Con base en su tamaño, estos osteofitos son generalmente clasificados como pequeños, medianos y grandes [10].

9.37 Osteoartritis de rodilla en un hombre de 45 años con dolor en la región medial de la rodilla por debajo de la línea articular

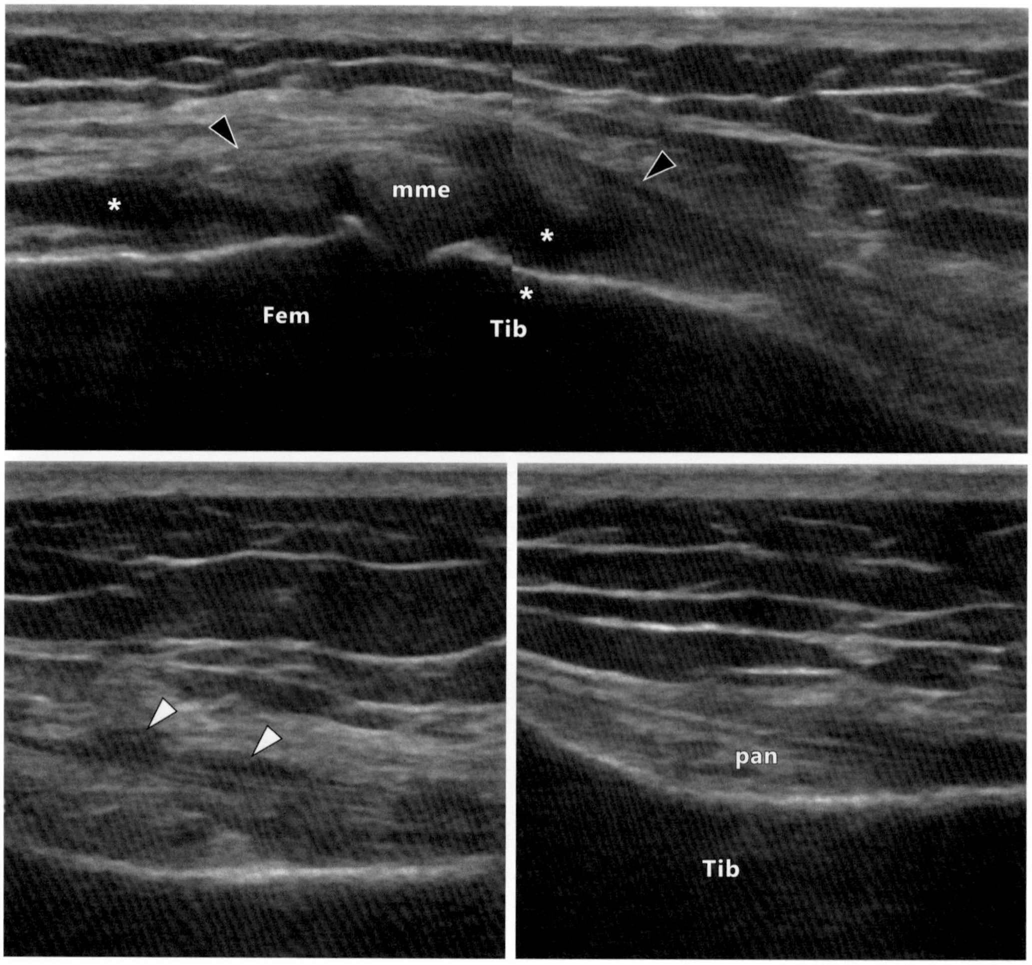

a b c

La imagen ecográfica longitudinal en pantalla dividida sobre la región medial de la rodilla revela una efusión articular (*asteriscos*) y extrusión del menisco medial (**mme**) que estira el ligamento colateral medial suprayacente (*puntas de flecha negras*) (**a**). La imagen ecográfica longitudinal oblicua sobre la inserción tibial de la pata de ganso (**pan**) muestra una efusión leve en la bolsa local (*puntas de flecha blancas*) (**b**). Lado normal (**c**).

Fem fémur **Tib** tibia

Nota del experto

Esta zona medial (pata de ganso) no es el punto de partida apropiado para explorar una efusión de la articulación de la rodilla. Sin embargo, en ciertos casos se puede detectar el líquido que proviene de otras zonas de la articulación. Por esto, si se encuentra que el paciente tiene líquido en la zona medial, siempre se debe realizar una cuidadosa evaluación ecográfica suprarrotuliana para la búsqueda de una posible efusión también a este nivel.

Tendinopatía de la pata de ganso en una mujer de 50 años con dolor y sensibilidad aumentada en la parte interna de la rodilla

9.38

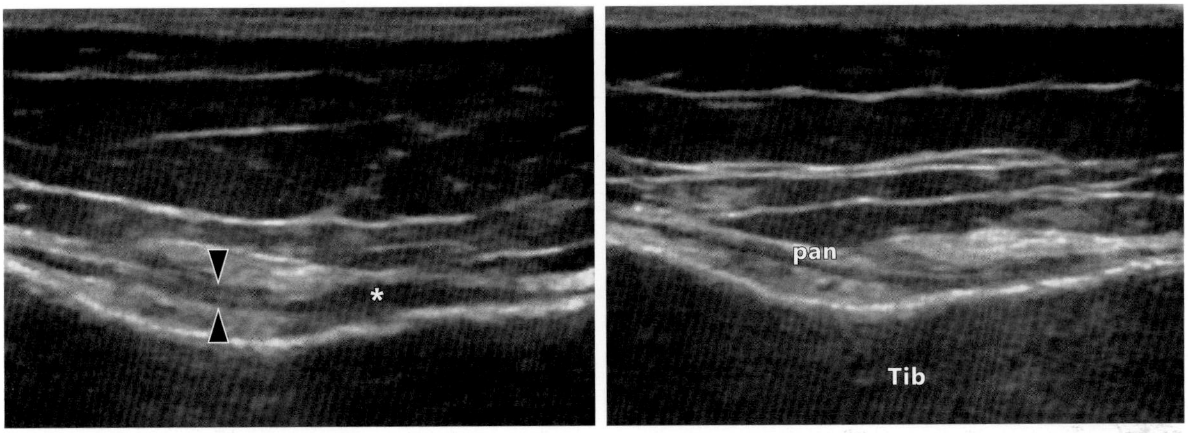

a b

La imagen ecográfica longitudinal oblicua a nivel de la pata de ganso (**pan**) muestra edema leve (*asterisco*) y engrosamiento general de los tendones (*puntas de flecha*) que se insertan en la cara anteromedial de la metáfisis proximal de la tibia (**a**). Lado contralateral normal (**b**).

Tib tibia

Nota del experto

La región de la pata de ganso es otra típica área dolorosa en pacientes con problemas de rodilla (osteoartritis). También en este caso, la eco-palpación delicada puede proporcionar indicaciones valiosas para una decisión clínica sobre el tratamiento (incluyendo intervenciones) de tales pacientes.

9.39 Bursitis de la pata de ganso en un hombre de mediana edad

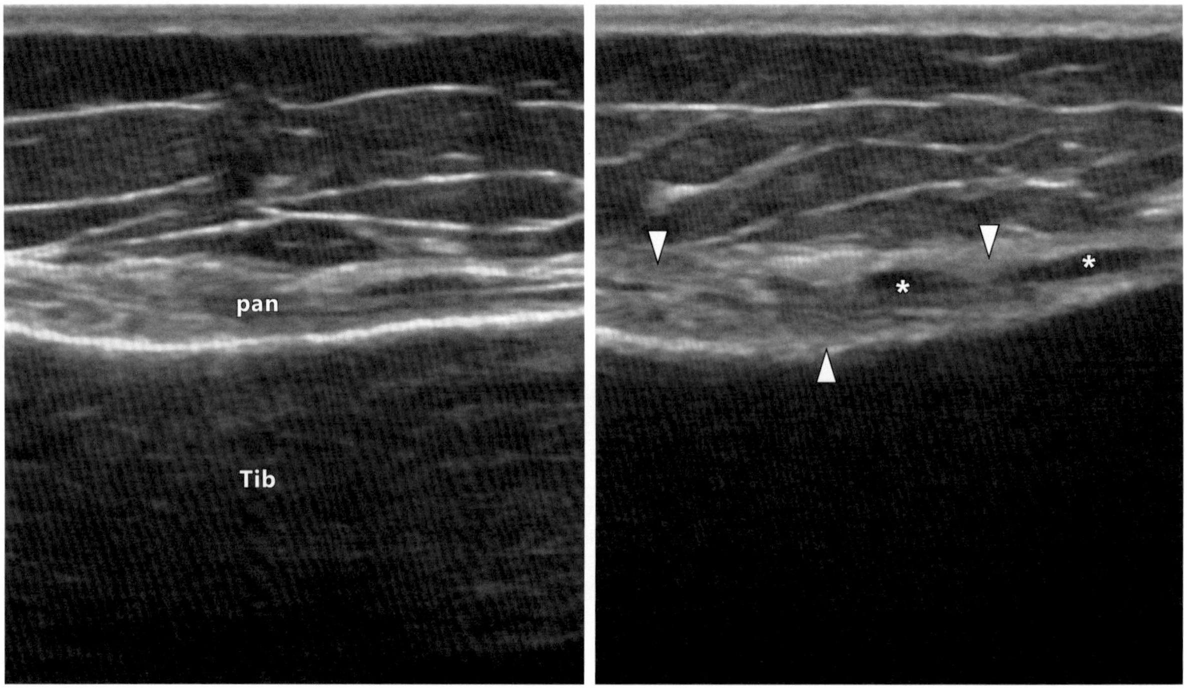

a b

El paciente tenía dolor en la región medial de la rodilla, en particular a la palpación y durante la rotación interna /flexión de la rodilla contra resistencia.

En comparación con la región de la pata de ganso (**pan**) contralateral normal (**a**), la imagen ecográfica longitudinal oblicua (**b**) muestra líquido (*asteriscos*) en la bolsa y engrosamiento de los tendones de la pata de ganso (*puntas de flecha*).

Tib tibia

Nota del experto

A pesar del tejido adiposo suprayacente en los sujetos obesos, la pata de ganso se localiza muy superficialmente. También teniendo en cuenta el hecho de que la cantidad de líquido en la bolsa no suele ser abundante, el ecografista debe ser cauteloso durante el examen para la búsqueda de una bursitis.

Bursitis bilateral de la pata de ganso en una mujer de 46 años obesa con dolor de rodilla durante la marcha, en particular en subida

9.40

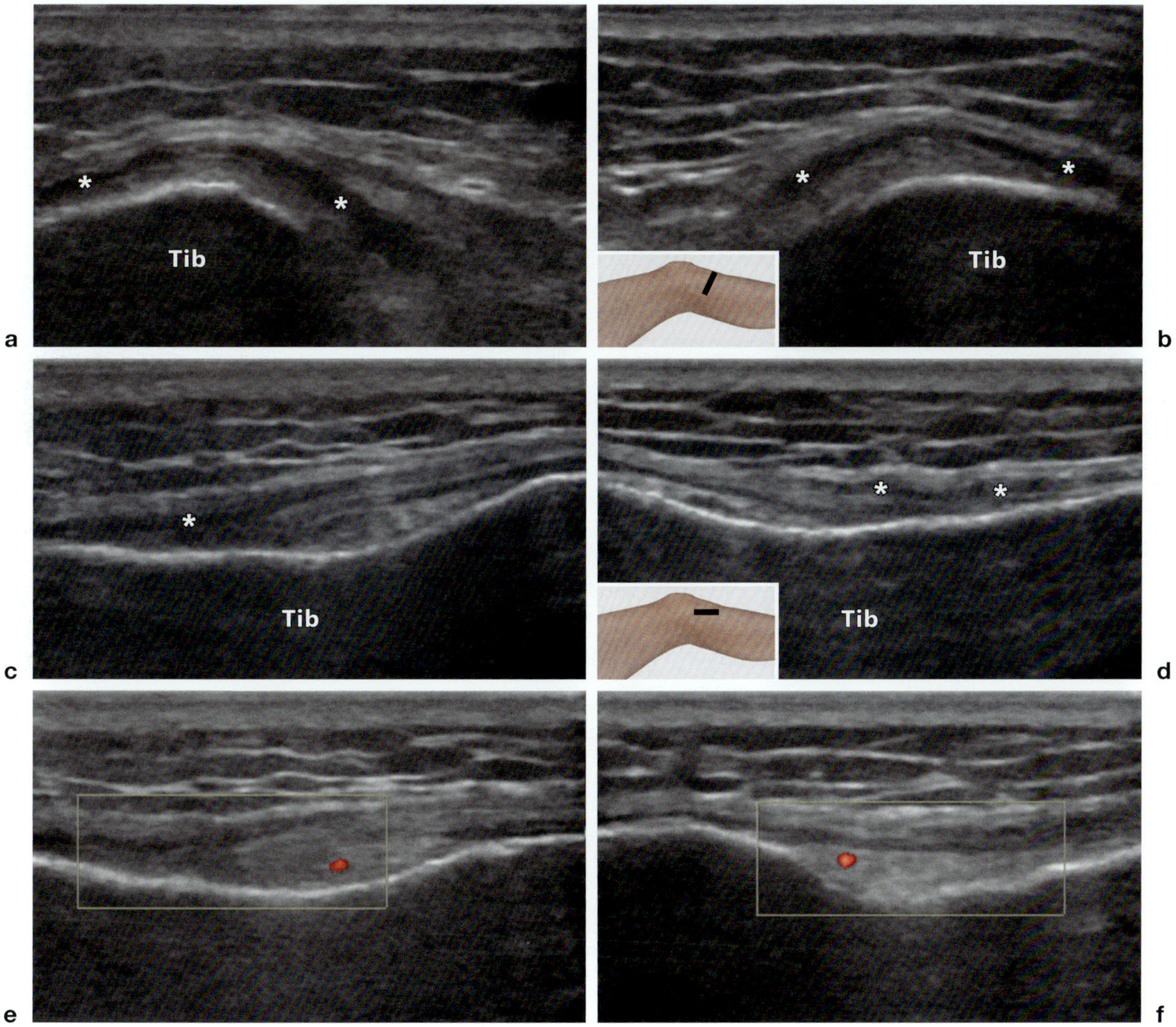

Las imágenes ecográficas axiales (**a**, **b**) y longitudinales (**c**, **d**) de la pata de ganso muestran líquido (*asteriscos*) en las inserciones tendinosas. Las imágenes power Doppler muestran solo señales de flujo pertenecientes a las arterias geniculares inferiores mediales (**e**, **f**).

Tib tibia

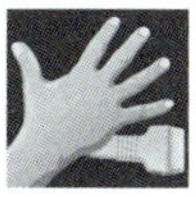

Nota del experto

Aunque no es una regla estricta, la acumulación de líquido en la bolsa de la pata de ganso suele estar localizada superficialmente a los tendones. Aquí, las arterias geniculares (en profundidad con respecto a los tendones) a veces pueden ser mal interpretadas como líquido. En este sentido, la imagen power Doppler puede ser, seguramente, confirmatoria [6].

9.41 Tendinopatía de la banda iliotibial distal en una mujer de mediana edad con dolor en la cara lateral de la rodilla

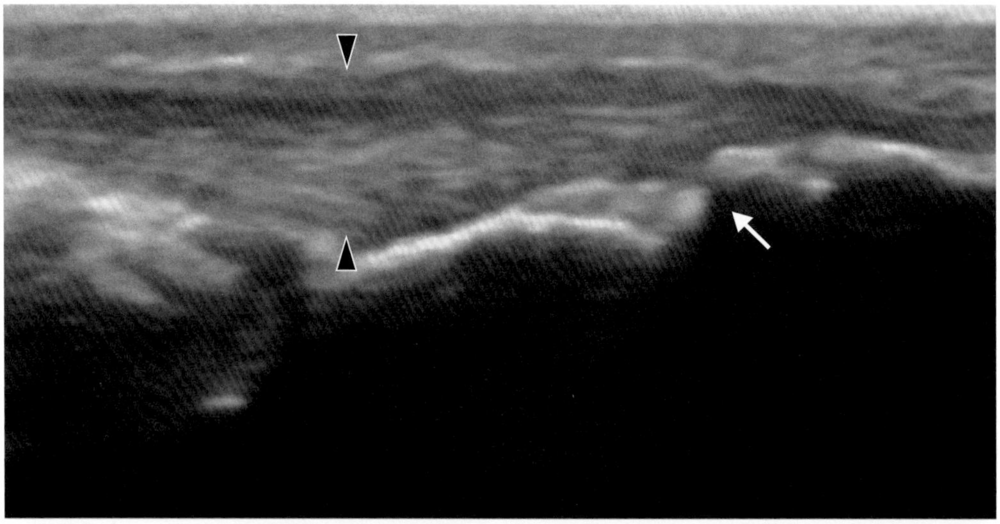

a

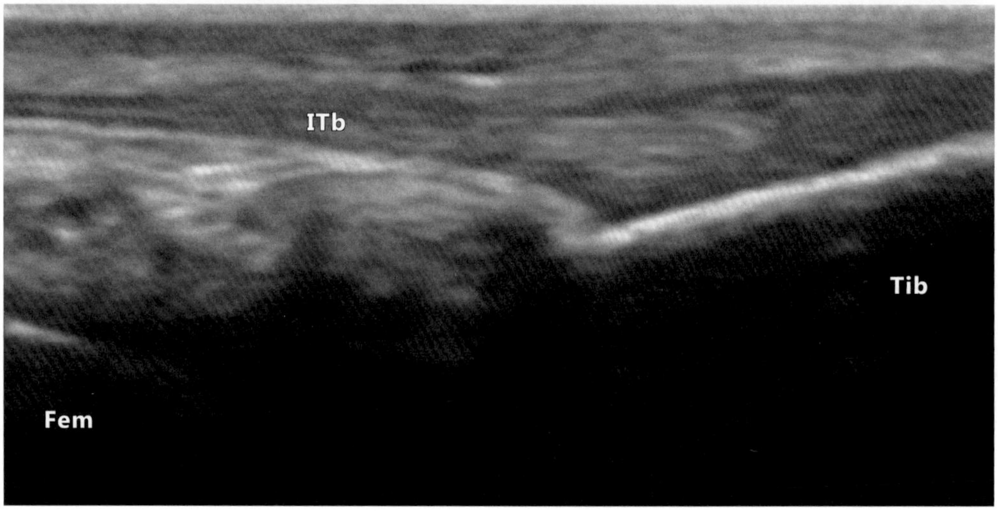

b

La imagen ecográfica longitudinal sobre la cara lateral de la rodilla muestra una porción insercional hinchada e hipoecoica (*puntas de flecha*) de la banda iliotibial distal (**ITb**) con bordes borrosos (**a**). Obsérvese también la irregularidad del tubérculo de Gerdy ipsilateral (*flecha*). Lado contralateral normal (**b**).

Fem fémur
Tib tibia

Nota del experto

Las anormalidades óseas suelen ser indicativas de problemas de tipo crónico.

Síndrome de fricción de la banda iliotibial en una mujer de 45 años **9.42**

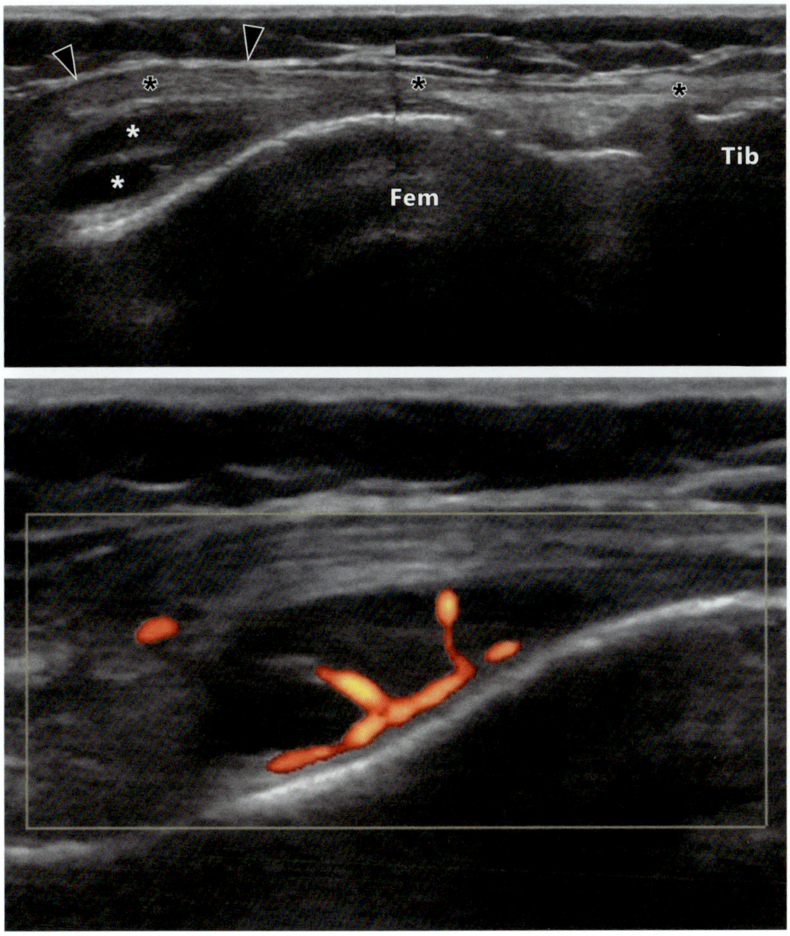

a

b

La paciente tenía dolor y sensibilidad a la palpación a nivel de la cara lateral de la articulación de la rodilla durante la marcha y la carrera.

La imagen ecográfica longitudinal en pantalla dividida revela engrosamiento (*puntas de flecha*) de la banda iliotibial (*asteriscos negros*) proximalmente, y engrosamiento hipo/anecoico de la bolsa (*asteriscos blancos*) (**a**). La imagen power Doppler muestra signos de hiperemia que indican la presencia de inflamación (**b**).

Fem fémur

Tib tibia

Nota del experto

En la cara lateral de la rodilla, la banda iliotibial pasa muy cerca del cóndilo lateral del fémur y este es exactamente el punto donde se origina la fricción. Típicamente, en los pacientes con síndrome de fricción de la banda iliotibial, los hallazgos ecográficos son el engrosamiento local de la banda y la acumulación de líquido en la bolsa entre la banda y el cóndilo.

9.43 Síndrome de fricción de la banda iliotibial en un hombre de 35 años con dolor y sensibilidad aumentada en la cara lateral de la rodilla

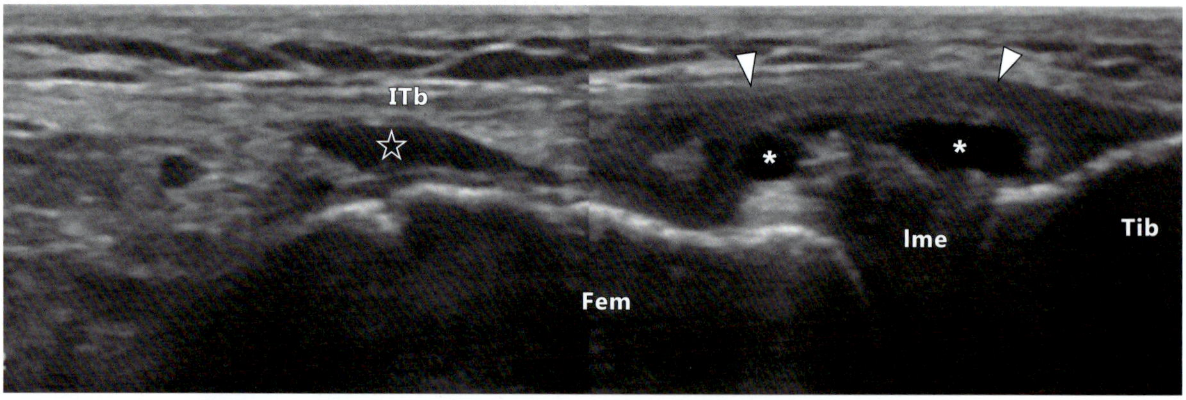

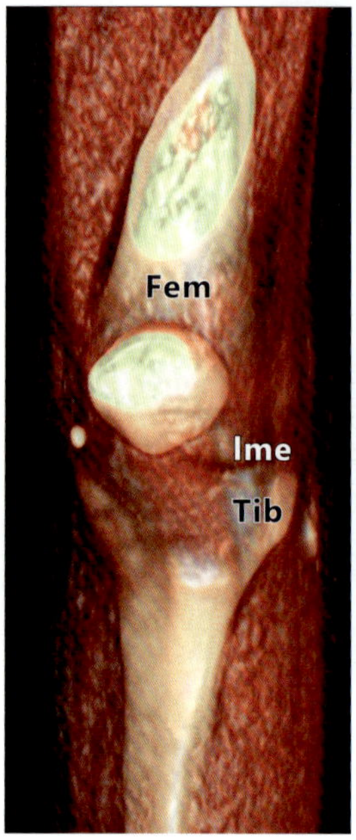

La imagen ecográfica longitudinal en pantalla dividida sobre la cara lateral de la rodilla muestra hinchazón hipoecoica (*puntas de flecha*) de la banda iliotibial distal (**ITb**) y acumulación de líquido dentro del espacio articular (*asteriscos*) y de la bolsa sinovial (*estrella*).

Fem fémur
Ime menisco lateral
Tib tubérculo de Gerdy de la tibia

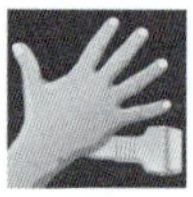

Nota del experto

En este paciente, la afectación de la banda iliotibial en realidad no es muy típica, pero más distal. El aspecto anecoico en las cercanías de un menisco también puede ser debido a la presencia de un quiste meniscal. Para una clarificación diagnóstica, se puede realizar un examen dinámico con compresión local de la sonda y una exploración precisa en búsqueda de posibles problemas de menisco concomitantes.

Síndrome de fricción de la banda iliotibial en una mujer de 27 años con dolor en la cara lateral de la rodilla 9.44

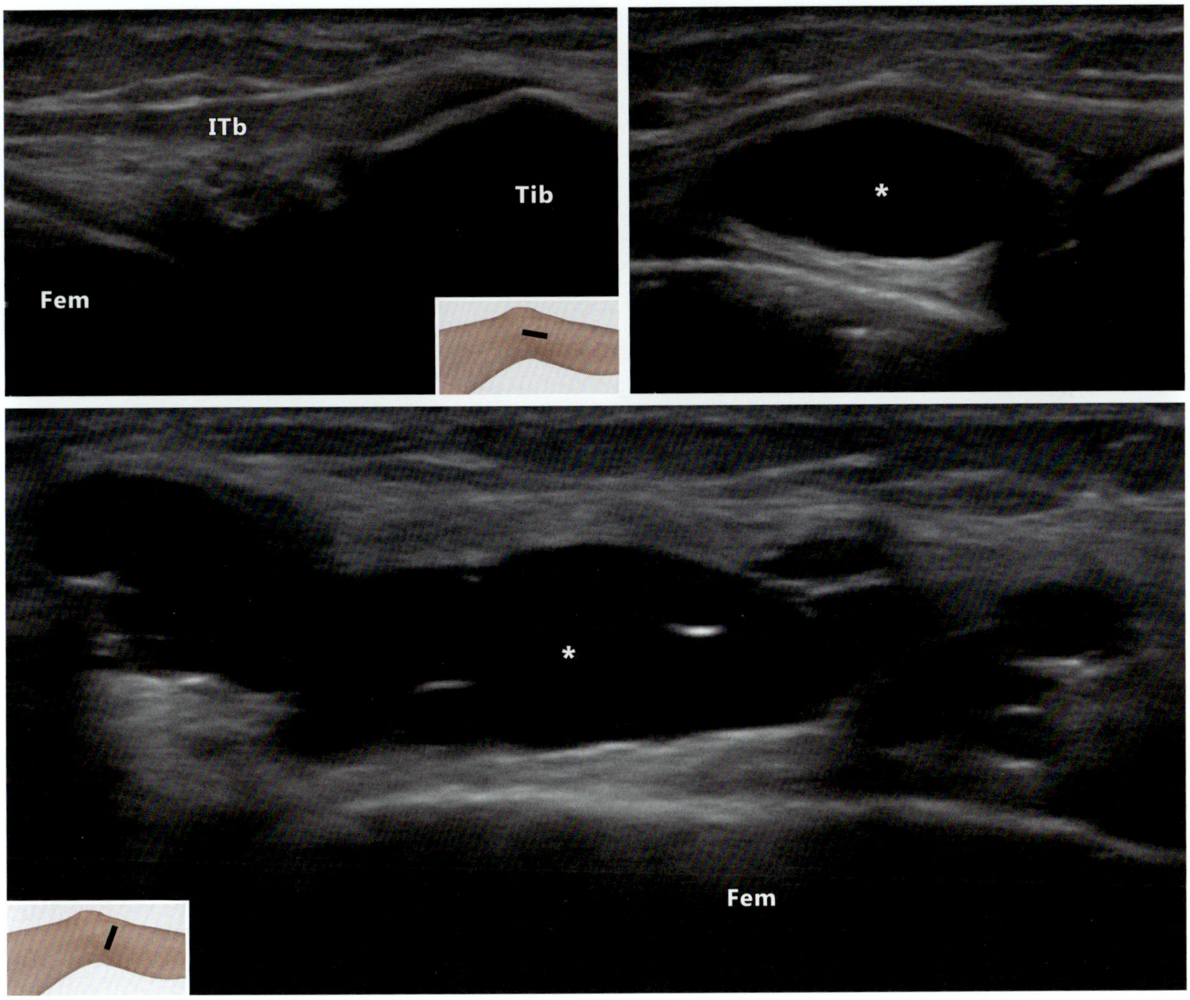

a b c

En comparación con el lado normal (**a**), las imágenes ecográficas longitudinal (**b**) y axial (**c**) sobre la cara lateral de la articulación de la rodilla muestran un quiste ganglionar bien definido (*asteriscos*) que parece estirar la banda iliotibial distal (**ITb**) suprayacente.

Fem fémur
Tib tibia

9.45 Lesión del ligamento colateral lateral en un hombre de 34 años con dolor en la rodilla y leve sensibilidad local aumentada

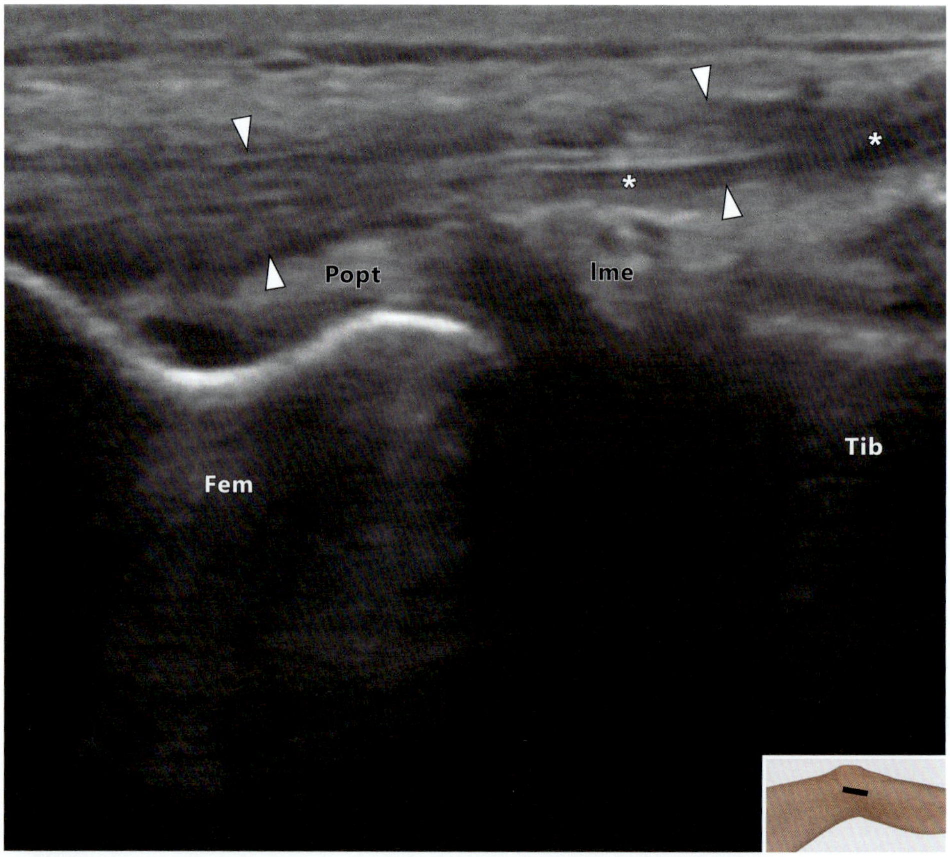

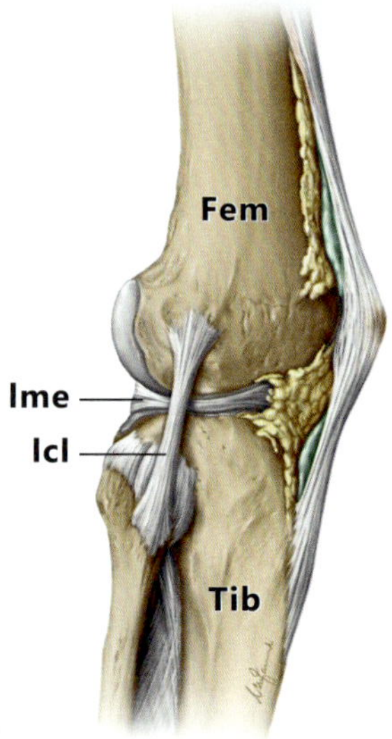

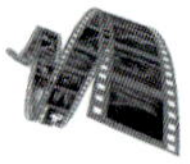

Video 10

La imagen ecográfica longitudinal obtenida sobre la cara lateral de la articulación de la rodilla ilustra el desprendimiento parcial (*asteriscos*) de la estructura fibrilar del ligamento colateral lateral (*puntas de flecha*).

Fem	fémur	**Popt**	tendón del músculo poplíteo
lcl	ligamento colateral lateral	**Tib**	tibia
lme	menisco lateral		

Nota del experto

Debido a su alineación casi vertical, la exploración del ligamento colateral lateral es técnicamente muy difícil. Sin embargo, si el hueco desde donde parte el tendón del músculo poplíteo se toma como punto de referencia y la sonda se sitúa lo más paralela posible al ligamento, el ligamento puede ser bien visualizado. El ajuste de posición de la sonda es nuevamente necesario mientras la exploración se dirige distalmente. Al igual que el ligamento colateral medial, la evaluación dinámica bajo maniobras de estrés también puede ser muy útil [3].

Tendinitis del músculo bíceps femoral en un hombre de 43 años con dolor en la cara posterolateral de la rodilla después de empezar a practicar karate

9.46

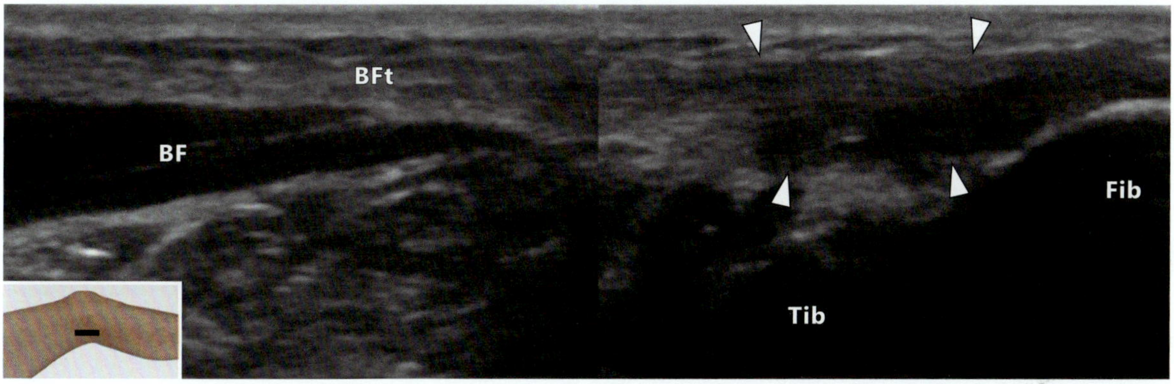

La imagen ecográfica longitudinal en pantalla dividida sobre la porción distal del tendón del músculo bíceps femoral (**BFt**) revela un tendón irregular, hinchado e hipoecoico (*puntas de flecha*).

BF músculo bíceps femoral
Fib fíbula (peroné)
Tib tibia

9.47 Osteoartritis de rodilla en una mujer de 57 años con dolor crónico progresivo en ambas rodillas

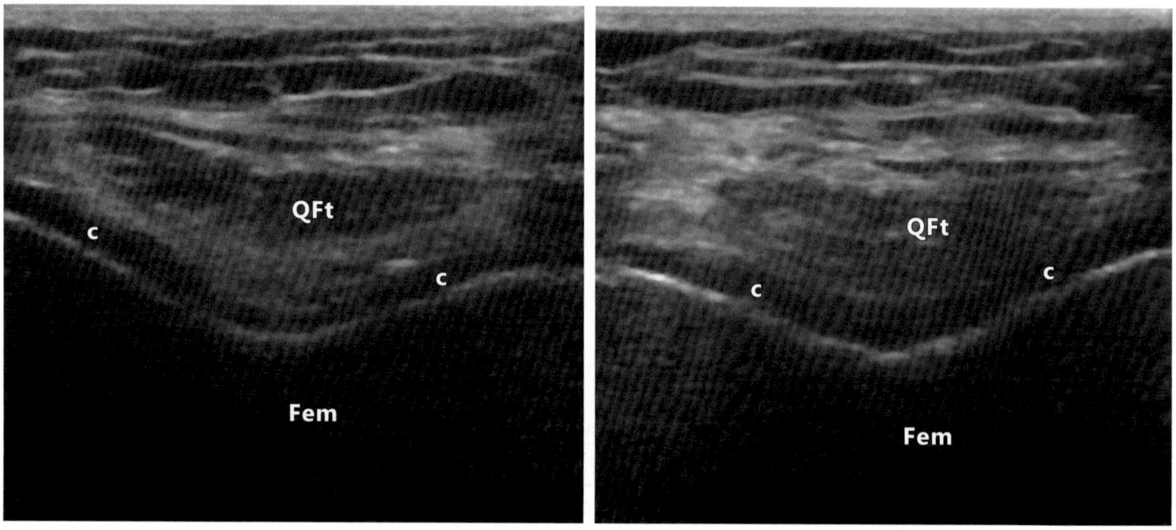

a b

Las imágenes ecográficas axiales obtenidas sobre el cartílago troclear (**c**) muestran un cartílago difusamente irregular y delgado con bordes borrosos en ambos lados.

Fem fémur
QFt tendón del músculo cuádriceps femoral

Nota del experto

Mientras que el cartílago articular femoral distal no puede ser visible en posición neutra (debido a la superposición de la patella o rótula), la imagen axial en proyección suprarrotuliana con máxima flexión de rodilla puede hacerlo bien visible. El grosor del cartílago suele medirse en los puntos medios de los cóndilos y en el hueco intercondíleo. De este modo, se ha demostrado que la evaluación cuantitativa (medida de grosor) o semicuantitativa (clasificación de 0 a 6) es fiable y válida [11].

Condrocalcinosis en una mujer hipotiroidea de 49 años con dolor crónico y sensibilidad aumentada en la articulación de la rodilla **9.48**

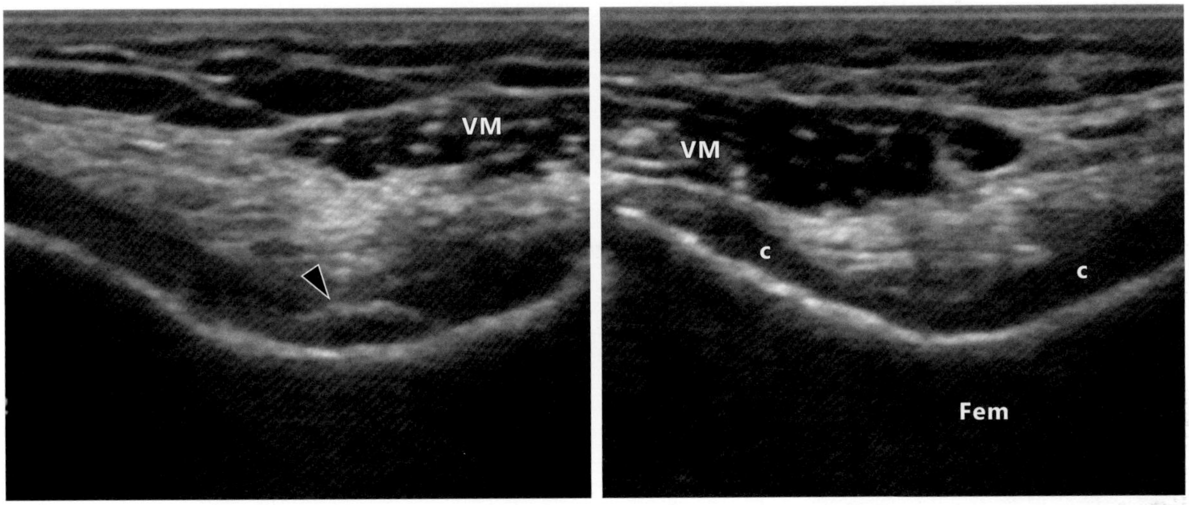

a b

La imagen ecográfica axial (**a**) sobre la región suprarrotuliana anterior (obtenida con máxima flexión de rodilla) revela una calcificación lineal (*punta de flecha*) en el cartílago troclear femoral (**c**), compatible con la enfermedad por deposición de cristales de pirofosfato de calcio (CPPD, *calcium pyrophosphate deposition disease*). Lado normal (**b**).

Fem fémur
VM músculo vasto medial

Nota del experto

En caso de pseudogota, los depósitos residen típicamente dentro del cartílago hialino (como una banda hiperecoica delgada), mientras que en la gota se encuentran por encima del cartílago [12].
En la Tabla 9.1 se muestra la clasificación de las calcificaciones de la CPPD en el cartílago y en los tejidos periarticulares [13].

Tabla 9.1 Calcificaciones de la CPPD

Patrón	
I	Bandas hiperecoicas delgadas, paralelas a la superficie del cartílago hialino (frecuentemente observadas en la rodilla)
II	Un patrón "punteado", compuesto de varios puntos hiperecoicos finos, más común en el cartílago fibroso y en los tendones
III	Depósitos nodulares u ovales hiperecoicos homogéneos, localizados en las bolsas y en los recesos articulares

Rodilla

9.49 Quiste de Baker en un hombre de 58 años con dolor e hinchazón en la cara posteromedial de la rodilla

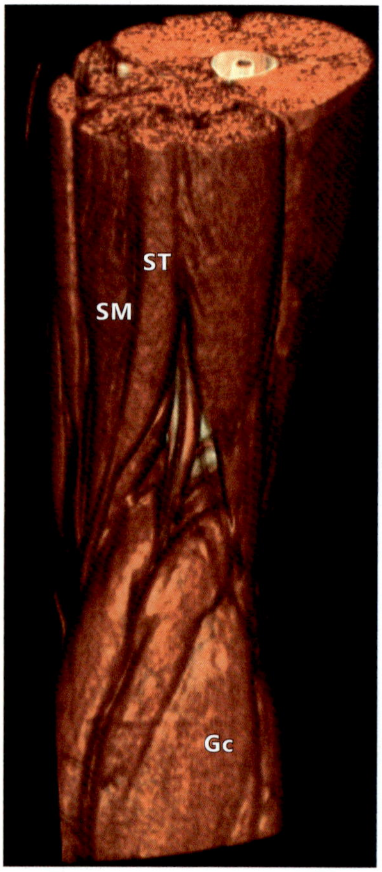

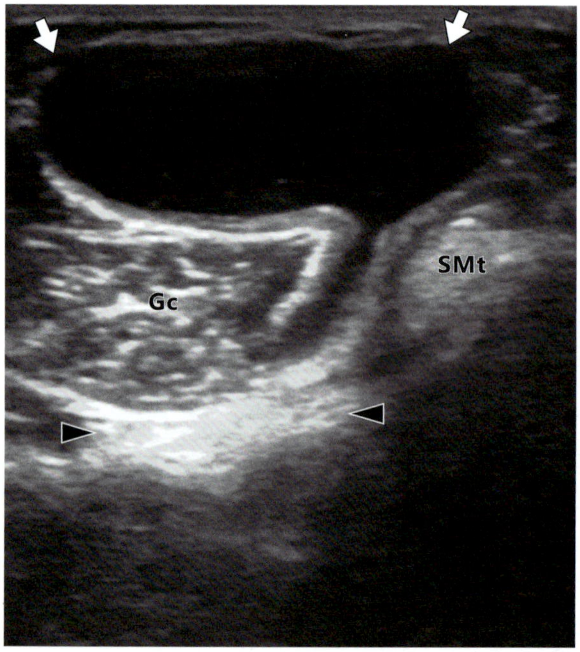

La imagen ecográfica axial revela un quiste de Baker (*flechas*) que ocupa la parte superior de la bursa de los músculos semimembranoso y gastrocnemio con un aspecto característico de "*talk bubble*" (globo de diálogo en una historieta). Obsérvese el artefacto de transmisión de refuerzo acústico en la cabeza medial del músculo gastrocnemio (**Gc**), en el tendón del músculo semimembranoso (**SMt**) y también más en profundidad (*puntas de flecha*).

ST músculo semitendinoso

Nota del experto

Los trastornos más comunes asociados con los quistes de Baker son las patologías meniscales subyacentes (particularmente a nivel del cuerno posterior del menisco medial) y los desgarros del ligamento cruzado anterior y a nivel condral. Como tal, en esta patología, el examen ecográfico también debe incluir la imagen del menisco y de los ligamentos [14, 15].

Quiste de Baker en un hombre de 60 años con dolor y tensión en la cara posterior de la rodilla

9.50

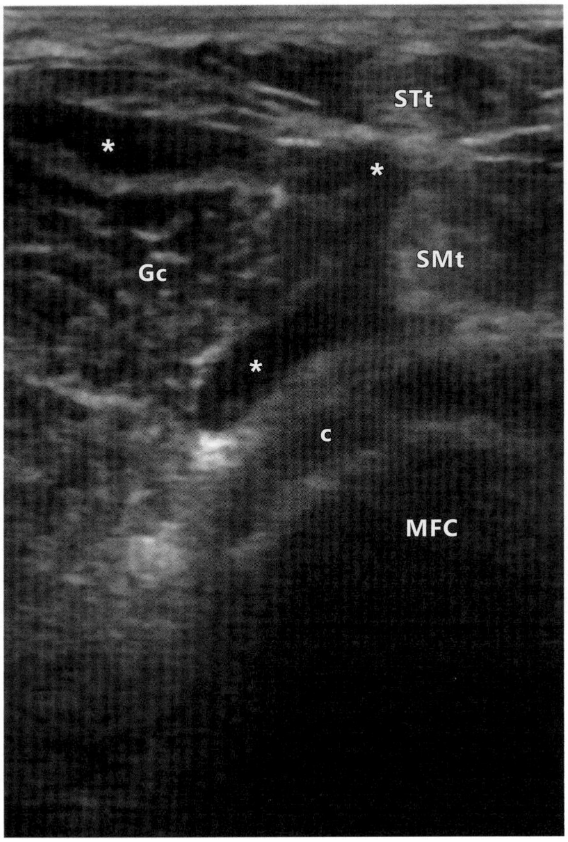

La imagen ecográfica axial posterior muestra un engrosamiento leve de la bursa de los músculos semimembranoso y gastrocnemio (*asteriscos*).

c	cartílago
Gc	cabeza medial del músculo gastrocnemio
MFC	cóndilo femoral medial
SMt	tendón del músculo semimembranoso
STt	tendón del músculo semitendinoso

Nota del experto

Se sabe que el quiste de Baker se origina de la bursa de los músculos semimembranoso y gastrocnemio en forma de "V" o "boomerang". Por consiguiente, esta bursa es el punto exacto de partida para la búsqueda ecográfica de los quistes de Baker. Aquí, aunque se puede observar líquido en algunos sujetos, no siempre es posible/apropiado llamarlo "quiste" y sería mejor denominarlo "dilatación de la bursa".

Aunque es bastante sencillo realizar una ecografía sobre un quiste simple, a veces la evaluación podría convertirse en un verdadero desafío. Además, la anisotropía característica de los tendones de los dos músculos podría fácilmente ser mal interpretada como una presencia de líquido; en este caso, sería más peligroso un intento de vaciamiento o una infiltración de esteroides.

La localización medial de esta bursa y el buen conocimiento de la anatomía local (músculo gastrocnemio, tendones de los músculos semimembranoso y gastrocnemio) también pueden evitar diagnosticar erróneamente los vasos poplíteos (que tienen una localización más lateral) como quistes de Baker.

9.51 Quiste de Baker en una niña de 9 años con dolor en la rodilla y un bulto palpable en la cara posteromedial de la rodilla

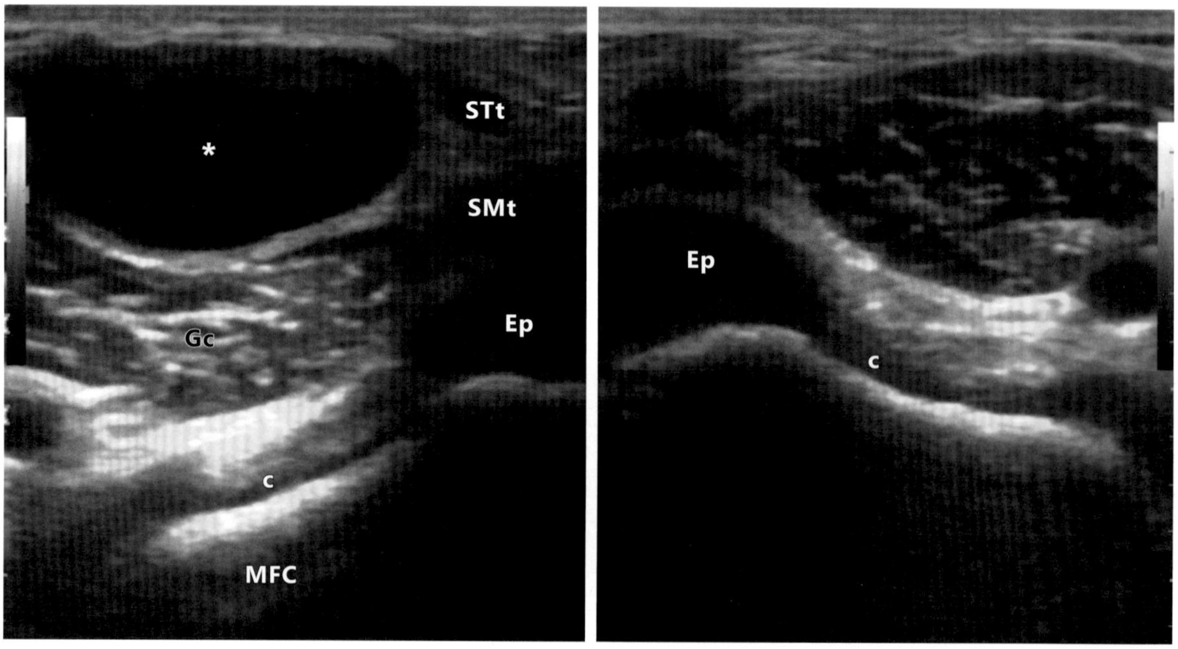

a b

La imagen ecográfica axial posterior muestra un quiste de Baker anecoico (*asteriscos*) (**a**). Lado contralateral normal (**b**). Obsérvese el cartílago articular (**c**) y la placa epifisaria (**Ep**).

Gc cabeza medial del músculo gastrocnemio
MFC cóndilo femoral medial
SMt tendón del músculo semimembranoso
STt tendón del músculo semitendinoso

Nota del experto

En los niños, el reto/necesidad de no malinterpretar una estructura anecoica cercana como un quiste de Baker es mayor. De hecho, dependiendo de la edad del niño, la presencia/cantidad de cartílago epifisario local es notable.

Cuerpo libre calcificado intrabursal en una mujer de 55 años con bulto y dolor en la cara posteromedial de la rodilla **9.52**

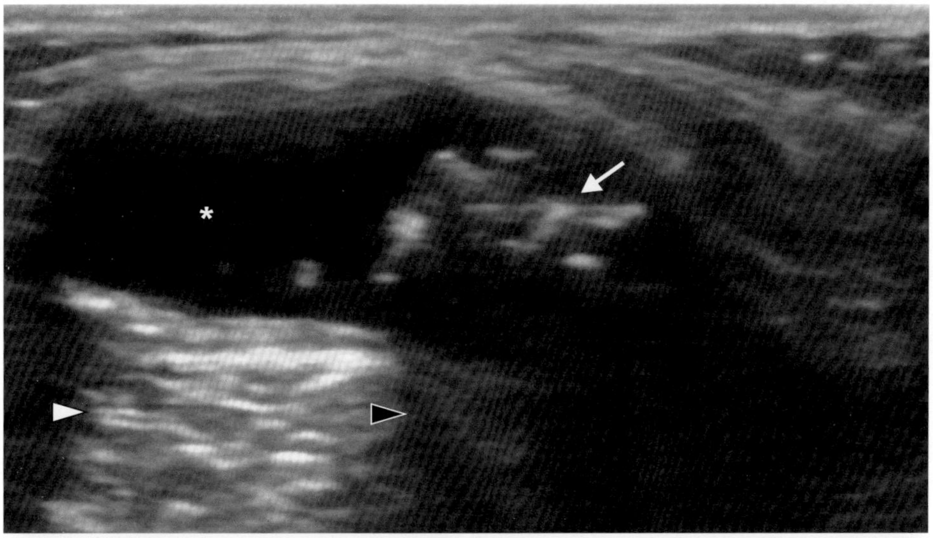

a

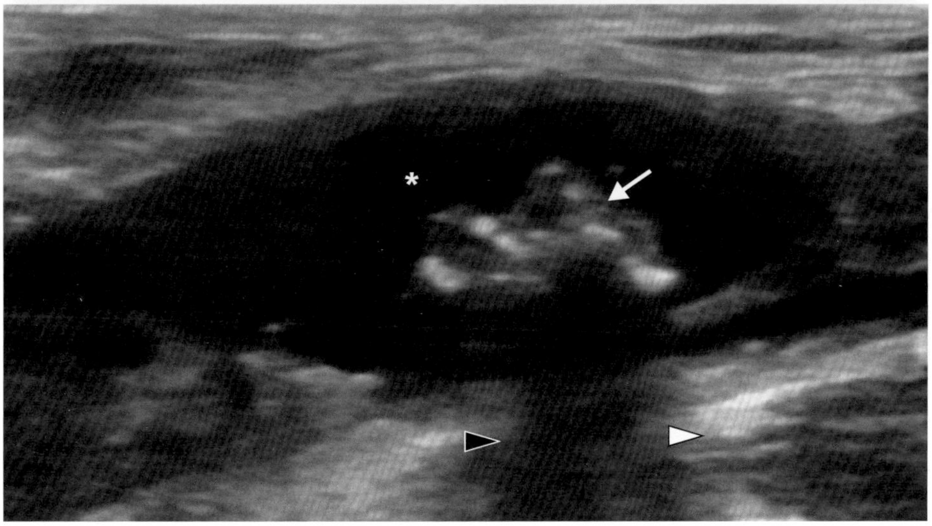

b

Las imágenes ecográficas axial (**a**) y longitudinal (**b**) de la fosa poplítea muestran la acumulación de líquido (*asteriscos*) con una gran calcificación irregular (*flechas*). Obsérvese el contraste entre las ecogenicidades del líquido y la calcificación, y también entre sus respectivos artefactos, es decir, el refuerzo de transmisión (*puntas de flecha blancas*) y la sombra acústica (*puntas de flecha negras*).

Nota del experto

Los fragmentos calcificados u (osteo)condrales pueden permanecer dentro del quiste por un mecanismo "de válvula" y pueden llenar completamente la cavidad con el tiempo. En caso de duda, el cambio de posición del paciente puede ser útil para una mejor localización de los fragmentos intraquísticos (cuerpos libres) [14].

9.53 Cuerpo libre calcificado intrabursal en una mujer de 63 años con bulto y dolor en la cara posteromedial de la rodilla

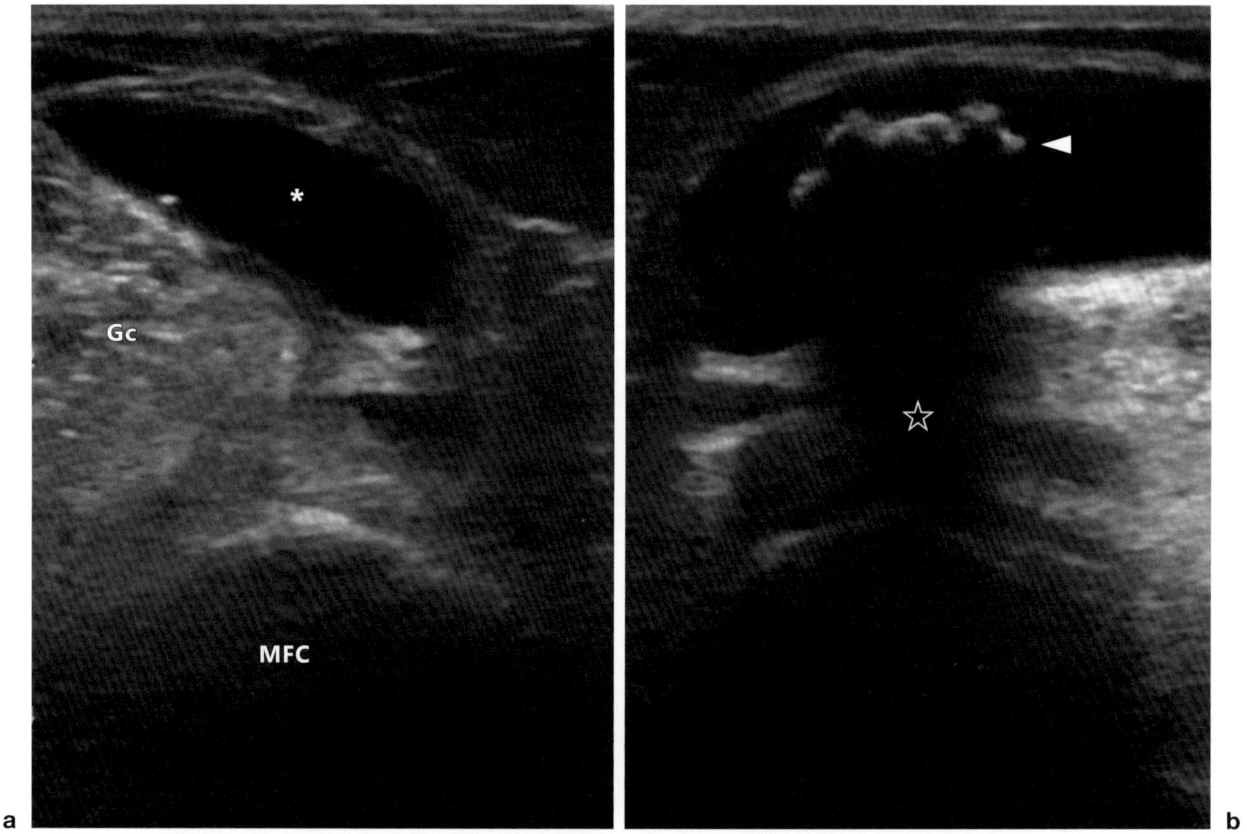

Las imágenes ecográficas axial (**a**) y longitudinal (**b**) sobre la zona posteromedial de la fosa poplítea muestran un gran quiste de Baker (*asterisco*) que contiene una calcificación lineal (*punta de flecha*) que genera un marcado artefacto de sombra acústica posterior (*estrella*).

Gc cabeza medial del músculo gastrocnemio
MFC cóndilo femoral medial

Rotura de un quiste de Baker en un hombre de 57 años con una masa no dolorosa en la cara posteromedial de la rodilla **9.54**

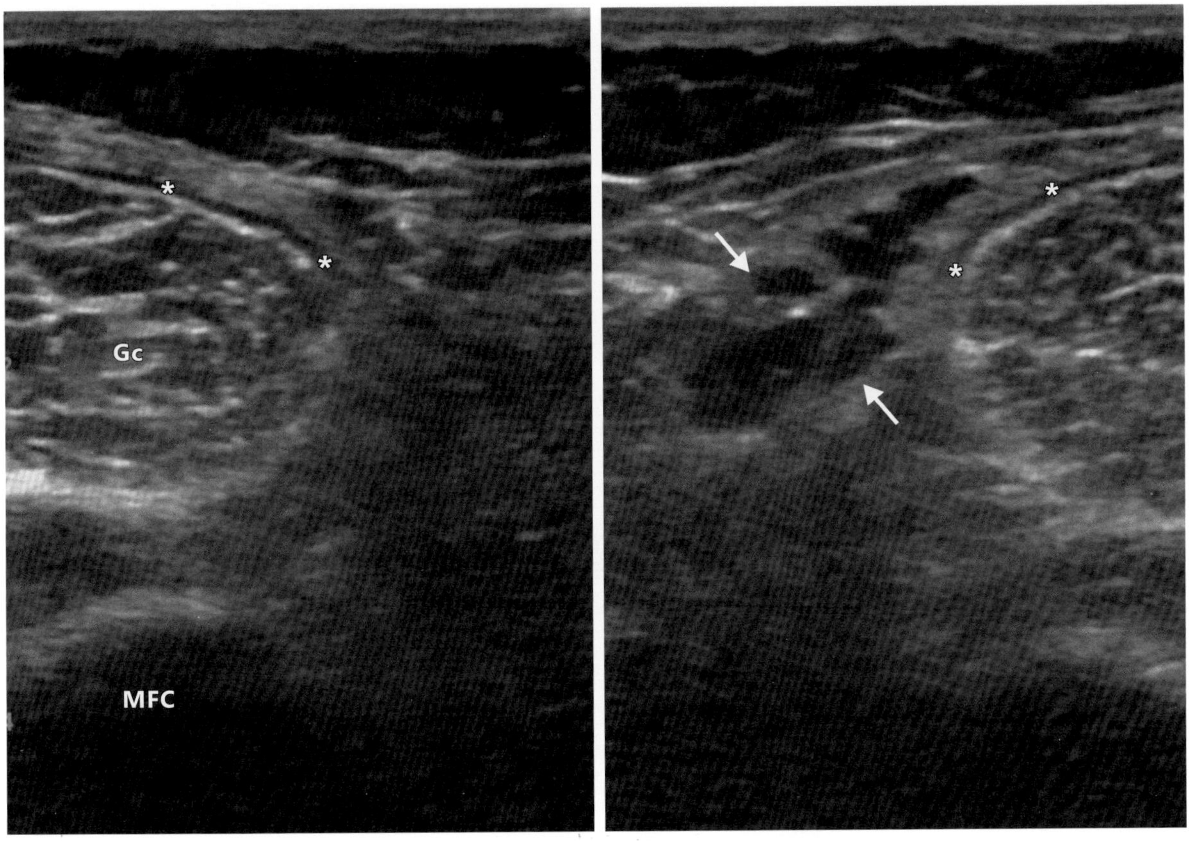

a b

En comparación con el lado normal (**a**), la imagen ecográfica axial posterior muestra un quiste de Baker roto y organizado (*flechas*) que se extiende al tejido adiposo subcutáneo (**b**). Obsérvese que la bursa parece ser, por lo demás, normal (*asteriscos*).

Gc cabeza medial del músculo gastrocnemio
MFC cóndilo femoral medial

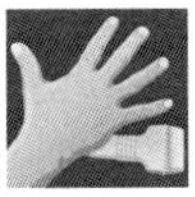

Nota del experto

Un examen preciso (desde la región proximal a la distal) es necesario para entender si esta acumulación tiene alguna conexión con la bursa o es un remanente de una rotura previa.

9.55 Quiste de Baker roto en una niña de 10 años con artritis idiopática juvenil

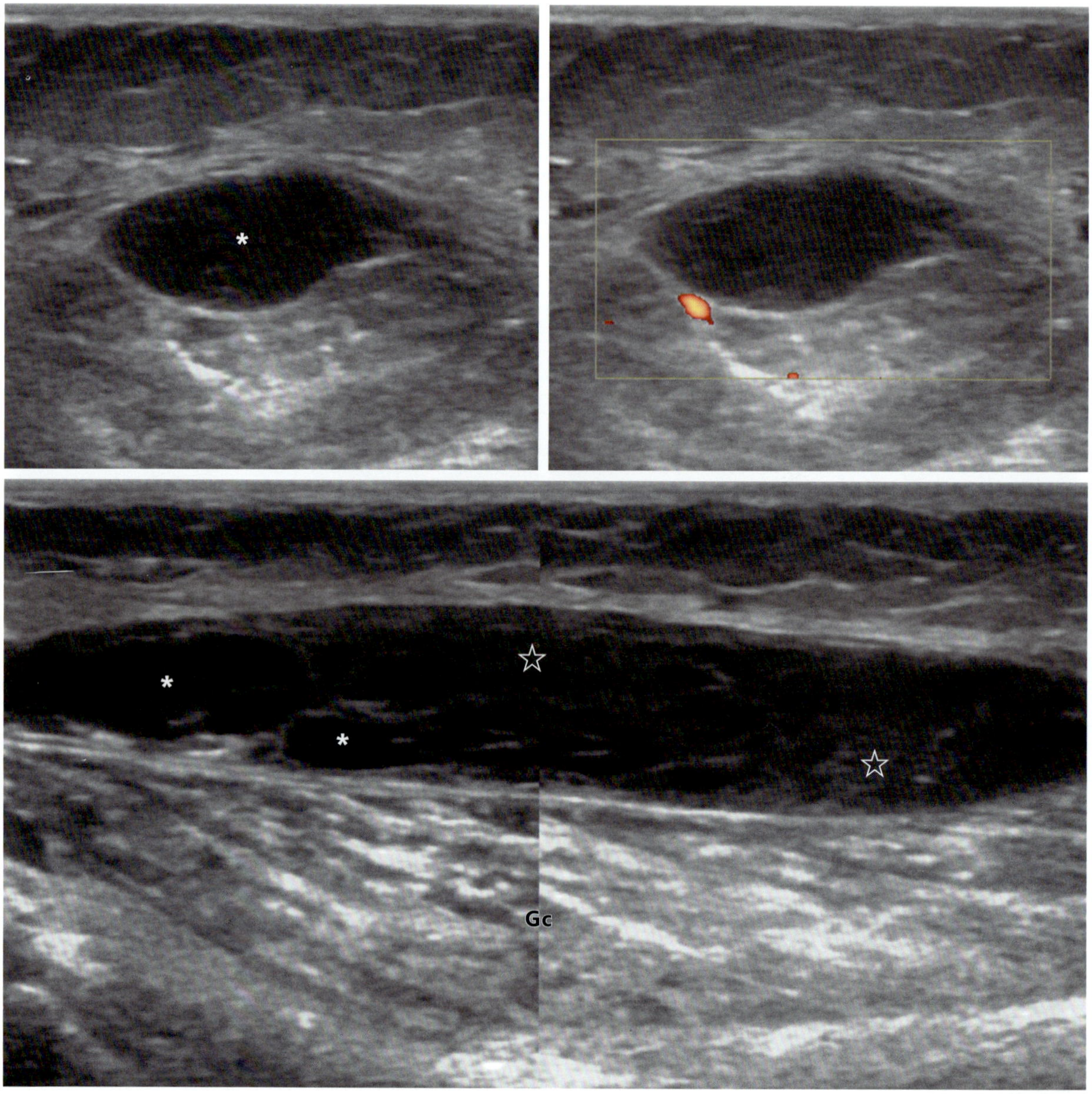

Las imágenes ecográficas axial (**a**) y longitudinal en pantalla dividida (**c**) muestran un líquido hipoecoico (*asteriscos*) e hipertrofia sinovial organizada (*estrellas*) dentro de la bursa de los músculos gastrocnemio y semimembranoso que se extiende superficialmente a lo largo de la región muscular. La imagen power Doppler muestra hiperemia periférica leve (**b**).

Gc músculo gastrocnemio

Rotura complicada de un quiste de Baker en una mujer anciana con dolor y dificultad para doblar la rodilla **9.56**

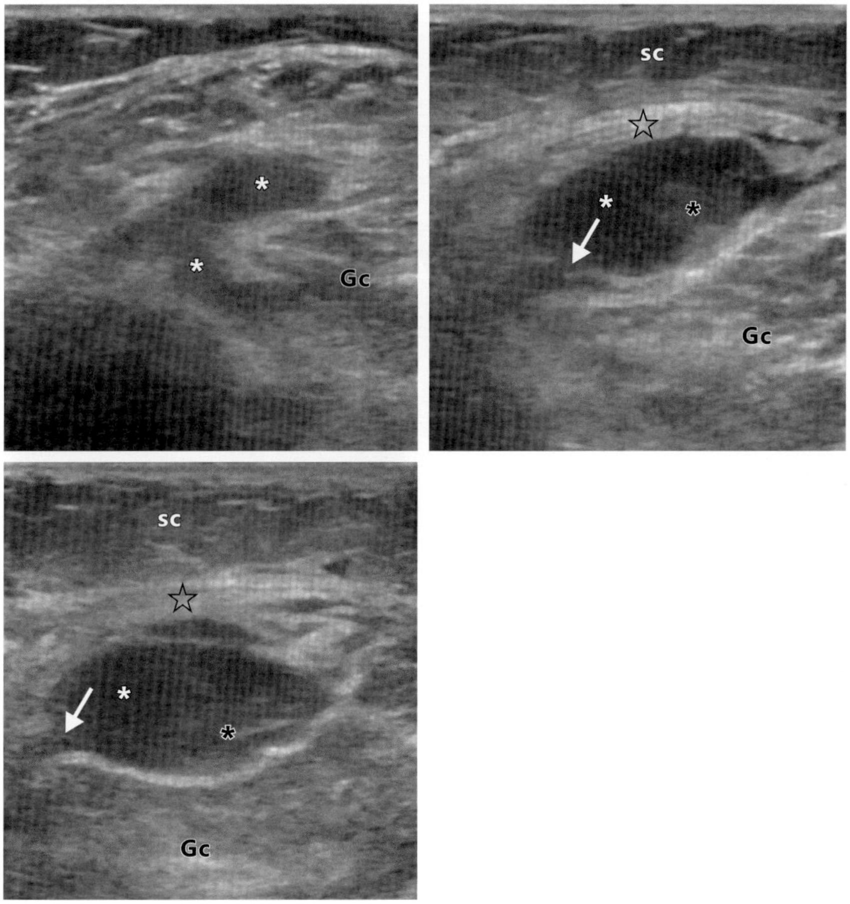

a b c

Las imágenes ecográficas axiales en diferentes sitios (desde proximal a distal) muestran una bursa engrosada llena de líquido hipoecoico (*asteriscos blancos*) (**a**) y acumulación de líquido encapsulado (*estrellas*) dentro de la cabeza medial del músculo gastrocnemio (**Gc**) (**b**, **c**). También se pueden observar engrosamientos sinoviales (*asteriscos negros*) y la posible área de rotura (*flechas*). Obsérvese que los tejidos subcutáneos (**sc**) están edematosos distalmente (**b**, **c**).

Nota del experto

La rotura de un quiste de Baker (generalmente dentro del músculo gastrocnemio) puede simular una tromboflebitis en la práctica clínica. Tal escenario, denominado "pseudotromboflebitis", puede presentar dificultades para su diagnóstico (diferencial). Como tal, en pacientes seleccionados (particularmente en aquellos con un diagnóstico conocido de quiste de Baker), la ecografía puede ser utilizada para el diagnóstico rápido, si describen dolores agudos en la pantorrilla o la desaparición repentina de un quiste previo palpable.

La rotura se produce a menudo en el extremo distal del quiste (causando una imagen de flecha), como se muestra en este caso, y también puede afectar a los tejidos subcutáneos.

9.57 Quiste hidatídico primario (equinococosis) en una mujer de 62 años con una masa poplítea dolorosa y progresivamente creciente

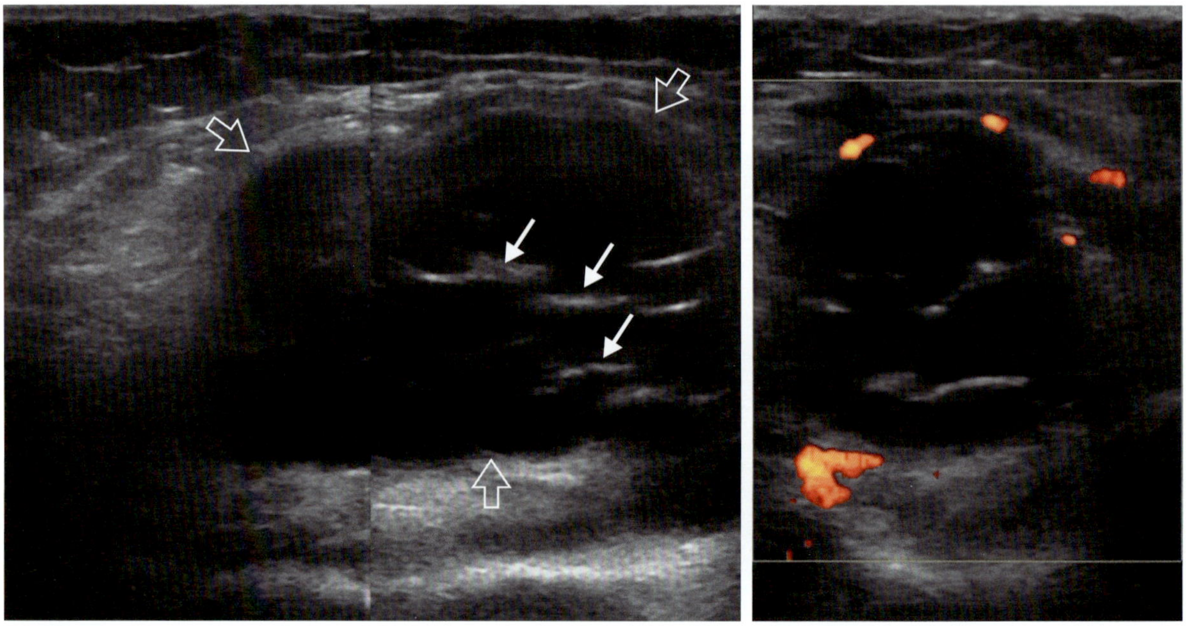

a b

Inicialmente la masa fue diagnosticada como quiste de Baker.

La imagen ecográfica axial en pantalla dividida muestra una gran lesión quística con una cápsula redonda y bien definida (*flechas vacías*) con septos (*flechas finas*) dentro del músculo gastrocnemio (**a**).
La imagen power Doppler revela un aumento de las señales vasculares periféricas dentro de la pared del quiste y en el tejido circundante (**b**).

Nota del experto

El examen ecográfico para la búsqueda de un supuesto quiste de Baker, después de un examen físico que revela durante la palpación la presencia de una masa, a veces puede resultar no significativo (especialmente en los sujetos obesos), mientras que en otras ocasiones, podría resultar que la masa "palpada" no sea un simple quiste.

BIBLIOGRAFÍA

1. Malas FÜ, Kara M, Kaymak B, Akinci A, Özçakar L. Ultrasonographic evaluation in symptomatic knee osteoarthritis: clinical and radiological correlation. Int J Rheum Dis. 2014; 17: 536-40.
2. D'Agostino MA, Conaghan P, Le Bars M, Baron G, Grassi W, Martin-Mola E, et al. EULAR report on the use of ultrasonography in painful knee osteoarthritis. Part 1: prevalence of inflammation in osteoarthritis. Ann Rheum Dis. 2005; 64: 1703-9.
3. Özçakar L, Kara M, Chang KV, Tok F, Hung CY, Akkaya N, et al. EURO-MUSCULUS/USPRM. Basic scanning protocols for knee. Eur J Phys Rehabil Med. 2015; 51: 641-6.
4. McCarthy G. Basic calcium phosphate crystal deposition disease. In: Hochberg MC, Silma AJ, Smolen JS, Weinblatt ME, Weisman MH, editors. Philadelphia: Elsevier; 2011. p. 1889-98.
5. De Muynck M, Parlevliet T, De Cock K, Vanden Bossche L, Vanderstraeten G, Özçakar L. Musculoskeletal ultrasound for interventional physiatry. Eur J Phys Rehabil Med. 2012; 48: 675-87.
6. Batmaz Í, Malas FU, Özçakar L. Evaluacion ecografica de la rodilla. En: Özçakar L, De Muynck M, editores. Ecografía musculoesquelética en Medicina Física y Rehabilitación. Milán: Edi.Ermes; 2018. p. 101-12.
7. Chang KV, Şahin Onat Ş, Lee CW, Kara M, Hung CY, Özçakar L. EURO-MUSCULUS/USPRM basic scanning protocols revisited in children. Eur J Phys Rehabil Med. 2016; 52: 887-901.
8. Van Holsbeeck M, Introcaso JH. Musculoskeletal ultrasonography. Radiol Clin North Am. 1992; 30: 907-25.
9. Friedman L, Finlay K, Jurriaans E. Ultrasound of the knee. Skeletal Radiol 2001; 30: 361-77.
10. Koski JM, Kamel A, Waris P, Waris V, Tarkiainen I, Karvanen E et al. Atlas-based knee osteophyte assessment with ultrasonography and radiography: relationship to arthroscopic degeneration of articular cartilage. Scand J Rheumatol. 2016; 45: 158-64.
11. Lee CL, Huang MH, Chai CY, Chen CH, Su JY, Tien YC. The validity of in vivo ultrasonographic grading of osteoarthritic femoral condylar cartilage: a comparison with in vitro ultrasonographic and histologic gradings. Osteoarthritis Cartilage. 2008; 16: 352-8.
12. Kiliç E, Akgül Ö, Kiliç G, Özgöçmen S. Imágenes ecográficas en enfermedades reumáticas. En: Özçakar L, De Muynck M, editores. Ecografía musculoesquelética en Medicina Física y Rehabilitación. Milán: Edi.Ermes; 2018. p. 165-88.
13. Frediani B, Filippou G, Falsetti P, Lorenzini S, Baldi F, Acciai C, et al. Diagnosis of calcium pyrophosphate dihydrate crystal deposition disease: ultrasonographic criteria proposed. Ann Rheum Dis. 2005; 64: 638-40.
14. Martinoli C, Bianchi S. Knee. In: Bianchi S, Martinoli C, editors. Ultrasound of the musculoskeletal system. Berlin: Springer; 2007. p. 637-745.
15. Artul S, Jabaly-Habib H, Artoul F, Habib G. The association between Baker's cyst and medial meniscal tear in patients with symptomatic knee using ultrasonography. Clin Imaging. 2015; 39: 659-61.

Pantorrilla 10

- Tejido subcutáneo
- Periostio
- Músculo gastrocnemio

10.1 Dilatación varicosa en una mujer de 65 años con dolor en la pantorrilla al caminar

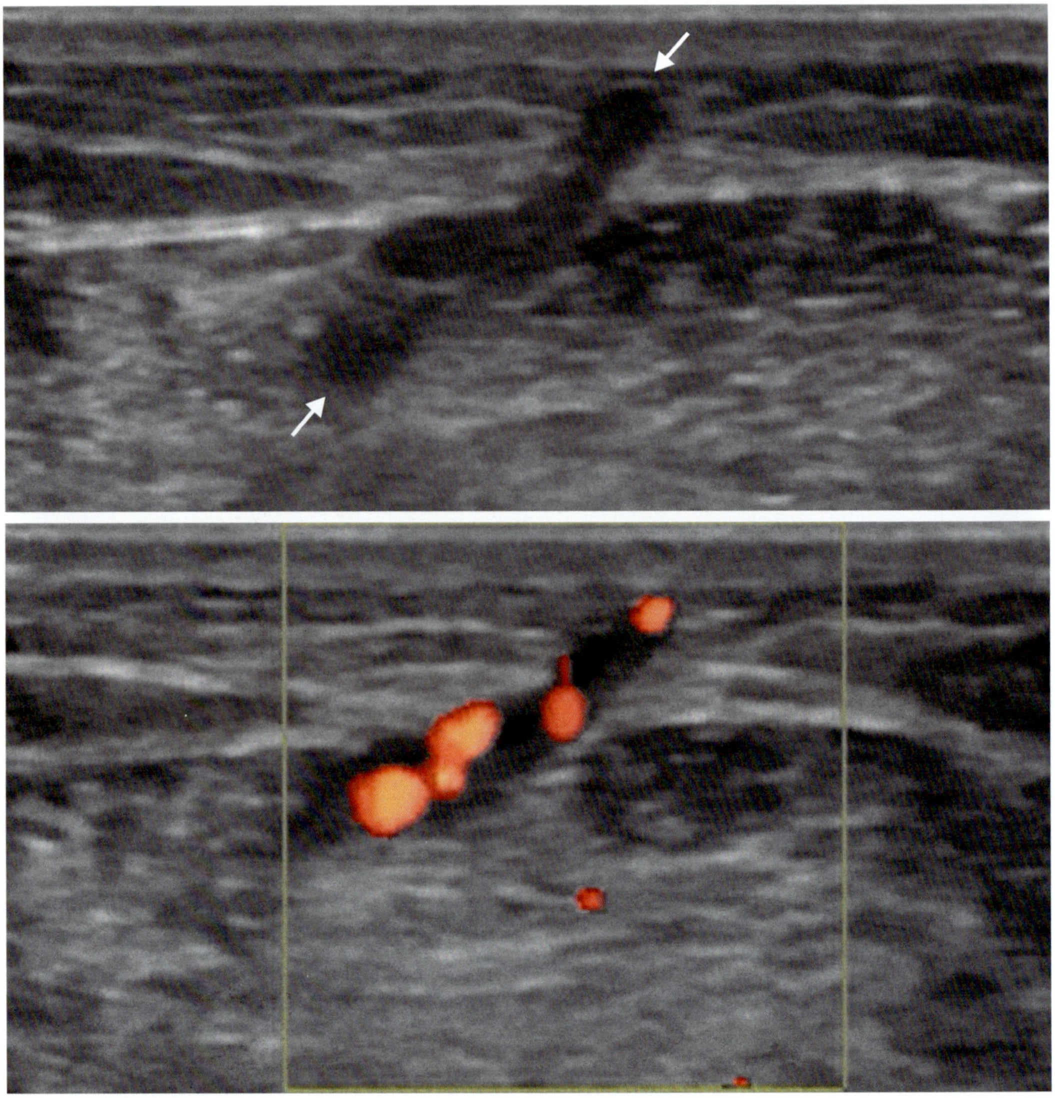

a

b

Las imágenes ecográficas longitudinales (obtenidas mediante un posicionamiento delicado de la sonda) muestran una vena superficial anormalmente dilatada e hipoecoica (*flechas*) en el tejido subcutáneo (**a**) y una señal de flujo lento con imagen power Doppler (**b**).

Nota del experto

Aumentar la compresión de la sonda podría inducir el colapso de una vena tan superficial. Por lo tanto, el ecografista debe ser cauteloso durante la evaluación de patologías venosas de este tipo.

Cuerpo extraño en un carpintero de 40 años con historial médico de herida de bala

10.2

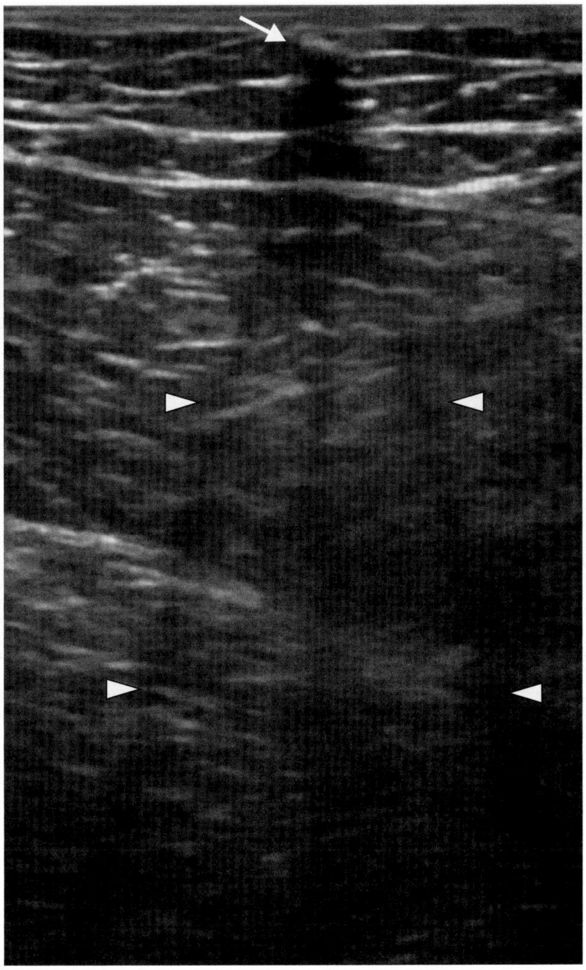

La imagen ecográfica longitudinal muestra una pequeña parte hiperecoica de bala (*flecha*), que es muy superficial en el tejido subcutáneo de la pantorrilla, dando un enorme artefacto de cola de cometa (*puntas de flecha*).

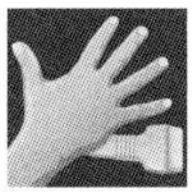

Nota del experto

Si bien los cuerpos extraños no siempre pueden ser reconocidos en una inspección inicial, la presencia de artefactos particulares y significativos hace casi imposible pasarlos por alto. Aquí, cabe destacar que, incluso durante una intervención quirúrgica, algunos cuerpos pequeños no pueden ser fácilmente detectados, a pesar de la microscopia. En este sentido, la imagen ecográfica también puede utilizarse para proporcionar valiosas indicaciones con respecto a una sucesiva remoción quirúrgica de la parte restante.

10.3 Lipedema en una mujer de 50 años con hinchazón difusa en los miembros inferiores proximalmente a los tobillos desde hace 3 años

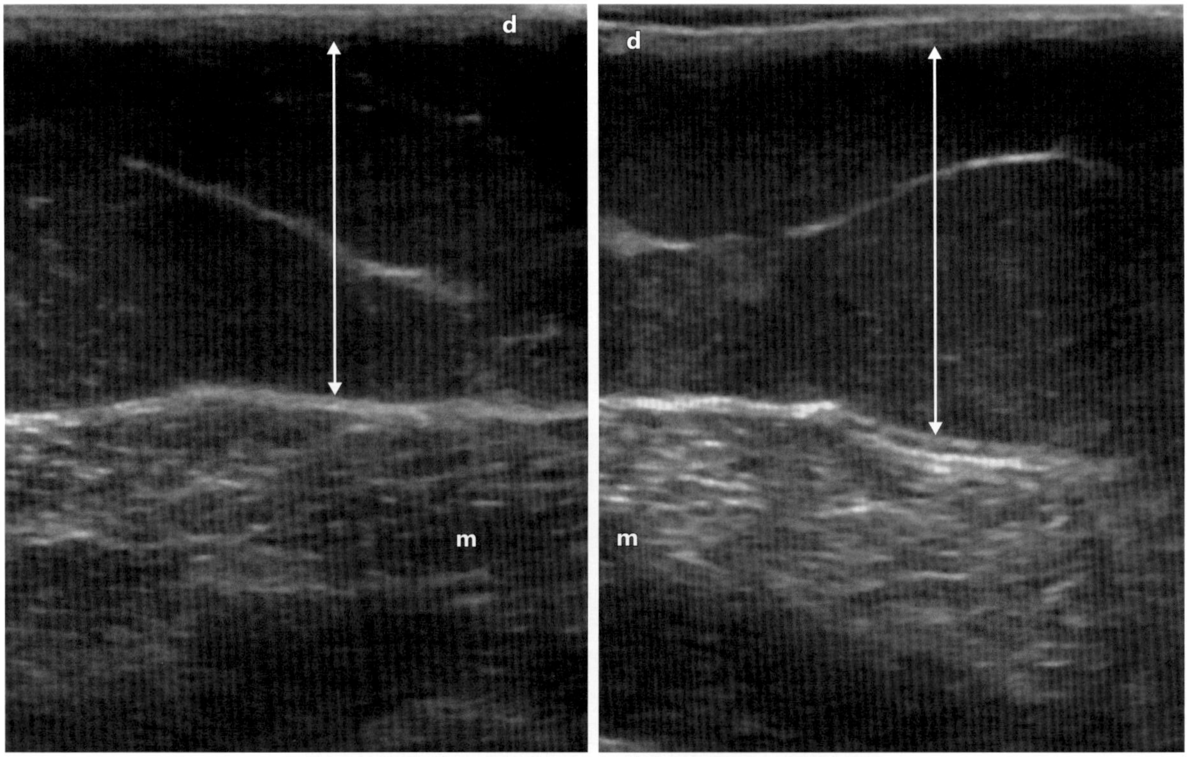

a b

Las imágenes ecográficas axiales sobre la parte anteromedial de la pierna muestran engrosamiento significativo y difuso del tejido adiposo subcutáneo (*doble flecha*) bilateralmente.

d dermis
m músculo

Nota del experto

En el linfedema, hay una imagen de "islas" hiperecoicas rodeadas de "flujos" hipoecoicos. En el edema, los bordes de la fascia y los tejidos subyacentes son a menudo borrosos. Por otro lado, en esta imagen de lipedema, los septos en el tejido subcutáneo y las fascias son bastante nítidos.

Linfedema en una mujer de 44 años con hinchazón en la pantorrilla 10.4

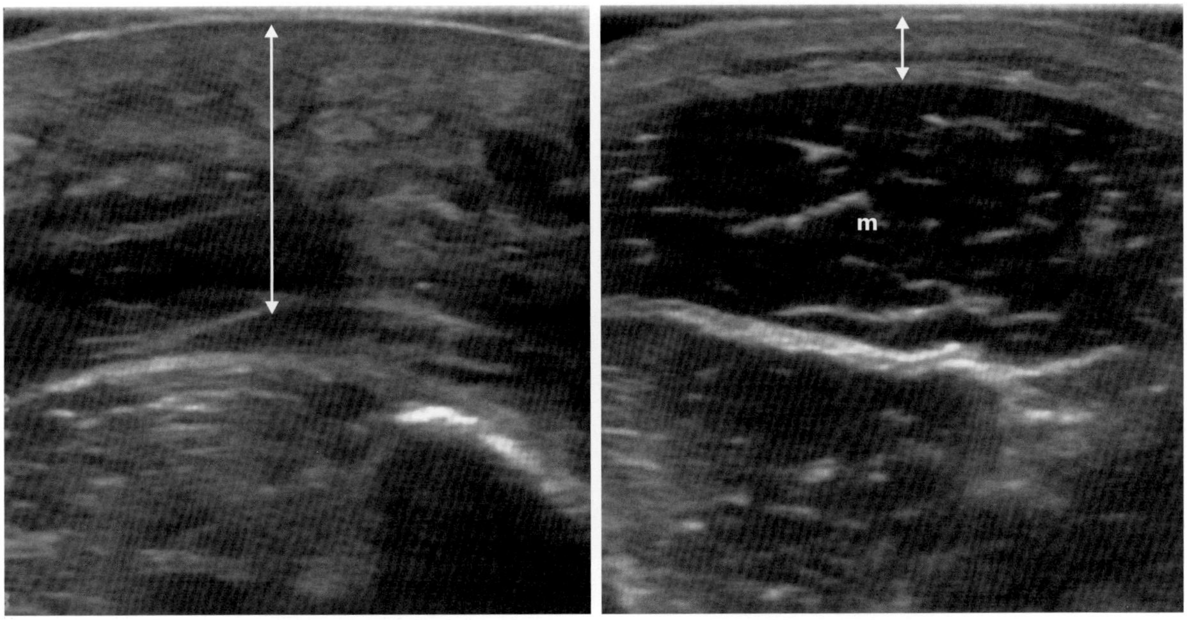

a b

La imagen ecográfica axial sobre la pantorrilla muestra las capas de la dermis y la grasa subcutánea (*doble flecha*) borrosas, heterogéneas y engrosadas debido al linfedema (**a**). Lado normal (**b**).

m músculo

Nota del experto

Es evidente que el edema afecta tanto a la dermis como a las capas de grasa subcutánea entre las cuales no se puede distinguir una separación. A causa del aspecto heterogéneo debido al edema, el tejido muscular subyacente no se puede visualizar bien.

10.5 Linfedema en el miembro inferior de una mujer de 57 años con antecedentes de neoplasia pélvica

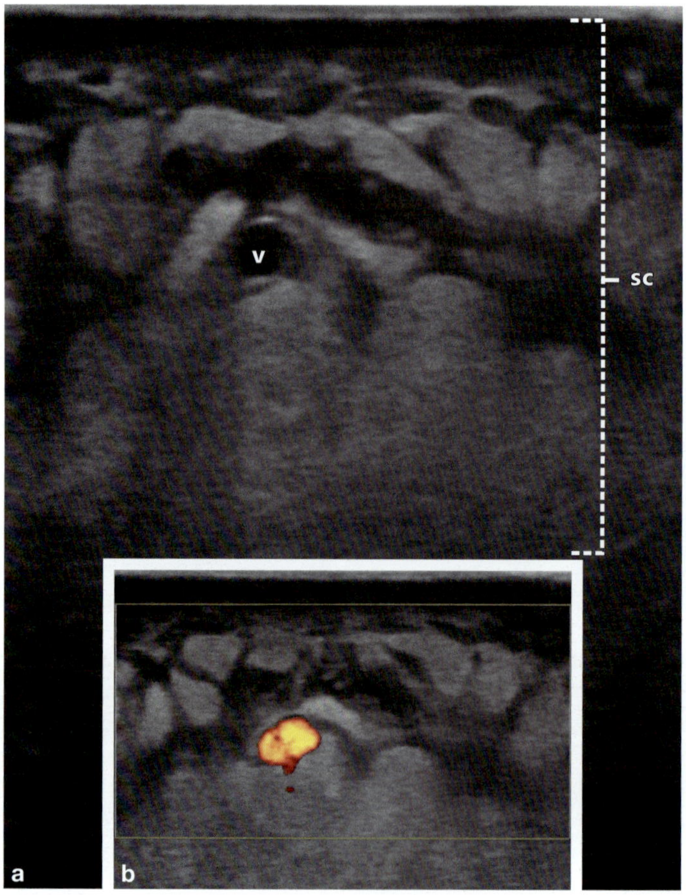

Las imágenes ecográficas en modo B (**a**) y power Doppler (**b**) muestran engrosamiento irregular del tejido subcutáneo (**sc**) con venas dilatadas (**v**).

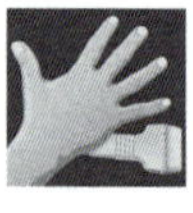

Nota del experto

Sin duda, el uso de imágenes power Doppler puede ayudar a mostrar mejor las complicaciones concomitantes como la celulitis.

Neurofibroma localizado en una mujer de 35 años con fuerte dolor en la cara medial de la rodilla **10.6**

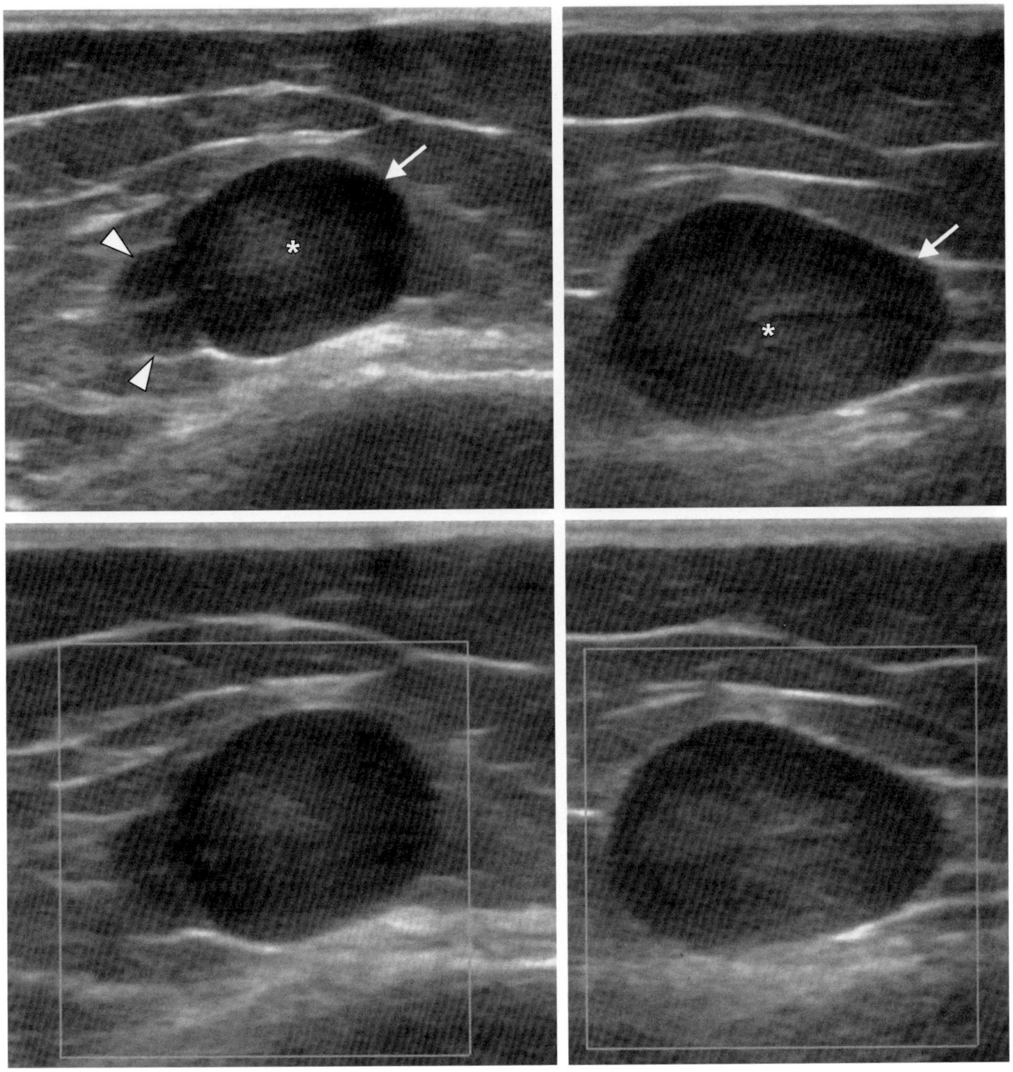

Las imágenes ecográficas axial (**a**) y longitudinal (**b**) sobre la cara medial de la rodilla muestran una masa ovalada bien delimitada (*flechas*) con dos pequeños nódulos satélites (*puntas de flecha*) en el tejido subcutáneo. Su centro aparece hipoecoico periféricamente e hiperecoico en el centro que representa el signo de la "diana" (*asteriscos*). Las imágenes power Doppler no revelan ninguna señal de flujo (**c**, **d**).

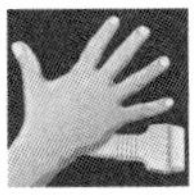

Nota del experto

Los neurofibromas (en contraste con los schwannomas) típicamente no muestran flujo vascular [1]. Mientras que sus localizaciones (o el origen anatómico) generalmente se pueden delinear, a veces, puede ser imposible identificarlas cuando residen en el tejido subcutáneo y se detectan solamente como estructuras dispersas "similares a una burbuja".

10.7 Tromboflebitis de la vena safena de un hombre mayor con dolor y malestar en las piernas

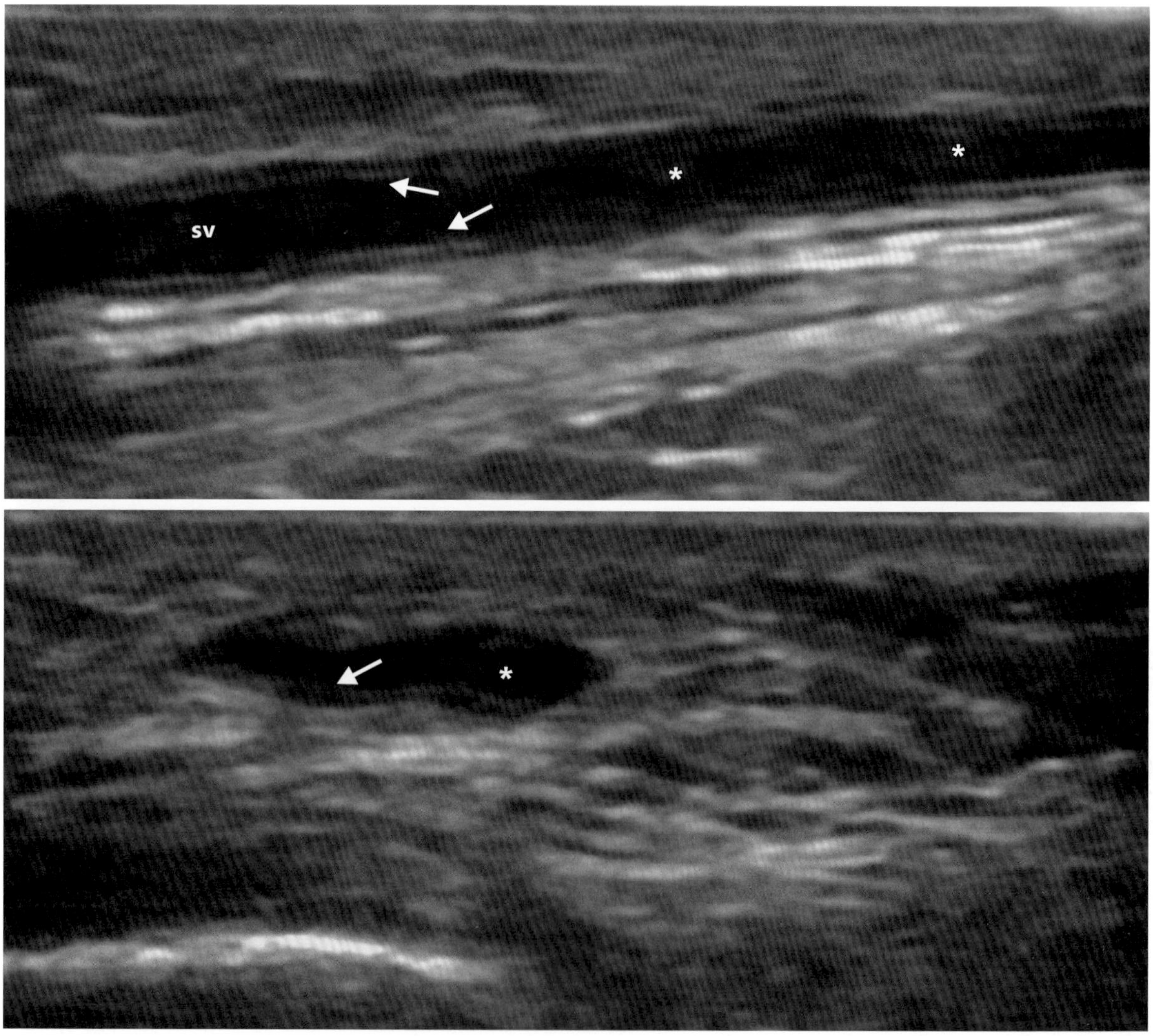

a

b

Las imágenes ecográficas longitudinal (**a**) y axial (**b**) en modo B de la pierna muestran engrosamiento de la pared venosa (*flechas*) y un trombo hipoecoico en su lumen (*asteriscos*).

sv vena safena

Nota del experto

Seguramente, evaluaciones adicionales con respecto a los parámetros de flujo se pueden hacer usando imágenes Doppler.

Periostitis tibial en un corredor joven después de un entrenamiento intenso antes de la temporada de carreras 10.8

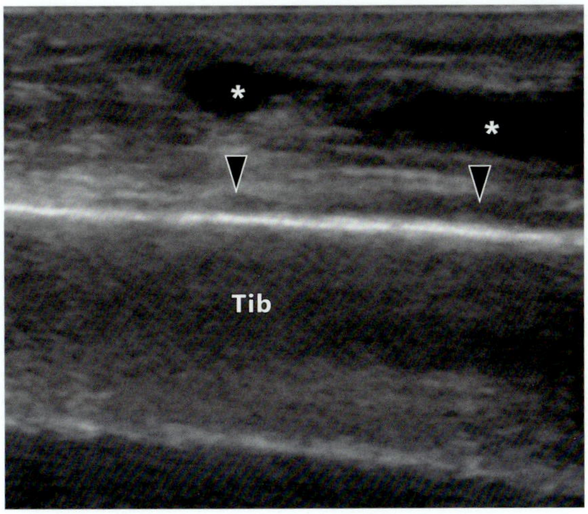

La imagen ecográfica longitudinal de la cara anterior de la tibia (**Tib**) muestra una acumulación de líquido hipo/anecoico (*asteriscos*) y una reacción perióstica (*puntas de flecha*) que recubre la cortical ósea.

Hematoma en un jugador de fútbol de 28 años con dolor en la región anterior de la tibia después de un traumatismo contuso durante el partido 10.9

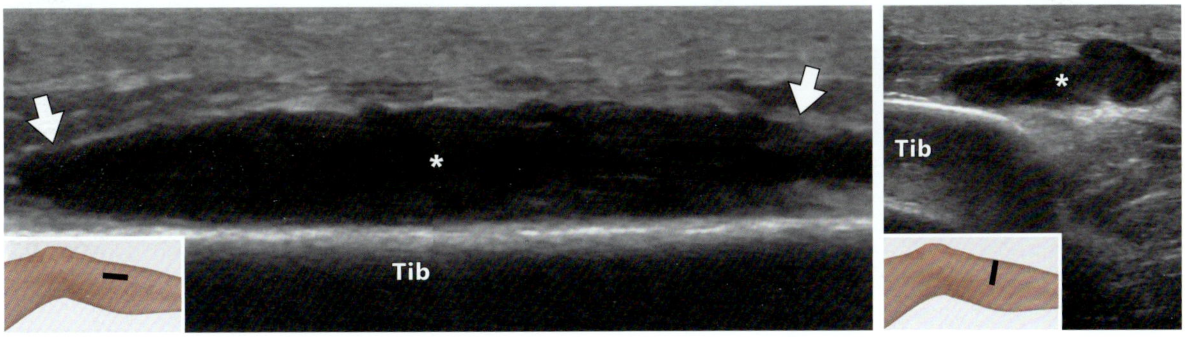

Las imágenes ecográficas longitudinal en pantalla dividida (**a**) y axial (**b**) muestran una gran acumulación hipo/anecoica (*asteriscos*) que se asemeja a un hematoma perióstico/subperióstico (*flechas*).

Nota del experto

La desventaja más importante de la ecografía (aparte de ser operador dependiente) es la incapacidad de evaluar patologías intraóseas. Sin embargo, las lesiones que afectan a la cortical o el periostio pueden ser, indudablemente, detectadas.

10.10 "Pierna de tenista" (*tennis leg*) en un jugador de 34 años con dolor e hinchazón en la pantorrilla

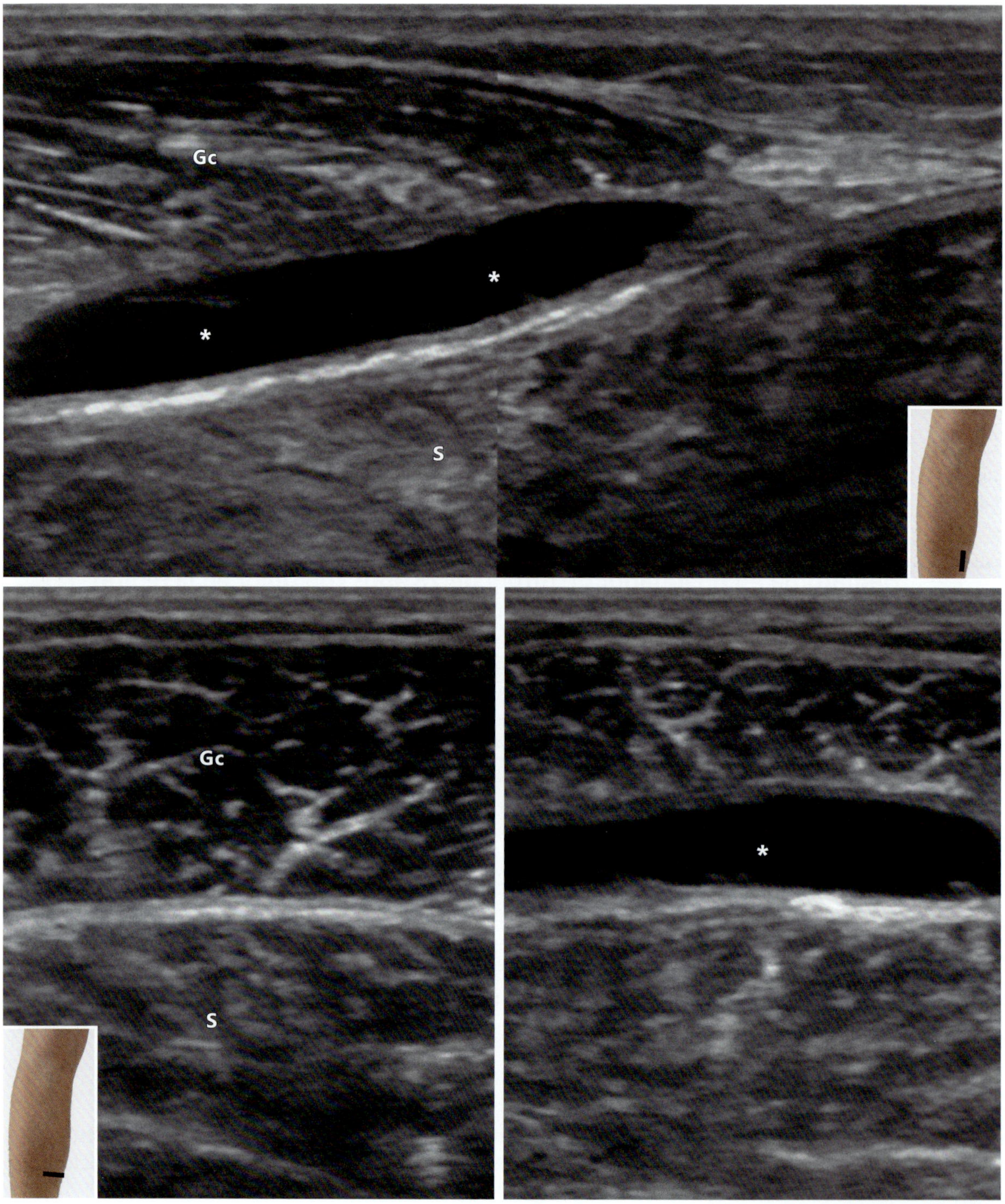

a

b

c

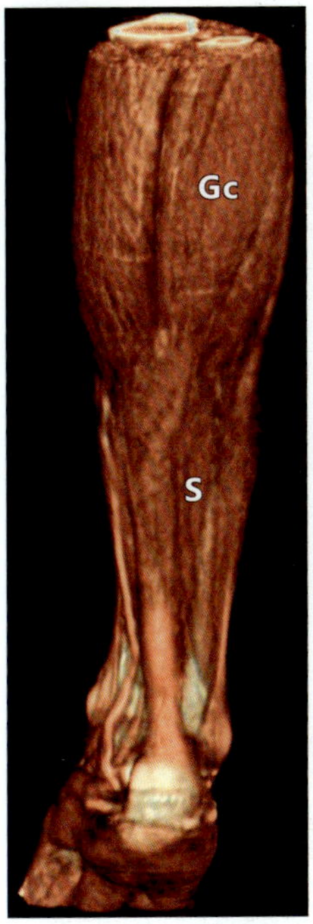

El tenista tuvo que abandonar el partido después de advertir una sensación de chasquido en el centro de la pantorrilla.

Las imágenes ecográficas longitudinal en pantalla dividida (**a**) y axial (**c**) muestran una acumulación de líquido/sangre anecoica bien definida (*asteriscos*) causada por el desgarro miofascial del músculo gastrocnemio (**Gc**). Vista axial del lado normal (**b**).

S músculo sóleo

Nota del experto

En general, la "pierna de tenista" es una de las lesiones miotendinosas más comúnmente encontradas en la traumatología deportiva. La cabeza medial del músculo gastrocnemio se ve afectada, generalmente durante las actividades deportivas que implican movimientos laterales rápidos. Mientras que el hematoma local puede estar presente exactamente en el área de rotura, a veces puede extenderse a lo largo de las capas de la fascia, incluso muy proximalmente.

10.11 Insuficiencia venosa en una mujer de 60 años con dolor agudo e hinchazón locales después de estar mucho tiempo de pie

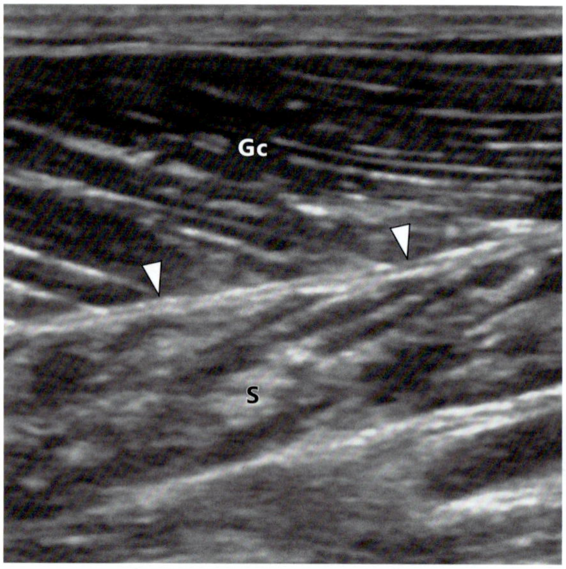

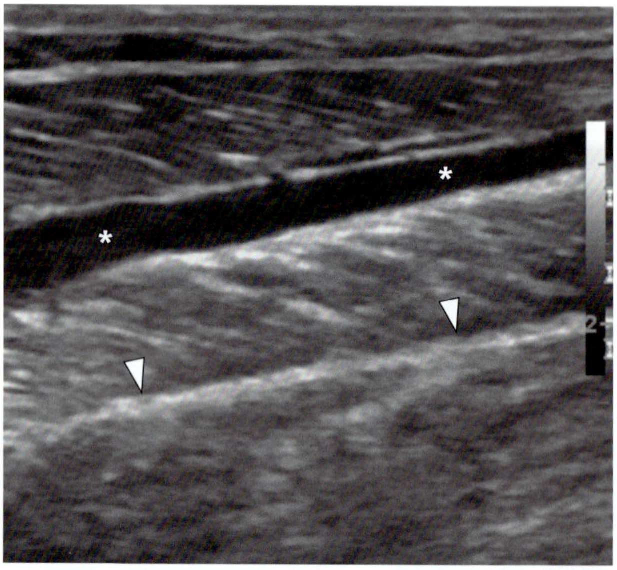

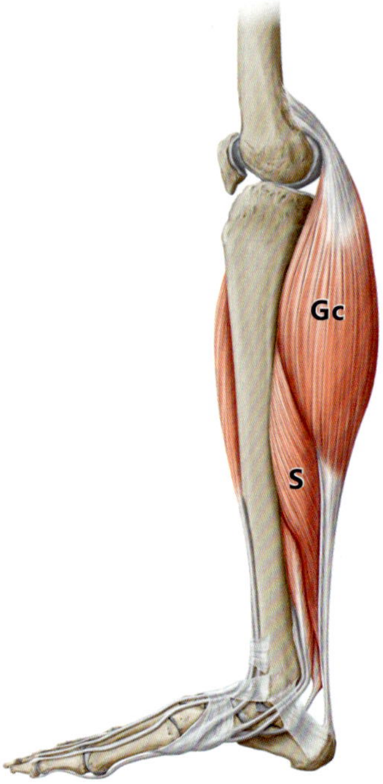

En comparación con el lado normal (**a**), la imagen ecográfica longitudinal (**b**) revela una vena gemelar dilatada (*asteriscos*) que atraviesa la cabeza medial del músculo gastrocnemio (**Gc**). La aponeurosis intermuscular está indicada por las *puntas de flecha blancas*.

S músculo sóleo

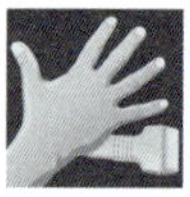

Nota del experto

Las venas profundas dilatadas con menos tortuosidad pueden confundirse con acumulaciones lineales de sangre entre las capas de la fascia externa. Como tales, los ecografistas deben ser cautelosos para evitar un diagnóstico erróneo de "pierna de tenista" en pacientes con este tipo de sintomatología.

Proceso de recuperación después de una lesión de "pierna de tenista" (desgarro total) en un paciente de 42 años tras una caída de esquí **10.12**

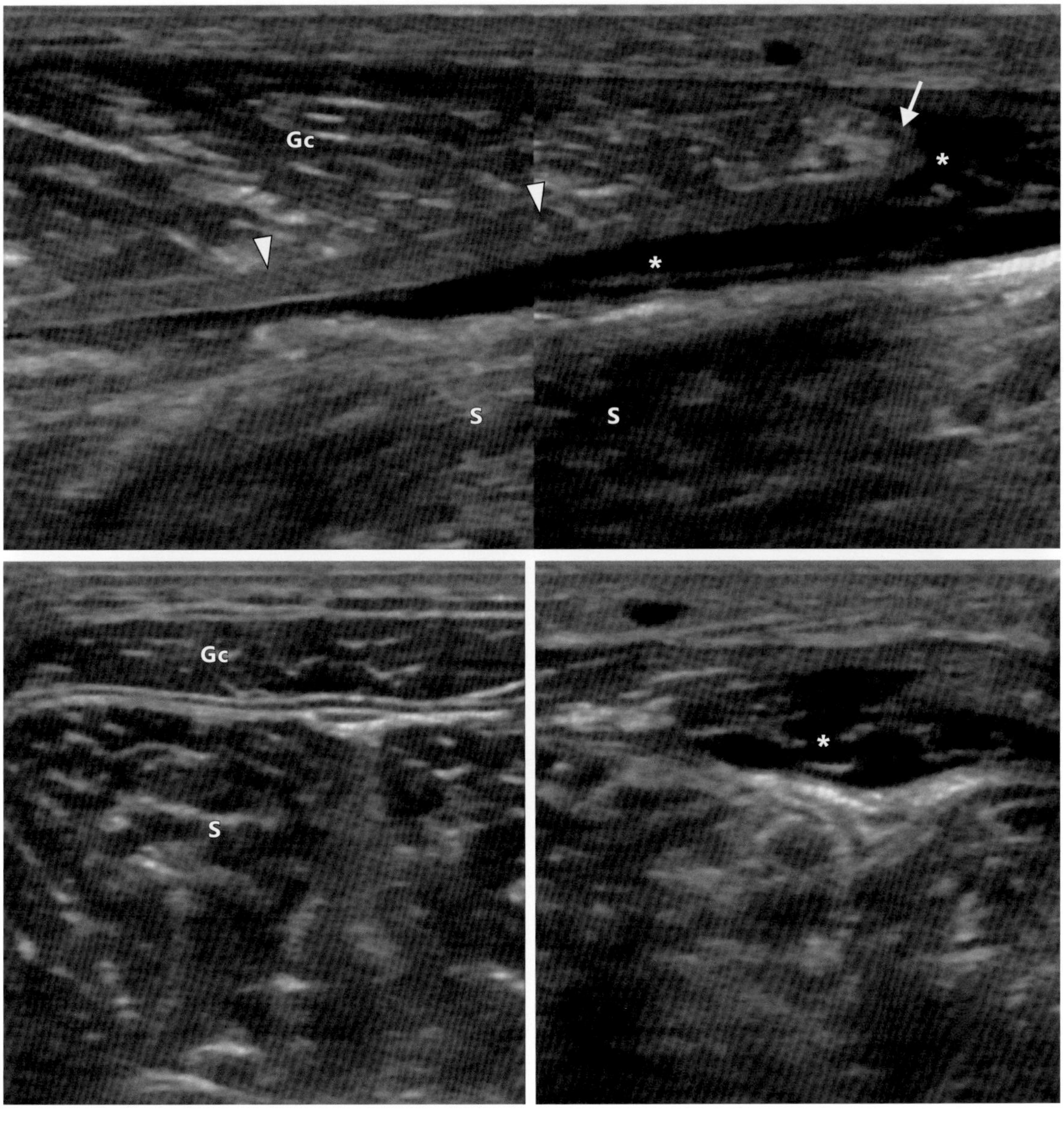

a b c

El paciente refería dolor e hinchazón en la pantorrilla.

Las imágenes ecográficas longitudinal en pantalla dividida (**a**) y axial (**c**) sobre el músculo gastrocnemio (**Gc**) distal revelan un desgarro miotendinoso con una ligera retracción del muñón (*flecha*) rodeada por un gran hematoma (*asteriscos*). Las puntas de flecha indican las paredes del hematoma que está engrosado y organizado. Vista axial normal en el lado contralateral (**b**).

S músculo sóleo

10.13 Proceso de recuperación después de una lesión de "pierna de tenista" (desgarro parcial) en un deportista después de 4 semanas de la lesión

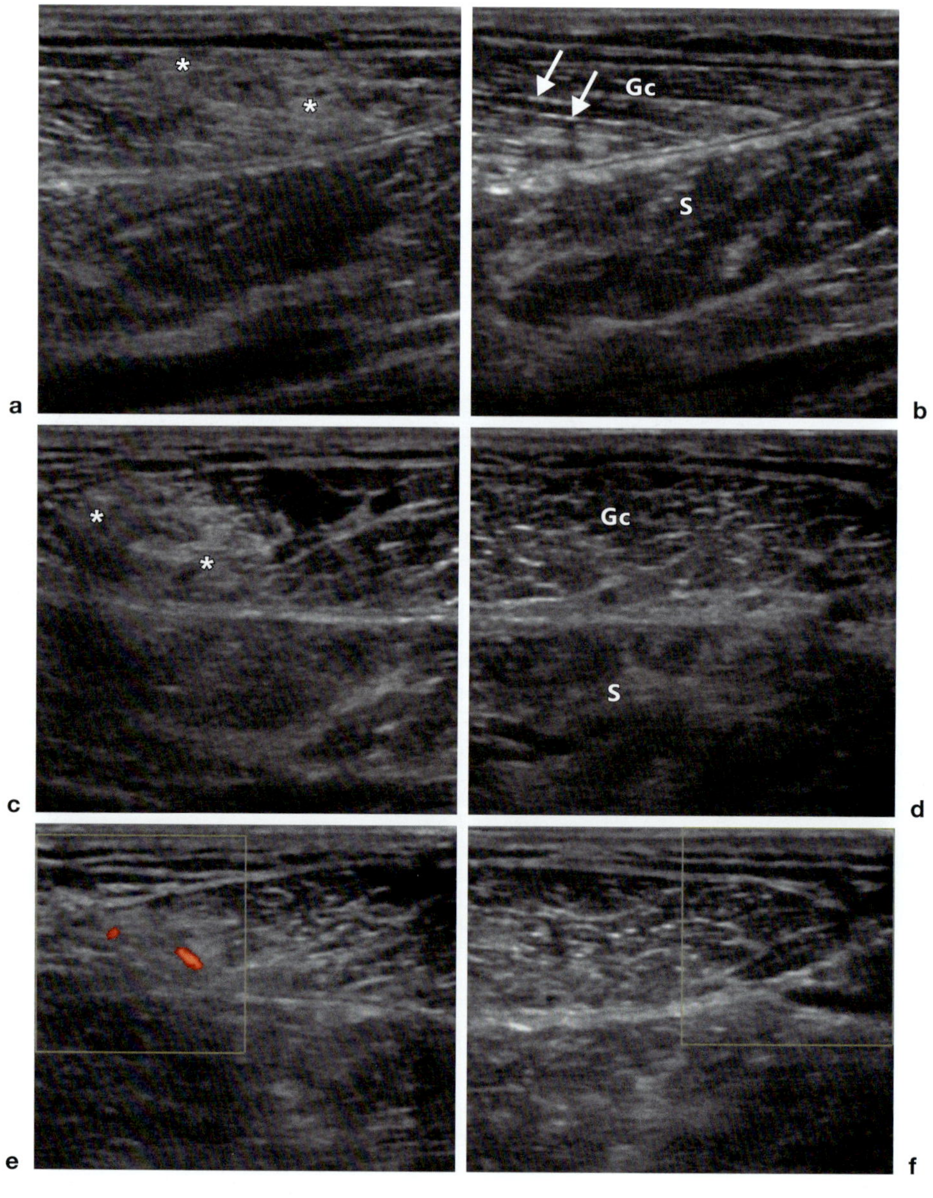

Las imágenes ecográficas longitudinal (**a**) y axial (**c**) obtenidas sobre la superficie posteromedial en el centro de la pantorrilla muestran fascículos del músculo gastrocnemio (**Gc**) parcialmente disgregados y edematosos (*asteriscos*). La imagen power Doppler identifica el aumento de la vascularización compatible con la inflamación/reparación (**e**). El lado contralateral muestra la disposición penniforme normal de las fibras musculares (*flechas*) en vista longitudinal (**b**). Imágenes axial del lado normal (**d**) y Doppler (**f**).

S músculo sóleo

Proceso de reparación/recuperación de la "pierna de tenista" en un paciente con anamnesis de un traumatismo deportivo **10.14**

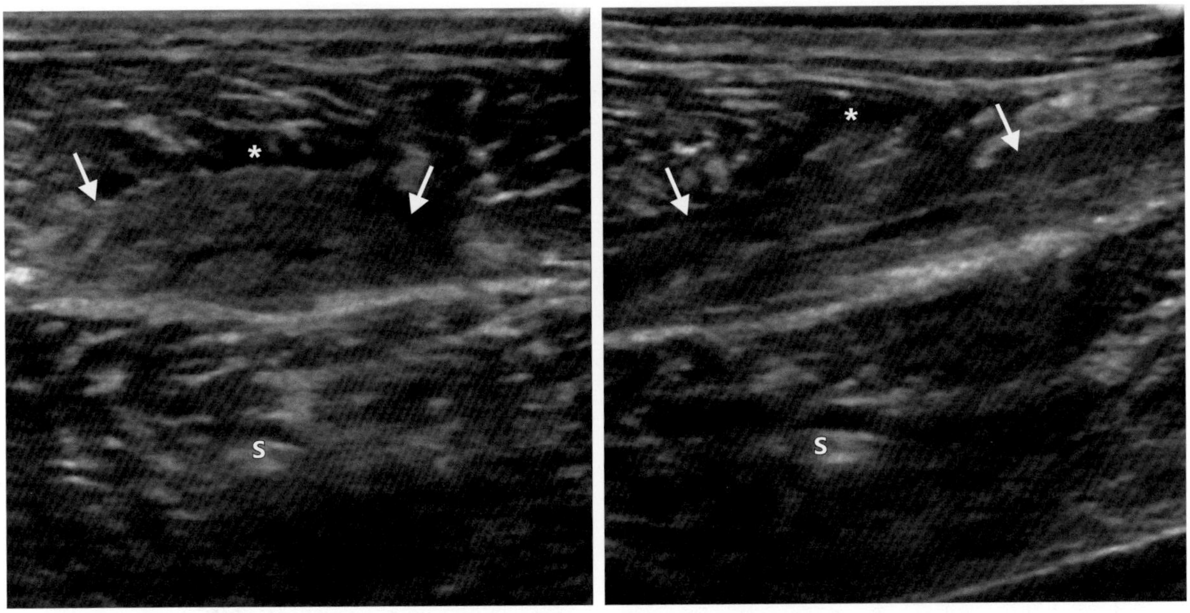

a b

Las imágenes ecográficas axial (**a**) y longitudinal (**b**) realizadas sobre la unión miotendinosa del músculo gastrocnemio muestran el proceso de reparación del desgarro como un área hiperecoica (tejido fibroso) (*flechas*). Obsérvese el aspecto anecoico en los puntos donde los fascículos del músculo están separados/retraídos (*asteriscos*).

S músculo sóleo

Nota del experto

Las imágenes ecográficas axiales son apropiadas para distinguir los desgarros parciales de los desgarros totales, ya que estas imágenes pueden poner en evidencia la cabeza medial del músculo gastrocnemio. Por otro lado, las imágenes ecográficas longitudinales son más fiables para mostrar la retracción proximal. Otro método para mostrar la presencia de una rotura parcial o total es el examen dinámico del pie con flexión dorsal y plantar en posición prona. Este examen dinámico muestra el músculo sóleo intacto que discurre por debajo de la cabeza medial desconectada e inmóvil del músculo gastrocnemio [2]. Asimismo, se puede pedir una contracción isométrica de la musculatura local para ver si el área es contráctil o no.

10.15 Desgarro del músculo gastrocnemio en un hombre de 42 años con dolor en la pantorrilla y equimosis después de un traumatismo contuso en la pierna

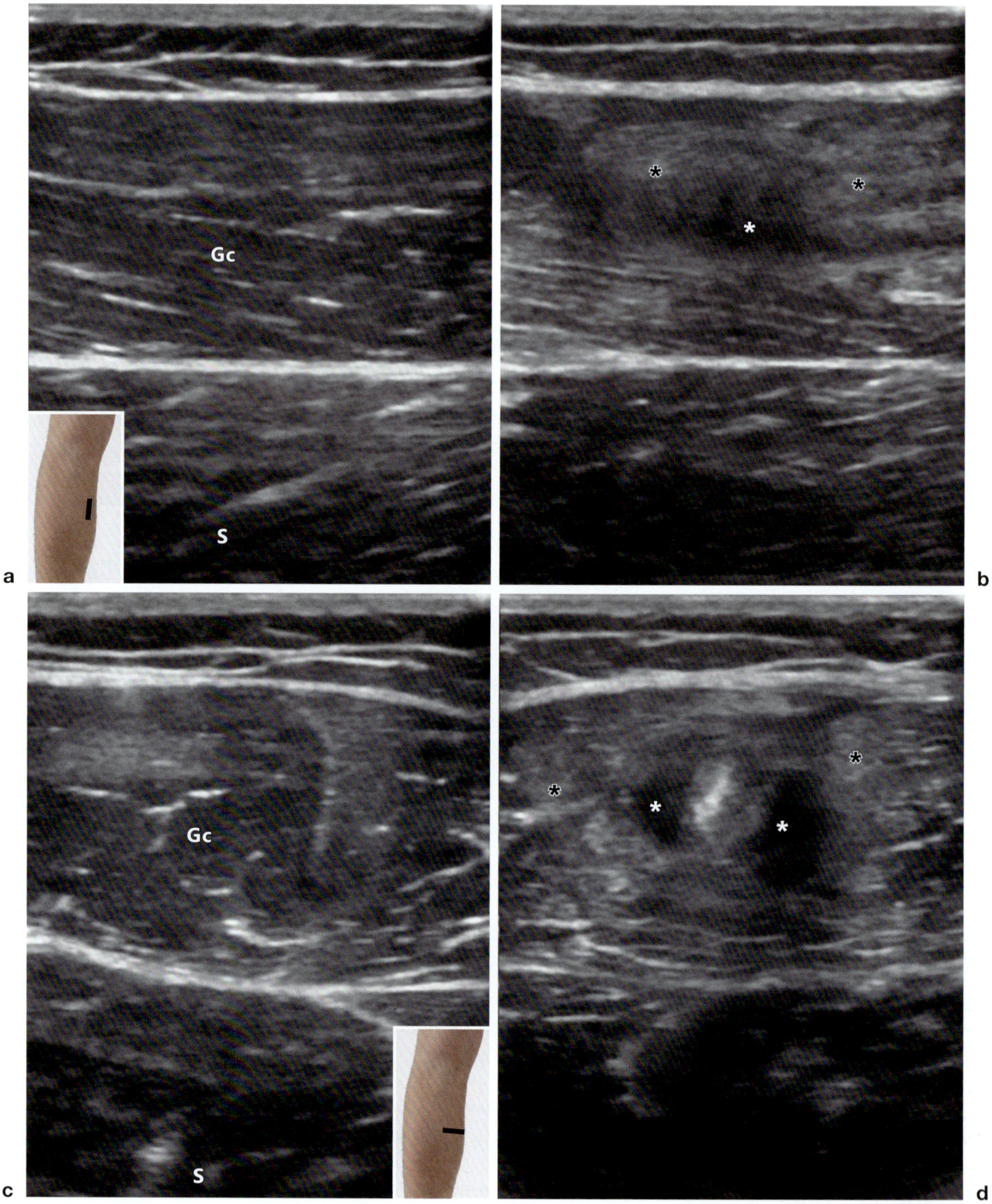

En comparación con el lado normal (**a**, **c**), las imágenes ecográficas longitudinal (**b**) y axial (**d**) muestran infiltración hemorrágica (*asteriscos negros*) y rotura parcial (*asteriscos blancos*) de la cabeza medial del músculo gastrocnemio (**Gc**).

S músculo sóleo

Nota del experto

Dado que está localizado más proximalmente, este tipo de desgarros en el interior del músculo gastrocnemio no se define como "pierna de tenista". Como se mencionó anteriormente, esto es un ejemplo de una localización central de la lesión, a nivel del vientre muscular, a causa de un traumatismo contuso local.

Polimiositis en una mujer de 31 años con mialgias difusas desde hace 6 meses **10.16**

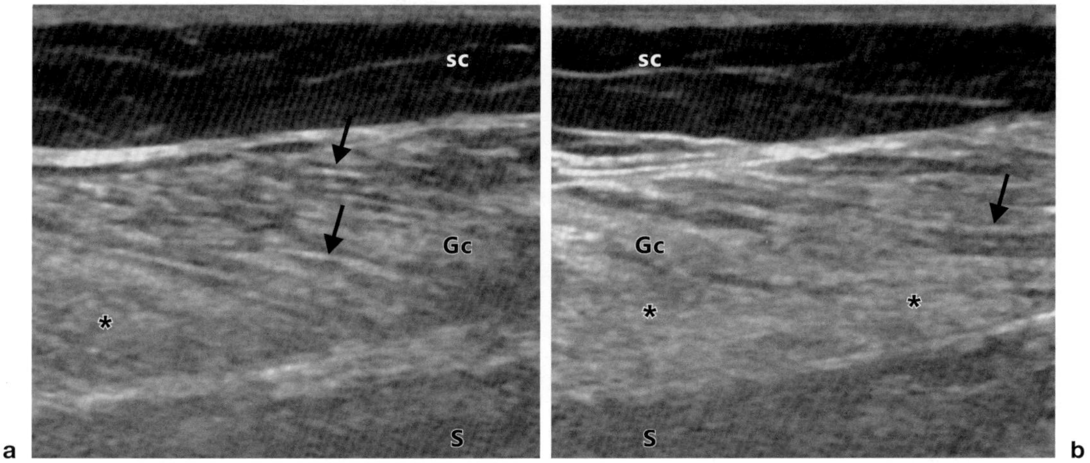

La paciente tenía dificultad progresiva para subir las escaleras o levantarse de una silla.

Las imágenes ecográficas longitudinales (**a**, **b**) sobre la cabeza medial del músculo gastrocnemio (**Gc**) revelan bilateralmente áreas hiperecoicas irregulares intramusculares (*asteriscos*) con pérdida parcial de los septos fibroadiposos normales (relativos a la disposición penniforme de los fascículos) (*flechas*).

sc tejido subcutáneo

Nota del experto

Aparte de las lesiones traumáticas/por uso excesivo, las imágenes ecográficas también se pueden utilizar para las enfermedades musculares inflamatorias o neuromusculares. Los cambios en la arquitectura, ecogenicidad o vascularización de los músculos son los parámetros que habitualmente se evalúan en tales condiciones.
En las miopatías inflamatorias agudas, la ecografía puede mostrar un aumento de ecogenicidad y una disminución en el grosor muscular, pero con la reflexión profunda del hueso conservada. Es diferente de la ecogenicidad aumentada con fuerte atenuación en capas más profundas que se observa en la distrofia muscular o en las etapas avanzadas de la miositis, cuando la destrucción muscular y la fibrosis resultante han tenido lugar [3].

10.17 Proceso de recuperación de una "pierna de tenista" en un maratonista después de una carrera de larga distancia tres semanas antes

a 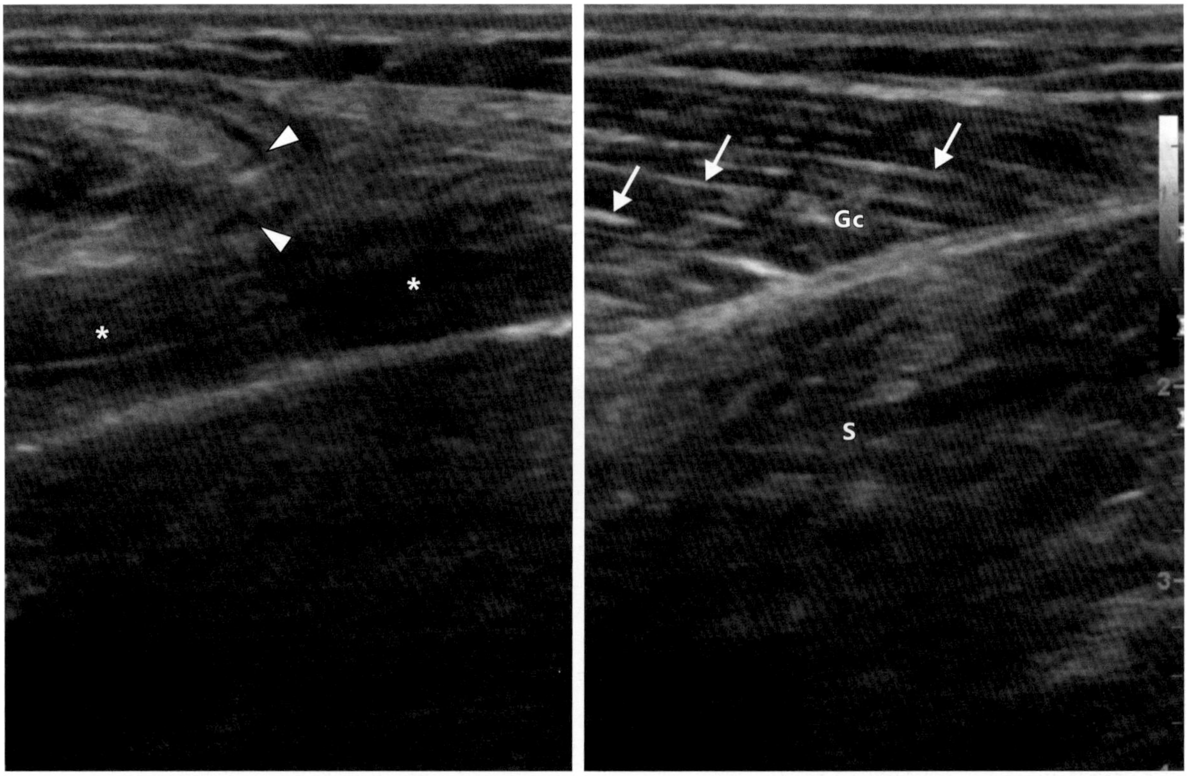 b

La imagen ecográfica longitudinal muestra fascículos del músculo gastrocnemio hiperecoicos deformados/retraídos (*puntas de flecha*) y una zona hipoecoica de hematoma organizado (*asteriscos*) (**a**). Disposición penniforme normal de las fibras (*flechas*) en el lado contralateral (**b**).

Gc músculo gastrocnemio
S músculo sóleo

Nota del experto

Cuando las fibras musculares están lesionadas, la estructura penniforme normal del músculo se pierde y el hallazgo de un extremo romo separado del tendón distal es una evidencia típica.

Malformación arteriovenosa en la región de la pantorrilla en un hombre de 40 años con historial médico negativo **10.18**

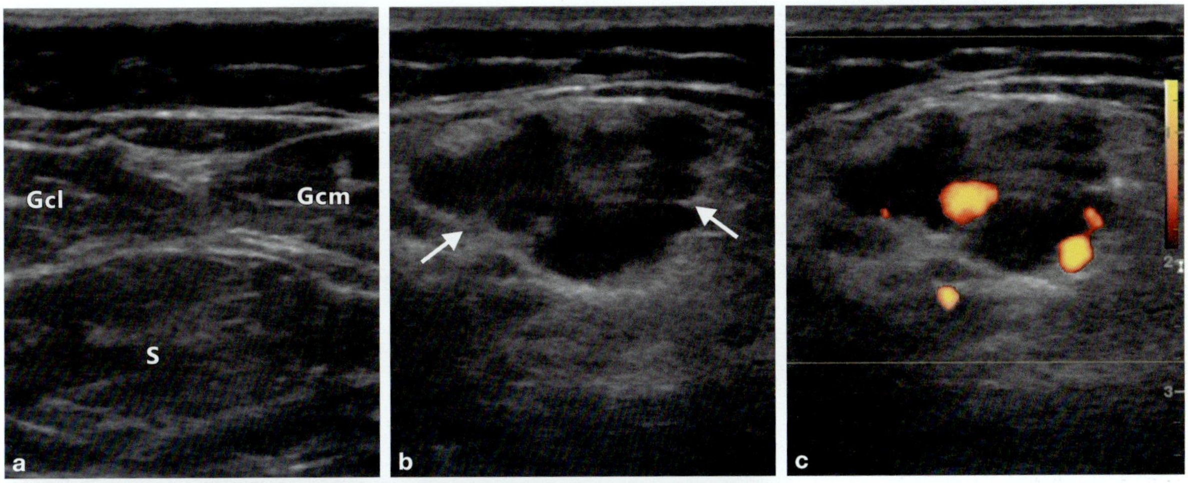

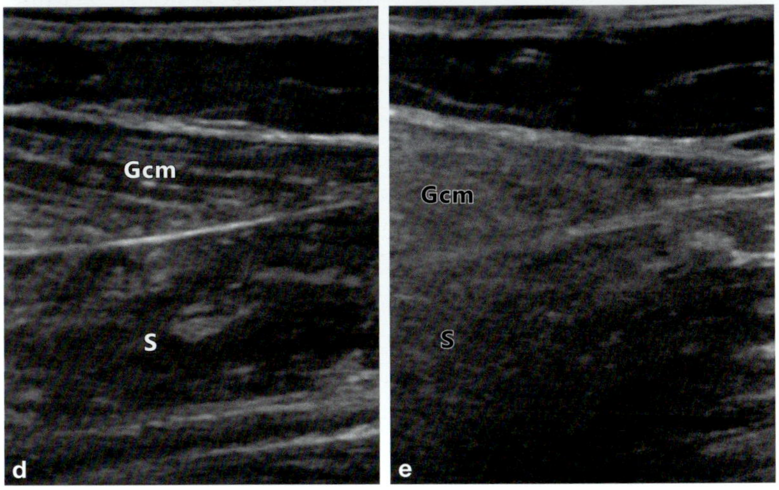

En comparación con el lado normal (**a**), la imagen ecográfica axial sobre la parte proximal posterior de la pierna revela una lesión focal, heterogénea con bordes bien definidos (*flechas*) que se asemeja a una malformación arteriovenosa (**b**). Imagen power Doppler (**c**).
La imagen ecográfica longitudinal muestra el aspecto normal de la cabeza medial del músculo gastrocnemio (**Gcm**) distalmente (**d**). Los músculos hiperecoicos – con pérdida de la arquitectura normal – reflejan la presencia de un posible daño en el lado afectado (**e**).

Gcl cabeza lateral del músculo gastrocnemio
S músculo sóleo

Nota del experto

Este es otro caso en el que un examen ecográfico exhaustivo revela detalladamente varias patologías asociadas. Indudablemente, estos hallazgos ecográficos deben ser interpretados a la luz de un examen físico detallado para la pronta toma de decisiones clínicas.

BIBLIOGRAFÍA

1. Kara M. Imágenes ecográficas para problemas de nervios periféricos. En: Özçakar L, De Muynck M, editores. Ecografía musculoesquelética en Medicina Física y Rehabilitación. Milán: Edi.Ermes; 2018. p. 143-63.
2. Bianchi S, Martinoli C. Leg. In: Bianchi S, Martinoli C, editors. Ultrasound of the musculoskeletal system. Berlin: Springer; 2007. p. 745-72.
3. Zaidman CM, van Alfen N. Ultrasound in the assessment of myopathic disorders. J Clin Neurophysiol. 2016; 33: 103-11.

11 Tobillo y pie

- **Articulación tibiotalar**
- **Articulación talonavicular**
- **Tendón del músculo tibial anterior**
- **Tendón del músculo tibial posterior**
- **Tendón del músculo peroneo largo**
- **Tejido subcutáneo** - Tobillo
- **Bursa tendinosa del tendón calcáneo**
- **Bursa retroaquílea**
- **Entesitis aquílea** - Superior
- **Tendón de Aquiles (tendón calcáneo)**
- **Músculo sóleo accesorio**
- **Fascia plantar**
- **Tejido subcutáneo** - Plantar
- **Ligamento talofibular anterior**
- **Ligamento deltoideo**
- **Ligamento tibioperoneo**
- **Primera articulación metatarsofalángica**
- **Segunda articulación metatarsofalángica**
- **Articulación tarsometatarsiana**
- **Músculo abductor del dedo gordo**
- **Bursa submetatarsiana**
- **Hueso metatarsiano**
- **Tendón del músculo extensor largo del dedo gordo**
- **Tejido subcutáneo** - Dorsal

11.1 Efusión en la articulación tibiotalar en un hombre de 36 años con dolor en el tobillo

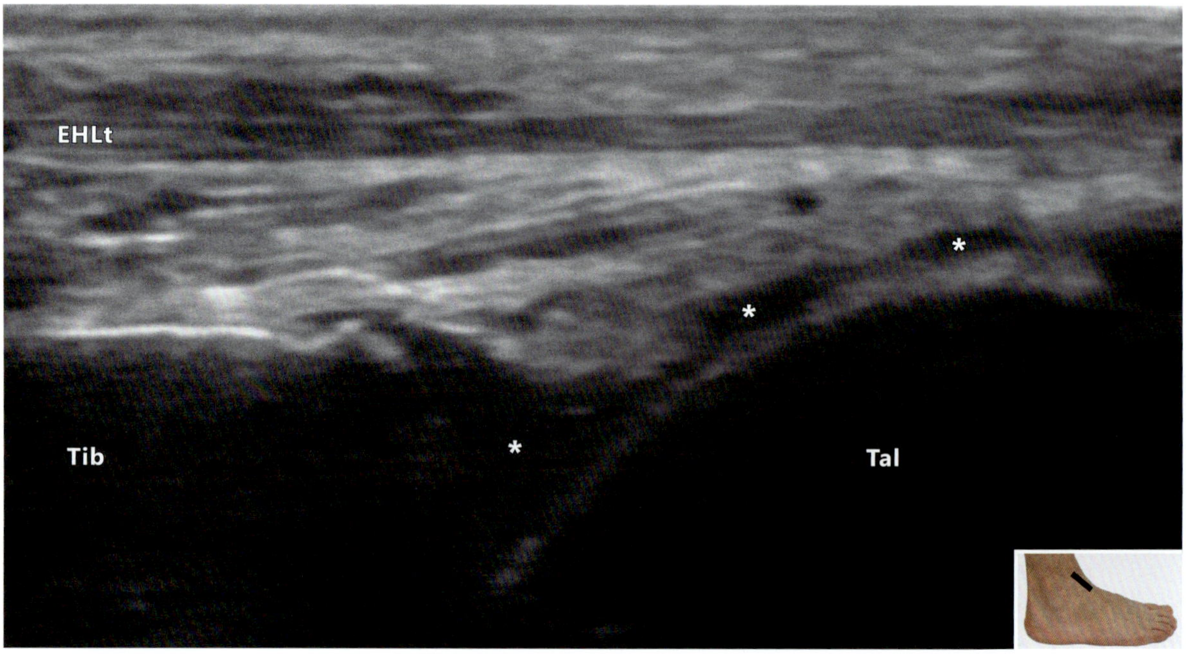

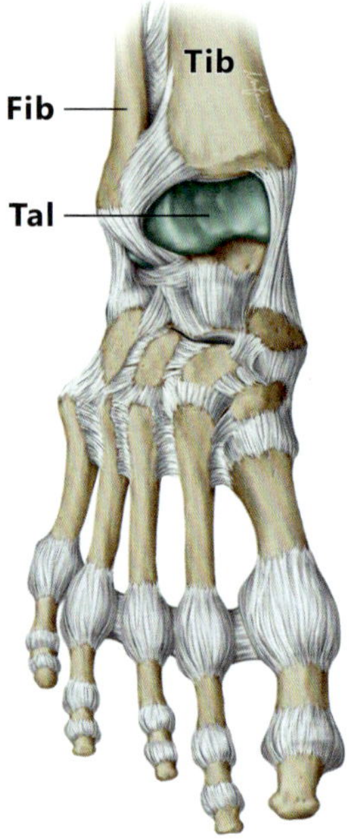

La imagen ecográfica longitudinal sobre la cara dorsal de la articulación tibiotalar muestra una pequeña cantidad de líquido (*asteriscos*).

EHLt	tendón del músculo extensor largo del dedo gordo
Fib	fíbula (peroné)
Tal	talus (astrágalo)
Tib	tibia

Nota del experto

La articulación más frecuentemente evaluada por ecografía para la efusión en el tobillo es la tibiotalar. Aquí, como a nivel de la muñeca/mano, hay varias articulaciones que se pueden examinar y el examen ecográfico se debe adaptar con base en los síntomas y al examen clínico del paciente.

Cuando el paciente está tendido, el tobillo se posiciona habitualmente en ligera inversión/flexión plantar. Pequeñas acumulaciones de líquido pueden no ser visibles en esta posición. En cambio, colocando el tobillo en posición neutra o en flexión dorsal, se “empuja” el líquido hacia el receso anterior.

Efusión en la articulación talonavicular en una mujer joven con esguince previo por inversión del tobillo **11.2**

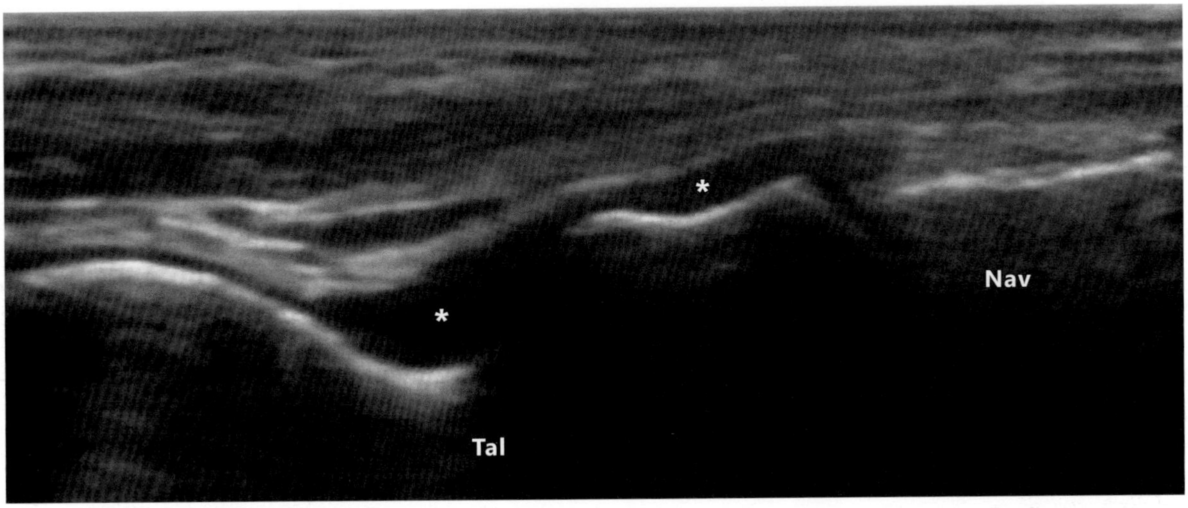

La imagen ecográfica longitudinal sobre la cara dorsal de la articulación talonavicular muestra acumulación de líquido (*asteriscos*).

Nav hueso navicular
Tal talus (astrágalo)

11.3 Efusión en la articulación talonavicular en un atleta de 18 años con dolor en el pie después de un esguince por inversión

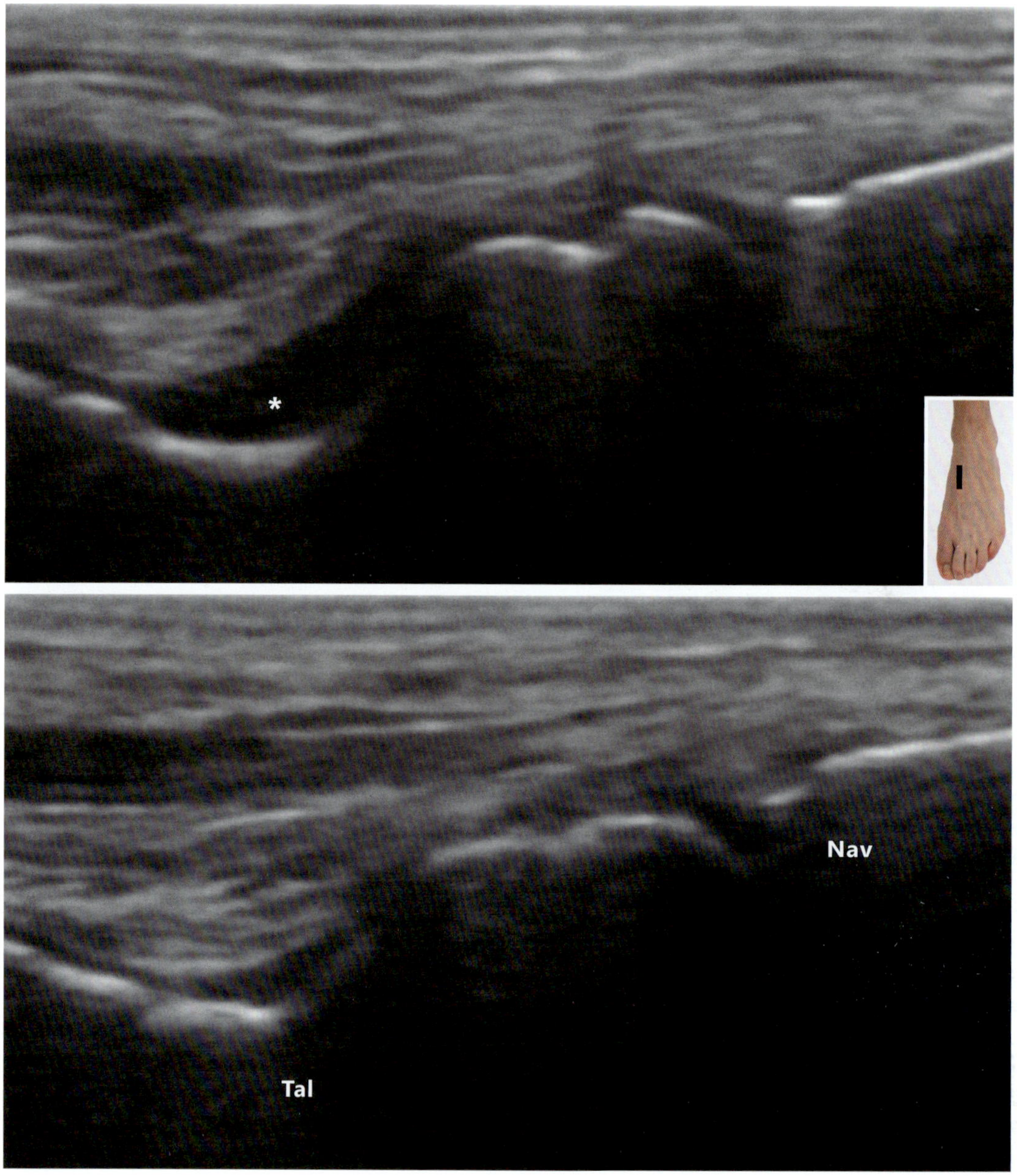

a

b

La imagen ecográfica longitudinal de la articulación talonavicular muestra una pequeña cantidad de líquido anecoico (*asterisco*) (**a**). Lado contralateral normal para la comparación (**b**).

Nav hueso navicular
Tal talus (astrágalo)

Efusión articular en un hombre de 35 años con espondiloartritis **11.4**

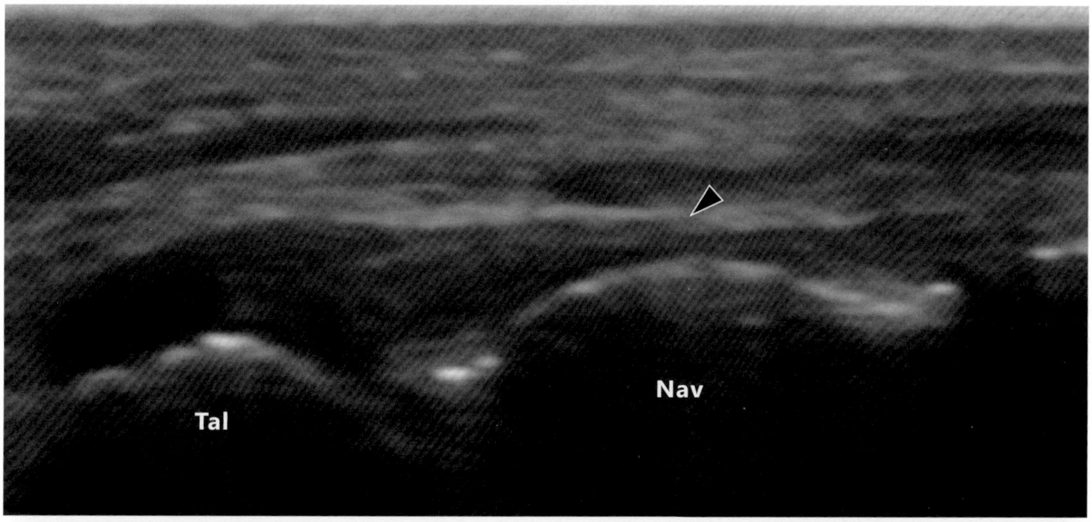

a

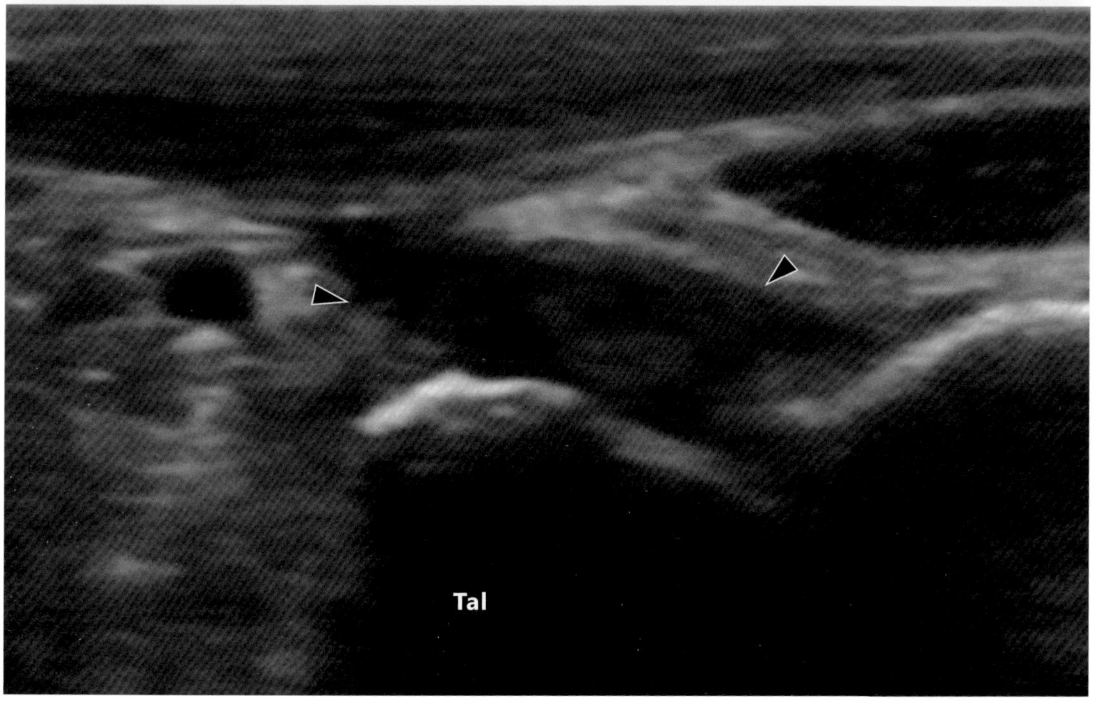

b

Las imágenes ecográficas longitudinal (**a**) y axial (**b**) sobre la cara dorsal de la articulación talonavicular muestran hinchazón (*puntas de flecha*) debida al líquido anecoico e hipertrofia sinovial hipoecoica.

Nav hueso navicular
Tal talus (astrágalo)

11.5 Artritis de la articulación talonavicular en una mujer de 60 años con artritis reumatoide de larga duración

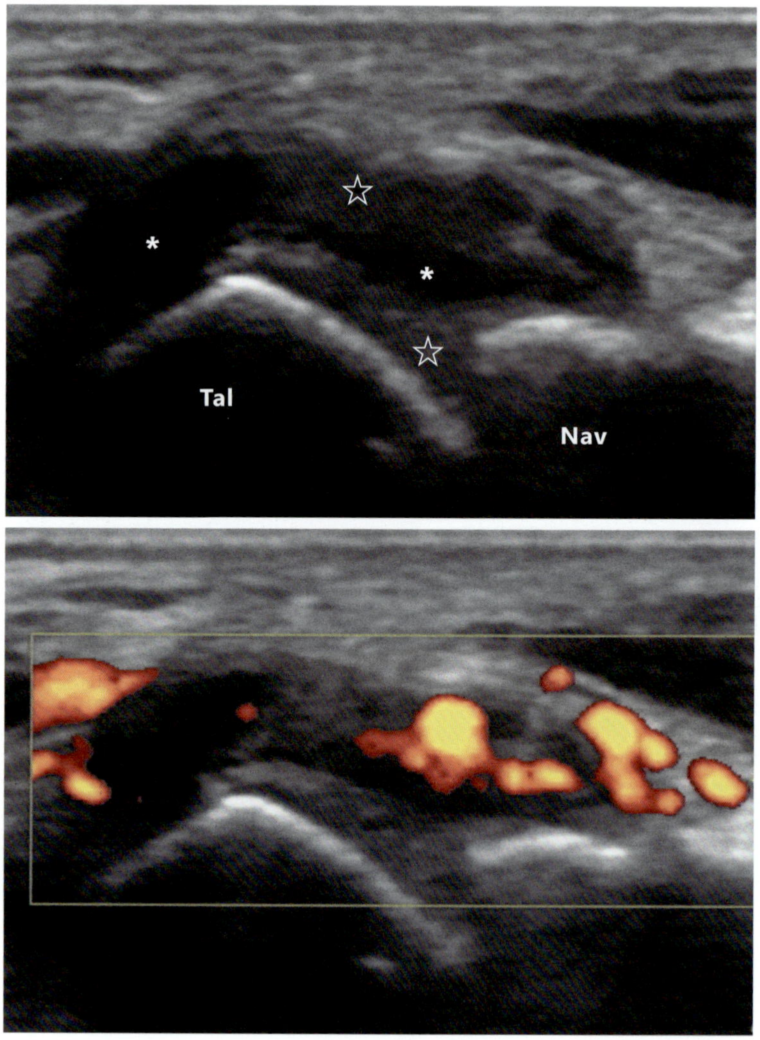

a

b

La vista longitudinal dorsal de la articulación talonavicular muestra efusión (*asteriscos*) e hipertrofia sinovial (*estrellas*) (**a**). En la imagen power Doppler se observa un aumento del flujo sanguíneo (sinovitis activa, grado II) (**b**).

Nav hueso navicular
Tal talus (astrágalo)

Nota del experto

La clasificación semicuantitativa (0-III) de la sinovitis se puede realizar con fiabilidad utilizando imágenes en escala de grises o power Doppler [1].

Tendinopatía del músculo tibial anterior en un hombre de 45 años con dolor de tobillo **11.6**

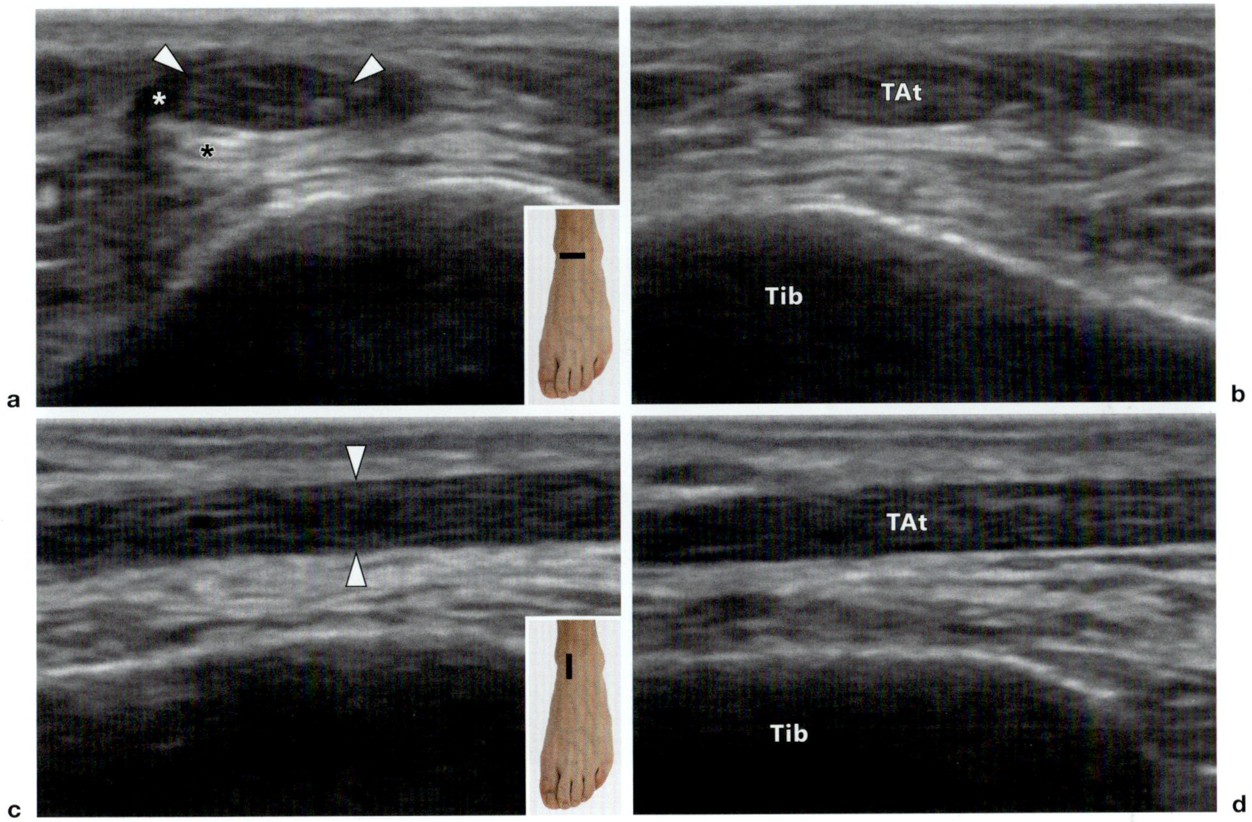

Las imágenes ecográficas axial (**a**) y longitudinal (**c**) sobre la cara anterior del tobillo muestran una ecotextura anormal (*puntas de flecha*) del tendón del músculo tibial anterior (**TAt**) rodeado por una pequeña cantidad de liquido (*asterisco blanco*). Lado contralateral normal (**b**, **d**).
Obsérvese también el artefacto de refuerzo acústico (*asterisco negro*).

Tib tibia

11.7 Tenosinovitis crónica del tendón del músculo tibial posterior en un paciente con artritis reumatoide

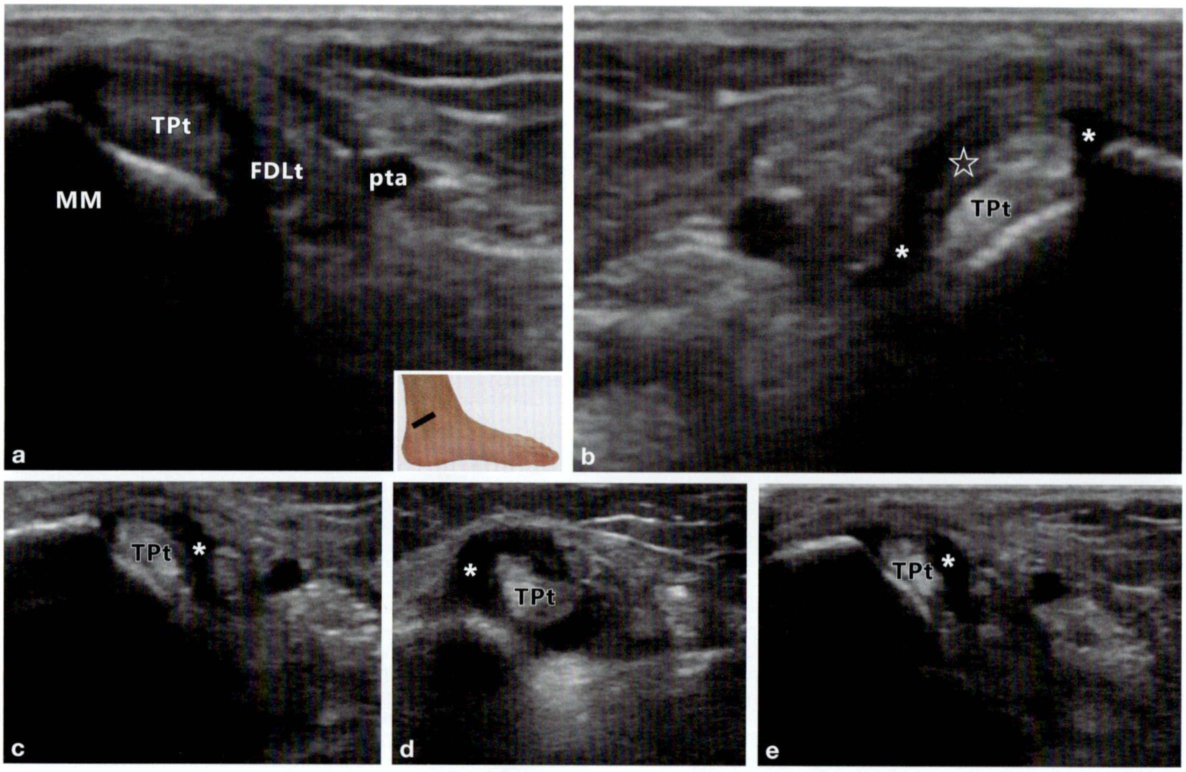

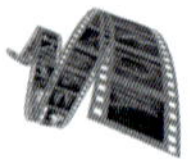

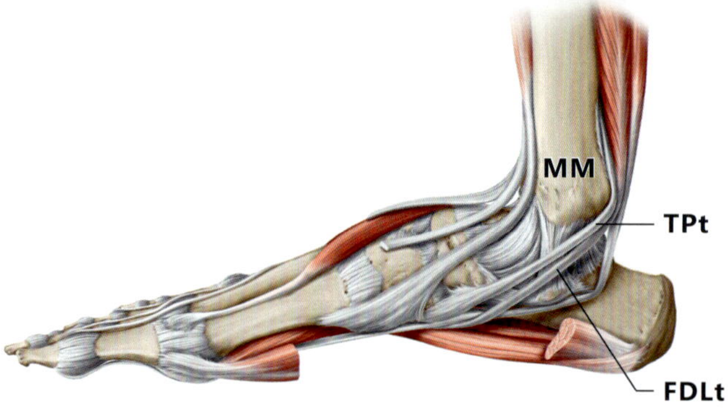

En comparación con el lado normal (**a**), las imágenes ecográficas axiales, obtenidas a diferentes niveles (**b**-**e**), revelan una acumulación de líquido anecoico (*asteriscos*) y proliferación sinovial (*estrella*) dentro de la vaina del tendón del músculo tibial posterior (**TPt**).

FDLt tendón del músculo flexor largo de los dedos
MM maléolo medial
pta arteria tibial posterior

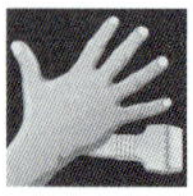

Nota del experto

Encontrar líquido alrededor de los tendones donde están cubiertos por vainas sinoviales o a nivel de sus inserciones distales podría ser aceptable hasta una cierta cantidad (por ejemplo, ≤4 mm para el tendón del músculo tibial posterior) [2]. Por lo tanto, antes de concluir que es patológico, la comparación con el lado contralateral es indiscutiblemente necesaria.

Tendinopatía del músculo tibial posterior en una mujer obesa de mediana edad con dolor e hinchazón en el tobillo **11.8**

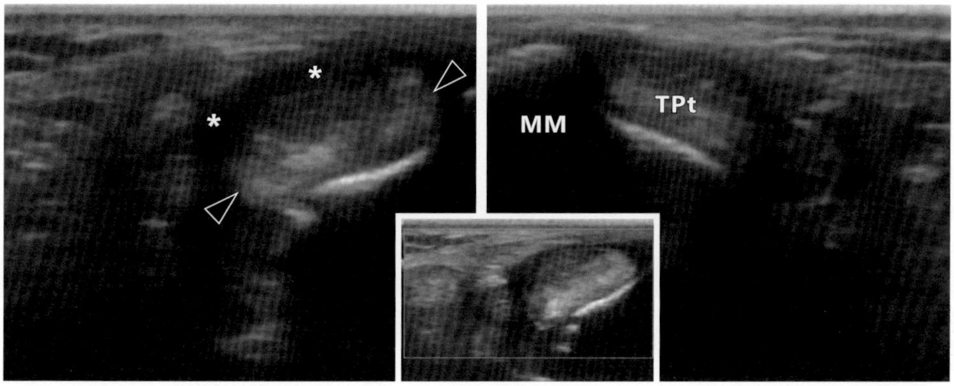

a b

La imagen ecográfica axial sobre el maléolo medial (**MM**) muestra el tendón del músculo tibial posterior (**TPt**) marcadamente hinchado (*puntas de flecha*) con acumulación de líquido (*asteriscos*) dentro de la vaina sinovial (**a**). Lado contralateral normal (**b**). Notar que la imagen power Doppler no muestra ninguna señal de flujo (*figura pequeña*).

Efusión alrededor del tendón distal del músculo tibial posterior en un paciente con dolor de tobillo **11.9**

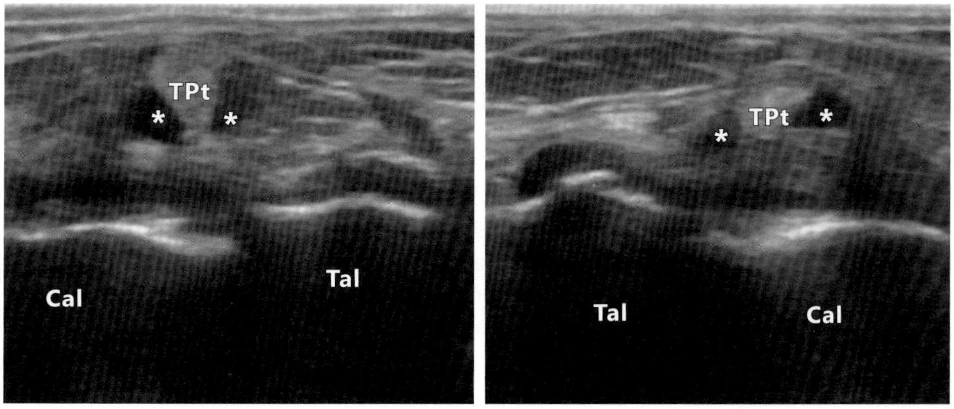

a b

Las imágenes ecográficas axiales muestran una efusión leve (*asteriscos*) alrededor de los tendones del músculo tibial posterior (**TPt**) en ambos lados (**a**, **b**).

Cal calcáneo **Tal** talus (astrágalo)

Nota del experto

En la búsqueda de patologías en los tendones, es necesario el examen a lo largo de su recorrido (guiado por la eco-palpación). Sin embargo, como en este caso, el problema podría encontrarse en un lugar que quizás no es el más común (a mitad de camino entre el maléolo medial y la inserción).

Tobillo y pie

11.10 Tenosinovitis del músculo tibial posterior en una mujer de edad avanzada después de una larga caminata

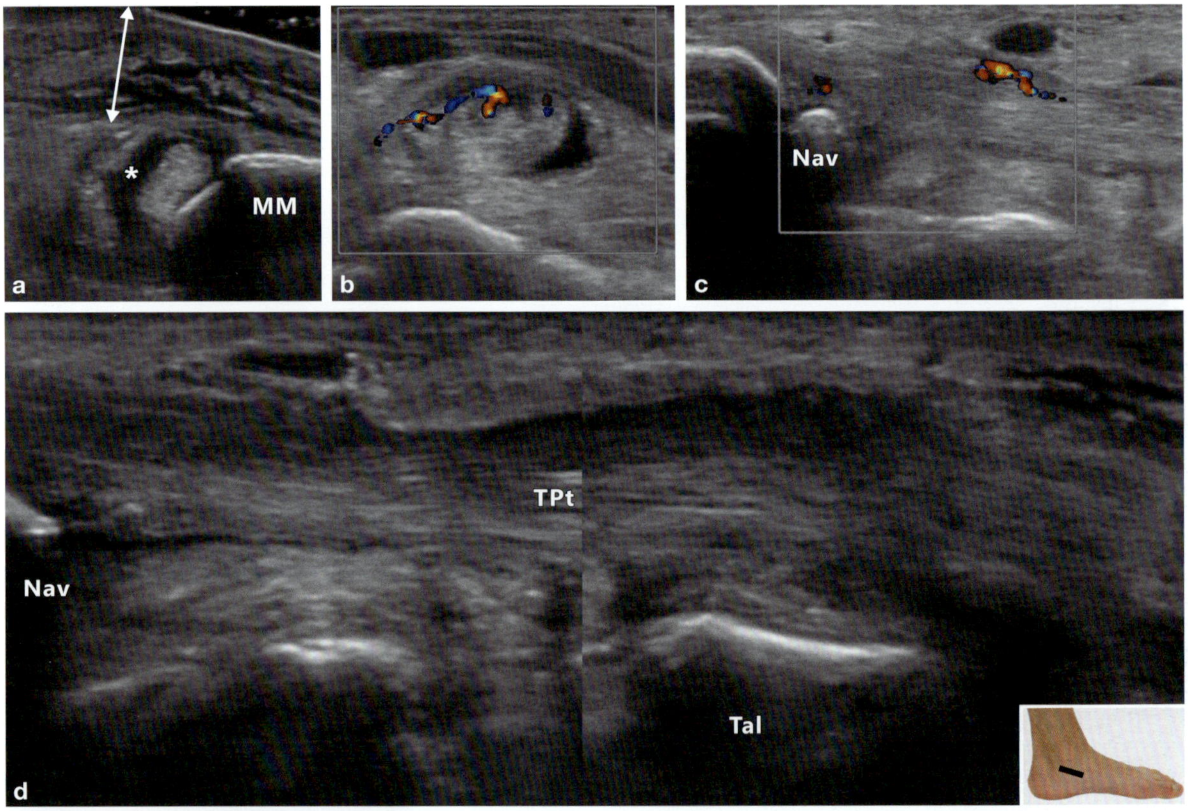

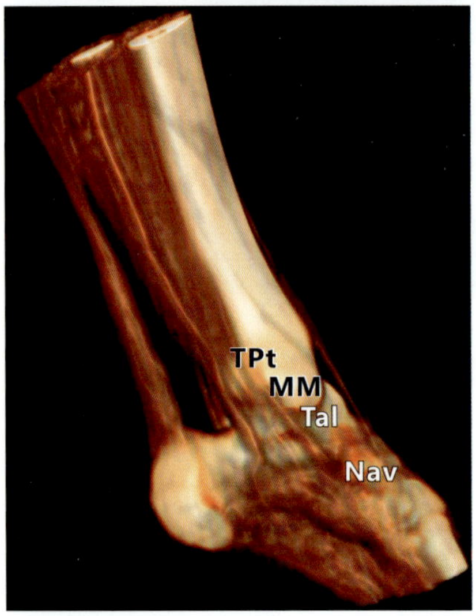

La imagen ecográfica axial muestra líquido (*asterisco*) alrededor del tendón y edema en el tejido subcutáneo (*doble flecha*) (**a**). Las imágenes power Doppler axial (**b**) y longitudinal (**c**) también muestran una inflamación peritendinosa. Vista longitudinal en pantalla dividida del tendón distal al maléolo medial (**MM**) (**d**).

Nav hueso navicular
Tal talus (astrágalo)
TPt tendón del músculo tibial posterior

Reparación de la rotura del tendón del músculo tibial posterior en un soldado de 34 años después de la explosión de una mina

11.11

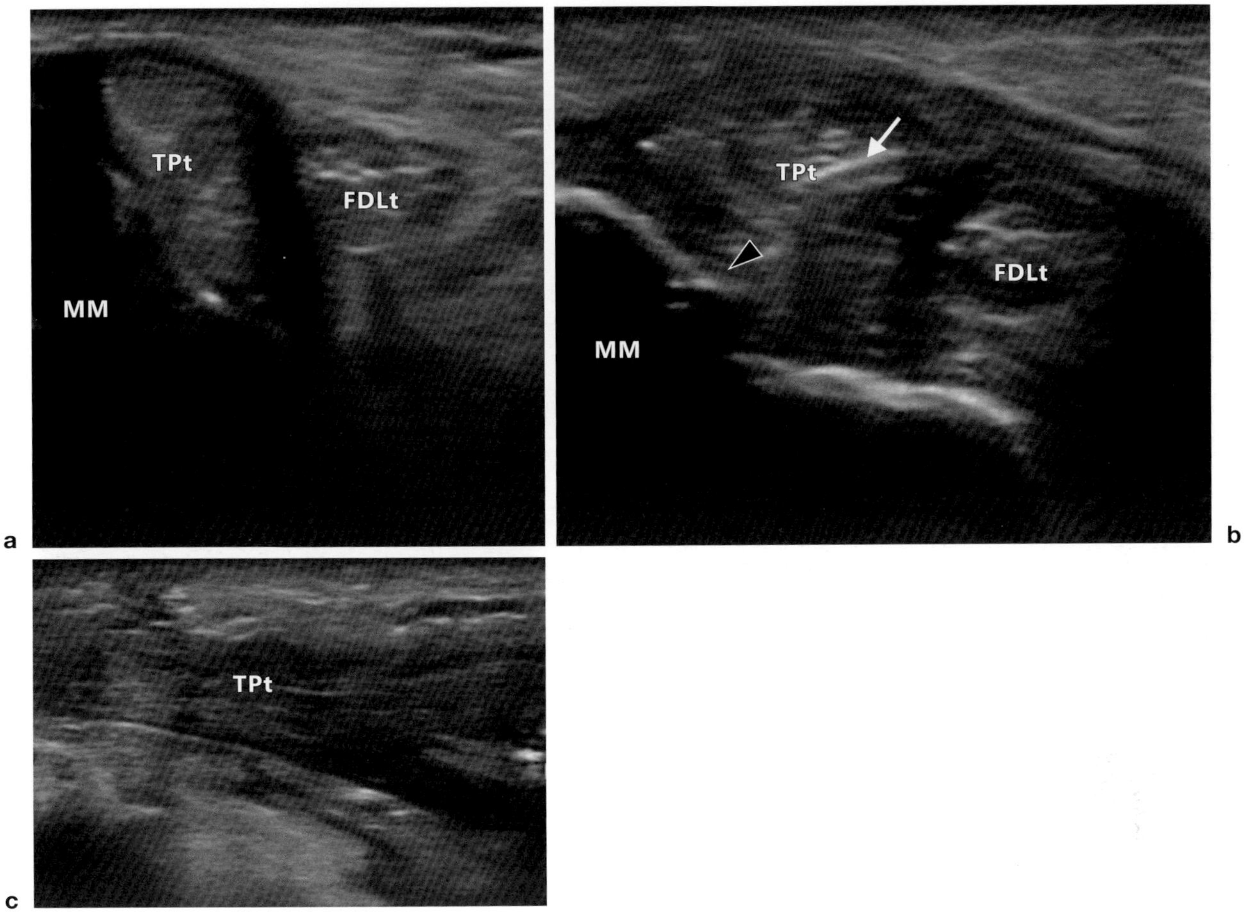

En comparación con el lado normal (**a**), las imágenes ecográficas axial (**b**) y longitudinal (**c**) muestran el tendón del músculo tibial posterior (**TPt**) parcialmente dañado y reparado. Además del aspecto heterogéneo y edematoso del tendón, obsérvese también el material de sutura (*flecha*) y la pequeña irregularidad cortical (*punta de flecha*) en el maléolo medial (**MM**) (**b**).

FDLt tendón del músculo flexor largo de los dedos

11.12 Tendinopatía del músculo peroneo largo en una mujer de 33 años con una sensación de chasquido en la cara lateral del tobillo

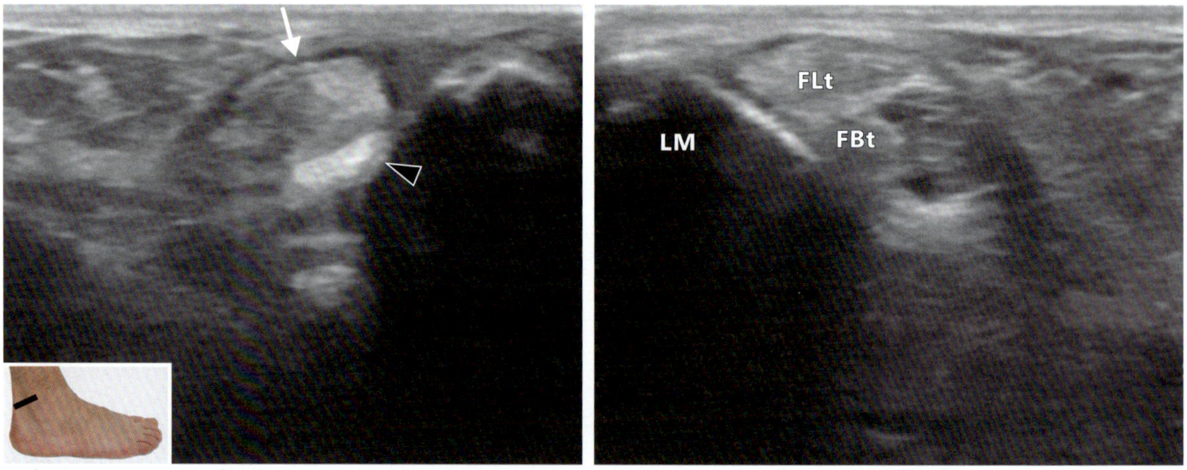

Un año antes, la paciente había sufrido una distorsión de tobillo por inversión.

La imagen ecográfica axial (**a**) muestra claramente el tendón del músculo peroneo corto (**FBt**) más hiperecoico (*punta de flecha*) debido al edema (artefacto de refuerzo acústico) dentro del tendón del músculo peroneo largo (**FLt**) que aparece heterogéneo (*flecha*). Lado contralateral normal (**b**).

LM maléolo lateral

Vena varicosa superficial trombosada en una mujer de 55 años con hinchazón en el tobillo

11.13

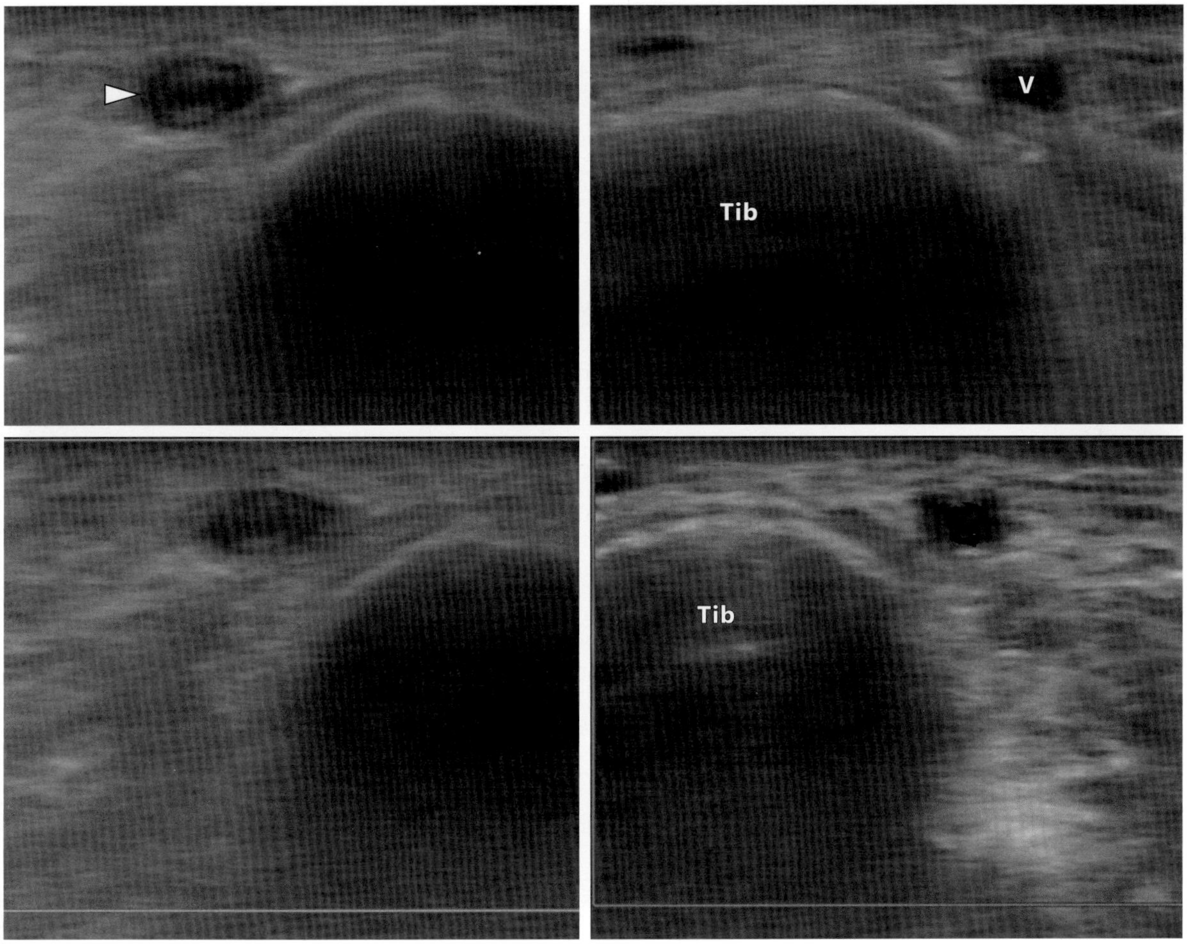

a b c d

La imagen ecográfica axial en la región posteromedial de la pierna muestra una masa hipoecoica bien definida (*punta de flecha*) (**a**). La sospecha inicial de una vena ocluida es confirmada por la imagen Doppler (**c**). Imágenes correspondientes del lado normal (**b**, **d**).

Tib tibia
V vena

Nota del experto

Por lo general, las venas y las arterias también se pueden distinguir usando solo el modo B. De hecho, las primeras están situadas más superficialmente y son más compresibles, mientras que las segundas son pulsantes y menos compresibles. Además, si se utiliza el modo Doppler, los patrones de flujo sanguíneo se observarán significativamente diferentes.

11.14 Quiste ganglionar en una mujer joven con hinchazón en la cara lateral del tobillo

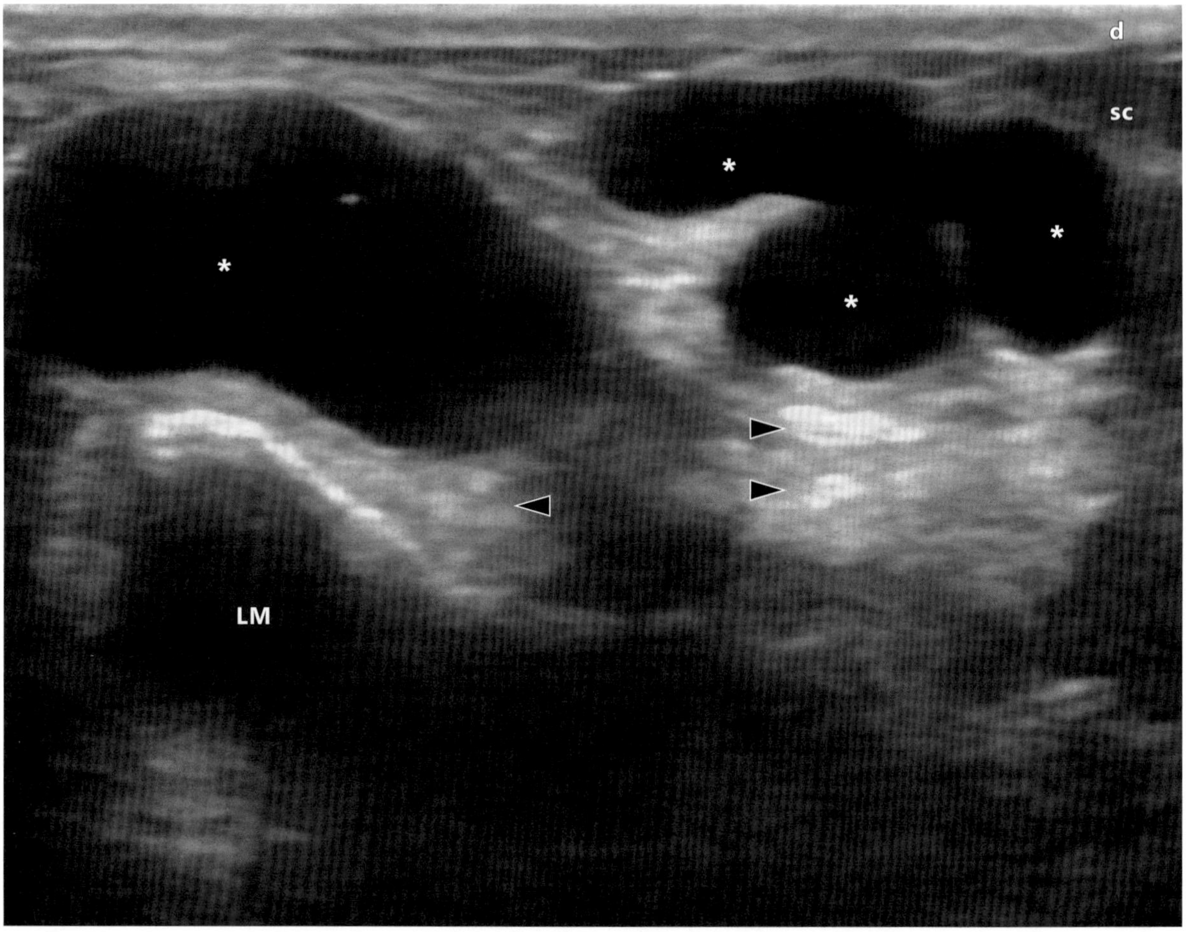

La imagen ecográfica longitudinal obtenida sobre el maléolo lateral (**LM**) muestra un gran quiste ganglionar con aspecto multilobular (*asteriscos*). Notar los artefactos de refuerzo acústico (*puntas de flecha*) en profundidad con respecto a las zonas anecoicas.

d dermis
sc grasa subcutánea

Nota del experto

En estos tipos de quistes multilobulares, la guía ecográfica desempeña un papel significativo durante las intervenciones terapéuticas. De hecho, el drenaje se puede realizar de forma segura y rápida mediante procedimientos en diferentes compartimentos bajo control ecográfico, realizado en tiempo real.

Bursitis en una mujer de 55 años con dolor en la cara lateral del tobillo **11.15**

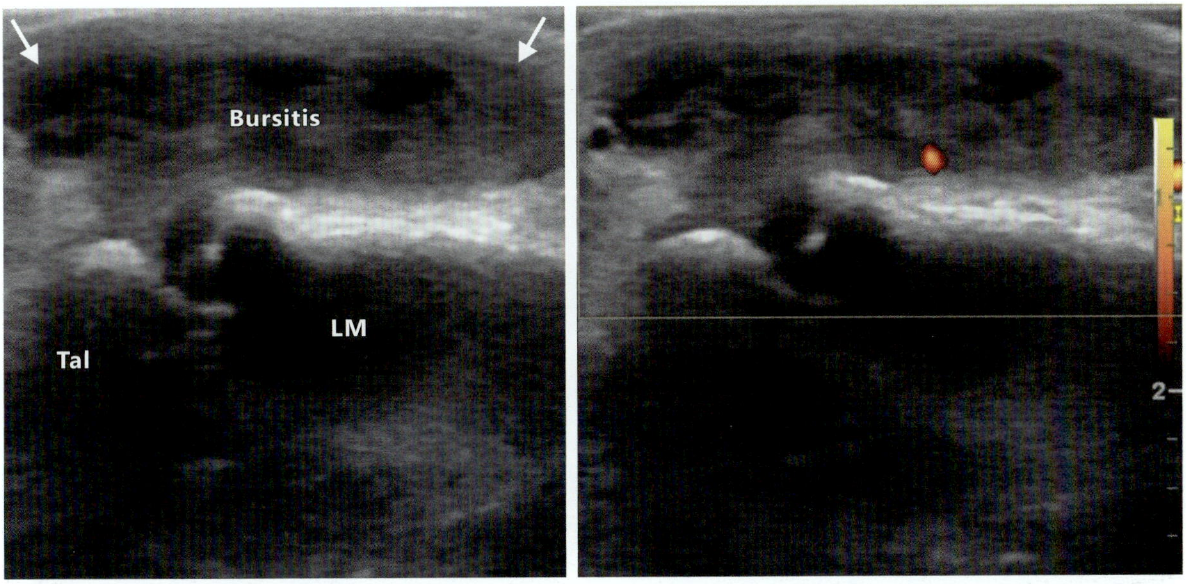

La imagen ecográfica longitudinal revela hinchazón hipoecoica de la bolsa (*flechas*) dentro del tejido subcutáneo inmediatamente superficial al maléolo lateral (**LM**) (**a**). La hiperemia local se observa en la imagen power Doppler (**b**).

Tal talus (astrágalo)

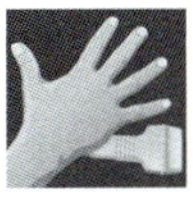

Nota del experto

La hinchazón de la región perimaleolar (comúnmente en la cara lateral del tobillo) no se diagnostica fácilmente/prontamente, especialmente en sujetos obesos. Mientras que a veces es bursitis, otras veces resulta ser solo grasa subcutánea. En este sentido, el examen ecográfico es muy útil para evitar punciones innecesarias.

11.16 Bursitis retrocalcánea en un hombre de 33 años con dolor crónico en la cara posterior del talón

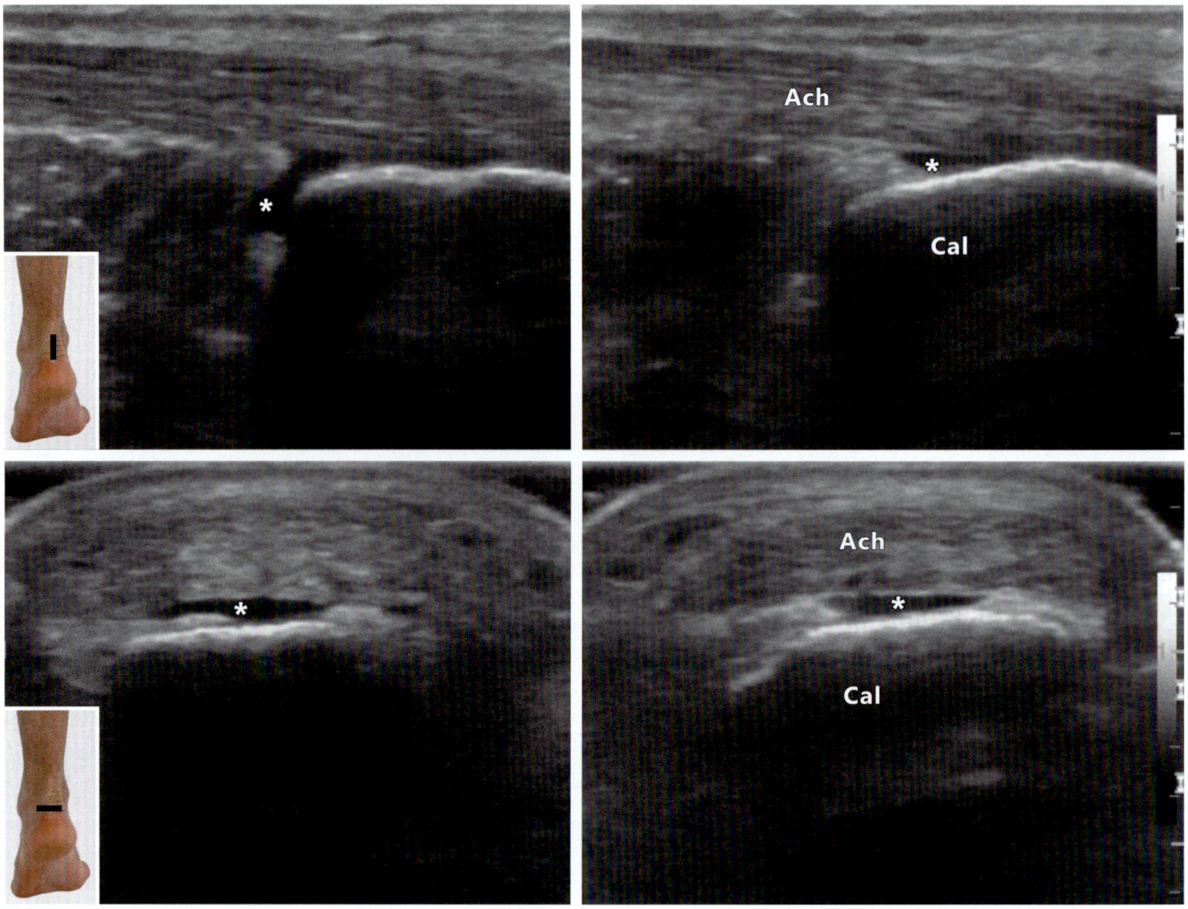

a b c d

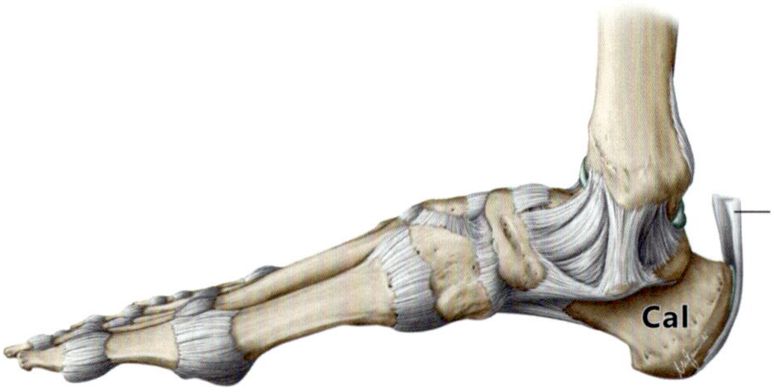

La imagen ecográfica longitudinal muestra hinchazón leve de la bursa retrocalcánea (*asterisco*) profunda al tendón de Aquiles (**a**). La imagen axial también fue confirmatoria (**c**). Lado normal (**b**, **d**).

Ach tendón de Aquiles (tendón calcáneo)
Cal calcáneo

Nota del experto

Si bien la bursa retrocalcánea normalmente se puede ver con una pequeña cantidad (fisiológica) de líquido (≤3 mm) en el interior [3], en caso de que sea sintomática, tiene un aspecto diferente de la del lado normal.

Bursitis retrocalcánea en un paciente con dolor en el talón **11.17**

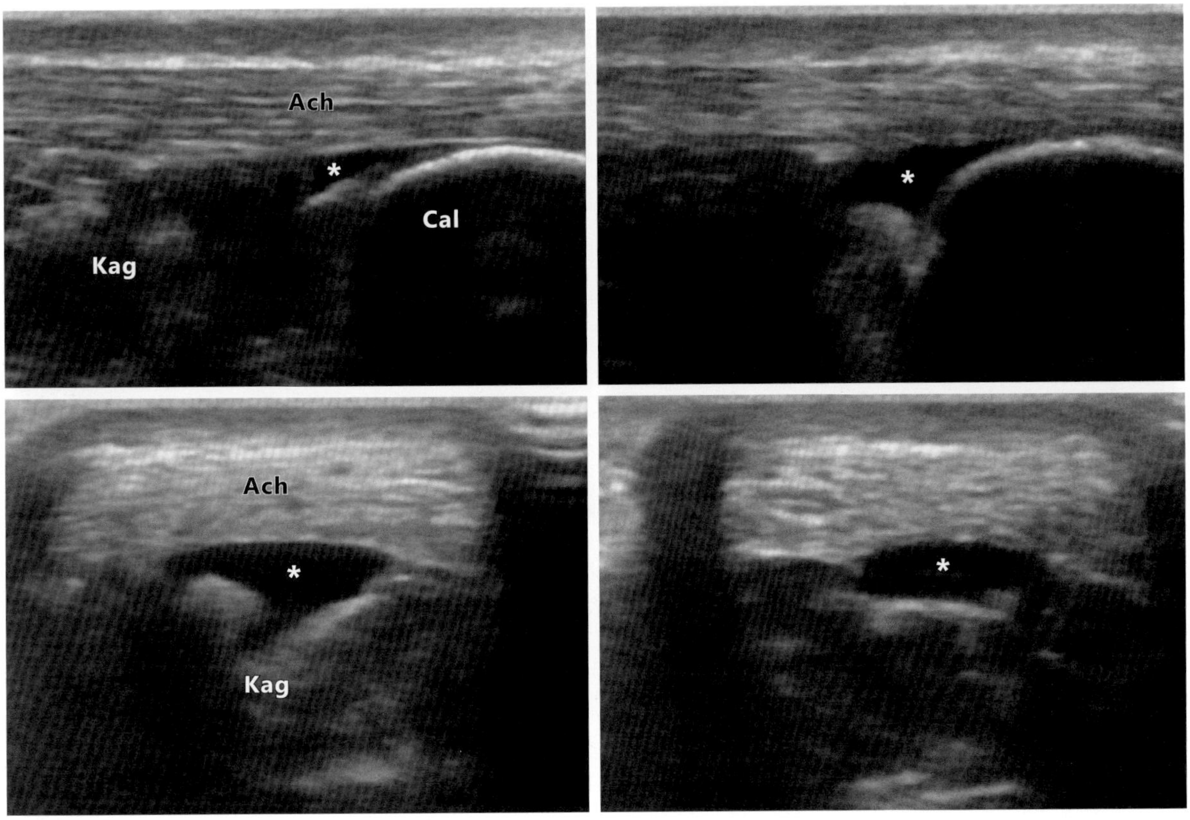

a b c d

En comparación con el lado asintomático que contiene una pequeña cantidad de efusión (**a**), la imagen ecográfica longitudinal revela efusión que llena la bursa retrocalcánea (*asteriscos*) (**b**). La confirmación de las efusiones se observa en las imágenes axiales correspondientes (**c**, **d**).

Ach tendón de Aquiles (tendón calcáneo)
Cal calcáneo
Kag grasa de Kager

Nota del experto

Dado que el crecimiento de la bursa retrocalcánea puede evidenciarse en cualquier dirección/forma, que cambia durante la flexión plantar y dorsal del pie, el examen ecográfico en diferentes vistas (también medio-lateral o proximal-distal) es indiscutiblemente crucial.

11.18 Tendinopatía del tendón de Aquiles y bursitis retrocalcánea en un paciente anciano con dolor crónico bilateral en el talón

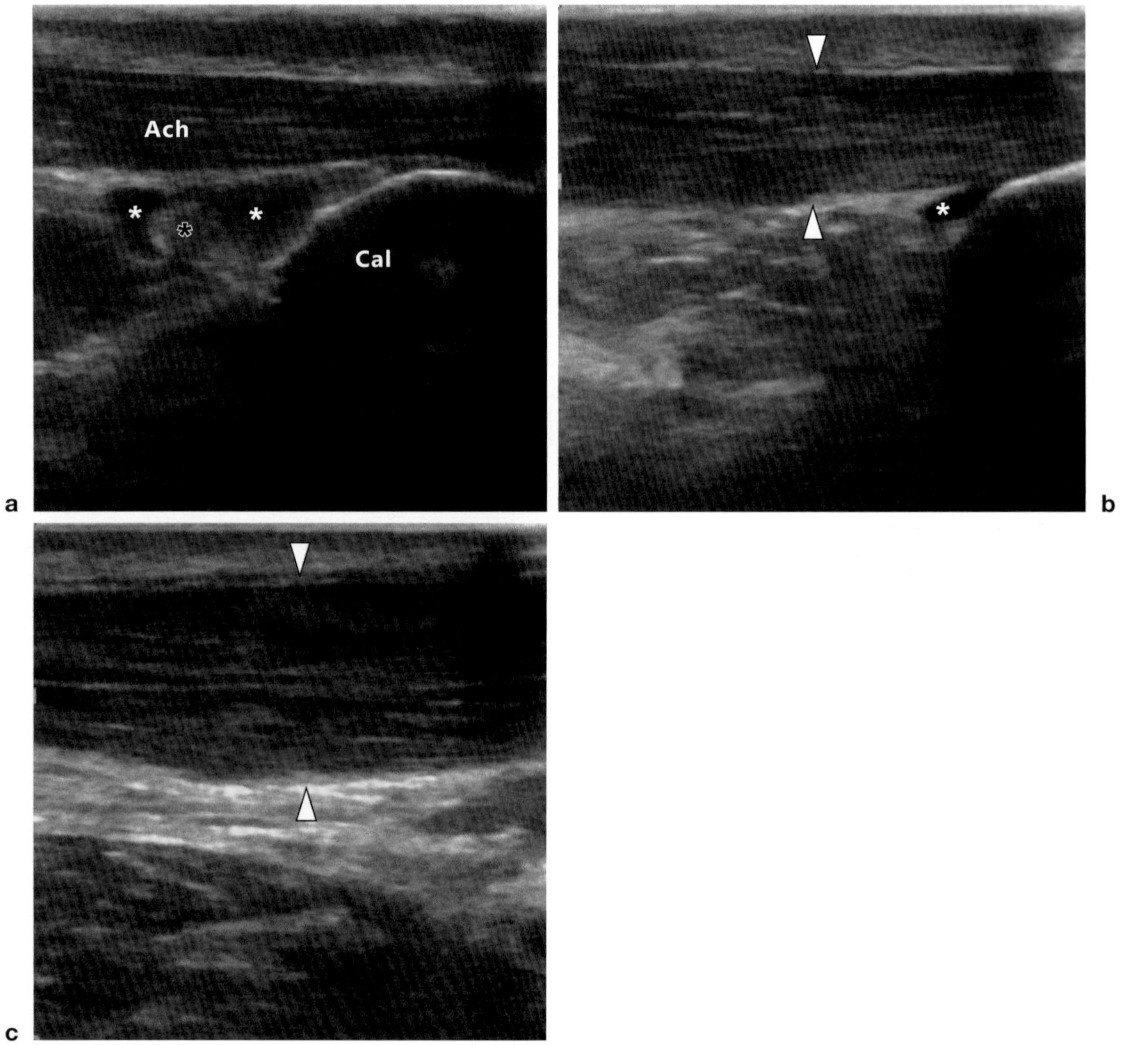

Las imágenes ecográficas longitudinales sobre el tendón de Aquiles (**Ach**) muestran, en un lado (**a**), efusión (*asteriscos blancos*) e hipertrofia sinovial (*asterisco negro*) que llenan la bursa retrocalcánea, mientras que en el otro lado muestran una pequeña cantidad de efusión en la bursa (*asterisco blanco*) (**b**), además de un engrosamiento proximal significativo del tendón (*puntas de flecha*) (**b**, **c**).

Cal calcáneo

Nota del experto

En el dolor crónico del talón, cuando la historia clínica y el examen médico podrían no ayudar completamente a definir la patología exacta, la ecografía podría guiar en el diagnóstico diferencial y también en las intervenciones terapéuticas sucesivas.

Bursitis bilateral retroaquílea en una mujer obesa de 53 años con dolor e hinchazón en los talones

11.19

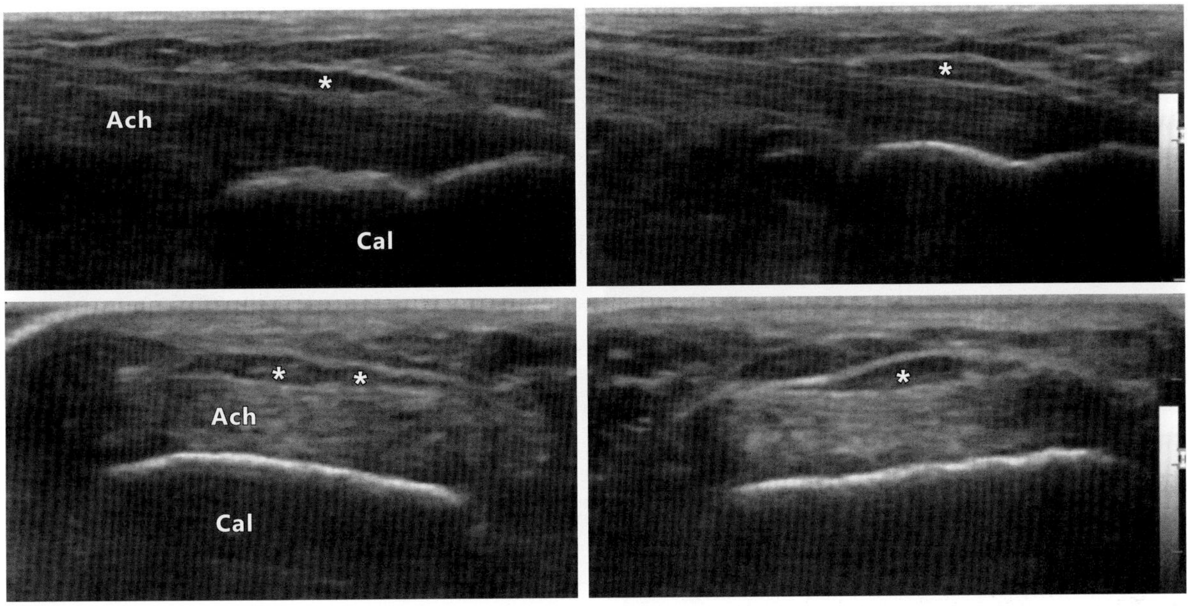

a b c d

Las imágenes ecográficas longitudinales muestran efusión en la bursa retroaquílea (*asteriscos*) en ambos lados (**a**, **b**). Las imágenes axiales son confirmatorias (**c**, **d**).

Ach tendón de Aquiles (tendón calcáneo)
Cal calcáneo

Nota del experto

Si bien la bursitis retrocalcánea es más común, la acumulación de líquido en la bursa retroaquílea también se puede encontrar en casos con hallazgos clínicos similares. Como tal, dado que la bursa retroaquílea es muy superficial y la acumulación de líquido es modificable con la presión, el ecografista debe evitar una presión local innecesaria con la sonda que haría invisible tal hallazgo patológico.

11.20 Entesofitos calcificados en un corredor de 40 años con dolor e hinchazón crónicos en la cara posterior del talón

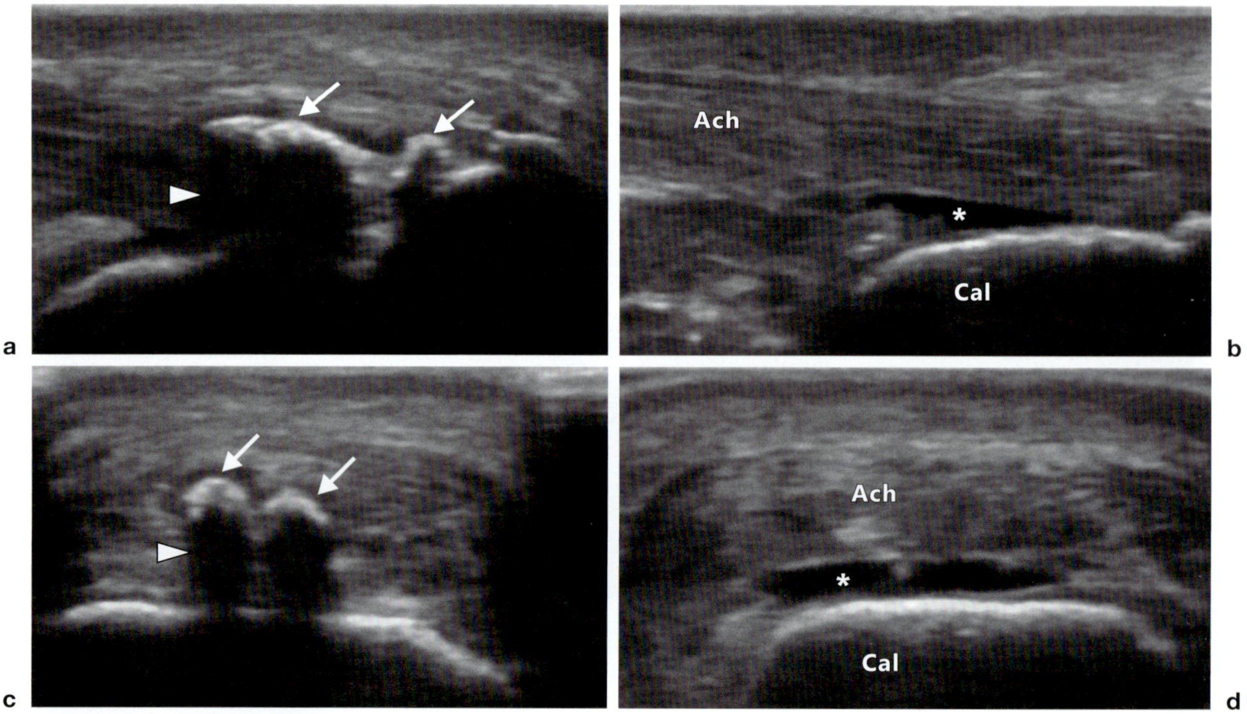

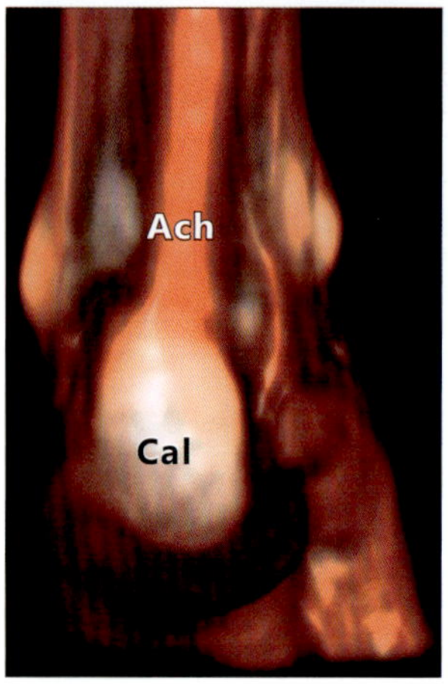

Las imágenes ecográficas longitudinales revelan entesofitos calcáneos (*flechas*) en el lado sintomático (**a**) y una pequeña efusión en la bursa retrocalcánea (*asterisco*) en el lado asintomático (**b**). Las imágenes axiales correspondientes son confirmatorias (**c**, **d**). Notar los artefactos de sombra acústica posterior (*puntas de flecha*) causados por los depósitos de calcio (entesofitos).

Ach tendón de Aquiles (tendón calcáneo)
Cal calcáneo

Entesopatía en un paciente de 40 años con espondilitis anquilosante y dolor crónico en el talón **11.21**

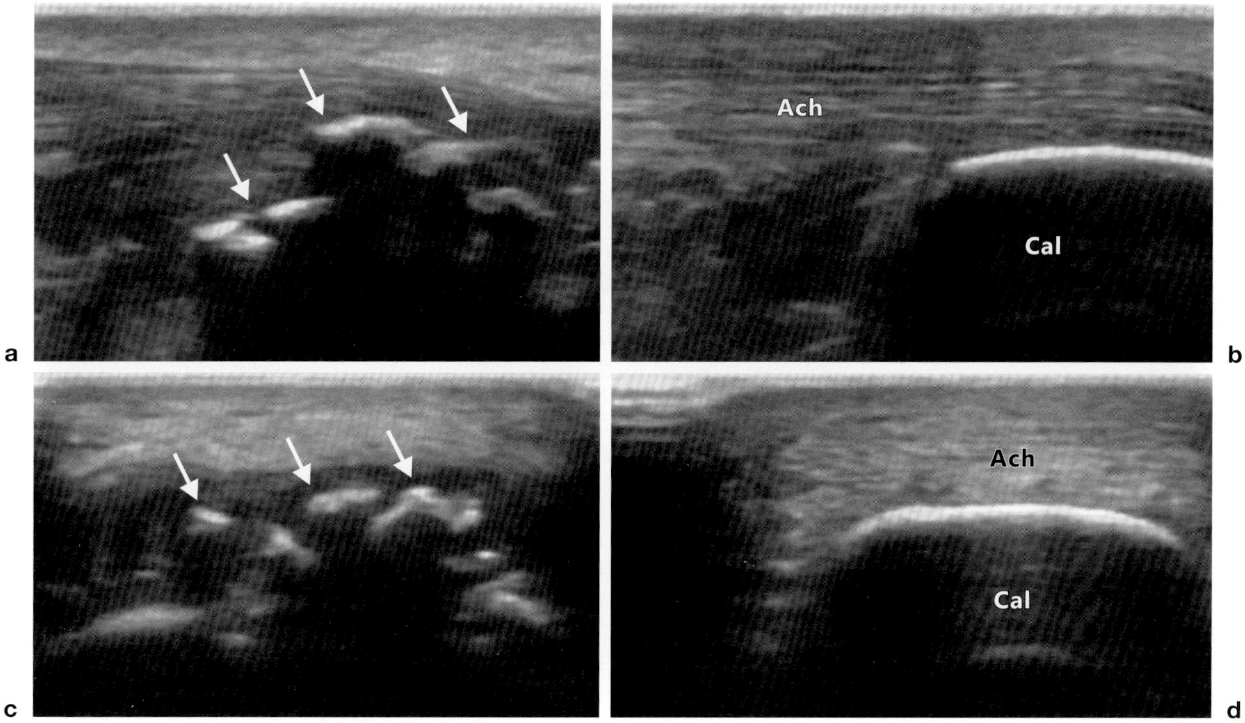

Las imágenes ecográficas longitudinal (**a**) y axial (**c**) del tendón de Aquiles (**Ach**) muestran irregularidades corticales (erosiones y neoformaciones óseas) en la inserción calcánea (*flechas*) compatibles con entesitis inflamatoria. Imágenes correspondientes del lado normal (**b**, **d**).

Cal calcáneo

Nota del experto

Al igual que en otros casos de entesopatía, la imagen axial podría dar una mejor idea general (sobre la magnitud de la afección entesítica), mientras que la imagen longitudinal medio-lateral podría fácilmente fracasar en evidenciarlo.

11.22 Entesitis calcánea en un hombre de 52 años con espondilitis anquilosante

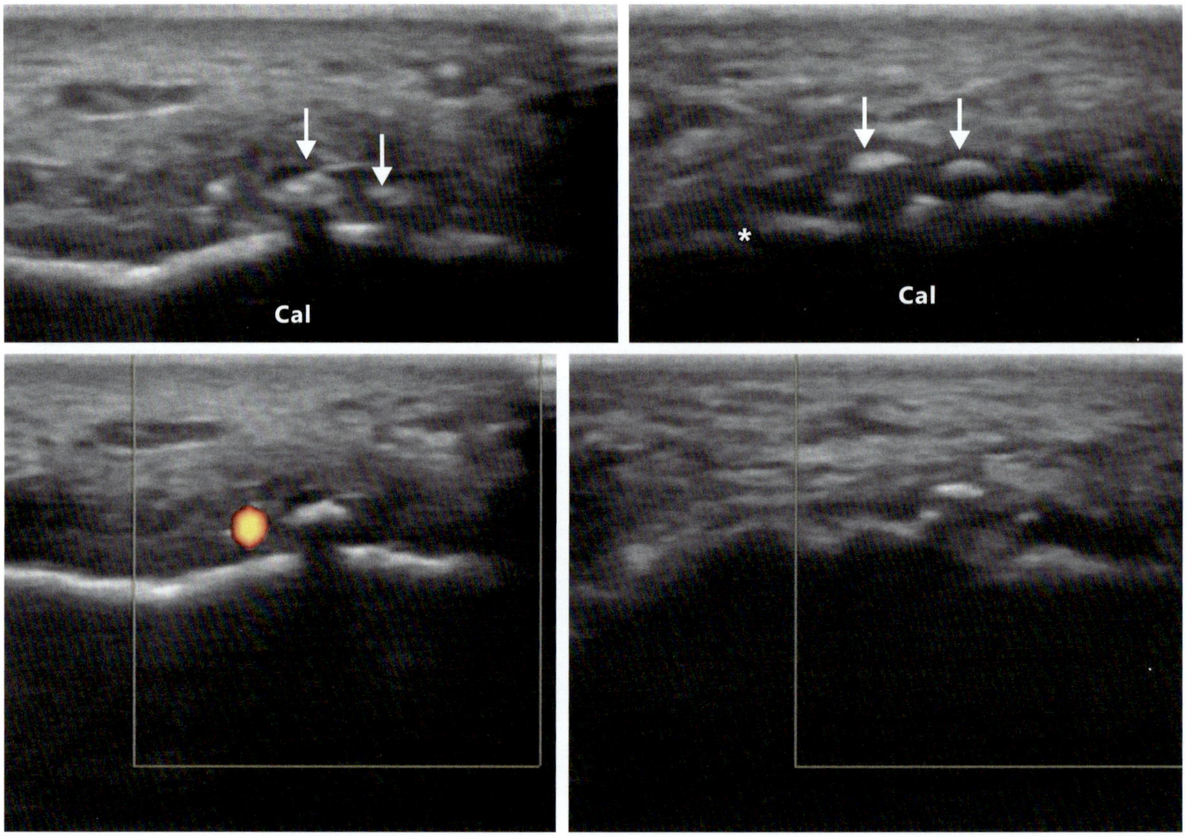

a b c d

Las imágenes ecográficas axiales posteriores (**a**, **b**) muestran entesofitos óseos (*flechas*) y una erosión (*asterisco*) en el calcáneo (**Cal**). En la imagen Doppler, la señal de flujo sanguíneo es visible en un lado (**c**), pero no en el otro (**d**).

Nota del experto

La imagen Doppler representa un requisito indispensable en la evaluación ecográfica de una entesopatía inflamatoria. Sin duda, puede proporcionar una mejor comprensión de la actividad de la enfermedad.

Entesopatía calcificante en un paciente con artritis reactiva y dolor en el talón **11.23**

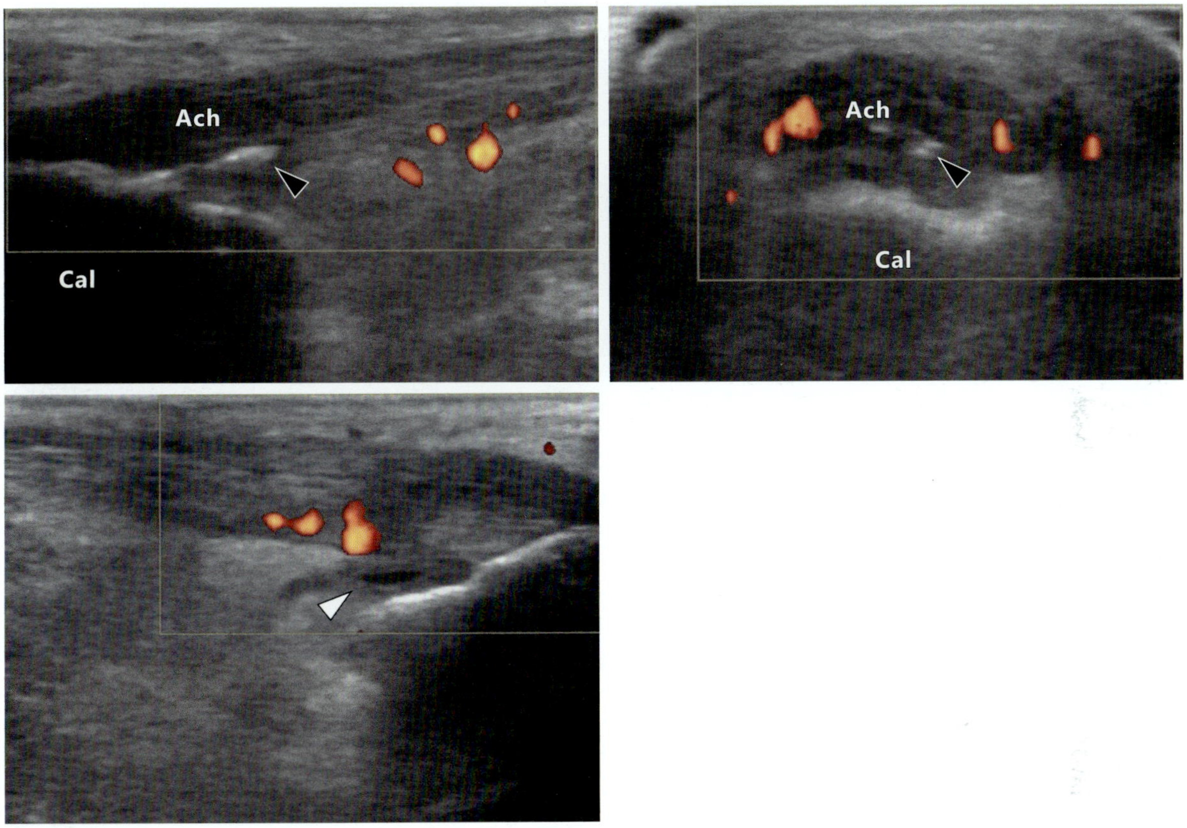

a b c

Las imágenes power Doppler con vistas longitudinal (**a**) y axial (**b**) a través del retropié muestran entesofitos (*puntas de flecha negras*) y señales de flujo dentro del tendón de Aquiles (**Ach**). El lado contralateral muestra líquido en la bursa retrocalcánea (*punta de flecha blanca*) y señales de flujo dentro del tendón (**c**).

Cal calcáneo

Nota del experto

La presencia de vascularización siempre debe evaluarse cuidadosamente en cada paciente. Por ejemplo, mientras que las señales power Doppler en este paciente parecen indicar inflamación (actividad de la enfermedad desfavorable), en otro paciente con una lesión traumática podría indicar un proceso de recuperación favorable.
En la tendinosis "clásica", la neovascularización será menos difusa, localizada en la cara anterior (a menudo medial) del tendón. Se debe tener cuidado de no hacer una flexión dorsal pasiva del tobillo, porque esto puede causar una disminución del flujo Doppler.

11.24 Desgarro parcial del tendón de Aquiles en un hombre de 38 años

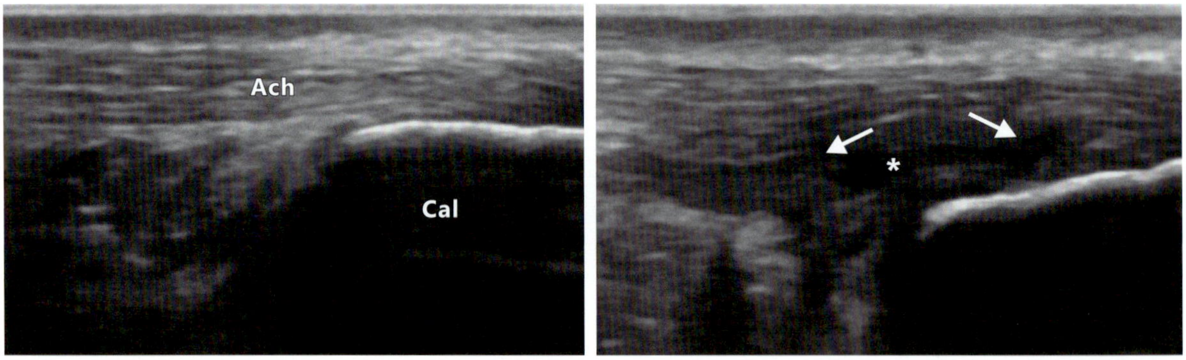

a b

El paciente tenía dolor, hinchazón y rigidez en el talón que generan dificultades en las actividades de la vida diaria.

En comparación con el lado normal (**a**), la imagen ecográfica longitudinal muestra un espacio anecoico (*asterisco*) entre las fibras desprendidas (*flechas*) del tendón de Aquiles (**Ach**) que supone un desgarro focal (*asterisco*) (**b**).
Obsérvese también las características de hinchazón, irregularidad e hipoecogenicidad del tendón.

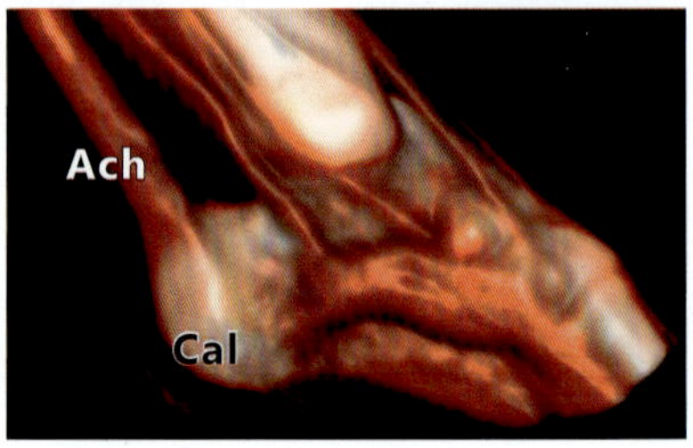

Cal calcáneo

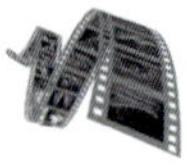

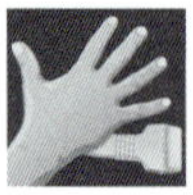

Nota del experto

Al igual que en otros casos de rotura de tendones, la ausencia o compresibilidad del tendón (o al menos de algunas de sus partes) seguramente facilitaría el diagnóstico.

Tendinopatía crónica del tendón de Aquiles en un paciente de 55 años con hinchazón y dolor en el talón agravado por la carrera

11.25

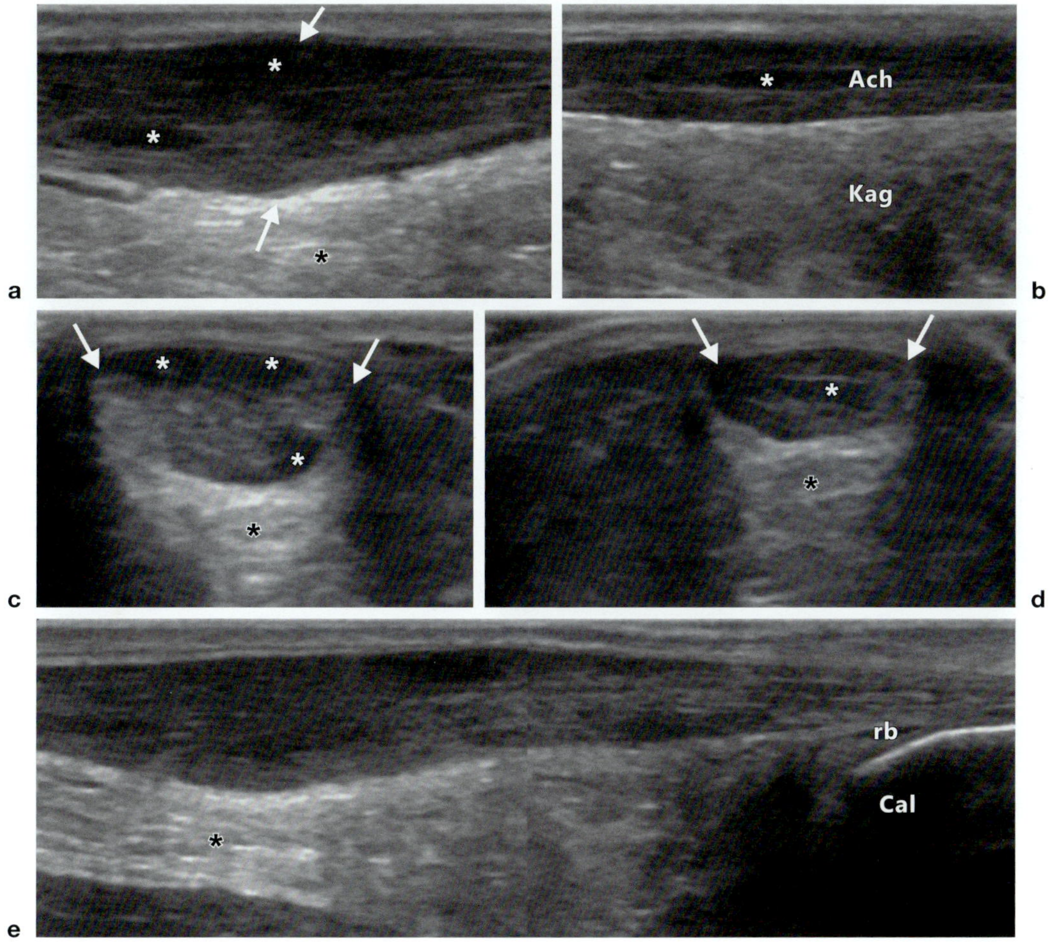

Las imágenes ecográficas longitudinales (**a**, **b**) y axiales (**c**, **d**) del tendón de Aquiles (**Ach**) revelan hinchazón difusa, fusiforme (*flechas*) y un aspecto hipoecoico (*asteriscos blancos*) a nivel del tercio medio, más pronunciado en el lado sintomático (**a**, **c**). Imagen en pantalla dividida (**e**). Notar los artefactos de refuerzo acústico (*asteriscos negros*) que indican edema intratendinoso.

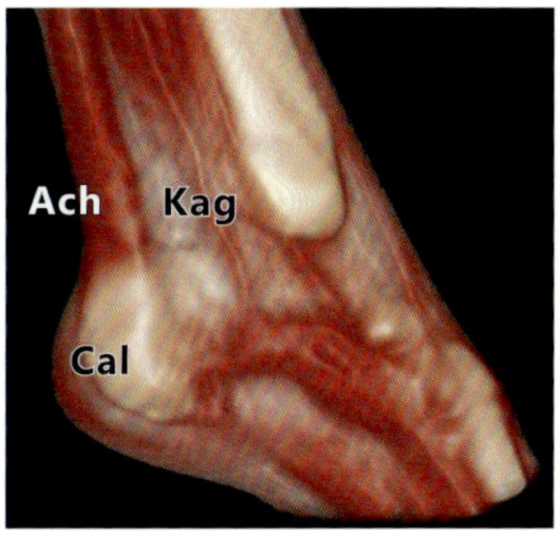

Cal calcáneo
Kag grasa de Kager
rb bursa retrocalcánea

Nota del experto

En caso de múltiples focos hipoecoicos intratendinosos, se debe tener en cuenta la xantomatosis y controlar también la presencia de hipercolesterolemia.

11.26 Reparación quirúrgica del tendón de Aquiles en un paciente con rotura parcial del tendón después de saltar

a
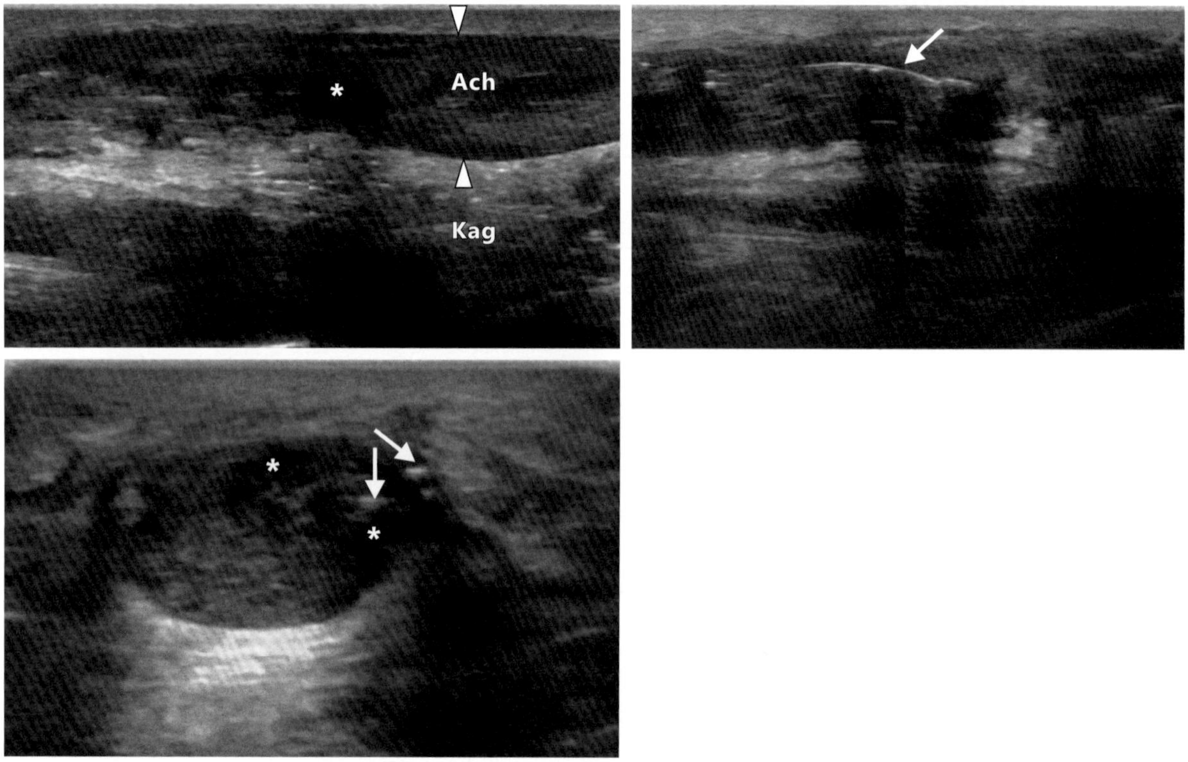

b
c

Las imágenes ecográficas longitudinales en pantalla dividida (**a**, **b**) y axial (**c**) sobre el tendón de Aquiles (**Ach**) muestran un aspecto marcadamente agrandado y heterogéneo (*puntas de flecha*). Las suturas quirúrgicas (*flechas*) se ven adyacentes a las áreas de rotura (*asteriscos*).

Kag grasa de Kager

Nota del experto

Gracias a su practicidad, la ecografía puede ser fácilmente utilizada en el período postoperatorio de diversas patologías. El examen ecográfico podría ser de gran utilidad durante el seguimiento y, en los pacientes con aparición de problemas inesperados, sería definitivamente más explicativo.

Aquí, debe tenerse en cuenta que los tendones rara vez se muestran "normales" en el período postoperatorio y que el aspecto ecográfico no siempre es proporcional al resultado clínico. Por lo tanto, el examen ecográfico repetido periódicamente (siempre que sea posible) sería más informativo que una única evaluación.

Tendinosis crónica del tendón de Aquiles y bursitis retrocalcánea en un hombre de 42 años con dolor crónico en la cara posterior del talón

11.27

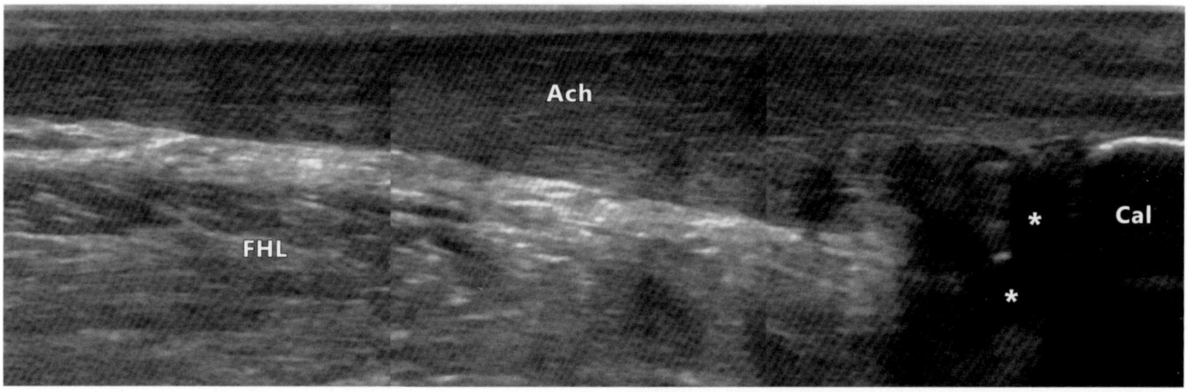

La vista longitudinal en pantalla dividida muestra hinchazón distal hipoecoica difusa, engrosamiento del tendón de Achiles (**Ach**) y líquido anecoico irregular en la bursa retrocalcánea (*asteriscos*).

Cal calcáneo
FHL músculo flexor largo del dedo gordo

Tendón de Aquiles reparado quirúrgicamente en un hombre de 43 años con roturas recurrentes debidas a carreras de larga distancia

11.28

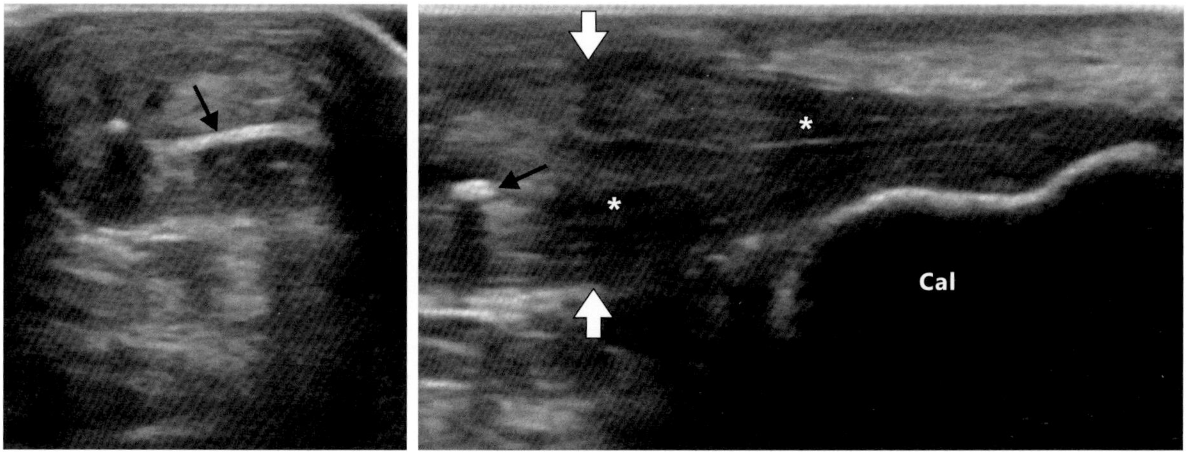

a b

Tobillo y pie

Las imágenes ecográficas axial (**a**) y longitudinal (**b**) muestran los puntos de sutura (*flechas finas*) como ecos especulares brillantes bilaminares dentro del tendón de Aquiles (*flechas gruesas*) marcadamente aumentado y heterogéneo. Notar también la pérdida difusa del patrón fibrilar (*asteriscos*).

Video 13

11.29 Desgarro crónico del tendón de Aquiles operado en un paciente de 45 años con dolor e hinchazón en la cara posterior del talón

a b c d

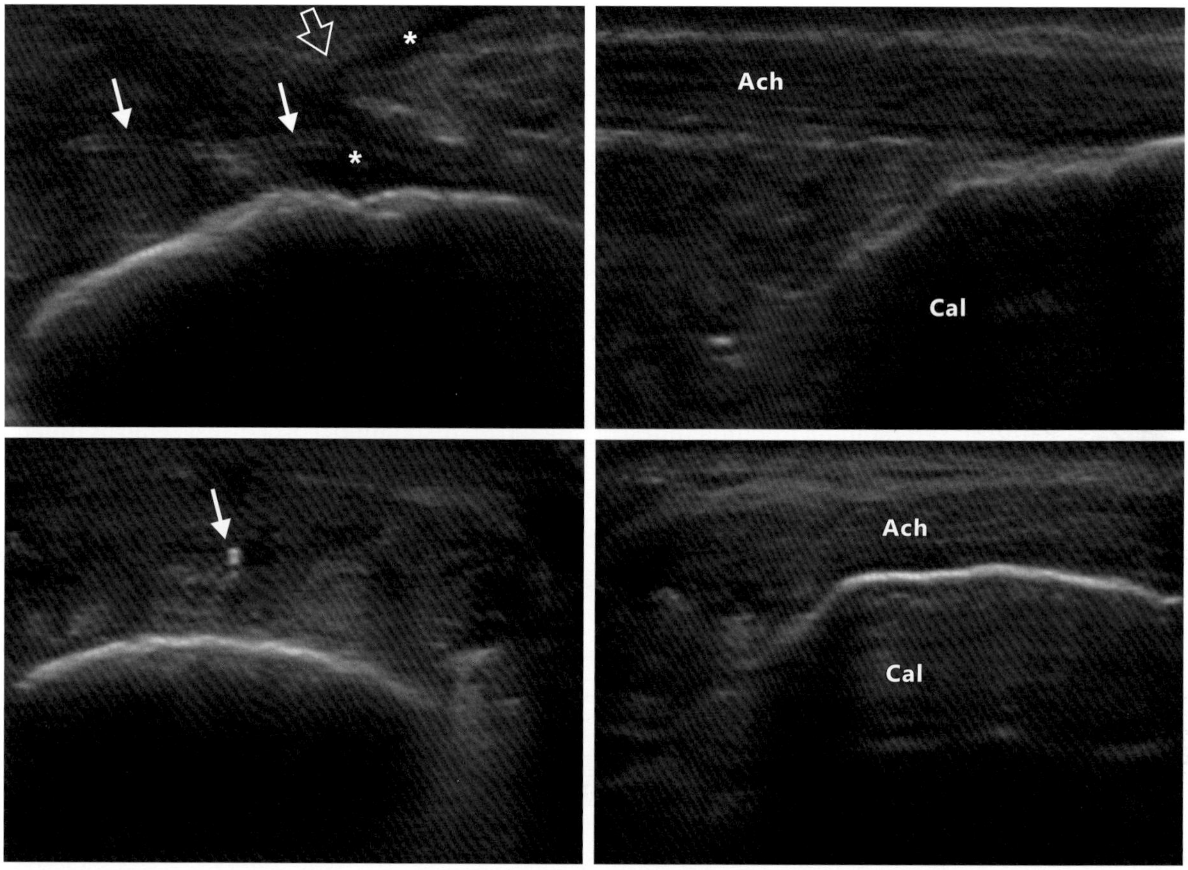

Las imágenes ecográficas longitudinal (**a**) y axial (**c**) sobre la cara posterior del tobillo muestran las suturas quirúrgicas (*flechas finas*) como ecos especulares brillantes dentro del tendón de Aquiles (**Ach**) y una alteración de su patrón fibrilar (*asteriscos*) con un extremo romo (*flecha gruesa*). Lado contralateral normal (**b**, **d**).

Cal calcáneo

Nota del experto

En los casos postoperatorios (especialmente en el período inicial), los tejidos locales están edematosos, haciendo la evaluación ecográfica bastante compleja. Como en este caso, aunque los materiales de sutura parecen estar intactos, la imagen dinámica con movimientos controlados podría ser de gran ayuda para evaluar la integridad de los tendones.

Reparación quirúrgica del tendón de Aquiles con paratenonitis en una tenista de 55 años que padecía de dolor crónico en el talón **11.30**

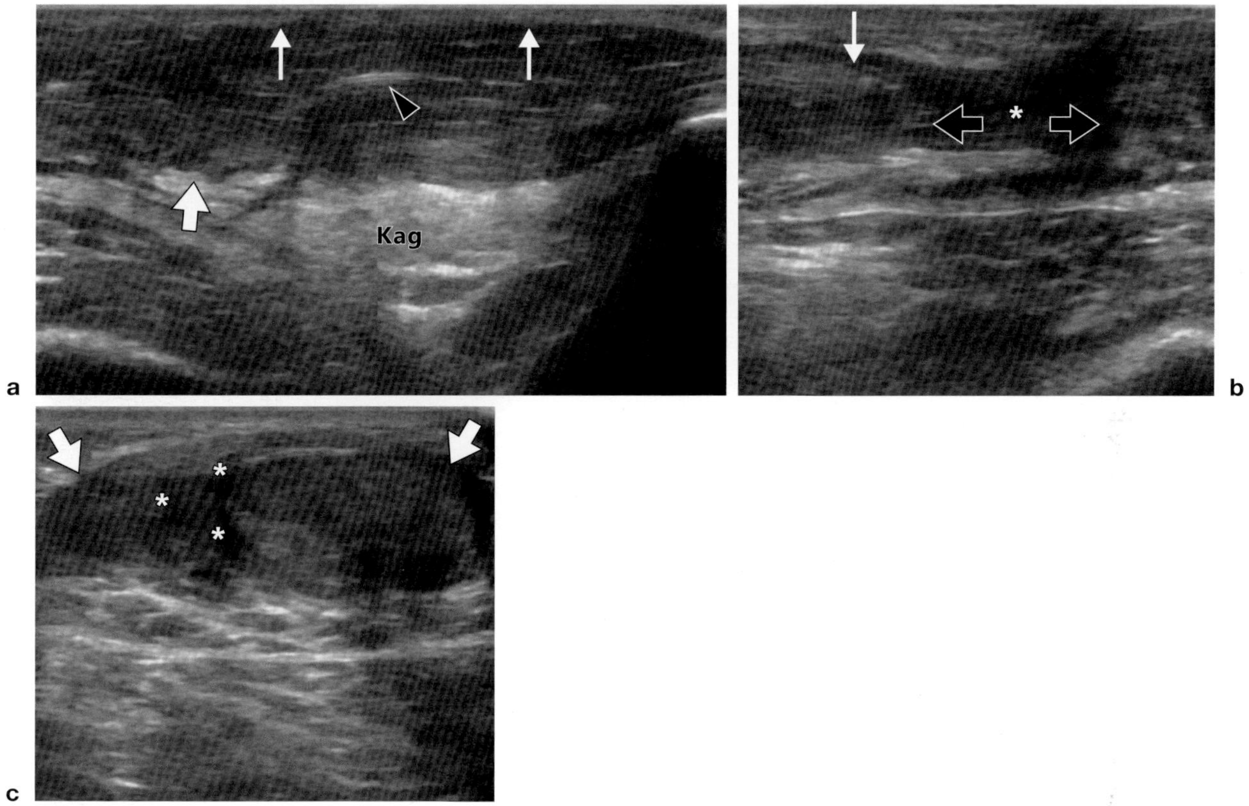

Las imágenes ecográficas longitudinales (**a**, **b**) y axial (**c**) muestran un tendón de Aquiles irregular e hinchado (*flechas blancas gruesas*). El material de sutura (*punta de flecha*) parece estar intacto, pero todavía se pueden distinguir la zona de rotura hipoecoica (*asteriscos*) y los extremos desgarrados (*flechas negras*) del tendón. Obsérvese también el paratendón edematoso y borroso (*flechas blancas finas*) (**a**).

Kag grasa de Kager

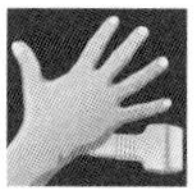

Nota del experto

Hay un área relativamente hipovascularizada (zona crítica) del tendón de Aquiles a 2-6 cm proximal a la inserción calcánea y las roturas ocurren, en la mayoría de los casos, en esta región [2].

11.31 Inyección ecoguiada de plasma rico en plaquetas en un paciente con rotura del tendón de Aquiles

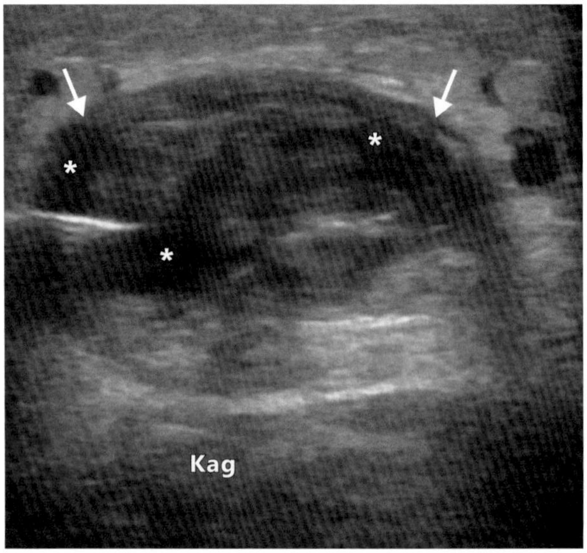

La imagen ecográfica axial del tendón (*flechas*) revela amplios ecos heterogéneos compatibles con múltiples desgarros intratendinosos (*asteriscos*). La aguja hiperecoica también se puede ver entrando desde el lado izquierdo durante la intervención (técnica directa en plano).

Kag grasa de Kager

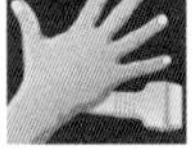

Nota del experto

Aunque es bastante difícil y doloroso inyectar dentro de un tendón por lo demás sano, la distribución de la sustancia inyectada se puede seguir bien entre/dentro de las porciones lesionadas del tendón.

Niño de 12 años con dolor en el talón (agravado por actividades de carga) que fue diagnosticado con la enfermedad de Sever 11.32

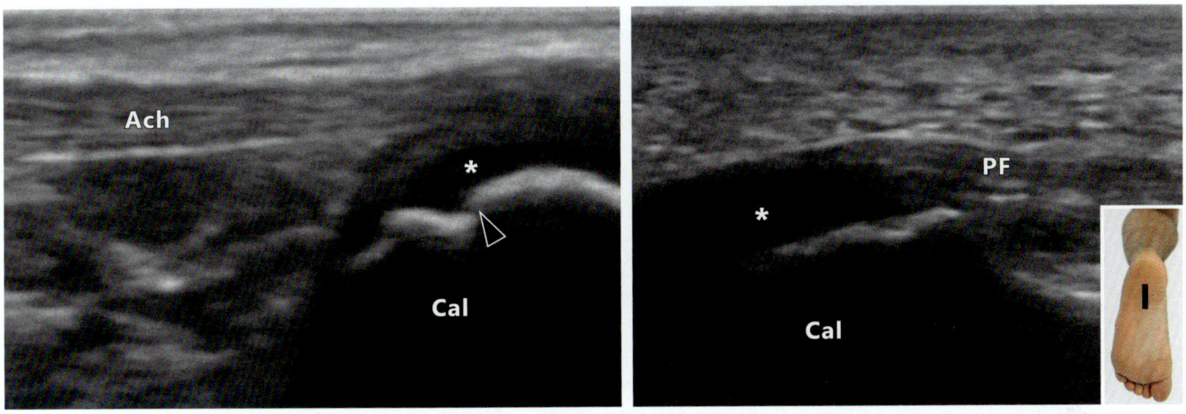

a b

Las imágenes ecográficas longitudinales obtenidas sobre el tendón de Aquiles (**Ach**) (**a**) y la fascia plantar (**b**) muestran una pequeña área cortical irregular (*punta de flecha*) sobre la apófisis calcánea (*asteriscos*).

Cal calcáneo
PF fascia plantar

Nota del experto

Se debe ser muy cauteloso en la evaluación del exceso de cartílago o de las placas apofisarias en los niños que parecen muy diferentes a las de los adultos. Aquí, la comparación entre los lados y la eco-palpación son valiosas.
Por otro lado, si bien la ecografía no puede visualizar patologías dentro de los tejidos óseos, en casos particulares, si se extienden a la superficie cortical, la imagen podría dar una idea inicial o una sospecha de la patología.

11.33 Paratenonitis en un paciente con dolor en la cara posterior del tobillo

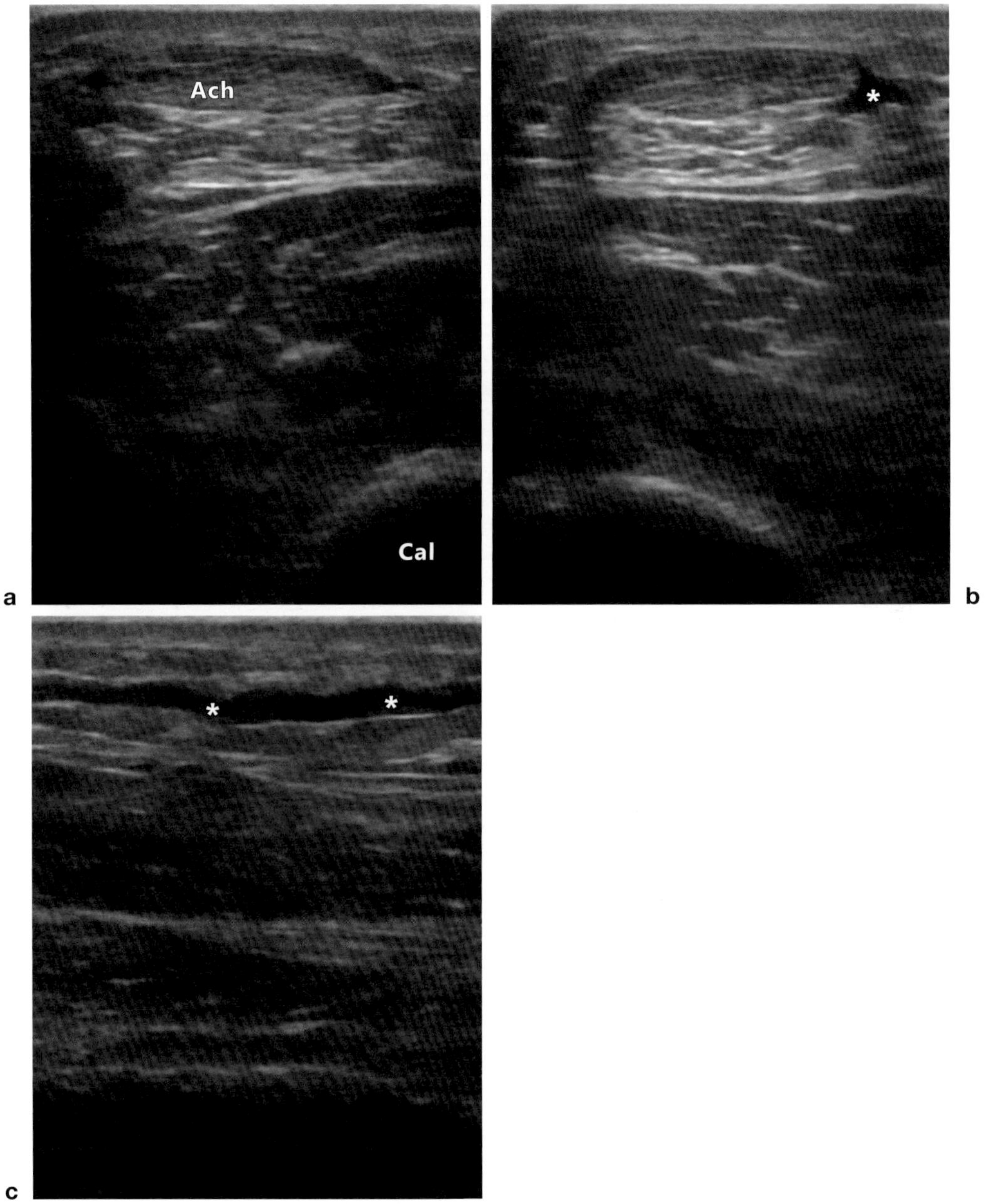

En comparación con el lado normal (**a**), las imágenes axial (**b**) y longitudinal (**c**) sobre el tendón de Aquiles (**Ach**) revelan una pequeña cantidad de líquido circundante (*asteriscos*).

Cal calcáneo

Paratenonitis del tendón de Aquiles en una mujer de 57 años con hinchazón y dolor en la cara posterior del talón 11.34

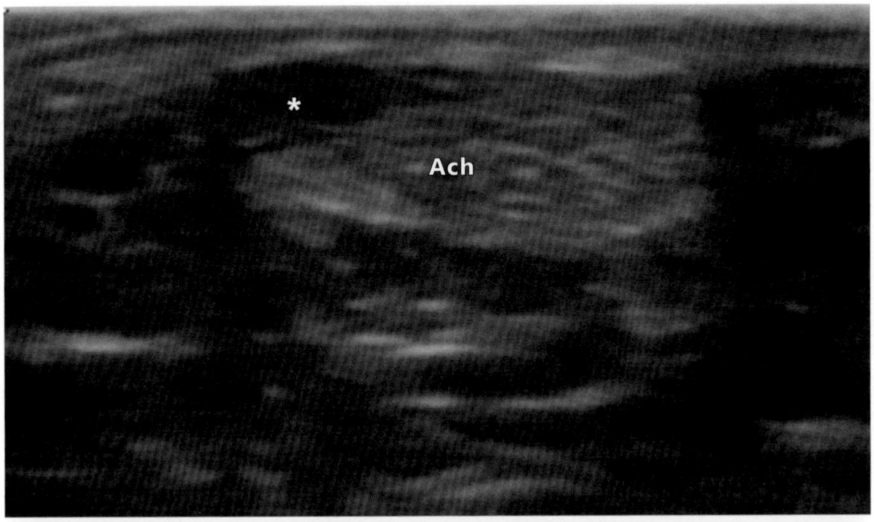

a

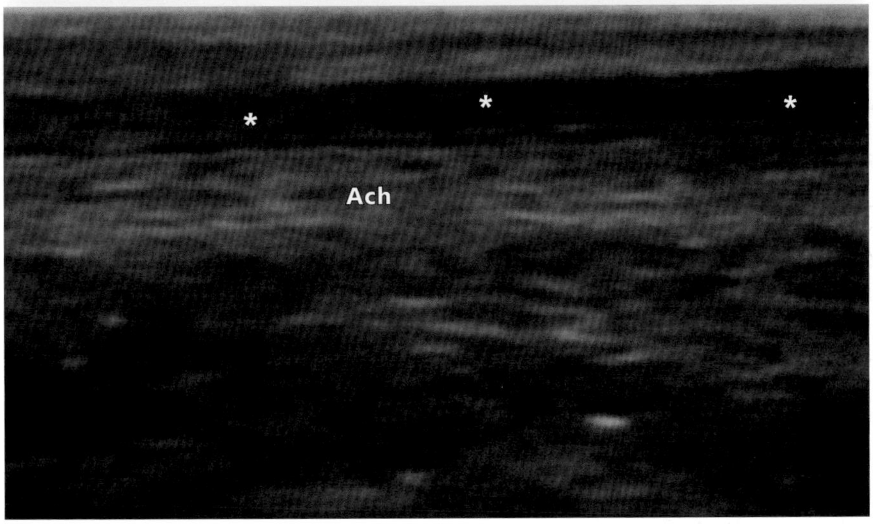

b

La imagen ecográfica axial revela un aspecto hipoecoico (*asteriscos*) a lo largo de la superficie periférica del tendón de Aquiles (**Ach**) (**a**). La visión longitudinal correspondiente confirma la paratenonitis con bordes superficiales poco homogéneos y borrosos del tendón (**b**).

11.35 Tendinosis aquílea bilateral en una mujer con dolor crónico en la cara posterior del talón

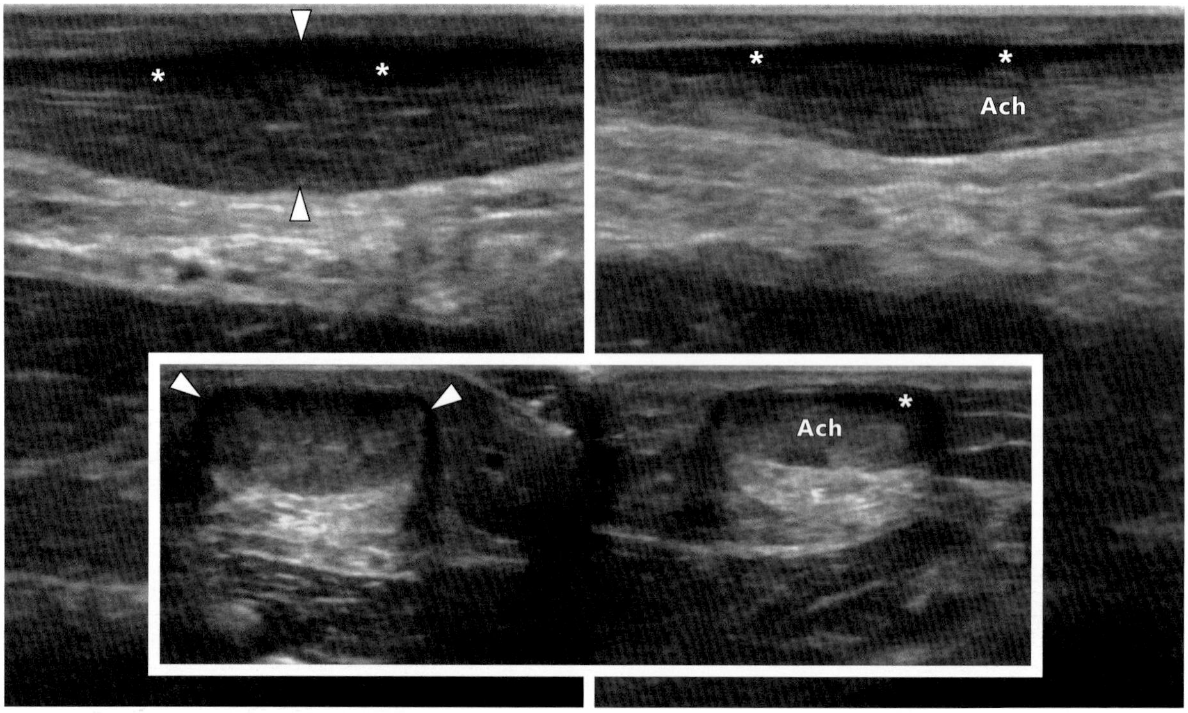

Las imágenes ecográficas longitudinales (**a**, **b**) y axial (*figura pequeña*) revelan engrosamiento de los paratendones (*asteriscos*) que rodean los tendones de Aquiles (**Ach**) hipoecoicos, que presentan marcada hinchazón fusiforme, más predominante en un lado (*puntas de flecha*).

Músculo sóleo accesorio en una niña de 9 años **11.36**

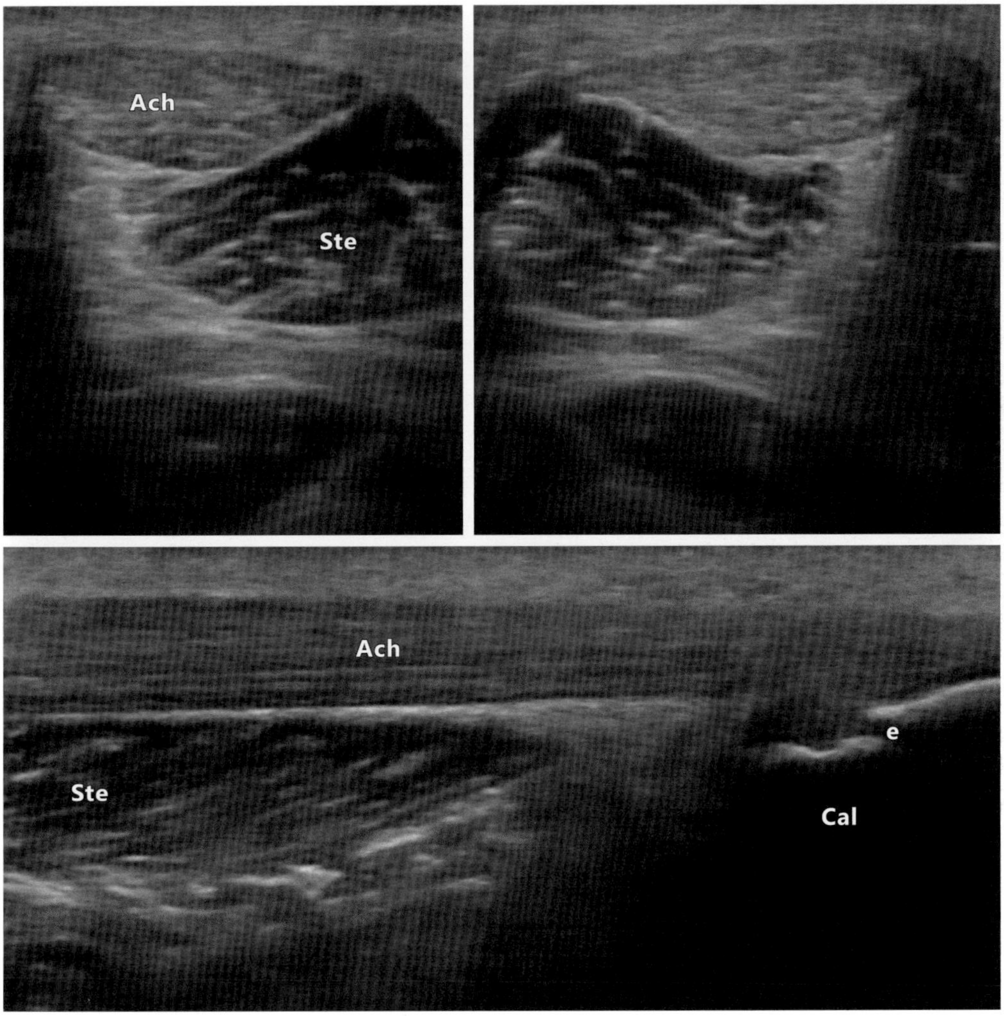

a b c

Las imágenes ecográficas axiales bilaterales (**a**, **b**) y longitudinal unilateral (**c**) sobre la cara posterior del talón muestran la epífisis normal (**e**) del calcáneo proximal (**Cal**) y las fibras del músculo sóleo que se unen bastante distalmente (músculo sóleo accesorio) (**Ste**).

Ach tendón de Aquiles (tendón calcáneo)

Nota del experto

Si bien la existencia de un músculo sóleo accesorio no debería representar un problema, en casos seleccionados podría considerarse como uno de los factores biomecánicos potenciales que causan el dolor en el talón/pantorrilla.
En este sentido, la ecografía también permite entender que existen muchas variantes anatómicas, la mayoría asintomáticas.

11.37 Fascitis plantar en una mujer obesa con dolor en la parte inferior del talón y sensibilidad local aumentada después de largas caminatas

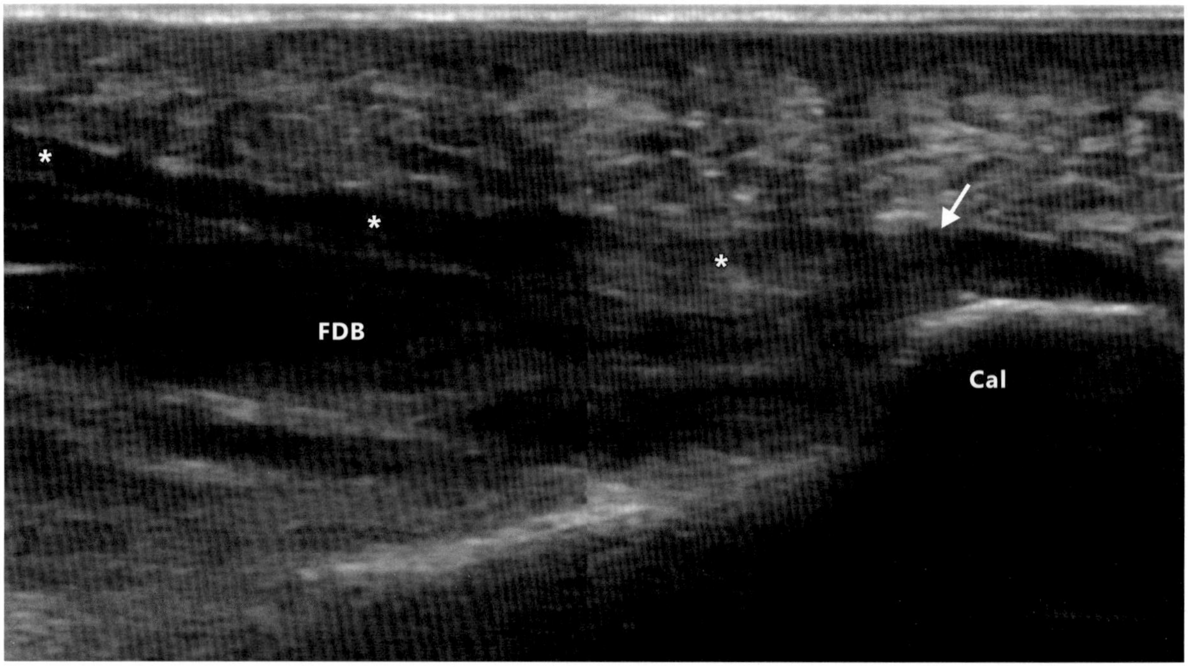

La imagen ecográfica longitudinal en pantalla dividida muestra una fascia plantar hinchada (*asteriscos*) en mayor medida a nivel del sitio de inserción proximal (*flecha*).

Cal calcáneo
FDB músculo flexor corto de los dedos

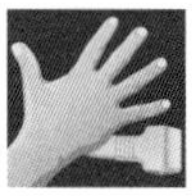

Nota del experto

La delineación de la fascia plantar, especialmente en sujetos obesos con almohadillas de grasa gruesas en el calcáneo, podría ser difícil y requeriría aumentar la ganancia del ecógrafo – más de lo que normalmente se utiliza en el diagnóstico por imágenes de rutina.

Fascitis plantar en una mujer joven con dolor localizado en la región inferomedial del talón **11.38**

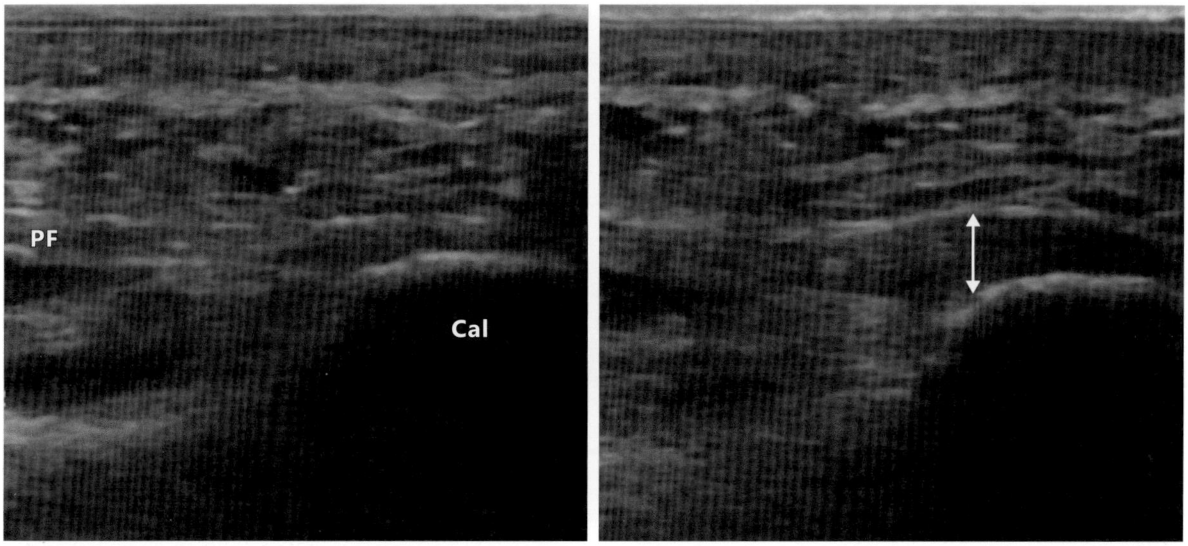

a b

El dolor empeoraba por la mañana y se agravaba al caminar. El examen físico mostró sensibilidad aumentada en el tubérculo medial del calcáneo.

En comparación con el lado normal (**a**), la imagen ecográfica longitudinal obtenida sobre la inserción de la fascia plantar (**PF**) muestra un engrosamiento leve y cambios hipoecoicos (*doble flecha*) que reflejan la presencia de edema (**b**).

Cal calcáneo

Nota del experto

El engrosamiento de la fascia plantar, en particular, se ha convertido en un criterio ecográfico establecido para el diagnóstico de la fascitis plantar. Un engrosamiento hipoecoico asimétrico de la fascia (>4 mm) en el paciente sintomático permite hacer el diagnóstico [4, 5]. Una diferencia de >1 mm en el grosor de la fascia entre el talón sintomático y el asintomático del mismo paciente también se considera indicativa de fascitis plantar [6].

11.39 Fascitis plantar en una ama de casa de 55 años, incapaz de permanecer de pie o caminar por más de 30 minutos sin dolor en el talón

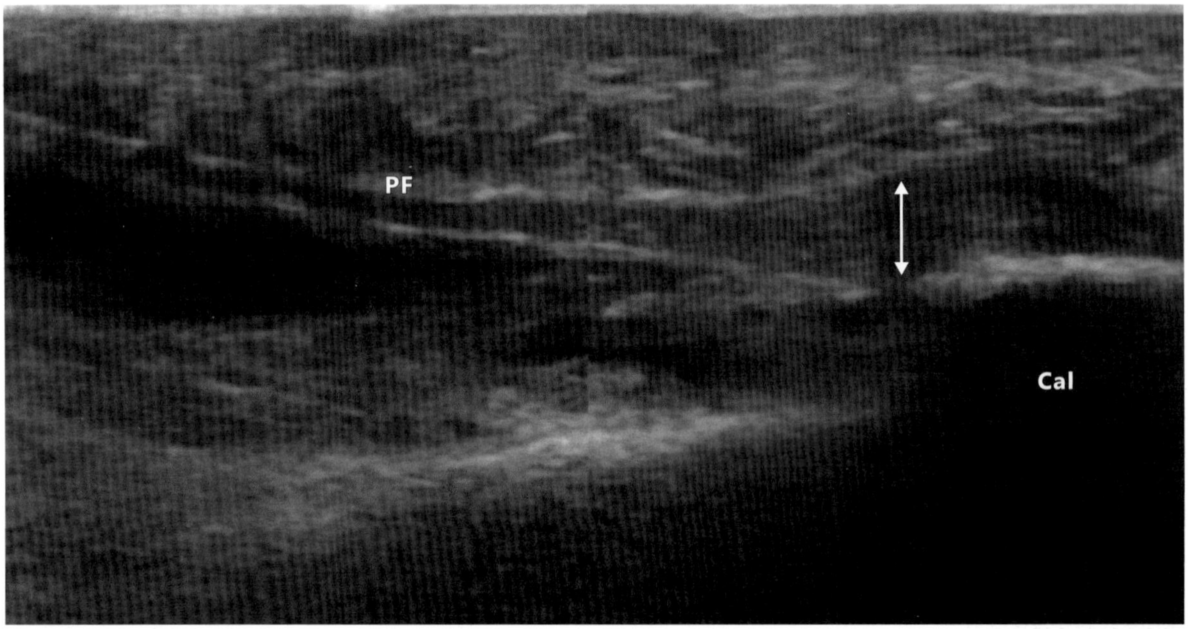

La historia clínica incluía dolor agudo y opresión en el talón derecho y en el arco medial bajo carga.

La imagen ecográfica longitudinal sobre la fascia plantar (**PF**) muestra una hinchazón considerable (*doble flecha*) en el punto de inserción proximal con heterogeneidad estructural.

Cal calcáneo

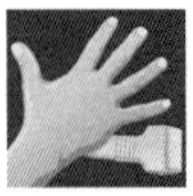

Nota del experto

También en este caso, el defecto abrupto en el contorno del calcáneo indica la presencia de un espolón óseo.

Fascitis plantar en un hombre de 55 años con dolor crónico en el talón exacerbado después de un salto **11.40**

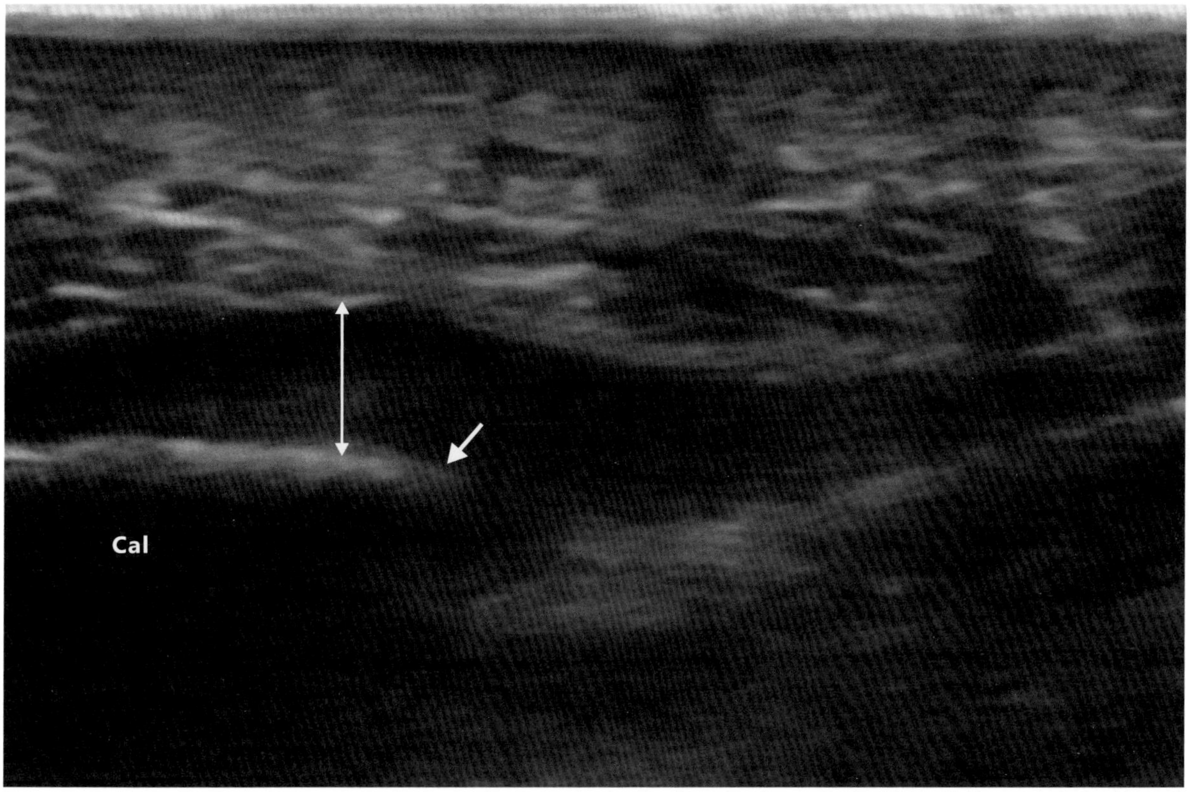

La imagen ecográfica longitudinal muestra una fascia plantar engrosada e hipoecoica (*doble flecha*) y un pequeño espolón óseo (*flecha*) que surge del calcáneo (**Cal**).

Nota del experto

Al evaluar la cortical del calcáneo, se debe encontrar una línea continua con una curva. Por otro lado, cuando hay una interrupción de la línea, existe la sospecha de un artefacto causado por un espolón (pseudo-interrupción de la cortical).

Cuando se evalúa el grosor de la fascia, como siempre, es importante comparar ambos lados. El dolor del paciente es a menudo más relacionado con la hinchazón de la fascia que con el tamaño del espolón. La hiperemia o neovascularización (señal power Doppler positiva) suele ser poco frecuente. Sin embargo, los pacientes con síntomas de fascitis plantar de menos de 6 meses de duración pueden tener hiperemia (40%) asociada con altos niveles de dolor [7].

11.41 Entesofitos calcáneos y fascitis plantar en una mujer de 60 años con dolor crónico bilateral en la región inferomedial del talón

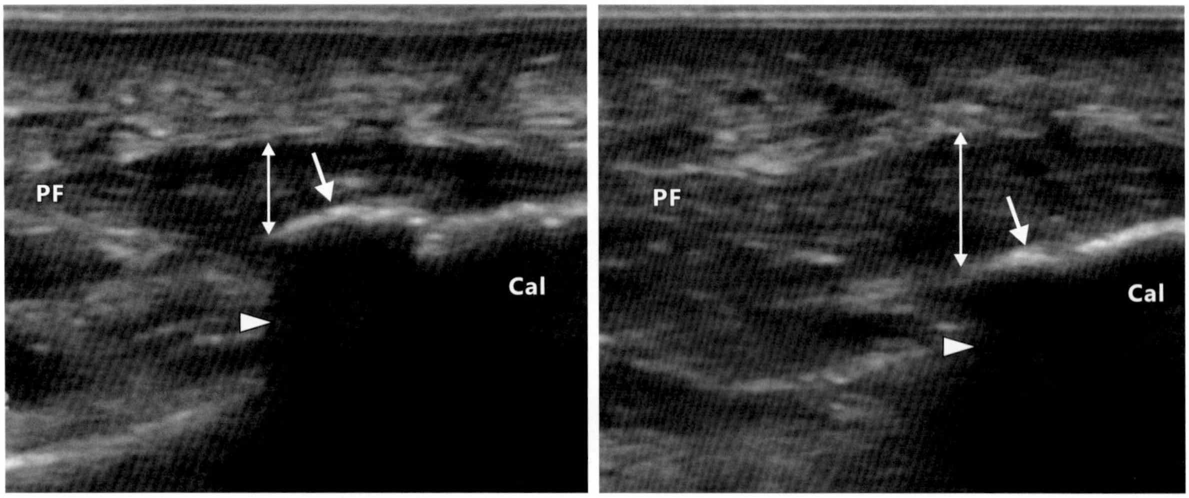

a b

El dolor empeoraba por la mañana y durante cargas de peso.

Las imágenes ecográficas longitudinales muestran fascias plantares (**PF**) engrosadas (*doble flecha*) e hipoecoicas a nivel de los puntos de inserción calcánea. Mientras que el espolón calcáneo (*flecha*) es más predominante en el lado derecho (**a**), la fascia plantar está más hinchada en el otro lado (**b**). Notar los artefactos de sombra acústica posterior (*puntas de flecha*) debido a los espolones calcáneos.

Cal calcáneo

Nota del experto

Si bien la imagen ecográfica de los espolones calcáneos no proporciona hallazgos claros como los de la radiografía, la presencia de sombras acústicas (que esconden el contorno normal del calcáneo inclinado) puede permitir una confirmación diagnóstica a este respecto.

Fascitis plantar y entesofitos calcáneos en una mujer anciana con dolor crónico en el talón 11.42

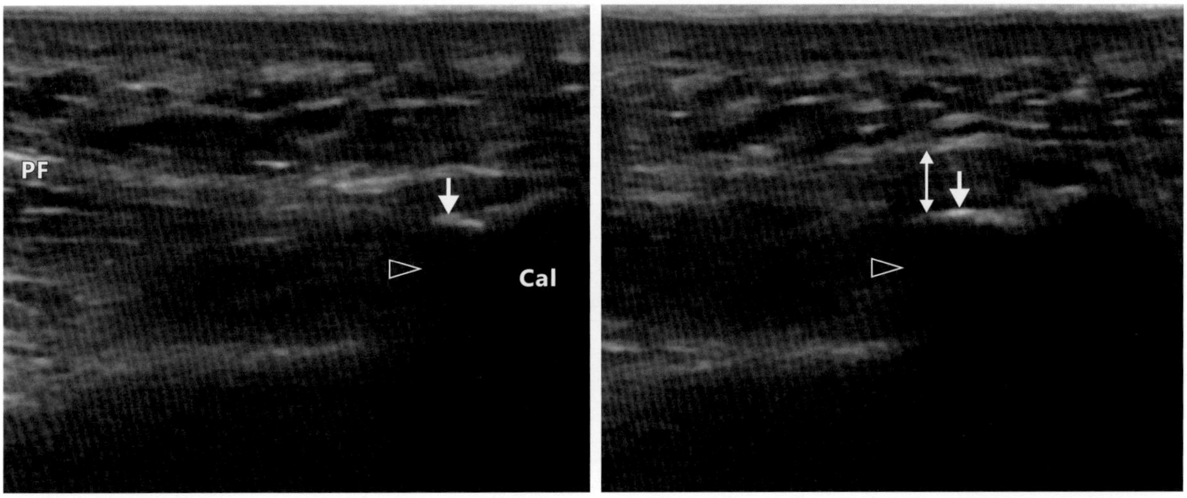

a b

El dolor empeoraba particularmente con la carga, en los primeros pasos por la mañana.

Las imágenes ecográficas longitudinales muestran entesofitos (*flechas*) que surgen de la cara inferior de los tubérculos mediales (**a**, **b**) asociados a un signo de fascitis insercional (*doble flecha*) solo en un lado (**b**). La ecografía muestra un artefacto de sombra acústica posterior como resultado de la refracción del haz de sonido (*puntas de flecha*).

Cal calcáneo
PF fascia plantar

11.43 Fascitis plantar en un maratonista de 35 años

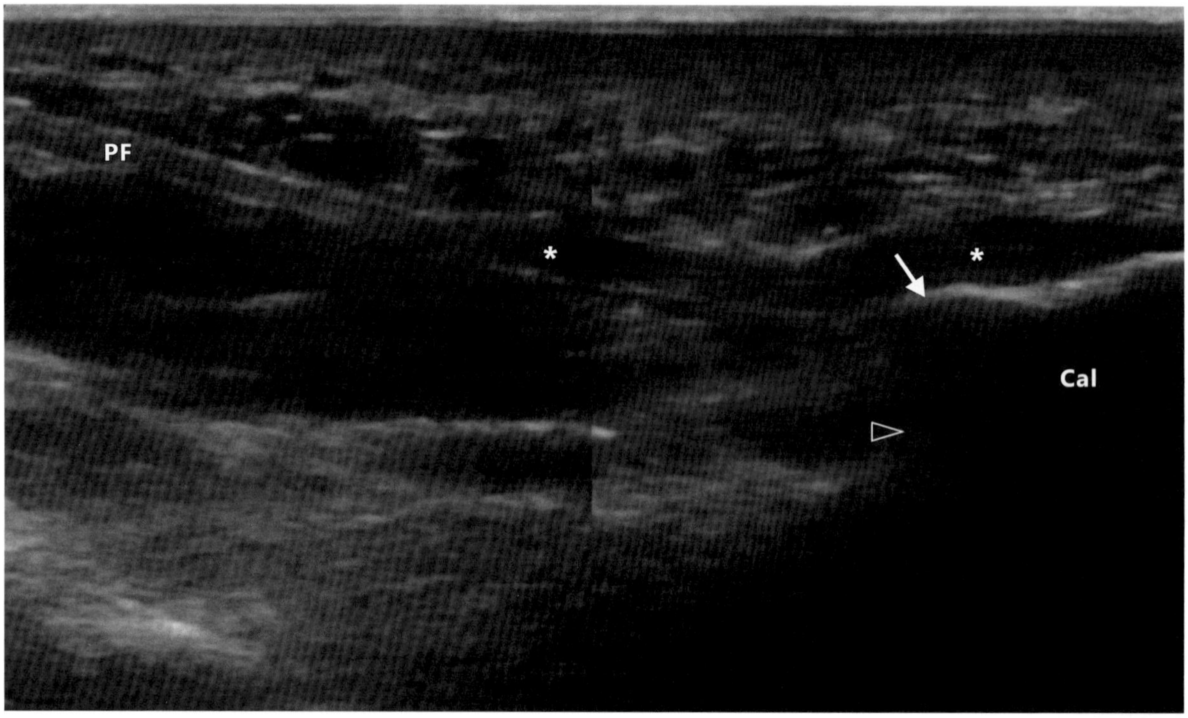

La imagen ecográfica longitudinal en pantalla dividida muestra dos hinchazones (proximal y distal) hipoecoicas (*asteriscos*) en la fascia plantar (**PF**). También se observa un espolón calcáneo (*flecha*) con su artefacto de sombra acústica posterior (*puntas de flecha*).

Cal calcáneo

Fascitis plantar en una mujer de 63 años con dolor en el talón **11.44**

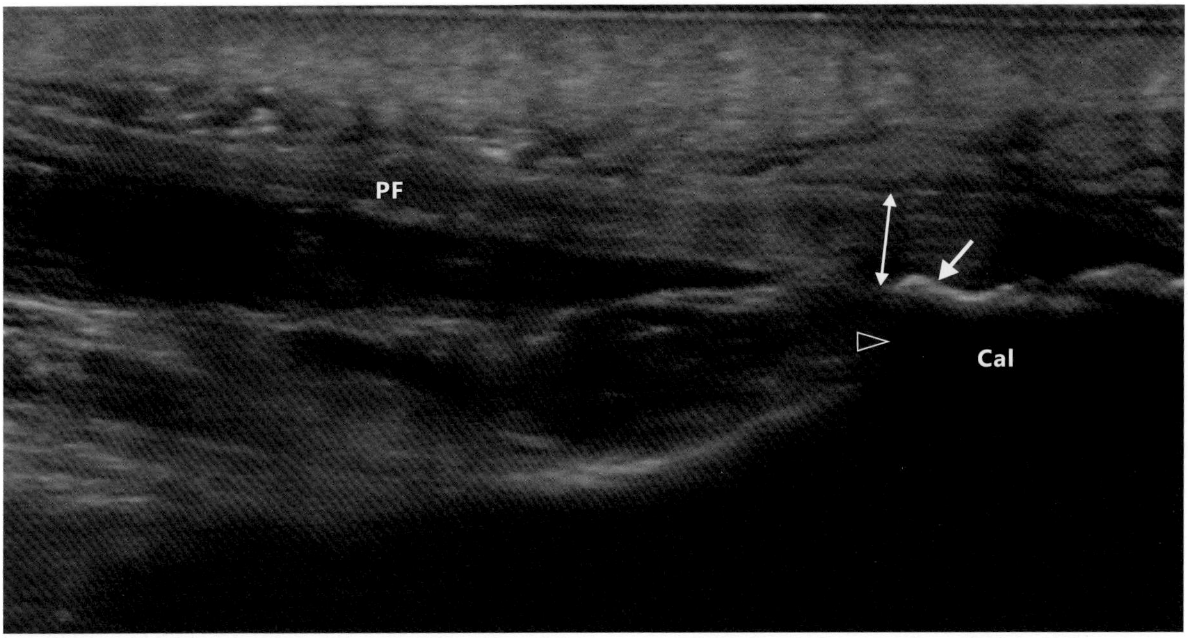

El dolor en el talón empeoraba durante los primeros pasos, que también le causaba dificultades en la marcha.

La imagen ecográfica longitudinal muestra hinchazón hipoecoica (*doble flecha*) de la fascia plantar (**PF**) a nivel del punto de inserción calcánea con una sombra acústica posterior (*punta de flecha*) relativa a un espolón óseo (*flecha*).

Cal calcáneo

11.45 Fascitis plantar en una mujer obesa con dolor crónico en el talón y sensibilidad local aumentada

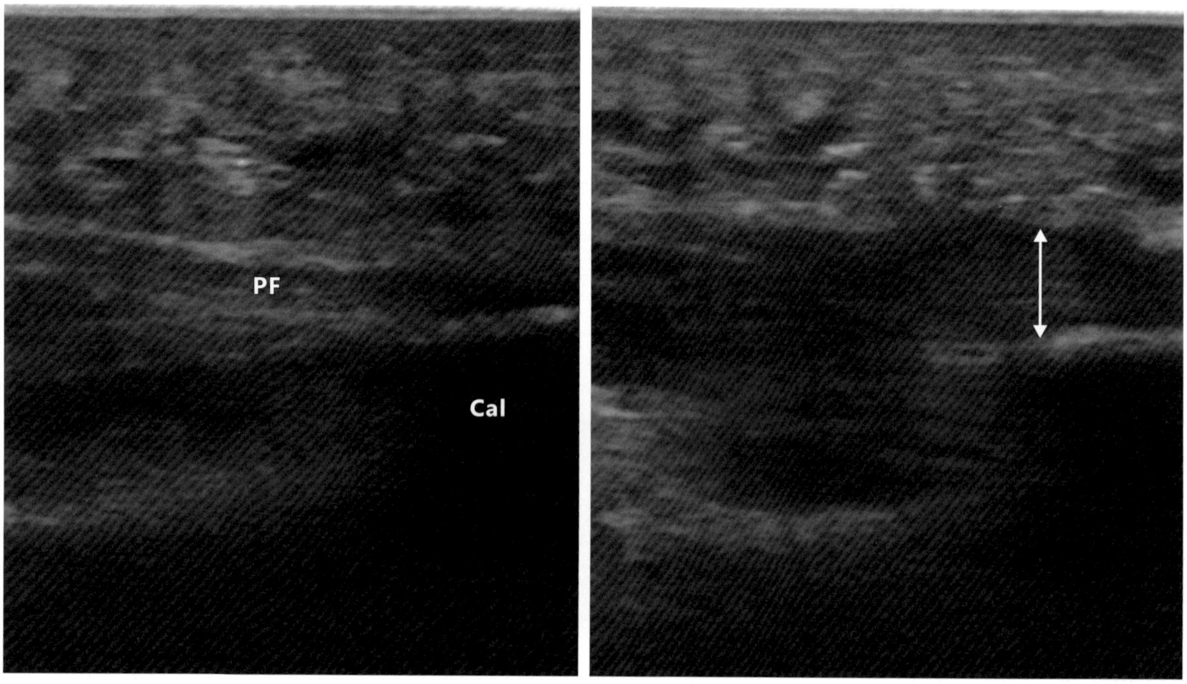

a b

El dolor en el talón se incrementaba al levantarse de la cama y durante el soporte de peso por la mañana.

En comparación con el lado normal (**a**), la imagen ecográfica longitudinal muestra una fascia plantar (**PF**) marcadamente engrosada, irregular e hipoecoica en la porción proximal de inserción (*doble flecha*) (**b**).

Cal calcáneo

Nota del experto

A pesar de aumentar la ganancia del ecógrafo, una visualización rápida es bastante difícil en sujetos con almohadillas de grasa prominentes. Si bien la incapacidad para delinear los contornos óseos "desalienta" al ecografista, se recomienda una compresión controlada con la sonda para no pasar por alto otras posibles patologías, especialmente las pertenecientes a la bursa superficial.

Fascitis plantar en un hombre de 62 años con dolor en el talón exacerbado después de usar zapatos sin plantillas anatómicas y de suela dura

11.46

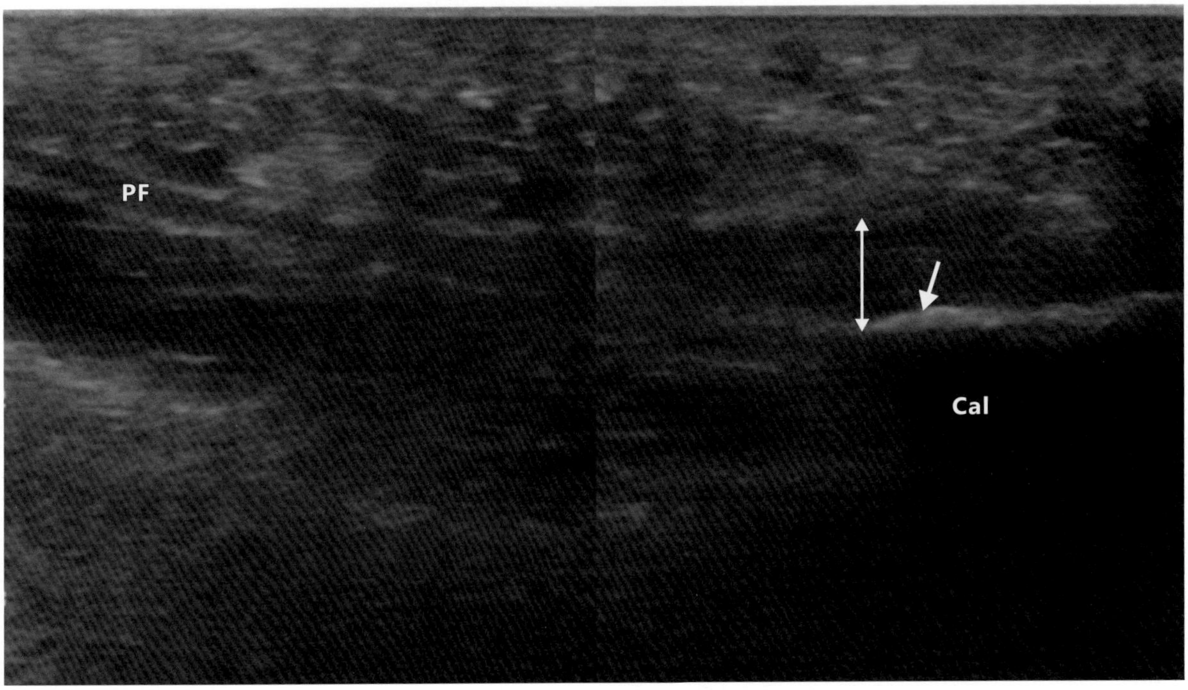

La imagen ecográfica longitudinal en pantalla dividida muestra un espolón calcáneo (*flecha*) y una fascia plantar (**PF**) hinchada (*doble flecha*) a nivel del punto de inserción proximal.

Cal calcáneo

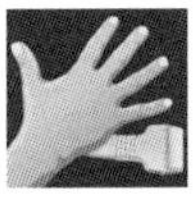

Nota del experto

Es importante evaluar los bordes de la fascia que, especialmente en caso de dolor agudo, pueden ser poco claros/borrosos, como en este ejemplo.

Tobillo y pie

11.47 Entesopatía en un paciente de 41 años con espondilitis anquilosante y dolor subcalcáneo de talón

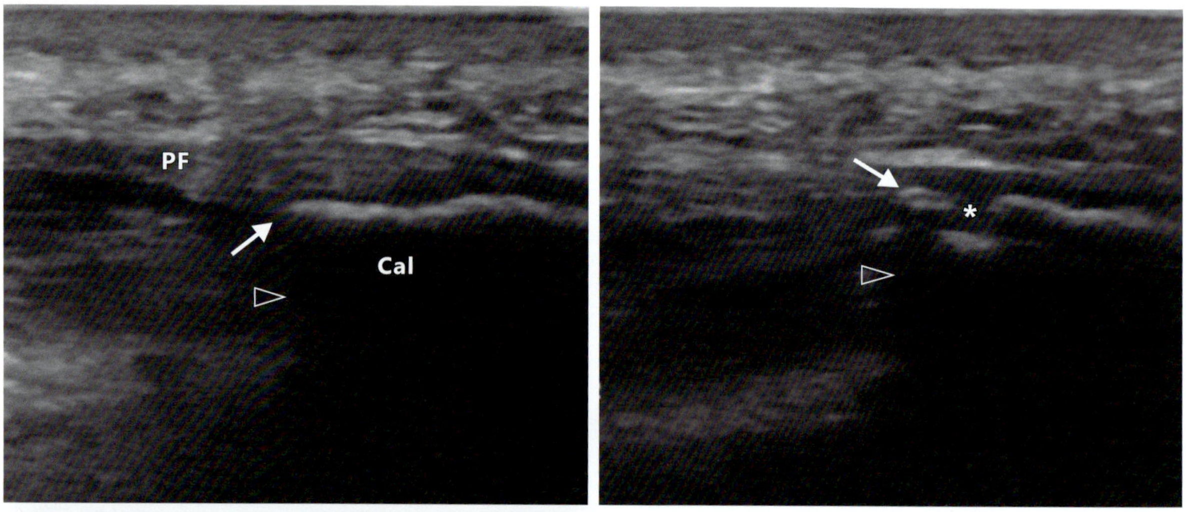

a b

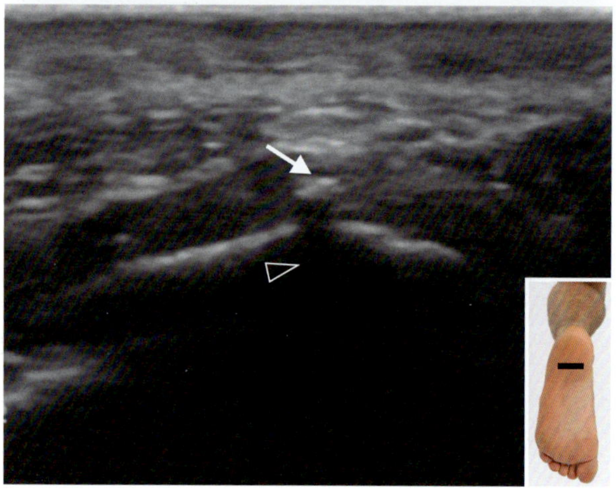

c

En comparación con el lado asintomático (**a**), las imágenes ecográficas longitudinal (**b**) y axial (**c**) muestran una entesis irregular de la fascia plantar (**PF**) con una erosión (*asterisco*) y osificación (*flechas*). Notar los artefactos de sombra acústica posterior (*puntas de flecha*) debido a diferentes formas de entesopatía.

Cal calcáneo

Nota del experto

La inserción calcánea de la fascia plantar es uno de los puntos de entesis más comúnmente evaluados en las enfermedades inflamatorias seronegativas. Por lo tanto, se debe analizar la fascia para evaluar la presencia de edema, calcificaciones intraligamentosas y bursitis subcalcánea, y el lado óseo para la presencia de osificaciones (entesofitos) y erosiones. Por último, la imagen power Doppler proporciona información adicional en cuanto al grado de inflamación (entesitis).

Fascitis plantar en una mujer de 45 años con dolor plantar crónico bilateral, recientemente exacerbado por actividades profesionales en un lado **11.48**

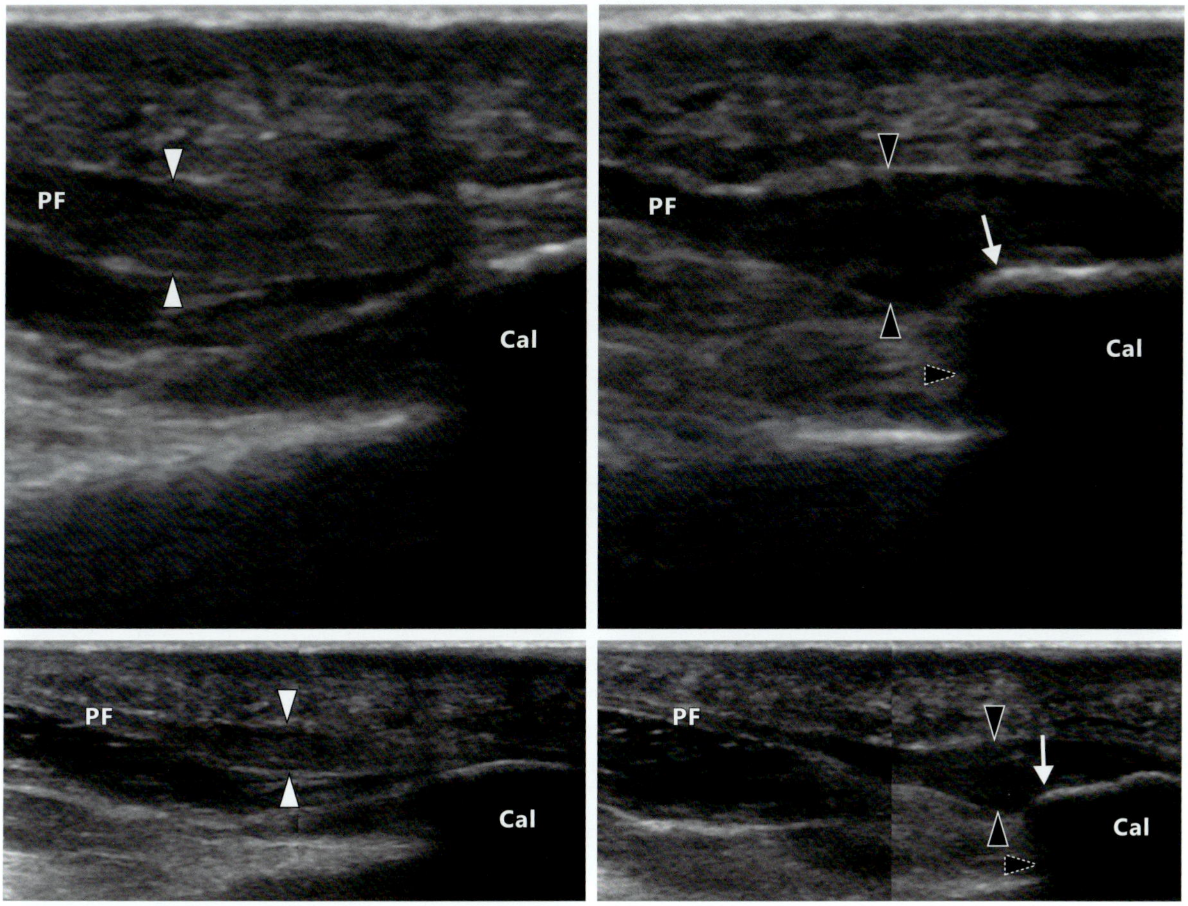

a b c d

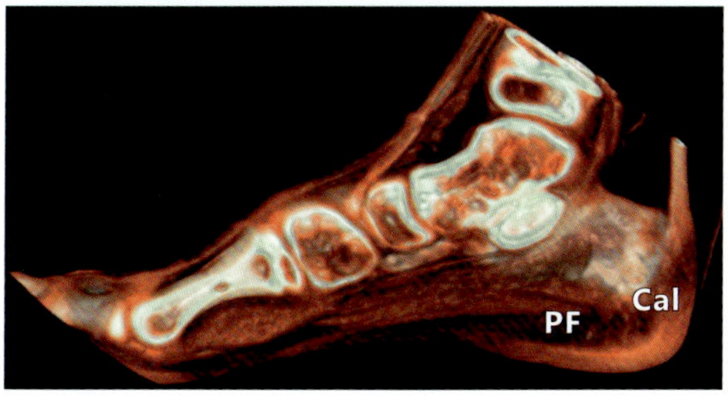

Mientras se detecta un engrosamiento leve y difuso (*puntas de flecha blancas*) de la fascia plantar (**PF**) en el lado menos sintomático (**a**), se observa una hinchazón hipoecoica significativa en el lado exacerbado (*puntas de flecha negras*) (**b**). Imágenes en pantalla dividida correspondientes (**c**, **d**). Notar que los espolones óseos (*flechas*) y los artefactos correspondientes (*puntas de flecha negras discontinuas*) se visualizan mejor en el lado doloroso (**b**, **d**).

Cal calcáneo

Nota del experto

Dependiendo del tamaño del cabezal de la sonda, se pueden producir imágenes en pantalla dividida o panorámicas para explorar a fondo la fascia plantar en caso de que no sea suficiente la imagen ecográfica usual.

11.49 Fibromatosis plantar (enfermedad de Ledderhose) en un paciente de 52 años con un bulto indoloro en la región plantar medial

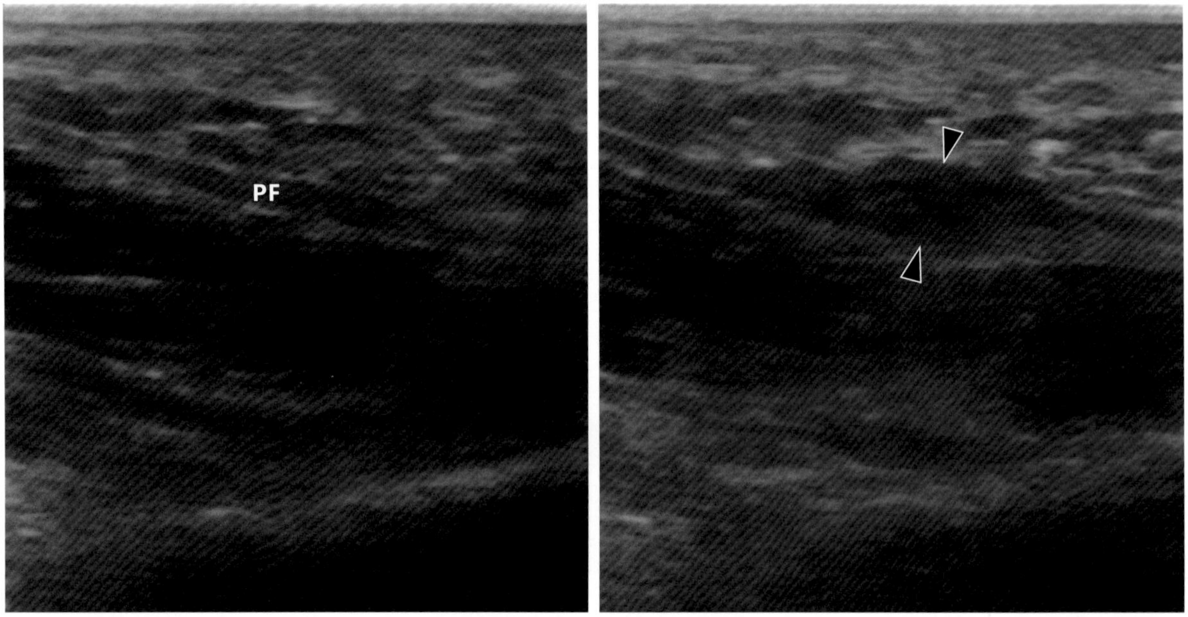

a b

La historia clínica incluye tabaquismo y diabetes mellitus tipo 2.

En comparación con el lado normal (**a**), la imagen ecográfica longitudinal de la fascia plantar (**PF**) muestra un engrosamiento nodular de forma ovalada hipoecoico (*puntas de flecha*) (**b**).

Nota del experto

Si se acompaña de un historial médico positivo/probable, la detección de un fibroma puede requerir la realización de una ecografía adicional en otras zonas (por ejemplo, la palma de la mano) donde la imagen ecográfica se puede realizar fácilmente [8, 9].

Fascitis plantar crónica en un hombre de 65 años con dolor en el talón desde hace seis meses

11.50

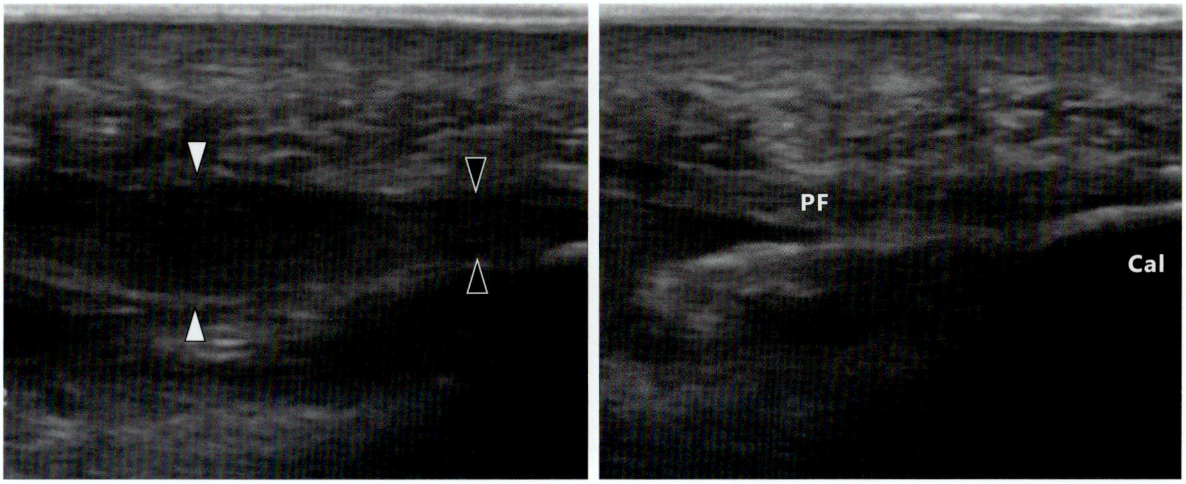

La imagen ecográfica longitudinal muestra un engrosamiento irregular difuso de la fascia (**PF**) en sus porciones proximal (*puntas de flecha negras*) y distal (*puntas de flecha blancas*) con heterogeneidad estructural (**a**). Lado normal (**b**).

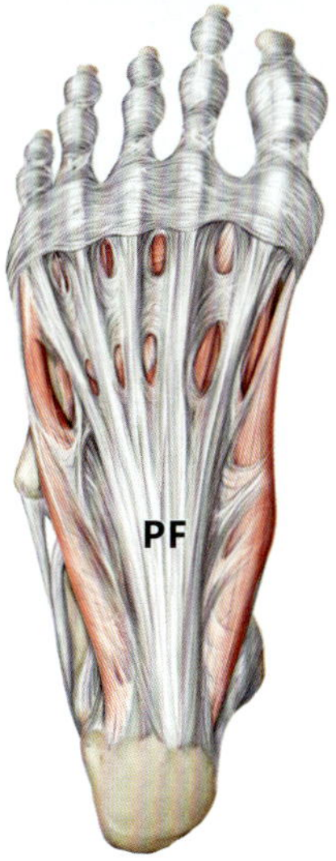

Cal calcáneo

11.51 Enfermedad de Ledderhose (fibromatosis plantar) en un hombre de 51 años con un nódulo doloroso a nivel de la región plantar medial

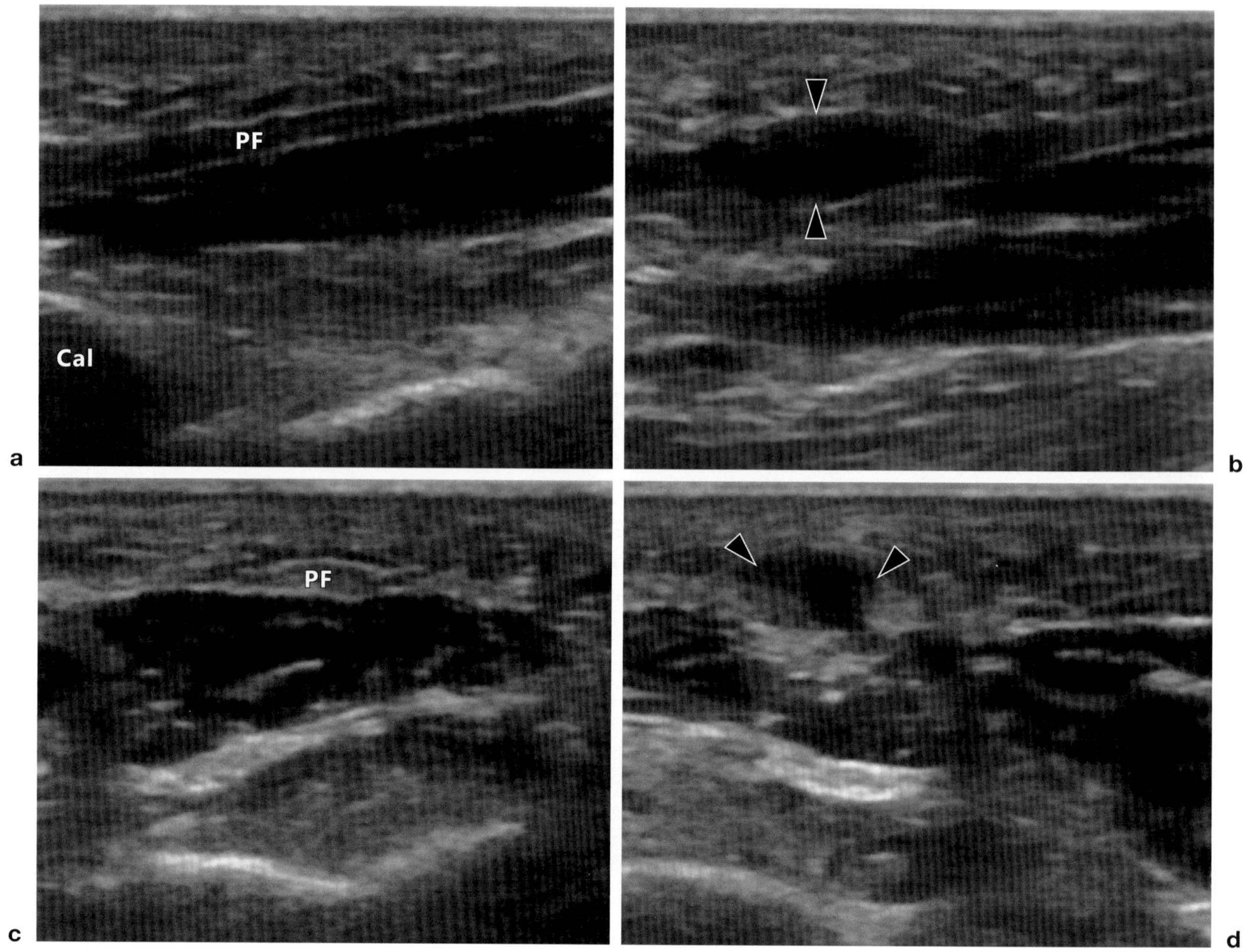

Al examen clínico exhibía dolor local durante la extensión dorsal pasiva de los dedos.

En comparación con el lado normal (**a**, **c**), las imágenes ecográficas longitudinal (**b**) y axial (**d**) muestran un nódulo fusiforme bien definido hipoecoico (*puntas de flecha*) que se origina de las fibras superficiales y profundas de la fascia plantar (**PF**).

Cal calcáneo

Fascitis plantar calcificada en una mujer de 45 años con dolor plantar y pie plano bilaterales **11.52**

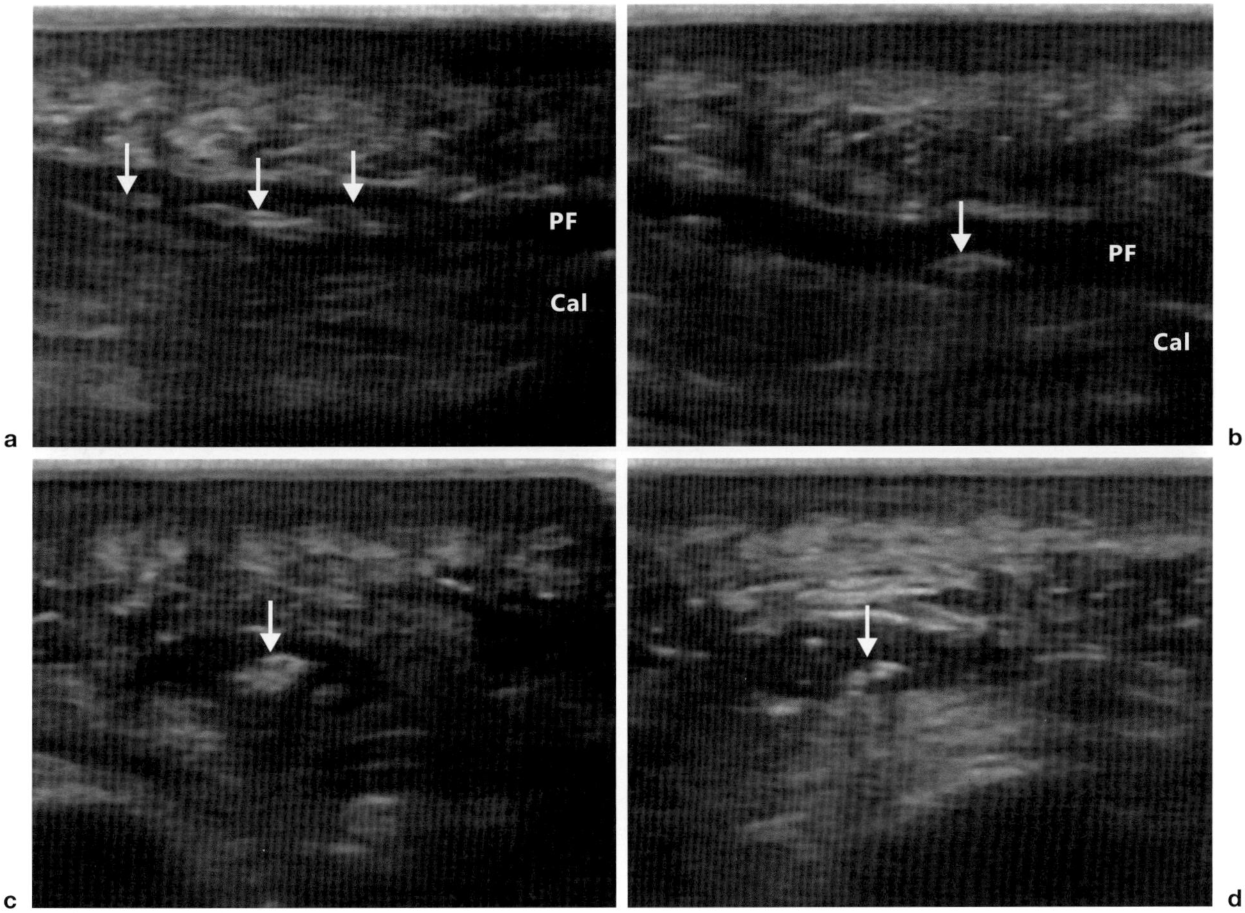

Las imágenes ecográficas plantares longitudinales (**a**, **b**) y axiales (**c**, **d**) muestran depósitos de calcio como ecos hiperecoicos (*flechas*) localizados dentro de la fascia plantar (**PF**).

Cal calcáneo

Nota del experto

Aunque la mayoría de las patologías de la fascia plantar derivan de la zona de inserción en el calcáneo, la exploración distal siempre debe realizarse para una evaluación completa. Seguramente, a la luz de los síntomas referidos por el paciente, la eco-palpación podría ser de utilidad.

11.53 Callo en la piel de un niño de 13 años con una pequeña área dolorosa en la parte media de la planta

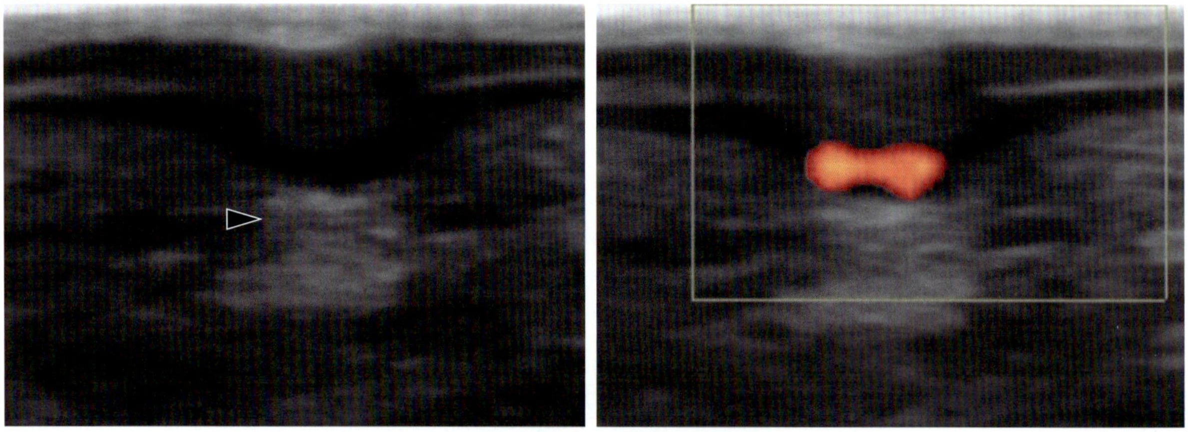

a b

Las imágenes ecográficas axial (**a**) y power Doppler (**b**) muestran un engrosamiento vascular focal de la piel con un artefacto de refuerzo acústico (*punta de flecha*).

Nota del experto

Aunque la mayoría de las lesiones cutáneas son visibles en el examen clínico (exploración física), la necesidad de la imagen de las capas profundas de la piel, o para explorar la vascularización de la lesión, hace que la ecografía sea muy importante en las enfermedades dermatológicas.

Quiste ganglionar en una mujer con un pequeño bulto debajo del pie y dolor local **11.54**

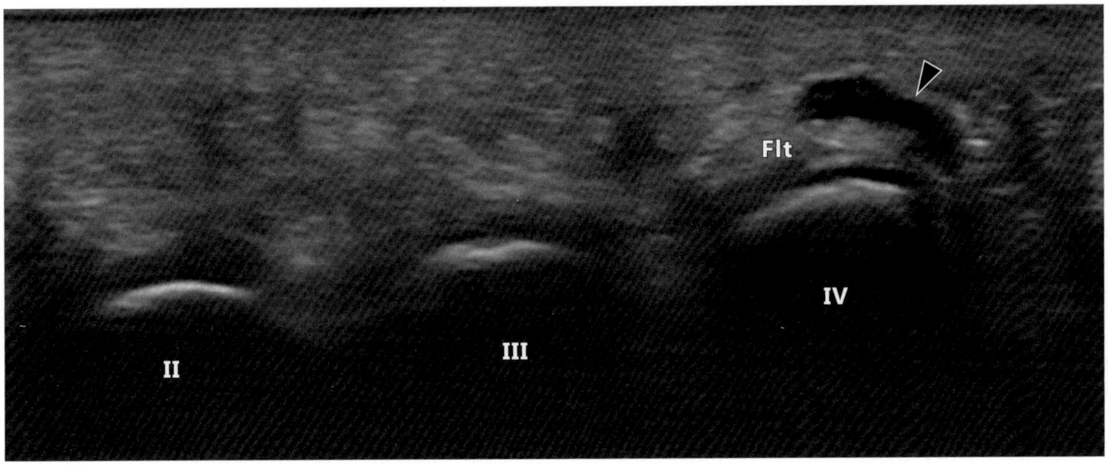

La imagen ecográfica axial plantar muestra un quiste anecoico y fusiforme (*punta de flecha*) sobre el cuarto metatarsiano, adyacente al tendón del músculo flexor de los dedos (**Flt**).

Quiste ganglionar en una mujer con metatarsalgia **11.55**

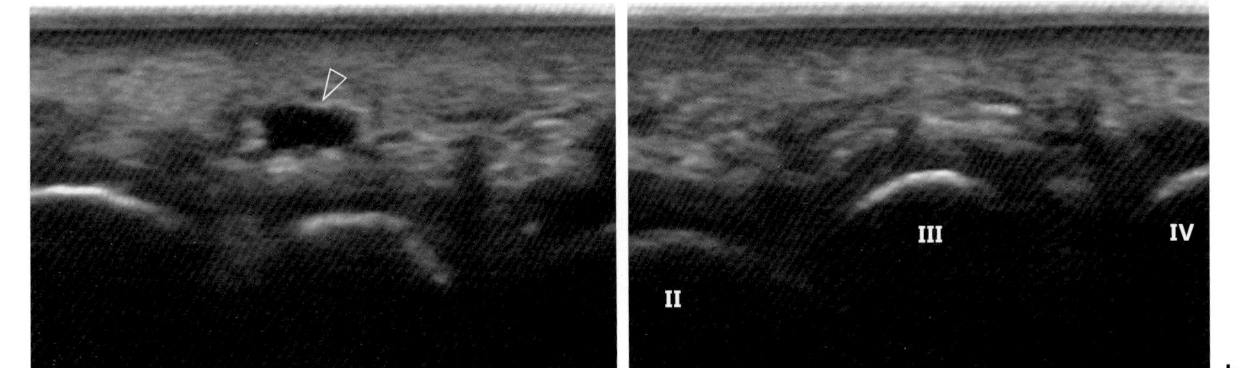

La imagen ecográfica axial plantar sobre las cabezas de los metatarsianos muestra un quiste anecoico de forma ovalada (*punta de flecha*) (**a**). Lado normal (**b**).

11.56 Esguince del ligamento talofibular anterior en una mujer de 35 años que había sufrido un traumatismo de tobillo por inversión

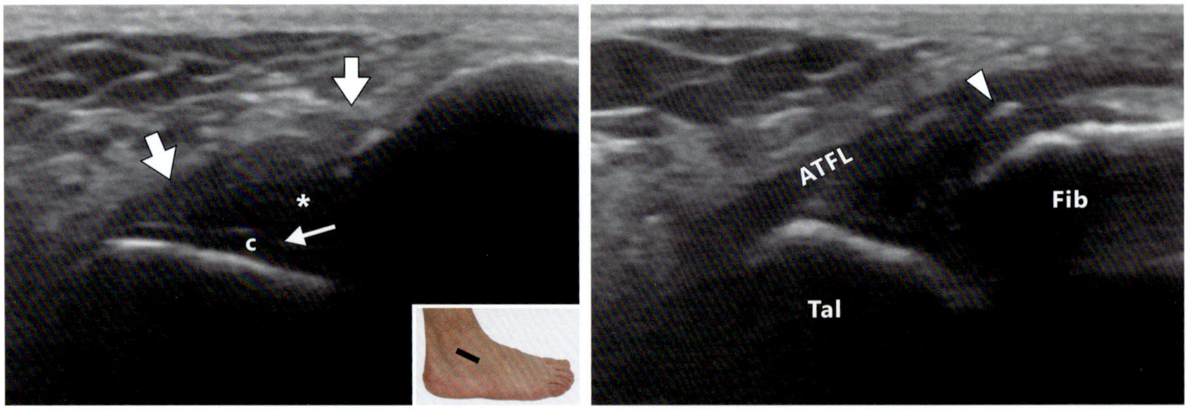

a b

Las imágenes ecográficas longitudinales laterales revelan el ligamento talofibular anterior (**ATFL**) engrosado (*flechas gruesas*), moderada cantidad de líquido con un signo de interfase (*flecha delgada*) en el lado sintomático (**a**) y calcificación intraligamentosa (*punta de flecha*) en el otro lado (**b**).

c cartílago
Fib fíbula (peroné)
Tal talus (astrágalo)

Nota del experto

El hallazgo del signo de interfase en el cartílago del talus (astrágalo) es generalmente indicativo de efusión articular que acompaña la lesión del ATFL. Puesto que puede estar presente en las articulaciones asintomáticas, la comparación de ambos lados y la correlación con la historia clínica y el examen clínico son siempre importantes.
En comparación con los hallazgos quirúrgicos, la sensibilidad, la especificidad y la precisión de las imágenes ecográficas para las lesión del ATFL son del 98-99%, 92-96% y 84-95%, respectivamente [2, 10].
Las imágenes ecográficas pueden clasificarse con base en la gravedad de la lesión como esguince con ligero estiramiento o ligamento hinchado sin desgarro (grado I), desgarro parcial (grado II), desgarro completo del ligamento (grado III) [2, 11].

Desgarro parcial del ligamento talofibular anterior en una jugadora de voleibol con dolor crónico en el tobillo

11.57

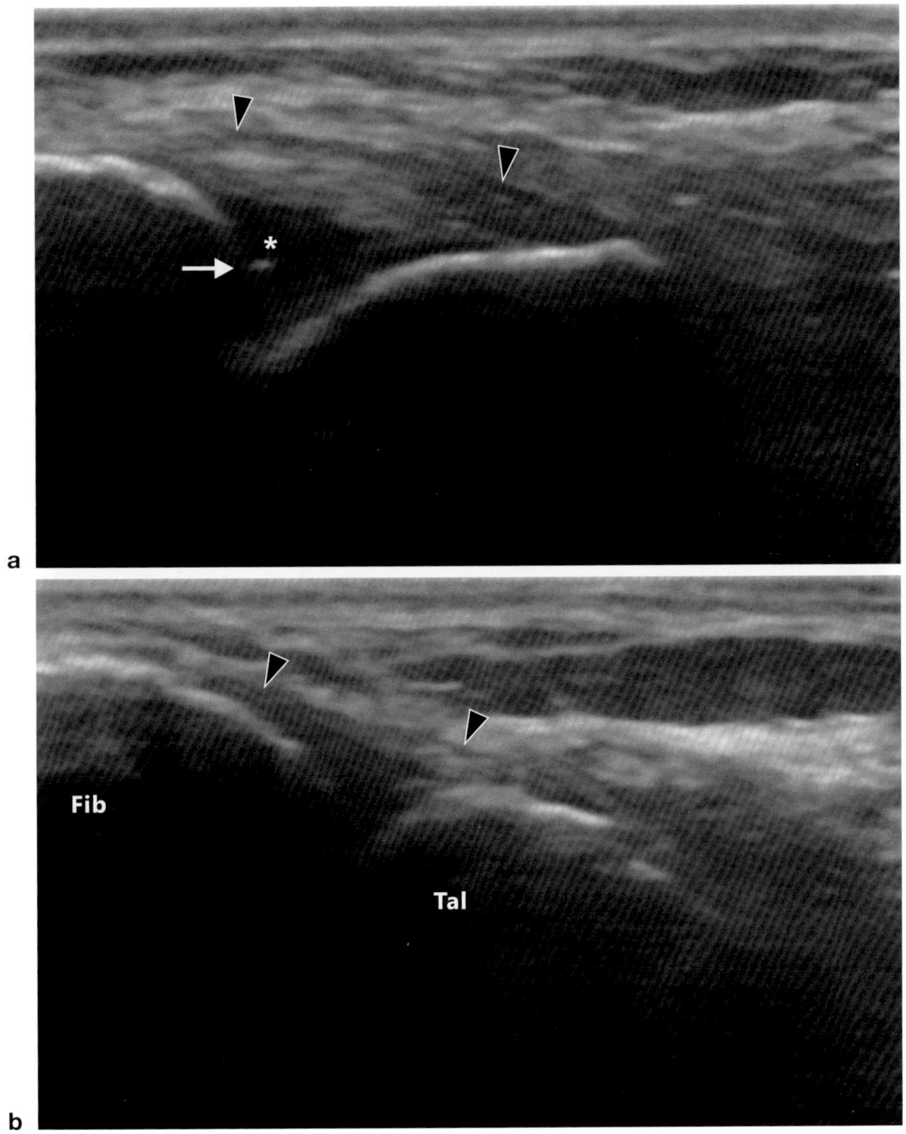

La atleta sufrió traumatismos por inversión repetitivos en la región lateral del tobillo.

La imagen ecográfica longitudinal lateral muestra un aspecto edematoso del ligamento talofibular anterior (*puntas de flecha*), irregularidad cortical (*flecha*) y una pequeña cantidad de líquido (*asterisco*) dentro de la articulación (**a**). Lado contralateral normal (**b**).

Fib fíbula (peroné)
Tal talus (astrágalo)

11.58 Quiste ganglionar en una mujer de 55 años con un bulto duro indoloro en la cara dorsolateral del tobillo

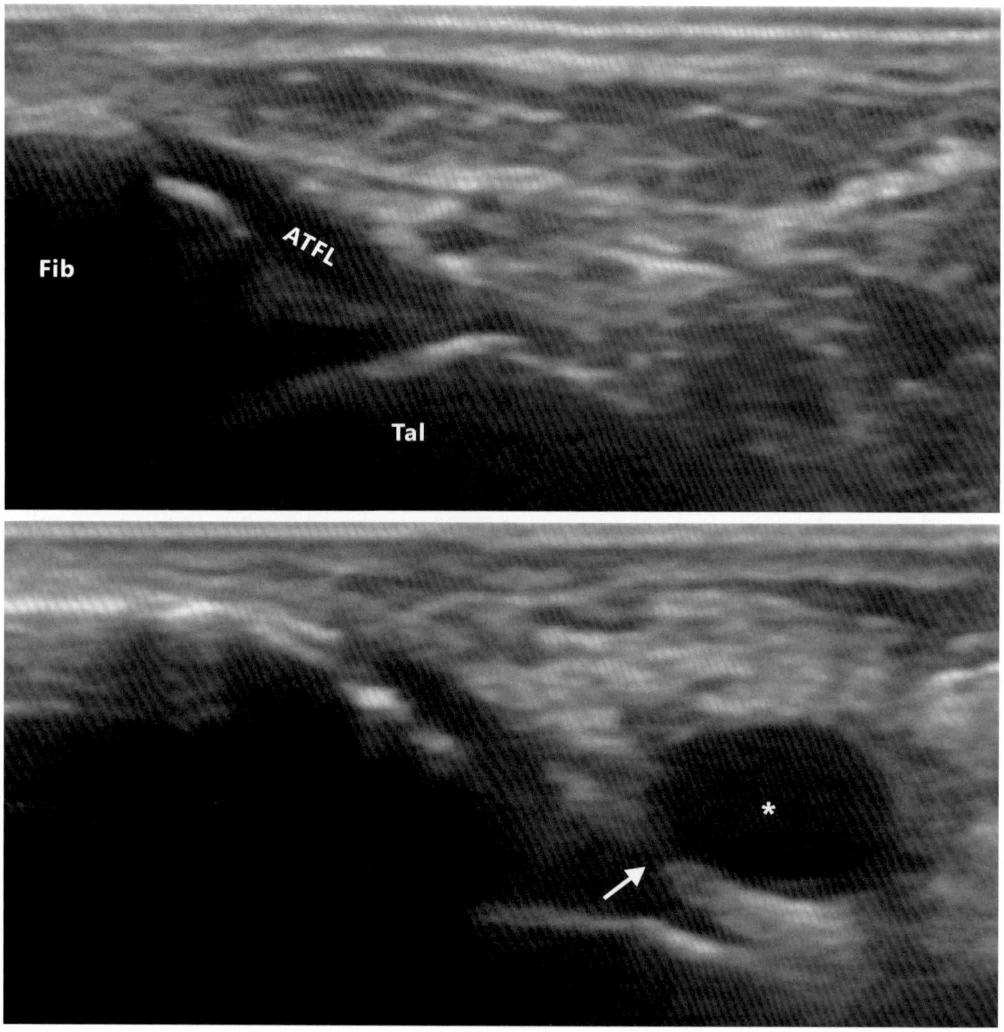

a

b

En comparación con el lado normal (**a**), la imagen ecográfica longitudinal lateral (**b**) muestra un quiste anecoico bien definido (*asterisco*) conectado con la articulación a través de un pequeño pedículo (*flecha*).

ATFL ligamento talofibular anterior
Fib fíbula (peroné)
Tal talus (astrágalo)

Nota del experto

Encontrar el pedículo de un quiste generalmente no es fácil; como tal, la aplicación de compresión podría ayudar a ensanchar el pedículo y hacerlo más visible.

Esguince del ligamento talofibular anterior en un paciente obeso de 50 años con dolor en la cara lateral del tobillo después de un traumatismo por inversión

11.59

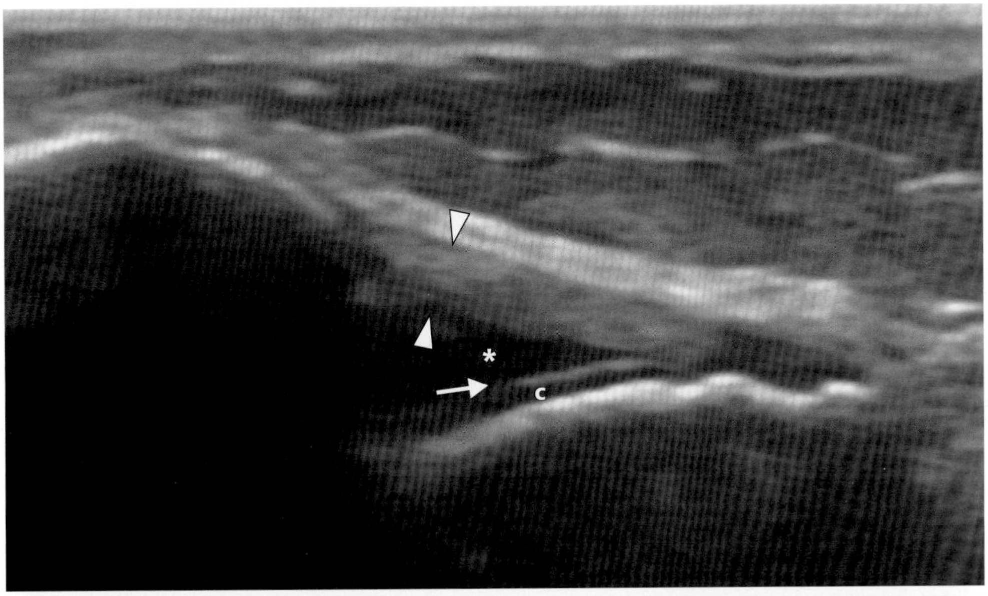

a

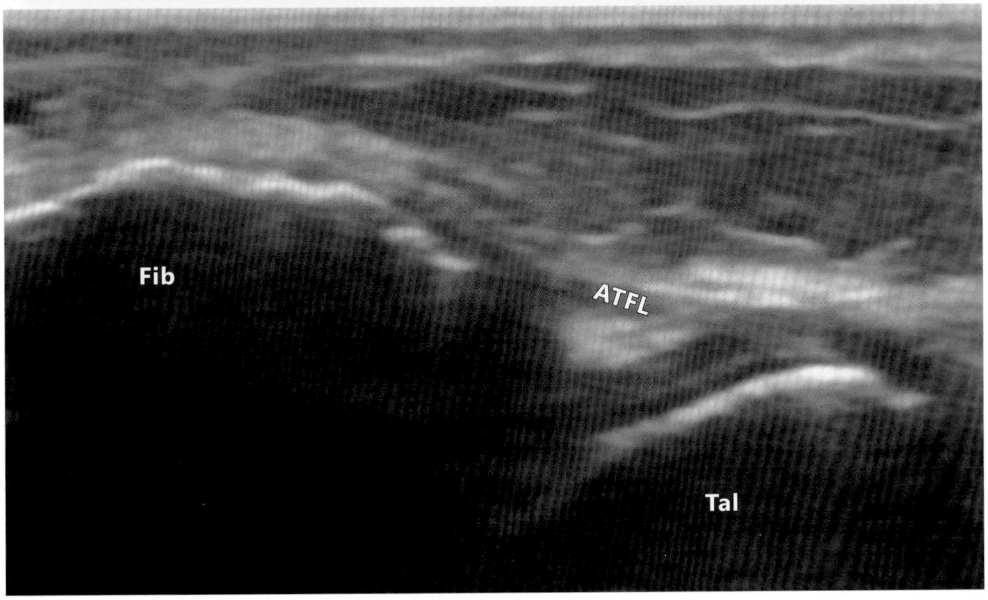

b

La imagen ecográfica longitudinal muestra el ligamento talofibular anterior (**ATFL**) intacto pero engrosado (*puntas de flecha*) y una pequeña cantidad de efusión (*asterisco*) dentro de la articulación del tobillo (**a**). Lado contralateral normal (**b**). Obsérvese el signo de la interfase (*flecha*) entre la efusión y el cartílago articular (**c**).

Fib	fíbula (peroné)	**Tal**	talus (astrágalo)

11.60 Esguince del ligamento talofibular anterior en un paciente con dolor en la cara lateral del tobillo

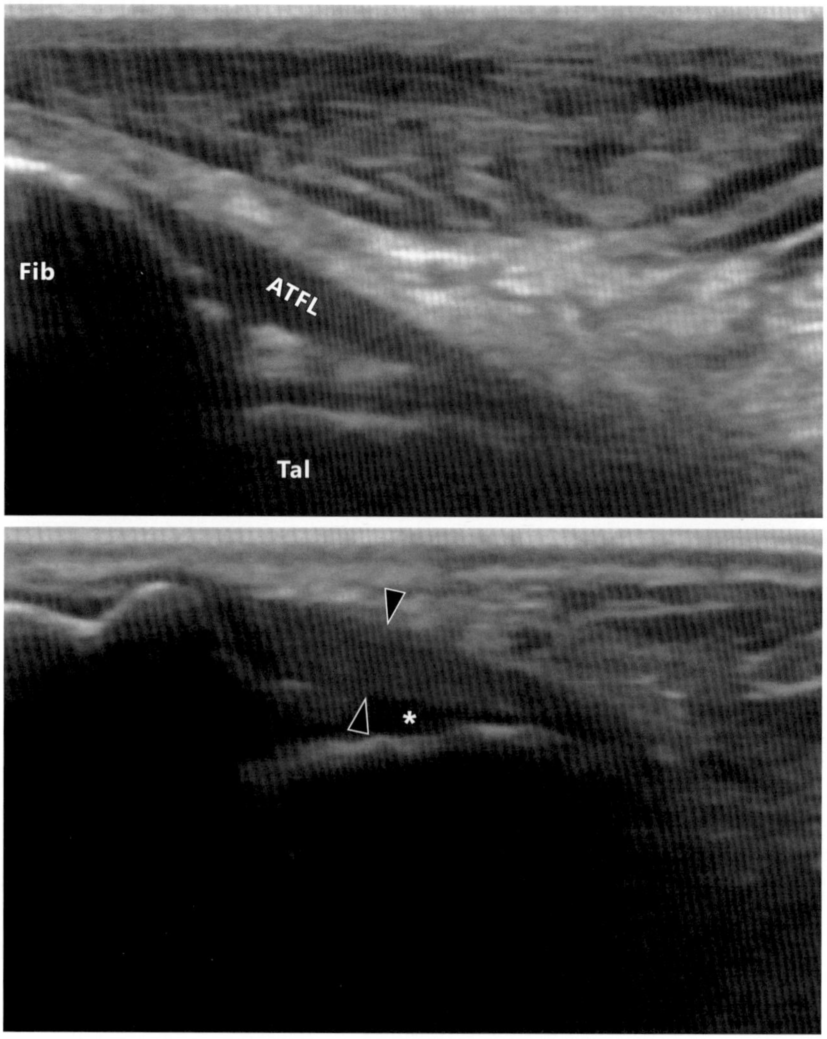

En comparación con el ligamento talofibular anterior normal (**ATFL**) (**a**), la imagen ecográfica ilustra un ligamento marcadamente hinchado e hipoecoico (*puntas de flecha*) con una pequeña cantidad de efusión articular (*asterisco*) (**b**).

Fib fíbula (peroné)
Tal talus (astrágalo)

Nota del experto

La cortical de la fíbula (peroné) es marcadamente irregular; en otras palabras, las irregularidades óseas están casi siempre presentes a nivel de la inserción proximal del ATFL.

Desgarro completo del ligamento talofibular anterior en un paciente con dolor e hinchazón del tobillo después de lesiones repetitivas por inversión

11.61

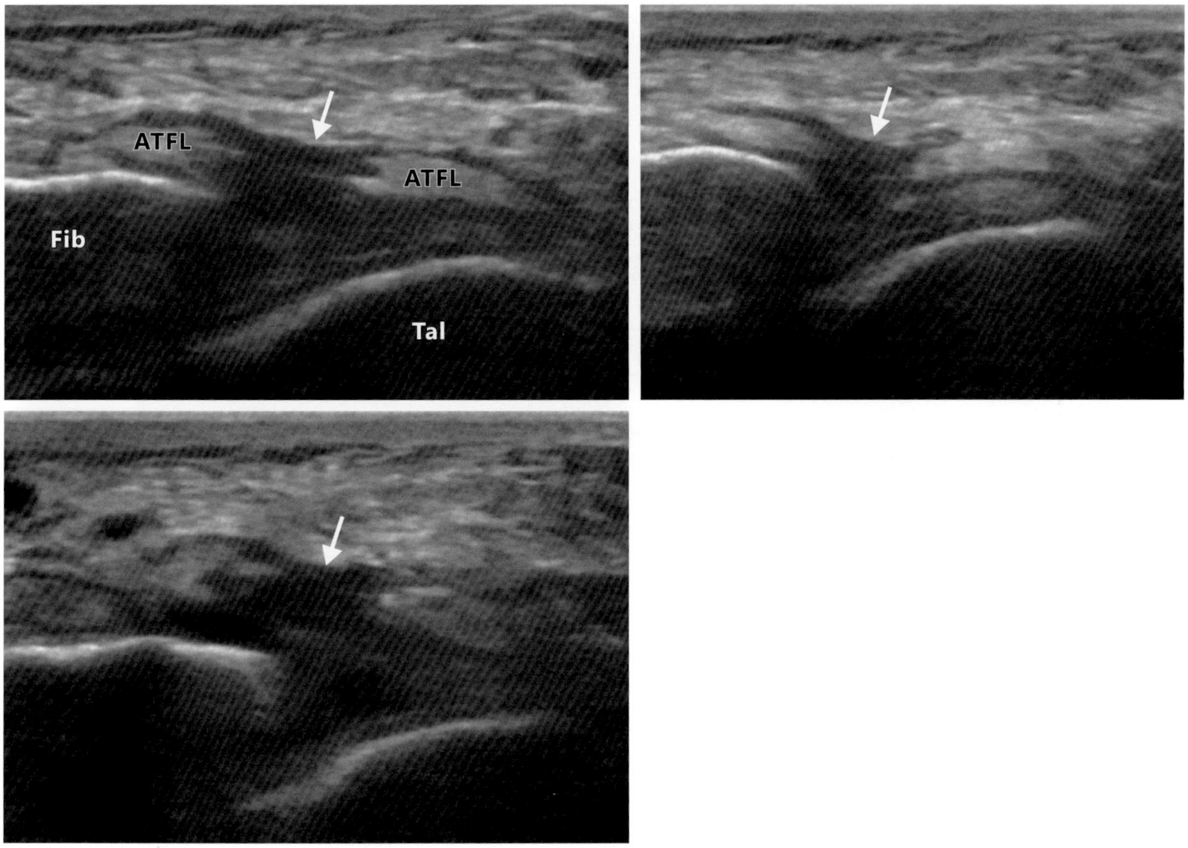

a b c

Las imágenes ecográficas longitudinales laterales con diferentes niveles de compresión de la sonda muestran rotura de espesor total (*flechas*) del ligamento talofibular anterior (**ATFL**). Con un toque suave (**a**), durante la compresión (**b**) y al retirar la compresión (**c**).

Fib fíbula (peroné)
Tal talus (astrágalo)

Nota del experto

La imagen dinámica – con inversión pasiva del tobillo o al comprimir con la sonda – del ATFL es de gran importancia cuando se sospecha la rotura. Mientras que el primer método puede ayudar a retraer las partes separadas, el segundo (como se muestra en la imagen de arriba) hace que los tejidos blandos suprayacentes sobresalgan profundamente dentro de la articulación. Normalmente, esta "herniación" nunca ocurriría en el caso de un ATFL sano/intacto. Del mismo modo, este segundo método puede utilizarse para confirmar indirectamente que el ligamento está intacto, en caso de que el ATFL no se visualice bien durante el examen ecográfico [12].

Video 14

11.62 Lesiones del ligamento talofibular anterior en un futbolista profesional con dolor, inflamación y sensibilidad aumentada en el tobillo

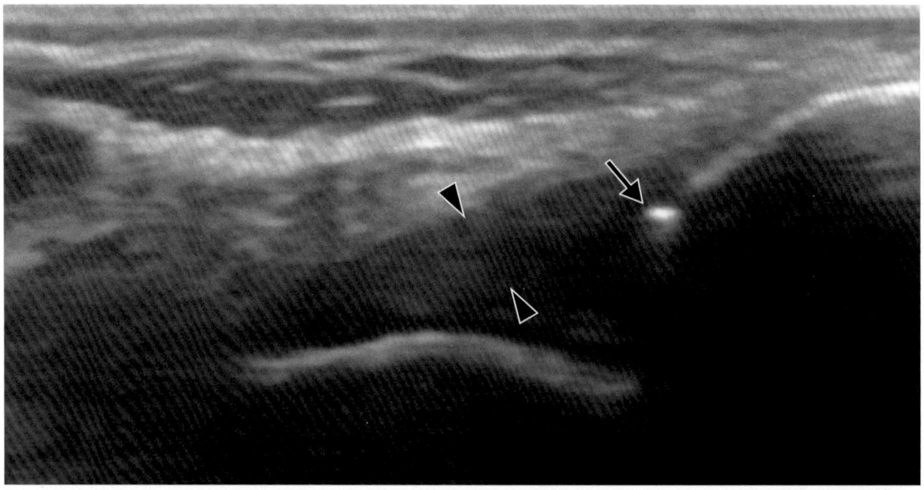

a

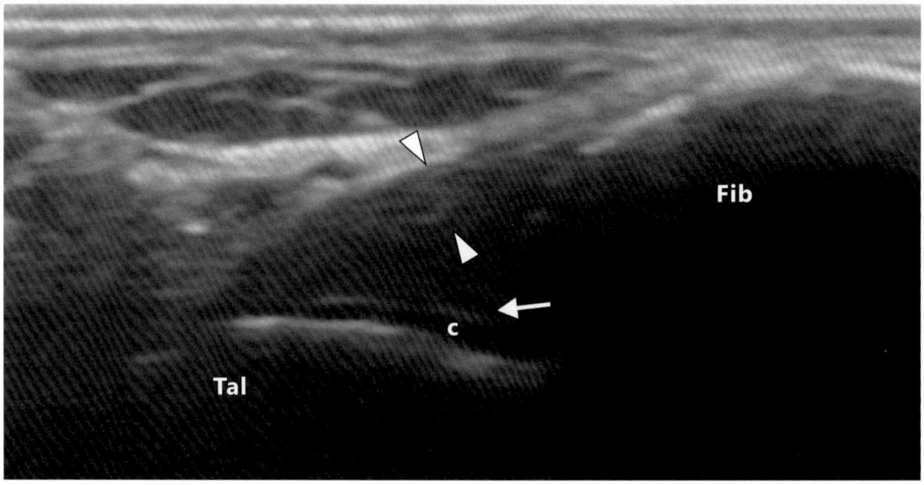

b

La imagen ecográfica longitudinal lateral (**a**) revela un desgarro parcial del ligamento talofibular anterior (*puntas de flecha negras*) y una pequeña irregularidad cortical de la fíbula (*flecha negra*). En el otro lado (**b**) se observa un ligamento hinchado e hipoecoico (*puntas de flecha blancas*) pero intacto con signo de la interfase (*flecha blanca*).

c	cartílago	**Tal**	talus (astrágalo)
Fib	fíbula (peroné)		

Nota del experto

Al igual que en otros deportistas, no es inusual encontrar lesiones poco sintomáticas o asintomáticas a nivel del tobillo de los futbolistas. En este sentido, la interpretación de los resultados ecográficos debe ser efectuada a la luz del examen clínico, para definir el tratamiento o el regreso a la práctica deportiva.

Fractura por avulsión en la inserción proximal del ligamento talofibular anterior en una mujer de 25 años con esguinces recurrentes de tobillo **11.63**

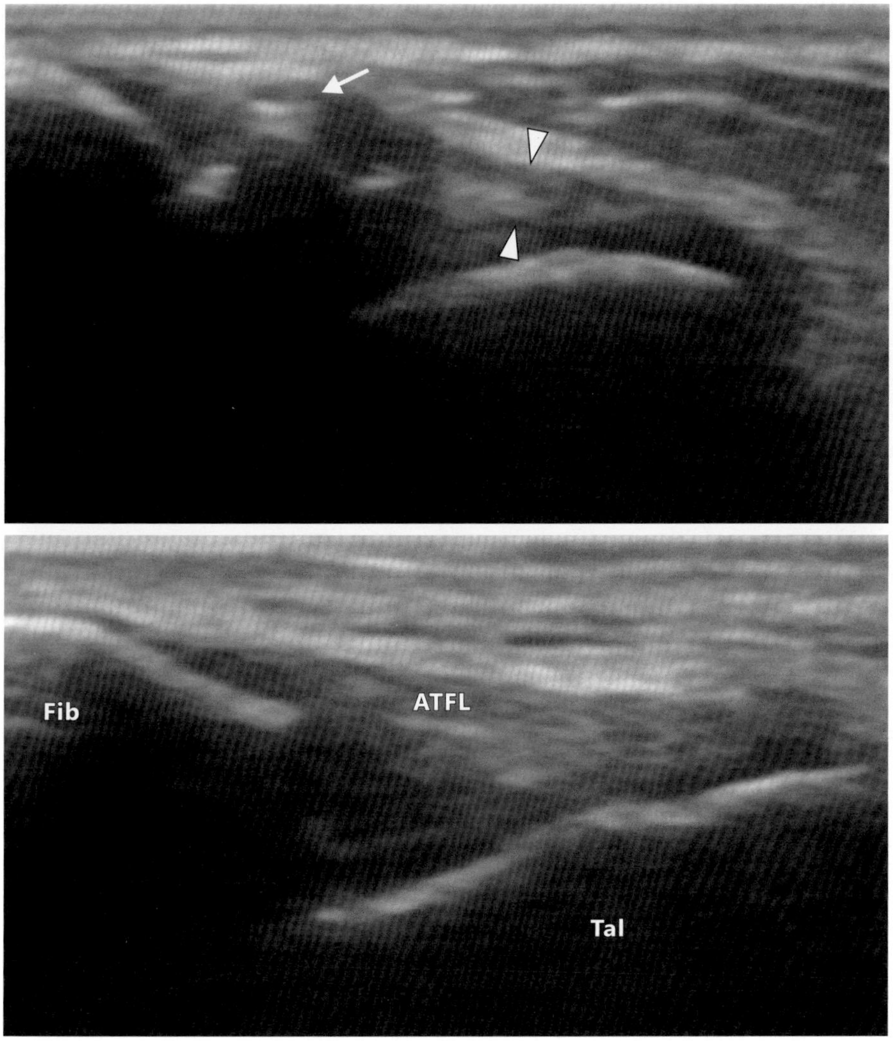

a

b

La imagen ecográfica longitudinal lateral sobre el ligamento talofibular anterior (**ATFL**) muestra un aspecto hipoecoico y engrosado del ligamento parcialmente roto (*puntas de flecha*) con un fragmento hiperecoico irregular (*flecha*) (**a**). Lado contralateral normal (**b**).

Fib fíbula (peroné)
Tal talus (astrágalo)

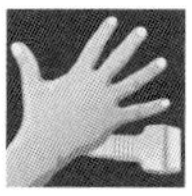

Nota del experto

Al igual que las irregularidades óseas, las calcificaciones se encuentran principalmente en la inserción proximal del ATFL lesionado, que a menudo aparecen como fragmentos de avulsión ósea (fibular) [2].

11.64 Esguince y rotura parcial del ligamento talofibular anterior en una mujer de 22 años con dolor e hinchazón en el tobillo

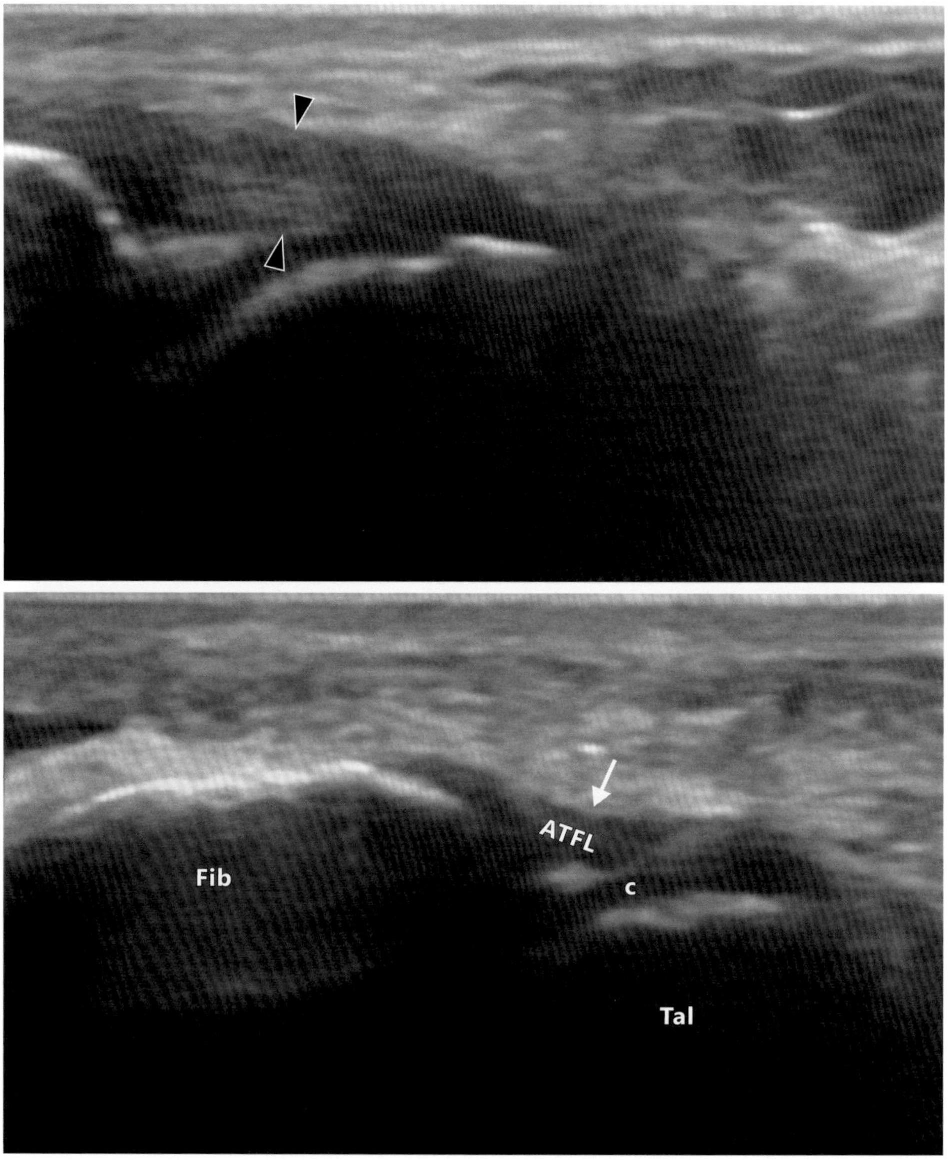

a

b

La imagen ecográfica longitudinal sobre el ligamento talofibular anterior (**ATFL**) muestra un marcado aumento e hipoecogenicidad (*puntas de flecha*) del ligamento (**a**). El lado asintomático contralateral ilustra un ligero colapso del ligamento (*flecha*) tras la compresión con la sonda (**b**).

c cartílago
Fib fíbula (peroné)
Tal talus (astrágalo)

Desgarro del ligamento talofibular anterior en un hombre de 35 años con dolor crónico bilateral en el tobillo después de esguinces repetitivos 11.65

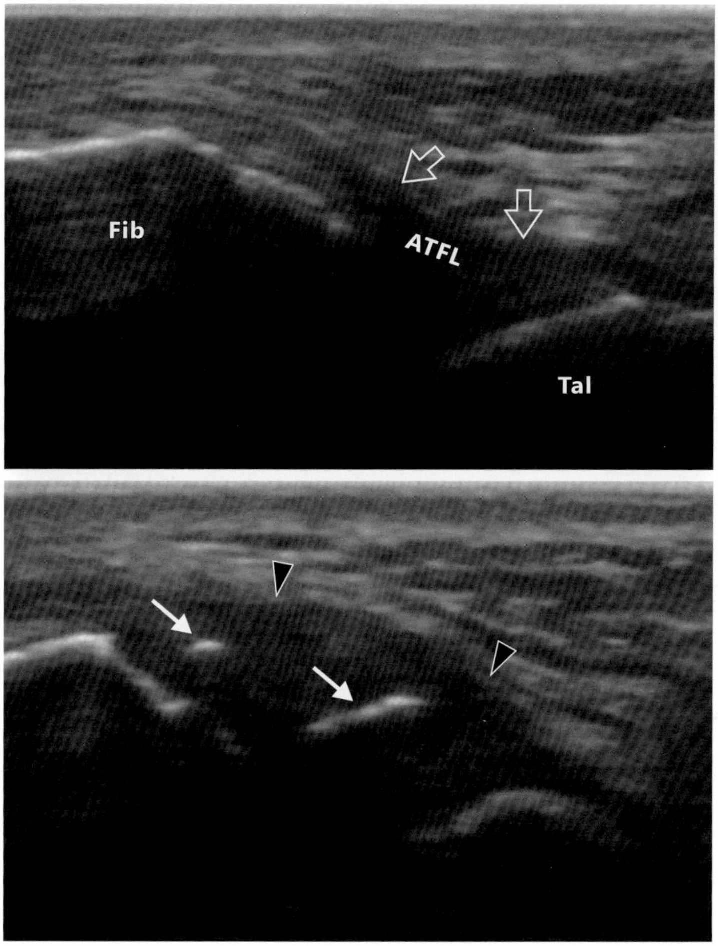

a

b

A diferencia de la estructura compacta normal del ligamento talofibular anterior (**ATFL**), la imagen ecográfica longitudinal bajo compresión con la sonda muestra una leve deformación cóncava del ligamento (*flechas gruesas*) (**a**). El lado contralateral muestra desgarro parcial del ligamento con engrosamiento irregular (*puntas de flecha*) y dos fragmentos hiperecoicos (*flechas finas*) debajo del ligamento (**b**).

Fib fíbula (peroné) **Tal** talus (astrágalo)

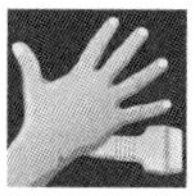

Nota del experto

Las fracturas por avulsión en el ATFL, como en muchas otras áreas tendinosas/ligamentosas, deben tenerse en cuenta especialmente cuando los pacientes describen un traumatismo. En este caso, dado que el examen ecográfico no podía mostrar todas las superficies óseas con precisión, se realizó una resonancia magnética que ha mostrado una fractura menor de la fíbula.

11.66 Rotura parcial del ligamento talofibular anterior en un bailarín de 18 años con dolor crónico en el tobillo

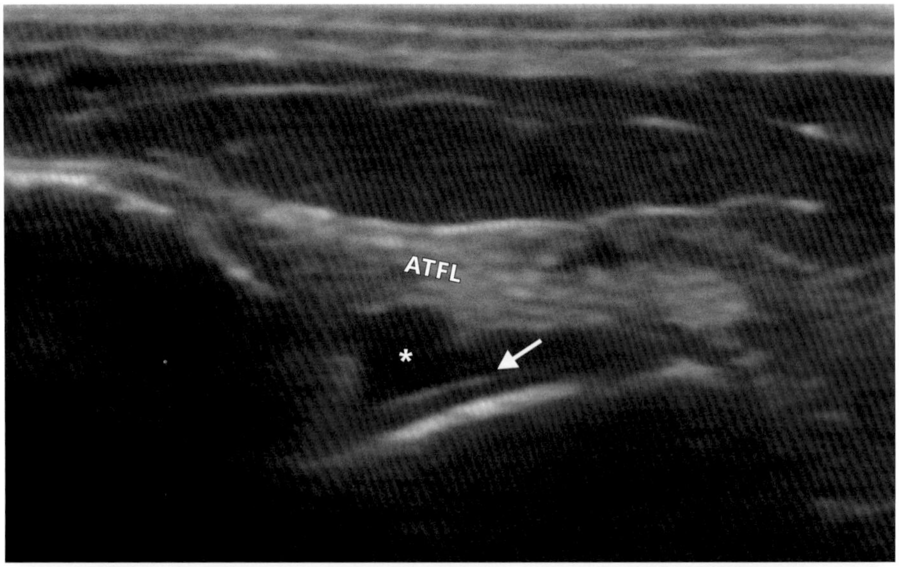

a

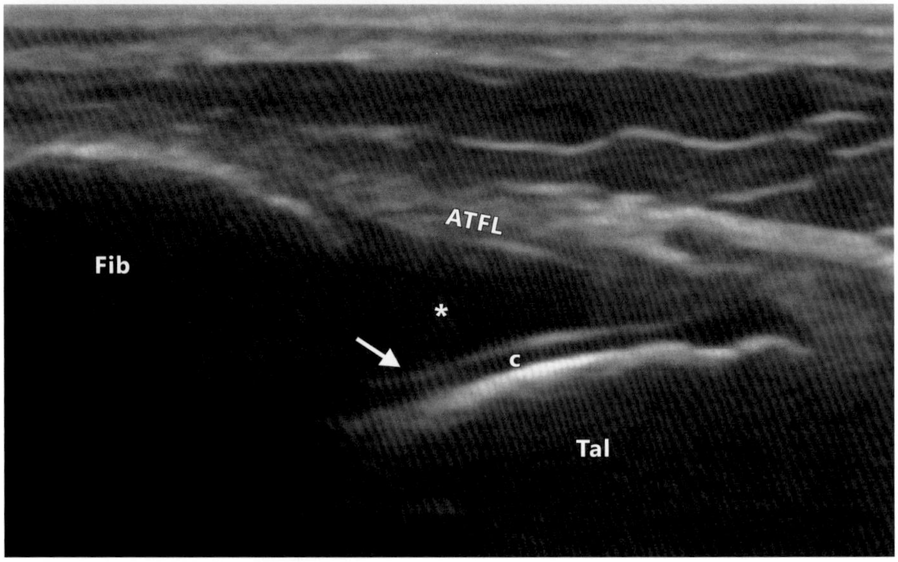

b

Las imágenes ecográficas longitudinales sobre el ligamento talofibular anterior (**ATFL**) ilustran efusiones anecoicas (*asteriscos*) que se extienden a lo largo del lado lateral de los tobillos. Mientras que el ATFL está engrosado y con un desgarro parcial en un lado (**a**), la efusión articular parece ser predominante en el otro lado (**b**). Notar los signos de interfase acústica como ecos lineales brillantes (*flechas*) entre el líquido y el cartílago articular (**c**).

Fib fíbula (peroné)
Tal talus (astrágalo)

Esguince del ligamento talofibular anterior en un paciente con dolor en el tobillo después de un traumatismo por inversión **11.67**

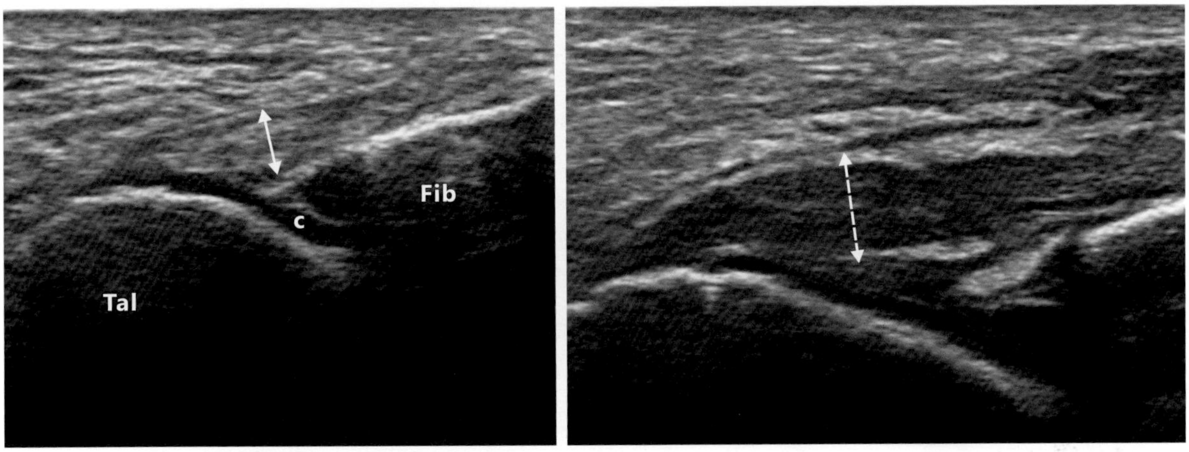

a b

La prueba del cajón anterior corroboró el diagnóstico de esguince del ligamento.

En comparación con la vista normal del ligamento talofibular anterior (*doble flecha*) (**a**), la imagen ecográfica longitudinal (**b**) muestra un aspecto marcadamente hinchado y edematoso del ligamento (*doble flecha discontinua*).

c cartílago
Fib fíbula (peroné)
Tal talus (astrágalo)

11.68 Esguince del ligamento deltoideo en una mujer con dolor en el tobillo después de traumatismos repetitivos por eversión

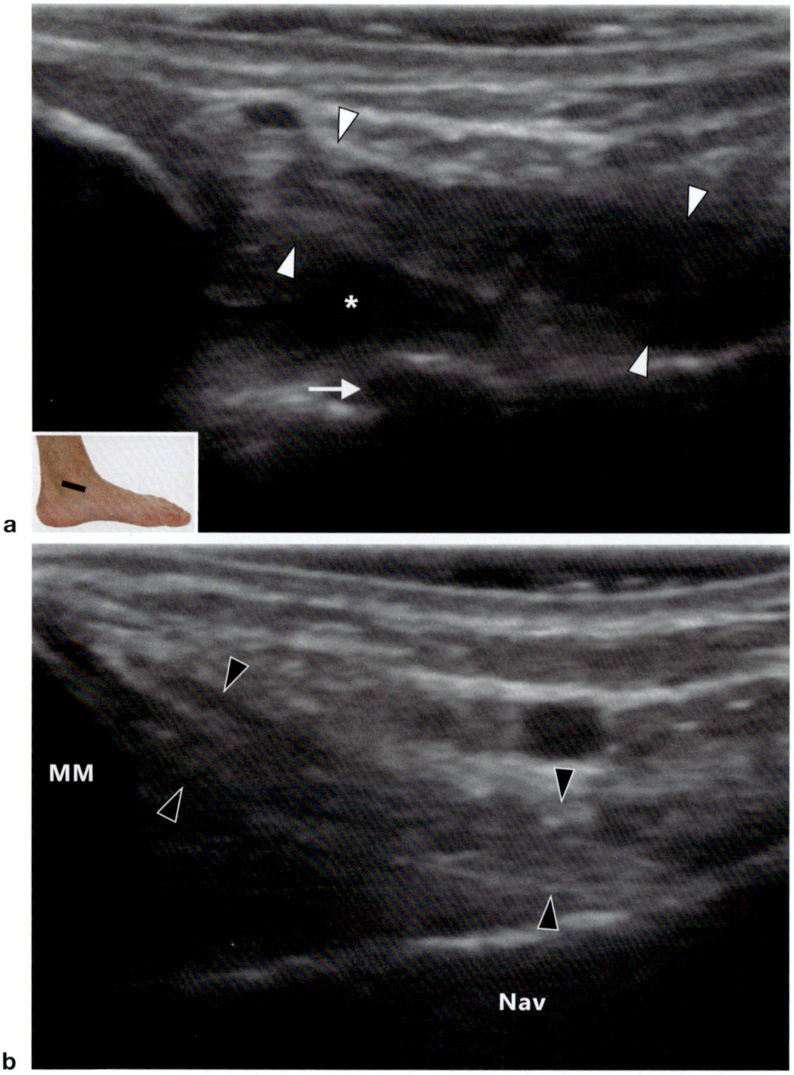

La imagen ecográfica longitudinal medial (**a**) muestra un ligamento deltoideo intacto pero hinchado e hipoecoico (*puntas de flecha blancas*), efusión (*asterisco*) e irregularidad cortical (*flecha*). Vista del ligamento en el lado normal (*puntas de flecha negras*) (**b**).

MM maléolo medial

Nav hueso navicular

Nota del experto

Al realizar una ecografía alrededor del maléolo medial, debido a los contornos irregulares, por lo general es necesario poner una mayor cantidad de gel entre la piel y la sonda para una visualización óptima.

Rotura del ligamento tibioperoneo anterior en un hombre de 35 años con lesión en el tobillo durante la práctica de atletismo

11.69

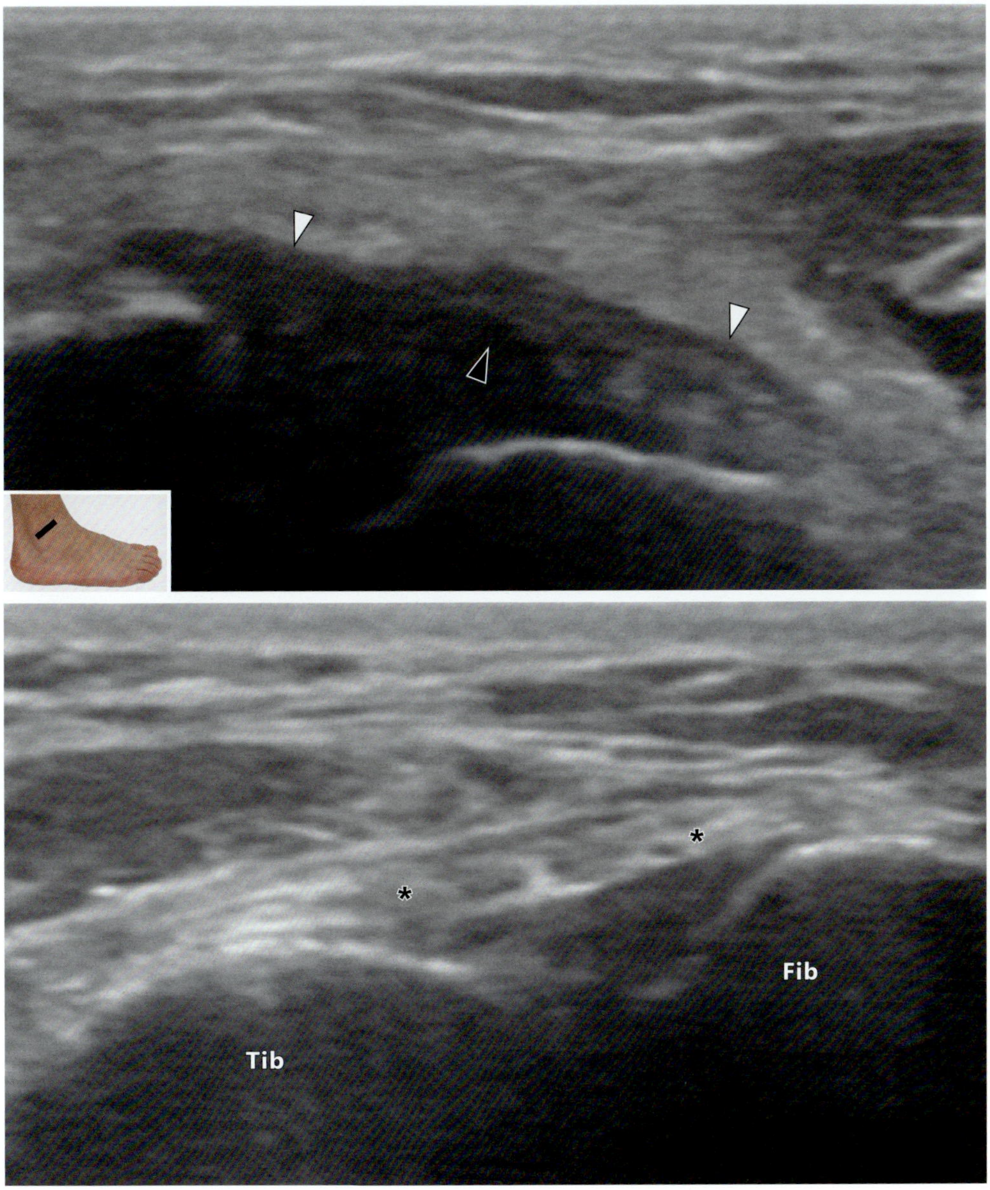

a

b

La imagen ecográfica longitudinal muestra un ligamento tibioperoneo anterior hipoecoico, hinchado (*puntas de flecha blancas*) y parcialmente desgarrado (*punta de flecha negra*) (**a**). Vista del ligamento en el lado normal con buen aspecto fibrilar (*asteriscos*) (**b**).

Fib fíbula (peroné)
Tib tibia

11.70 Osteoartritis de la primera articulación metatarsofalángica en un hombre de 50 años con dolor y limitación articular del dedo gordo

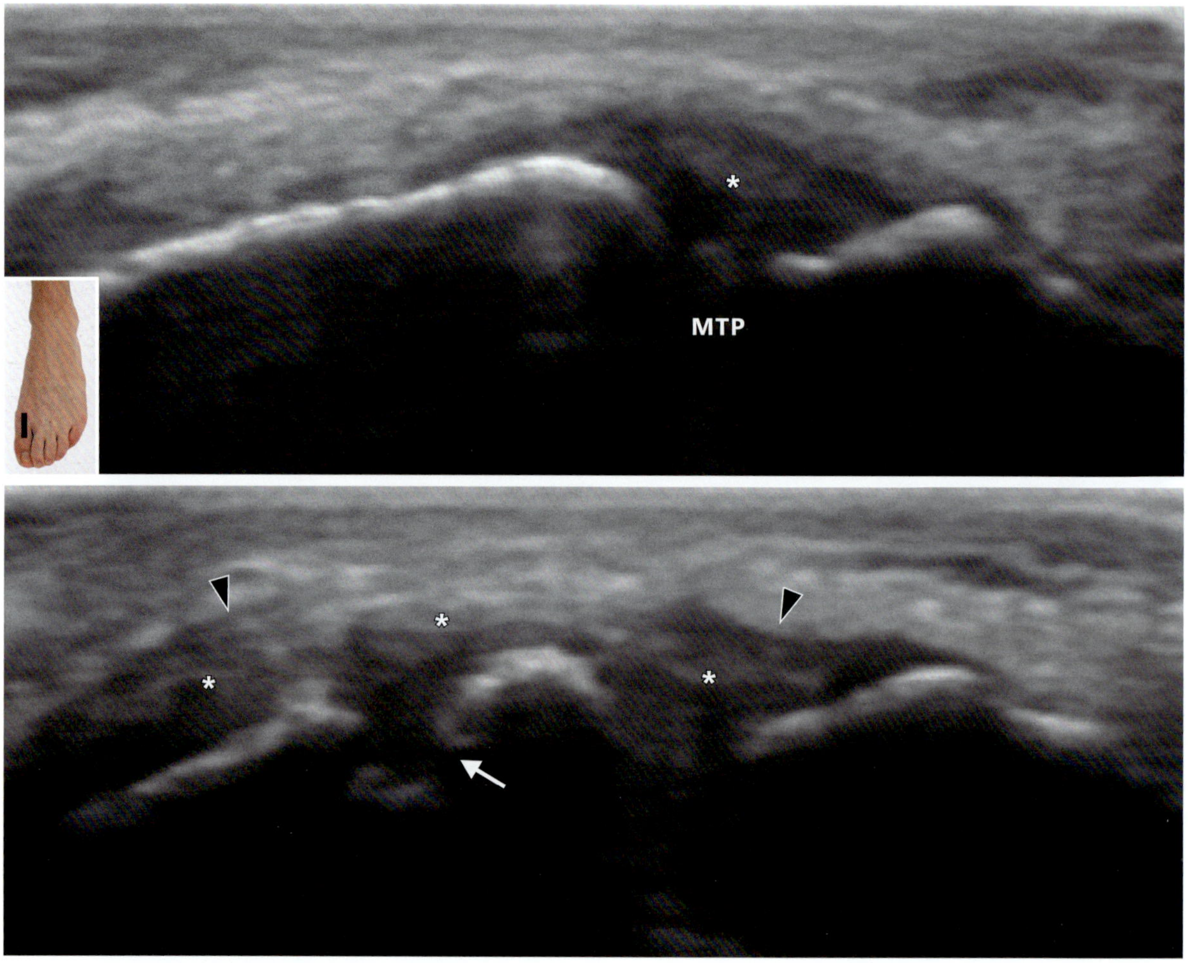

a

b

En comparación con el lado asintomático (**a**), la imagen ecográfica longitudinal (**b**) de la primera articulación metatarsofalángica (**MTP**) muestra una cápsula articular marcadamente distendida (*puntas de flecha*) debido a la hipertrofia sinovial (*asteriscos*). Obsérvese la irregularidad cortical (*flecha*) en la cabeza del metatarsiano.

Nota del experto

Al igual que en otros lugares, encontrar estas irregularidades corticales sería bastante fácil con el uso de la eco-palpación. Esto contrasta con las radiografías convencionales en las cuales estas lesiones no pueden ser identificadas con facilidad.

Osteoartritis degenerativa de la primera articulación metatarsofalángica en un hombre de 60 años **11.71**

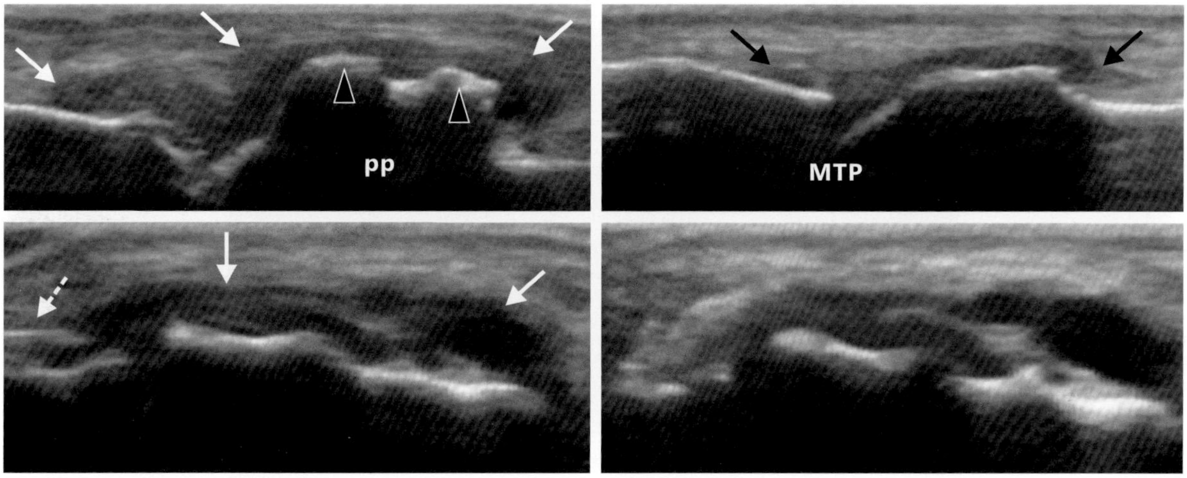

a b c d

El paciente tenía dolor y limitada flexión dorsal del dedo gordo.

La imagen ecográfica longitudinal muestra el agrandamiento de la cápsula articular (*flechas blancas*) y osteofitos (*puntas de flecha*) en la falange proximal (**pp**) (**a**). Cápsula articular normal (*flechas negras*) en el lado asintomático (**b**). Una aguja de 26 G (*flecha discontinua*) se puede ver durante la inyección ecoguiada de la articulación (técnica directa en plano) (**c**). Obsérvese también el aspecto hiperecoico de la sustancia inyectada (corticosteroides) (**d**).

MTP articulación metatarsofalángica

Nota del experto

Dado que estas articulaciones están localizadas muy superficialmente y que la ecografía puede proporcionar una guía precisa, se puedan utilizar agujas diminutas durante la intervención, que sin duda es confortable tanto para el paciente como para el médico.

11.72 Artritis de la articulación metatarsofalángica en una joven de 17 años diagnosticada de artritis idiopática juvenil

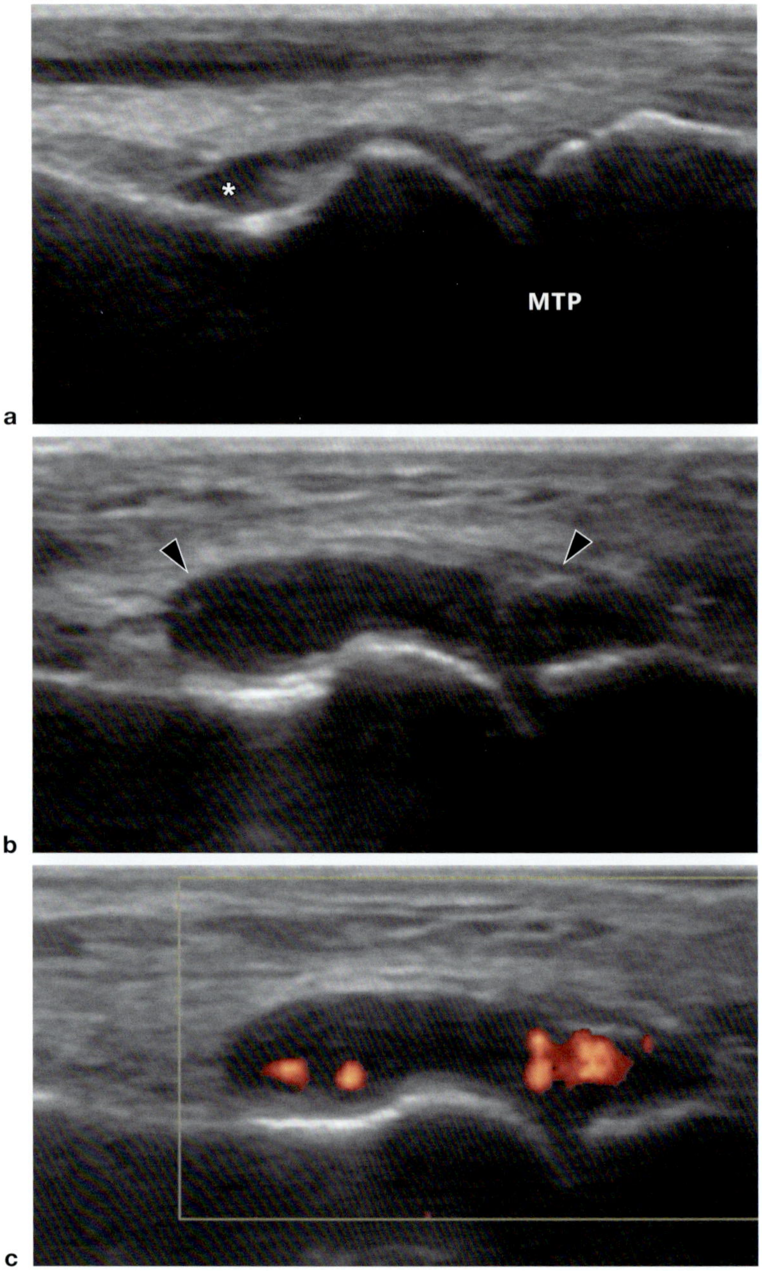

Video 15

En comparación con el lado asintomático, que muestra la presencia de una pequeña cantidad de líquido (*asterisco*) en la primera articulación metatarsofalángica (**MTP**) (**a**), la imagen ecográfica longitudinal muestra hipertrofia sinovial que distiende la cápsula articular (*puntas de flecha*) (**b**). La imagen power Doppler revela un aumento del flujo sanguíneo (grado II) en el tejido sinovial (**c**).

Osteoartritis de la articulación metatarsofalángica en una mujer anciana con dolor e hinchazón en el dedo gordo 11.73

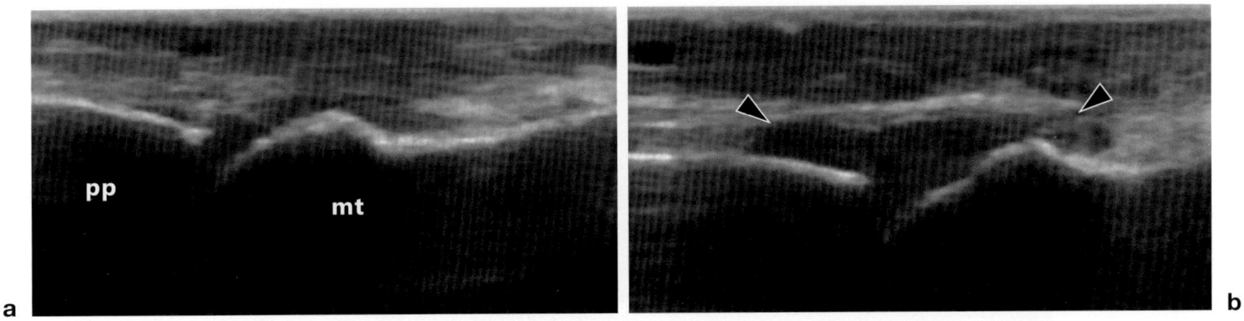

En comparación con el lado normal (**a**), la imagen ecográfica longitudinal de la articulación metatarsofalángica muestra una cápsula articular distendida (*puntas de flecha*) que sugiere la presencia de una artritis no inflamatoria (**b**).

mt hueso metatarsiano
pp falange proximal

11.74 Gota tofácea en un hombre de 49 años con dolor e hinchazón de los tejidos blandos en el dedo gordo

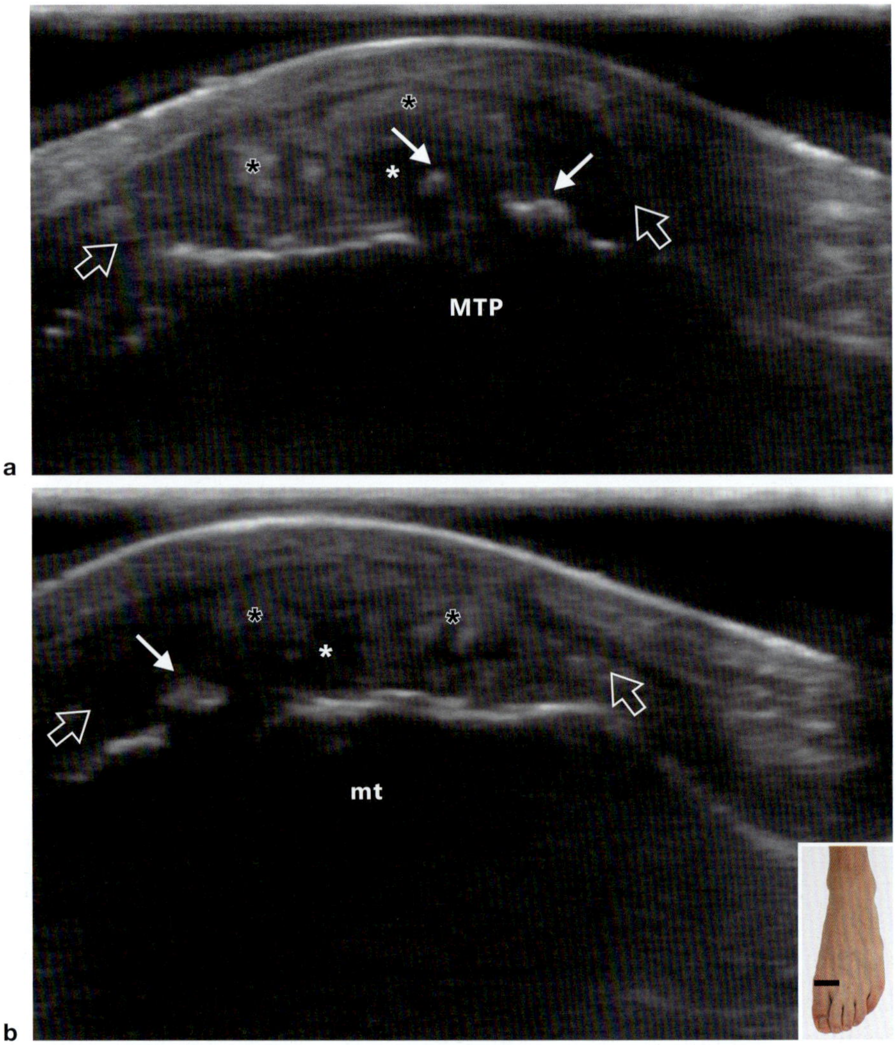

Las imágenes ecográficas axial (**a**) y longitudinal lateral (**b**) sobre la primera articulación metatarsofalángica (**MTP**) revelan un tofo heterogéneo (*flechas gruesas*) que contiene áreas hipoecoicas (*asteriscos blancos*) relacionadas con material líquido yesoso rodeado de tejido hiperecoico (*asteriscos negros*). Notar también los cambios degenerativos en la articulación (*flechas finas*).

mt hueso metatarsiano

Nota del experto

Debido a la alteración significativa/posible de la morfología de la articulación, el uso de una mayor cantidad de gel (o poner el pie en agua) es necesario para obtener una imagen ecográfica óptima (como se ve en estas imágenes).

Osteoartritis degenerativa de la segunda articulación metatarsofalángica en un hombre de 57 años 11.75

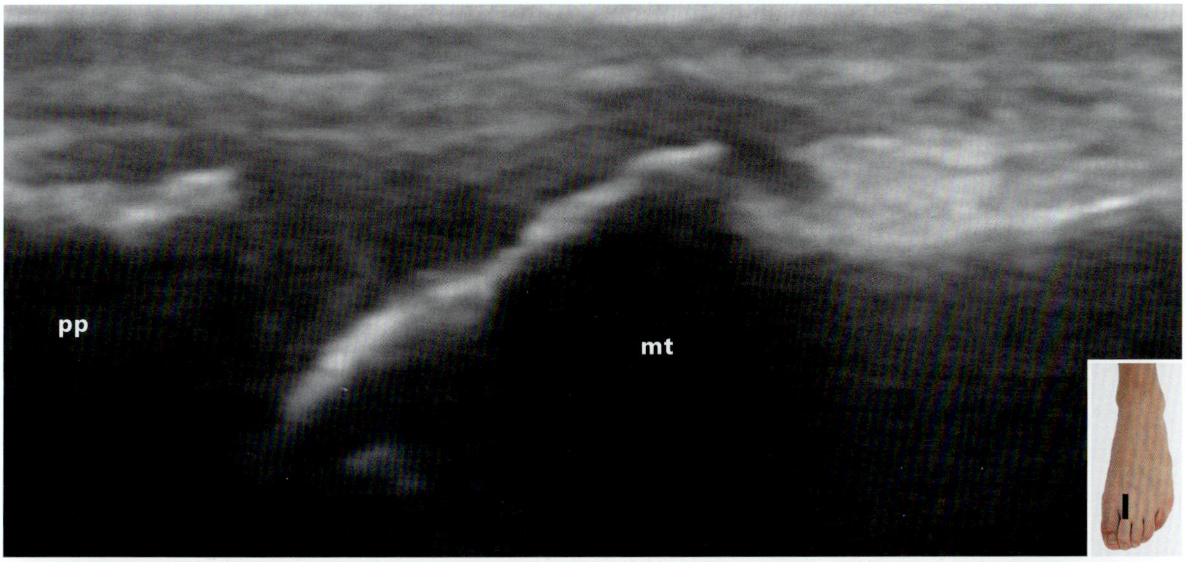

a

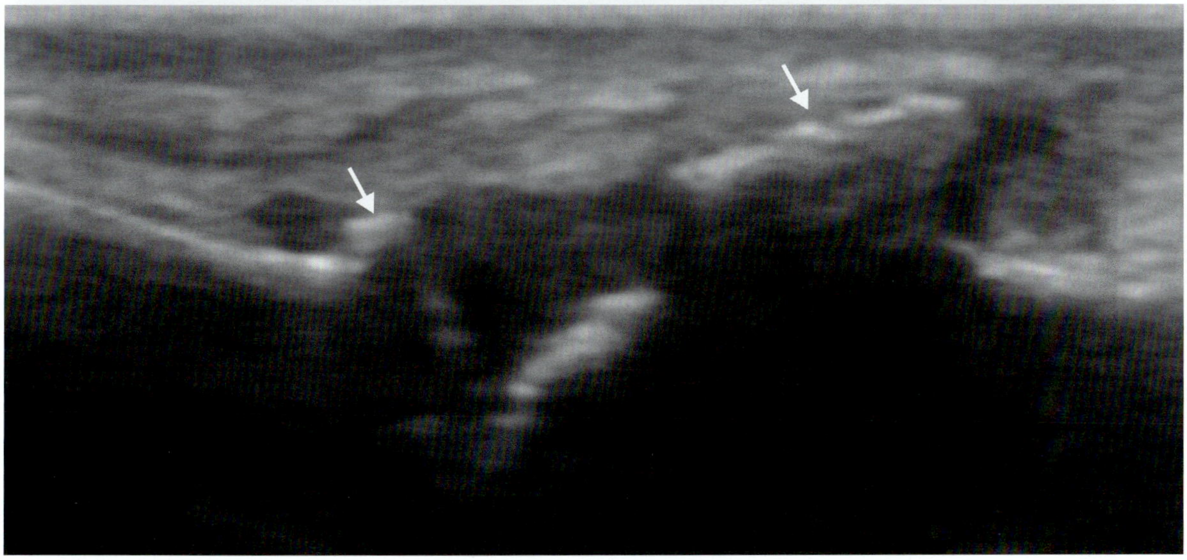

b

En comparación con el lado asintomático (**a**), la imagen ecográfica longitudinal (**b**) obtenida sobre la cara dorsal del segundo dedo revela osteofitos (*flechas*) en las superficies articulares.

mt hueso metatarsiano
pp falange proximal

11.76 Osteoartritis degenerativa en una mujer de 66 años con dolor en el pie durante actividades de carga

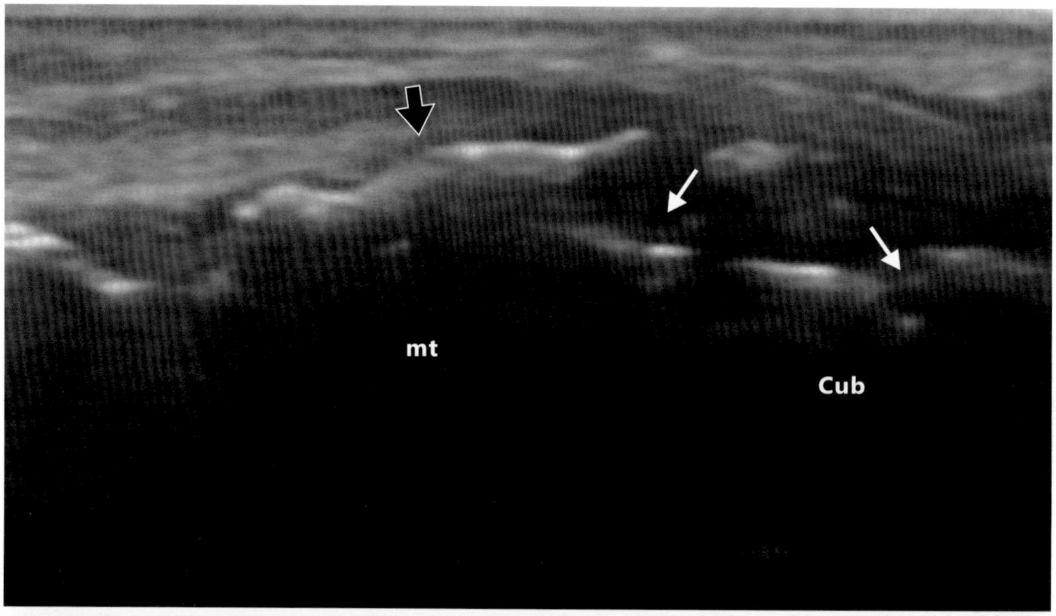

a

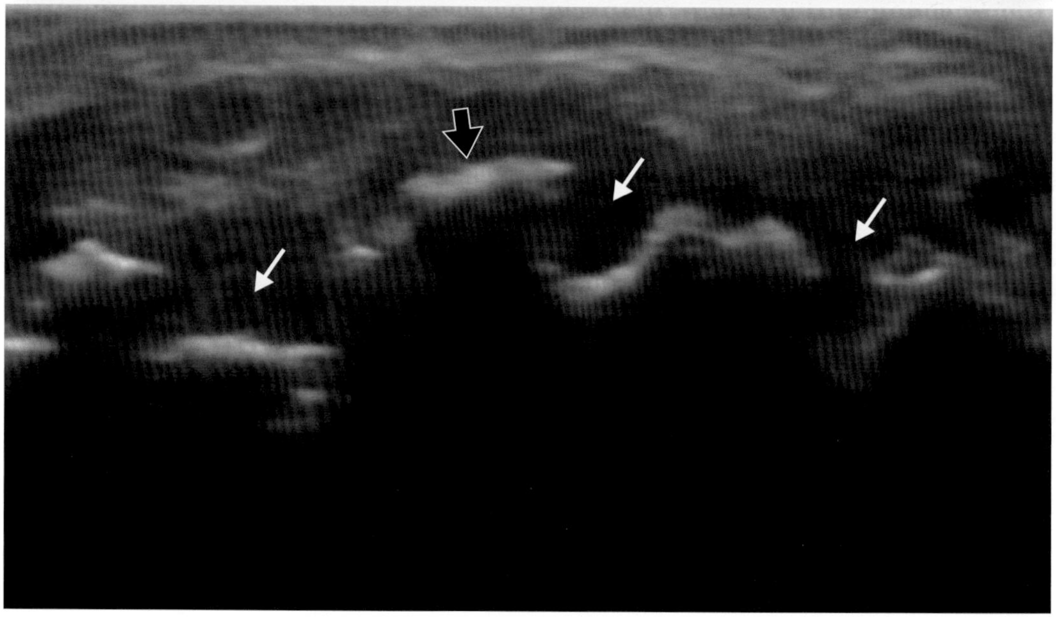

b

Las imágenes ecográficas longitudinal (**a**) y axial (**b**) muestran cambios degenerativos que afectan la base metatarsiana (**mt**) y el hueso cuboides (**Cub**) con varios osteofitos marcados (*flechas gruesas*) y erosiones (*flechas finas*).

Distensión crónica del músculo abductor del dedo gordo en un paciente obeso de 45 años con dolor plantar **11.77**

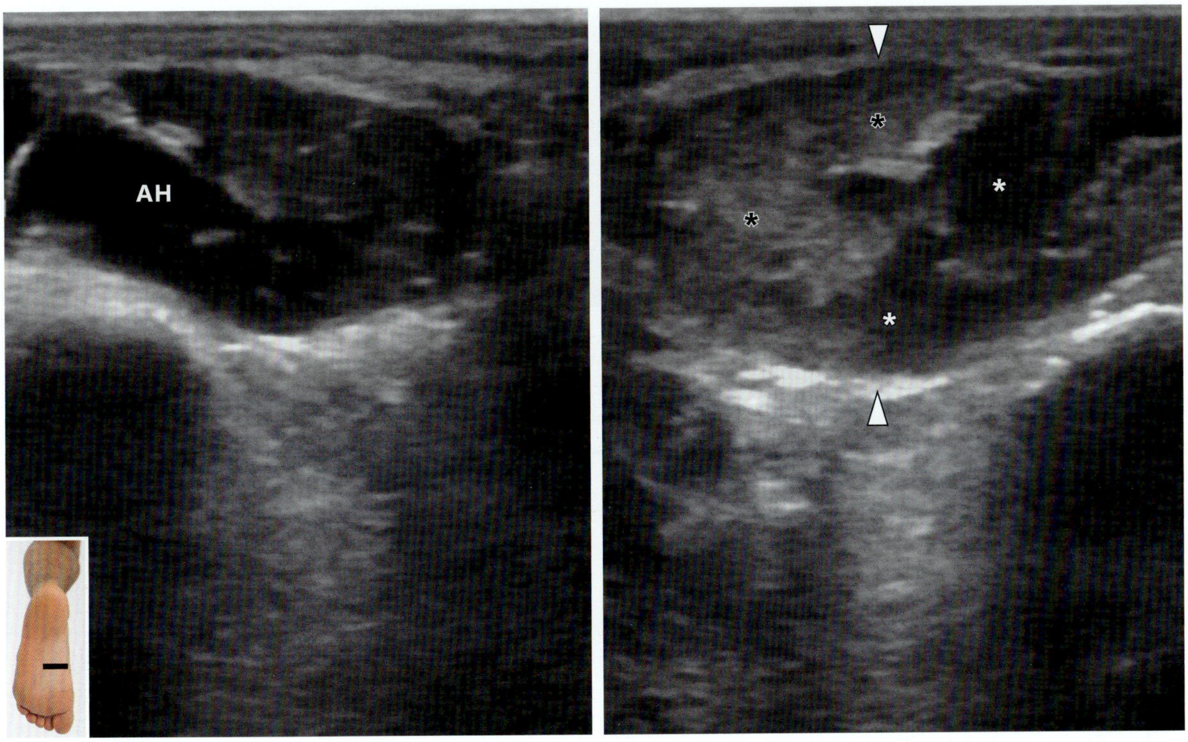

a b

El paciente tenía dolor e hinchazón en el arco medial del pie debido a las reiteradas caminatas largas.

En comparación con el lado normal (**a**), la imagen ecográfica axial (**b**) muestra un músculo irregularmente hinchado (*puntas de flecha*) con áreas heterogéneas de edema intersticial (*asteriscos blancos*) y proceso de reparación incompleto (*asteriscos negros*).

AH músculo abductor del dedo gordo

11.78 Bursitis submetatarsiana en una mujer de 45 años con dolor en el antepié bajo carga

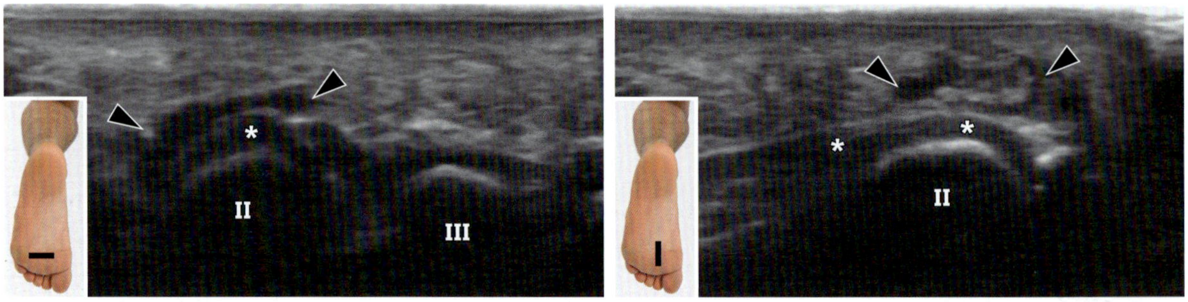

a b

Las imágenes ecográficas axial (**a**) y longitudinal (**b**) de la cara plantar muestran una bursitis (*puntas de flecha*) como una masa hipoecoica heterogénea (líquido y sinovial) sobre la cabeza del segundo metatarsiano (II) y sobre el tendón del correspondiente músculo flexor de los dedos (*asteriscos*).

11.79 Bursitis submetatarsiana en una mujer de mediana edad con dolor grave al caminar y durante la prueba de compresión

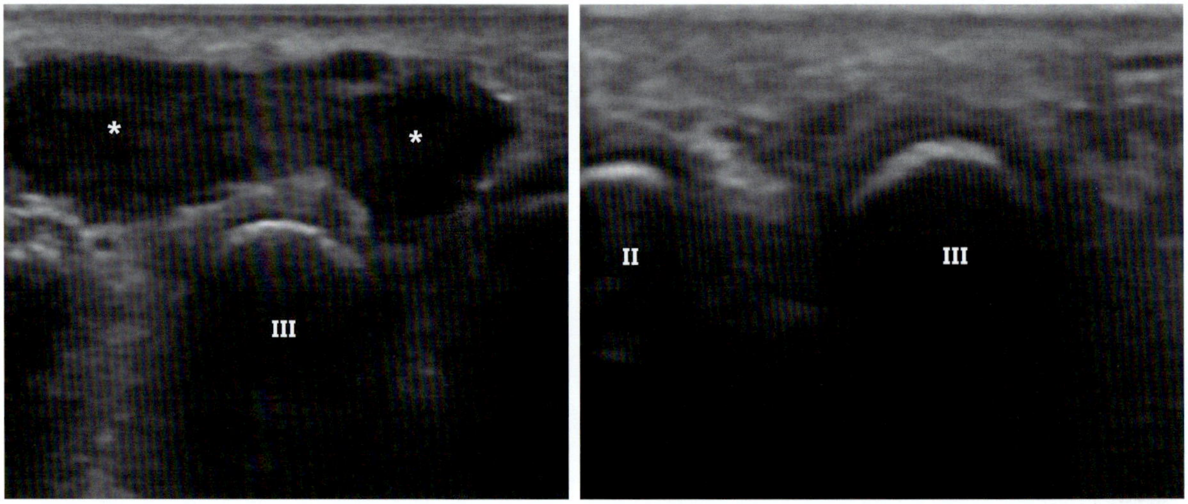

a b

La imagen ecográfica axial obtenida desde la vista plantar (**a**) ilustra la distensión de líquido hipoecoico en la bursa (*asteriscos*) suprayacente a la cabeza del tercer metatarsiano (**III**). Lado normal (**b**).

Proceso de recuperación de una fractura metatarsiana tres meses después de una caminata prolongada en una mujer postmenopáusica 11.80

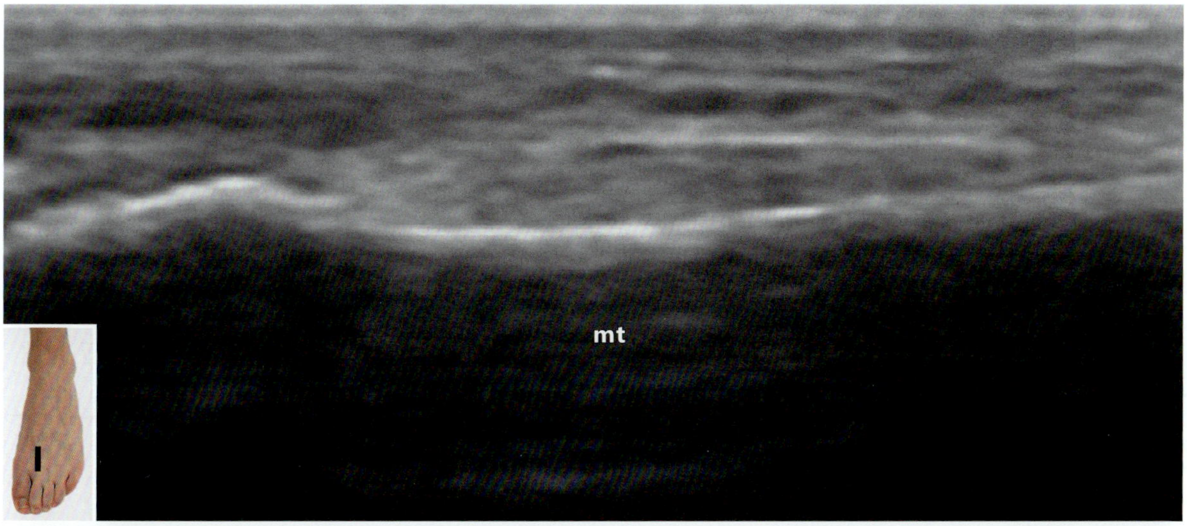

a

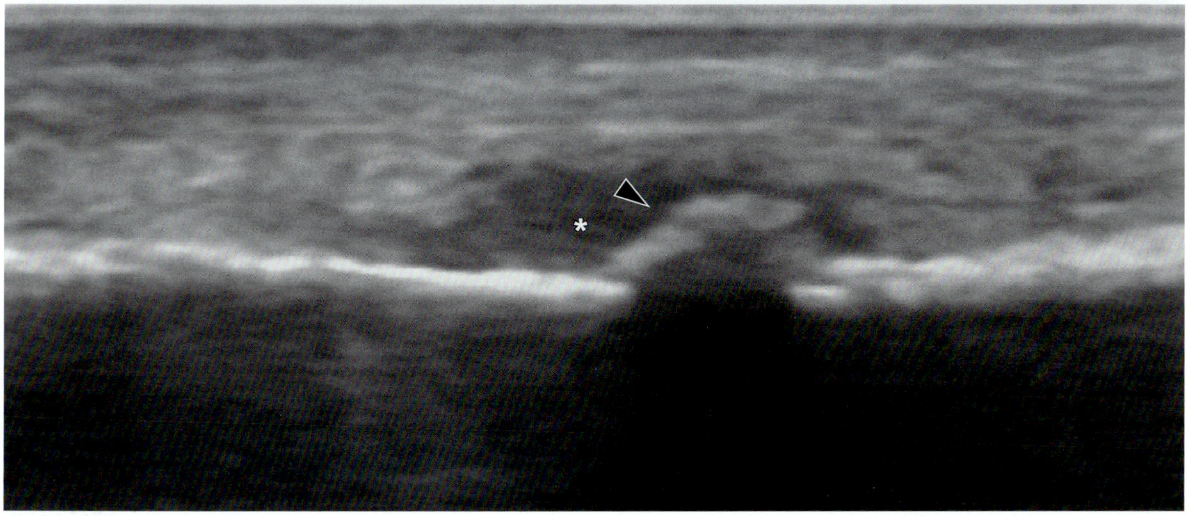

b

En comparación con el lado normal (**a**), la imagen ecográfica longitudinal (**b**) representa un borde perióstico focalmente hiperecoico (*punta de flecha*) rodeado por una pequeña zona semicircular hipoecoica (*asterisco*) en el segundo metatarsiano (**mt**).

Nota del experto

La eco-palpación es primordial en estos casos donde los resultados del examen radiográfico son poco significativos.
En la fase aguda, el "micro-masaje" durante el paso de la sonda (sin empujar o ni siquiera palpar) puede ser suficiente para provocar dolor. En esta fase aguda, una pequeña interrupción de la cortical con edema suprayacente puede ser visible.

11.81 Tendinitis del músculo extensor largo del dedo gordo en un paciente con reciente aparición de dolor durante la extensión del dedo gordo

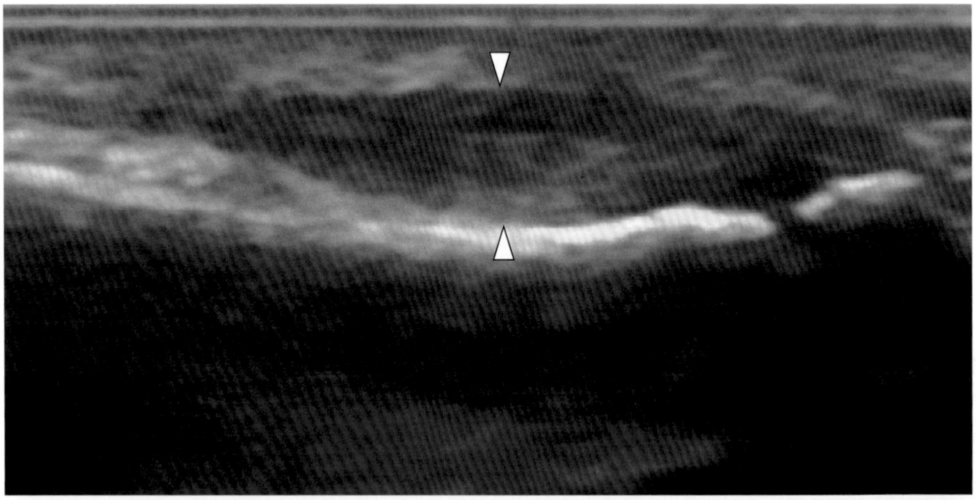

a

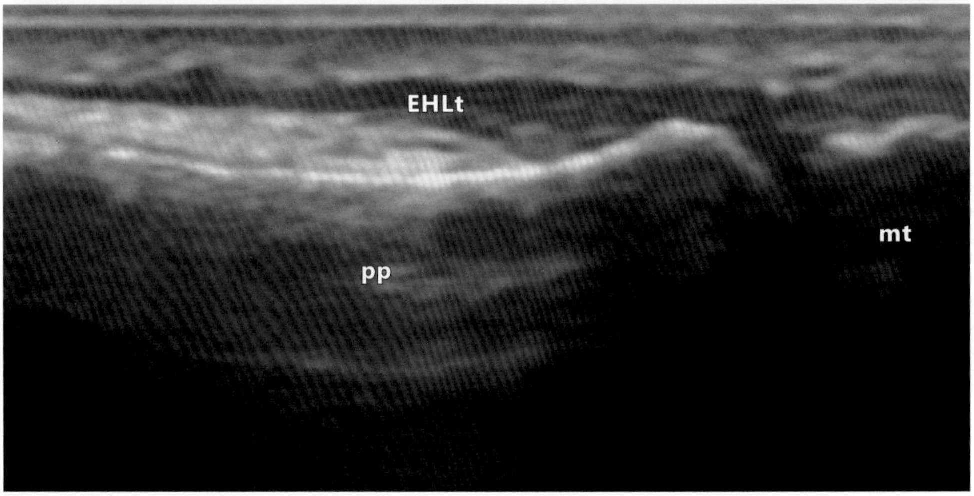

b

La imagen ecográfica longitudinal dorsal revela que el tendón del músculo extensor largo del dedo gordo (**EHLt**) está hinchado e hipoecoico (*puntas de flecha*) en la falange proximal (**pp**) (**a**). Lado contralateral normal (**b**).

mt hueso metatarsiano

Tenosinovitis del músculo extensor de los dedos en una paciente con enfermedad de Charcot-Marie-Tooth y lesiones recurrentes por inversión del pie **11.82**

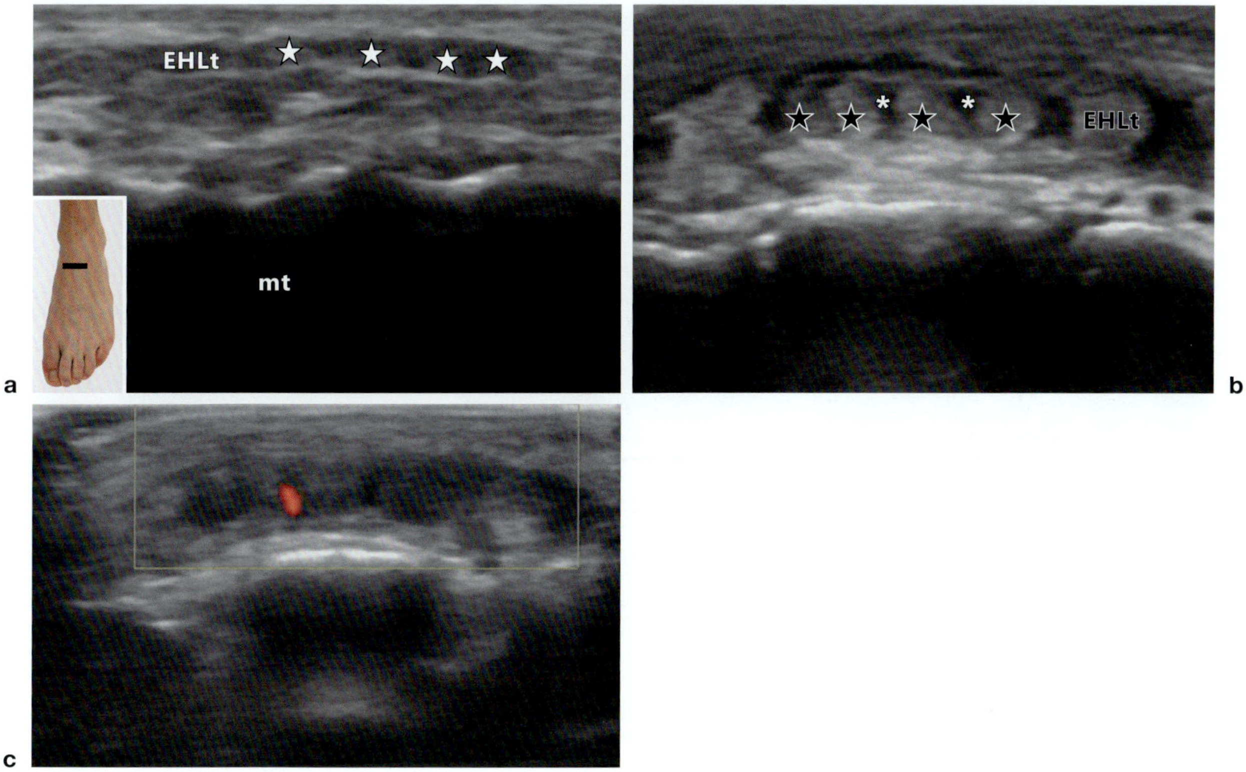

En comparación con el lado normal (**a**), las imágenes ecográficas axiales obtenidas sobre el dorso del pie muestran tendones marcadamente engrosados de los músculos extensor largo de los dedos (*estrellas*) (**EDLt**) y extensor largo del dedo gordo (**EHLt**) con una pequeña cantidad de líquido (*asteriscos*) (**b**) e hiperemia visible en la imagen power Doppler (**c**).

mt hueso metatarsiano

11.83 Quiste ganglionar en un hombre de 65 años con un bulto indoloro en el dedo gordo

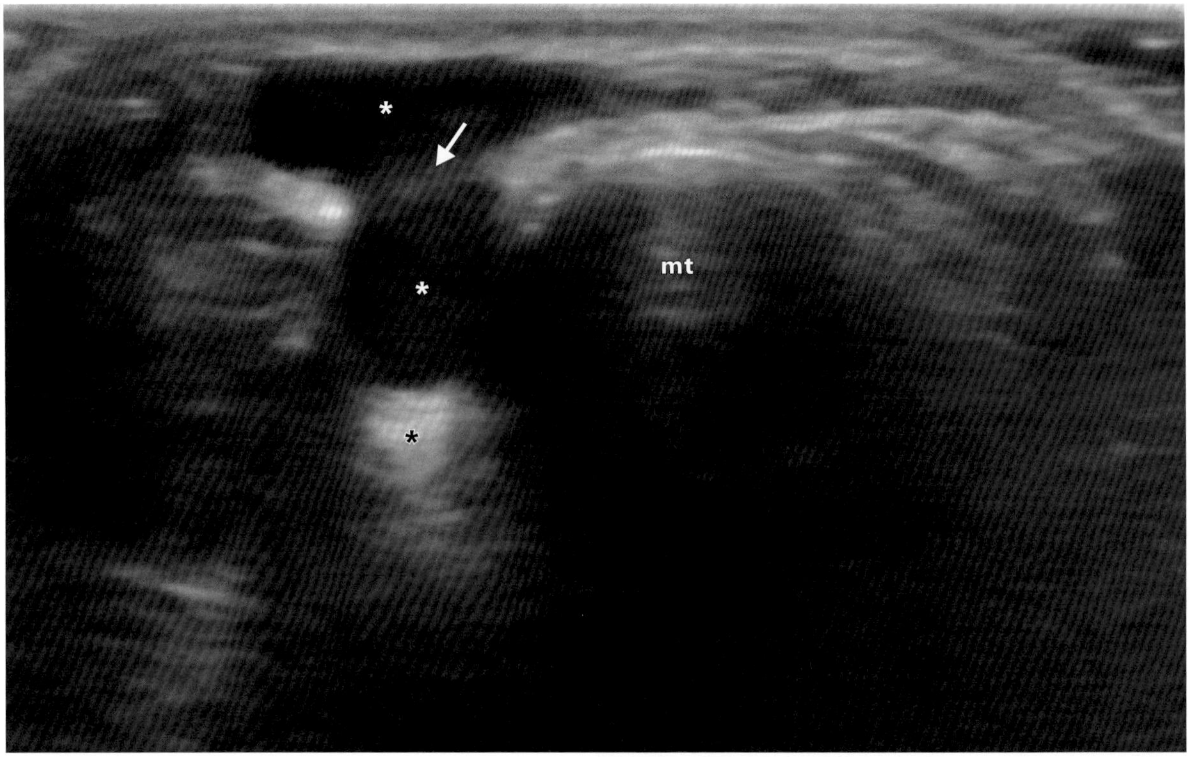

La imagen ecográfica axial en la cara dorsal del primer metatarsiano (**mt**) muestra un quiste ganglionar lobulado (*asteriscos blancos*) con un septo interno (*flecha*). Obsérvese el artefacto de refuerzo acústico (*asterisco negro*).

BIBLIOGRAFÍA

1. Schmidt WA, Schönau V, Reiche BE, Oberdorfer PD, Ohrndorf S, Backhaus M. Grading of ultrasound Doppler signals in synovitis: does it need an update? Rheumatology (Oxford). 2015; 54: 1897-903.
2. Martinoli C, Bianchi S. Ankle: Bianchi S, Martinoli C, editors. Ultrasound of the musculoskeletal system. Berlin: Springer; 2007. p. 773-834.
3. Nazarian LN, Rawool NM, Martin CE et al. Synovial fluid in the hindfoot and ankle: detection of amount and distribution with US. Radiology 1995; 197: 275-8.
4. Sabir N, Demirlenk S, Yagci B, Karabulut N, Cubukcu S. Clinical utility of sonography in diagnosing plantar fasciitis. J Ultrasound Med. 2005; 24: 1041-8.
5. Fessell DP, Van Holsbeeck M. Sonography of the Ankle and Foot. In: Van Holsbeeck M, Introcaso JH (editors). Musculoskeletal ultrasound. 2nd ed. St Louis: Mosby, 2001. p.605-24.
6. Kane D, Greaney T, Shananhan M, Duffy G, Bresnihan B, Gibney R. The role of ultrasonography in the diagnosis and management of idiopathic plantar fasciitis. Rheumatology (Oxford). 2001; 40: 1002-8.
7. Walther M, Radke S, Kirschner S, Ettl V, Gohlke F. Power Doppler findings in plantar fasciitis. Ultrasound Med Biol. 2004; 30: 435-40.
8. Çapkin E, Karkucak M. Evaluación ecográfica del tobillo y el pie. En: Özçakar L, De Muynck M, editores. Ecografía musculoesquelética en Medicina Física y Rehabilitación. Milán: Edi.Ermes; 2018. p. 113-23.
9. Bianchi S, Martinoli C. Foot. In: Bianchi S, Martinoli C, editors. Ultrasound of the musculoskeletal system. Berlin: Springer; 2007. p. 835-89.
10. Hua Y, Yang Y, Chen S, Cai Y. Ultrasound examination for the diagnosis of chronic anterior talofibular ligament injury. Acta Radiol. 2012; 53: 1142-5.
11. Cheng Y, Cai Y, Wang Y. Value of ultrasonography for detecting chronic injury of the lateral ligaments of the ankle joint compared with ultrasonography findings. Br J Radiol. 2014; 87: 20130406.
12. Özçakar L, Kara M, Chang KV, Bayram Çarli A, Hung CY, Tok F, et al. EURO-MUSCULUS/USPRM basic scanning protocols for ankle and foot. Eur J Phys Rehabil Med. 2015; 51: 647-53.

Sección 4
NERVIOS

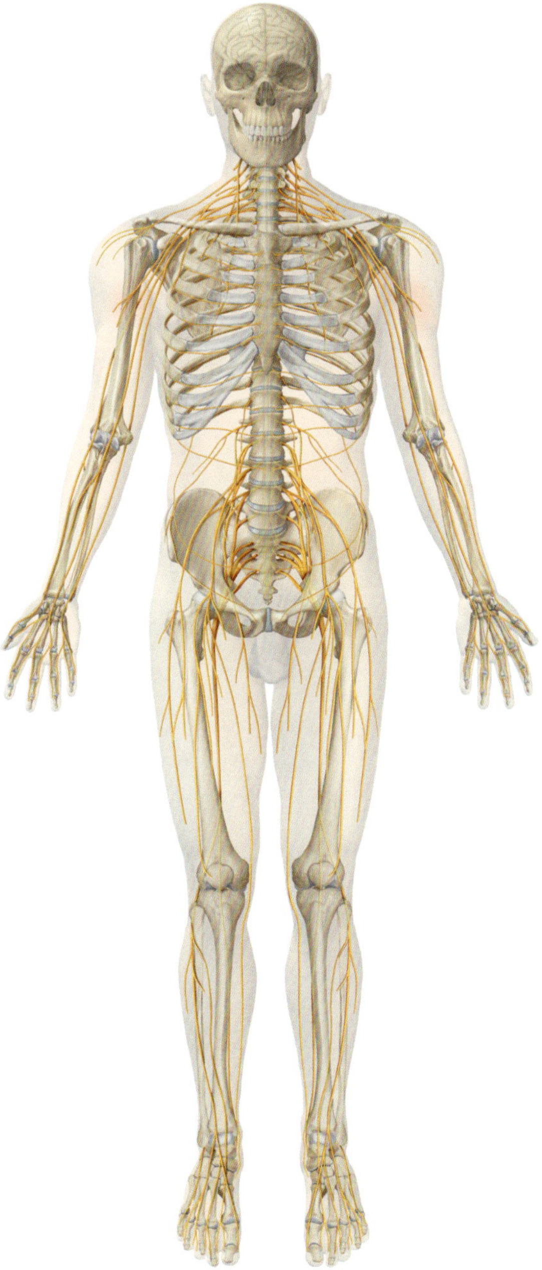

Nervios 12

- **Nervio óptico**
- **Plexo braquial**
- **Nervio supraescapular**
- **Nervio torácico largo**
- **Nervio radial**
- **Nervio interóseo antebraquial posterior**
- **Nervio ulnar (cubital)**
- **Nervio mediano**
- **Nervio cutáneo femoral lateral**
- **Nervio ciático**
- **Nervio tibial** - Hueco poplíteo
- **Nervio fibular (peroneo) común**
- **Nervio fibular (peroneo) superficial**
- **Nervio tibial** - Tobillo
- **Nervio sural**
- **Nervio interdigital** - Pie

12.1 Imagen de un ojo normal de un hombre de 40 años

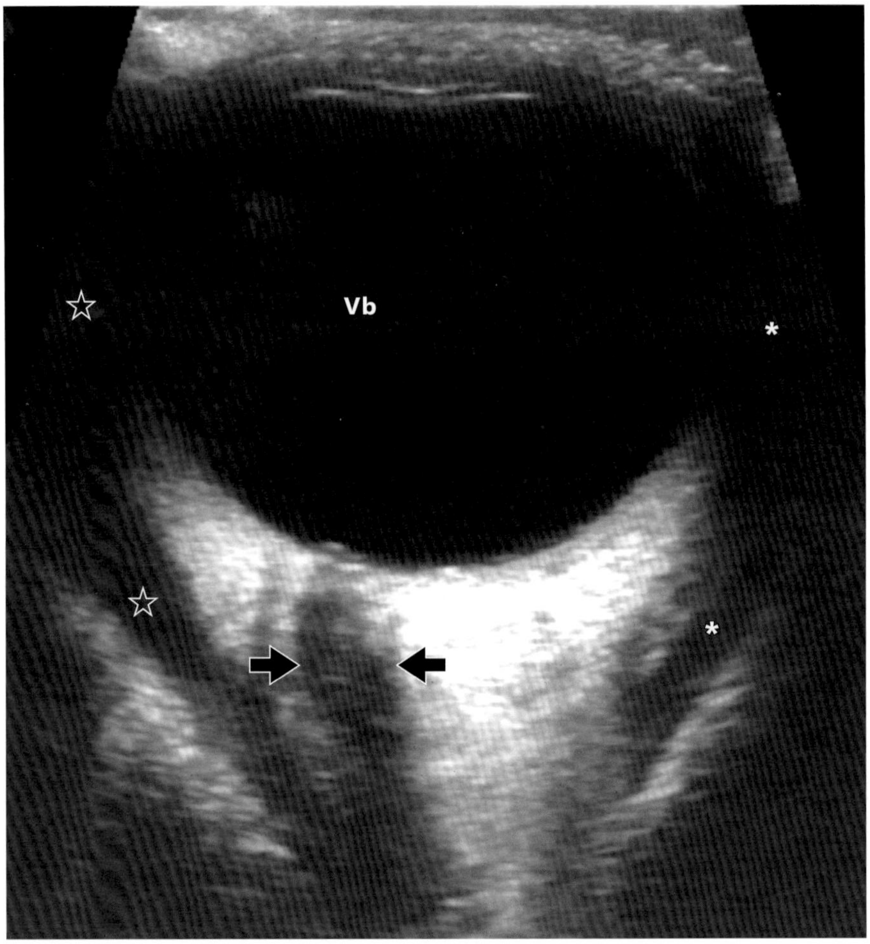

La imagen ecográfica axial revela los músculos recto medial (*estrellas*) y recto lateral (*asteriscos*) y el nervio óptico (*flechas*).

Vb cuerpo vítreo

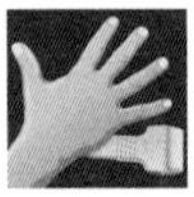

Nota del experto

Las imágenes de los nervios periféricos usando ecografía no se limita a los miembros, es decir, que la regla general de que "cualquier cosa aparte del hueso se puede visualizar" también es aplicable aquí.

El cierre del párpado y el uso de una cantidad suficiente de gel (mientras el paciente está en posición decúbito supino) es muy conveniente para la ecografía del nervio óptico. La principal indicación clínica es el aumento de la presión intracraneal: la presencia de edema alrededor del nervio óptico se detecta mejor que con cualquier otra modalidad de imagen. Por otra parte, especialmente en los niños, el escenario clínico es una emergencia importante que de otro modo sería muy difícil de diagnosticar técnicamente.

Plexopatía braquial inducida por radiación en un paciente de 48 años con linfoma **12.2**

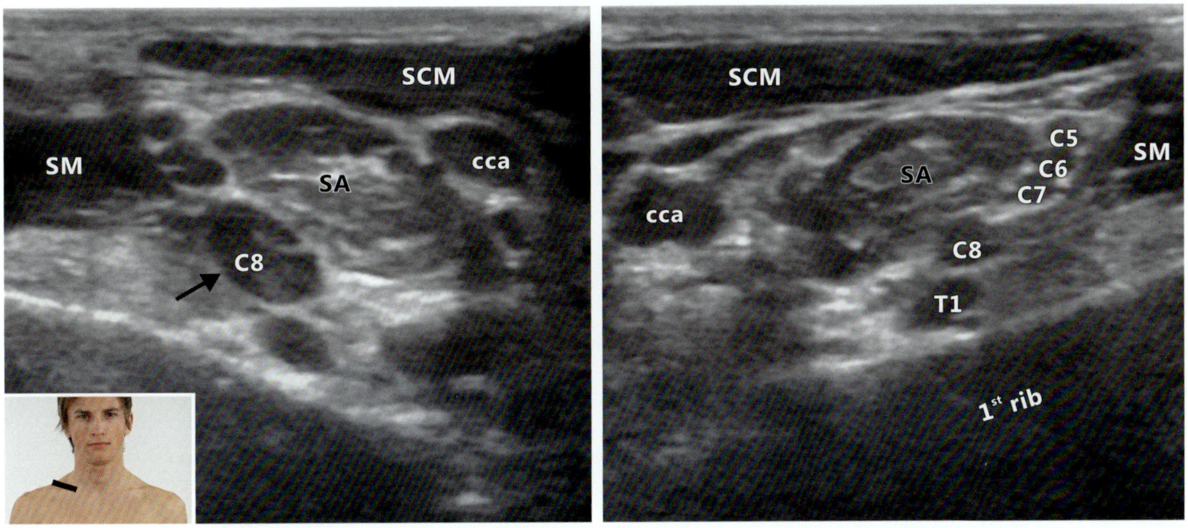

a b

La imagen ecográfica axial sobre la región interescalénica muestra raíces edematosas (C5-T1), particularmente en la raíz nerviosa C8 (*flecha*) (**a**). Vista normal del plexo braquial entre los músculos escalenos anterior (**SA**) y medio (**SM**) (**b**).

1st rib primera costilla
cca arteria carótida común
sa arteria subclavia
SCM músculo esternocleidomastoideo
SP músculo escaleno posterior

Nota del experto

El examen ecográfico del plexo braquial es posible, empezando desde las raíces en la región supraclavicular y luego distalmente. Al igual que en muchos otros problemas de los nervios periféricos, los cambios morfológicos en el nervio o los problemas de los correspondientes tejidos blandos pueden ser fácilmente evaluados con la ecografía. El uso del "sono-Tinel" posee, sin duda, un gran valor adicional [1].

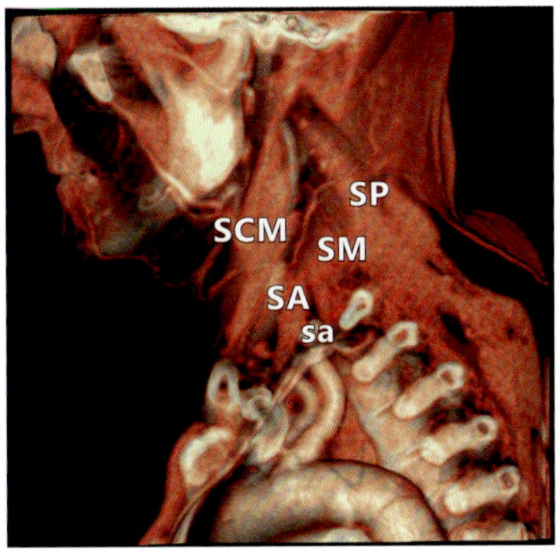

Nervios

12.3 Síndrome de Parsonage-Turner en un hombre de 54 años con dolor severo repentino en el hombro

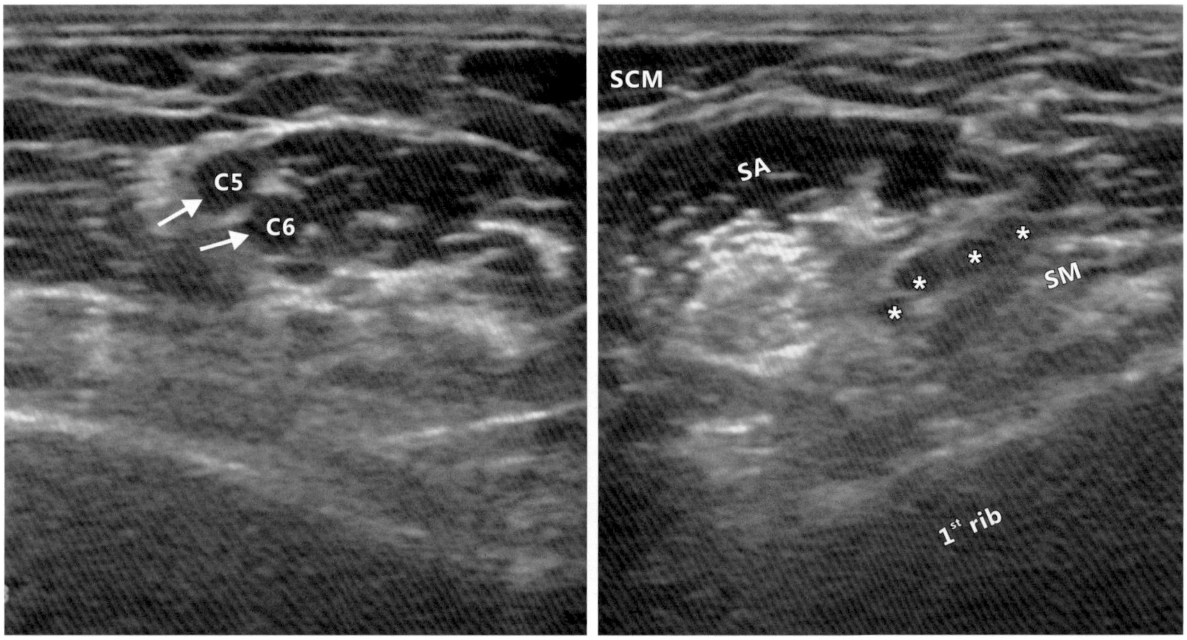

a b

El dolor era seguido por debilidad muscular de la cintura escapular y de la parte superior del brazo.

La imagen ecográfica axial obtenida sobre la región interescalénica muestra el tronco superior del plexo braquial (*flechas*) edematoso (**a**). Lado contralateral con vista del plexo braquial normal (*asteriscos*) (**b**).

1st rib primera costilla
SA músculo escaleno anterior
SCM músculo esternocleidomastoideo
SM músculo escaleno medio

Plexopatía braquial en una mujer de 47 años con un historial clínico de cáncer de ovario desde hace 3 meses sin radioterapia

12.4

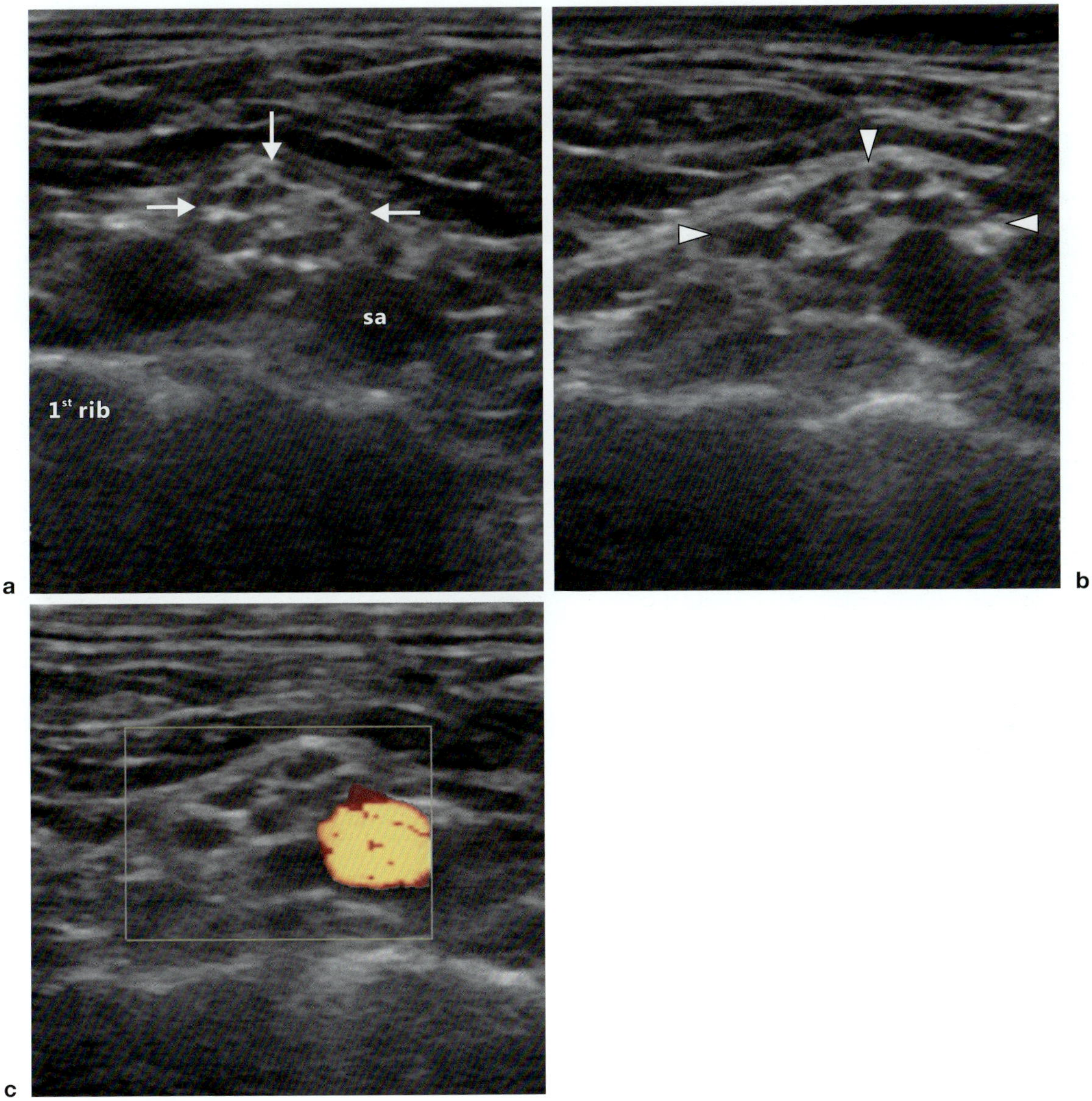

La paciente refería dolor urente y debilidad en el brazo durante el día.

En comparación con la vista del plexo braquial normal (*flechas*) en el lado sano (**a**), la exploración ecográfica axial realizada sobre el plexo braquial muestra hinchazón de los troncos/fascículos nerviosos (*puntas de flecha*) durante su recorrido superficial con respecto a la arteria subclavia (**sa**) (**b**). La imagen power Doppler muestra el flujo arterial normal sin ninguna participación del plexo (**c**).

1st rib primera costilla

12.5 Examen ecográfico para bloqueo del nervio supraescapular en una mujer de 44 años con capsulitis adhesiva dolorosa

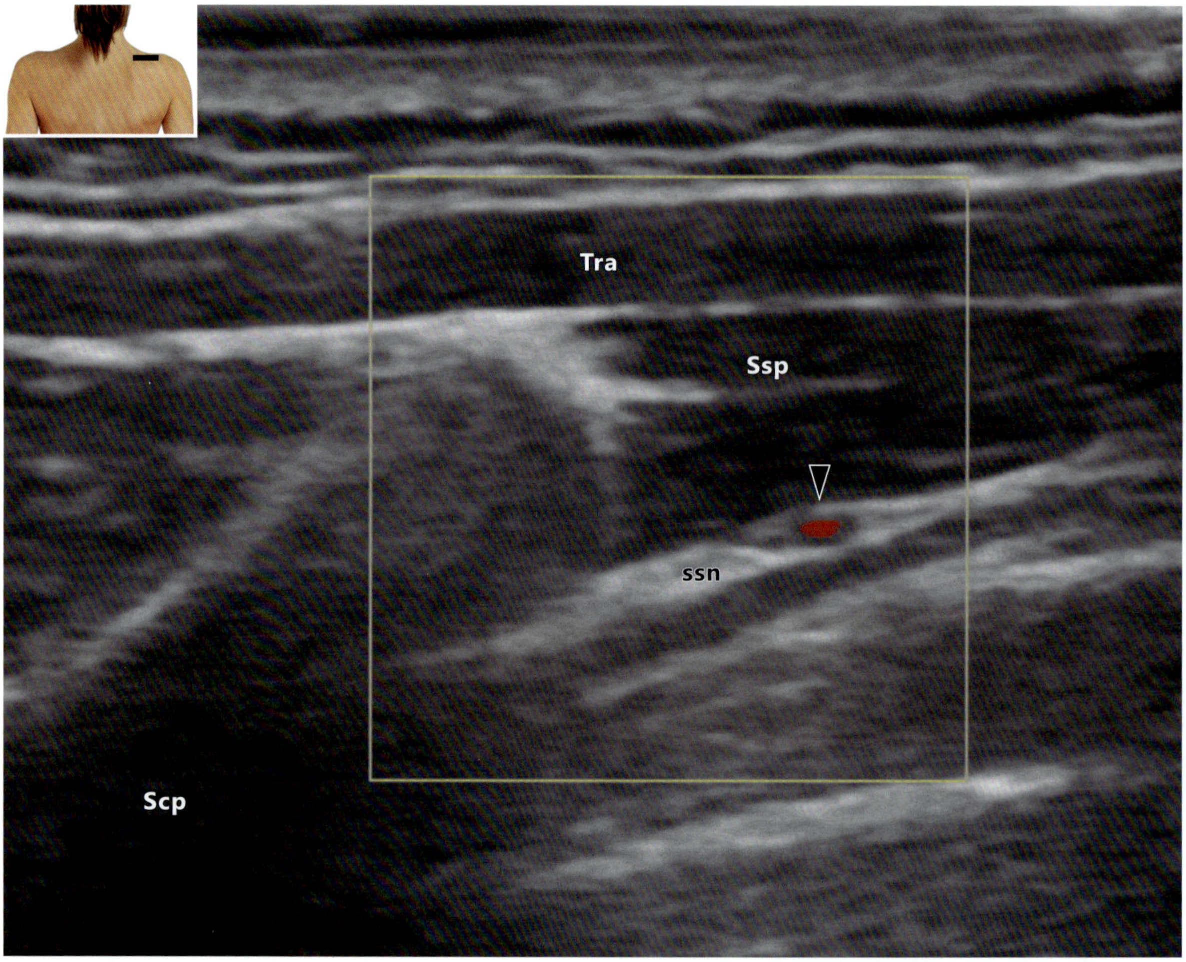

La imagen Doppler axial obtenida sobre la región posterior del hombro muestra la arteria supraescapular (*punta de flecha*) y el nervio supraescapular adyacente (**ssn**).

Scp escápula
Ssp músculo supraespinoso
Tra músculo trapecio

Nota del experto

Al igual que en otros lugares, la detección de la arteria/vaso de acompañamiento utilizando la ecografía Doppler es siempre útil para localizar el nervio periférico de interés.

Lesión del nervio torácico largo en una peluquera de 28 años con dificultad para elevar el brazo después del entrenamiento con pesas **12.6**

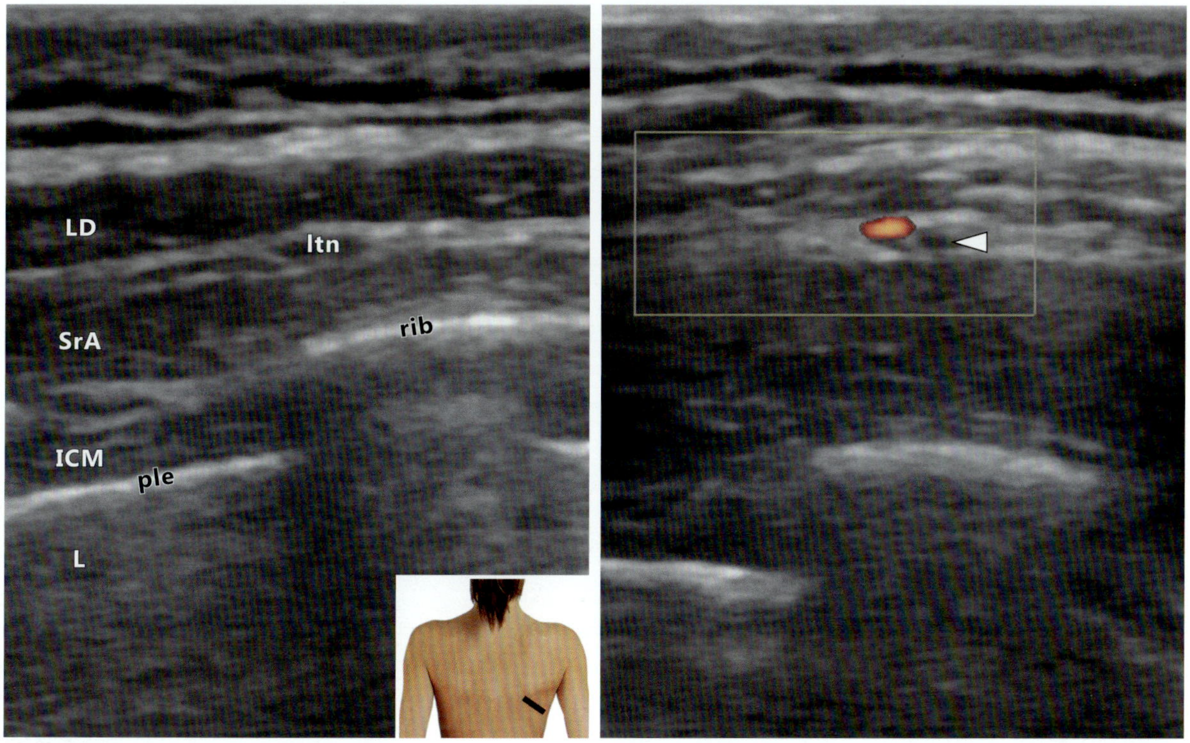

a b

La imagen ecográfica axial ilustra hinchazón edematosa del nervio torácico largo (**ltn**) (*punta de flecha*) (**a**) y su estrecha relación con la arteria toracodorsal en la imagen power Doppler (**b**).

ICM músculo intercostal
L pulmón
LD músculo dorsal ancho
ple pleura
rib costilla
SrA músculo serrato anterior

Nota del experto

No solo para los nervios en particular, sino en general, el ecografista solo encuentra lo que está buscando y eso es solo lo que sabe. En consecuencia, es importante tener en cuenta que, a menos que se encuentre dentro o debajo de un hueso, cada estructura puede ser visualizada con la ecografía, utilizando ajustes técnicos adecuados.

12.7 Atrapamiento del nervio radial en una mujer de 33 años que utiliza el ordenador (la computadora) con frecuencia

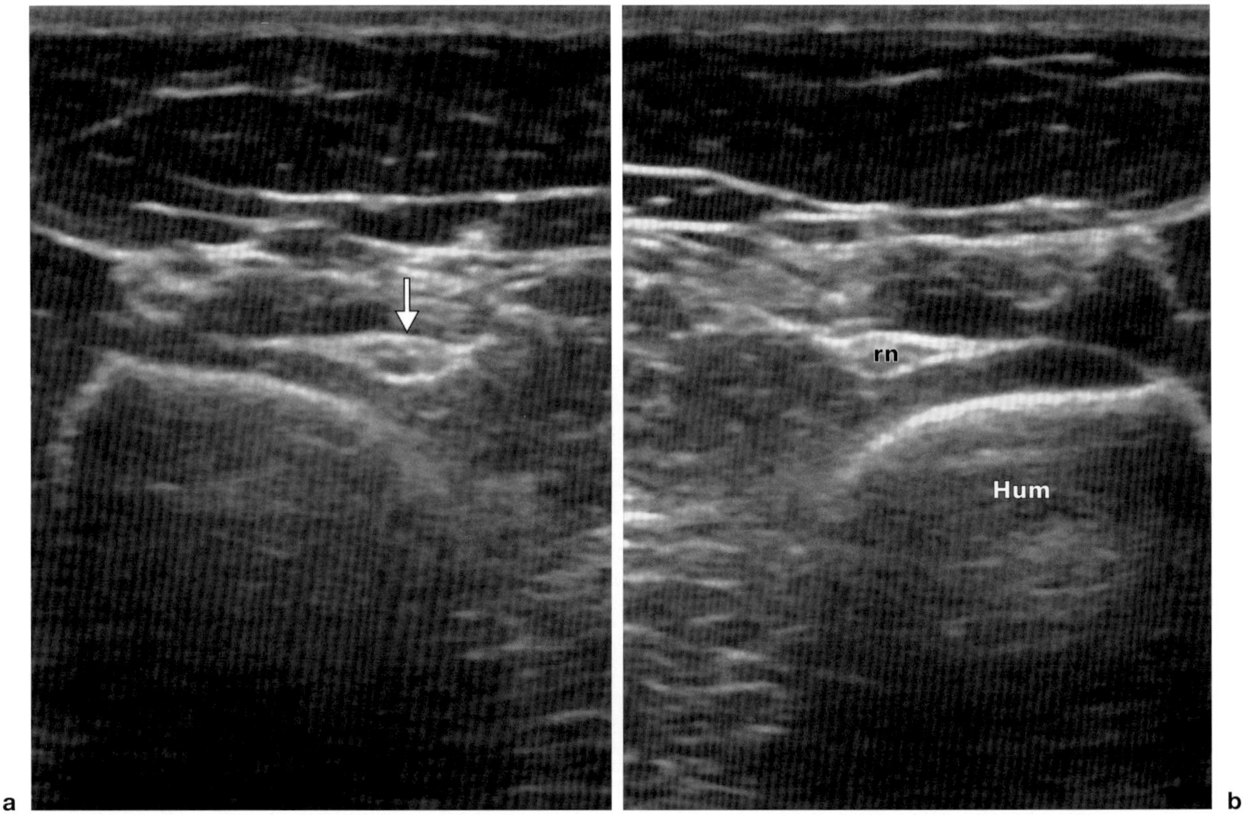

La imagen ecográfica axial realizada sobre el surco espiral (canal de torsión) muestra edema leve e hinchazón del nervio radial (*flecha*) (**a**). En el lado contralateral normal (**b**), el nervio radial (**rn**) muestra un aspecto hiperecoico relativamente normal en la misma distancia.

Hum húmero

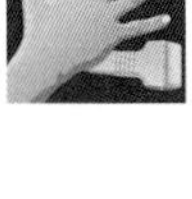

Nota del experto

Una hinchazón (leve) en un nervio periférico no siempre indica una disfunción; la evaluación electrofisiológica es útil como complemento [2].

Niño de 13 años con limitaciones en los movimientos del codo después de una fractura de la diáfisis humeral

12.8

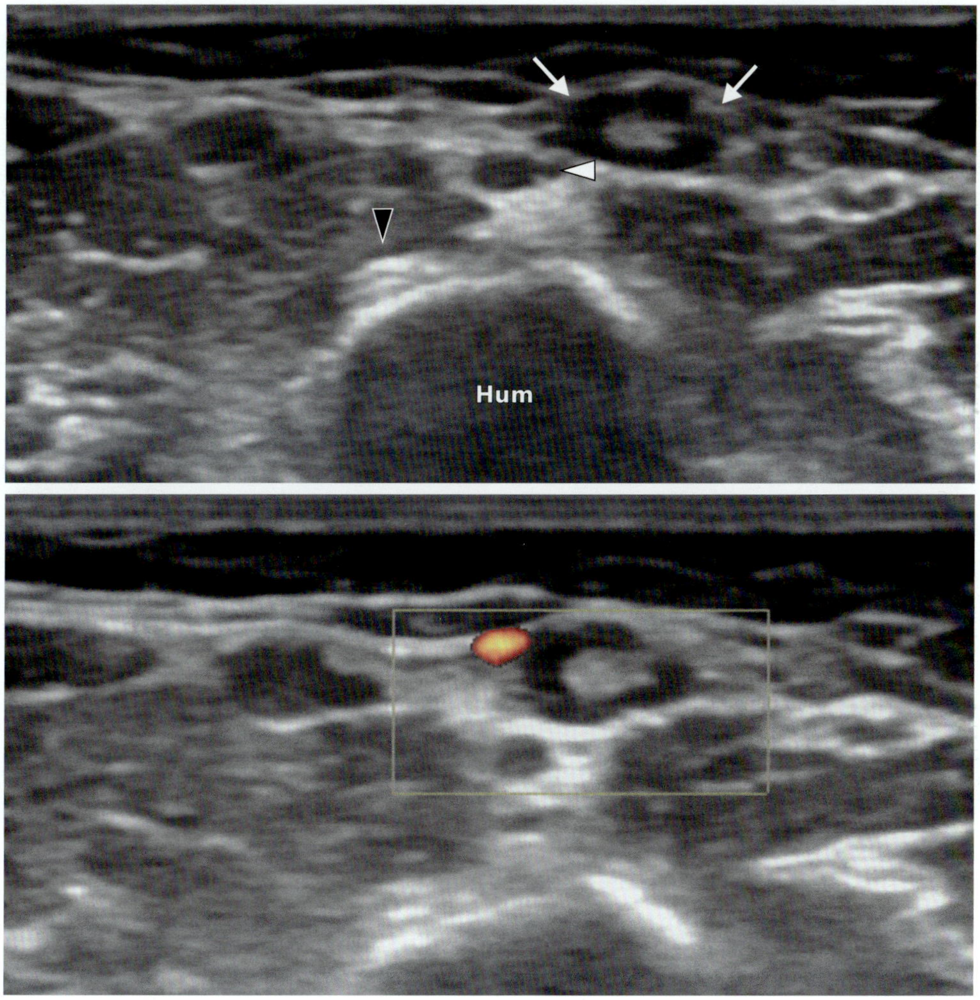

La imagen ecográfica axial obtenida sobre el surco espiral muestra la localización del nervio radial (*punta de flecha blanca*) entre el callo óseo cortical (*punta de flecha negra*) y un ganglio linfático cercano (*flechas*) (**a**). La imagen power Doppler evidencia la entrada vascular en el ganglio linfático (**b**).

Hum húmero

Nota del experto

Una de las características más destacables de la ecografía para el diagnóstico de atrapamiento de nervios periféricos es la posibilidad de descubrir la relación exacta entre los nervios y las estructuras circundantes [3]. En este caso, aún cuando el paciente es asintomático, parece que hay dos factores potenciales que pueden provocar una irritación del nervio radial (callo óseo y ganglio linfático).

12.9 Lesión del nervio radial después de la fractura de la diáfisis humeral en un hombre de 28 años

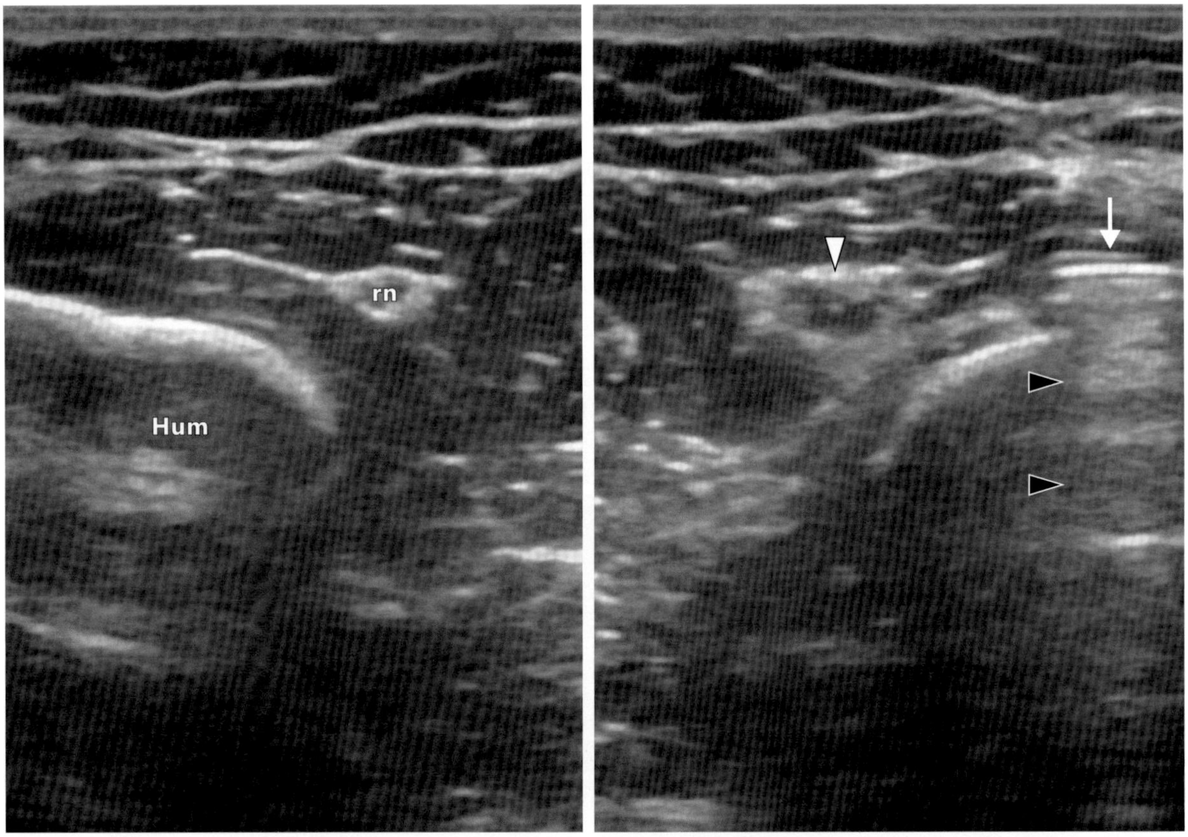

El paciente refería dolor y entumecimiento en el dorso de la mano.

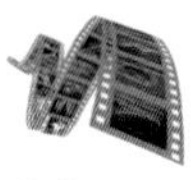
Video 16

En comparación con el nervio radial normal (**rn**) (**a**), la imagen ecográfica axial obtenida en el tercio medio del brazo muestra que el nervio radial (*punta de flecha blanca*) es más hipoecoico y expandido.
Obsérvese la placa de metal (*flecha*) y su artefacto en cola de cometa (*puntas de flecha negras*).

Hum húmero

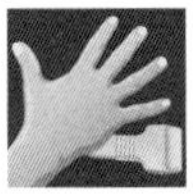

Nota del experto

Además del examen estático, la imagen ecográfica en exploración dinámica de proximal a distal (utilizando la maniobra de "sono-Tinel"), y también durante movimientos particulares de los miembros (durante los cuales el paciente describe los síntomas), es siempre posible y seguramente esclarecedora [4]. Además, en los casos postoperatorios como este, los hallazgos relevantes también podrían/deberían guiar al cirujano.

Lesión del nervio radial en un hombre de 38 años con debilidad durante la extensión de la muñeca después de una cirugía de fractura de húmero

12.10

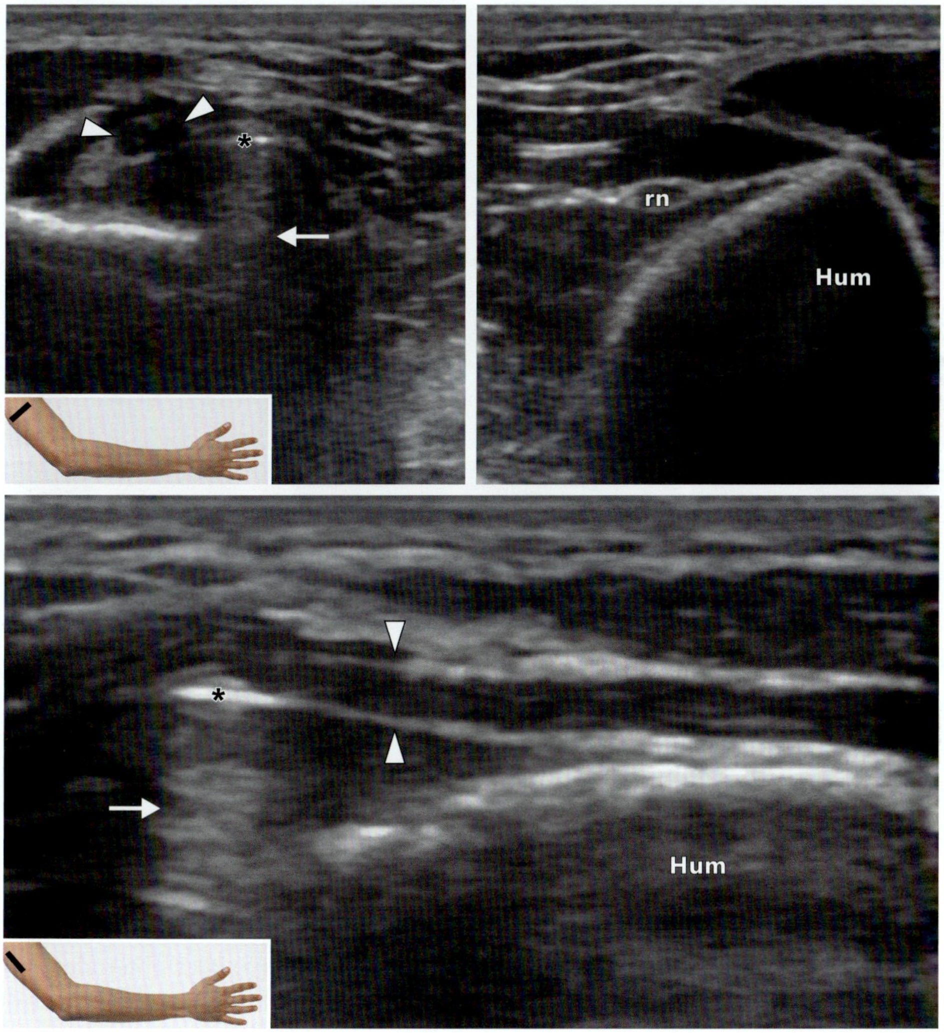

a b c

Las imágenes ecográficas axial (**a**) y longitudinal (**c**) muestran un clavo metálico (*asteriscos*) como ecos rectos brillantes con artefactos en cola de cometa (*flechas*). Además, junto y muy cerca del mismo se observa el nervio radial (**rn**) hinchado e hipoecoico (*puntas de flecha*). Lado normal (**b**).

Hum húmero

Nota del experto

Generalmente, los cirujanos quieren saber si hay continuidad del nervio o cuál es exactamente la relación con la fractura o el material de osteosíntesis.

12.11 Atrapamiento del nervio radial en el surco espiral después de la reparación de una fractura diafisaria de húmero en un hombre de 50 años

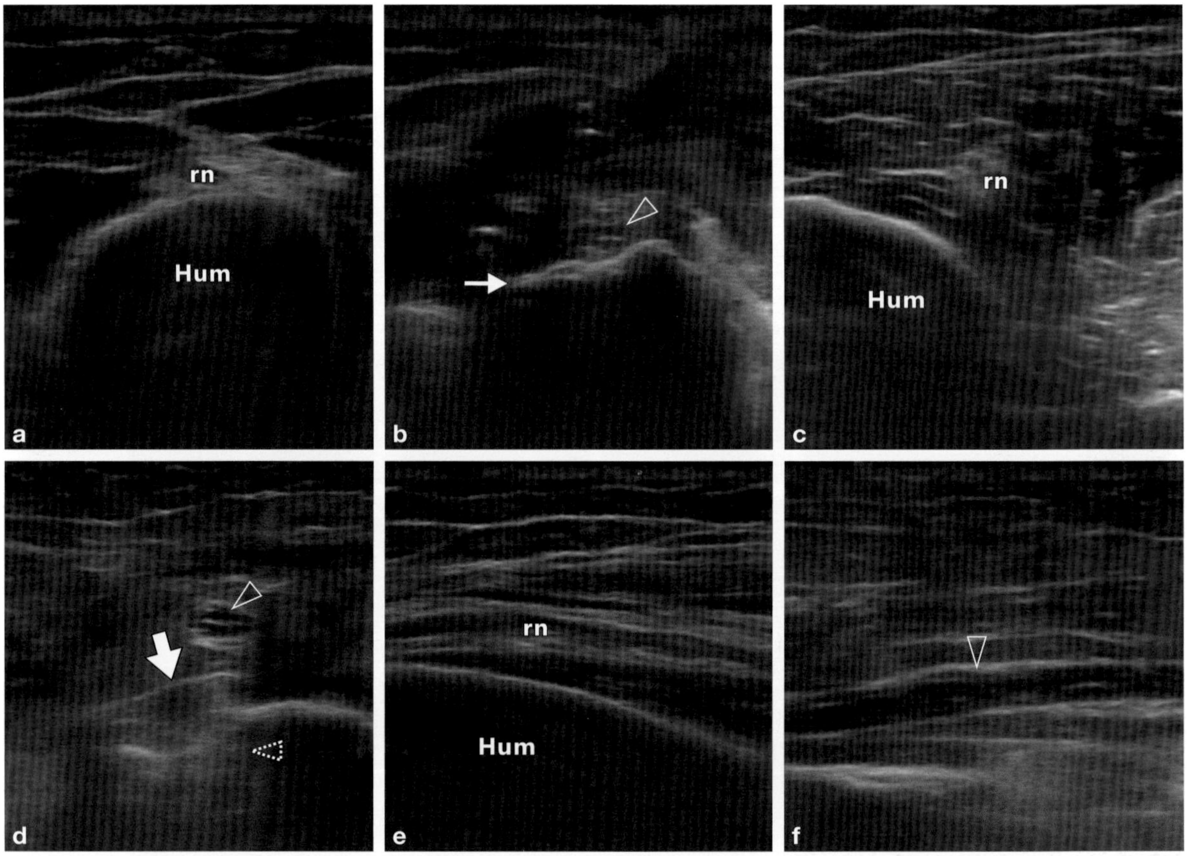

El paciente presentaba una "mano caída".

En comparación con el lado normal (**a**, **c**), las imágenes ecográficas axiales obtenidas sobre el surco espiral (**b**) y, distalmente, sobre el fijador interno (*flecha gruesa*) (**d**) muestran irregularidad cortical (*flecha delgada*) del húmero (**Hum**), artefacto de reverberación posterior (*punta de flecha discontinua*) y el nervio radial (**rn**) hinchado/hipoecoico (*puntas de flecha*). Las imágenes longitudinales correspondientes confirman la hinchazón del nervio (*punta de flecha*) (**e**, **f**).

Neuropatía radial en un paciente joven que utilizaba muletas axilares desde hace 5 años **12.12**

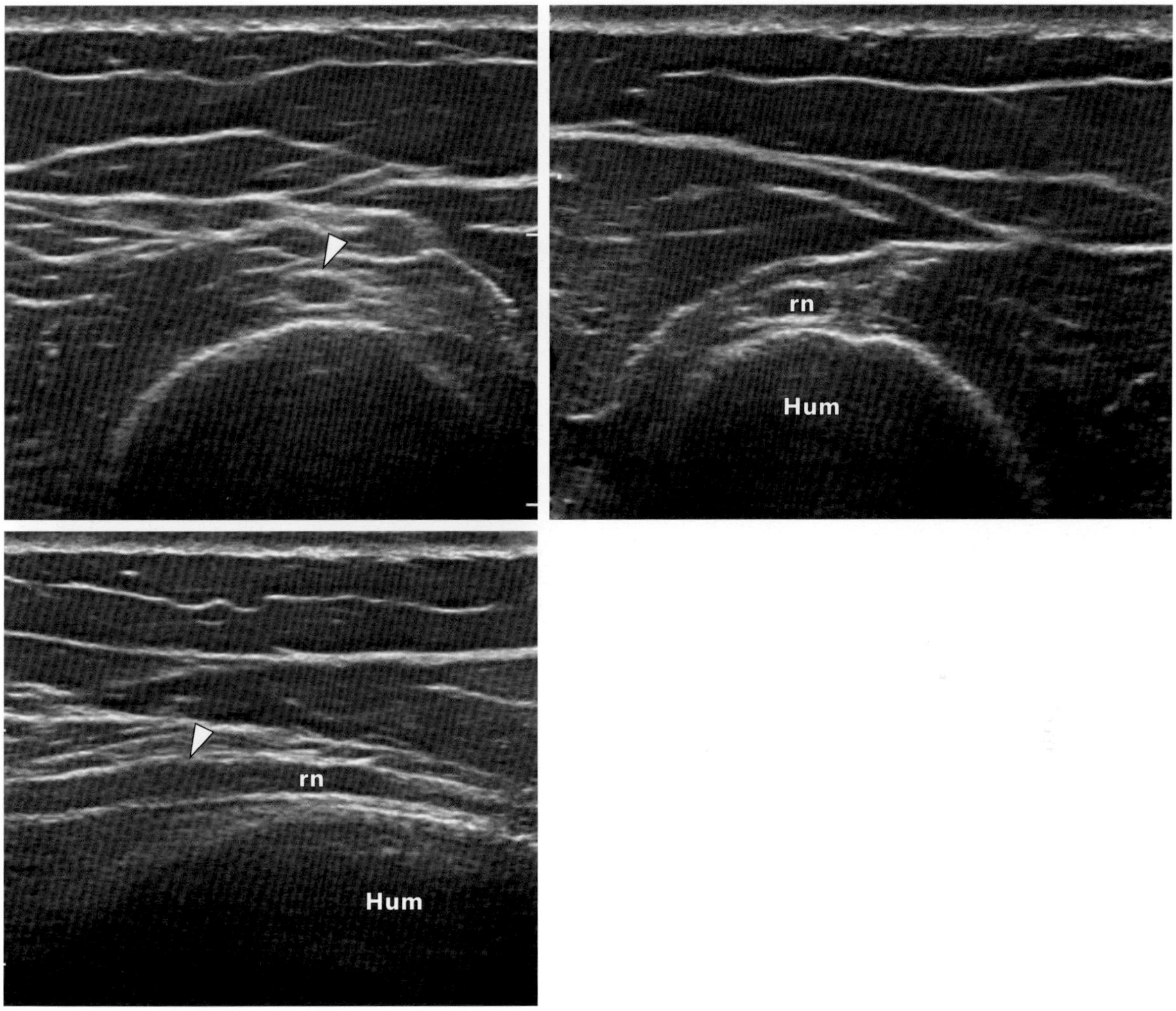

a b c

Las imágenes ecográficas axiales obtenidas sobre el surco espiral proximal (**a**) y distal (**b**) revelan inflamación leve (*punta de flecha*) del nervio radial (**rn**). La imagen ecográfica longitudinal correspondiente confirma el aspecto hinchado (*punta de flecha*) (**c**).

Hum húmero

Nota del experto

Cuando la hinchazón es leve, puede ser muy difícil distinguir el área exacta en la imagen axial (a menos que se realicen mediciones seriales). Por lo tanto, aunque no es apropiado realizar eventuales mediciones de grosor, las vistas sobre el eje longitudinal serían mucho más ilustrativas en este sentido.

12.13 Parálisis del sábado por la noche en un hombre de 34 años

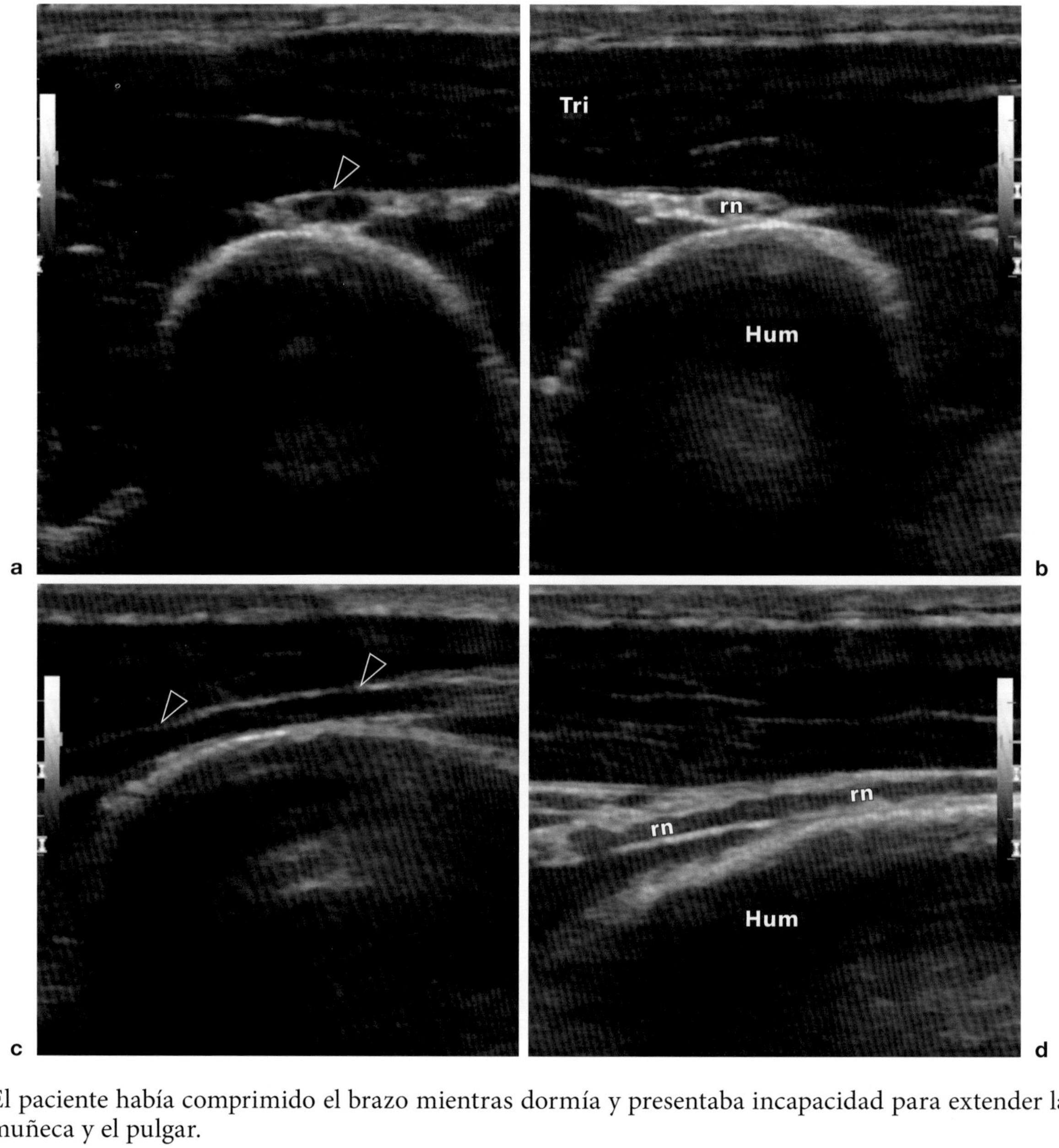

El paciente había comprimido el brazo mientras dormía y presentaba incapacidad para extender la muñeca y el pulgar.

Las imágenes ecográficas axial (**a**) y longitudinal (**c**) sobre el surco espiral revelan el nervio radial focalmente hinchado e hipoecoico (*puntas de flecha*). Vistas normales del nervio radial (**rn**) en el otro lado (**b**, **d**).

Hum húmero

Tri músculo tríceps braquial

Neuropatía radial en un hombre de 45 años después de un traumatismo contuso sin ninguna fractura y/o luxación

12.14

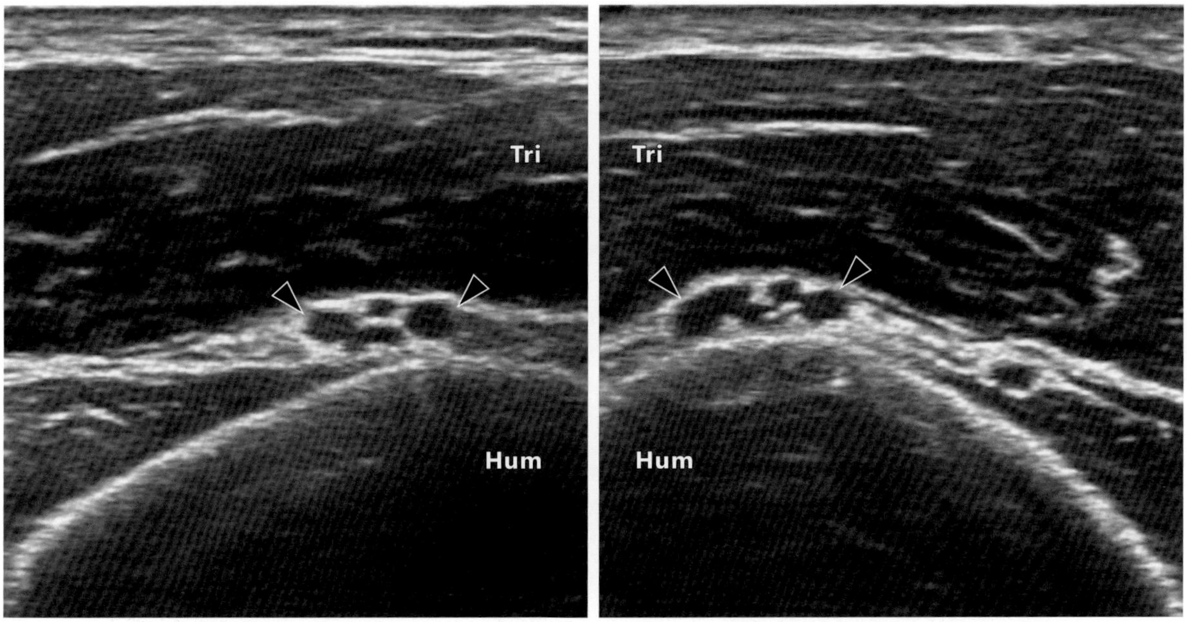

a b

Las imágenes ecográficas axiales en el surco espiral muestran los fascículos del nervio radial anormalmente hinchados (*puntas de flecha*) en ambos lados (**a**, **b**).

Hum húmero
Tri músculo tríceps braquial

Nota del experto

Si bien la hinchazón de los fascículos puede ser indicativa de atrapamiento del nervio, varias polineuropatías (por ejemplo, la enfermedad de Charcot-Marie-Tooth) o lesiones ocupantes de espacio (por ejemplo, la neurofibromatosis) también deben considerarse en el diagnóstico diferencial.

12.15 Enfermedad de Charcot-Marie-Tooth en un paciente de 23 años con debilidad en los músculos inervados por el nervio radial

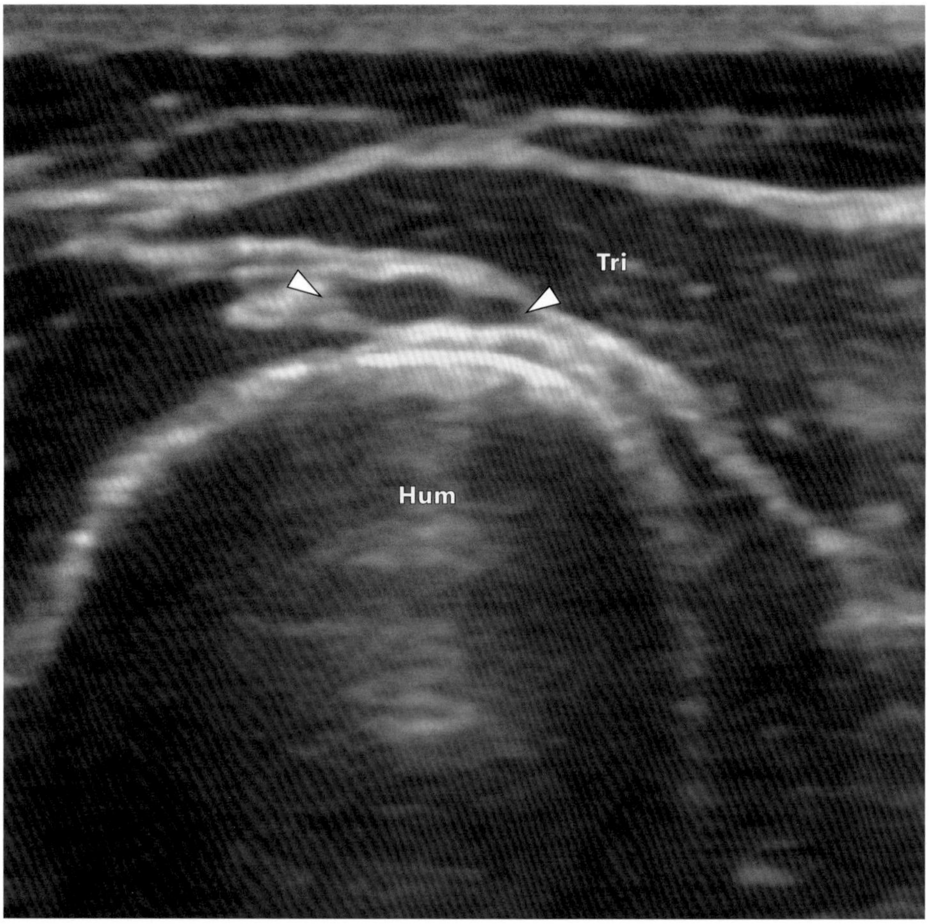

La imagen ecográfica axial obtenida sobre el surco espiral muestra que el nervio radial está ligeramente hinchado y más hipoecoico (*puntas de flecha*).

Hum húmero
Tri músculo tríceps braquial

Schwannoma del nervio radial en un hombre de 45 años con dolor y debilidad progresiva durante la extensión de la muñeca

12.16

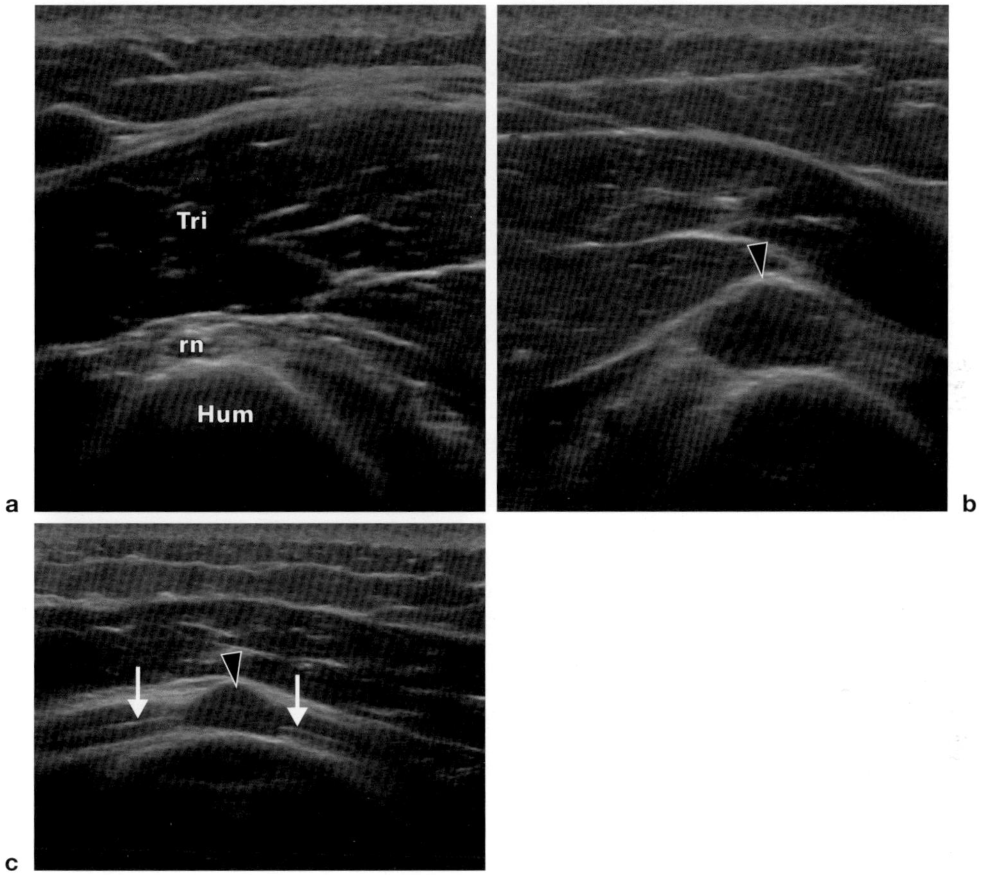

En comparación con el nervio radial (**rn**) normal, sobre el surco espiral (**a**), las imágenes ecográficas axial (**b**) y longitudinal (**c**) muestran el schwannoma como una masa de forma ovalada, engrosada e hipoecoica (*puntas de flecha*). Notar el aspecto de "cola de rata" en ambos lados de la masa (*flechas*).

Hum húmero
Tri músculo tríceps braquial

Nota del experto

Aunque no siempre es posible extraer conclusiones específicas sobre la patología y es mejor definir/explicar lo que se ve en la imagen, a veces ciertas imágenes ecográficas ayudan a diagnosticar condiciones particulares. Por ejemplo, debido a su localización excéntrica en el tronco nervioso, el aspecto de "cola de rata" es bastante patognomónico del schwannoma. Además, la vascularización en la imagen Doppler también puede ayudar a diferenciarlo del neurofibroma [3-5]. En este paciente, la maniobra de "sono-Tinel" era significativamente positiva sobre la lesión; durante la misma el paciente describió un dolor intenso, exactamente similar al que refirió sufrir de manera intermitente en la vida cotidiana.

12.17 Síndrome del nervio interóseo antebraquial posterior en un paciente con déficit de abducción y extensión del pulgar

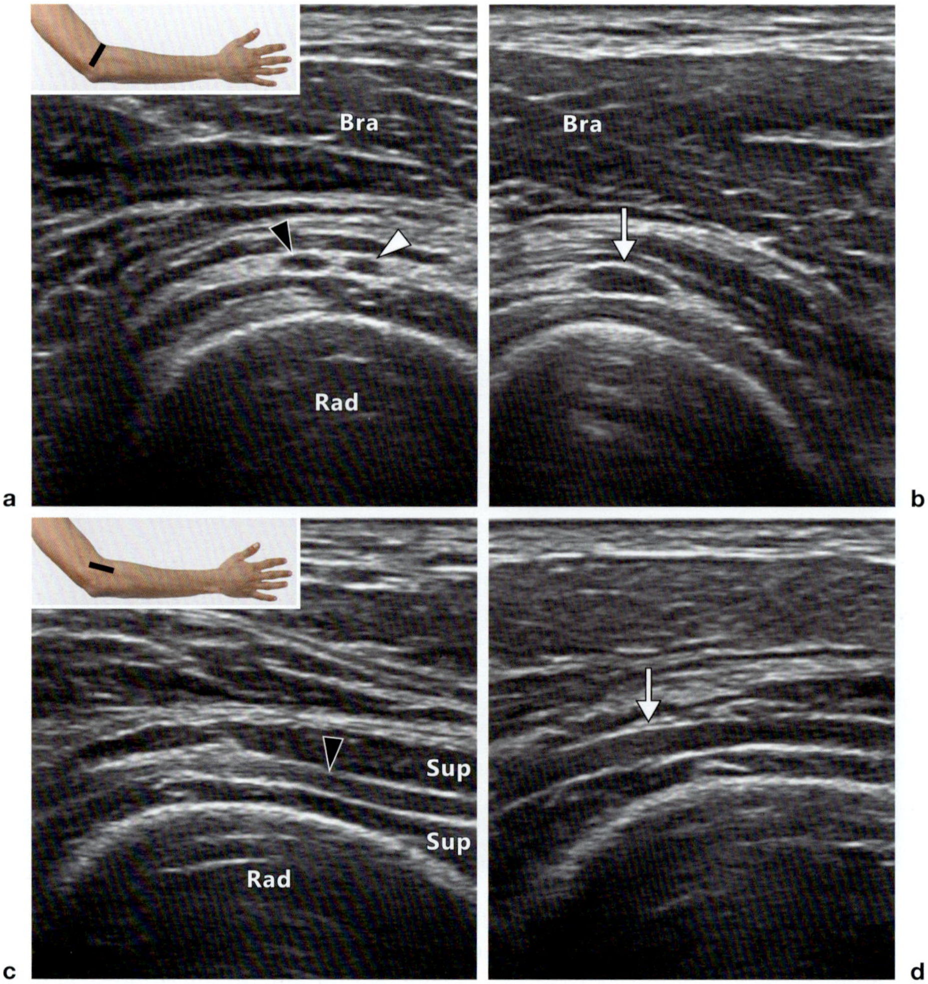

En comparación con el lado normal (**a**) donde el nervio interóseo antebraquial posterior parece ser bífido (*puntas de flecha*), la imagen ecográfica axial (**b**) obtenida sobre el antebrazo proximal muestra que el nervio está marcadamente engrosado (*flecha*) en el punto donde atraviesa el músculo supinador (**Sup**). Las vistas longitudinales correspondientes son confirmatorias (**c**, **d**).

Bra músculo braquiorradial
Rad radio

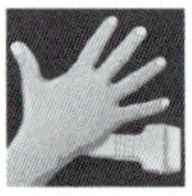

Nota del experto

Cuando el nervio consta de dos fascículos, durante la vista longitudinal, el ecografista debe ser cauteloso debido a que solo uno de ellos se puede visualizar en una posición/ventana particular.

Síndrome del túnel radial en un hombre de 37 años con debilidad al extender los dedos

12.18

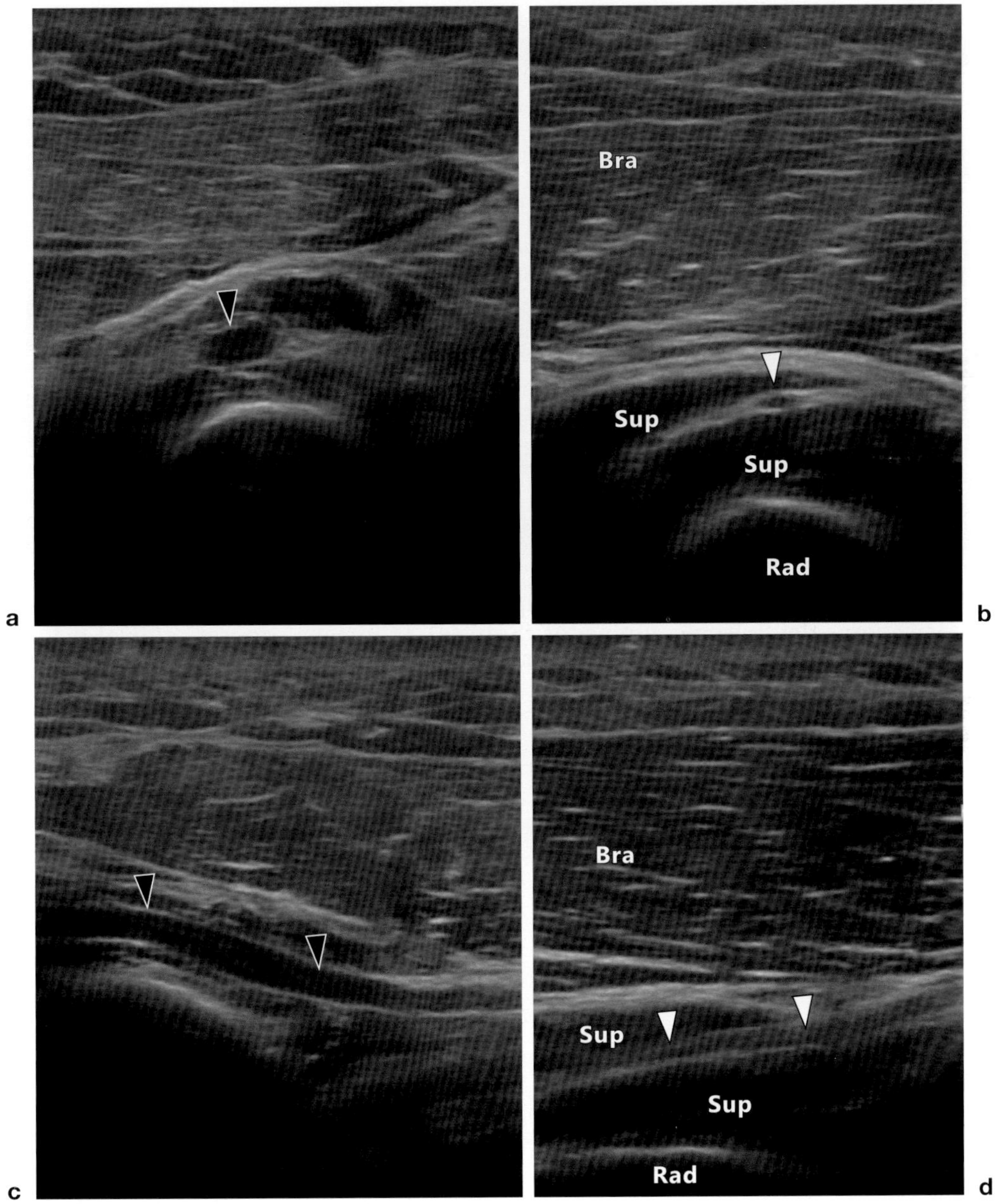

Las imágenes ecográficas axial (**a**) y longitudinal (**c**) obtenidas en el antebrazo proximal muestran que el nervio interóseo antebraquial posterior está hinchado e hipoecoico (*puntas de flecha negras*) dentro del músculo supinador (**Sup**). Vistas normales del nervio (*puntas de flecha blancas*) en el lado contralateral (**b**, **d**).

Bra músculo braquiorradial

Rad radio

12.19 Neuropatía del nervio interóseo antebraquial posterior en una mujer de 40 años con dolor urente y sensibilidad aumentada en la región lateral del codo

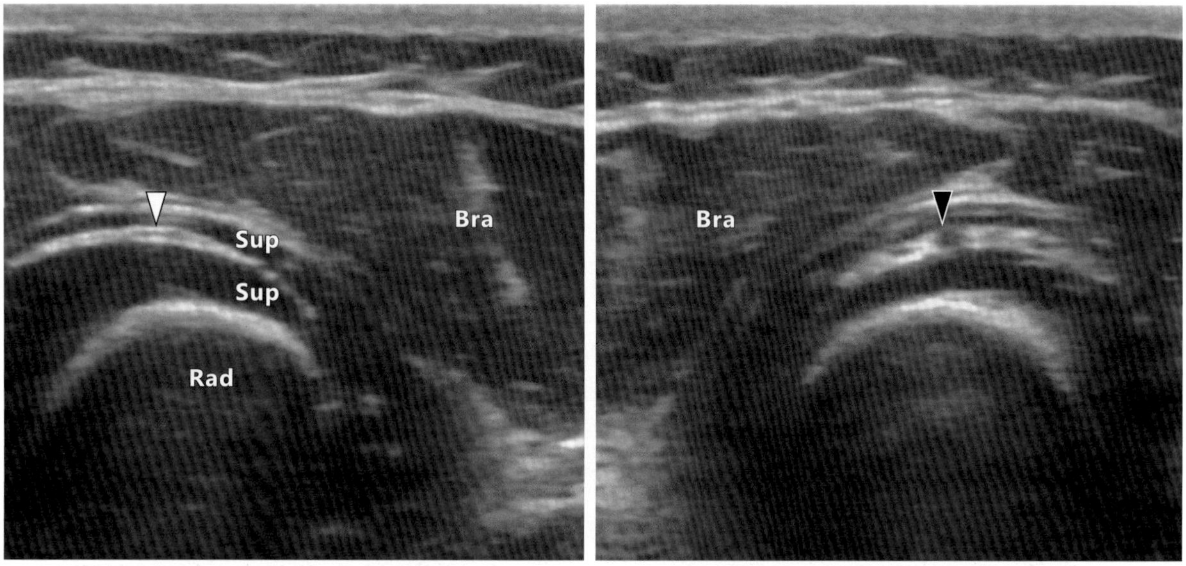

a b

En comparación con el nervio interóseo antebraquial posterior normal (*punta de flecha blanca*) dentro de las dos cabezas del músculo supinador (**Sup**) (**a**), la imagen ecográfica axial del antebrazo proximal muestra el nervio hinchado con vista hipoecoica (*punta de flecha negra*) (**b**).

Bra músculo braquiorradial
Rad radio

Video 17

Nota del experto

Al igual que en otros nervios, suele ser bastante fácil seguir el nervio radial o sus ramos distales en dirección de proximal a distal o viceversa. Dado que los nervios periféricos no tienen una dirección "muy rectilínea" en un miembro (es decir, a veces son profundos/superficiales y, a veces, son mediales/laterales), es siempre/inicialmente preferible seguirlos por un trayecto largo con la proyección axial. De este modo, en caso de sospecha, la visualización sobre el eje longitudinal debe ser realizada inmediatamente [6].

Dedo caído después de la inyección de toxina botulínica en un hombre con precedente ictus cerebral

12.20

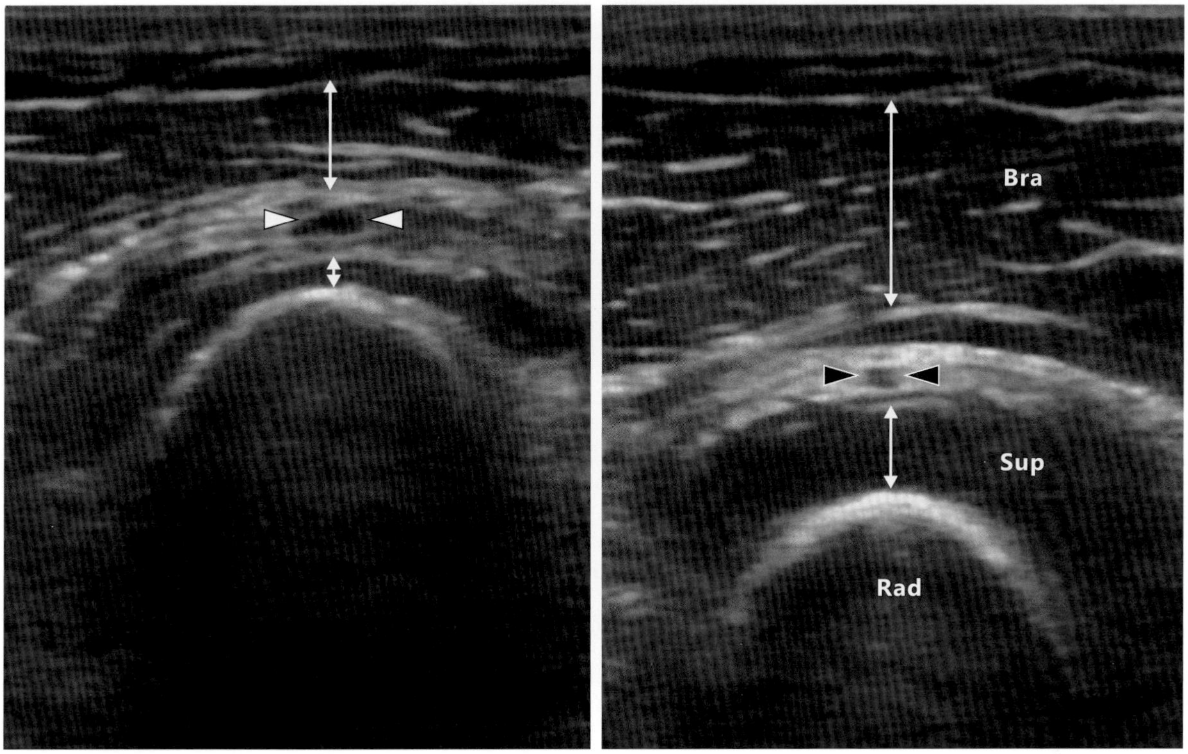

a b

La imagen ecográfica axial realizada sobre el radio proximal muestra hinchazón del nervio interóseo braquial posterior (*puntas de flecha blancas*) con atrofia en los músculos supinador y braquiorradial (*flechas*) (**a**). Nervio normal (*puntas de flecha negras*) en el lado contralateral (**b**).

Bra músculo braquiorradial
Rad radio
Sup músculo supinador

Nota del experto

Independientemente de la parálisis del nervio radial, la ecografía también da una idea con respecto al impacto del ictus/espasticidad en los músculos del lado hemipléjico [7]. En el caso de neuropatía del nervio interóseo antebraquial posterior, no se espera atrofia del músculo braquiorradial: el músculo es delgado, pero no hiperecoico. Esto podría deberse a una patología neurológica central y no periférica.

12.21 Neuropatía del nervio interóseo antebraquial posterior en un paciente de 50 años con debilidad del pulgar tras la cirugía por fractura proximal del radio

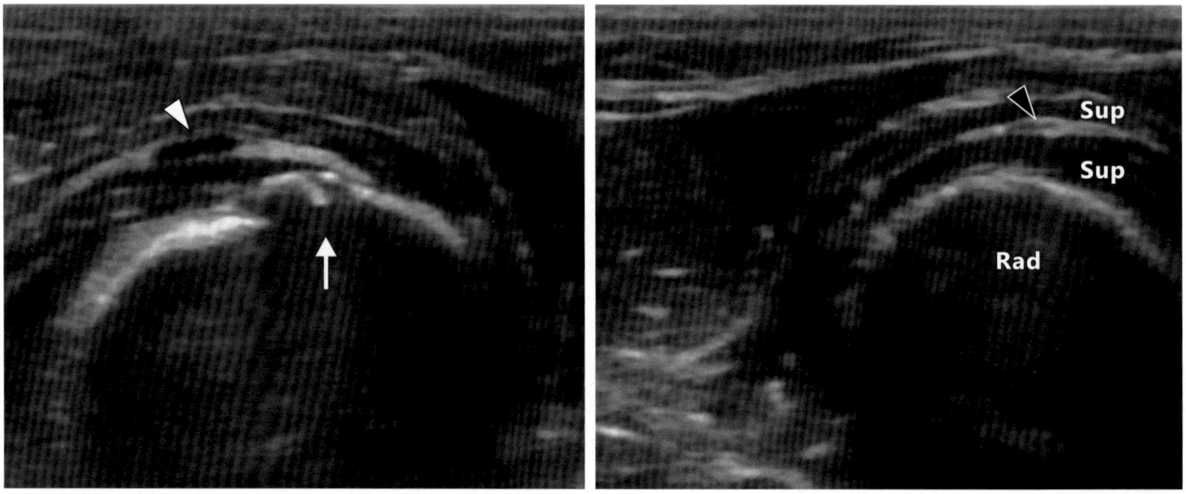

a b

La imagen ecográfica axial obtenida en el antebrazo proximal ilustra la compresión del nervio interóseo antebraquial posterior (*punta de flecha blanca*) con aspecto hinchado e hipoecoico justo por encima de la zona cortical ósea en recuperación (*flecha*) (**a**). Vista normal del nervio (*punta de flecha negra*) y del músculo supinador (**Sup**) en el lado contralateral (**b**).

Rad radio

Lesión del nervio interóseo antebraquial posterior después de la reparación quirúrgica de una fractura proximal del radio **12.22**

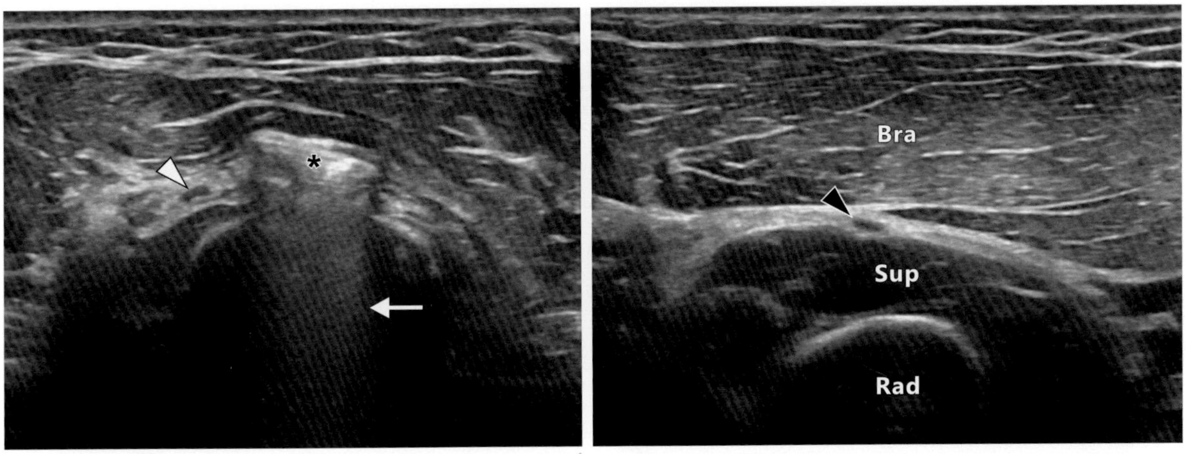

a b

La imagen ecográfica axial muestra el nervio interóseo antebraquial posterior aplastado y comprimido (*punta de flecha blanca*) adyacente a la punta de la placa metálica (*asterisco*). La ecografía muestra la placa como una estructura hiperecoica brillante, delgada y lineal que da un artefacto de reverberación posterior (*flecha*) (**a**). Aspecto normal del nervio (*punta de flecha negra*) en el lado contralateral (**b**).

Bra músculo braquiorradial
Rad radio
Sup músculo supinador

Nota del experto

Si bien el nervio no está muy hinchado en comparación con el lado normal, la combinación de los síntomas, la presentación clínica y la imagen ayuda a alcanzar un diagnóstico/decisión.

12.23 Enfermedad de Charcot-Marie-Tooth en un hombre con mano en garra

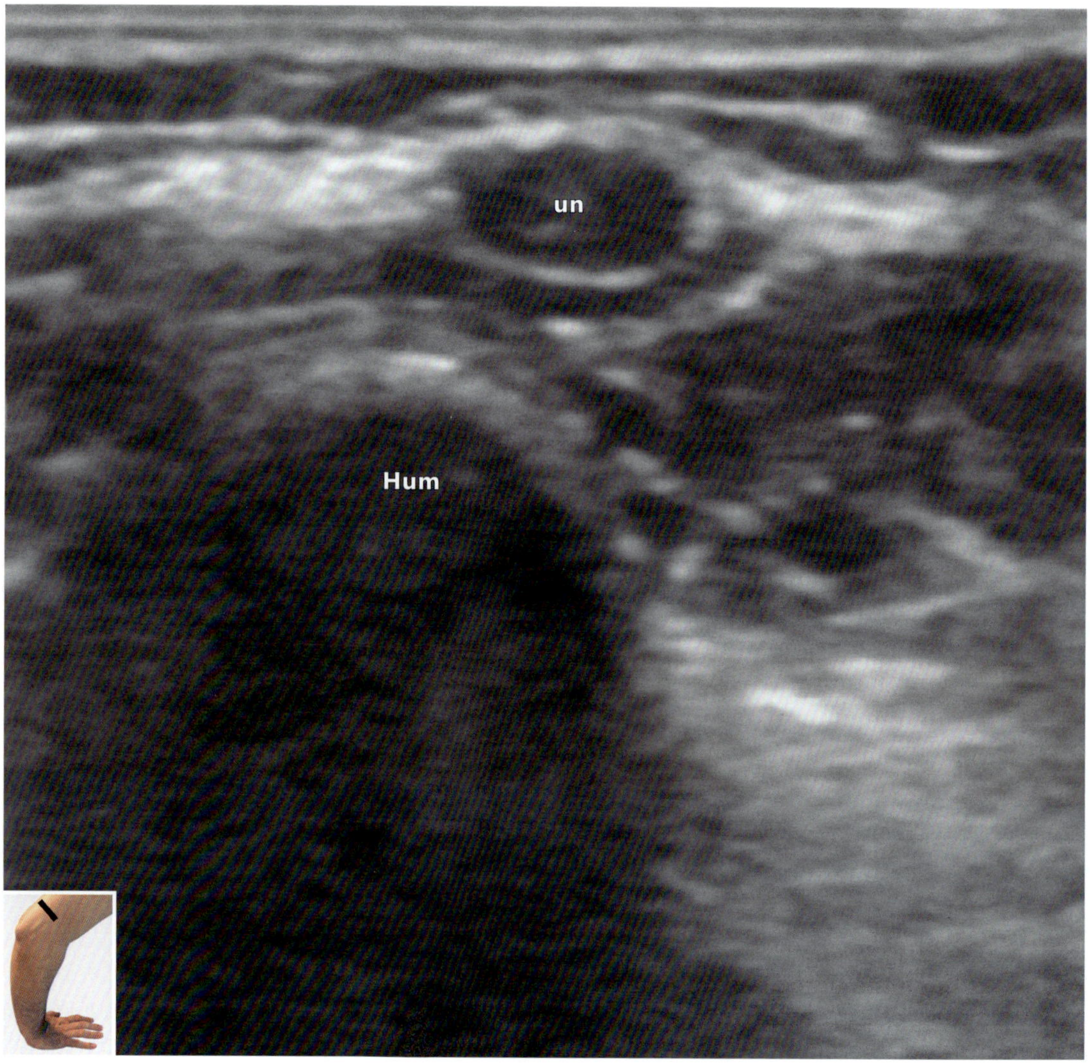

La imagen ecográfica axial obtenida en el húmero distal (**Hum**) muestra el nervio ulnar (**un**) hinchado e hipoecoico.

Nota del experto

En lugar de hinchazón de fascículos individuales, el agrandamiento difuso del propio nervio también puede observarse en pacientes con enfermedad de Charcot-Marie-Tooth.

Síndrome del túnel cubital en un paciente de 28 años con dolor de codo que se irradia al antebrazo medial y a la mano **12.24**

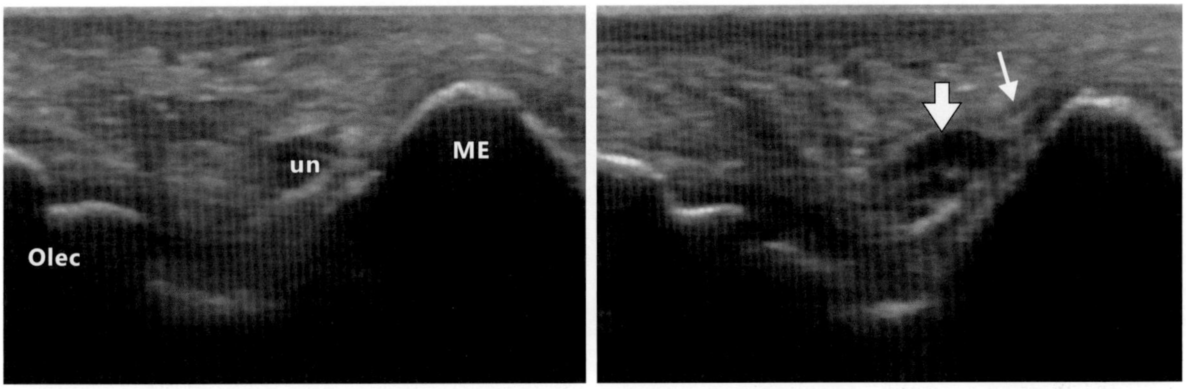

a b

En comparación con el lado normal (**a**), la imagen ecográfica axial sobre el surco condíleo revela un nervio ulnar (**un**) hinchado e hipoecoico (*flecha gruesa*) bajo el ligamento de Osborne (*flecha delgada*) en el lado sintomático (**b**).

ME epicóndilo medial
Olec olécranon

Nota del experto

Independientemente de las diferencias terminológicas (relativas a la zona de compresión) con respecto al síndrome del túnel cubital, la ecografía puede mostrar fácilmente dónde exactamente el nervio parece estar atrapado – en el túnel óseo, entre las cabezas del músculo flexor cubital del carpo, etc. [8]. En este caso clínico, el nervio está hinchado entre el epicóndilo medial y el olécranon.

12.25 Síndrome del túnel cubital en un hombre de 35 años con signo de Tinel positivo en el codo e hipoestesia en el antebrazo medial y los dedos

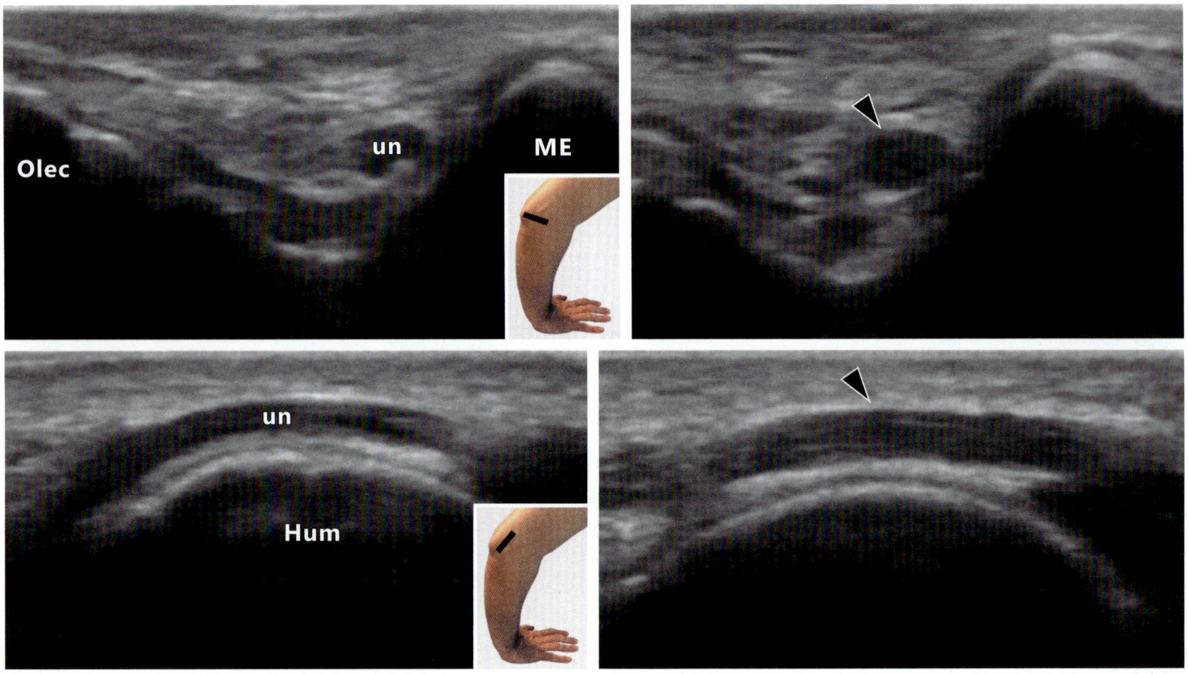

En comparación con el lado normal (**a**, **c**), las imágenes ecográficas axial (**b**) y longitudinal (**d**) muestran el nervio ulnar (**un**) hinchado (*puntas de flecha*) en el túnel cubital proximal.

Hum húmero
ME epicóndilo medial
Olec olécranon

Síndrome del túnel cubital en un hombre de 55 años **12.26**

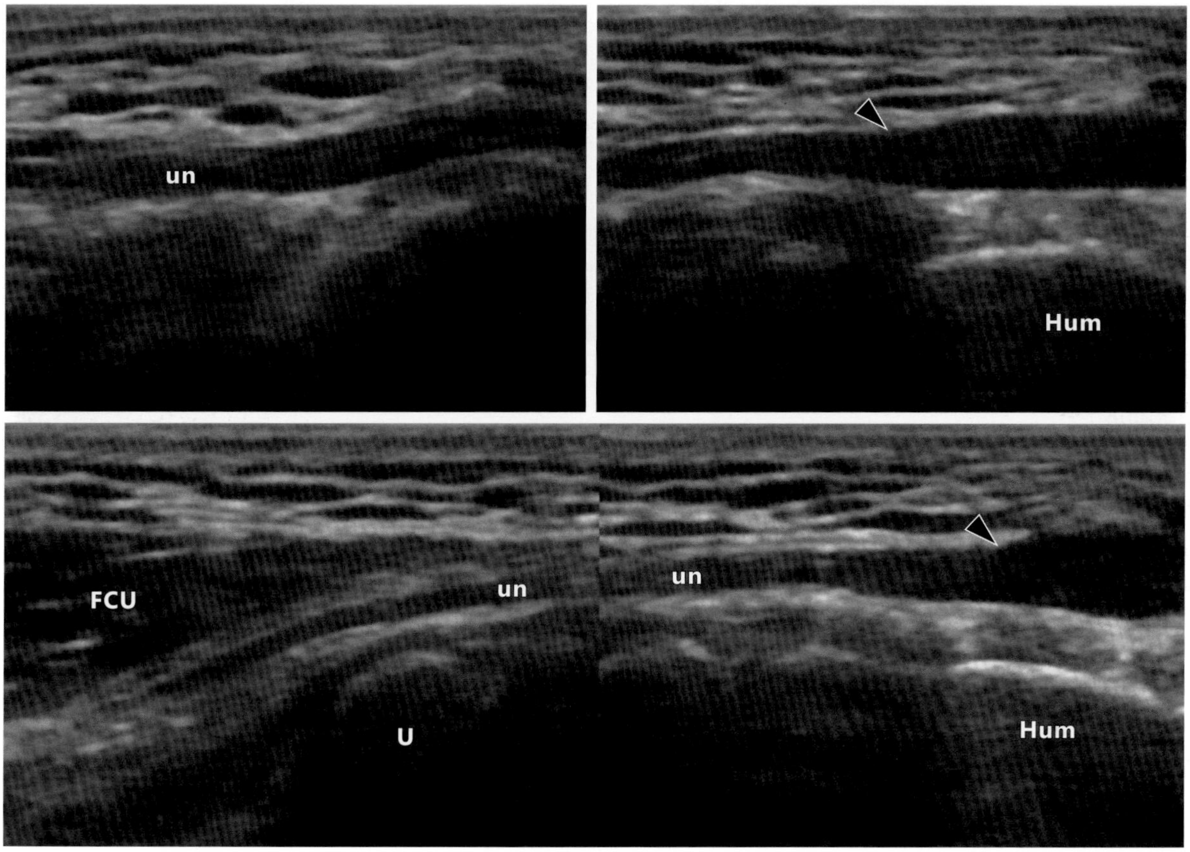

El paciente tenía dolor en la zona posteromedial del codo y sensación de hormigueo en los dedos inervados por el nervio ulnar.

En comparación con el lado normal (**a**), las imágenes ecográficas longitudinal (**b**) y longitudinal en pantalla dividida (**c**) muestran el nervio ulnar (**un**) hinchado (*puntas de flecha*) justo proximalmente al túnel cubital.

FCU músculo flexor cubital del carpo
Hum húmero
U ulna (cúbito)

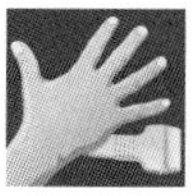

Nota del experto

En caso de atrapamiento del nervio, se puede observar el fenómeno de "cuello de botella", usualmente proximal al lugar del atrapamiento.

12.27 Síndrome del túnel cubital en una mujer de 35 años con dolor en la cara medial del codo y parestesias desde hace dos meses

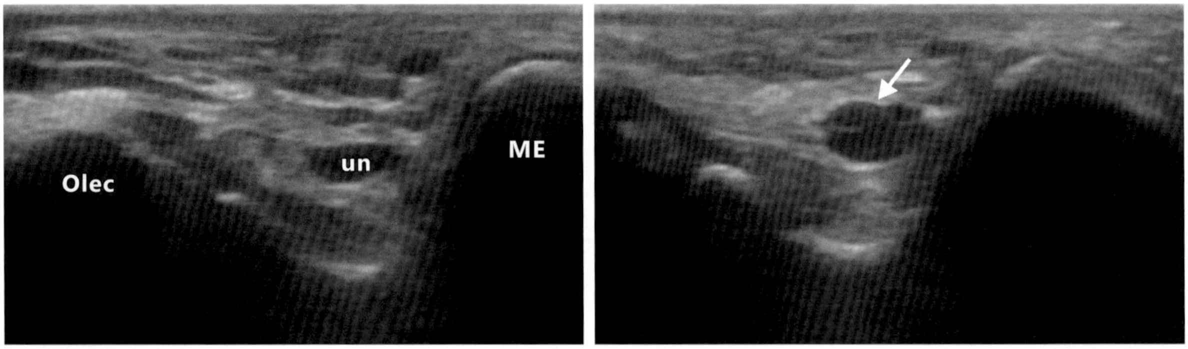

a b

La paciente tenía un signo de Tinel positivo sobre el túnel cubital e hipoestesia en el cuarto y quinto dedo.

En comparación con el lado normal (**a**), la imagen ecográfica axial muestra el nervio ulnar (**un**) hinchado e hipoecoico (*flecha*) en el túnel cubital proximal (**b**).

ME epicóndilo medial
Olec olécranon

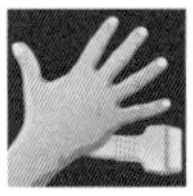

Nota del experto

Siempre se debe realizar un examen dinámico, es decir, buscar la presencia de una luxación del nervio ulnar durante la flexión pasiva del codo [9]. Una (sub)luxación se puede encontrar en personas asintomáticas, que puede ser considerada como una predisposición para la neuropatía.

Síndrome del túnel cubital en un hombre de 67 años con escasa destreza en las manos después de una fractura distal del húmero **12.28**

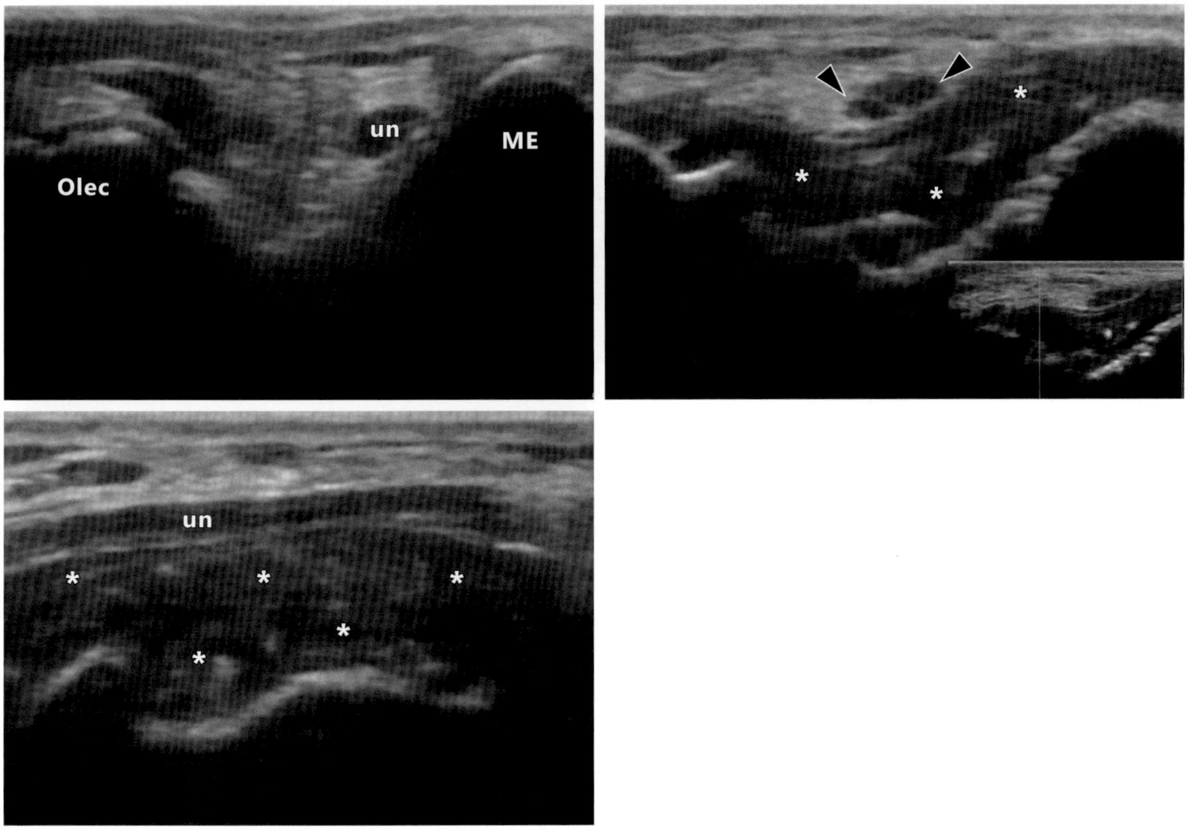

a b c

En comparación con el lado normal (**a**), las imágenes ecográficas axial (**b**) y longitudinal (**c**) revelan hipertrofia sinovial (*asteriscos*) e irregularidades corticales que subluxan y estiran el nervio ulnar (**un**) (*puntas de flecha*). La imagen power Doppler muestra flujo sanguíneo lento (*figura pequeña*).

ME epicóndilo medial
Olec olécranon

12.29 Síndrome del túnel cubital bilateral en un anciano con debilidad y parestesias en la mano

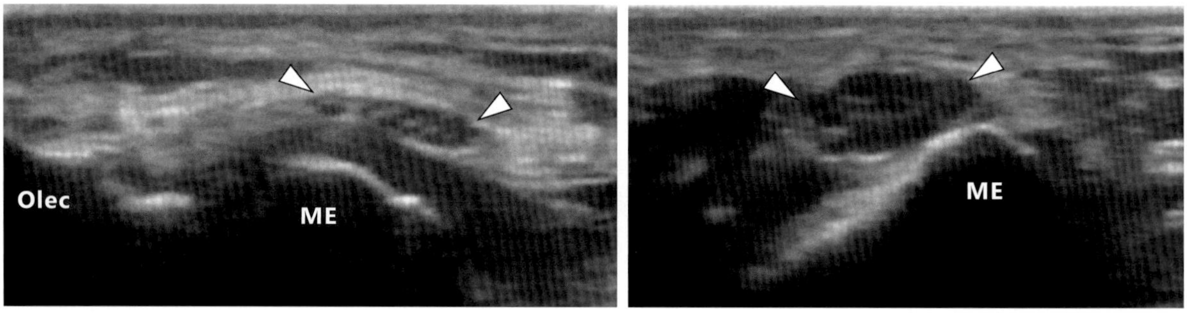

a b

La imagen ecográfica axial en el túnel cubital proximal muestra el nervio ulnar aplastado y subluxado (*puntas de flecha*) (**a**). El lado contralateral revela un nervio ulnar más hipoecoico con fascículos marcadamente hinchados (*puntas de flecha*) (**b**).

ME epicóndilo medial
Olec olécranon

Nota del experto

Mientras que el tamaño de la hinchazón del nervio generalmente está en correlación con las dolencias del paciente o el deterioro funcional, los nervios "asintomáticos pero hinchados" o "funcionalmente normales pero hinchados" no deben ser inesperados en la práctica clínica. En este sentido, la ecografía y las pruebas electrodiagnósticas podrían utilizarse como investigaciones complementarias. De hecho, la primera es una herramienta de evaluación morfológica mientras que la segunda es una herramienta de evaluación fisiológica [4].

Síndrome del túnel cubital en un hombre de 40 años con síntomas clínicos de neuropatía cubital 12.30

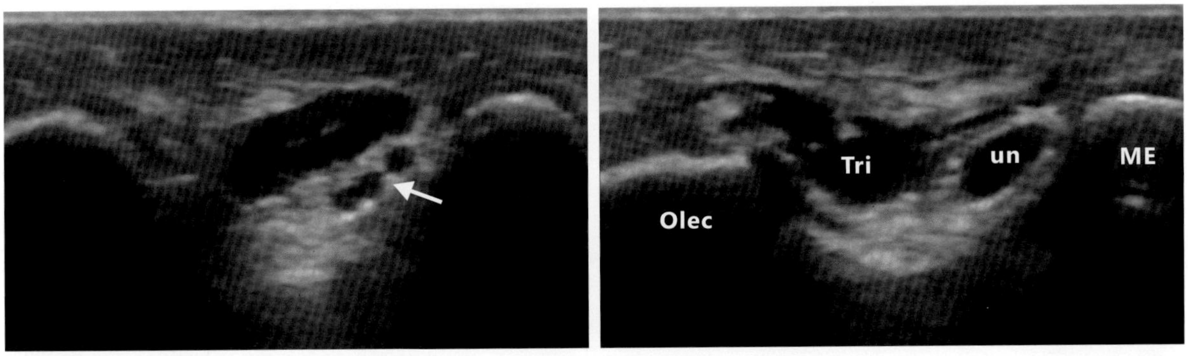

a b

La imagen ecográfica axial del lado asintomático muestra el nervio ulnar (*flecha*) multifasciculado (**a**), mientras que la del lado sintomático en el túnel cubital proximal muestra un nervio ulnar (**un**) agrandado con un aspecto hipoecoico (**b**).

ME epicóndilo medial
Olec olécranon
Tri músculo tríceps braquial

Nota del experto

Mientras que las variaciones anatómicas no siempre indican una neuropatía o no deberían ser asociadas con mayor preponderancia a los síndromes de atrapamiento, la ecografía es muy importante para desenmascarar "todos los detalles de la historia" [10].
Una nota importante acerca de la medición de la superficie nerviosa en tales casos es la necesidad de tener mediciones separadas para cada fascículo y, por consiguiente, hacer la suma.

Nervios

12.31 Atrapamiento del nervio ulnar debido a osificación heterotópica después de una lesión cerebral traumática en un hombre de 50 años

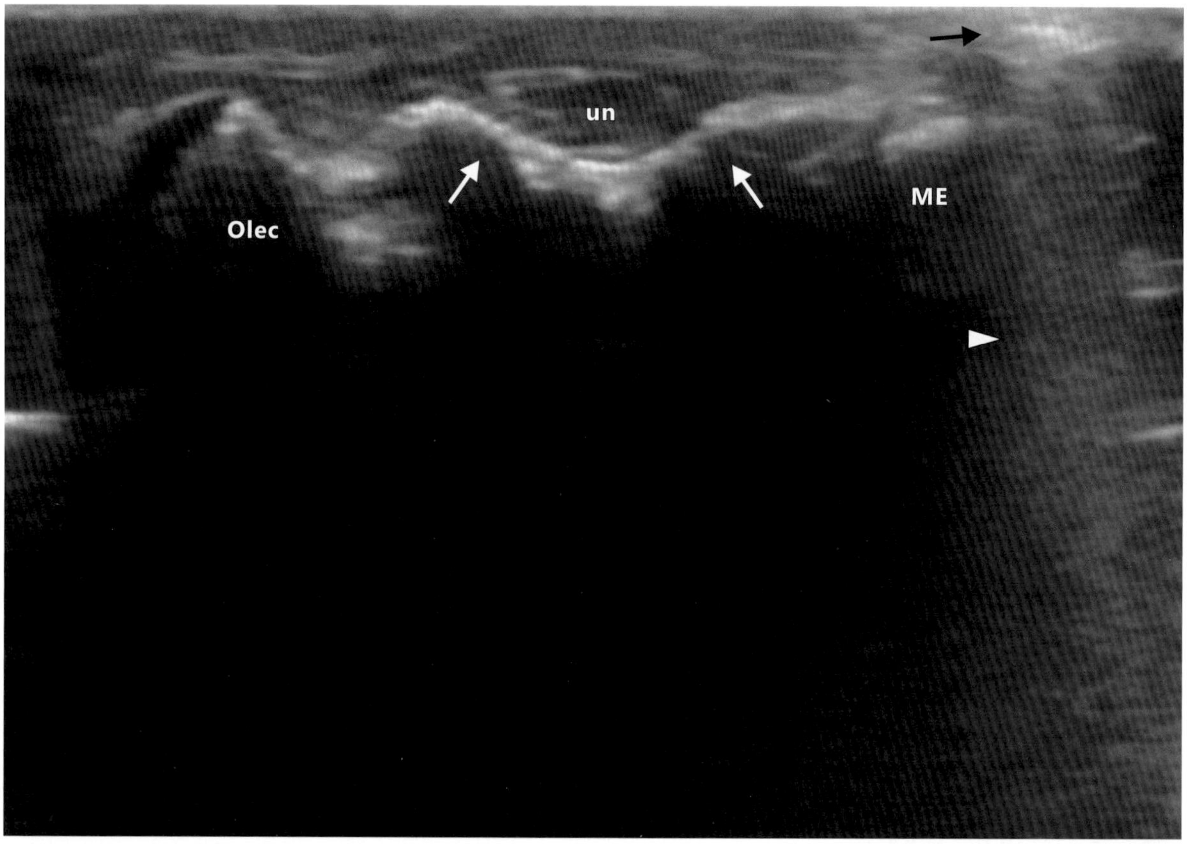

En el examen clínico, el paciente tenía espasticidad severa en el miembro superior, limitación de los movimientos del codo y también deformidad de la mano en garra.

La imagen ecográfica axial muestra el nervio ulnar (**un**) edematoso y subluxado a causa de la osificación (*flechas blancas*). Obsérvese también el artefacto en cola de cometa (*punta de flecha*) en profundidad con respecto al implante metálico (*flecha negra*) utilizado para tratar la fractura humeral.

ME epicóndilo medial
Olec olécranon

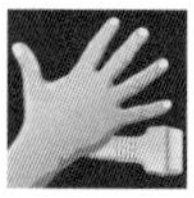

Nota del experto

Aparte de proporcionar la rápida imagen del atrapamiento del nervio ulnar, el diagnóstico precoz de la osificación heterotópica es indiscutiblemente una ventaja adicional de la ecografía [11].
En presencia de materiales de osteosíntesis, los artefactos metálicos representan un problema para la resonancia magnética nuclear, pero no para la ecografía.

Lesiones traumáticas bilaterales del nervio ulnar en una mujer de 43 años después de un accidente de tráfico **12.32**

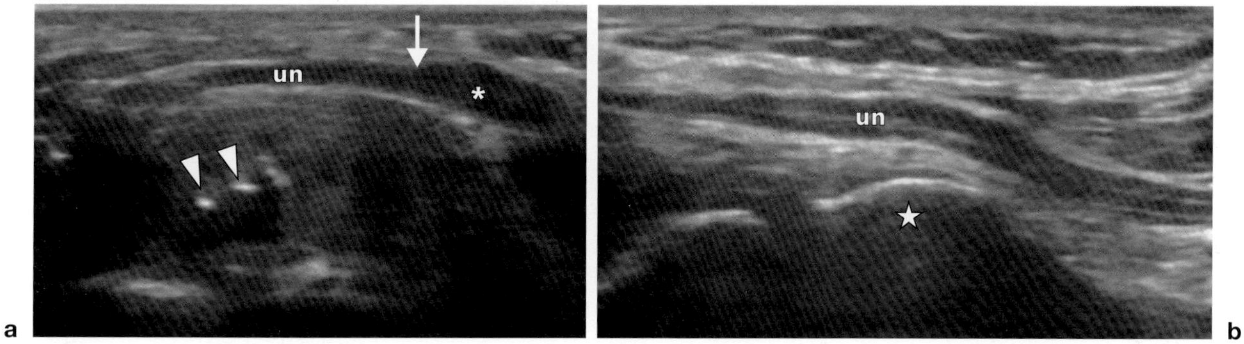

La imagen ecográfica longitudinal muestra un nervio ulnar (**un**) marcadamente hipoecoico e hinchado (*asterisco*) justo proximal al lugar de compresión (*flecha*) (**a**). Notar los materiales de sutura no absorbibles como ecos lineales brillantes (*puntas de flecha*) dentro de los tejidos blandos irregulares/en recuperación (**a**). El lado contralateral revela un nervio difusamente agrandado debido a la formación del callo óseo (*estrella*) (**b**).

Nota del experto

Como siempre, al evaluar un nervio, se deben buscar cambios en la forma y en la ecogenicidad del mismo nervio y también posibles estructuras "extrínsecas" que comprimen el nervio.

12.33 Síndrome del túnel cubital en un paciente anciano con contractura en flexión del codo y deformidad de la mano en garra

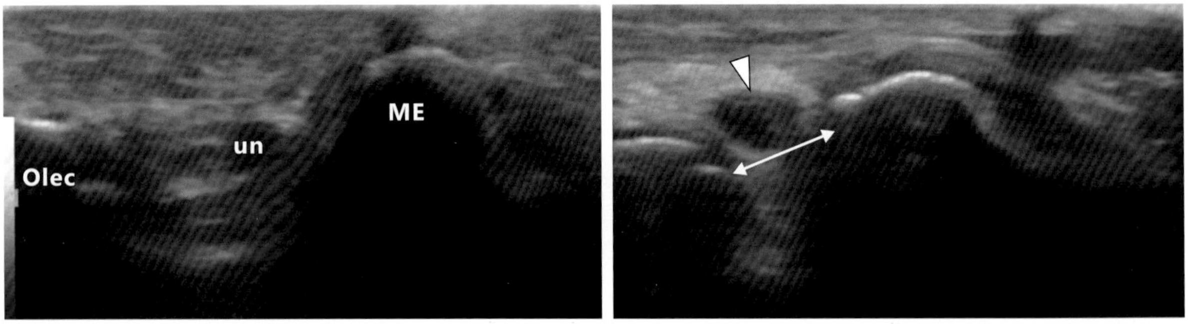

a b

En comparación con el lado normal (**a**), la imagen ecográfica axial muestra un nervio ulnar (**un**) hinchado e hipoecoico (*punta de flecha*) dentro de un surco condíleo estrecho (*doble flecha*) (**b**).

ME epicóndilo medial
Olec olécranon

Nota del experto

En pacientes con problemas degenerativos, no es raro encontrar diversas patologías relacionadas con los contornos óseos del túnel (por ejemplo, espolones, irregularidades corticales). Es muy útil entender su relación dinámica con el nervio atrapado, no solo para el diagnóstico sino también para la planificación de una cirugía correctiva en casos más graves.

Síndrome del túnel cubital en un hombre de 57 años con mano en garra **12.34**

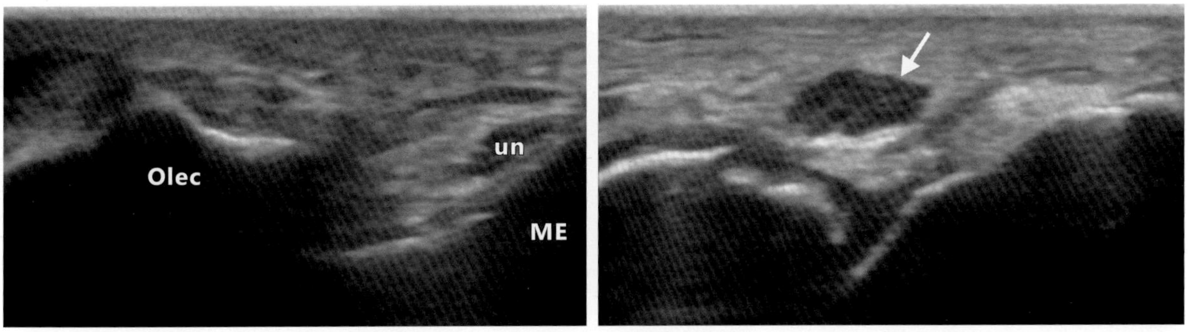

a b

En comparación con el lado normal (**a**), la imagen ecográfica en el surco condíleo muestra un nervio ulnar (**un**) marcadamente edematoso (*flecha*) (**b**). Obsérvese el estrechamiento del túnel óseo que parece empujar el nervio hacia fuera.

ME epicóndilo medial
Olec olécranon

Nota del experto

La prueba electrodiagnóstica es absolutamente necesaria para diferenciar entre los problemas de conducción y la neuropatía con pérdida axonal. En este caso, durante la evaluación ecográfica, se pueden visualizar los músculos en la zona de inervación del nervio ulnar, para explorar la presencia de degeneración grasa: generalmente los músculos se vuelven más delgados e hiperecoicos y esto es una evaluación indirecta de la patología del nervio.

12.35 Síndrome del túnel cubital en una niña de 7 años después de un traumatismo contuso en el codo

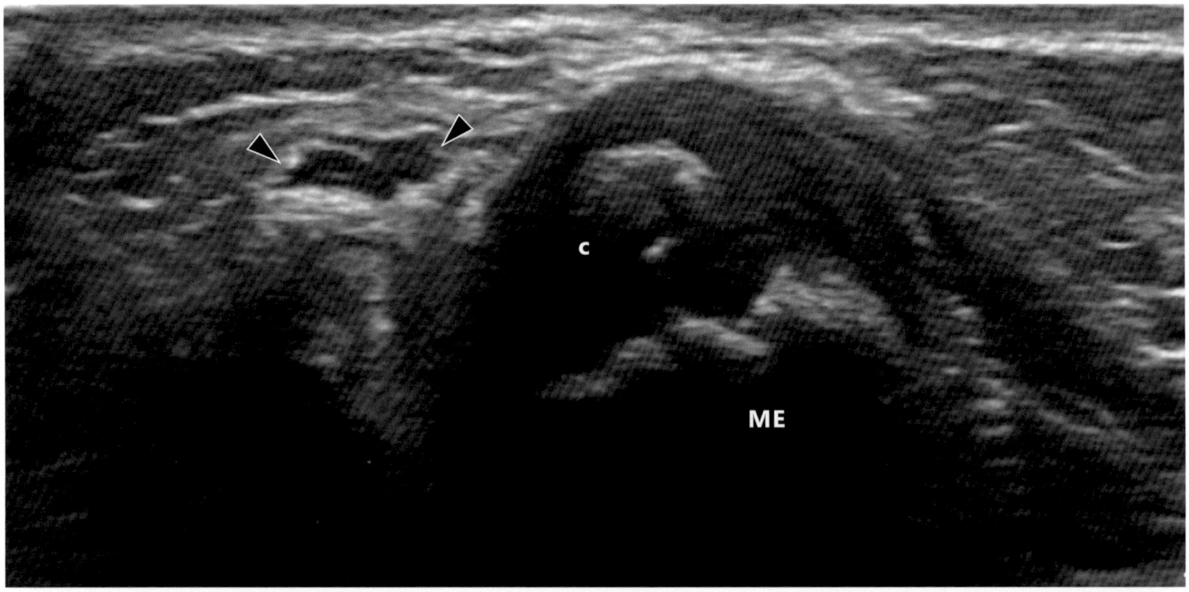

a

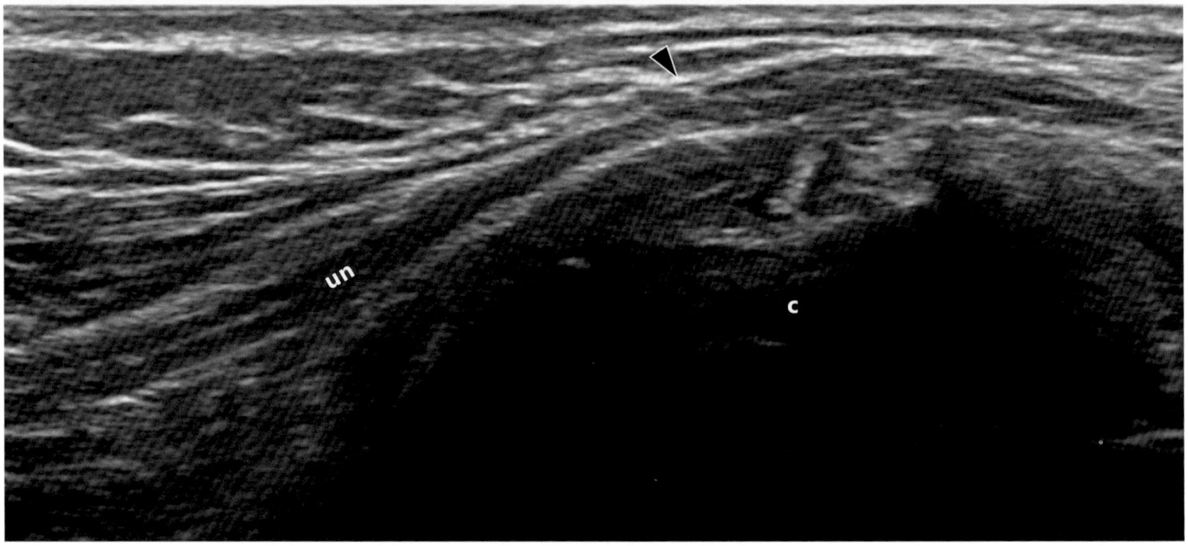

b

Las imágenes ecográficas axial (**a**) y longitudinal (**b**) sobre el túnel cubital proximal revelan un nervio ulnar (**un**) hinchado e hipoecoico (*puntas de flecha*). Notar la placa de crecimiento cartilaginoso irregular (**c**) en comparación con el aspecto normal del epicóndilo medial (**ME**).

Síndrome del túnel cubital en un hombre de 45 años con dolor en la cara medial del codo que se irradia hacia la mano 12.36

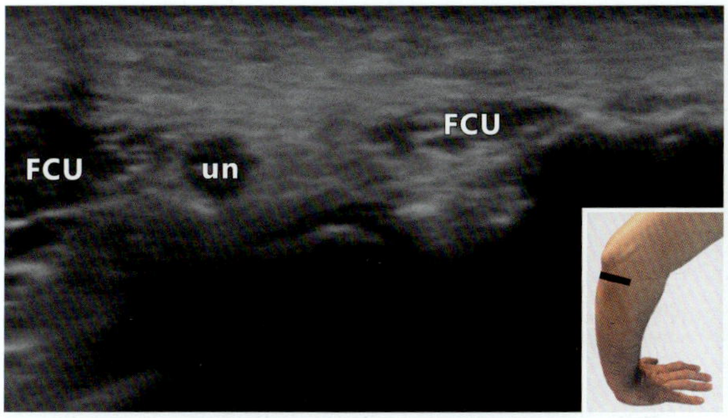

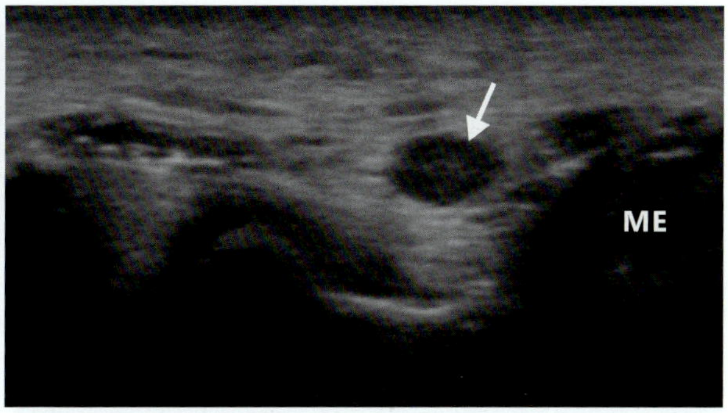

La imagen ecográfica axial muestra un aspecto normal del nervio ulnar (**un**) entre las dos cabezas del músculo flexor cubital del carpo (**FCU**) distalmente (**a**). El nervio parece estar agrandado e hipoecoico (*flecha*) a nivel del túnel cubital proximal (**b**).

ME epicóndilo medial

12.37 Síndrome del túnel cubital en un paciente adulto con torpeza y parestesias en la mano

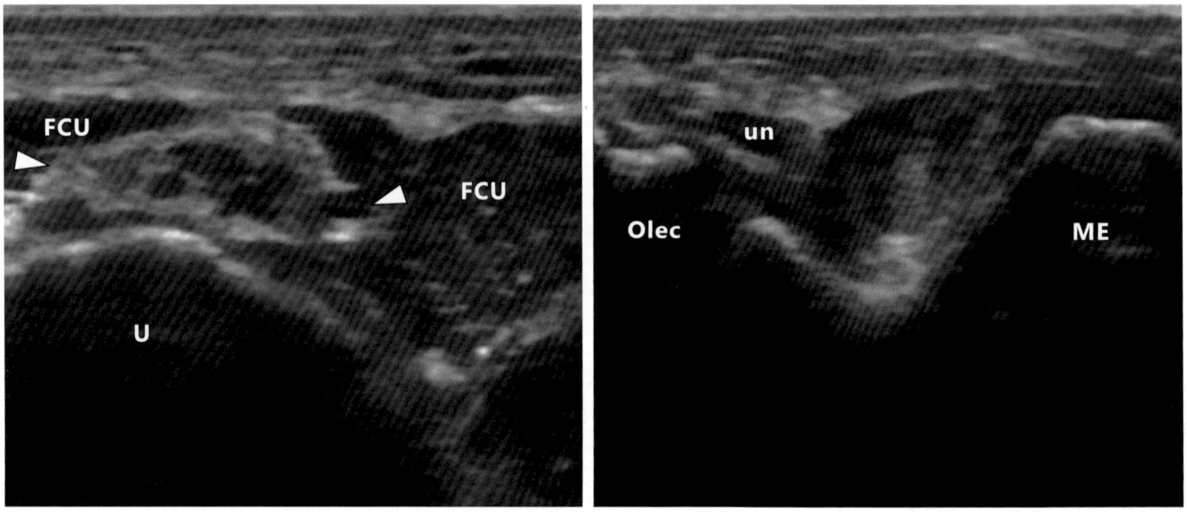

a b

La imagen ecográfica axial muestra un nervio ulnar (**un**) significativamente hinchado (*puntas de flecha*) con ecogenicidad heterogénea entre las dos cabezas del músculo flexor cubital del carpo (**FCU**) (**a**).
En el lado contralateral, el nervio se ve con un aspecto normal en el túnel cubital proximal (**b**). Obsérvese que el músculo FCU se extiende bastante proximalmente.

ME epicóndilo medial
Olec olécranon
U ulna (cúbito)

Nota del experto

A veces, incluso el músculo ancóneo o porciones hipertróficas del músculo tríceps braquial pueden dar la misma imagen. La imagen dinámica en dirección de proximal a distal y viceversa, generalmente ayuda a aclarar tales variaciones anatómicas.

Arteria ulnar (cubital) reparada quirúrgicamente en una niña que se hirió el antebrazo con una tijera **12.38**

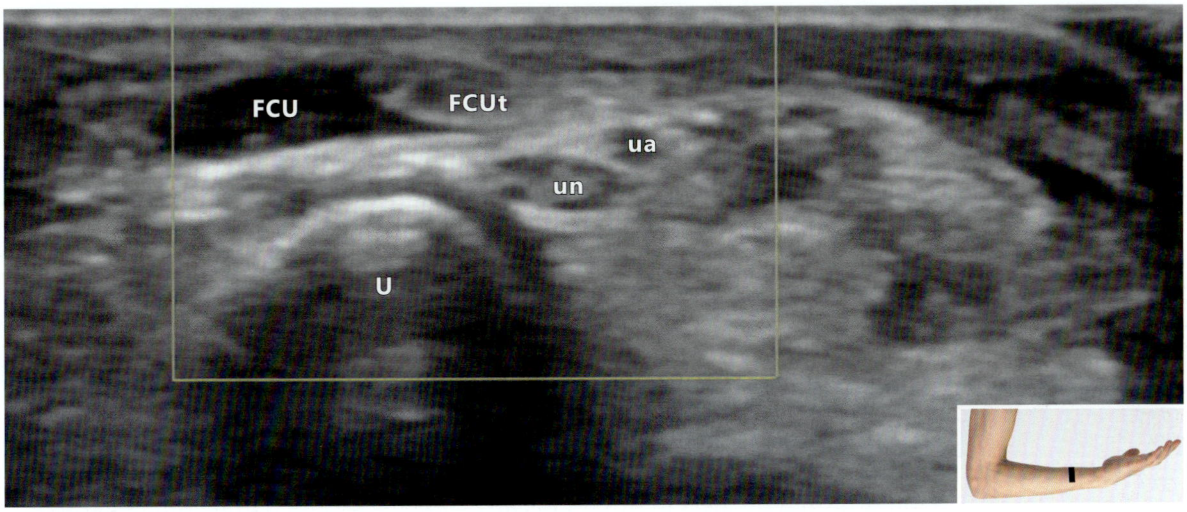

La imagen ecográfica axial muestra la arteria ulnar (**ua**) y el nervio ulnar (**un**) que pasan a través del compartimento volar (palmar) del antebrazo distal. El nervio contiene algunos fascículos hipoecoicos internos. Si bien la arteria ha sido reparada, el flujo sanguíneo no es evidente en la imagen Doppler.

FCU músculo flexor cubital del carpo
FCUt tendón del músculo flexor cubital del carpo
U ulna (cúbito)

12.39 Lesión del nervio ulnar reparada quirúrgicamente en un hombre de 45 años con dolor neuropático en el cuarto y quinto dedo

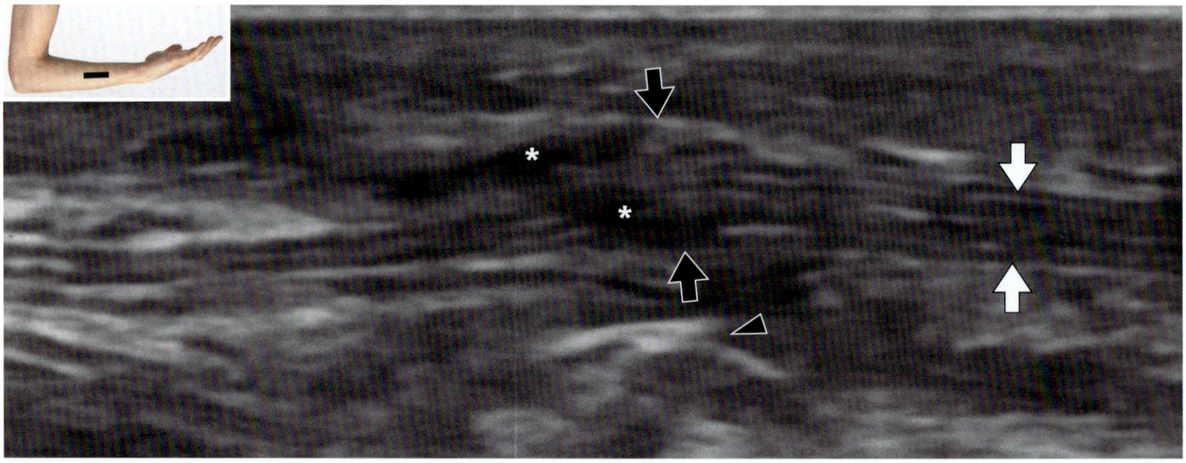

La imagen ecográfica longitudinal del nervio ulnar (*flechas blancas*) en el tercio medio del antebrazo muestra bandas hipoecoicas irregulares (*asteriscos*) y agrandamiento focal (*flechas negras*) del nervio. Obsérvese también el material de sutura hiperecoico (*punta de flecha*) debajo de la zona de la lesión.

Nota del experto

Seguramente, el seguimiento serial – especialmente en casos sintomáticos – es probatorio de la recuperación del nervio (o de la formación de neuroma) [12]. La alodinia puede hacer la evaluación muy difícil. Se debe utilizar una gran cantidad de gel o, eventualmente, preparar al paciente usando gel anestésico local.

Transposición quirúrgica del nervio ulnar en un hombre de 38 años con dolor en la cara medial del codo

12.40

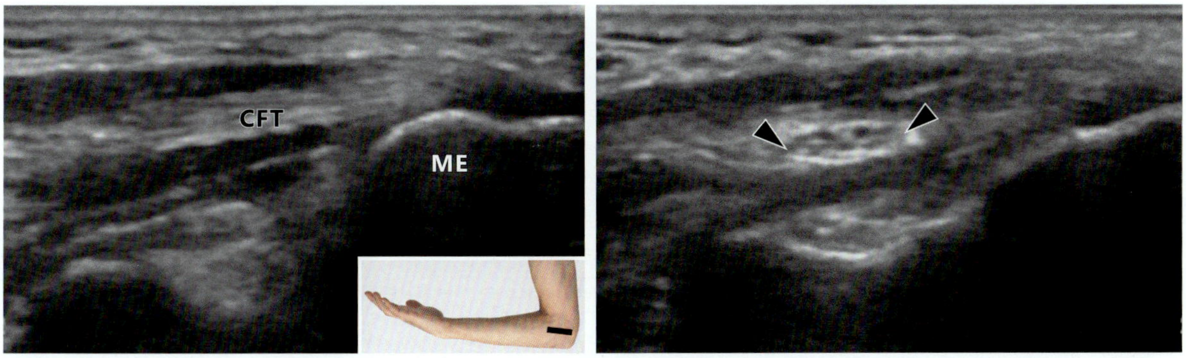

a b

En comparación con el lado normal (**a**), la imagen ecográfica longitudinal medial muestra el nervio ulnar transpuesto anteriormente (*puntas de flecha*) cerca del tendón del músculo flexor común (**CFT**) (**b**).

ME epicóndilo medial

Nota del experto

La ecografía se puede realizar fácilmente durante el seguimiento postoperatorio de los atrapamientos de los nervios, especialmente en los casos en los que el resultado quirúrgico es desfavorable [13]. En este caso, los detalles del procedimiento quirúrgico deben ser conocidos para la realización de un ecografía rápida, es decir, para evitar interpretaciones erróneas con respecto a los cambios en la anatomía normal.

En caso de resultado desfavorable después de la anteriorización del nervio ulnar, se debe buscar un doblez corto, giro o chasquido del nervio a nivel del antebrazo y cuidadosamente pedir al paciente la eventual presencia de un sono-Tinel.

Video 18

12.41 Síndrome del túnel carpiano bilateral en una mujer de 45 años con entumecimiento en la palma de la mano, del pulgar y del índice

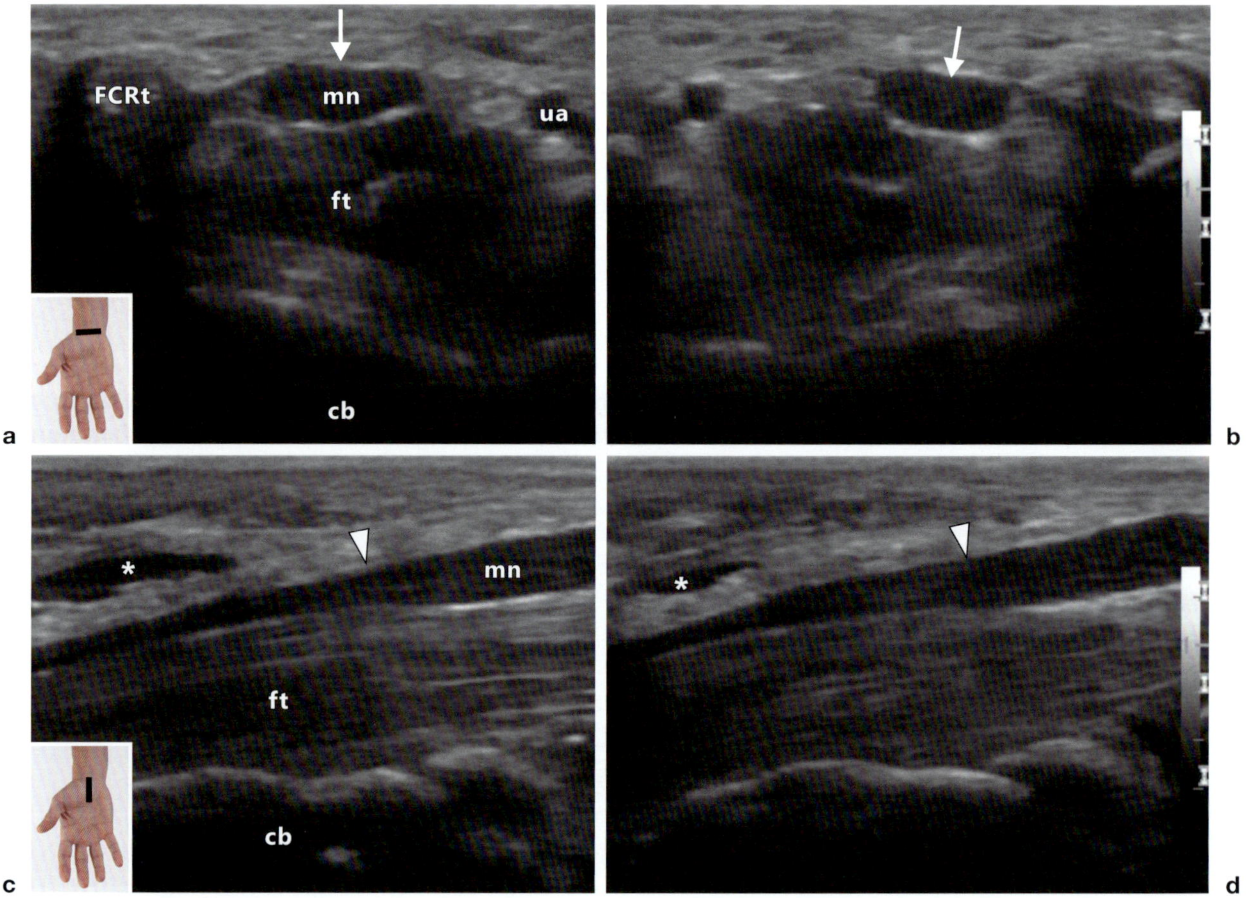

Las imágenes ecográficas muestran un agrandamiento anecoico difuso (*flechas*) del nervio mediano (**mn**) en las vistas axiales (**a**, **b**) y cambios bruscos en el tamaño del nervio a nivel del túnel carpiano proximal (*puntas de flecha*) en las vistas longitudinales (**c**, **d**).
Obsérvese la estrecha relación del nervio con los tendones de los músculos flexores (**ft**) en el túnel y con el tendón del músculo flexor radial del carpo (**FCRt**) fuera del túnel.

cb huesos carpianos
ua arteria cubital (ulnar)
* músculo

Nota del experto

Los síndromes de atrapamiento de nervios periféricos pueden ser evaluados eficazmente con la ecografía. En primer lugar, puede realizarse la confirmación morfológica del atrapamiento (es decir, detectando la hinchazón del nervio generalmente proximal al sitio de compresión). En segundo lugar, puede descubrirse una posible causa subyacente (por ejemplo, una estructura aberrante/patológica). En tercer lugar, si es necesario, una intervención ecoguiada puede realizarse con simplicidad. En cuarto lugar, en caso de cirugía, el cirujano puede ser "guiado" de antemano, indicando exactamente dónde disecar. Por último, pero no menos importante, el seguimiento cercano (postoperatorio) siempre es posible gracias a la conveniencia del examen ecográfico [3].
La aplicación de la eco-palpación también se conoce como "sono-Tinel" en imágenes de los nervios periféricos.
También se puede hacer un examen dinámico, para controlar la movilidad del nervio mediano. En la vista transversal, cuando el músculo flexor largo del pulgar se mueve pasivamente, el nervio mediano debe "balancearse" un poco. En vista longitudinal, cuando los dedos se mueven (flexión/extensión) pasivamente, el nervio también debe "deslizarse" hacia arriba y hacia abajo. En el síndrome del túnel carpiano, el nervio se vuelve menos móvil.

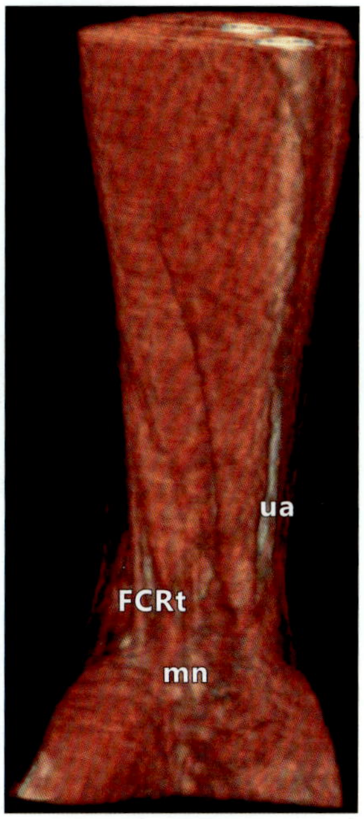

12.42 Síndrome del túnel carpiano bilateral en un mecánico de 57 años con dolor durante el día y parestesias durante la noche

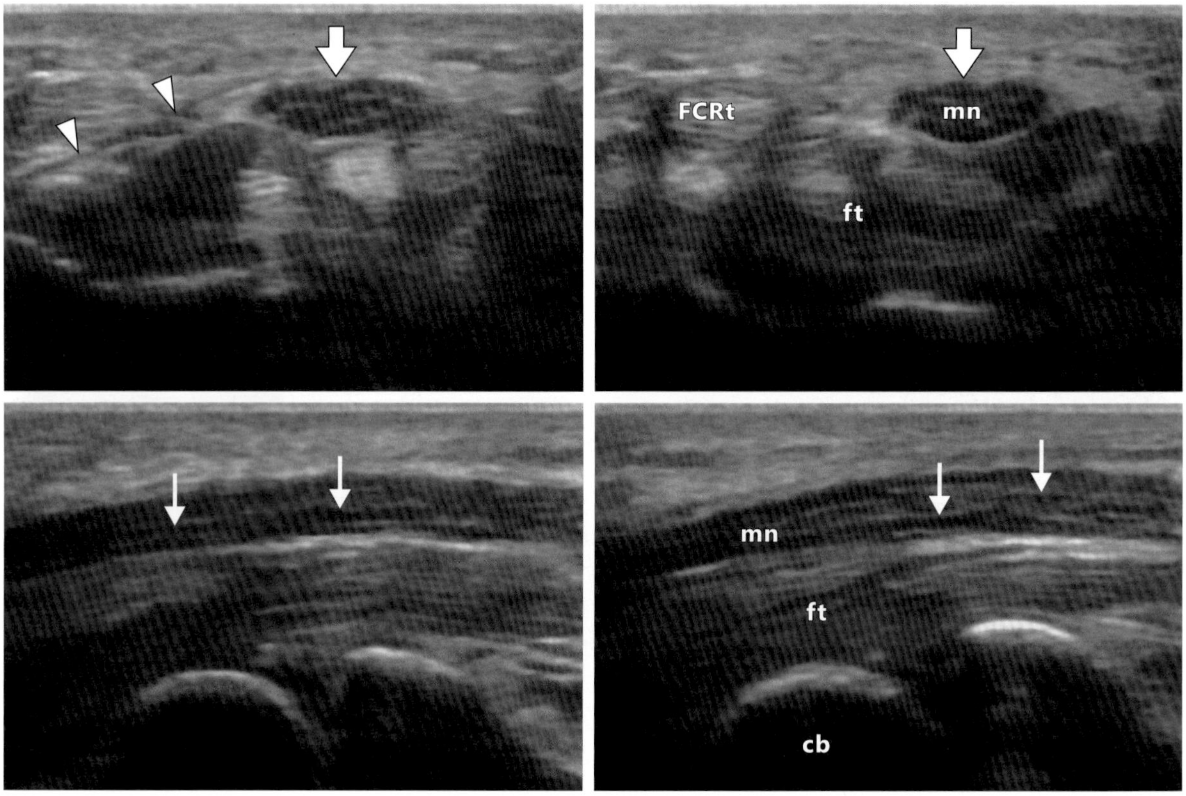

a b c d

Las imágenes ecográficas axiales muestran los nervios medianos (**mn**) hinchados (*flechas gruesas*) debajo el retináculo flexor (*puntas de flecha*) (**a**, **b**). Las vistas longitudinales muestran fascículos difusamente hinchados (*flechas finas*) dentro de los nervios (**c**, **d**).

cb huesos carpianos
FCRt tendón del músculo flexor radial del carpo
ft tendones de los músculos flexores

Nota del experto

El aspecto habitual de los nervios es el de un patrón fascicular (en contraste con los tendones que muestran un patrón fibrilar). Típicamente, los nervios periféricos parecen ser anecoicos cuando están localizados superficialmente y más hiperecoicos cuando discurren en profundidad en los compartimentos musculares [3].

Los nervios generalmente se agrandan (debido al edema) cuando están atrapados. Esta hinchazón puede ser detectada difusamente o, a veces, también puede observarse solo dentro de fascículos individuales [4].

Síndrome del túnel carpiano en un hombre de 55 años con entumecimiento intermitente y dolor urente en los tres dedos radiales desde hace tres meses

12.43

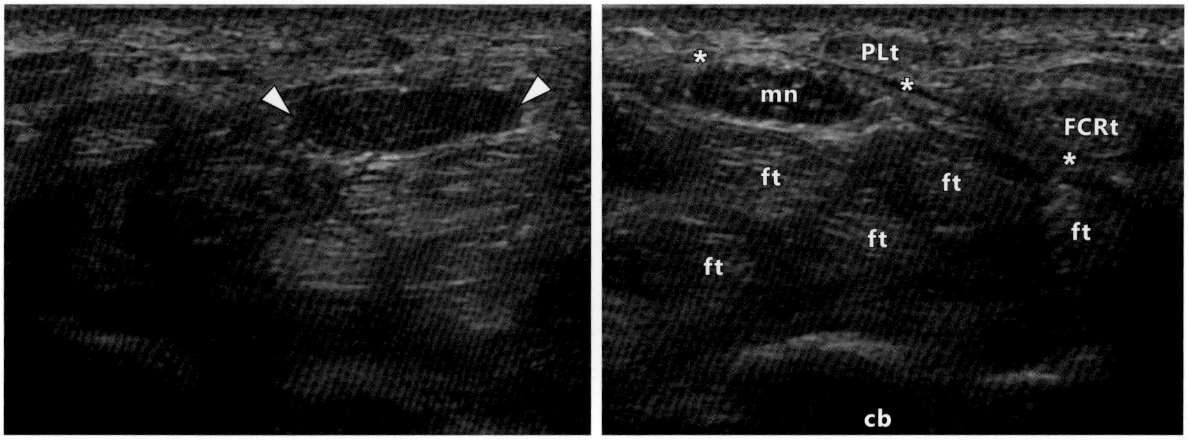

La imagen ecográfica axial sobre la cara volar (palmar) de la muñeca muestra hinchazón del nervio mediano (*puntas de flecha*) con pérdida de la ecotextura fascicular (**a**). Hallazgos normales del nervio mediano (**mn**) y tejidos adyacentes (**b**).

cb	huesos carpianos
FCRt	tendón del músculo flexor radial del carpo
ft	tendones de los músculos flexores
PLt	tendón del músculo palmar largo
*	retináculo flexor

12.44 Síndrome del túnel carpiano bilateral en una joven

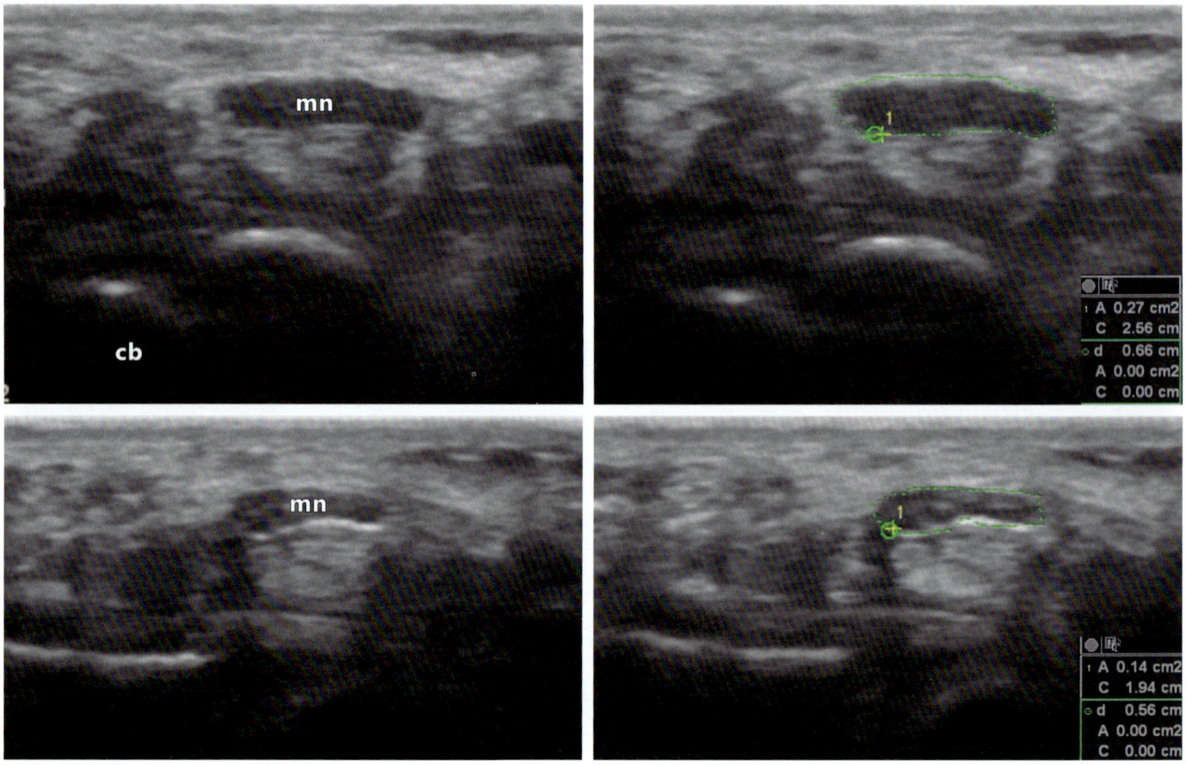

a b c d

La paciente advertía parestesias y dolor en el lado volar (palmar) de las muñecas que se extendían a lo largo de los tres primeros dedos.

Las imágenes ecográficas axiales (**a**, **c**) sobre el túnel carpiano proximal muestran aspectos hipoecoicos e hinchazón de los nervios medianos (**mn**), más pronunciados en un lado (**a**). Las vistas correspondientes muestran las mediciones del área de la sección transversal (**b**, **d**).

cb huesos carpianos

Nota del experto

Además de la evaluación morfológica general, la ecografía también puede proporcionar una cuantificación (por lo general relacionada con las mediciones del área de la sección transversal). Aunque no existen valores de corte para cada nervio, algunas mediciones se indican para los síndromes más comunes de atrapamiento (por ejemplo, 10 mm^2 para los nervios medianos en la entrada del túnel carpiano).

Por otra parte, una discusión importante se refiere a dónde/cómo deben tomarse exactamente las mediciones [14]. También hay algunas relaciones (proximal/distal o mediano/ulnar) descritas en la literatura. En este sentido, como en otras patologías y debido a su conveniencia, la sugerencia más simple y fiable sería comparar con el lado asintomático en casos unilaterales. Normalmente se sugiere realizar las mediciones transversales dentro de los bordes blancos (epineuro) del nervio.

Síndrome del túnel carpiano en el lado dominante en un carpintero de 42 años con dolor de muñeca agravado durante el trabajo manual y mientras duerme **12.45**

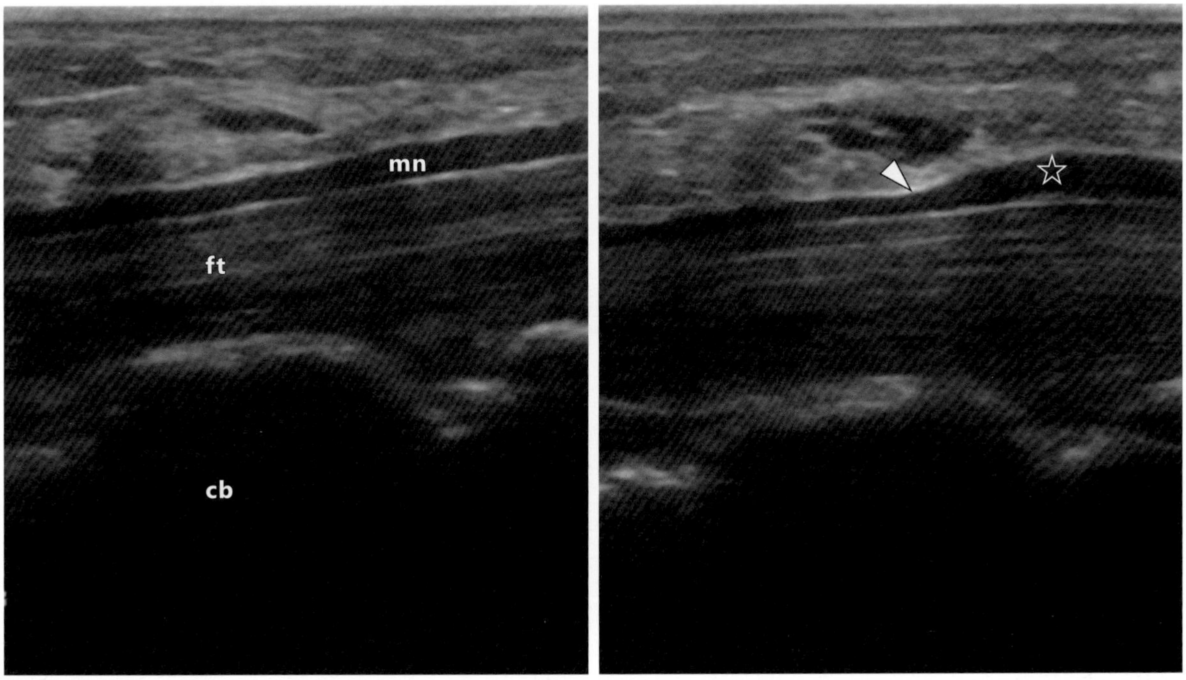

a b

En comparación con el lado normal (**a**), la imagen ecográfica longitudinal del túnel carpiano (**b**) muestra el nervio mediano (**mn**) hinchado (*estrella*) justo proximalmente a la zona de compresión (*punta de flecha*).

cb huesos carpianos
ft tendones de los músculos flexores

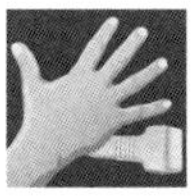

Nota del experto

Esta imagen a veces se describe como un "cuello de botella".

12.46 Síndrome del túnel carpiano en una mujer de 61 años

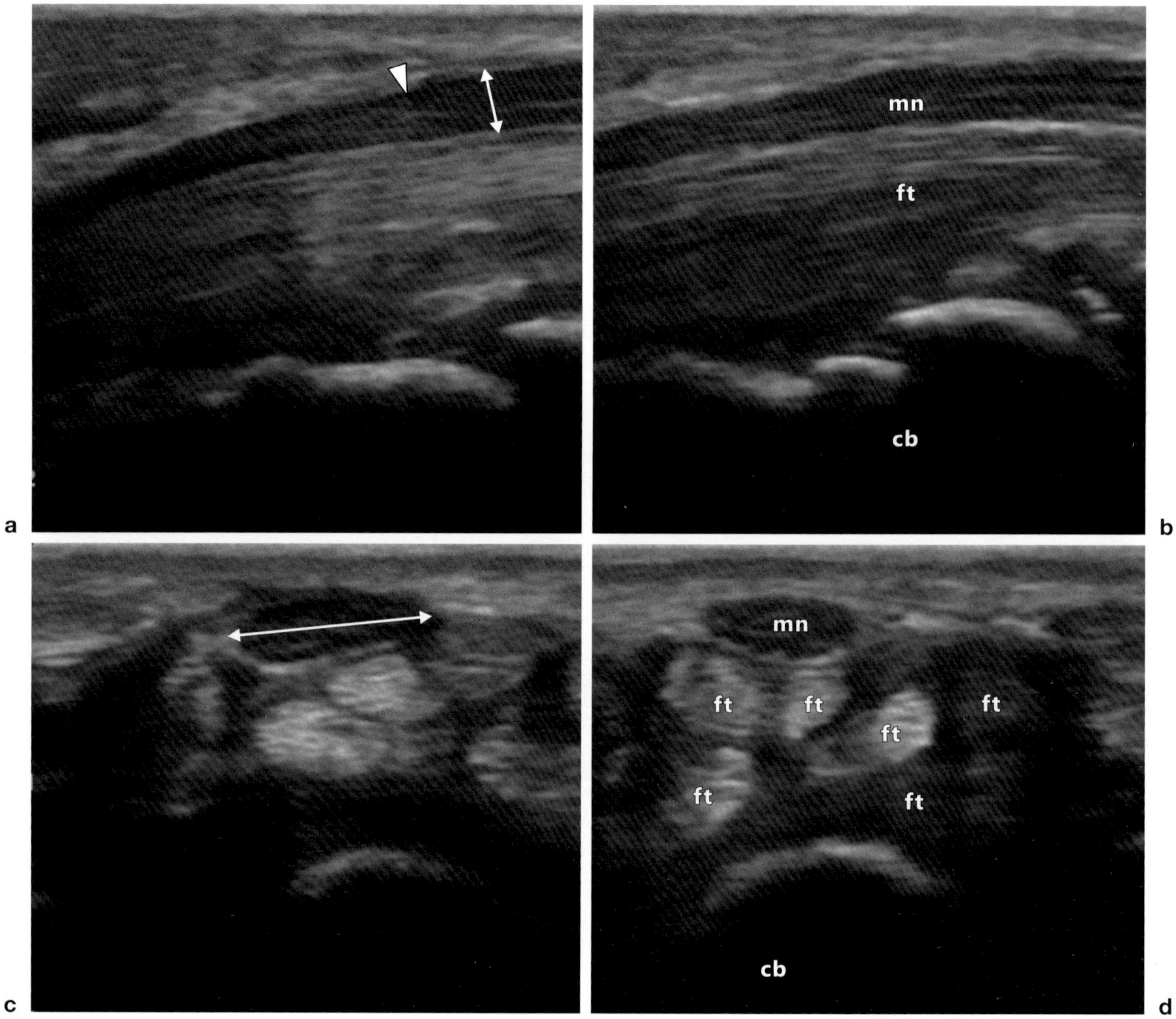

La paciente había comenzado a tener hormigueo, entumecimiento y dolor en la mano después de un episodio de intensa actividad manual repetitiva.

Las imágenes ecográficas longitudinal (**a**) y axial (**c**) sobre el túnel carpiano muestran un agrandamiento leve pero difuso (*dobles flechas*) del nervio mediano proximalmente a la zona de atrapamiento (*punta de flecha*). Nervio mediano normal (**mn**) y su estrecha relación con los tendones de los músculos flexores (**ft**) (**b**, **d**).

cb huesos carpianos

Tenosinovitis de los músculos flexores y síndrome del túnel carpiano en un paciente de 48 años con artritis reumatoide

12.47

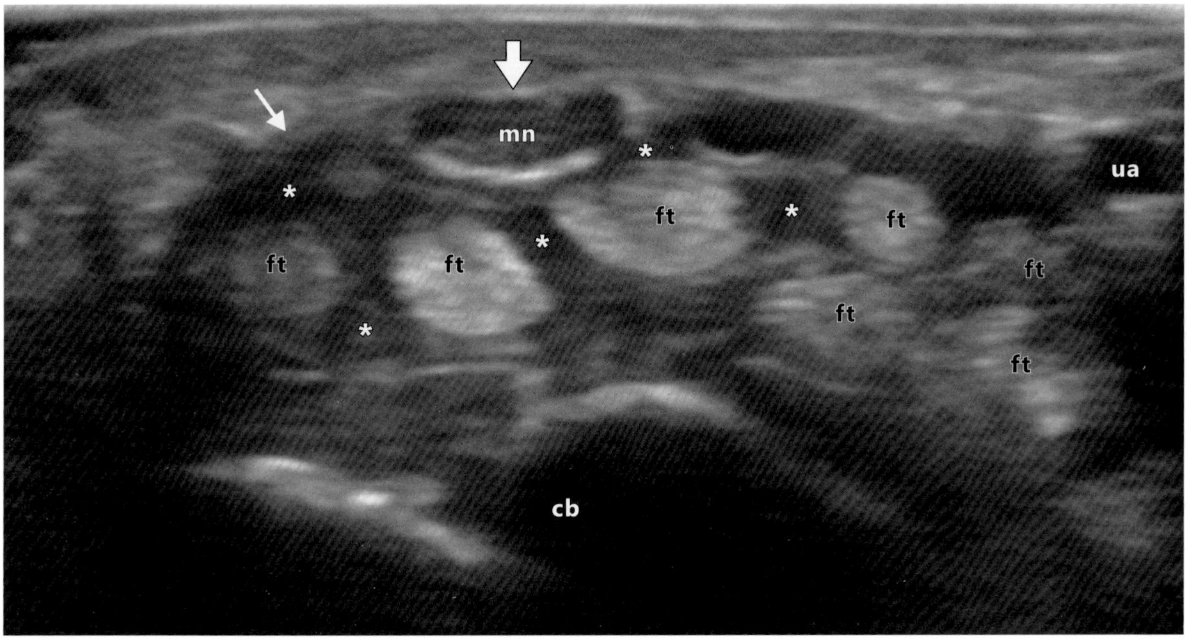

La imagen ecográfica axial muestra un nervio mediano (**mn**) hipoecoico y edematoso (*flecha gruesa*) bajo el retináculo flexor (*flecha delgada*).
Obsérvese que los tendones de los músculos flexores (**ft**) se ven más hiperecoicos de lo esperado, posiblemente debido a la efusión de líquido sinovial (*asteriscos*) en el túnel carpiano.

cb huesos carpianos
ua arteria cubital (ulnar)

Nota del experto

En los casos donde el síndrome del túnel carpiano es secundario a otras patologías, es necesario el rápido tratamiento de la enfermedad subyacente. En este caso, nuevamente con la ayuda y la guía de la ecografía, se puede fácilmente "matar dos pájaros de un tiro". Por ejemplo, una inyección precisa de corticosteroides dentro del túnel podría ser suficiente para tratar ambos problemas en este paciente [15].

12.48 Músculo palmar accesorio en un paciente con síndrome del túnel carpiano

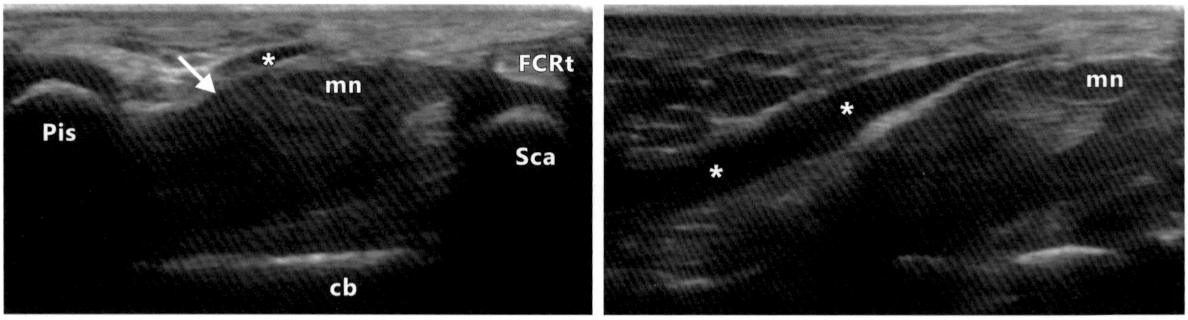

a b

Las imágenes ecográficas axiales en el túnel carpiano proximal (**a**) y un poco más distal (**b**) muestran una masa alargada anecoica (*asteriscos*) que indica la presencia de un músculo accesorio. Obsérvese su inserción sobre el retináculo flexor (*flecha*) inmediatamente al lado del nervio mediano (**mn**).

cb huesos carpianos
FCRt tendón del músculo flexor radial del carpo
Pis hueso pisiforme
Sca hueso escafoides

Nota del experto

También en este caso, no solo la causa del atrapamiento sino también la posible necesidad/abordaje de una intervención quirúrgica se pueden determinar con una simple evaluación ecográfica.

Síndrome del túnel carpiano en un paciente que ha sido operado del lado contralateral un año antes 12.49

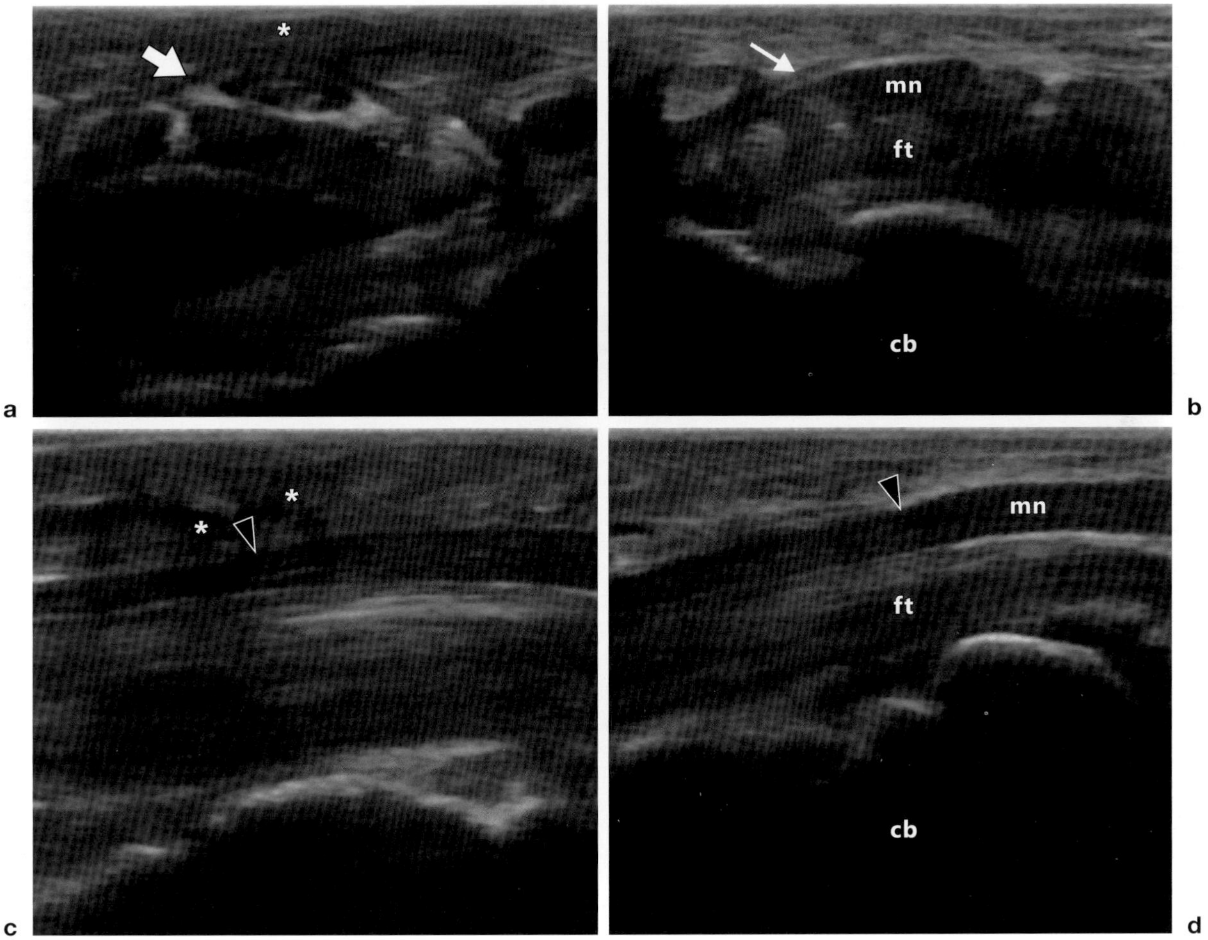

Las imágenes ecográficas axial (**a**) y longitudinal (**c**) de la muñeca operada muestran un retináculo flexor edematoso (*flecha gruesa*) y cicatrices postquirúrgicas irregulares (*asteriscos*). En cambio, el lado sintomático contralateral (**b**, **d**) muestra un retináculo flexor normal (*flecha delgada*) y un agrandamiento leve del nervio mediano (**mn**) proximalmente a la zona del atrapamiento (*punta de flecha*), patognomónico del síndrome del túnel carpiano. Obsérvese que el nervio está aún edematoso (*punta de flecha*) en el lado operado (**c**).

cb huesos carpianos

ft tendones de los músculos flexores

Nota del experto

Cuando los pacientes son seguidos después de la intervención quirúrgica, como en otras patologías, los cambios morfológicos detectados con la ecografía pueden ser "exagerados" y no siempre se correlacionan con los hallazgos clínicos y/o electrofisiológicos.

12.50 Síndrome del túnel carpiano en una ama de casa de 45 años que ha sido operada del lado contralateral 6 meses antes

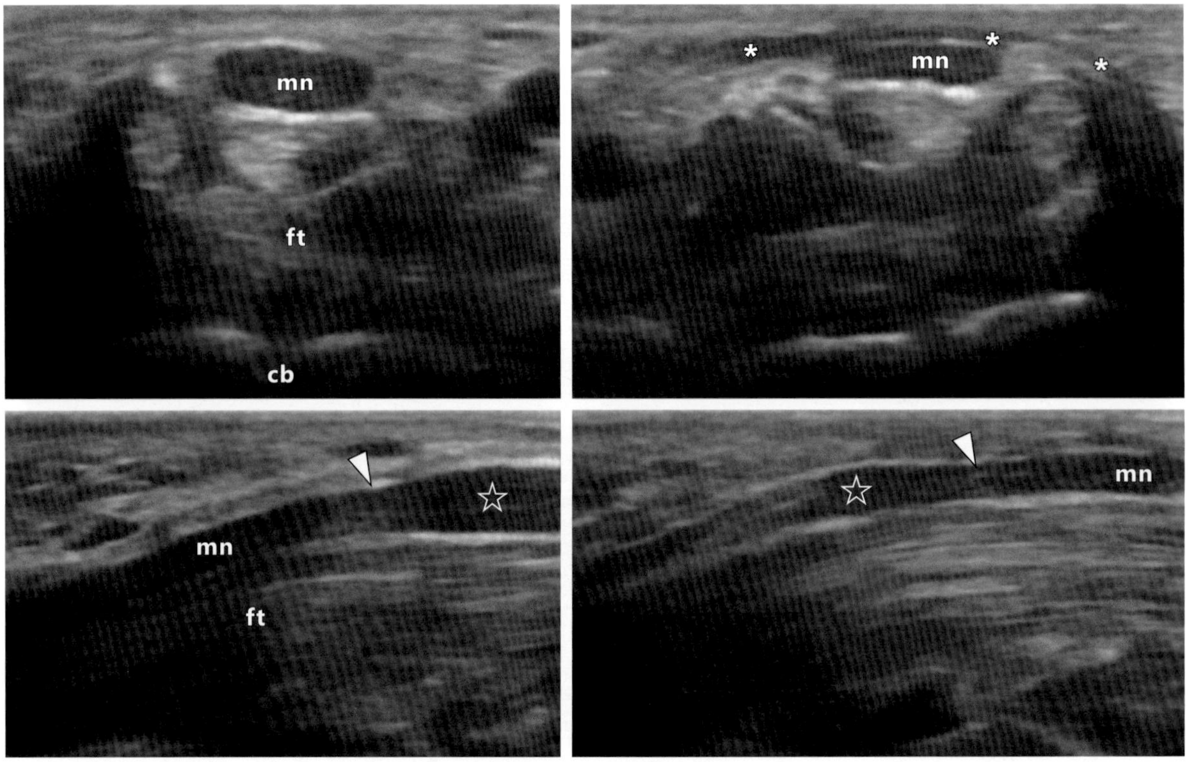

a b c d

Las imágenes ecográficas axial (**a**) y longitudinal (**c**) obtenidas en la parte proximal del túnel carpiano muestran un nervio mediano (**mn**) agrandado (*estrella*) proximalmente a la zona de atrapamiento (*punta de flecha*). En el lado operado, se puede ver el retináculo flexor engrosado e hipoecoico (*asteriscos*) junto con una hinchazón del nervio distalmente (*estrella*) (**b**, **d**).

cb huesos carpianos
ft tendones de los músculos flexores

Nota del experto

Además de la hinchazón proximal, también se puede observar edema en la parte distal del nervio mediano en el período postoperatorio [13].

Reparación quirúrgica del nervio mediano y de los tendones de los músculos flexores en una niña de 11 años después de una lesión con un vidrio 12.51

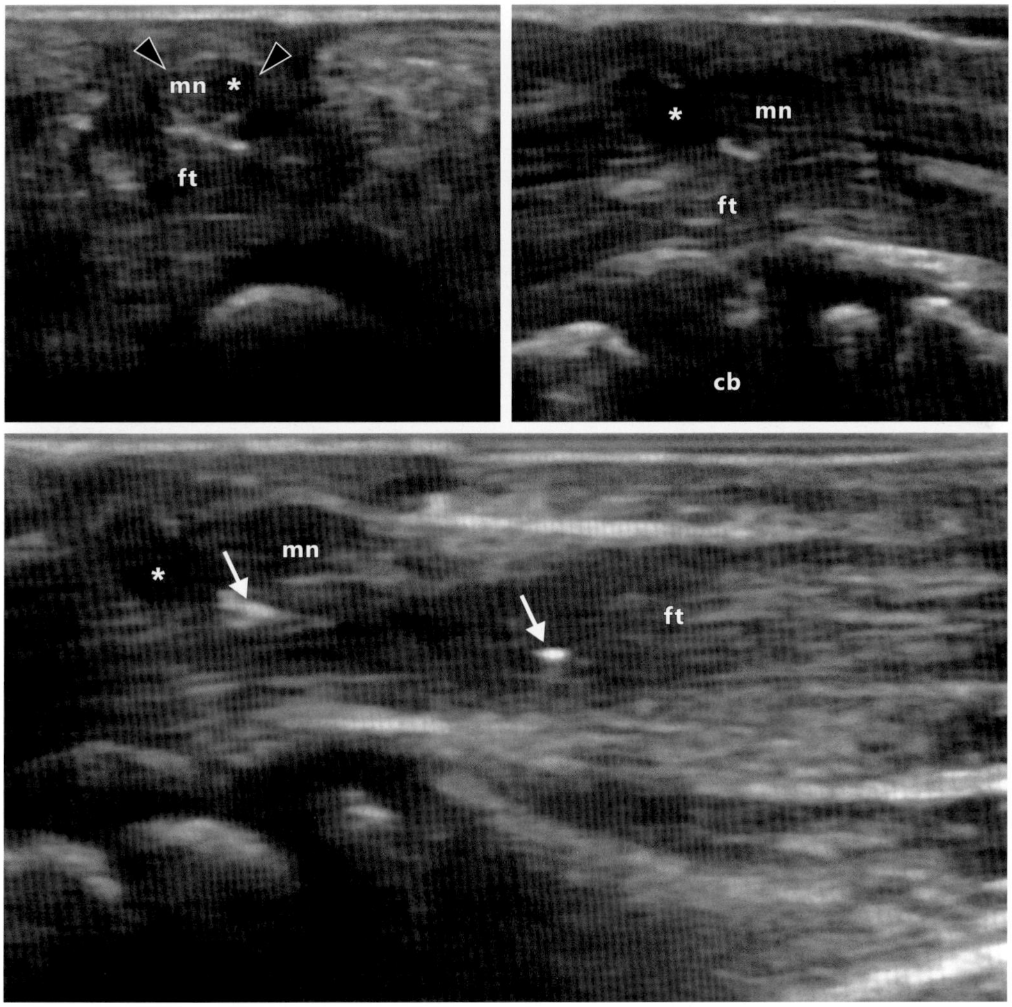

a b c

Las imágenes ecográficas axial (**a**) y longitudinal (**b**) en la muñeca muestran un nervio mediano (**mn**) (*puntas de flecha*) con un espacio intraneural lleno de líquido (*asteriscos*). Los materiales de sutura (*flechas*) pueden ser visualizados como ecos especulares brillantes intratendinosos a nivel de la lesión traumática penetrante (**c**).

cb huesos carpianos
ft tendones de los músculos flexores

Nota del experto

La integridad del nervio y de los tendones, así como también la relación dinámica entre ellos, pueden ser evaluadas y seguidas de forma detallada con la ecografía.

12.52 Nervio mediano bífido bilateral en una mujer asintomática de 42 años

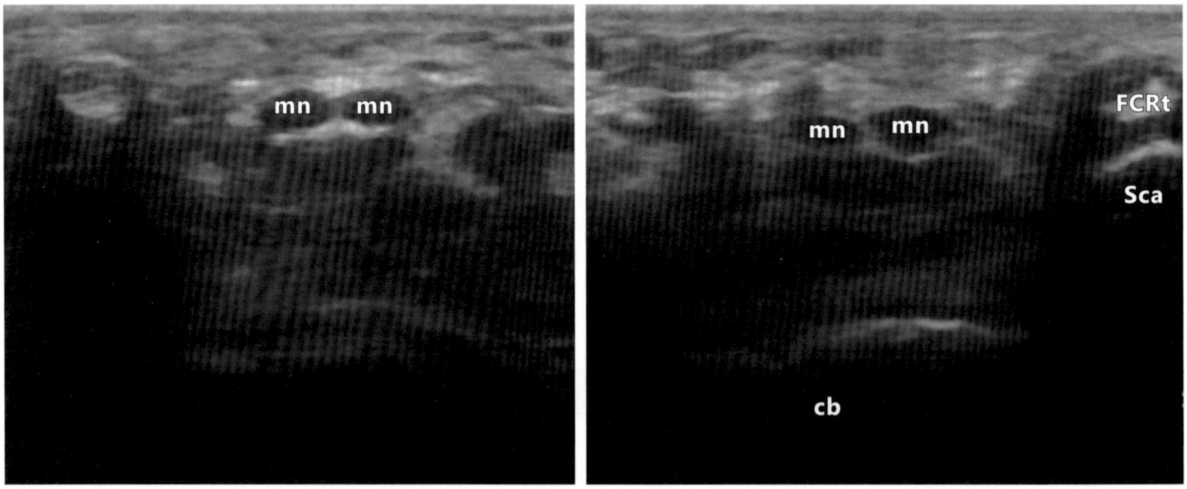

a b

Las imágenes ecográficas axiales obtenidas en la parte proximal del túnel carpiano muestran un nervio mediano (**mn**) bífido en ambos lados (**a**, **b**).

cb huesos carpianos
FCRt tendón del músculo flexor radial del carpo
Sca hueso escafoides

Síndrome del túnel carpiano bilateral en un hombre de 48 años con entumecimiento y dolor en las manos **12.53**

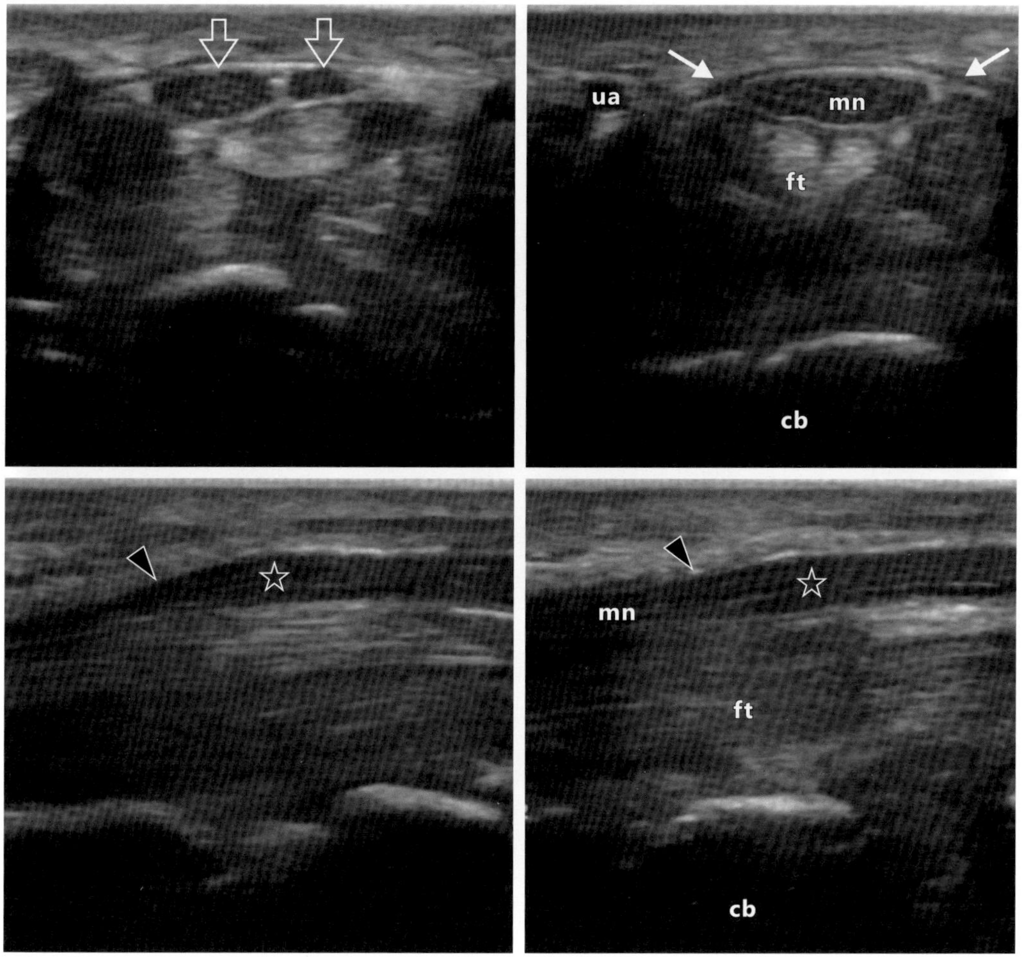

Las imágenes ecográficas axiales muestran un nervio mediano bífido con dos fascículos emparejados (*flechas gruesas*) en un lado (**a**) y un solo nervio mediano (**mn**) agrandado debajo del retináculo flexor (*flechas finas*) en el otro lado (**b**). Las imágenes ecográficas longitudinales a nivel del túnel carpiano muestran zonas de compresión (*puntas de flecha*) e hinchazón proximal bilateral (*estrellas*) (**c**, **d**).

cb huesos carpianos
ft tendones de los músculos flexores
ua arteria cubital (ulnar)

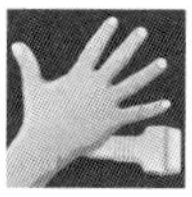

Nota del experto

Cuando se mide el área de la sección transversal en caso de un nervio bífido, se deben medir ambos fascículos y luego sumar los valores [16, 17].

12.54 Arteria mediana persistente y nervio mediano bífido en un hombre de 30 años asintomático

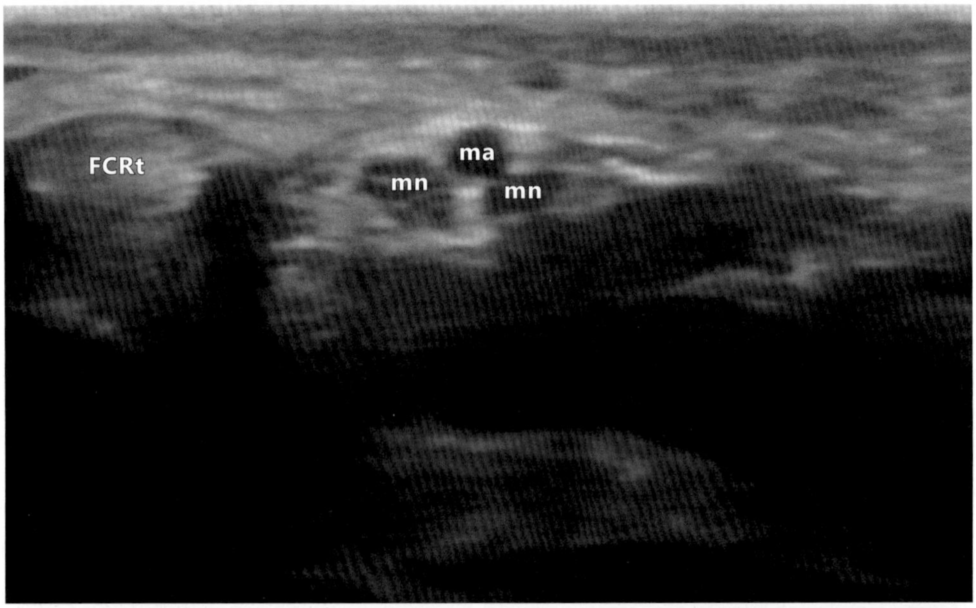

a

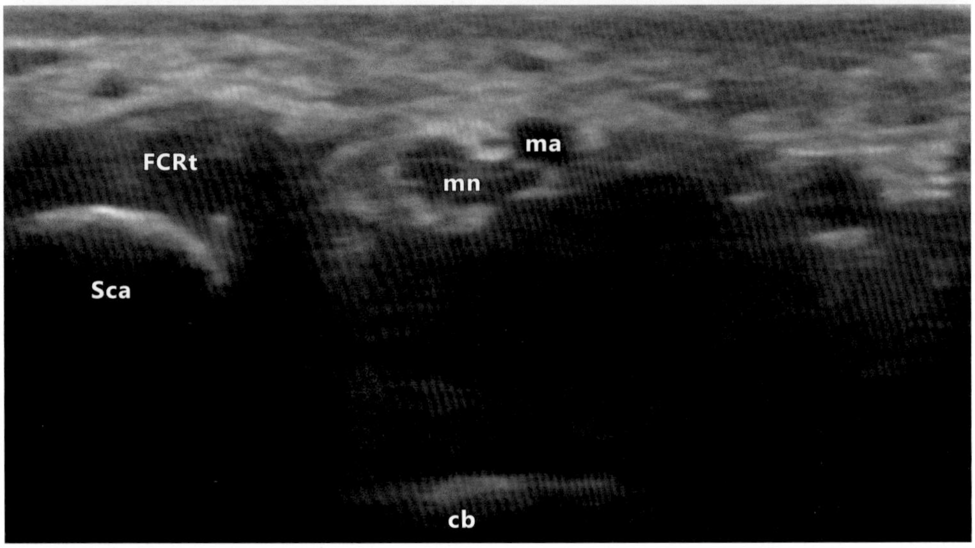

b

La imagen ecográfica axial obtenida sobre el pliegue distal de la muñeca revela una variante anatómica, una arteria mediana persistente (**ma**) interpuesta entre los dos troncos de un nervio mediano (**mn**) bífido (**a**). Las dos partes del nervio mediano se unen y forman un solo tronco en la parte proximal del túnel carpiano (**b**).

cb huesos carpianos

FCRt tendón del músculo flexor radial del carpo

Sca hueso escafoides

Arteria mediana persistente en un médico de 43 años con dolor leve e intermitente y parestesias que se irradian proximalmente hacia el antebrazo 12.55

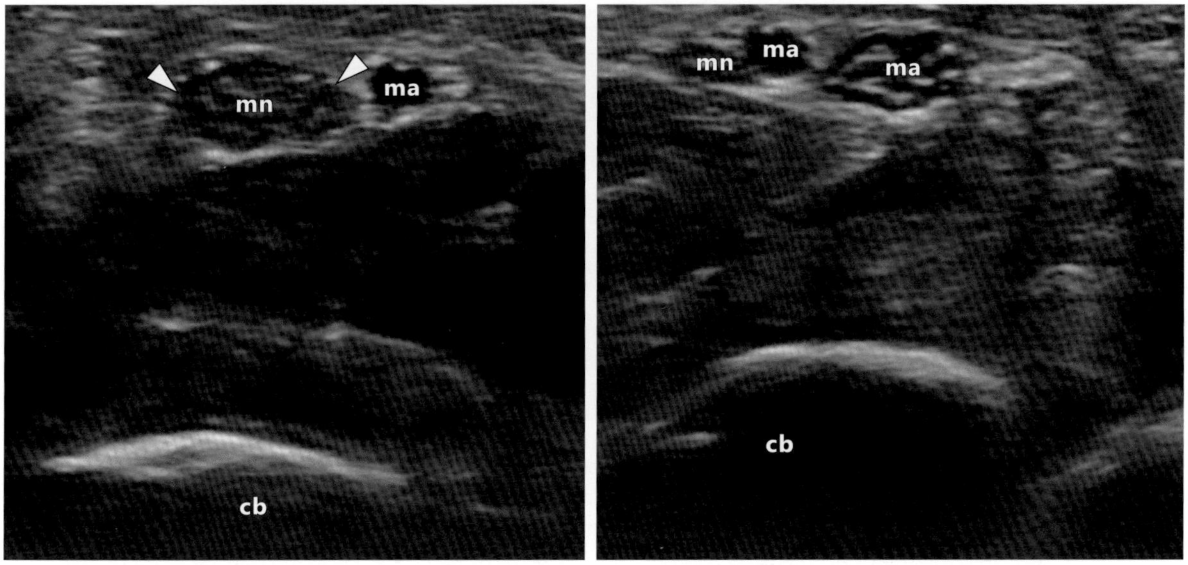

La imagen ecográfica axial muestra un nervio mediano (**mn**) edematoso (*puntas de flecha*) con fascículos hinchados y una arteria mediana persistente (**ma**) (**a**). El lado asintomático también revela una arteria mediana persistente dentro del nervio mediano bífido (**b**).

cb huesos carpianos

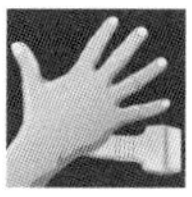

Nota del experto

No es raro encontrar varias alteraciones anatómicas durante la ecografía en sujetos sintomáticos o asintomáticos [18, 19]. Dependiendo de los hallazgos clínicos, los pacientes pueden ser (simplemente) tranquilizados o informados acerca de la probable causa anatómica subyacente que genera el atrapamiento. Esta última información es también crucial para el cirujano en caso de una futura operación. En este caso, si existen hallazgos patológicos clínicos/electrofisiológicos, la imagen ecográfica sirve para definir mejor el escenario, es decir, no más síndrome del túnel carpiano "idiopático".

12.56 Nervio mediano bífido y arteria mediana persistente en una mujer de 31 años a quien se le caían los objetos de la mano

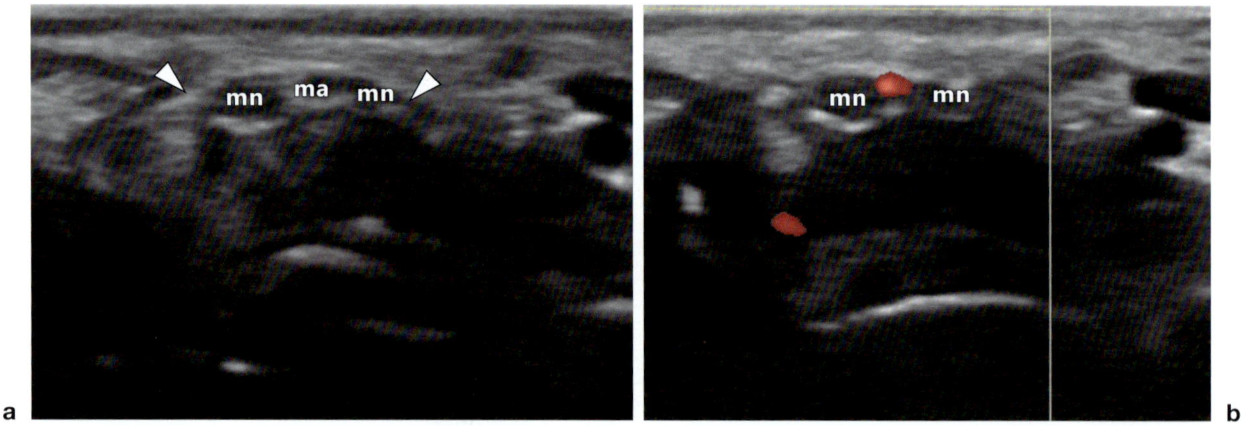

La imagen ecográfica axial revela una arteria mediana persistente (**ma**) situada dentro del nervio mediano (**mn**) bífido (**a**). La imagen power Doppler también es confirmatoria (**b**).
Obsérvese el retináculo flexor normal suprayacente (*puntas de flecha*).

Hamartoma fibrolipomatoso del nervio mediano en una secretaria de 38 años que había sido operada de síndrome del túnel carpiano **12.57**

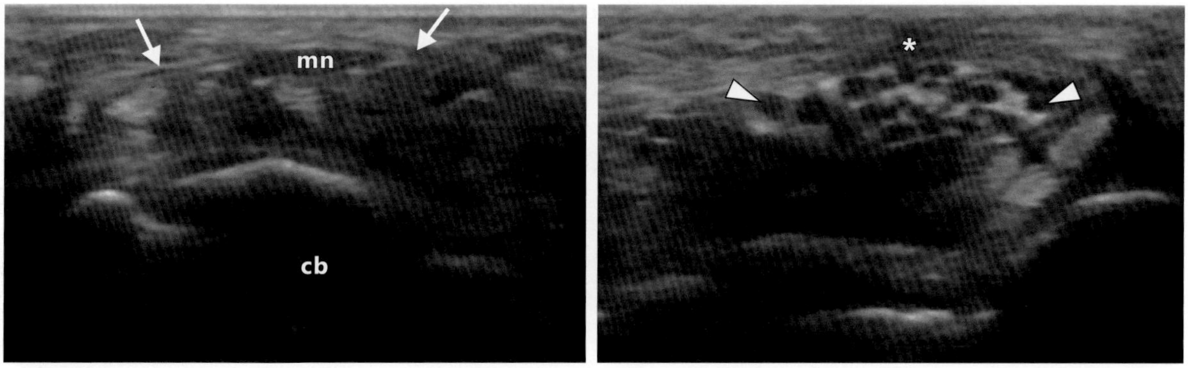

a b

En comparación con el nervio mediano normal (**mn**) debajo del retináculo flexor (*flechas*) (**a**), la imagen ecográfica axial (**b**) muestra los fascículos anecoicos significativamente agrandados (*puntas de flecha*) que se insertan dentro del tejido graso interfascicular hiperecoico y de volumen aumentado. El *asterisco* muestra el tejido cicatricial postquirúrgico.

cb huesos carpianos

Nota del experto

La ecografía es una herramienta de diagnóstico indispensable no solo para guiar mejor la cirugía del túnel carpiano, sino también para evitar pasos irreversibles en otras ocasiones. Por ejemplo, en esta paciente, si se hubiera realizado la ecográfica antes de la cirugía, se habría evitado seguramente una operación innecesaria, durante la cual el cirujano pensó que la hinchazón del nervio era compatible con un schwannoma. En este caso, no sería incorrecto decir que los aspectos típicos de ciertas patologías en la ecografía pueden ayudar fácilmente a conocer el diagnóstico antes de disecar y se considere inevitablemente solo lo que se puede ver [20].

12.58 Meralgia parestésica en una mujer obesa

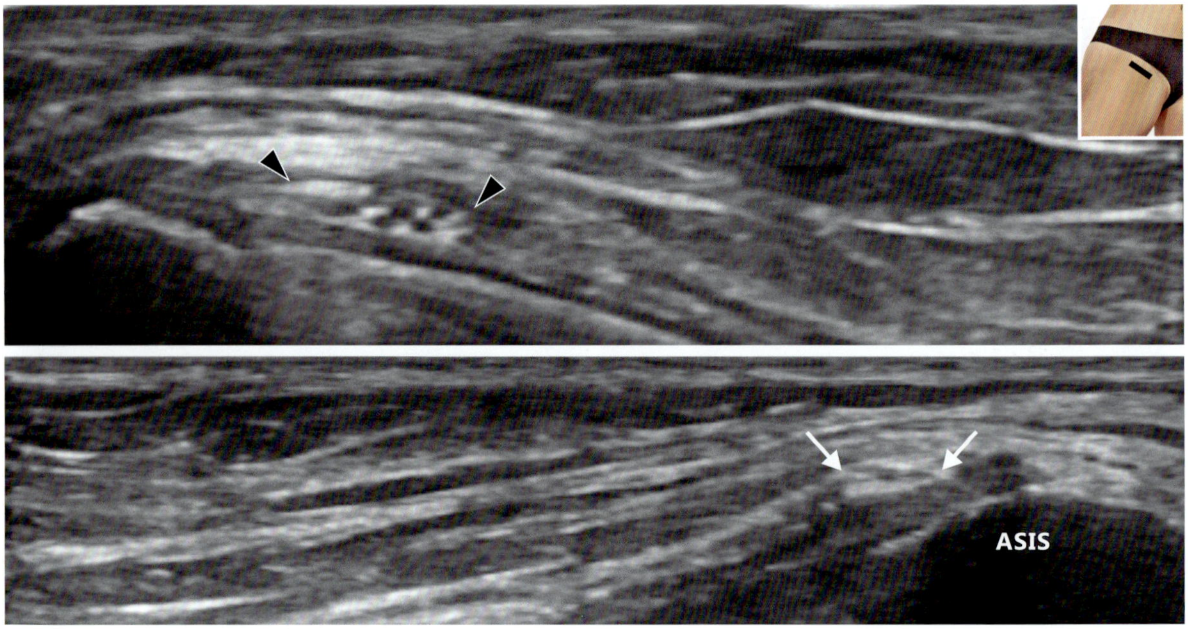

a

b

La paciente presentaba entumecimiento y parestesias en la región anterolateral del muslo, donde la piel era hipersensible al tacto.

La imagen ecográfica axial muestra hinchazón hipoecoica de los fascículos dentro del nervio cutáneo femoral lateral (*puntas de flecha*) a medida que pasa cerca de la espina ilíaca anterior superior (**ASIS**) (**a**). Nervio normal (*flechas*) en el lado contralateral (**b**).

Nota del experto

Especialmente en síndromes de atrapamiento de nervios periféricos, donde los estudios electrofisiológicos difícilmente son concluyentes (por ejemplo, para la meralgia parestésica), la ecografía posee un gran valor para el diagnóstico y las intervenciones sucesivas [21]. En contraste con lo que inicialmente/generalmente se pensó, el nervio cutáneo femoral lateral puede ser muy bien visualizado ecográficamente con "ojos habituados a reconocerlo". La localización de la ASIS y del ligamento inguinal son los principales puntos de referencia para reconocer el nervio que pasa a través, por encima o por debajo del mismo ligamento inguinal.

Neuropatía del nervio cutáneo femoral lateral en un hombre de 55 años con síntomas sensitivos crónicos hacia la región anterolateral del muslo

12.59

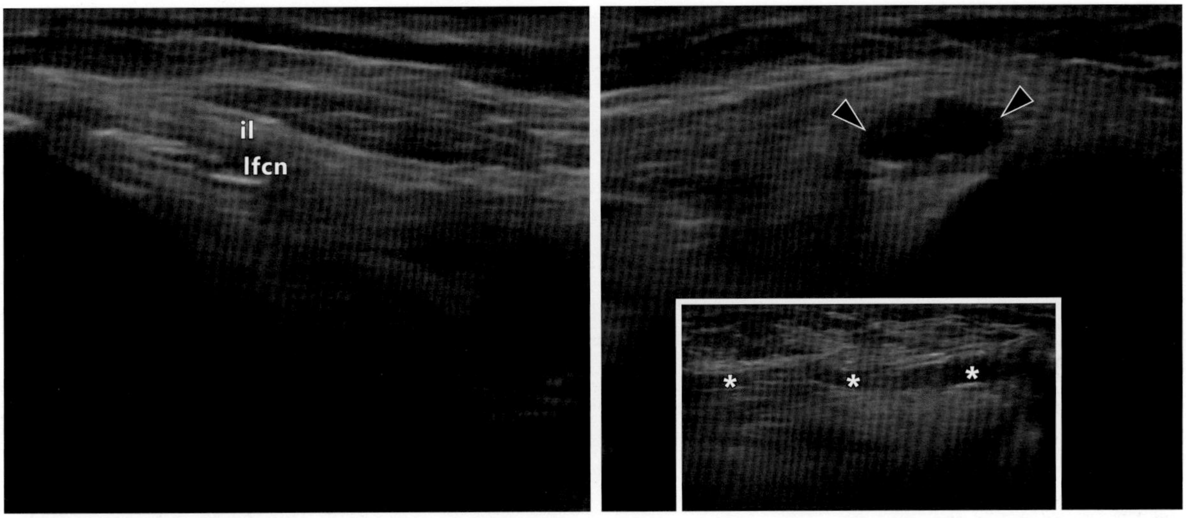

a

b

En comparación con el lado normal (**a**), la imagen ecográfica axial (**b**) muestra una hinchazón fusiforme e hipoecoica (*puntas de flecha*) del nervio cutáneo femoral lateral (**lfcn**). Vista longitudinal del nervio edematoso (*asteriscos*) (*figura pequeña*).

il ligamento inguinal

12.60 Vista longitudinal normal del nervio ciático

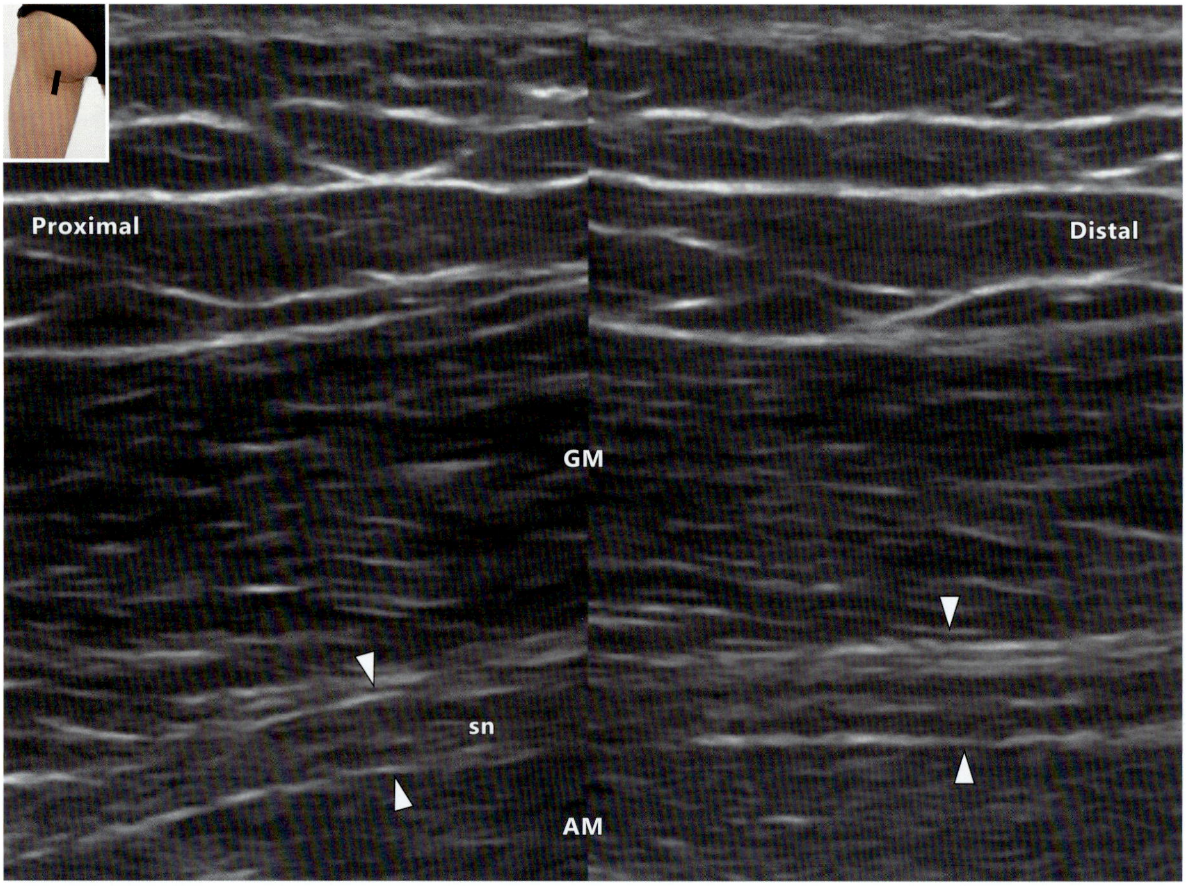

La imagen ecográfica longitudinal en pantalla dividida muestra el curso normal (*puntas de flecha*) y la estructura del nervio ciático (**sn**) entre los músculos glúteo mayor (**GM**) y aductor mayor (**AM**).

Vista axial normal del nervio ciático entre los músculos isquiotibiales y aductor mayor 12.61

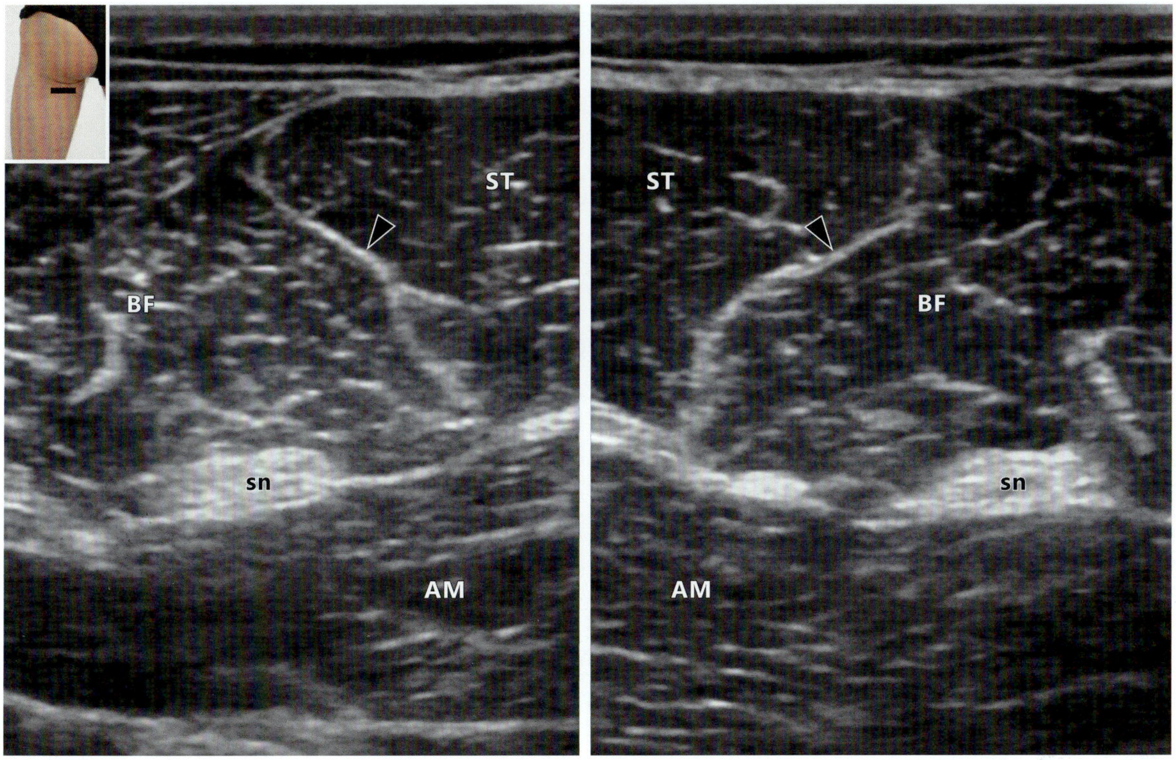

a b

Mientras que proximalmente el nervio ciático (**sn**) discurre entre los músculos glúteo mayor y aductor mayor (**AM**), distalmente atraviesa la cabeza larga del músculo bíceps femoral (**BF**) y el músculo aductor mayor. Imagen bilateral de un sujeto normal (**a**, **b**).
Obsérvese el aspecto hiperecoico del tendón conjunto distal de los músculos semitendinoso (**ST**)-bíceps femoral (*puntas de flecha*).

12.62 Síndrome del músculo piriforme en un hombre de 37 años con dolor en el glúteo que se irradia hacia la región posterior del muslo (sin ningún traumatismo)

a 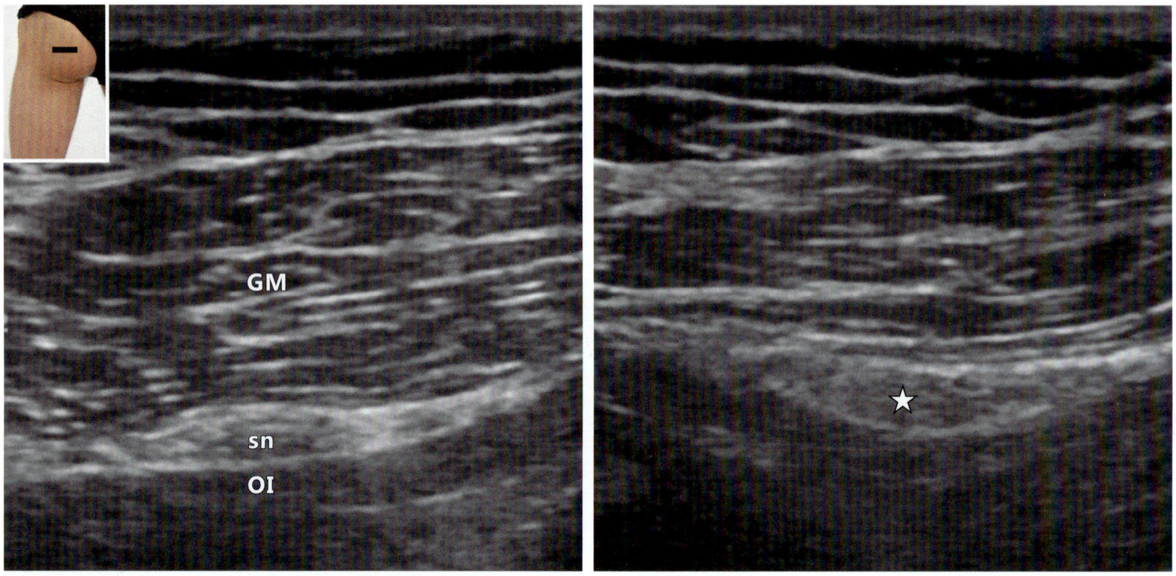 b

En comparación con el nervio ciático normal (**sn**) (**a**), la imagen ecográfica axial (**b**) realizada en la parte posterior de la cadera (justo distalmente al músculo piriforme) muestra hinchazón del nervio con aspecto hipoecoico (*estrella*).

GM músculo glúteo mayor
OI músculo obturador interno

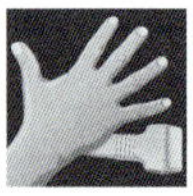

Nota del experto

Además de la detección de edema focal del nervio, la maniobra de sono-Tinel (especialmente cuando es capaz de reproducir los síntomas del paciente) es definitivamente útil para el diagnóstico y la localización del posible sitio de inyección. La visualización del nervio en pacientes obesos es a menudo difícil; por lo tanto, puede ser útil realizar el examen mientras el paciente está en decúbito prono con una almohada debajo de la pelvis (con ligera flexión de la cadera) [22].

Lesión del nervio ciático por osificación heterotópica en un hombre de 25 años

12.63

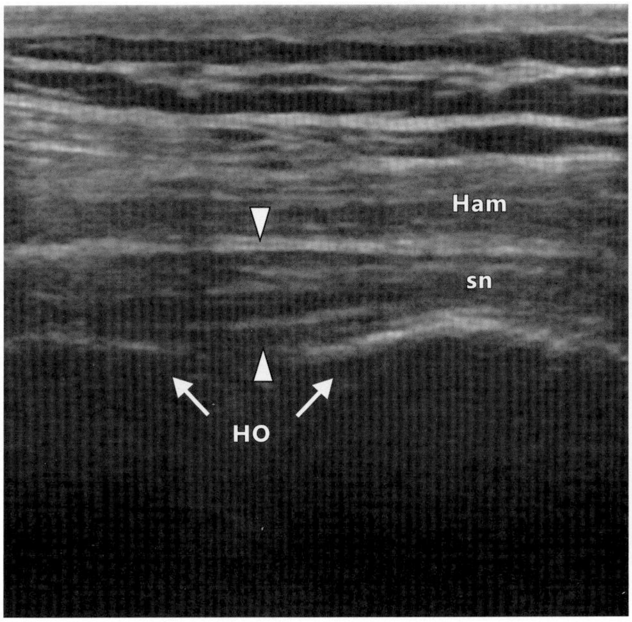

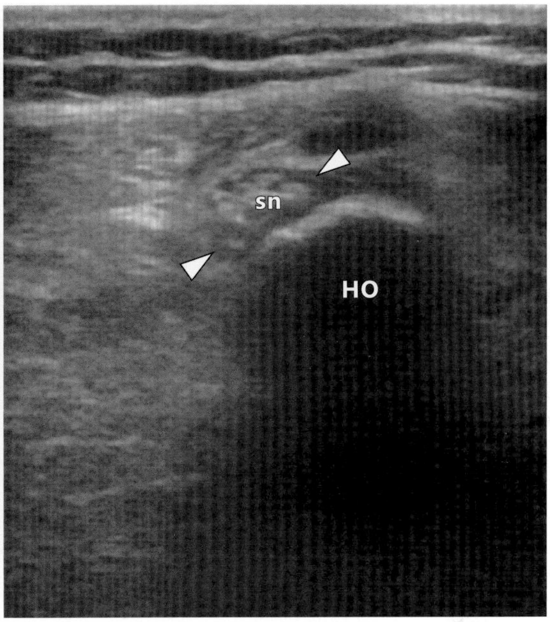

El paciente había sufrido una lesión cerebral traumática y presentaba hipoestesia en la superficie plantar del pie.

Las imágenes ecográficas longitudinal posterior (**a**) y axial (**b**) del muslo proximal muestran un nervio ciático (**sn**) hinchado (*puntas de flecha*) debido a la irritación de la osificación heterotópica (**HO**) local (*flechas*).

Ham músculos isquiotibiales

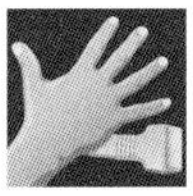

Nota del experto

Debido a sus varias ventajas, la ecografía puede mostrar el atrapamiento del nervio y la causa subyacente, en este caso la osificación heterotópica. En este sentido, cabe destacar que la ecografía parece ser la primera modalidad de imagen para demostrar tal asociación [23].

12.64 Lesión del nervio ciático en un joven de 20 años

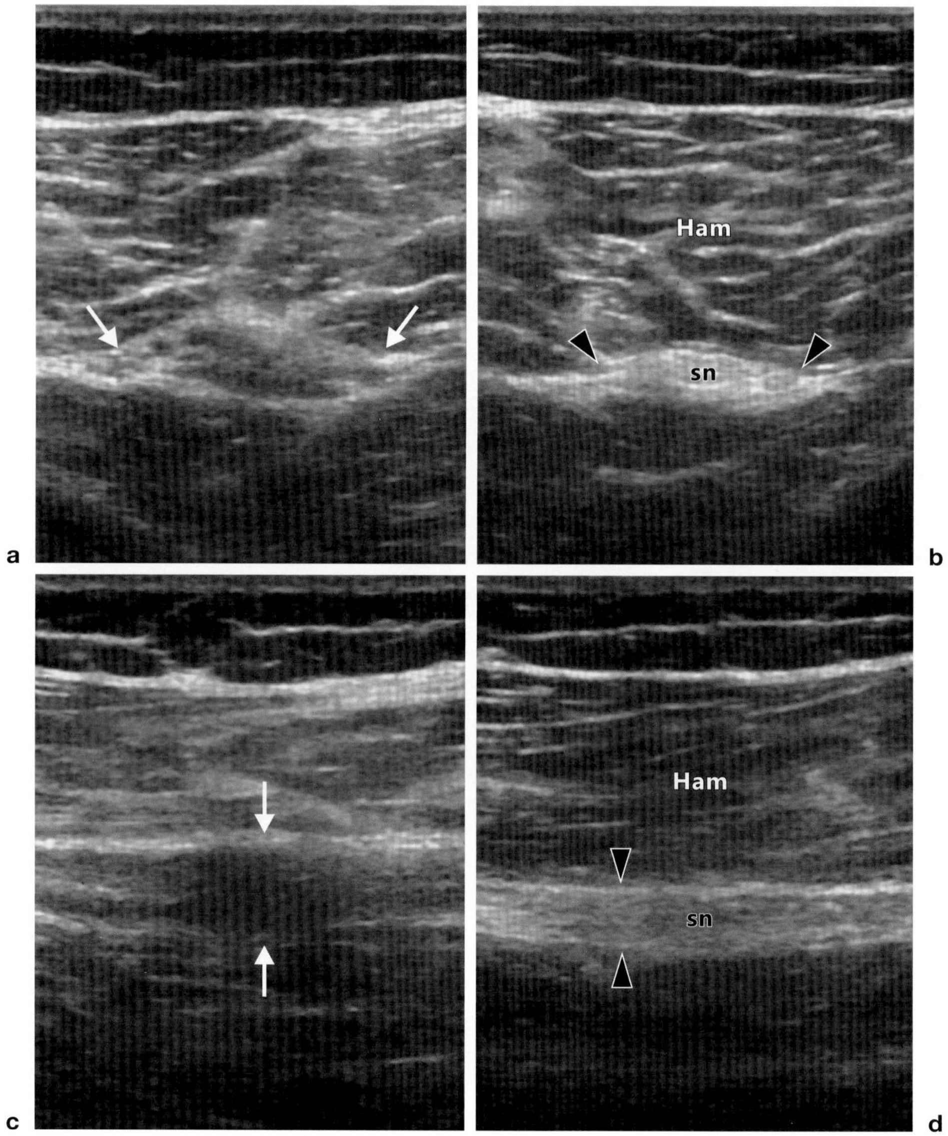

La lesión fue provocada por una laceración causada por un objeto puntiagudo (que penetró en la región posterior del muslo), que causó debilidad (4/5) en la flexión dorsal del pie derecho.

Las imágenes ecográficas axial (**a**) y longitudinal (**c**) obtenidas sobre el muslo proximal revelan el nervio ciático edematoso e hipoecoico (*flechas*). En el lado contralateral (**b**, **d**) se observa un nervio ciático normal (**sn**) hiperecoico con una ecotextura fascicular bien definida (*puntas de flecha*).

Ham músculos isquiotibiales

Lesión del nervio ciático por una inyección en el glúteo en una mujer de 25 años

12.65

a 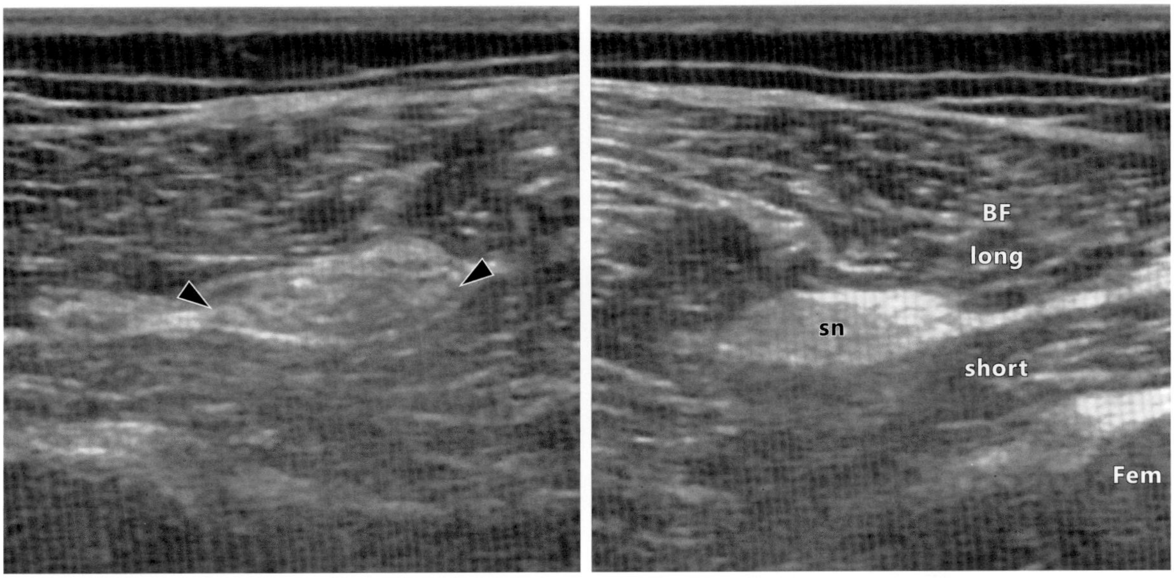 b

La paciente refería dolor neuropático grave, parestesias y debilidad en el miembro inferior.

La imagen ecográfica axial en la cara posterior del tercio medio del muslo muestra el nervio ciático hinchado e hipoecoico (*puntas de flecha*) (**a**). Aspecto normal del nervio ciático (**sn**) en el lado contralateral (**b**).

BF músculo bíceps femoral (*long*, cabeza larga; *short*, cabeza corta)
Fem fémur

Nota del experto

A veces el edema del nervio se puede observar distal o proximal al lugar real de la lesión, posiblemente debido a un transporte axonal deteriorado. Por lo tanto, la exploración del nervio se debe realizar a fondo, en dirección de proximal a distal o viceversa [24-26].
Si la visualización directa del nervio es difícil, se pueden examinar los músculos relativos a su región de inervación, buscando degeneración grasa (en caso de denervación).

12.66 Lesión del nervio ciático en una mujer de 28 años con dolor en la parte posterior de la cadera que se irradiaba hasta el muslo

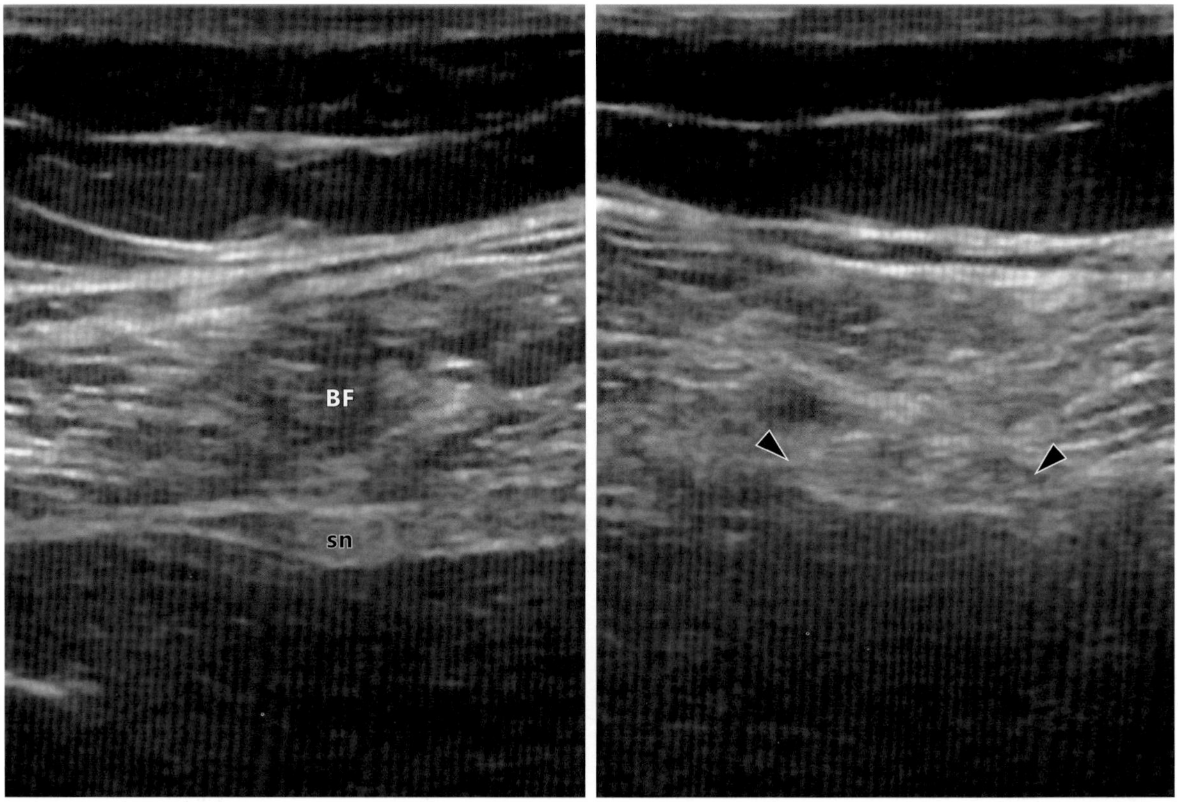

a b

En comparación con el nervio ciático normal (**sn**) y su estructura ovalada (**a**), la imagen ecográfica axial muestra un nervio extremadamente edematoso (*puntas de flecha*) en el lado afectado (**b**).

BF músculo bíceps femoral

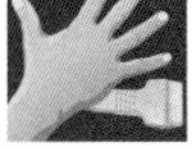

Nota del experto

Se puede medir el área de la sección transversal del nervio para cuantificar la hinchazón y posteriormente para la comparación con mediciones repetidas.

Lesión del nervio ciático en un niño de 12 años con pie caído desde hace 5 meses después de una inyección en el glúteo

12.67

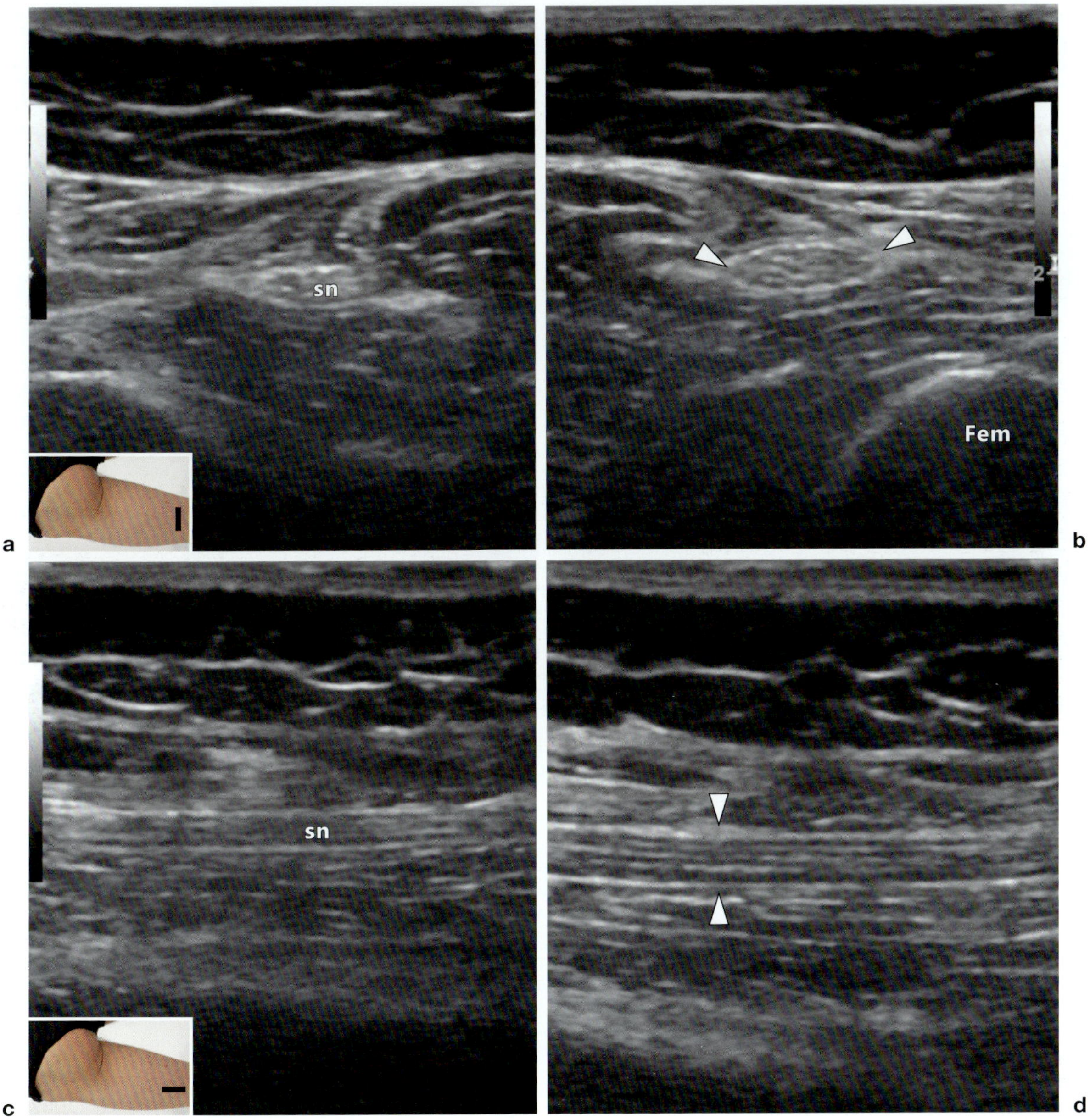

En comparación con el lado normal (**a**, **c**), las imágenes ecográficas axial (**b**) y longitudinal (**d**) muestran un nervio ciático (**sn**) hipoecoico y edematoso (*puntas de flecha*) proximal a su bifurcación como nervios tibial y fibular (peroneo) común.

Fem fémur

12.68 Proceso de recuperación de una distensión en un corredor de mediana edad con dolor neuropático en la cara posterolateral del muslo en los últimos seis meses

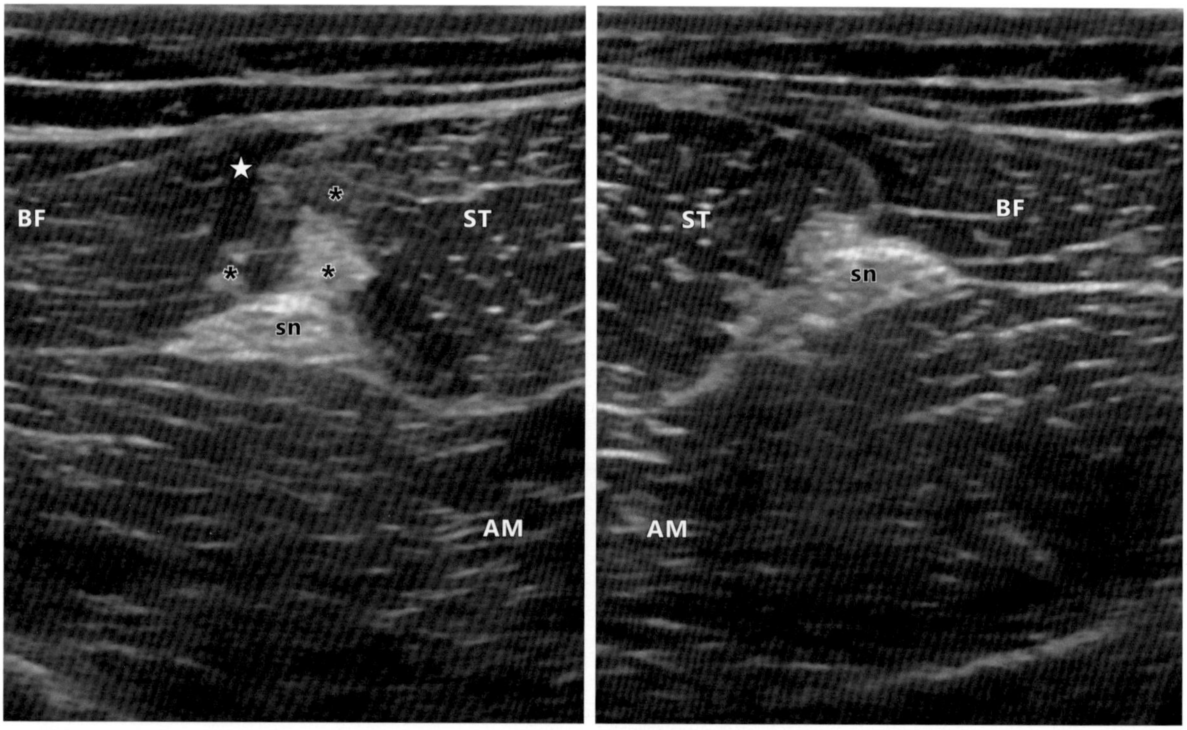

a b

La imagen ecográfica axial (**a**) en la cara posterolateral del muslo muestra el proceso de cicatrización con un área hiperecoica mal definida que representa fibrosis perilesional (*asteriscos negros*) y un área hipoecoica relacionada con cambios hemorrágicos (*estrella*) inmediatamente adyacente al nervio ciático (**sn**). Lado contralateral normal (**b**).

AM músculo aductor mayor
BF músculo bíceps femoral
ST músculo semitendinoso

Nota del experto

Mientras que el nervio no parece haber sido muy afectado, la estrecha relación entre el área de la distensión y el nervio ciático es bastante explicativa de los datos clínicos del paciente. Además, la proximidad de la lesión al nervio sugiere prudencia al médico en caso de una posible intervención local.

Neurofibromas plexiformes del nervio ciático en una mujer de 45 años asintomática 12.69

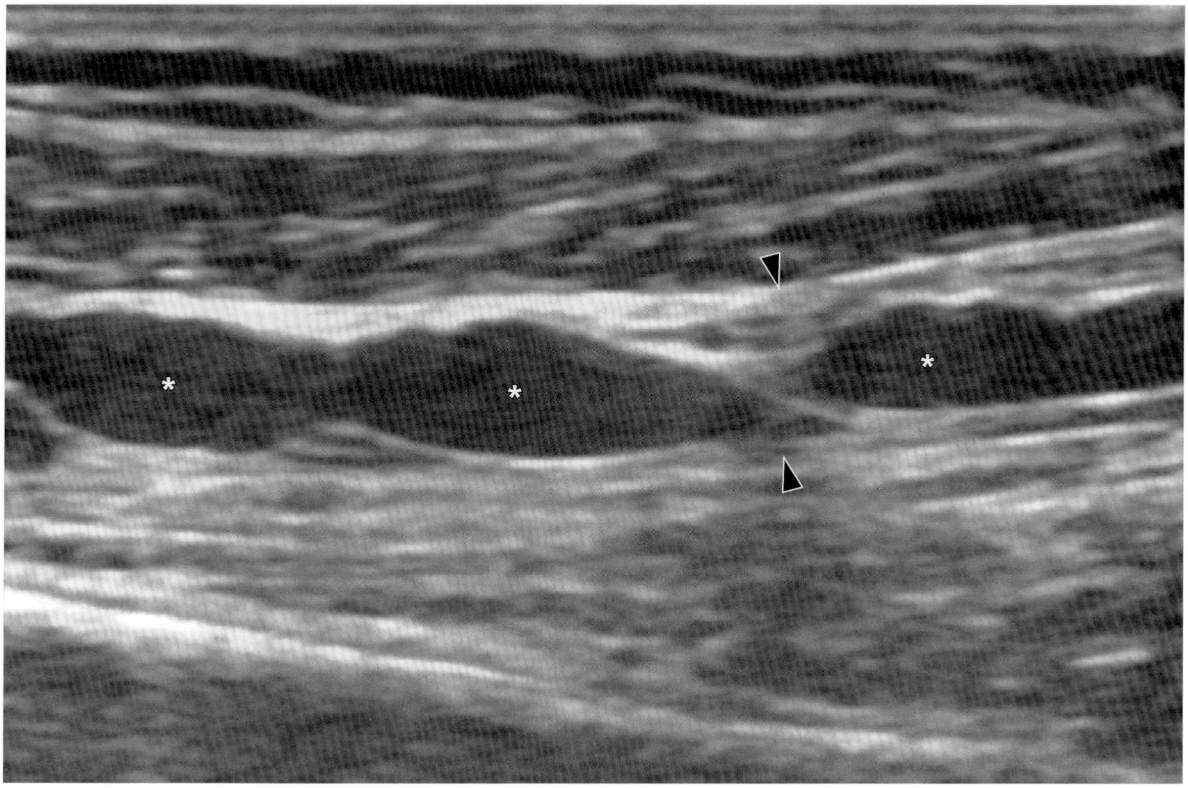

La imagen ecográfica longitudinal muestra neurofibromas plexiformes (*asteriscos*) que derivan de los fascículos del nervio ciático (*puntas de flecha*).

Nota del experto

En caso de neurofibromatosis, múltiples agrandamientos del tronco nervioso pueden aparecer como irregulares (con diferentes tamaños) o a veces – como en este caso – como "un collar de perlas" [5].

Video 19

12.70 Vistas de los nervios tibial y fibular común normales en un joven

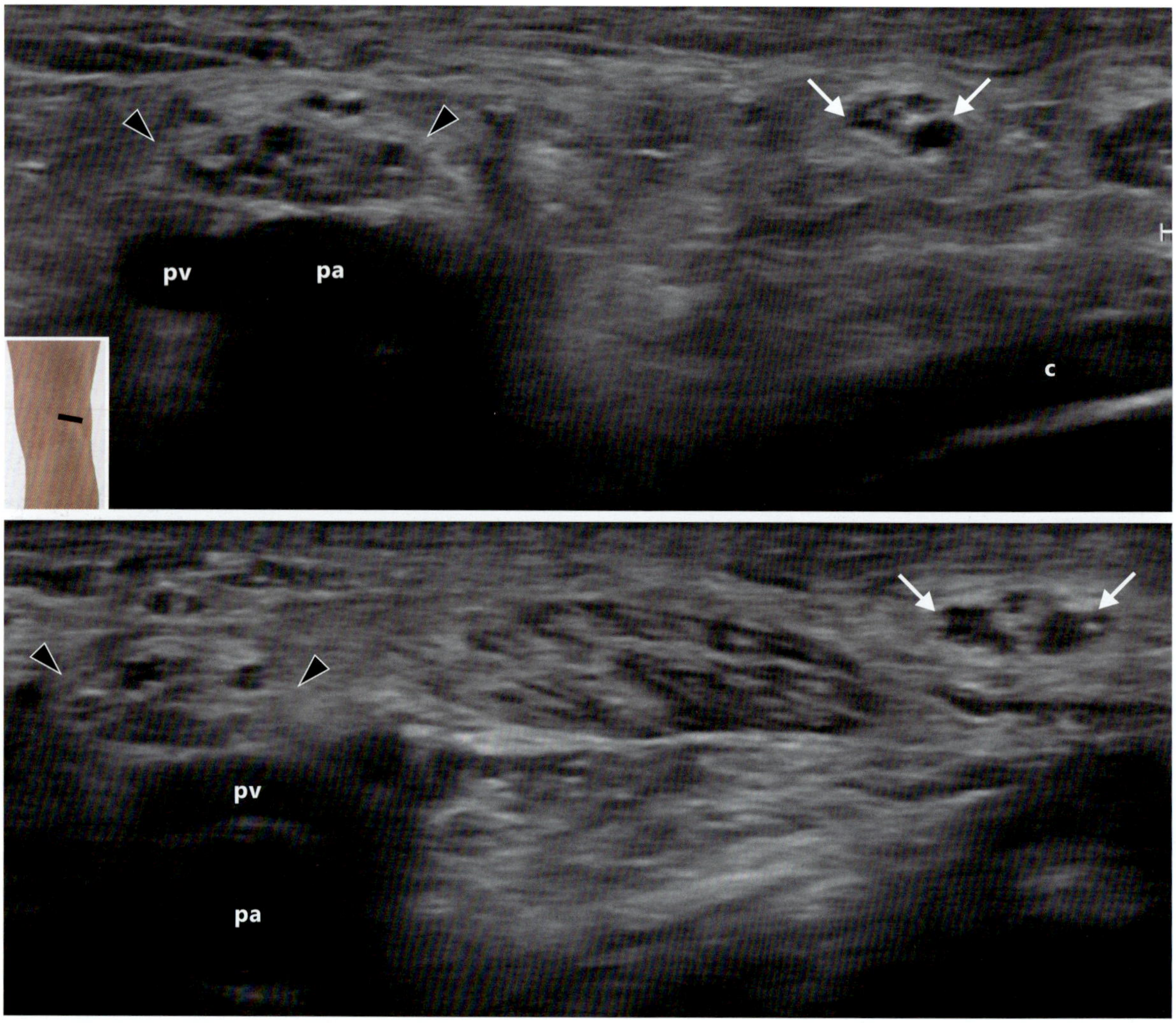

a

b

Las imágenes ecográficas axiales sobre la región poplítea muestran la ecotextura en nido de abeja (pequeños fascículos redondeados hipoecoicos) de los nervios tibial (*puntas de flecha*) y fibular (peroneo) común (*flechas*) después de la bifurcación (**a**) y más distalmente (**b**).

c cartílago
pa arteria poplítea
pv vena poplítea

Enfermedad de Charcot-Marie-Tooth en una mujer de 25 años

12.71

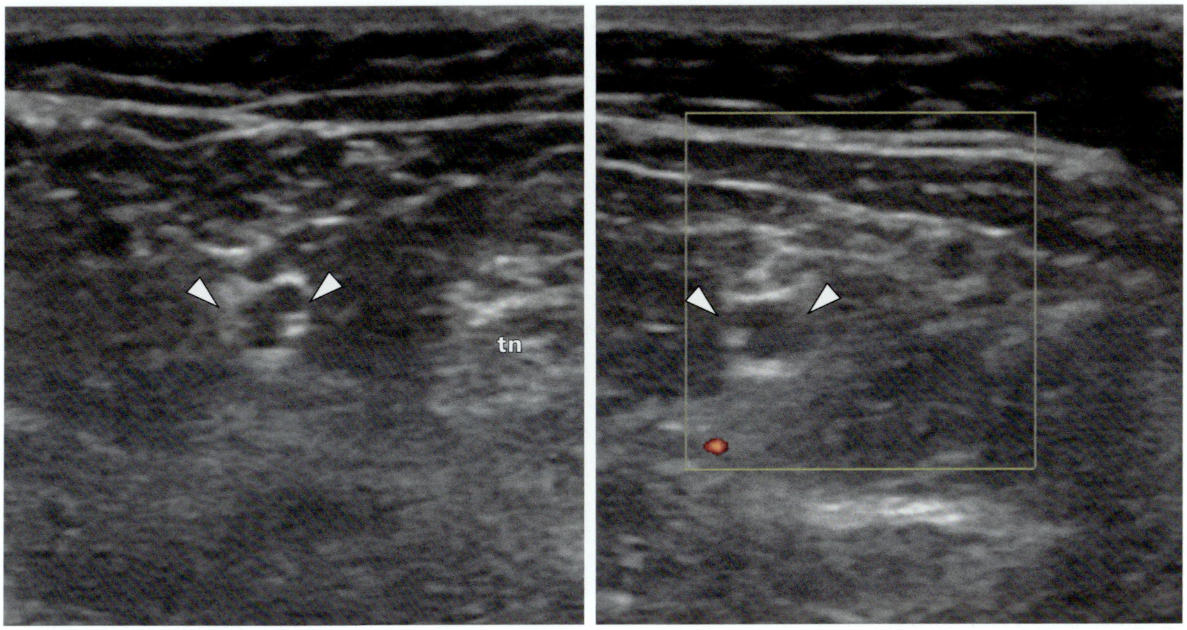

a b

La paciente tenía dificultad para caminar debido a una debilidad distal progresiva de los músculos fibulares (peroneos) y ausencia de reflejos en el tendón de Aquiles (tendón calcáneo).

La imagen ecográfica axial obtenida justo proximal a la región poplítea (nivel de bifurcación del nervio ciático) muestra los fascículos del nervio fibular (peroneo) hinchados e hipoecoicos (*puntas de flecha*) (**a**) sin ninguna señal de flujo sanguíneo (**b**). En esta localización, el nervio tibial (**tn**) parece estar menos afectado morfológicamente.

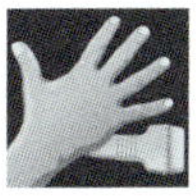

Nota del experto

El agrandamiento difuso de los fascículos suele ser el único (pero no específico) hallazgo en la enfermedad de Charcot-Marie-Tooth [4]. En este caso, el valor adicional de la ecografía se basa principalmente en su uso conveniente para explorar cualquier nervio del cuerpo, para comprender mejor el alcance de la afección.

12.72 Parálisis del nervio fibular en un joven con pie caído desde hace seis meses

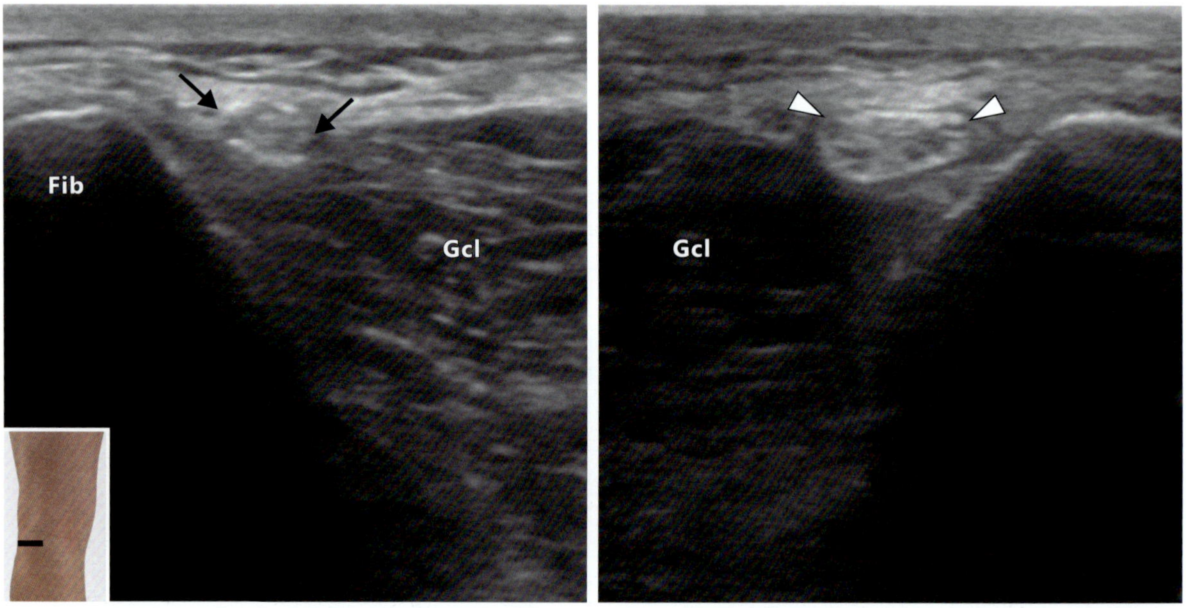

a b

En comparación con el nervio fibular común normal (*flechas*) en el lado contralateral (**a**), la imagen ecográfica axial sobre la cabeza de la fíbula (peroné) (**Fib**) revela un nervio extremadamente agrandado (*puntas de flecha*) (**b**).

Gcl cabeza lateral del músculo gastrocnemio

Nota del experto

La imagen del nervio fibular alrededor de la cabeza de la fíbula es muy fácil si el ecografista está familiarizado con su aspecto. De lo contrario, como para cualquier otro nervio, se puede iniciar la exploración desde una región más proximal o distal. En el caso del nervio fibular, sería más fácil iniciar a partir del nervio ciático, proximal a su bifurcación y luego seguir cada nervio (fibular o tibial) por separado [22].

Inyección ecoguiada de plasma rico en plaquetas en un caso de lesión traumática del nervio fibular común

12.73

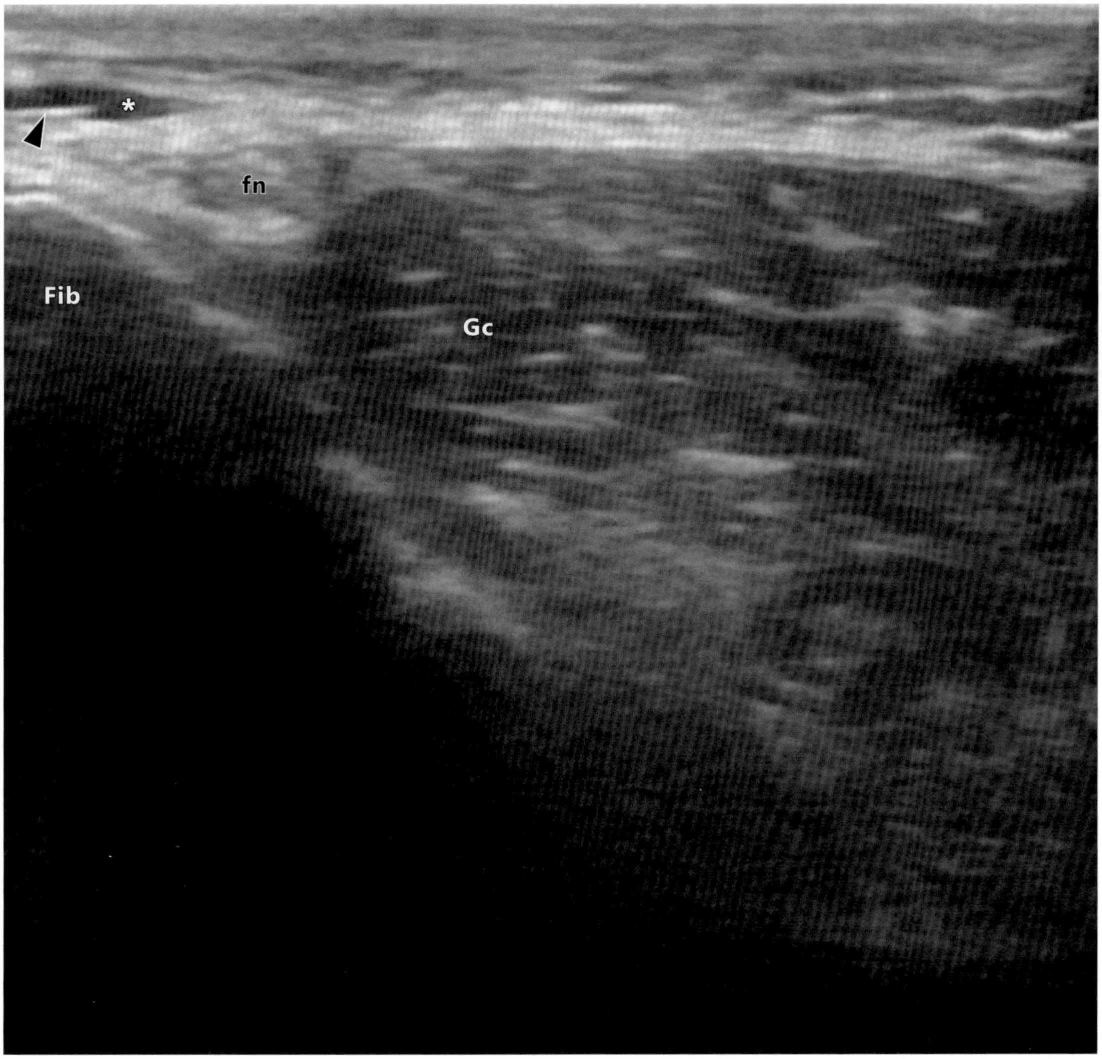

La imagen ecográfica axial muestra el nervio fibular hinchado (**fn**), la aguja de insulina (*punta de flecha*) y la sustancia inyectada anecoica (*asterisco*).

Fib cabeza de la fíbula (peroné)
Gc músculo gastrocnemio

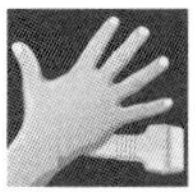

Nota del experto

Al igual que en muchas otras afecciones, el uso de la ecografía como guía permite cualquier tipo de inyección siempre y cuando el objetivo se pueda ver con la imagen ecográfica.

12.74 Pie caído en una mujer de mediana edad después de una fractura tibiofibular traumática

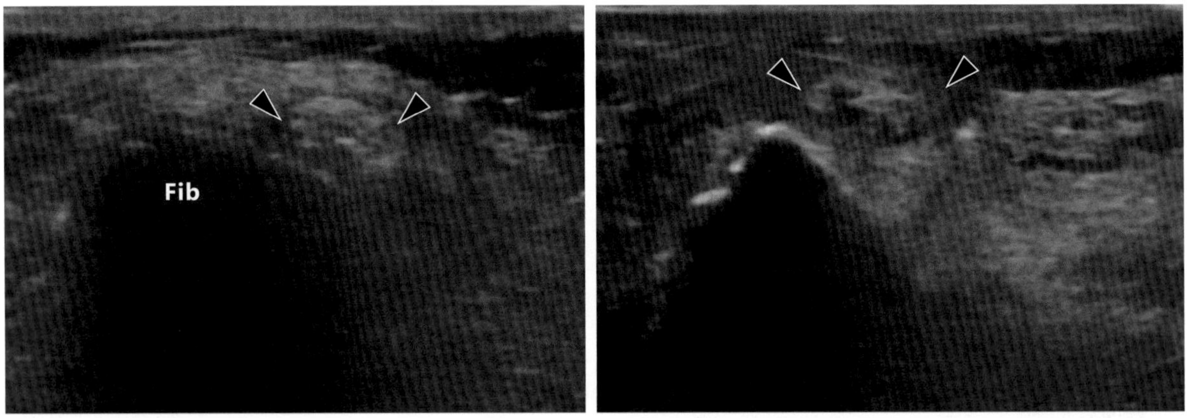

En comparación con el lado normal (**a**), la imagen ecográfica axial realizada sobre la cabeza de la fíbula (peroné) (**Fib**) revela un cambio abrupto en el tamaño del nervio fibular común (*puntas de flecha*) con un aspecto marcadamente hinchado e hipoecoico (**b**).

Neuropatía del nervio fibular superficial en un hombre de 42 años con dolor en la pierna después de una caída

12.75

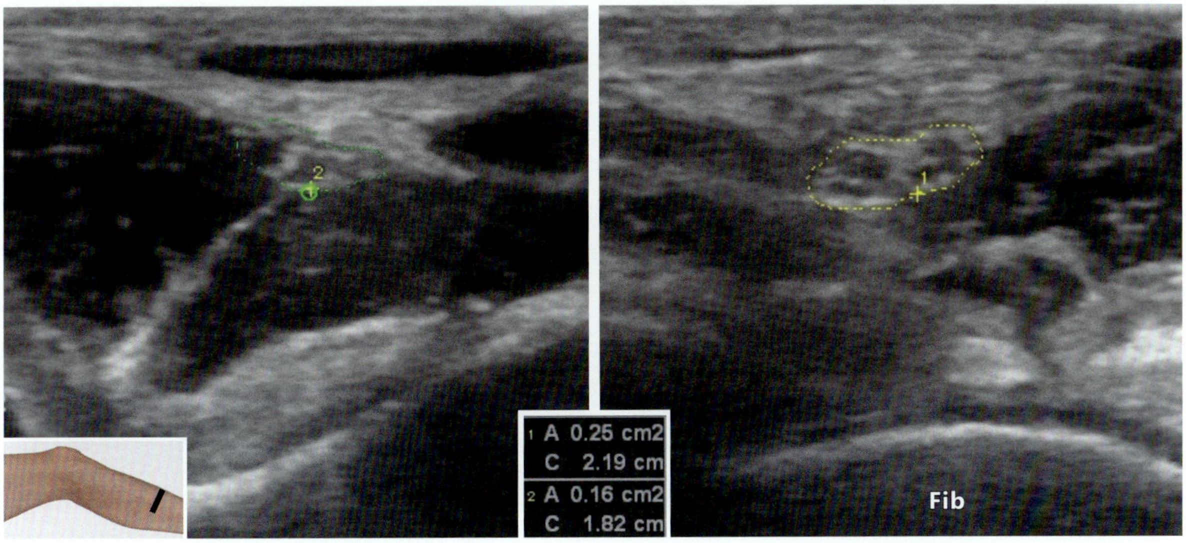

a b

En comparación con el lado normal (**a**), la imagen ecográfica axial realizada sobre la fíbula (peroné) (**Fib**) muestra el agrandamiento del nervio fibular superficial, cuantificado por las mediciones del área de la sección transversal (**b**).

12.76 Quiste ganglionar que causa el síndrome del túnel tarsiano en un cartero de 41 años

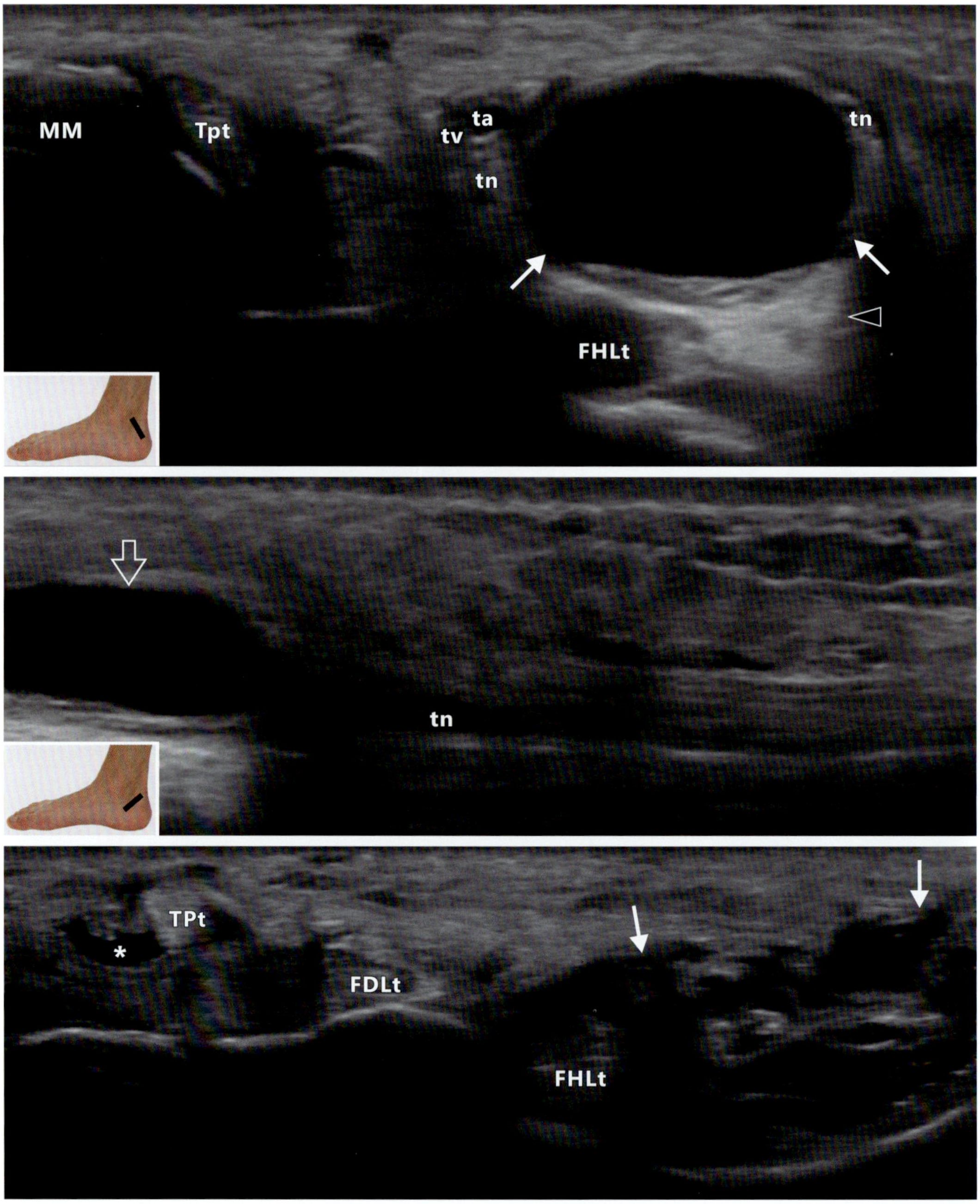

a

b

c

El paciente refería entumecimiento y hormigueo en el pie derecho desde el maléolo medial que se extendía a lo largo de la planta, empeorando con la actividad física. El paciente había sufrido una lesión en el tobillo seis meses antes y presentaba un bulto cerca del maléolo medial.

La imagen ecográfica axial oblicua al maléolo medial (**MM**) muestra una masa quística anecoica bien definida (*flechas*) consistente con un ganglio, en estrecha relación con el nervio tibial (**tn**). Obsérvese también el refuerzo acústico posterior (*punta de flecha*) (**a**). La vista longitudinal correspondiente confirma el quiste (*flecha*) en estrecho contacto con el nervio (**b**).
La imagen ecográfica axial obtenida más distalmente revela que el ganglio es posiblemente crónico (*flechas*) con septos próximos al tendón del músculo flexor largo del dedo gordo (**FHLt**). Obsérvese también que hay una leve efusión (*asterisco*) alrededor del tendón del músculo tibial posterior (**TPt**) (**c**).

FDLt tendón del músculo flexor largo de los dedos
ta arteria tibial
tv vena tibial

Nota del experto

Aparte de descubrir los detalles relativos al síndrome del túnel tarsiano, la ecografía también muestra una lesión del tendón del músculo tibial posterior, posiblemente debido a la lesión precedente del tobillo.

12.77 Mujer de 38 años con disestesias en la cara posterolateral de la pantorrilla después de una biopsia diagnóstica del nervio sural

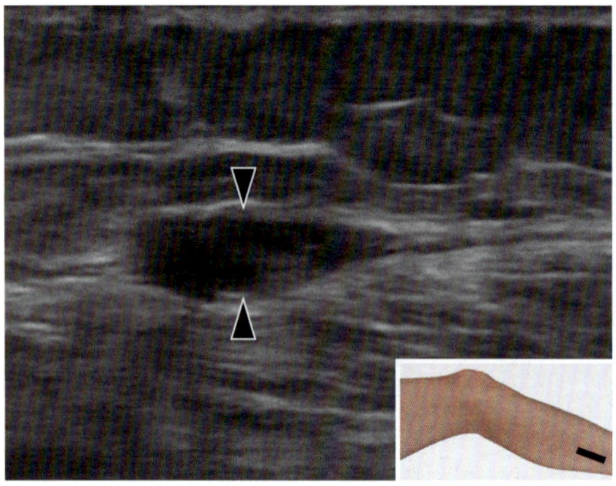

a

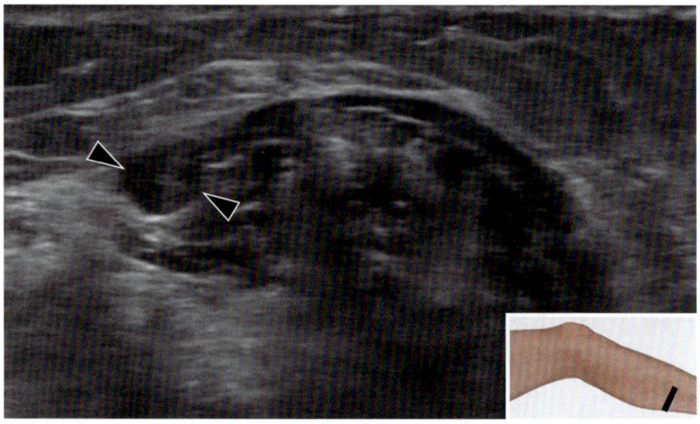

b

Las imágenes ecográficas longitudinal (**a**) y axial (**b**) obtenidas sobre la cara posterolateral de la pierna muestran un nervio sural (*puntas de flecha*) hinchado e hipoecoico.

Neuroma de Morton en un paciente con dolor agudo en la base de un espacio interdigital que se irradia a los dedos del pie **12.78**

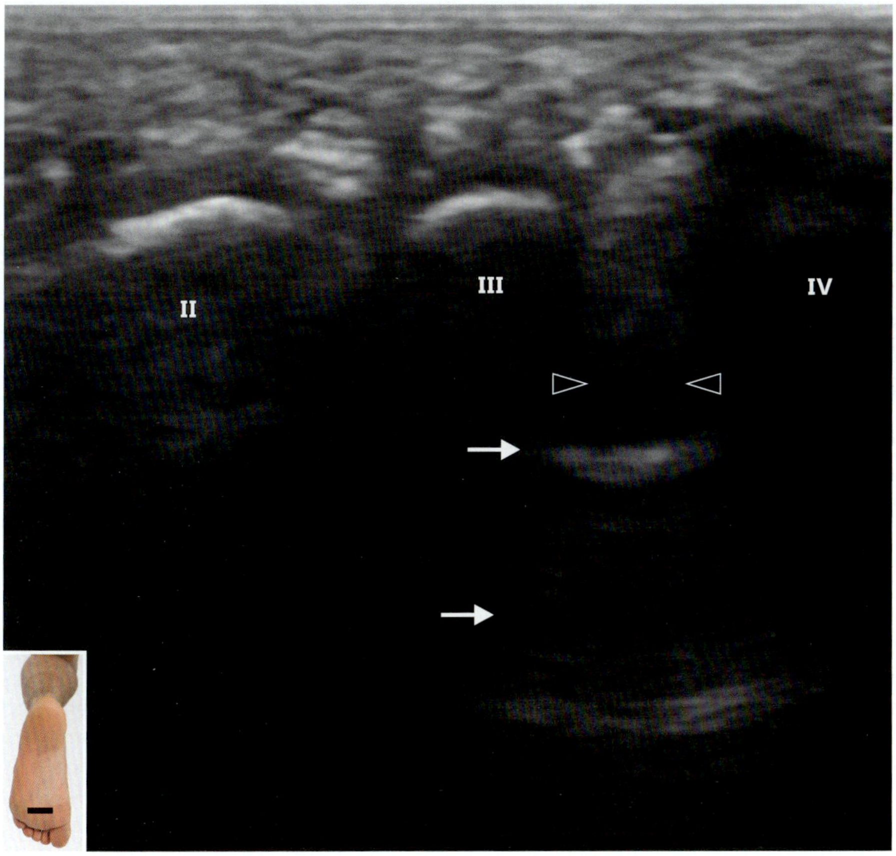

La imagen ecográfica axial obtenida desde un abordaje plantar muestra una zona anecoica (*puntas de flecha*) en el tercer espacio intermetatarsiano con un artefacto de refuerzo acústico (*flechas*).

Nota del experto

Video 20

Comúnmente, el propio neuroma hipoecoico no puede ser fácilmente detectado en la primera valoración. Sin embargo, el reconocimiento del artefacto en cuestión que no se ve en los otros espacios podría ser muy útil para analizar la zona más detalladamente. Por supuesto, la imagen dinámica con la prueba de Mulder/de compresión también puede ayudar a mostrar aún más el neuroma que se mueve desde la profundidad hacia la superficie [27].
A veces, el abordaje desde el lado plantar puede ser difícil debido a la callosidad de la piel. Si se mira la superficie dorsal del antepié, el estado de la piel técnicamente no es un problema; se puede empujar suavemente desde la cara plantar para ensanchar los espacios entre los metatarsianos. El signo de Strunsky (mayor espacio entre dos dedos) también puede llamar la atención hacia el espacio patológico.
Cuando hay un neuroma, muy a menudo se pueden encontrar más. Para diferenciar un neuroma de la bursa intermetatarsal, la prueba de compresión también es importante, ya que los neuromas no son compresibles en contraste con lo que ocurre con las bursas.

BIBLIOGRAFÍA

1. Chang KV, Lin CP, Hung CY, Özçakar L, Wang TG, Chen WS. Sonographic nerve tracking in the cervical region: a pictorial essay and video demonstration. Am J Phys Med Rehabil. 2016; 95: 862-70.
2. Özçakar L, Yalçin B, Kara M, Yalçin E, Tiftik T, Gülbar S, et al. AnatoMUS-I: ultrasonographic imaging of the peripheral nerves of the upper limb. J Rehabil Med. 2012; 44: 381-2.
3. Kara M, Özçakar L, De Muynck M, Tok F, Vanderstraeten G. Musculoskeletal ultrasound for peripheral nerve lesions. Eur J Phys Rehabil Med. 2012; 48: 665-74.
4. Kara M. Imágenes ecográficas para problemas de nervios periféricos. En: Özçakar L, De Muynck M, editores. Ecografía musculoesquelética en Medicina Física y Rehabilitación. Milán: Edi.Ermes; 2018. p. 143-63.
5. Kara M, Akyüz M, Yılmaz A, Hatipoğlu C, Özçakar L. Peripheral nerve involvement in a neurofibromatosis type 2 patient with plexiformneurofibroma of the cauda equina: a sonographic vignette. Arch Phys Med Rehabil. 2011; 92: 1511-4.
6. Wu CH, Chang KV, Özçakar L, Hsiao MY, Hung CY, Shyu SG, et al. Sonographic tracking of the upper limb peripheral nerves: a pictorial essay and video demonstration. Am J Phys Med Rehabil. 2015; 94: 740-7.
7. Tok F, Özçakar L, Safaz I, Alaca R. Effects of botulinum toxin-A on the muscle architecture of stroke patients: the first ultrasonographic study. J Rehabil Med. 2011; 43: 1016-9.
8. Akyuz M, Yalcin E, Selcuk B, Onder B, Özçakar L. Electromyography and ultrasonography in the diagnosis of a rare double-crushulnar nerve injury. Arch Phys Med Rehabil. 2011; 92: 1914-6.
9. Özçakar L, Cakar E, Kiralp MZ, Dinçer U. Static and dynamic sonography: a salutary adjunct to electroneuromyography for cubital tunnel syndrome. Surg Neurol. 2009; 72: 311-2.
10. Kılıç E, Özçakar L. Ulnar nerve compression possibly due to aberrant veins: sonography is elucidatory for idiopathic cubital tunnel syndrome. Rheumatol Int. 2011; 31: 139-40.
11. Kara M, Yalçın S, Yenigün D, Tiftik T, Malas FÜ, Özçakar L. Heterotopic ossification and cubital tunnel syndrome in traumatic brain injury: Ultrasound 'sees' both. J Back Musculoskelet Rehabil. 2015; 28: 415-7.
12. Özçakar L, Carli AB, Tok F, Tekin L, Akkaya N, Kara M. The utility of musculoskeletal ultrasound in rehabilitation settings. Am J Phys Med Rehabil. 2013; 92: 805-17.
13. Güven SC, Calşkan A, Yasrebi S, Özçakar L. Ultrasound imaging of median and ulnar nerves after carpal tunnel surgery: healing or else? Am J Phys Med Rehabil. 2013; 92: 1035-6.
14. Yu G, Chen Q, Wang D, Wang X, Wang X, Li Z, Zhao J, et al. Diagnosis of carpal tunnel syndrome assessed using high-frequency ultrasonography: cross-section areas of 8-site median nerve. Clin Rheumatol. 2016; 35: 2557-64.
15. Ata AM, Şahin Onat Ş, Kara M, Özçakar L. Ultrasound-guided injection of carpal tunnel: do you mind the retinaculum? Am J Phys Med Rehabil. 2016; 95: e22.
16. Kaymak B, Özçakar L, Cetin A, Candan Cetin M, Akinci A, Hasçelik Z. A comparison of the benefits of sonography and electrophysiologic measurements as predictors of symptom severity and functional status in patients with carpal tunnel syndrome. Arch Phys Med Rehabil. 2008; 89: 743-8.
17. Erol O, Özçakar L, Kaymak B. Bifid median nerve revisited: imaging and clinical aspects. Plast Reconstr Surg. 2004; 113: 1289-90.
18. Ekiz T, Onat ŞŞ, Yalçin S, Atik Ç, Özçakar L. Ultrasound imaging of persistent median artery and veins in an asymptomatic patient with a bifid median nerve. Am J Phys Med Rehabil. 2016; 95: e127-8.
19. Ata AM, Onat ŞŞ, Özçakar L. Ultrasound imaging for diagnosis and follow-up of persistent median artery thrombosis. Muscle Nerve. 2016; 53: 152-4.
20. Kara M, Özçakar L, Ekiz T, Yalçın E, Tiftik T, Akyüz M. Fibrolipomatous hamartoma of the median nerve: comparison of magnetic resonance imaging and ultrasound. PM R. 2013; 5: 805-6.
21. Onat SS, Ata AM, Özçakar L. Ultrasound-guided diagnosis and treatment of meralgia paresthetica. Pain Physician. 2016; 19: E667-9.
22. Hung CY, Hsiao MY, Özçakar L. Sonographic tracking of the lower limb peripheral nerves: a pictorial essay and video demonstration. Am J Phys Med Rehabil. 2016; 95: 698-708.
23. Kara M, Ekiz T, Öztürk GT, Onat ŞŞ, Özçakar L. Heterotopic ossification and peripheral nerve entrapment: ultrasound is a must-use imaging modality. Pain Med. 2015; 16: 1643-4.
24. Kara M, Özçakar L, Tan E, Akıncı A. Ultrasonographic imaging of the sciatic nerve in a patient with knife injury. Muscle Nerve. 2015; 51: 303-4.
25. Kara M, Özçakar L, Tiftik T, Kaymak B, Özel S, Akkuş S, et al. Sonographic evaluation of sciatic nerves in patients with unilateral sciatica. Arch Phys Med Rehabil. 2012; 93: 1598-602.

26. Göktepe AS, Özçakar L, Kömürcü E, Safaz I, Yazicioğlu K. Sonographic evaluation of the sciatic nerve in patients with lower-limb amputations. Muscle Nerve. 2010; 41: 763-6.
27. Ata AM, Onat ŞŞ, Özçakar L. Ultrasound-guided diagnosis and treatment of Morton's neuroma. Pain Physician. 2016; 19: E355-8.